ZIRKULATIONSSTÖRUNGEN DES GEHIRNS IM SERIENANGIOGRAMM

VON

WILHELM TÖNNIS

O. PROFESSOR FÜR NEUROCHIRURGIE
DIREKTOR DER NEUROCHIRURGISCHEN UNIV.-KLINIK KÖLN

UND

WOLFGANG SCHIEFER

PRIVATDOZENT FÜR NEUROCHIRURGIE
LEITER DER NEUROCHIRURGISCHEN ABTEILUNG
DER CHIRURGISCHEN UNIV.-KLINIK ERLANGEN

MIT 178 ABBILDUNGEN
IN 327 EINZELDARSTELLUNGEN

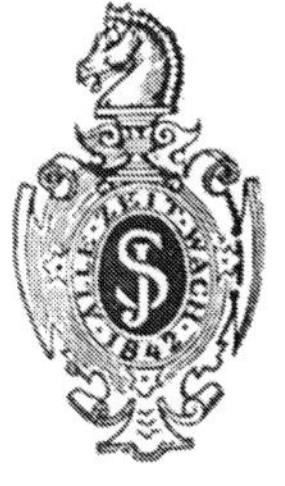

SPRINGER-VERLAG
BERLIN · GÖTTINGEN · HEIDELBERG
1959

Aus der Neurochirurgischen Universitätsklinik Köln (Prof. Dr. W. Tönnis)
und dem Max-Planck-Institut für Hirnforschung, Abteilung für Tumor-
forschung und experimentelle Pathologie, Köln (Prof. Dr. W. Tönnis)

ISBN-13: 978-3-642-88735-2   e-ISBN-13: 978-3-642-88734-5
DOI: 10.1007/978-3-642-88734-5

Vorwort

Über die Kontrastmitteldarstellung der Hirngefäße finden sich im deutschsprachigen Schrifttum eine Reihe ausgezeichneter Darstellungen. Bisher fehlt jedoch eine Würdigung der *Serienangiographie* als Funktionsprüfung des Hirnkreislaufes. Anhand der in vielen Einzelarbeiten des Schrifttums dargelegten Beobachtungen funktioneller Art und der über 4000 Serienangiographien des eigenen Krankengutes soll daher herausgestellt werden, welchen Beitrag die heutige Serienangiographie für die Beobachtung des menschlichen Hirnkreislaufes unter normalen und pathologischen Bedingungen zu liefern vermag. Dabei ist ein Eingehen auf die anatomischen und funktionellen Varietäten des Hirnkreislaufes und ein Vergleich mit den anderen am Menschen anwendbaren Untersuchungsmethoden unerläßlich. Auf eine kritische Darstellung der Methodik wie der Beeinflussung der Durchblutung durch Technik und Kontrastmittel ließ sich dabei nicht verzichten.

Die seit 1952 routinemäßig an einem großen Krankengut durchgeführten serienangiographischen und gasanalytischen Untersuchungen waren in diesem Umfang nur in gemeinsamer Arbeit mit unseren Mitarbeitern R. A. FROWEIN, H. GÄNSHIRT, FJ. RAUSCH, K. SCHMALBACH, K. VETTER, W. WALTER und G. UDVARHELYI möglich. Die zusammen mit G. STRUCK durchgeführten Untersuchungen an cerebralen Gefäßerkrankungen stützen sich zu einem Teil auf das Krankengut der Univ.-Nervenklinik Köln, deren Direktor, Herrn Prof. SCHEID, wir zu besonderem Dank verpflichtet sind. Ebenso herzlicher Dank gebührt Herrn Dr. med. habil. BERGERHOFF, Köln, der nicht nur nach unseren klinischen Erfordernissen ein geeignetes Serienangiographiegerät entwickelt, sondern uns auch fortlaufend in allen technischen Fragen beraten hat. Bei Darstellung der Embryologie, Anatomie und Patholog.-Anatomie verdanken wir viele Hinweise Frau Dr. H. LANGE-COSACK, Berlin, Herrn Prof. VEIT, Köln, und Herrn Prof. ZÜLCH, Köln. Für die Darstellung vieler funktioneller Abläufe war ein kurzer Abriß der Physiologie und Pathophysiologie der cerebralen Durchblutung unerläßlich. Herrn Prof. MAX SCHNEIDER möchten wir hier für das große Verständnis, das er jederzeit unseren Problemen entgegenbrachte, herzlich danken.

Zu besonderem Dank für sein großzügiges Entgegenkommen und die vorzügliche Ausstattung des Buches mit einem großen Bildmaterial sind wir dem Springer-Verlag, Heidelberg, verpflichtet.

W. TÖNNIS   W. SCHIEFER

Köln und Erlangen, im Juni 1959

Inhaltsverzeichnis

I. Einleitung

Kreislauf und Durchblutung des Gehirns sind seit langem Gegenstand zahlreicher Untersuchungen gewesen. Die Vielfalt der sich oft widersprechenden Beobachtungen, der häufige Wechsel in den Anschauungen und nicht zuletzt die große Zahl der angewandten Methoden weisen auf Schwierigkeiten hin, die auch heute noch nicht völlig überwunden sind. Dies liegt einmal daran, daß sich die am Tier gewonnenen Erkenntnisse infolge oft erheblicher Unterschiede in Anordnung und Bau des Hirngefäßsystems nicht auf den Menschen übertragen lassen. Weiterhin können Methoden, die unter physiologischen Bedingungen befriedigende Ergebnisse zu liefern vermögen, dann versagen, wenn sich ein Teil des Schädelinhaltes (z. B. beim Hirntumor) ändert. Dazu kommt als besondere Eigentümlichkeit des Hirns, daß dieses nicht nur Zentralorgan für die Kreislaufregulation, sondern in seiner Funktion auch selbst vom Kreislauf abhängig ist.

Durch genaue physiologische Methoden (REIN, SCHNEIDER, OPITZ, NOELL u. a.) konnten am *Tier* bisher nicht nur quantitative Messungen der Hirndurchblutung vorgenommen werden, sondern darüber hinaus ließ sich auch die unterschiedliche Durchblutung der einzelnen Hirnareale feststellen.

Einen sprunghaften Fortschritt in der Erforschung der Hirndurchblutung brachte seit 1945 die Methode der Fremdgasanalyse nach KETY und SCHMIDT, die — sowohl am Versuchstier als auch am Menschen anwendbar — eine Übereinstimmung mit den direktmessenden Methoden im Tierversuch ergab und Vergleiche am Menschen zuließ. Diese gasanalytische Methode zeigt die gesamte Durchblutung des Gehirns an, erlaubt dagegen nicht, die Durchblutung einzelner Hirnregionen gesondert zu erfassen. Änderungen der Durchblutung in einzelnen Teilen des Hirnkreislaufes oder bestimmter Hirnregionen können aber auf die nur als Bruttowert bestimmbare Hirndurchblutungsgröße Einfluß nehmen, indem sie diese vermindern (Gefäßverschlüsse, raumfordernde Prozesse) oder vermehren (arterio-venöse Kurzschlüsse).

So ist zur endgültigen Klärung einer cerebralen Durchblutungsstörung beim Menschen eine weitere Methode erforderlich, die bei zumutbarer Belastung eine Aussage über Art und Umfang einer solchen Veränderung erlaubt und damit erst die Ursache für eine Durchblutungsänderung aufdeckt. Eine Klärung nicht nur der morphologischen Veränderungen, sondern auch funktioneller Störungen bestimmter Kreislaufabschnitte ist durch Kontrastmitteldarstellung der verschiedenen Phasen der Hirnzirkulation unter genauer zeitlicher Registrierung in Form der sog. *Serienangiographie* möglich.

Die Einführung der Kontrastmitteldarstellung der Hirngefäße bleibt das unbestreitbare Verdienst von EGAS MONIZ. Schon seit 1919 waren zwar zu therapeutischen Zwecken Injektionen in die Arteria carotis vorgenommen worden (KNAUER), und die Kontrastmitteldiagnostik wandte sich seit 1923 auch der Darstellung der Blutgefäße am Lebenden zu (vgl. u. a. BERBERICH u. HIRSCH 1923; SICARD u. FORESTIER 1923).

MONIZ und seine Mitarbeiter haben aber nicht nur in sehr sorgfältigen Vorarbeiten (1926—1927) im Tierversuch und an der Leiche geeignete Kontrastmittel gesucht, sondern darüber hinaus ihre Erfahrungen am Lebenden über Lokalisation und Artdiagnose von Hirntumoren, Gefäßmißbildungen und -erkrankungen gesammelt und in zahlreichen Einzelarbeiten und zusammenfassenden Darstellungen veröffentlicht. Vielleicht haben die sehr freimütig dargelegten Zwischenfälle bei Anwendung von Strontiumbromid- und Jodnatriumlösungen als Kontrastmittel der allgemeinen Verbreitung der Methode zunächst im Wege gestanden, so daß alle grundlegenden Probleme fast ausschließlich von der „portugiesischen Schule" bearbeitet wurden.

Eine weitere Verbreitung wurde erst mit Einführung des Thorotrasts, einer kolloidalen Suspension von 25%igem Thoriumdioxyd, möglich, das seit 1931 bzw. 1932 von MONIZ sowie LÖHR und JACOBI benutzt wurde. In den folgenden Jahren haben vor allem LÖHR und TÖNNIS die Methode weiter ausgebaut und wichtige Ergebnisse bei Schädelverletzungen und auf dem Gebiete der Lokal- und Artdiagnose von Hirntumoren erzielt.

Bis zum Ende des letzten Krieges verdankte diese Methode ihre Ausbreitung dann besonders deutschen (s. LÖHR u. JACOBI, TÖNNIS, RIECHERT, FISCHER, LORENZ, SORGO, HÄUSSLER) und skandinavischen Autoren (s. OLIVECRONA, LYSHOLM, HEMMINGSON, TORKILDSEN). Von OLIVECRONA und TÖNNIS, DOTT, JEFFERSON, KRAYENBÜHL, RÖTTGEN, WOLFF und SCHMIDT wurde die Arteriographie für den Nachweis der Gefäßmißbildungen und Aneurysmen verschiedener Ätiologie benutzt.

In den letzten 10—15 Jahren hat die Angiographie auch in den angelsächsischen Ländern mehr Anklang gefunden, wie Arbeiten von GROSS, ELVIDGE, LIST, BURGE, HODES, PERRYMAN und CHAMBERLAIN, BULL, ECKER u. a. zeigen.

Die größte Verbreitung erfuhr die Methode aber erst, als die zunächst übliche operative Freilegung der Halsschlagader durch die von LOMAN und MYERSON (1936) sowie SHIMIDZU (1937) angegebene und von WOLFF und SCHALTENBRAND (1939) routinemäßig durchgeführte percutane Punktion des Gefäßes ersetzt wurde. Erst damit fand über das engere Fachgebiet der Neurochirurgie hinaus diese Untersuchungsmethode auch Eingang in neurologische und medizinische Fachabteilungen, eine Entwicklung, welche auch heute noch nicht abgeschlossen ist.

Die angiographischen Untersuchungen erstreckten sich nun zunächst ausschließlich auf die Beobachtung morphologischer Veränderungen, d. h. auf die Feststellung des Sitzes, der Ausdehnung und Gefäßversorgung von intrakraniellen Prozessen. Durch Anfertigung mehrerer Röntgenaufnahmen im Anschluß an die Injektion des Kontrastmittels lassen sich darüber hinaus auch die kreislaufphysiologischen Besonderheiten der einzelnen pathologischen Prozesse erfassen.

Die ersten serienmäßigen Aufnahmen gehen schon auf MONIZ zurück, der mit dem sog. Radiokarussell von CALDAS 6 Aufnahmen in einem Intervall von 2 sec erzielte. Mit dieser Methode konnte er bereits erste, allerdings noch ungenaue Beobachtungen über die Blutverteilung und Zirkulationszeit im Bereich der Hirngefäße festlegen. Durch automatische Film- oder Kassettenwechsler oder durch Apparaturen mit Rollfilmkassetten (direkte oder indirekte Kinematographie) wurden im Laufe der letzten Jahre die Technik der Serienangiographie weiter verbessert (s. HOLM, JANKER, ZEHNDER, LORENZ, SJÖGREN u. FREDZELL, GASS, BOUWERS u. v. a.) und zahlreiche Einzelbeobachtungen funktioneller Phänomene gewonnen (s. u. a. HEMMINGSON, KRAYENBÜHL, LIMA, LORENZ, SCHURR u. WICKBOM). Wir selbst haben schon früher über systematische Untersuchungen der kreislaufphysiologischen Besonderheiten der einzelnen Hirntumorarten und -erkrankungen berichtet (vgl. TÖNNIS, SCHIEFER, UDVARHELYI, GÄNSHIRT, RAUSCH u. STRUCK, 1954—1957).

Auch in ihrer heutigen Form weist allerdings die Serienangiographie noch Mängel auf, da selbst mit der jetzt zur Verfügung stehenden schnellen Bildfolge eine Röntgenkinematographie im eigentlichen Sinne für die Hirnzirkulation noch nicht erreicht ist. Dazu kommt, daß zwar mit der Angiographie die zuführenden und abführenden Kreislaufabschnitte relativ genau erfaßt werden können, daß aber die für die Hirnfunktion besonders wichtigen regulativen und nutritiven Teile des Hirngefäßsystems schon rein technisch kaum oder gar nicht zur Darstellung kommen. Gerade hier aber spielen sich die entscheidenden Vorgänge ab. Zum anderen bleibt das Ergebnis der Angiographie auf den Zeitpunkt der Untersuchung beschränkt, erlaubt also nur Rückschlüsse auf die während des Kontrastmitteldurchflusses gegebenen Zirkulationsverhältnisse. Trotzdem wird man feststellen müssen, daß die Serienangiographie neben den direktmessenden Methoden im Tierversuch und der quantitativen Bestimmung der Hirndurchblutung durch Fremdgasanalyse und radioaktive Isotopen ihre bestimmten Aufgaben bei der Erforschung des normalen wie pathologisch veränderten Hirnkreislaufes erfüllt. Sie ist zumindest z. Z. die einzige Methode, die beim Menschen eine qualitative Bestimmung der Blutverteilung in der Zeiteinheit zuläßt.

Der Wert der Serienangiographie liegt dabei nicht so sehr in einer Verbesserung der neuroradiologischen Technik, wenn man darunter eine „Sectio in vivo" mit Zuhilfenahme der Röntgenstrahlen verstehen will. Nur bei Kenntnis der anatomischen und physiologischen Voraussetzungen sowie gleichzeitiger Bewertung des gesamten klinischen Bildes ermöglicht diese Methode eine *Funktionsprüfung des Hirnkreislaufes*. Ihre Abzweigung von der Klinik als Spezialgebiet würde sie weitgehend dieser Möglichkeit berauben.

II. Anatomie der Hirngefäße

A. Die Entwicklung des Hirngefäßsystems

Eine Reihe von cerebralen Zirkulationsstörungen und die Entstehung der Hirngefäßmißbildungen beruhen auf einer embryonalen Fehlentwicklung. Daher sollen einleitend wenigstens kurz die Grundzüge der ontogenetischen Entwicklung des menschlichen Hirngefäßsystems besprochen werden, soweit sie für das Verständnis anlagebedingter Zirkulationsstörungen von Bedeutung sind.

Unsere heutigen Kenntnisse und Vorstellungen über die Ausbildung der Hirngefäße stützen sich auf Untersuchungen von QUAIN (1844), HIS (1885), TANDLER (1902), MALL (1905), EVANS (1911), STREETER (1915, 1918, 1948), CONGDON (1922), SCHMEIDEL (1933) und in jüngster Zeit besonders D. H. PADGET (1945, 1948). Auf die zusammenfassenden Arbeiten dieser Autoren muß für ein eingehenderes Studium verwiesen werden (vgl. a. LINDENBERG, 1957; LANGE-COSACK, 1959). Beschreibungen des Gefäßsystems jüngerer menschlicher Embryonen zwischen 15 und 30 Somiten stammen u. a. von POLITZER (1928), HAYEK (1931), CHRISTIN (1934), WEST (1937) und ROSENBAUER (1955).

Nach Untersuchungen der genannten Autoren entstehen die Hirngefäße aus einem reichverzweigten Plexus und stellen ursprünglich ein engmaschiges Capillarnetz dar, von dem bestimmte Kanäle erhalten bleiben, welche dann nach Umhüllung mit

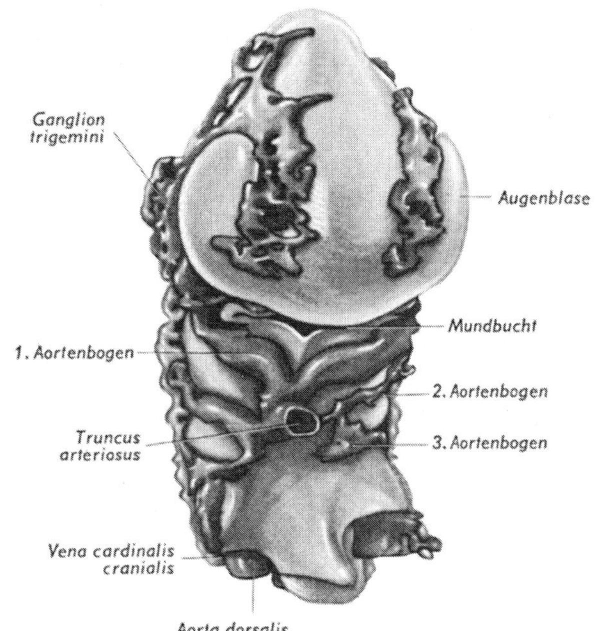

Abb. 1. Das Blutgefäßsystem bei einem menschlichen Embryo mit 24 Ursegmenten. Man erkennt deutlich das plexusartig von außen her die Hirnanlage umgebende cerebrale Gefäßsystem (aus ROSENBAUER, 1955)

mesenchymalem Keimgewebe zu den späteren großkalibrigen Gefäßen werden. Nach den Bedürfnissen der jeweiligen Entwicklung werden einzelne Gefäße kleiner oder schwinden ganz, während andere sich neu entwickeln (sog. „spontane Migration" nach STREETER). Daneben kann auch die Anpassung der Blutgefäße an die Wachstumsänderung des Gehirns und seiner Umgebung von Bedeutung sein (sog. „passive Migration"). Ob Arterien und Venen als einzelne Stämme in ihr Versorgungsgebiet einwachsen (HOCHSTETTER, 1891) oder sich aus dem genannten Capillarplexus entwickeln (Krause, 1876), war lange Zeit umstritten. Unter anderen konnte aber VEIT (1922) zeigen, daß sowohl im Arterien- als auch im Venensystem Gefäße vorkommen können, die an Ort und Stelle isoliert entstehen und erst sekundär Anschluß an andere Gefäße finden (vgl. auch ROSENBAUER 1955).

Hinsichtlich der weiteren Entwicklung folgen wir der Einteilung von STREETER (1918), der die Ausbildung des Hirngefäßsystems in 5 Phasen gegliedert hat: Im *ersten*, sog. angio-

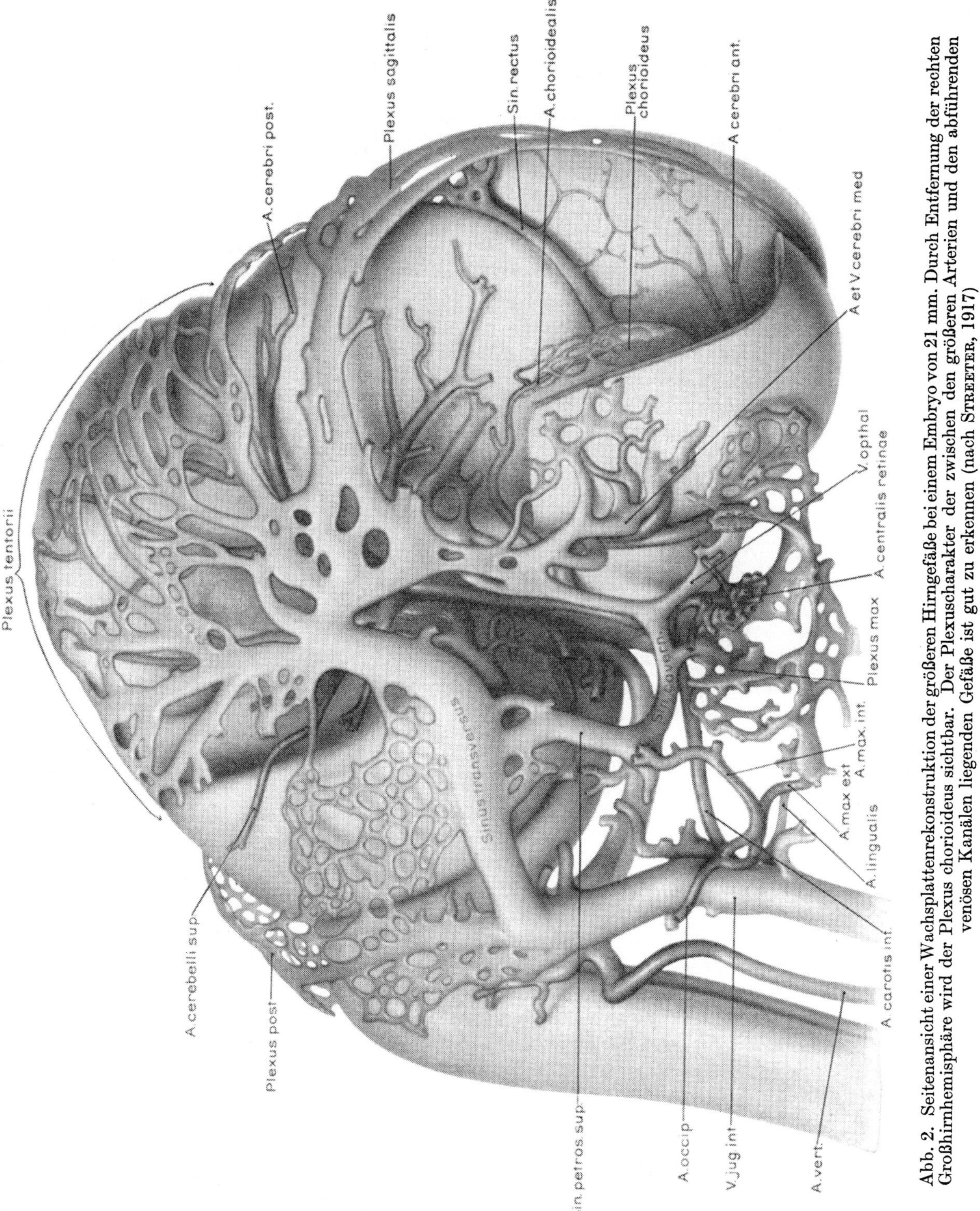

Abb. 2. Seitenansicht einer Wachsplattenrekonstruktion der größeren Hirngefäße bei einem Embryo von 21 mm. Durch Entfernung der rechten Großhirnhemisphäre wird der Plexus chorioideus sichtbar. Der Plexuscharakter der zwischen den größeren Arterien und den abführenden venösen Kanälen liegenden Gefäße ist gut zu erkennen (nach STREETER, 1917)

blastischen Urstadium (präzirkulatorische Periode) erfolgt noch keine Differenzierung in Arterien und Venen. Es finden sich primordiale, plexusartig angeordnete Blutgefäße mit einfachem Endothel. Im *zweiten* Stadium (Embryo von 4—5 mm Länge) erfolgt die Gliederung dieses Netzes in Capillaren mit zuführenden arteriellen Gefäßen und einfachen venösen Abflußkanälen (primärer Typ der kranialen Zirkulation). Im *dritten* Stadium (Embryo von 15—20 mm Länge) trennen sich mit der Differenzierung der mesenchymalen Hüllen des Gehirns die äußeren, duralen und cerebralen Gefäße voneinander. Im *vierten* Stadium kommt es mit weiterer Ausbildung der einzelnen Hirnabschnitte zu einer entsprechenden Anpassung der Gefäße sowohl hinsichtlich ihres Verlaufes als auch ihrer Größe. Erst das *fünfte* Stadium bringt die endgültige histologische Differenzierung in

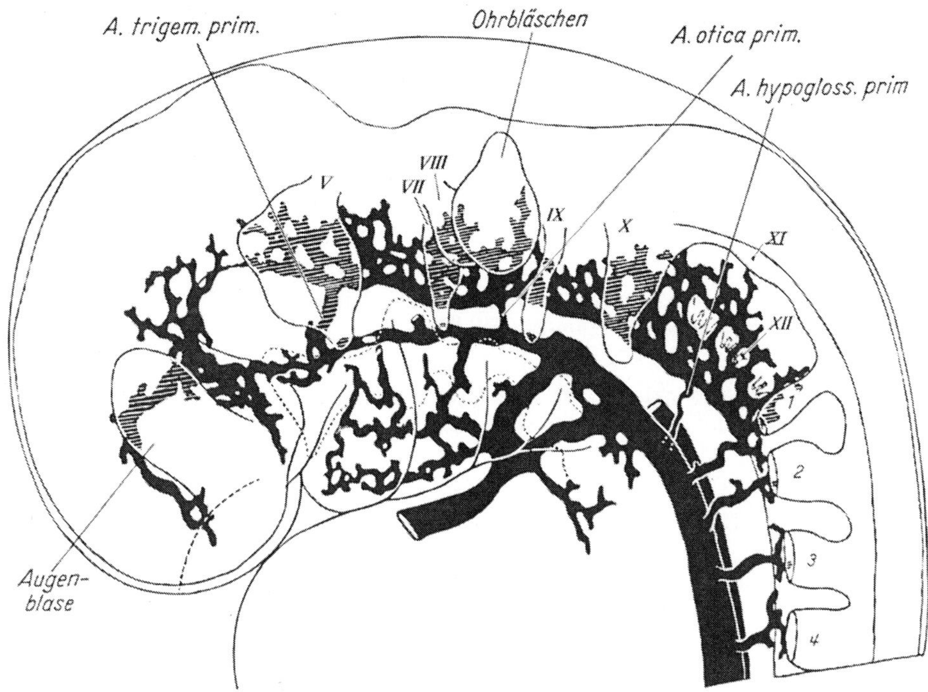

Abb. 3. Graphische Rekonstruktion der kranialen Arterien bei einem Embryo von 4 mm im ersten Stadium (nach PADGET). Die kraniale Portion der A. carotis und die prim. A. maxillaris versorgen zu diesem Zeitpunkt Vorderhirn und Augenblase. Die caudale Portion der A. carotis zieht zum Mittelhirn. Die an der Hinterhirnwand verlaufenden bilateralen Längsarterien werden durch die primitive Trigeminusarterie sowie durch die A. otica und A. hypoglossica mit der A. carotis verbunden (nach PADGET, 1948)

Arterien, Venen und Sinus, eine Feststellung, die bei der Pathogenese der arteriovenösen Angiome und sonstiger Gefäßmißbildungen von Bedeutung ist (vgl. BERGSTRAND, OLIVECRONA u. TÖNNIS 1936).

Entwicklung der Arterien. Schon beim Embryo von 3 mm Länge ($3^1/_2$ Wochen) läßt sich die erste Anlage der A. carotis interna nachweisen, die aus den ersten Kiemengangarterien, besonders der dritten, gebildet wird (vgl. PADGET, 1948). Sie verläuft in Richtung zur Augenblase und teilt sich später in eine caudale und kraniale Portion. Das kraniale Ende stellt für eine Zeitlang die primitive A. olfactoria dar. Von dieser primären Aufteilung der Carotis entspringen während späterer Stadien (12—14 mm) verschiedene kollaterale Arme. Diese sind zunächst die bedeutende A. chorioidalis ant., dann die mittlere Gehirnarterie und die A. cerebri ant. Die A. chorioidalis anterior tritt als erste Arterie in ihrer später bleibenden Form in Erscheinung. Sie zeigt Verbindungen zu der ebenfalls früh entwickelten A. chorioidalis posterior, die auch noch beim Erwachsenen nachweisbar sind.

Zu diesem Zeitpunkt entwickeln sich weiterhin aus der primitiven Olfactoriusarterie zwei Äste, von denen einer zur Nasengrube, der andere mehr nach medial gegen die Olfactoriuswurzel zu verläuft. Dieses letztere Gefäß ist die zukünftige Fortsetzung der A. cerebri anterior, die während dieses Stadiums (14 mm) mit derselben Arterie der Gegen-

seite durch plexusähnliche Anastomosen in der Mittellinie in Verbindung tritt. Daraus
entwickelt sich die zukünftige A. communicans anterior. Auf die bedeutungsvollen zahlreichen Varianten in diesem Bereich ist noch später einzugehen (vgl. BUSSE 1921).

Die Verbindung zwischen der A. carotis interna und den beiden gleichzeitig mit dieser
entstehenden longitudinalen Neuralarterien, den Längsanastomosen zwischen den oberen
cervicalen Segmentalarterien der dorsalen Aorta, aus denen sich später durch Zusammen-
schluß die A. basilaris entwickelt, stellt zunächst die sog. primitive Trigeminusarterie
(PADGET) dar. Der kraniale Zufluß von der A. carotis interna zu den Längsarterien wird
außerdem noch durch zwei weitere transitorische Arterien verstärkt: durch die primitive
Acusticusarterie (A. otica) und die primitive A. hypoglossica. Über eine Persistenz dieser
Gefäße wurde von BATUJEFF, 1889, HIRKÔ, 1919, OERTEL, 1922, und ALTMANN, 1932,
berichtet.

Später (vom 6 mm-Stadium an) bilden sich die Segmentalgefäße 1—5 zurück und der
Längsstamm verbindet nun als Arteria vertebralis cervicalis die A. subclavia mit den
caudalen Abschnitten der A. carotis interna (spätere A. communicans posterior). Unter
dem Rautenhirn verschmelzen die beiden Aa. vertebrales zu einem unpaaren medianen
Stamm, der A. basilaris. Inselbildungen und Reste von Zwischenwänden an diesem Gefäß
weisen häufig auf den paarigen Ursprung hin (s. ADACHI 1928, BLACKBURN 1907, CAVA-
TORTI 1907), auch Verdoppelungen der A. basilaris sind beschrieben.

Die primitive Trigeminusarterie obliteriert später nach Ausbildung der A. communicans posterior. Sie kann aber als sog. Carotis-Basilaris-Anastomose erhalten bleiben und
auch klinisch (Subarachnoidalblutung!) in Erscheinung treten (vgl. SCHIEFER u. WALTER,
1958). Wesentlich ist die Feststellung, daß bis zur völligen Entwicklung der Vertebralarterien der Blutstrom von der A. carotis interna caudalwärts in die A. basilaris verläuft,
daß also vorübergehend wie bei manchen niederen Wirbeltieren die gesamte Blutversorgung des Hirns über den Carotiskreislauf erfolgt. Erst beim Embryo von 20 mm Größe
tritt eine Strömungsumkehr ein, indem nun die Aa. vertebrales über die A. subclavia
versorgt werden (s. SCHMEIDEL 1933, KRAYENBÜHL u. YAŞARGIL 1957). Die große Bedeutung der A. communicans posterior während der fetalen Entwicklung zeigt sich noch
an ihrem stärkeren Kaliber beim Neugeborenen im Vergleich zu den Verhältnissen beim
Erwachsenen.

Bei Rückbildung der beiden ersten Arterienbogen bleiben kleinere Gefäße erhalten, die als A. mandibularis
und A. hyalis zu bezeichnen sind. Die A. mandibularis versorgt sehr bald nicht mehr das Gebiet des Kiefer-
bogens, das nun von Ästen der A. carotis externa übernommen wird. Aus der Mandibulararterie geht ein
Begleitgefäß für den N. petrosus superf., die A. canalis pterygoidei (Vidiana), hervor. Sie ist beim Erwachsenen
inkonstant und erscheint als Ast der A. carotis interna. Die Arterie des zweiten Bogens (A. hyalis) entsendet
einen Kollateralast, der durch die Stapesanlage verläuft und daher als A. stapedialis bezeichnet wird. Das
Gefäß liegt dorsal der ersten Schlundtasche und entsendet unter anderem Äste in das Supraorbitalgebiet
(spätere A. meningea media). Beim Embryo von 20 mm Länge anastomosiert die A. ophthalmica mit Ästen
der A. stapedia und übernimmt von dieser die spätere A. lacrimalis. In der Folgezeit kommt es zum Anschluß
des Endgebietes der A. stapedia an den Externakreislauf. Der Stamm der A. stapedia obliteriert dicht hinter
seiner Ursprungsstelle im Bereich des Steigbügels. So werden die supraorbitalen, maxilaren und mandibulären
Äste dieses Gefäßes von der A. carotis externa übernommen. Der supraorbitale Ast wird in seiner Anfangs-
strecke zur A. meningea media. Zwischen dieser und der A. lacrimalis können auch beim Erwachsenen
Anastomosen bestehen bleiben (s. S. 138).

Die Abgangsstellen aller genannten temporären Gefäße haben deswegen ein besonderes
Interesse, weil sie Orte mit einer gewissen Gefäßwandschwäche darstellen, die zum Ursprung sackförmiger Aneurysmen werden können (FORBUS, 1928/29).

Die Capillarisierung innerhalb der Hirnsubstanz beginnt im unteren Teil des Hirnstammes. Zunächst besteht bezüglich der Dichte des Capillarnetzes dabei noch kein eindeutiger Unterschied zwischen Mark und Rinde (vgl. LUNA 1920). Erst bei einer Länge des
Feten von etwa 40 mm ist die Capillarisierung mit der des Erwachsenen vergleichbar.

Der endgültige Verlauf der Hirngefäße wird in den späteren Stadien der Entwicklung
durch die Form des Gehirns und besonders durch die erhebliche, aber erst relativ
spät einsetzende Größenzunahme und Ausdehnungsrichtung der Großhirnhemisphären

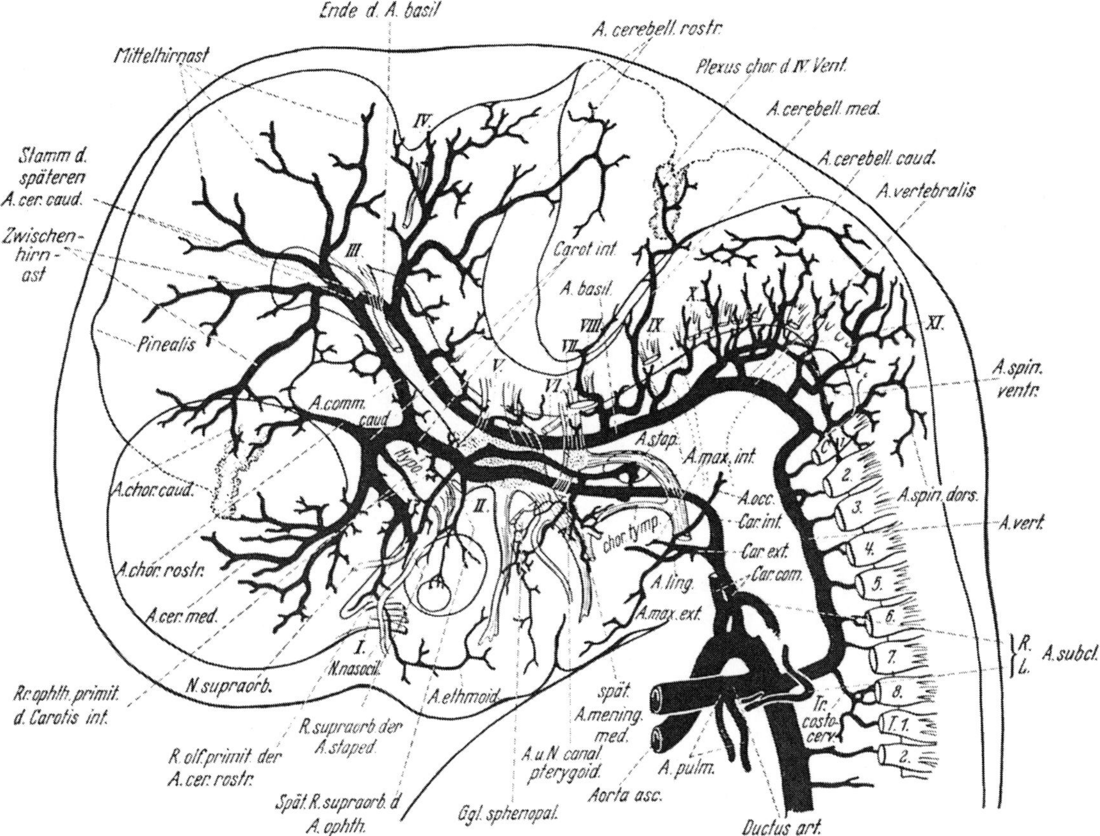

Abb. 4. Entwicklungszustand des cerebralen arteriellen Systems bei einem 18 mm langen, etwa 6 Wochen alten menschlichen Embryo (nach PADGET, 1948)

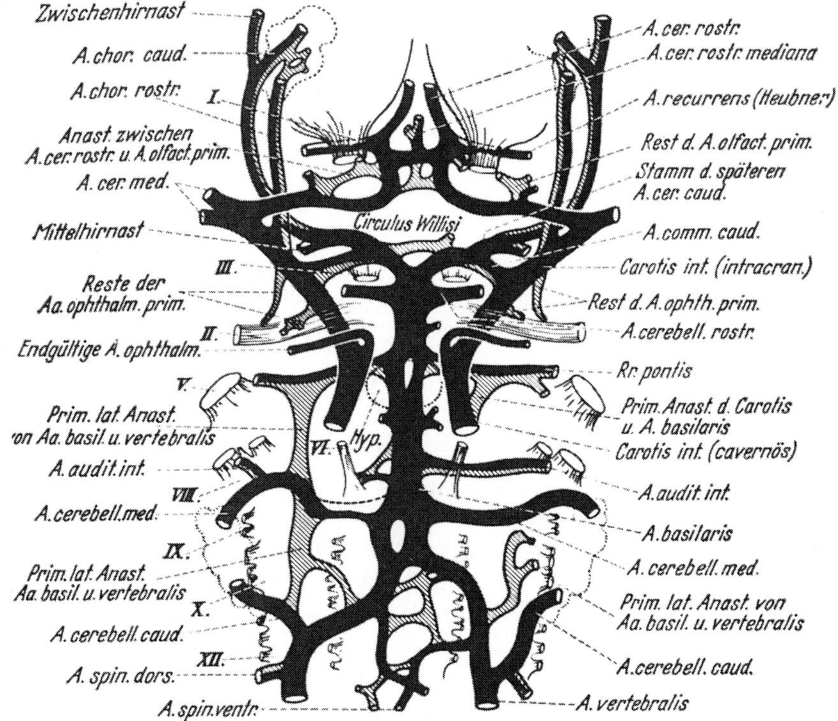

Abb. 5. Frühanlage des Zuflußsicherungssystems mit zahlreichen, vom ursprünglichen Gefäßplexus stammenden Anastomosen (gestrichelt), die sich nach und nach zurückbilden (nach PADGET, 1948)

bestimmt. Solange noch keine Hirnwindungen ausgebildet sind, ziehen die Arterien ebenso wie die Venen in ziemlich geradlinigem Verlauf über die Hirnoberfläche. Das ganze Netz läßt sich noch im 4.—5. Fetalmonat vom unfixierten Präparat leicht in toto abstreifen. Zwischen den Versorgungsgebieten der einzelnen großen Gehirnarterien bestehen zu diesem Zeitpunkt noch keine eindeutigen Grenzen.

Die Entwicklung ist auch zum Zeitpunkt der Geburt noch nicht abgeschlossen. So beträgt die „Retardation der Großhirnentwicklung" gegenüber der Zwischenhirnentwicklung nach den Untersuchungen von SPATZ bei menschlichen Embryonen weit mehr als ein halbes Jahr. Wenn das Großhirn sich stark auszudehnen beginnt, kommt es zur „Suppression" (SPATZ) des Hirnstammes, der immer mehr von der Oberfläche des Gehirns in dessen Tiefe rückt. Das anfangs schlauchartig geformte Hirn vergrößert sich dabei aber nicht nur in seiner Längsrichtung, sondern die spätere Großhirnrinde kehrt in der Stirngegend um und wächst nun nach rückwärts. Bei der Entfaltung der zu den spätesten Anteilen des Neocortex gehörenden basalen Rinde kommt es zu einer gegensinnigen „Rotation" ihrer frontalen und temporalen Anteile um eine Achse, welche durch die in der Ausdehnung stehenbleibende Insel geht. Die Rotation bewirkt, daß beim Menschen schließlich der Schläfenlappenpol die hinteren Abschnitte des basalen Stirnhirns, die ursprünglich durch die Insel weit voneinander geschieden waren, überlagert. Dieser Vorgang spiegelt sich auch am Gefäßsystem der einzelnen Entwicklungsstadien wider. Ein Beispiel dafür ist der Verlauf der A. cerebri media, die deutliche Unterschiede beim Feten, beim Kind und beim Erwachsenen erkennen läßt. Die primitive Olfactoriusarterie, aus der sich später auch die mittlere Gehirnarterie entwickelt, verläuft beim Embryo von etwa 5 mm Länge noch nach fronto-basal. Wenn sich in den späteren Entwicklungsstufen (9—12 mm) die A. cerebri media entwickelt hat, ist auch sie noch eindeutig nach frontal gerichtet. Erst beim Embryo von etwa 40 mm Länge richten sich ihre Äste auf.

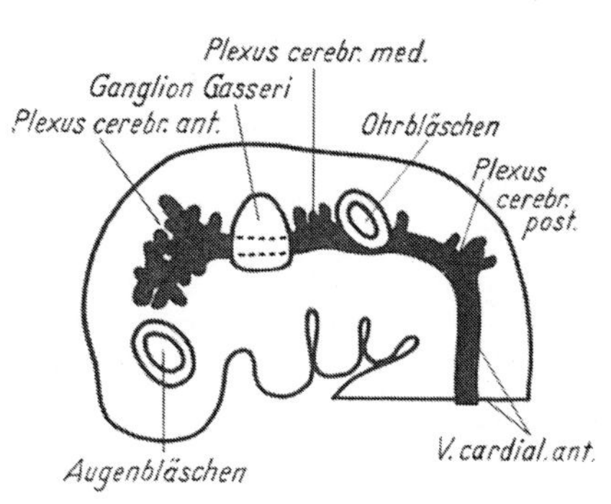

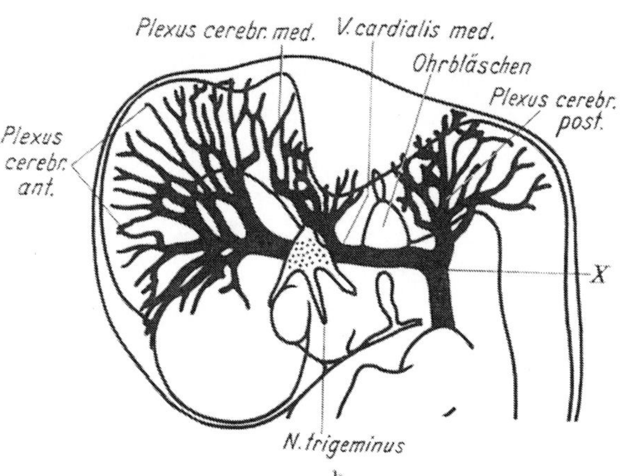

Abb. 6a u. b. a Venenplexus bei einem Embryo im 4 mm-Stadium (nach STREETER, 1915); b Venenplexus bei einem Embryo im 13,8 mm-Stadium (nach STREETER, 1915)

Bis in die ersten Lebensjahre hinein ändert sich auch noch das Kaliber mancher Arterien. So sind beim Neugeborenen alle am Circulus Willisi beteiligten Arterien von nahezu gleicher Stärke. Erst in der postnatalen Lebensperiode werden die Unterschiede deutlicher, wobei das Kaliber der Aa. comm. post. am wenigsten zunimmt.

Entwicklung des venösen Systems. Die Entwicklung der Venen und Sinus erfolgt im großen und ganzen entsprechend der Ausbildung des arteriellen Systems. Beim Embryo von 4 mm Scheitel-Steiß-Länge ist nach STREETER bereits beiderseits die Vena capitis prima (von CLARA, ROSENBAUER, KRAYENBÜHL u. YAŞARGIL u. a. auch als V. cardinalis cranialis anterior bezeichnet) nachzuweisen. Sie sammelt das Blut aus drei Plexus, welche in dem das Hirnbläschen umhüllenden Mesenchym liegen (vgl. Abb. 6). Die klappenartigen und septenförmigen Gebilde in den Sinus sind noch Hinweise auf ihren ehemaligen plexiformen Charakter.

Mit Ausbildung der Meningen (14—18 mm Stadium) erfolgt eine Trennung der Venen, die der Hirnwand anliegen, von denjenigen der Dura und des Schädels. Infolge Vergrößerung des Ohrbläschens wird die primäre Kopfvene in ihrem Verlauf behindert. Es bildet sich ein doppelseitiger Ersatzabfluß (V. capitis lateralis). Aus dem hinteren Teil der Vena capitis prima entwickelt sich so der Bulbus jugularis und Sinus transversus, aus ihrem vorderen Ende der Sinus cavernosus (s. YATES u. PAINE, 1930). Aus diesem wächst mit der weiteren Entwicklung des Neopalliums, indem sich die V. capitis lat. wieder zurückbildet, die primitive V. magna Galeni mit ihren Verbindungen zum Sinus saggitalis sup. und inf. nach hinten. Außerdem kommt es durch eine Vena capitis medialis zu einer weiteren Verbindung zwischen Sinus cavernosus und Bulbus jugularis (späterer Sinus petrosus). Schließlich löst die primäre Vena Galeni ihre Verbindung mit dem Sinus cavernosus.

Bei den oberflächlichen Venen konnte O'CONNELL (1934) nachweisen, daß sie im fetalen Hirn noch im rechten Winkel in die Sinus einmünden. Erst mit Entwicklung und Größenzunahme des Stirnhirns und entsprechender Verlagerung der übrigen Hirnabschnitte occipitalwärts kommt die endgültige von occipital her spitzwinkelige Einmündung zustande, wobei die Richtung gegen den Blutstrom im Sinus gerichtet ist (s. u. a. Abb. 21). Dieses eigenartige, nur entwicklungsgeschichtlich verständliche Verhalten ist nach STOPFORD (1930) von großer funktioneller Bedeutung. Durch die Einmündung gegen den Blutstrom im Sinus fließt Blut beim

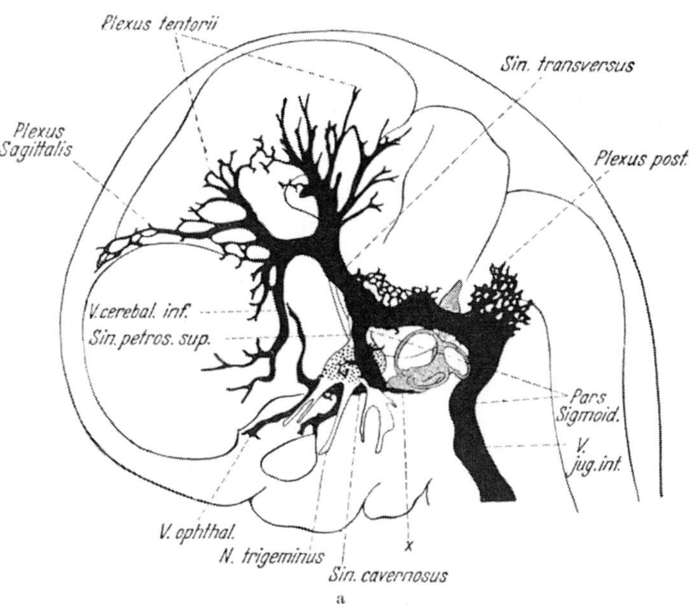

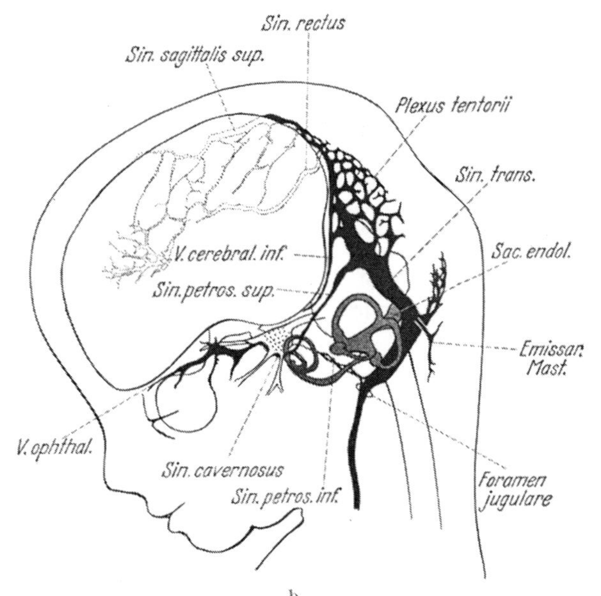

Abb. 7 a u. b. Zwei Phasen aus der Entwicklung des Systems der duralen Sinus (nach STREETER, 1915). Weitere Angaben im Text

niedrigeren Druck während der Diastole leichter in die Venen zurück. Sie werden so vor einer Kompression durch den Liquordruck geschützt (vgl. dagegen KÖNIG, 1949/50).

B. Der Carotis-Kreislauf und seine Varianten im Röntgenbild

Die arterielle Blutversorgung des Gehirns erfolgt aus zwei voneinander getrennten Systemen, dem Carotis- und Vertebraliskreislauf. Beide Gefäßsysteme haben ein extrem sauerstoffbedürftiges Organ zu versorgen. Schon eine kurzfristige Unterbrechung der Blutzufuhr würde zu schwerwiegenden Folgen führen, die nur durch ein gut funktionierendes Sicherungs- und Kollateralkreislaufsystem vermieden werden können. So sind alle 4 zuführenden Arterien durch ihre besondere Lage in den Halsweichteilen bzw. in einem Knochenkanal geschützt und können ungehindert jeder Kopfbewegung folgen. An der Carotis finden sich Kontrollorgane zur Steuerung des Blutdruckes, durch den gewundenen Verlauf der zuführenden Arterien wird die Pulswelle gedämpft und auch damit für eine gleichmäßige Blutzufuhr gesorgt.

Bei der Besprechung des anatomischen Aufbaues der einzelnen Gefäßabschnitte und ihrer für Störungen der Zirkulation so bedeutungsvollen Varianten ergibt sich von selbst eine gewisse Auswahl, indem nur auf die für eine angiographische Darstellung am Lebenden bedeutungsvollen Hirngefäßabschnitte näher eingegangen werden kann.

1. Halsteil der Carotis

Die A. carotis communis zieht zur Seite der Trachea und des Kehlkopfes in fast gerader Richtung kranialwärts. Sie teilt sich in Höhe des oberen Schildknorpelrandes (bei Kurzhalsigen etwas weiter kranial) in A. carotis externa und interna. Der Ursprung der A. carotis interna liegt lateral von dem der externa. An der Teilungsstelle findet sich eine flaschenförmige, in die Carotis interna hineinreichende Erweiterung, der sog. Sinus caroticus, auf dessen Bedeutung weiter unten einzugehen ist (s. a. H. E. HERING, 1926; E. KOCH, 1931, 1933 u. a.). Die Wand des Sinus ist infolge einer allgemeinen Reduktion aller Bestandteile der Media dünner als die der benachbarten Strecken; die Elastica externa aber ist ein breites Band, und die sehr starke Tunica externa enthält außerordentlich reiche Nervenendapparate (SUNDER-PLASSMANN, 1930).

Das einseitige Fehlen der A. carotis interna ist verschiedentlich beschrieben worden (TODE, 1787; FLEMMING, 1895; POPPI, 1928; TÖNDURY, 1934 u. a.) und gelegentlich mit anderen Mißbildungen verknüpft. LOWREY (1916) veröffentlichte ein rechtsseitiges Fehlen mit Atresie des Knochenkanals. In diesem Falle kam die rechte A. cerebri media aus der A. communicans posterior, die A. cerebri anterior von der anderen Seite. DANDY beschrieb bei einem 16jährigen Mädchen das Fehlen der linken Carotis kombiniert mit einer Atresie des Orbitaldaches. FISHER (1913) beschrieb ein bilaterales Fehlen dieses Gefäßes bei einem 39jährigen Mann, der an einer Hirnblutung verstarb. Insgesamt sind derartige Mißbildungen jedoch ziemlich selten. In einzelnen Fällen kann die A. carotis interna auch direkt aus dem Aortenbogen oder der A. subclavia entspringen (s. BOYD, 1933). v. MITTERWALLNER (1955) fand unter 360 anatomisch untersuchten Fällen in 27% ein linksseitig stärkeres Kaliber dieses Gefäßes.

Im *Arteriogramm* ist der Teil der Carotis vom Sinus caroticus bzw. der Teilungsstelle bis zum Eintritt in den Canalis caroticus des Felsenbeines als ein breites Band zu erkennen. Die Breite hängt natürlich vom Fokus-Filmabstand ab und schwankt nach den Untersuchungen von ALMEIDA LIMA und LIDIA MANSO (1930. zit. n. MONIZ, 1940) unter physiologischen Bedingungen bei gleichaltrigen Individuen um höchstens 10%. Lediglich bei Ausfall der gegenseitigen Carotis wurde eine stärkere Größenzunahme beobachtet.

Der Halsteil der A. carotis interna weist verschiedene leichtere oder stärkere Krümmungen auf, die an Zahl und Richtung wechseln. Eine stärkere Krümmung (“Tortuosity”) der A. carotis interna liegt meist in Höhe des 2. Halswirbels und kommt nach den Untersuchungen von CAIRNEY (1924) vorwiegend in höherem Alter vor. Sie findet sich aber auch als kongenitale Variante, dann aber meist beidseitig.

MONIZ, LIMA u. MANSO (1940) stellten unter 190 Kranken bei 68% einen geradlinigen oder nur leicht gewellten Verlauf der Carotis interna am Hals fest. In 23% lag eine ausgesprochene Krümmung vor (Typ II). Hierbei handelte es sich meist um ältere Personen. Daneben fand sich in 9% eine kreisförmige Schlangenbildung (Typ III). CAIRNEY (1924) fand unter 36 Erwachsenen einen derartigen Verlauf in 10 Fällen, die ausnahmslos dem Greisenalter angehörten. DAVINI u. TARTARINI (1953) sahen unter 610 Angiogrammen in 9% Veränderungen im extrakraniellen Verlauf dieses Gefäßes. Dabei handelte es sich um schleifen- oder serpentinenförmige Varianten, die häufiger vom 40. Lebensjahr an, meist aber im 6. oder 7. Dezenium beobachtet wurden.

Besonders in Fällen mit einem zunehmenden Elastizitätsverlust (Arteriosklerose) wurde von verschiedenen Autoren in diesen Krümmungen („Zusatzsyphon“, s. auch Abb. 12) eine Vorrichtung zur Drosselung des Blutdruckes gesehen (SPATZ, 1943, 1953, DÖRFLER, 1935, DEI POLI u. ŽUCHA, 1940, COSSA, 1950). LERICHE (1942) erwähnt Erweiterungen (Dolicomega-arterie) der Carotis ohne sichtbare anatomische Ursache (s. auch TAPTAS, 1948).

FISCHER-BRÜGGE (1938) hat den Vorschlag gemacht, den weiteren Verlauf der A. carotis interna und ihrer intrakraniellen Äste (A. cer. ant., A. cer. med.) in je 5 Gefäßabschnitte einzuteilen (s. Abb. 8 u. 9). Auf diese Weise lassen sich vor allem die im sagittalen

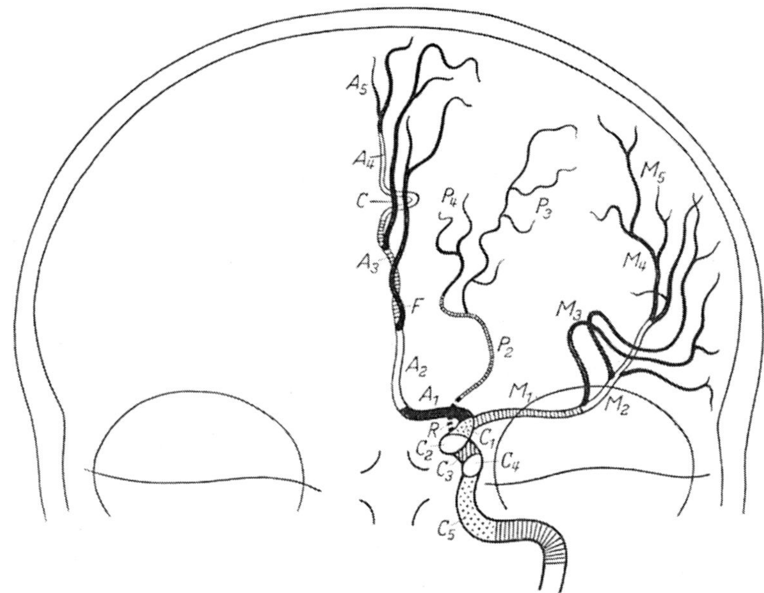

Abb. 8. Schematische Darstellung des Carotisarteriogramms im Vorderbild mit den Bezeichnungen der Gefäßabschnitte (nach FISCHER, 1938)

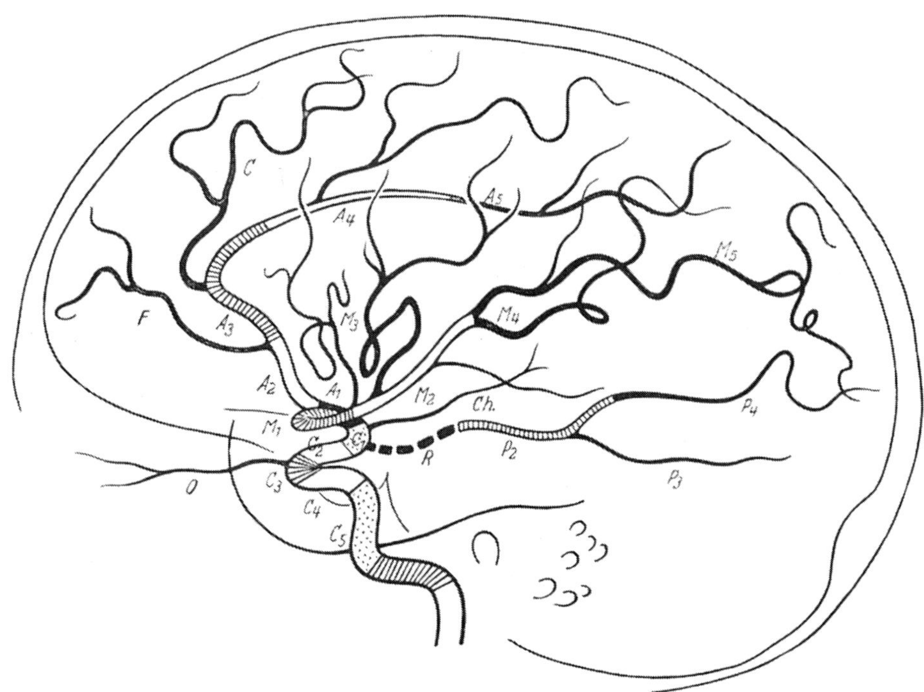

Abb. 9. Schematische Darstellung des Carotisarteriogramms in der Seitenansicht mit den Bezeichnungen der Gefäßstrecken (nach FISCHER, 1938)

und seitlichen Strahlengang gewonnenen Bilder besser vergleichen. Die Einteilung wurde weitgehend in die angiographische Literatur übernommen und von KAUTZKY und ZÜLCH (1955) u. a. auch auf den Vertebraliskreislauf ausgedehnt (s. Abb. 17 u. 18). Der besseren

Vergleichsmöglichkeit halber wird bei den nachfolgend beschriebenen Gefäßabschnitten jeweils auch diese Bezeichnung angeführt.

2. Carotissyphon

Die Carotis interna tritt an der Schädelbasis in den Canalis caroticus des Felsenbeines ein. Innerhalb des Os petrosum („Kanalabschnitt") biegt sie nach medial und ventral um und verläuft hier fast horizontal. Das knöcherne Dach dieses Kanals ist teilweise unvollständig und wird von einer fibrösen Deckplatte abgeschlossen. Hier ist das Gefäß durch eine Art Diaphragma am Knochenkanal fest fixiert. Auch am Foramen lazerum besteht durch das sog. Ligamentum caroticum von TROLARD eine feste Verbindung. (Eine weitere Fixierung des Gefäßes erfolgt bei seinem Durchtritt durch die Dura in Höhe des Diaphragma sellae.)

Nach dem Austritt aus dem Knochenkanal verläuft die A. carotis im Sulcus caroticus des Keilbeins nach oben (Abschnitt C 5 nach FISCHER). KAUTZKY (1955) bezeichnet diesen Abschnitt als „Ganglionabschnitt", da die Carotis hier lateral zum größten Teil vom Ganglion Gasseri bedeckt ist. Nach den Untersuchungen von PLATZER (1956) geht allerdings der Kanalabschnitt der Carotis unmittelbar in den Cavernosusabschnitt über. Eine Verlagerung dieses Gefäßabschnittes ist bei manchen basalen Tumoren der mittleren Schädelgrube (Chondrome, Chordome u. a.) zu beobachten.

Mit Eintritt in den Sinus cavernosus verläuft die Arterie (anfangs dessen laterale Wand, später die mediale Wand berührend) wieder horizontal (Abschnitt C 4 nach FISCHER), bis sie die Gegend der vorderen Clinoidfortsätze erreicht, um hier scharf nach oben umzubiegen (C 3) und die Dura zu durchtreten. Auf die Bedeutung dieser Stelle wird bei der Beschreibung der Gefäßmißbildungen noch genauer einzugehen sein. Nach dem Durchtritt durch die Dura liegt sie medial vom Clinoidfortsatz, aber lateral vom Sehnerven (Abschnitt C 2 nach FISCHER). Das Endstück der Carotis (C 1) verläuft steil nach oben und meist etwas lateral, um mit den Anfangsteilen der vorderen und mittleren Gehirnarterie die sog. Carotisgabel zu bilden (s. S. 21).

Der kurvenartig verlaufende Abschnitt der A. carotis vor, in und oberhalb des Sinus cavernosus wurde von MONIZ *Carotissyphon* genannt. Die Bezeichnung mag dem tatsächlichen Verlauf dieses Gefäßabschnittes nicht entsprechen und ist auch von MONIZ nicht genau definiert, sie hat sich aber allgemein eingebürgert, so daß eine Änderung unzweckmäßig wäre. Die Form des Carotissyphons ist schon unter nichtpathologischen Zuständen zahlreichen Varianten unterworfen, die Anlaß zu eingehenderen Untersuchungen waren (CURRY u. CULBRETH, 1951; TARTARINI u. GIUGNI, 1955; M. PIMENTA u. MANGABERA, 1954; PLATZER, 1956 u. a.).

Der Syphon entspricht nach SPATZ (1953, 1959) dem an entsprechender Stelle liegenden Rete mirabile des Tieres und hat eine ausgleichende Funktion der vom Herzen kommenden Blutdruckwellen (s. auch WILLIS, 1664, „ut sanguis lenius fluet").

Die verschiedenen Krümmungen der Carotis sind am besten im Seitenbild des *Arteriogramms* zu erkennen (s. Abb. 10, 50—53). Hier sieht man nach Austritt der A. carotis aus dem Knochenkanal im Felsenbein eine erste intrakranielle Biegung. Diese kann unter physiologischen Bedingungen einen nach vorne spitzen Winkel (in rund 40%), einen rechten Winkel (in rund 36%) oder auch einen nach vorne offenen Winkel (in rund 24%) bilden. Die Entwicklung des Keilbeines hat auf diesen Teil des Carotisverlaufes einen starken Einfluß. Wie schon TARTARINI und GIUGNI (1955) feststellten, findet sich nämlich der nach vorne offene Winkel meist dann, wenn die Keilbeinhöhlen besonders stark entwickelt sind. Mit Unterschieden in der Form dieser ersten Biegung, die aber noch nicht zum eigentlichen Carotissyphon gehört, kann sich nun auch die Form des ganzen Syphons ändern. Der Abschnitt zwischen dieser ersten und der zweiten intrakraniellen Krümmung (C 4 nach FISCHER) verläuft nämlich je nach der Form der ersten Krümmung schräg nach vorn unten, horizontal oder schräg nach oben. Dadurch kann eine sog. Omegaform (KRAYENBÜHL u. RICHTER, 1952), U-Form oder aber auch eine offene V-Form des ganzen Syphons entstehen. Auch die zweite, vordere Krümmung, das sog. Carotisknie (C 3 Abschnitt nach FISCHER), kann schon unter normalen Bedingungen eine unterschiedliche Form aufweisen, indem sie entweder einen spitzen Winkel (in rund 40%) oder eine Rundung (in rund 60%) erkennen läßt.

MONIZ beschreibt ziemlich ungenau das gesamte intrakranielle Verlaufstück der Carotis als Syphon. Es findet sich bei ihm besonders häufig (in 39%) eine als Doppelsyphon bezeichnete Form. Ein solcher Doppelsyphon kann aber im Seitenbild auch dadurch vorgetäuscht werden, daß man den als M 1 bezeichneten Abschnitt der A. cerebri media zum supraclinoidalen Teil der Carotis hinzunimmt.

Durch die erwähnten Unterschiede in den Biegungen und Zwischenstücken der Carotis wird die sehr wechselnde Form des Carotissyphons hervorgerufen. Praktische Bedeutung haben diese Formen nur insofern, als sie zu Verwechslungen mit pathologischen Veränderungen Anlaß geben können. Zu beachten ist hierbei, daß schon geringe Schräg-

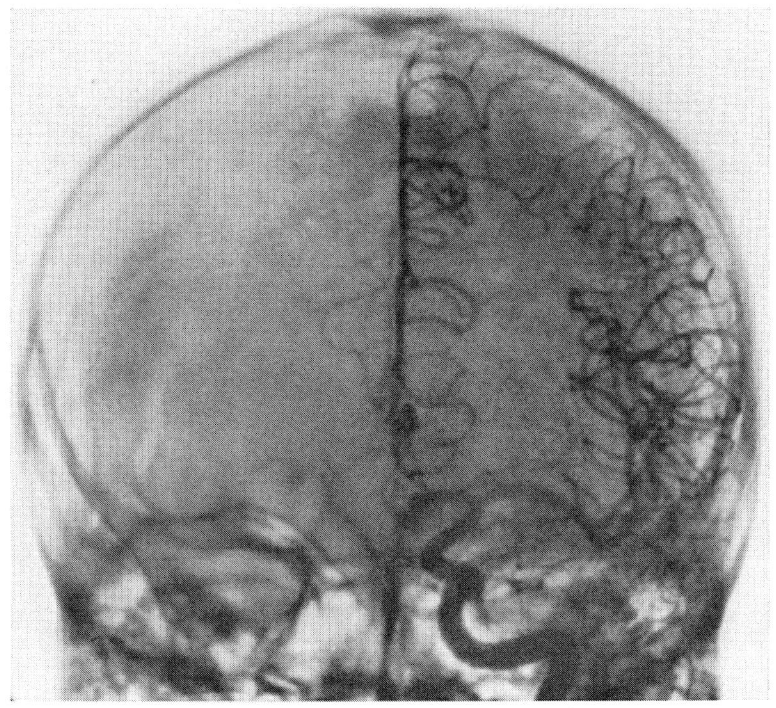

a

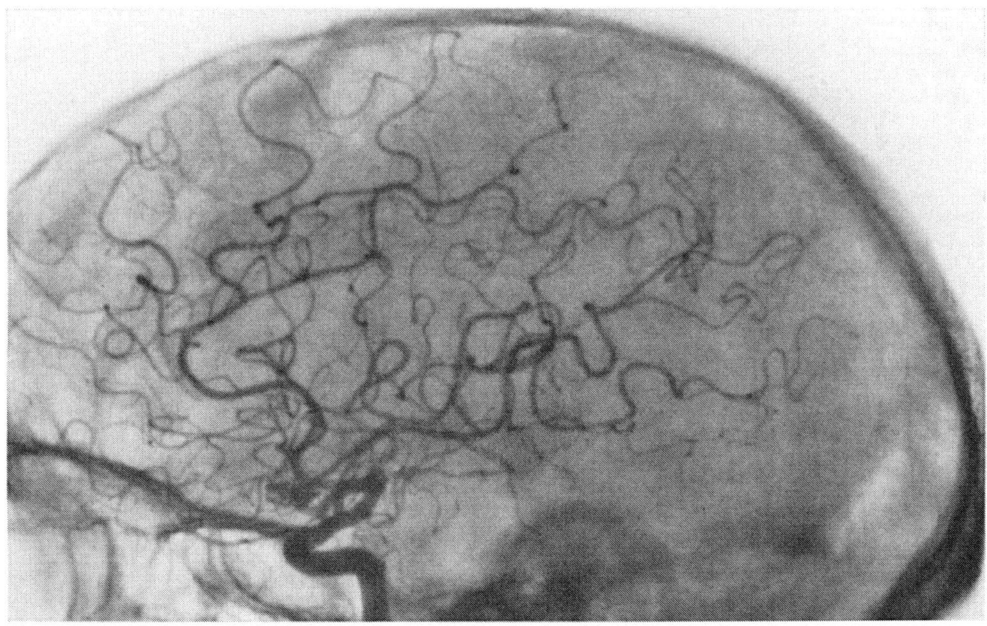

b

Abb. 10. Normales Serienangiogramm (hergestellt mit der Apparatur nach Tönnis-Bergerhoff). Die Angiogramme a—h sind gleichzeitig in 2 Ebenen mit *einer* Kontrastmittelinjektion (15 cm³ Urografin 60%) angefertigt.
a u. b Bildpaar der früh-arteriellen Phase

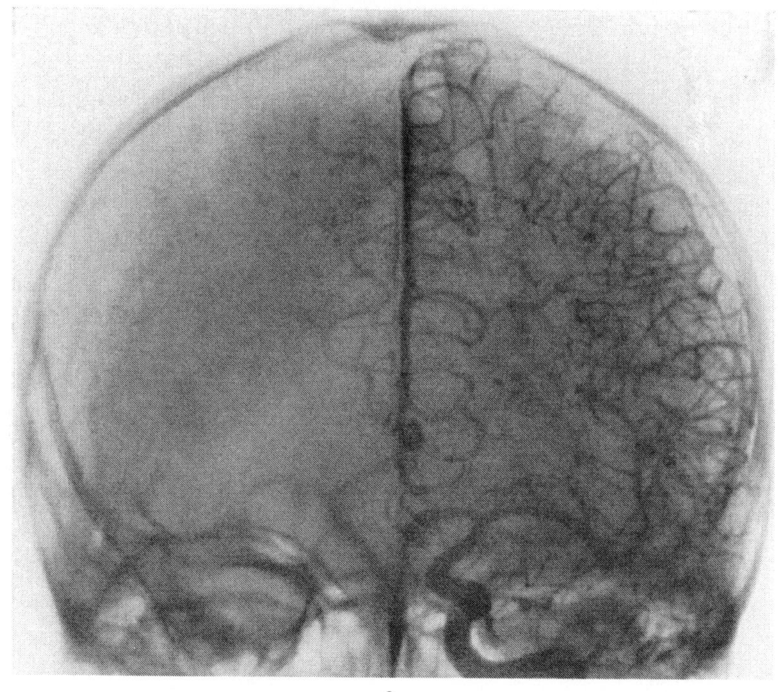

c

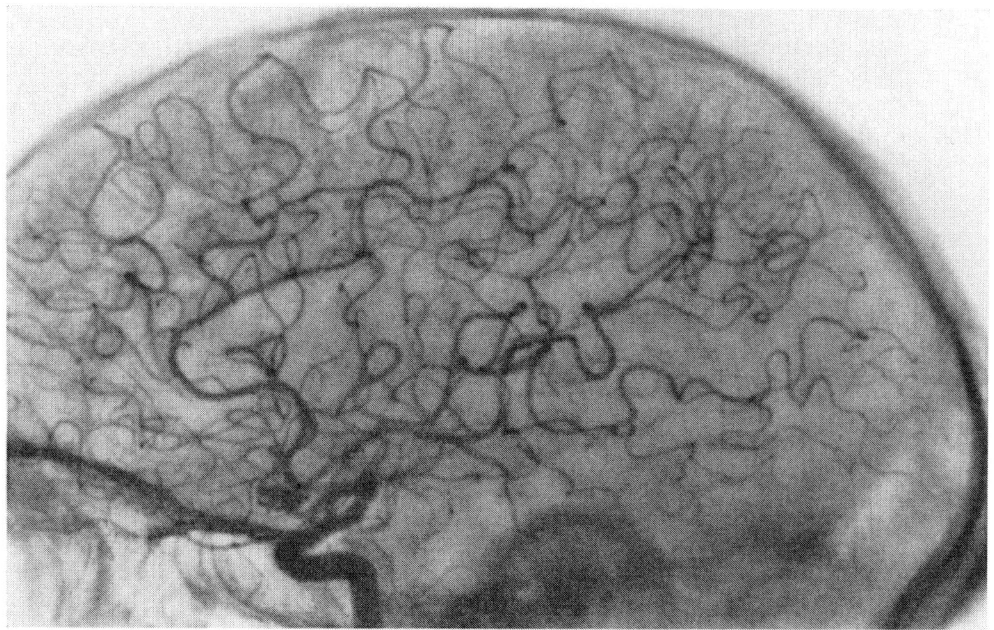

d

Abb. 10. Normales Serienangiogramm.
c u. d Bildpaar der spät-arteriellen Phase

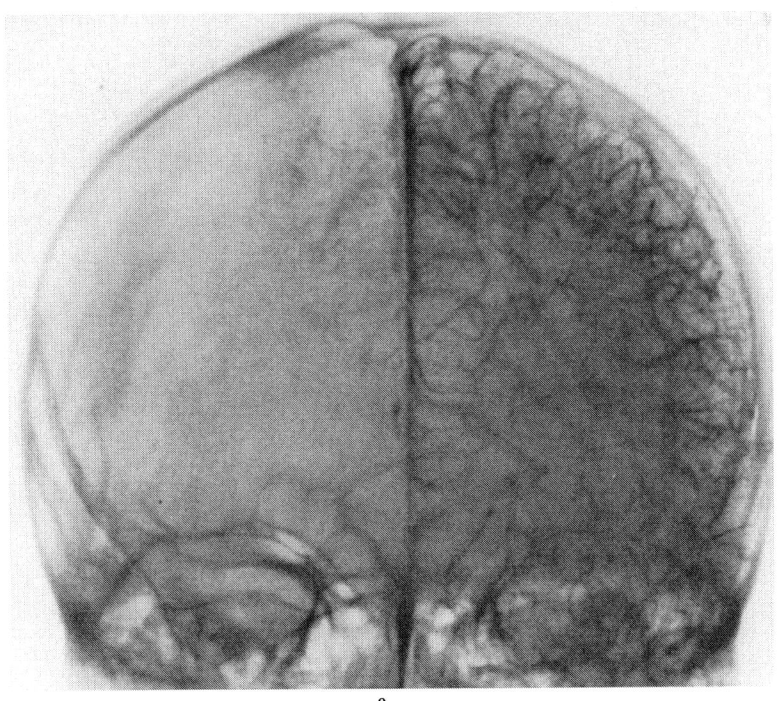

e

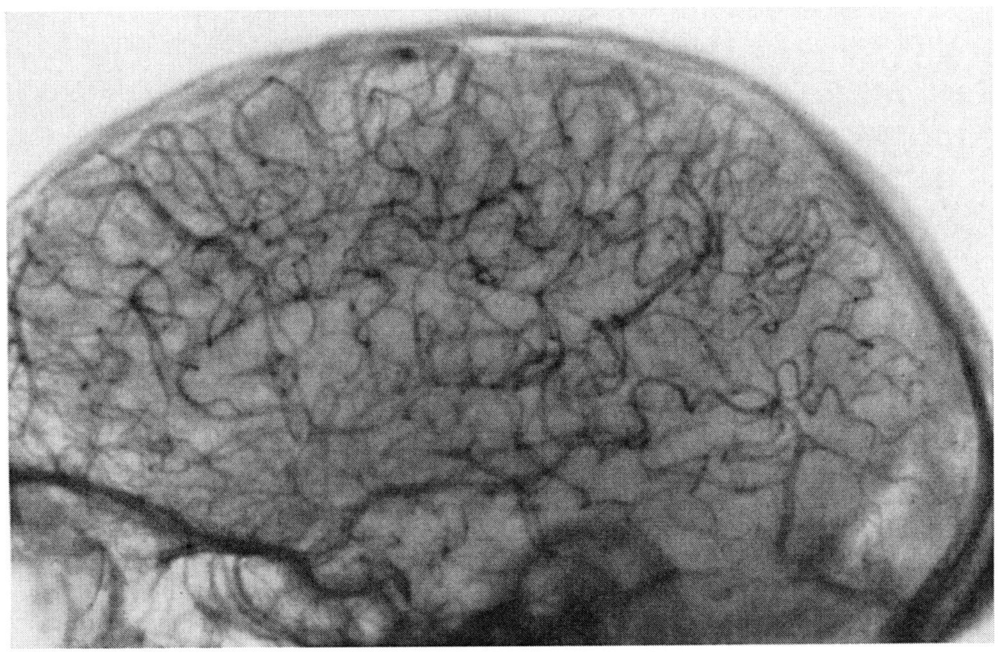

f

Abb. 10. Normales Serienangiogramm.
e u. f Bildpaar der arterio-venösen Übergangsphase

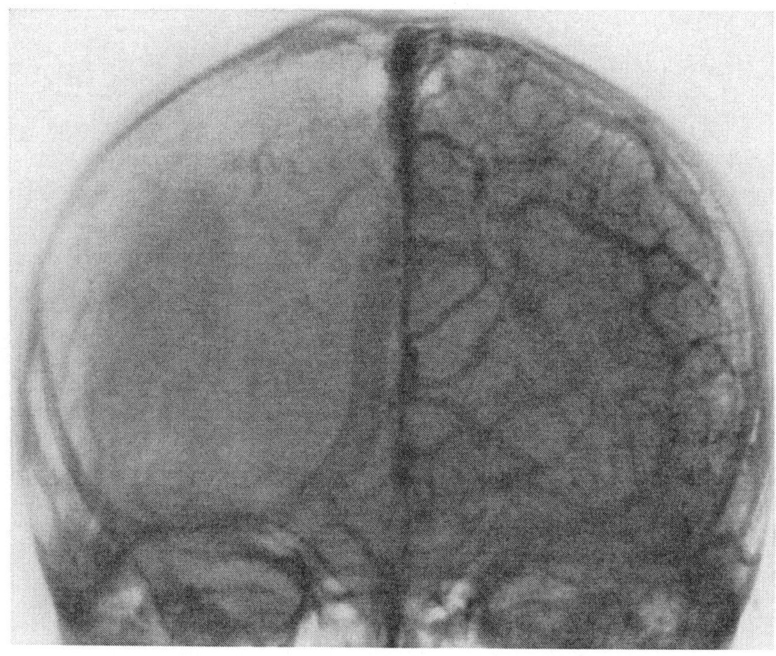

g

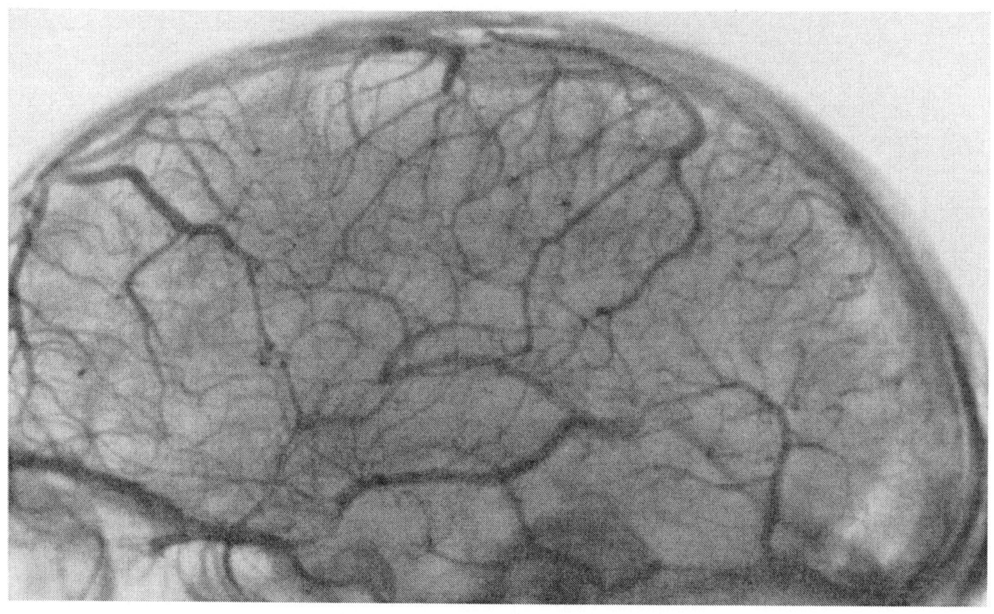

h

Abb. 10. Normales Serienangiogramm.
g u. h Bildpaar der venösen Phase (Phlebogramm)

projektionen erhebliche Formveränderungen bedingen (S. GERLACH u. VIEHWEGER, 1955). Die Form des Syphons hängt außerdem weitgehend vom Alter des Untersuchten ab (vgl. S. 105).

Noch während ihres Verlaufes im Knochenkanal des Felsenbeines gibt die Carotis einen Ramus caroticotympanicus zur Paukenhöhle ab, der aber ebenso wie kleinere aus dem intrakavernösen Abschnitt der Arterie entspringende Gefäße zum Ganglion Gasseri und zur Hypophyse (WINTERSTEIN, 1939) mit der derzeitigen Technik arteriographisch nicht darstellbar ist.

3. A. ophthalmica

Sie entspringt als erster größerer Ast am Syphonknie (Abschnitt C 3) unmittelbar nachdem die Carotis die Dura und die Arachnoidea durchbrochen hat und in das Cavum leptomeningicum eingetreten ist.

Eine fehlende Anlage der A. ophthalmica ist beschrieben. An ihre Stelle tritt dann meist der rostrale Ast der A. meningea media, welche in früheren Entwicklungsstufen der A. stapedia entstammte (s. S. 6). Schon unter normalen Bedingungen bestehen häufig Anastomosen zwischen der A. lacrimalis und A. meningea, die auch angiographisch nachweisbar sind.

Der Abgang der Arteria ophthalmica aus der Carotis interna liegt meist an der Medialseite des Gefäßes, kann aber von der ganzen vorderen Biegung des Syphons erfolgen. Das Gefäß weist in der Orbita einige charakteristische Bögen (s. Abb. 10, 11) auf. Es verläuft an der medialen Augenhöhlenwand. Gelegentlich lassen sich noch die Stirnäste im Arteriogramm beobachten. Auf die Bedeutung der Arterie für die kollaterale Versorgung des Gehirns bei Carotisverschlüssen wurde schon 1893 von ELSCHNIG aufmerksam gemacht (s. auch S. 137).

MONIZ hat bereits auf die Möglichkeit des *arteriographischen Nachweises* der A. ophthalmica hingewiesen und entsprechende Arteriogramme veröffentlicht.

GRINO und BILLET konnten 1949 erste Angiogramme von Orbitageschwülsten zeigen. Eine genauere Beschreibung der Eigengefäße des Auges vom arteriographischen Standpunkt aus erfolgte durch SCHURR (1951) und BRÉGEAT, DAVID, FISCHGOLD u. TALAIRACH (1952). DECKER hat 1955 das normale und pathologische Angiogramm dieses Gefäßes eingehend geschildert (s. auch YAŞARGIL, 1957; KRAYENBÜHL, 1958).

Der Nachweis der A. ophthalmica im Arteriogramm ist meist möglich (am eigenen Krankengut unter 265 Normalfällen in 73%, TARTARINI und GIUGNI in 97%). Nach YAŞARGIL (1957) findet sich eine Darstellung der A. ophthalmica bei Anwendung der neuen trijodierten Röntgenkontrastmittel (Urografin) wesentlich häufiger als früher. Eine fehlende Darstellung kann auch durch eine leichte Schiefstellung des Schädels bedingt sein, wobei das Gefäß vom gegenseitigen Orbitaldach verdeckt wird. Auch die Eigengefäße des Bulbus lassen sich oft in den späteren Phasen des Kontrastmitteldurchflusses nachweisen (s. S. 98).

4. A. comm. posterior und A. cerebri posterior

Am wiederansteigenden supraclinoidalen Teil der Carotis entspringt hinten (C 5) die A. comm. post. Sie zieht als ein 1,2—1,5 cm langes, meist ziemlich dünnes Gefäß an der Seite der Sella turcica und des Tuber cinereum nach hinten zur A. cerebri posterior und verbindet diese mit der Carotis interna. Beide Gefäße sollen hier gleichzeitig besprochen werden, obwohl die A. cer. posterior zum Stromgebiet des Vertebraliskreislaufes gehört. Hinsichtlich ihrer nervösen Versorgung ist sie allerdings ein Endast der A. carotis (vgl. WILLIAMS, 1936).

ADACHI (1928) unterscheidet eine Pars carotica (vom Abgang aus der Carotis bis zur A. cerebri posterior) und eine Pars basilaris (von der A. cerebri posterior bis zur Aufteilung der A. basilaris). Dieser letztgenannte Abschnitt wird auch als Pars circularis der A. cer. posterior bezeichnet. Unter 166 von ihm untersuchten Hemisphären fehlte die A. comm. post. 3mal vollkommen, so daß die Verbindung zwischen A. carotis interna und A. basilaris unterbrochen war. 129mal war die Pars carotica beim Erwachsenen schwächer und 27mal stärker als die Pars basilaris, 7mal gleich stark. Nach DE VRIESE (1905) trifft man bei 100 Erwachsenen nur 8mal, bei 200 Feten und Neugeborenen dagegen 77mal ein Überwiegen der Pars carotica an. Eine ähnliche Feststellung hat auch PADGET (1945) in einer Literaturzusammenstellung treffen können: Bei 100 Feten im Alter von 3—9 Monaten war die A. comm. post. in 75% besonders breit, bei 1033 Hirnen von Erwachsenen jedoch nur in 29%. Die Auswirkungen des frühembryonalen Kreislaufes (von der A. carotis in das Basilaris-Stromgebiet, vgl. S. 6) werden demnach erst relativ spät ausgeglichen. Vgl. weitere anatomische Untersuchungen von FAWCETT u. BLACHFORD (1905), FETTERMAN u. MORAN (1941), WINDLE (1887), STOPFORD (1916), v. MITTERWALLNER (1955).

Die A. cerebri post. kann auch ohne Verbindung durch die A. comm. post. direkt aus der A. carotis entspringen [ein- oder doppelseitig nach WINDLE (1887) in 24%, DE VRIESE (1905) in 28%, FAWCETT u. BLACHFORD (1905) in 10%, BLACKBURN (1907) in 22%, STOPFORD (1925) in 10%, SUNDERLAND (1948) in 32% und nach v. MITTERWALLNER (1955) in 18%].

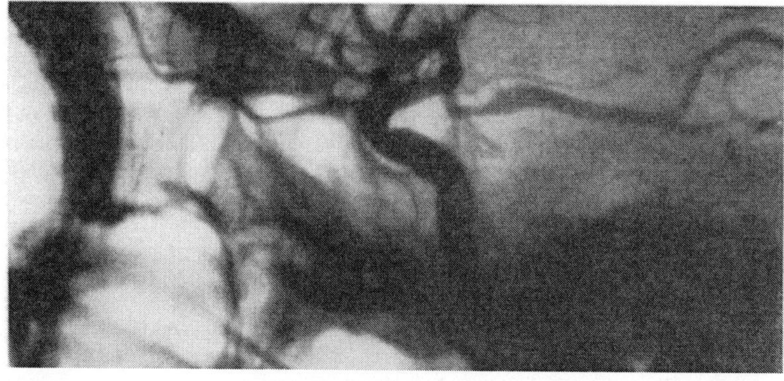

a

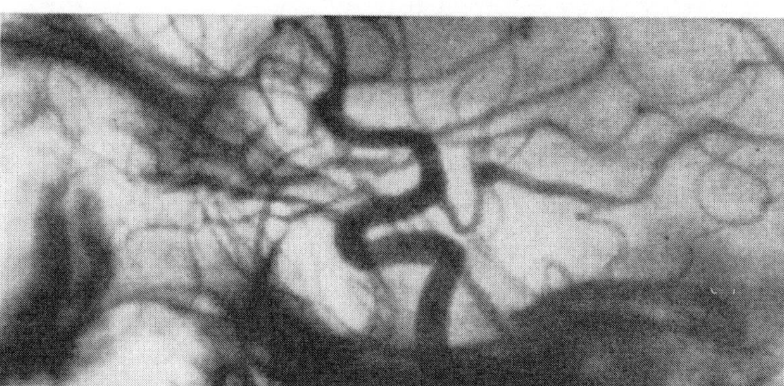

b

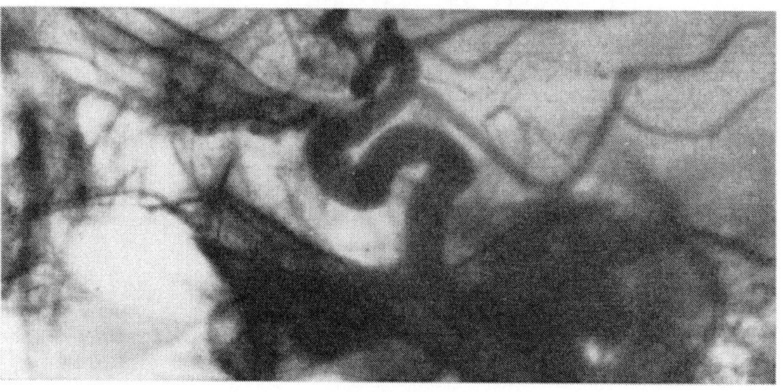

c

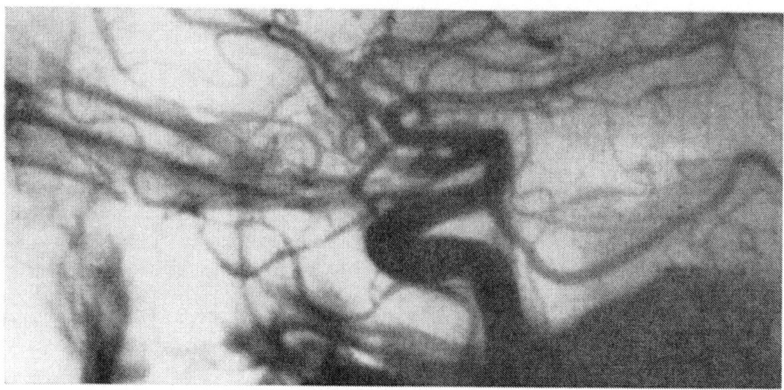

d

Während ihres kurzen Verlaufes entspringen aus der A. comm. post. die Aa. praemamillariae, welche zum Tuber cinereum, zum Hirnschenkelfuß, den ventralen Thalamuskernen, Chiasma und oralen Teil des Hypothalamus ziehen (vgl. FOIX u. HILLEMAND, 1925).

Zwischen der Teilungsstelle der A. basilaris und der Vereinigungsstelle mit der A. comm. post. [also aus der sog. Pars basilaris (ADACHI) oder Pars circularis (DECKER u. HIPP)] gibt die A. cer. post. einige kleinere Äste zur Subst. perforata caudalis, die Aa. circumferentes des Mittelhirns sowie die A. chorioidea caudalis med. ab. Dann verläuft die A. cerebri post. durch die Cisterna ambiens und liegt dicht oberhalb des Tentoriumrandes zwischen Mittelhirn und Gyrus hippocampi. Von diesem Zisternenabschnitt entstammen die Aa. chorioideae posteriores, die zum Plexus chor. ziehen. An der Medianfläche des Hinterhauptlappens, etwa dort, wo das Gefäß den freien Tentoriumrand überschreitet, teilt sich die A. cerebri post. in 2 große Hauptäste, die medial liegende (im seitlichen Angiogramm *obere*) A. occipitalis interna (P4) und die laterale (im Angiogramm *untere*) A. temp. occip., (P3) auf. Ihre Endäste versorgen die Rinde des ganzen Occipitallappens und die basalen Schläfenlappenteile. Darüber hinaus nimmt die A. cer. post. mit zahlreichen kleinen Ästen auch an der Gefäßversorgung des Hirnstammes teil. In der Vierhügelgegend bestehen Anastomosen mit der

Abb. 11a—d.   Verschiedene Formen der Darstellung der A. comm. post. bzw. A. cerebri posterior im seitlichen Arteriogramm. a und b deutlicher Kaliberunterschied zwischen A. comm. post. und A. cer. post.; c und d Abgang der A. cer. post. direkt aus der A. car. int. Die Abwärtsverlagerung des Anfangsteils der hinteren Gehirnarterie ist noch physiologisch (keine Steigerung des Schädelinnendrucks!). Vgl. auch Kapitel XI, Abschnitt C

Cerebelli sup., oberhalb des Splenium corp. call. über die Aa. callosi dorsales zur A. pericallosa (s. FISCHER, 1949; s. Abb. 79) und im Bereich des Schläfenlappens zur A. cer. media.

Die zisternalen Abschnitte der A. comm. post. (Cisterna basalis) und der A. cerebri post. (Cisterna ambiens) haben für die arteriographische Diagnose von Einklemmungserscheinungen des Schläfenlappens im Tentoriumschlitz besondere Bedeutung (s. Kapitel XI). Durch einen vorderen temporalen Druckkonus (vgl. auch SPATZ u. STROESCU, 1934) kann dabei die A. comm. post. nach abwärts gedrängt werden. Alle großen Äste der A. cer. post. überqueren nach ihrem Ursprung die Dorsalseite des Tentoriumrandes. Ein Teil der A. cer. posterior wird also in jedem Falle von einem Prolaps betroffen und nach abwärts verlagert. Auch für die Entstehung blutiger Erweichungen im Occipitalgebiet kann dies von Bedeutung sein (S. PIA, 1955, 1957).

Im seitlichen *Carotisarteriogramm* können sich A. comm. post. und A. cerebri post. durch das Lumen unterscheiden. Oft ist allerdings ein genauer Unterschied aus dem Angiogramm nicht möglich, so daß die A. cerebri post. direkt aus der A. carotis zu entspringen scheint (nach KRAYENBÜHL u. RICHTER, 1952 in 15—20%). Im Seitenbild des Angiogramms verläuft der obere, occipitale Ast der A. cer. post. etwa in Richtung einer Linie zwischen Proc. clin. ant. und Lambdanaht. ROCCA und MONTEAGUDO (1955) haben den Versuch einer Messung mitgeteilt, wobei sie eine Linie vom Tuberculum sellae zur Protuberantia occip. int. zogen. Zu dieser Linie bildet die Arterie in ihrem vorderen Teil normalerweise einen Winkel von 10 bis 20°, in ihrem hinteren Teil einen solchen von 20—30°.

Eine Füllung der A. communicans posterior bzw. cerebri posterior bei Kontrastmitteldarstellung von der Halsschlagader aus ist bei serienangiographischen Untersuchungen häufiger als im einfachen Arteriogramm zu beobachten. Bei den Druckschwankungen innerhalb des Circulus Willisi besteht hier ebenso wie etwa bei der A. cerebri anterior die Möglichkeit, daß nur während eines kurzen Zeitabschnittes Kontrastmittelblutgemisch in das Gefäß gelangt, während sonst kontrastmittelfreies Blut vom Vertebraliskreislauf her in die hintere Gehirnarterie strömt. Dadurch dürften sowohl unterschiedliche Füllungsbilder beim gleichen Patienten als auch verschiedene Angaben über die Häufigkeit der Darstellung in der Literatur zu erklären sein (s. Tab. 1.).

Tabelle 1.

Darstellung der A. cer. posterior im Carotisangiogramm

Autor	Jahr	%
ELVIDGE	1938	14
FERNANDEZ u. a.	1939	32
MONIZ	1940	20
LIST u. a.	1945	15
ENGESET	1948	23,5
WICKBOM	1948	20—25
GREEN u. ARANA	1948	34
CURRY u. CULBRETH	1951	33
TÖNNIS u. PIA	1952	36
SCARCELLA	1952	29
TARTARINI u. a.	1955	26,8
SCHIEFER u. VETTER	1957	37,3
RABAIOTTI u. SAGINARIO	1957	18
KRAYENBÜHL u. YAŞARGIL	1958	29,2
DECKER u. HIPP	1958	15—20

In 3,4% von den 265 „*Normalfällen*" unseres Krankengutes kamen beide Aa. cer. post. bei Kontrastmittelinjektion in eine Halsschlagader zur Darstellung. In 2 Fällen war nur die A. comm. post., nicht aber die A. cerebri post. gefüllt. Bei 3 kindlichen Patienten erfolgte dabei auch die Darstellung der oberen Abschnitte der A. basilaris (vgl.auch Beobachtungen von LIMA, 1950; POSER, WALSH u. SCHEINBERG, 1955, sowie EPSTEIN u. EPSTEIN, 1956).

ENGESET (1948) fand bei neurologischen Erkrankungen (ohne gesteigerten Schädelinnendruck) in 15%, bei neurochirurgischen Patienten mit Hirndruck jedoch in 35% eine Darstellung der A. cerebri post. im Arteriogramm. TÖNNIS u. PIA (1952) erklärten die häufige Füllung (36%) der hinteren Gehirnarterie im Carotisangiogramm bei Schläfenlappentumoren mit der Eröffnung eines Kollateralkreislaufes durch Zirkulationsstörungen im zisternalen Abschnitt dieses Gefäßes bei Mittelhirneinklemmung. RABAIOTTI u. SAGINARIO (1957) sahen in 41% ihrer Fälle mit diffuser Ateriosklerose, jedoch nur in 18% der „normalen" Angiogramme eine Darstellung der A. cer. post. bei der Carotisangiographie.

5. A. chorioidea anterior

Als letzter Ast geht vor Aufteilung der A. carotis aus ihr die A. chorioidea anterior hervor. Sie verläuft unterhalb des Tractus opticus an dessen medialer Seite zum vorderen Pol des Corpus geniculatum laterale, wo sie sich in zahlreiche Äste aufteilt. Ihre Endäste ziehen in den Plexus chorioideus des Unterhornes und die basalen Teile der Stammganglien. In ihrem Ausbreitungsgebiet, das aber erheblichen Schwankungen unterworfen ist [ABBIE (1933), FOIX (1925)], bestehen zahlreiche Anastomosen mit der A. cerebri media, der A. communicans posterior, der A. chorioidea posterior und der A. cerebri posterior (CARPENTER, NOBACK u. MOSS, 1954).

2*

Anatomische Untersuchungen [ADACHI (1928), GEGENBAUER (1889), u. a.] ergaben, daß die Arterie meist aus der A. carotis entspringt; sie kann aber auch der mittleren Gehirnarterie [CAVATORTI (1908)] entstammen. Die Ansicht von METTLER (1948), wonach das Gefäß ebenso häufig aus der A. cer. media entspringt wie aus der A. carotis interna, läßt sich ebensowenig bestätigen wie diejenige von HOFF u. OSLER (1957), wonach sie in 85% der A. cer. media entstammt. Nach CARPENTER, NOBACK u. MOSS (1954) läßt sich in 76,6% ein Abgang aus der A. carotis, in 11,7% aus der A. cerebri media, in 6,7% aus der A. communicans posterior und in 3,3% aus dem Bereich der Carotis-Teilungsstelle feststellen. Die A. chorioidea ist in etwa 2% aller Fälle nicht angelegt. v. MITTERWALLNER fand an 281 Gehirnen rechts in 1,6% und links in 1,2% das Gefäß nicht. HROMADA (1957) sah in zwei Fällen eine Verdoppelung. Bei Fehlen oder Rudimentärbleiben der A. communicans posterior kann die A. chorioidea anterior besonders stark entwickelt sein und an die Stelle der A. cerebri posterior treten (ADACHI, 1928).

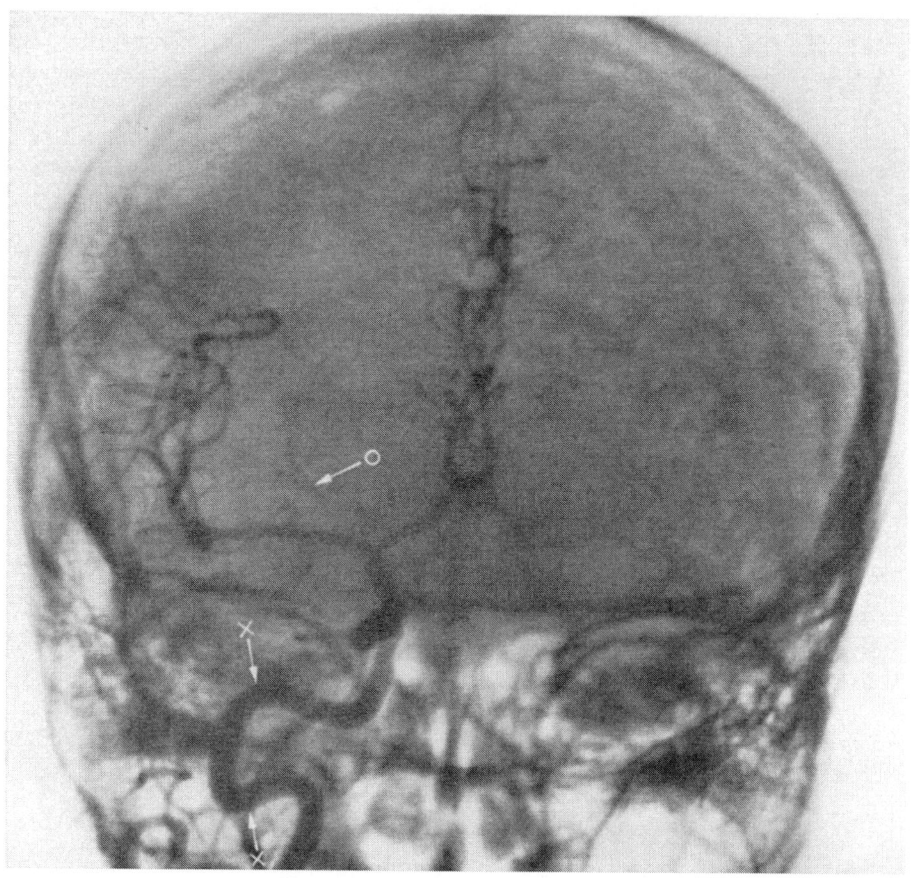

Abb. 12. Darstellung der A. chorioidea ant. im sagittalen Arteriogramm (♀). Verlauf des Gefäßes im seitlichen Strahlengang siehe u. a. Abb. 9 und Abb. 10. Stärkere Krümmung des Halsteiles der A. carotis int. (sog. „Zusatzsyphon" nach SPATZ) (↕).

Im Seitenbild des *Arteriogramms* ist die Arterie als ein zartes Gefäß zu erkennen, das von seinem Abgang aus der Carotis kurz nach der Communicans post. (etwa in Sellamitte) in Richtung auf die Pinealis zieht. Im Vorderbild sieht man sie — stark verkürzt — lateral der A. com. post. aus der Gegend der Carotisgabel aufsteigen (s. Abb. 12). Die Erkennung dieser Arterie im Arteriogramm kann unmöglich sein, wenn sie etwa aus der A. cerebri media entspringt oder von deren Ästen überlagert wird.

Nach MONIZ stellt sich das Gefäß in 71%, nach CURRY und CULBRETH (1951) in 84% im Angiogramm dar. MORELLO und COOPER (1955) fanden die A. chorioidea anterior unter 100 normalen seitlichen Angiogrammen in 41% gut, in 32% leidlich gut und in 27% schlecht oder gar nicht dargestellt. SJÖGREN (1956) konnte das Gefäß in 93 von 100 Angiographien identifizieren. In 88 Fällen ging es vom hinteren Syphonteil, in zweien von der A. cer. media und in dreien von der A. comm. post. aus.

Da die Identifizierung der Arterie oft durch die Äste der mittleren Gehirnarterie erschwert ist, wird entweder eine Kopfdrehung in der a. p. Achse (Kinn fort von der Kassette) oder aber eine Darstellung mit nur 1—2 cm³ Kontrastmittel empfohlen. Dadurch läßt sich eine Überlagerung von anderen Gefäßen vermeiden. Im eigenen Krankengut war in 53 % der Normalfälle eine eindeutige Darstellung des Gefäßes zu beobachten. Besondere Bedeutung gewinnt die Arterie nicht nur für die Lokal- und Artdiagnose der im Seitenventrikel liegenden Prozesse (besonders Meningiome, HUANG, 1954, und arteriovenöse Angiome, TÖNNIS, 1956), sondern auch im Hinblick auf einen operativen Verschluß (COOPER, 1953, 1954) des Gefäßes bei hyperkinetischen Erkrankungen.

6. Der Zisternenabschnitt der A. carotis und die Carotisgabel

Mit Austritt aus dem Sinus cavernosus durchbricht die A. carotis die Dura zwischen dem Proc. clin. ant. und medialis. An dieser Stelle ist sie fest mit der unteren von der Dura gebildeten Begrenzung der Eintrittsstelle verwachsen. Das Gefäß tritt dann sofort durch die Arachnoidea und verläuft unmittelbar seitlich des Sehnerven. Bei dem bisher beschriebenen Verlauf der A. carotis interna (Abschnitte C 5 — C 3 nach FISCHER) können Tumoren im Bereich der mittleren Schädelgrube und des Clivus oder Prozesse, die vom Nasopharyngealraum ausgehen, diese Gefäßstrecke stark anheben oder auch nach abwärts verlagern. Ähnliche Verlagerungen lassen sich auch bei infraclinoidalen Aneurysmen beobachten. Von größerem diagnostischen Interesse sind die Verlagerungen, die der sog. Zisternenabschnitt der A. carotis, also die obere Verlaufsstrecke des Syphons und der Abschnitt der Carotis bis zu ihrer Aufteilung in Anterior und Media (C 2 und C 1 nach FISCHER) erfährt. Während im Seitenbild frontale, präzentrale und besonders Tumoren der Siebbeinplatte den Zisternenabschnitt des Syphons nach unten und hinten drücken, wird dieser Teil von para- und suprasellären, aber auch temporalen Neubildungen angehoben und damit der ganze Syphon auseinandergezogen.

Im Sagittalbild des *Angiogramms* verläuft der supraclinoidale Teil der A. carotis nach oben und etwas lateral. Die Teilungsstelle (Carotisgabel, C 1, A 1 und M 1 nach FISCHER) liegt immer etwas lateral des Syphons. Die Form der Carotisgabel kann schon unter normalen Bedingungen erheblichen Schwankungen unterworfen sein. Nach Ansicht von CURRY und CULBRETH (1951) hat die Teilungsstelle T-Form, wenn ein einfacher Syphon vorliegt, und Pilzform, wenn ein Doppelsyphon besteht. Nach unseren Erfahrungen hängt die Form der Carotisgabel im Sagittalbild aber sehr von der jeweiligen Einstellung des Kopfes bei Anfertigung des Angiogramms ab. So kann die Pilzform sicher nicht als pathognomonisch für Stammganglienprozesse angesehen werden.

7. A. cerebri media

Die A. cerebri media bildet rein größenmäßig die eigentliche Fortsetzung der A. carotis interna. Es lassen sich an ihr verschiedene Abschnitte unterscheiden (s. FISCHER M 1 — M 5). Zunächst verläuft das Gefäß entlang dem Keilbeinflügel (M 1) nach lateral und horizontal unter der Substantia perforata ant. Hier werden einige kleinere Gefäße zu den Stammganglien abgegeben. Besonders im Sagittalbild ist zu erkennen, wie das Gefäß in der lateralen Hälfte der Orbita nach außen und oben abbiegt und sich hier zunächst in zwei größere Äste teilt. Im Seitenbild sieht man einen leicht nach occipital ansteigenden Verlauf der Arterie im oralen Teil der Cisterna lateralis.

MONIZ hat diese Gefäße, die sich nicht immer sicher differenzieren lassen, zusammen als Sylvische Gruppe bezeichnet. Die genannte Verlaufsrichtung ist für die Beurteilung von Gefäßverlagerungen vor allem bei temporalen und parietalen Prozessen von Bedeutung. Nach KRAYENBÜHL und RICHTER (1952) liegt im Seitenbild des Angiogramms die Sylvische Gruppe normalerweise in der geraden Verlängerung einer Linie, die vom Os incisivum zum Syphonknie (Syphon-Incisivum-Linie) zieht. Messungen von WORINGER und GERNEZ (1948) sowie HODES, CAMPOY, RIGGS und BLY (1953) zeigen, daß die Achse dieser Gefäßgruppe mit einer Geraden zwischen Protub. occ. int. und dem Zentrum der Sella normalerweise einen Winkel zwischen 36° und 44° bildet. Die Richtung der Gefäßgruppe ändert sich im Verlauf der Embryonalentwicklung und noch bis zur Pubertät (s. S. 8 u. S. 109).

Aus dem ersten Teil der Sylvischen Gefäßgruppe, dem sog. „Inselabschnitt" (M 2 und M 3 nach FISCHER), entspringen Gefäße, die mit eigenartigen, etwas nach occipital gerichteten Schlingen das Operculum umgreifen und dann teilweise wieder zur Konvexität ziehen.

Im weiteren Verlauf der Sylvischen Gruppe geht zunächst in einer meist s-förmigen Schwingung die A. temp. post. ab. Sie versorgt die hinteren Teile des Schläfenlappens. Aus ihr oder direkt aus dem Inselabschnitt der A. cerebri media entspringen die Gefäße für den vorderen Teil des Schläfenlappens. Die hinteren Endäste der A. cerebri media (M 4 und M 5 nach FISCHER) sind schließlich die A. gyri angularis, die zum Scheitel- und Hinterhauptslappen zieht, und die A. parietalis post. Letztere versorgt die Postzentralregion bis zur Mantelkante. Die Bezeichnungen der einzelnen Äste der A. cer. media sind in der Literatur nicht einheitlich. Wir folgen im wesentlichen den Angaben von HILLER (1936) sowie KRAYENBÜHL und RICHTER (1952). Die aus der Sylvischen Gruppe aufsteigenden Gefäße werden als Aa. ascendentes bezeichnet. Nach dem Aussehen ihrer Aufteilung in zwei Endäste nennt man sie auch Kandelaberarterien. Nach FOIX und HILLEMAND (1925) werden 8 Hauptäste unterschieden: Ramus orbito-frontalis, R. praerolandeus, R. rolandeus, R. parietalis rostralis, R. parietalis caudalis, R. angularis, R. temp. caudalis, R. temp. rostralis.

Weitere Angaben u. a. über die eingehenden anatomischen Untersuchungen von DE ALMEIDA (1931) finden sich bei MONIZ. Dieser unterscheidet 3 Hauptäste: A. temp. post., A. gyri angularis und A. parietalis post., welche in 31% unweit voneinander entspringen, in 51% dagegen zwei Stämme bilden, die sich erst später weiter aufteilen. ADACHI (1928) fand bei anatomischen Untersuchungen unter 166 Hemisphären 5mal, v. MITTERWALLNER (1955) unter 360 Fällen 3mal eine Verdoppelung der A. cerebri media, LONGO (1905) beobachtete unter 50 Gehirnen rechts einmal eine doppelt so starke Ausbildung wie links. Eine einseitig stärkere Entwicklung konnte v. MITTERWALLNER (1955) in rund 10% nachweisen. Über eine fehlende Anlage finden sich keine Angaben.

8. A. cerebri anterior

An der vorderen Gehirnarterie lassen sich zwei verschiedene Gefäßstrecken unterscheiden. Von der Carotisgabel verläuft die A. cerebri anterior zunächst in einem leichten nach vorn konkaven Bogen nach medial (Abschnitt A 1), um dann mit Erreichen der Mittellinie eine scharfe Biegung nach aufwärts an der medianen Fläche des Gehirns zum Balkenknie zu machen und weiter an der Oberfläche des Balkens zum Splenium zu verlaufen. Von einigen Autoren (LINDGREN, 1954) wird nur der horizontalverlaufende Abschnitt (also von der Carotisgabel bis zum Abgang der A. comm. ant.) als Anterior bezeichnet und der aufsteigende Teil bereits A. pericallosa genannt. Im allgemeinen bezeichnet man damit aber erst ihren Endast nach Abgang der A. callosamarginalis. Der *horizontale* Schenkel der A. cerebri anterior (auch als Pars circularis bezeichnet) läßt gelegentlich eine recht unterschiedliche Weite erkennen oder ist auch im Gegensatz zu den peripheren Abschnitten dieses Gefäßes gar nicht angelegt. Nach ADACHI (1928) war sein Kaliber unter 83 anatomisch untersuchten Gehirnen nur 44mal beiderseits gleich stark. In den übrigen Fällen bestanden erhebliche Seitendifferenzen. Eine hochgradige Verdünnung bzw. ein einseitiges Fehlen dieses Gefäßabschnittes konnte WINDLE (1887) unter 200 Fällen 2mal, CAVATORTI (1907) unter 100 Fällen 11mal, BLACKBURN (1907) unter 200 Fällen 16mal und v. MITTERWALLNER (1955) in etwa 15% beobachten. Andererseits sind auch Verdoppelungen bzw. Inselbildungen dieses Gefäßabschnittes nicht selten (s. u. a. BUSSE, 1921; v. MITTERWALLNER, 1955). Der horizontale Teil der Anterior gibt einige kleinere Gefäße ab, von denen die A. cerebri ant. recurrens (HEUBNER, 1872) besonders Interesse hat. Dieses Gefäß verläuft abwärts seitlich und nach hinten und tritt durch die Substantia perforata ant. in das Hirn ein. Hier versorgt sie den überwiegenden Teil des Caudatum und einen an Ausdehnung individuell wechselnden Teil des Putamens, des Globus pall. und der Capsula interna. Nach CRITCHLEY (1930) ist diese Heubnersche Arterie in 48% vorhanden. Ihr Verlauf ist aber erheblichen Schwankungen unterworfen (PADGET, 1945).

Der *aufsteigende* Teil der vorderen Gehirnarterie (A 2 — A 5) verläuft zunächst in einer gleichmäßigen Kurve nach vorn und biegt dann um das Balkenknie um. Es gibt aber zahlreiche Variationen dieser Strecke (s. auch unter Communicans anterior). In manchen Fällen verläuft das Gefäß zunächst weit nach vorn und dann nach oben. Es kann aber auch einen nach unten konkaven Verlauf nehmen, der demjenigen bei subfrontalen Tumoren oder Geschwülsten der Siebbeinplatte außerordentlich ähnlich sieht. Bei einer frühzeitigen weiteren Aufteilung der A. cerebri anterior zieht die A. calloso-marginalis ganz tief entlang der vorderen Schädelgrube. Aus dem mehr oder weniger eckigen Verlauf der A. pericallosa über das Balkenknie glaubte man Rückschlüsse auf das Vorliegen einer Hirnarteriosklerose ziehen zu können. Eine derartige Abeckung kann aber auch bei gefäßgesunden jüngeren Menschen beobachtet werden.

Bei Besprechung der einzelnen Äste der vorderen Gehirnarterie ist vorauszuschicken, daß sehr viele Varietäten vorkommen und daß eine absolute Gleichheit beider Hemisphären nie besteht. Aus der A. cerebri anterior entspringt etwa im Bereich des Stirnhirnpols zunächst die A. frontalis interna anterior oder *A. frontopolaris*. Sie kann durch den Abgang mehrerer kleiner Gefäße ersetzt sein und auch ihre weitere Aufteilung ist keineswegs konstant, so daß sich weitere Gefäßbezeichnungen erübrigen. Die A. frontalis interna media oder *A. calloso-marginalis* (FOIX, 1925) entspringt am Balkenknie und verläuft nahezu parallel zur *A. pericallosa* im vorderen Teil des Sulcus cinguli. Sie verzweigt sich in mehrere kleine Äste an der Innenfläche der

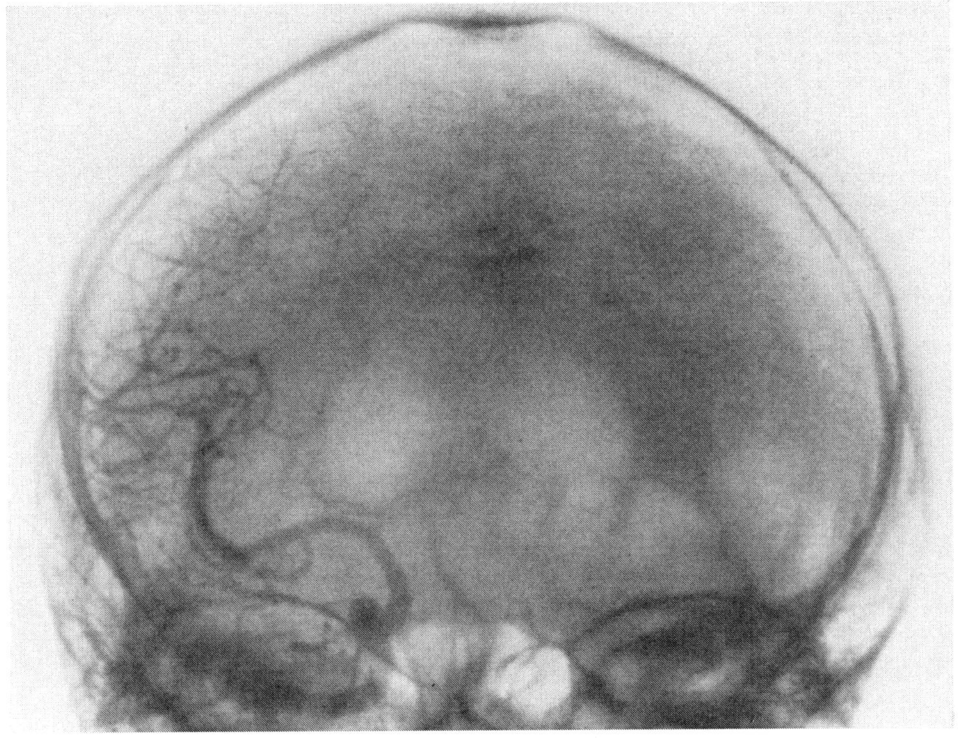

a

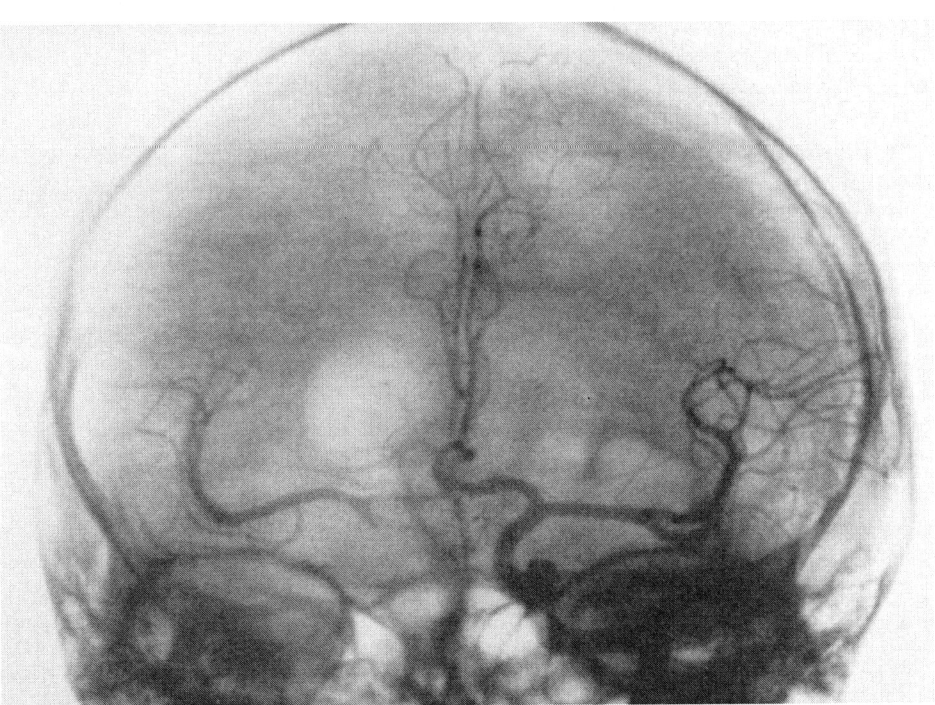

b

Abb. 13a u. b. a Fehlende Darstellung der A. cer. anterior bei rechtsseitiger Carotisangiographie.
b Bei Angiographie der linken Halsschlagader unter Kompression der Gegenseite kommt es zu einer
„Doppelfüllung". Der horizontale Abschnitt der A. cer. anterior rechts (A 1 nach FISCHER) ist deutlich
hypoplastisch (Ursache der fehlenden Anteriordarstellung bei rechtsseitiger Angiographie)

Hemisphäre und der Mantelkante. Die A. calloso-marginalis kann sehr kräftig entwickelt sein, während dann die eigentliche Fortsetzung der A. cerebri anterior, die A. pericallosa, nur sehr schwach ausgebildet ist. In diesen Fällen ist eine Verwechslung und die Annahme einer Verlagerung der Balkenarterie leicht möglich. Im zweiten Drittel der A. pericallosa biegt die A. fronto parietalis interna zum Praecuneus ab (vgl. auch Beschreibungen von Kleiss, 1945; Morris u. Peck, 1955).

Im Vorderbild des *Angiomgramms* liegt die A. cerebri anterior bzw. pericalloa in der Mittellinie. Meist finden sich aber kleinwellige Abweichungen zu der einen oder anderen Seite. Während diese kleinen und scharfen Ausbiegungen meist eine Anomalie darstellen, muß eine gleichmäßige Verlagerung auf einen raumbeengenden Prozeß hindeuten. Fehldeutungen sind auch hier bei starker Füllung der A. calloso-marginalis möglich, die häufiger über die Mittellinie hinausgehende Schwingungen erkennen läßt. Weitere Variationen kommen dadurch zustande, daß *jeder der genannten Äste der vorderen Gehirnarterie den Endast auf einer Seite bilden kann, während dann die übrigen Äste von der Gegenseite her zur Darstellung kommen* (s. Ethelberg, 1951). Damit ist zu erklären, daß gelegentlich im sagittalen Angiogramm die gegenseitigen Endäste der A. cer. ant. zu sehen sind, während der Hauptast des Gefäßes (A 2 Abschnitt) nicht dargestellt wird. Nach Kleiss (1945) bestehen in 22% Verbindungen zwischen den Aa. anteriores beider Seiten.

Bei der Darstellung der vorderen Gehirnarterie und ihrer Äste im Arteriogramm spielen neben anatomischen Varianten (etwa durch Ausfall des horizontalen Astes) auch funktionelle Gesichtspunkte eine große Rolle. Es ist keineswegs so, daß eine fehlende Darstellung (bei eigenen Untersuchungen von 265 Normalfällen nur in 0,7%) mit Sicherheit auf eine anatomische Variante hinweist. Vielmehr hängen die im Augenblick der Kontrastmittelinjektion bestehenden Druckverhältnisse zwischen den beiden Hirnhälften von verschiedenen Faktoren ab, darunter den technischen Mängeln bei der Injektion, worauf noch einzugehen ist. Moniz hat in 55% eine Darstellung der A. cer. anterior ausschließlich auf der Seite der Kontrastmittelinjektion gesehen, Ruggiero (1952) in 80%, wir selbst in 67,9%. Doppelfüllungen der A. cerebri ant., d. h. Darstellung des injektionsseitigen und gegenseitigen Gefäßes, sind nicht etwa Ausdruck einer vorliegenden Cerebralsklerose (Löhr, 1936, 1939), sondern finden sich auch bei Gefäßgesunden (Moniz in 41,85%, Ruggiero, 1952, in 12,4%, Morris und Peck, 1955, in 38%, Manghi, 1957, in 25%, im eigenen Krankengut 31,3%). Bei gesteigertem Schädelinnendruck durch einen Tumor konnten wir in Übereinstimmung mit Moniz (1940), Riechert (1943, 1949), Brobeil (1948) u. a. häufiger eine Doppelfüllung beider Anteriores von der Tumorseite her sehen, wobei sicher die veränderten Druckverhältnisse eine Rolle spielen (s. S. 136).

9. A. communicans anterior

Die A. communicans anterior ist ein Teil des Circulus Willisi und stellt eine für die kollaterale Versorgung außerordentlich wichtige Verbindung zwischen den beiden Aa. cerebri anteriores und damit zwischen beiden Hirnhälften dar. Gerade sie ist aber zahlreichen Variationen unterworfen, die auch im Vorderbild des Angiogramms nicht immer sicher zu erkennen sind. Nur die Tatsache einer doppelseitigen Darstellung der vorderen Gehirnarterie (evtl. unter gleichzeitiger Kompression einer Halsschlagader) läßt oft Rückschlüsse auf ihr Vorhandensein zu.

Die verschiedenen Formen der Verbindungen zwischen den vorderen Gehirnarterien wurden eingehend von de Almeida (1931) untersucht: Neben einfachen gerad- und querliegenden Verbindungen der beiden Gefäße (in 50—90%) gibt es solche in S-Form und schräge Verbindungen. Auch ein ganzes Netz von Kollateralen kommt vor. Kleiss (1945) sah unter 50 Fällen 6mal die A. comm. ant. doppelt angelegt, einmal war sie netzförmig. In selteneren Fällen können beide Aa. anteriores teilweise miteinander verschmelzen. v. Mitterwallner hat unter 360 Fällen nur 268 mal (74,4%) eine „ideale" Verbindung gefunden. In 9,4% sah er eine Verdoppelung der A. comm. ant., in 2,8% Inselbildungen. Mehrfache Verbindungen zwischen beiden Aa. anteriores in verschiedener Höhe (sog. „Netzform") fanden sich in 2,2%. Vgl. auch die eingehenden Untersuchungen von Busse (1921).

Eine Besonderheit stellt die *A. mediana corporis callosi* oder A. cerebri anterior media dar. Sie kann als einziger aus der A. communicans anterior entspringender Ast das Gebiet beider Anteriores versorgen, meist läuft sie aber als ein kleines, unpaares, zusätzliches Gefäß über den Balken [in 10% der Fälle von de Almeida (1931), in 7% derjenigen von v. Mitterwallner (1955)]. Adachi fand unter 83 Fällen 26mal ein dünnes

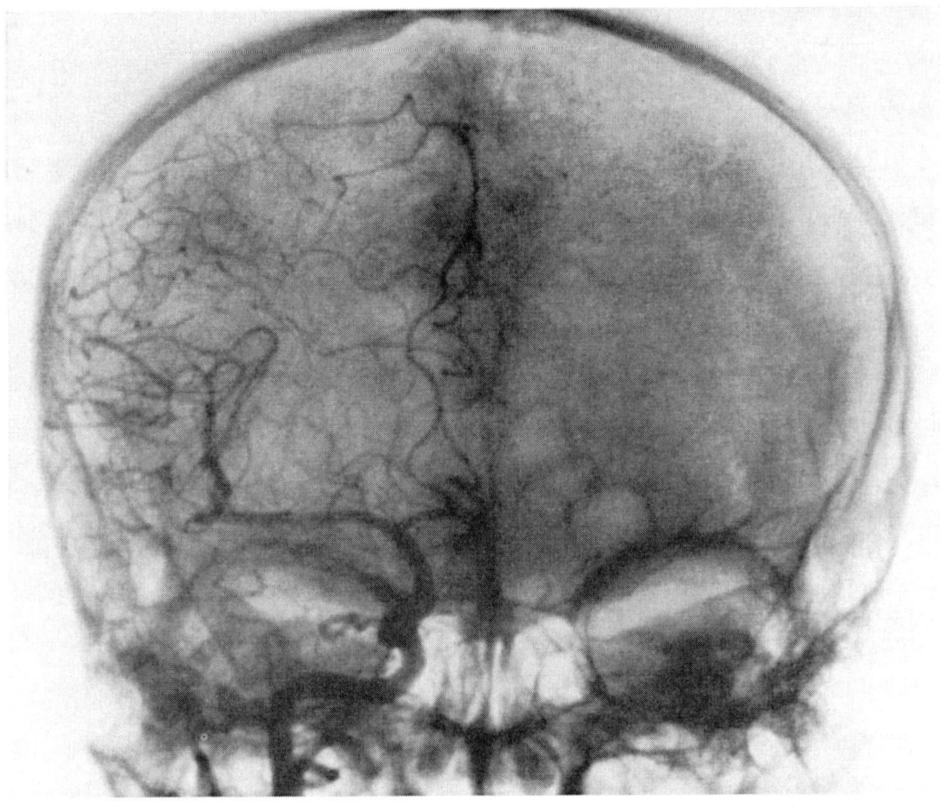

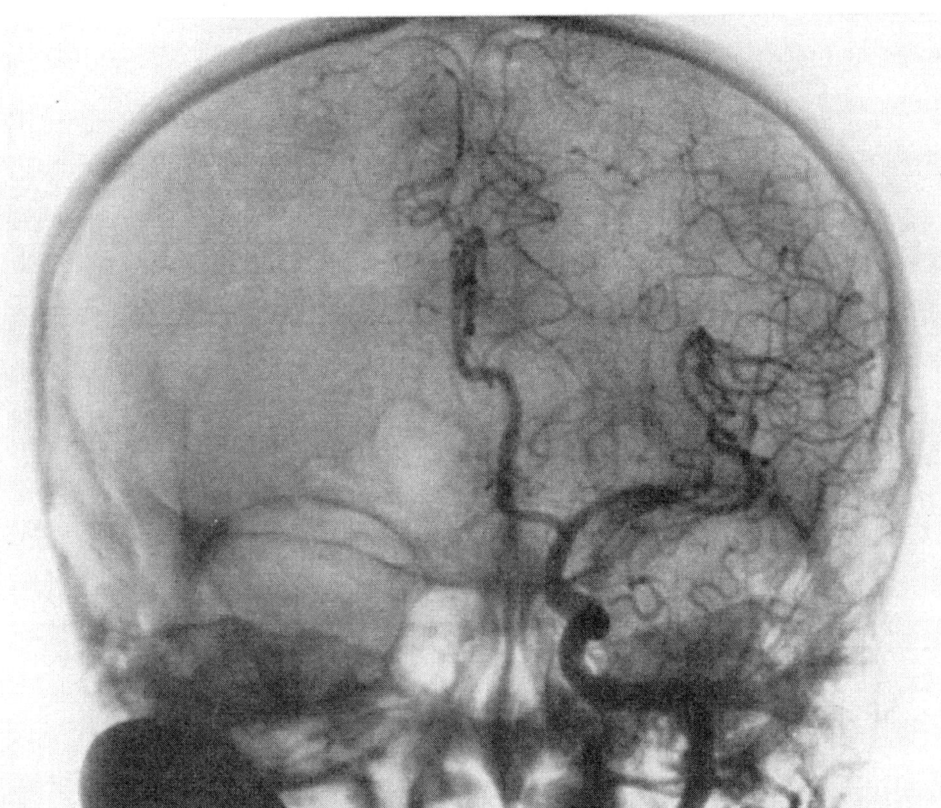

Abb. 14. Anomalie der A. cer. anterior. a Bei rechtsseitiger Angiographie stellt sich nur der A1-Abschnitt der A. cer. anterior und die aus ihm entspringende rechte A. frontopolaris dar. b Beide Aa. cerebri anteriores bzw. pericallosae entwickeln sich erst weiter peripher aus einem gemeinsamen Stamm, der von der linken Seite her versorgt wird

Gefäß, 10 mal war es ebenso stark entwickelt wie die A. cer. anterior. DE VRIESE (1907) betrachtet diese A. mediana corp. call. als regelmäßigen Bestandteil beim Entwicklungsgang des Menschen und als identisch mit der unpaaren Arteria cerebri anterior gewisser Säugetiere. Vgl. auch neuere Untersuchungen von LAZORTHES, GAUBERT u. POULHES (1956). Der angiographische Nachweis ist selten.

Von größerer Bedeutung als diese im Angiogramm meist nicht sicher zu bestimmenden Varianten ist ein Fehlen der A. communicans anterior. ADACHI (1928) hat unter seinen 83 untersuchten Fällen ein völliges Fehlen nie beobachtet und weist darauf hin, daß unter 1170 weiteren Gehirnen bei anderen Autoren nur 4mal (0,3%) ein gemeinsamer Truncus beider Anteriores festzustellen war. Über ein völliges Fehlen der A. communicans anterior haben dagegen CAVATORTI (1907), BLACKBURN (1907), FAWCETT-BLACHFORD (1906) berichtet. v. MITTERWALLNER (1955) beobachtete nur 1mal unter 360 von ihm untersuchten Gehirnen ein völliges Fehlen dieses Gefäßabschnittes.

Angiographisch hat dieses Gefäß größere Bedeutung, wenn eine Carotisunterbindung am Hals oder intrakranielle Gefäßausschaltungen (z. B. bei Aneurysmen am horizontalen Abschnitt der A. cerebri anterior) vorgenommen werden sollen. Wie schon erwähnt, ist diese Gefäßstrecke im Angiogramm aber nicht immer sicher zu erkennen, da sich in der seitlichen Projektion der aufsteigende Anteriorteil darüber projiziert. Bei beidseitiger Darstellung der Anteriores, etwa unter Kompression der Gegenseite, muß man sie als bestehend voraussetzen, wenn nicht eine Fusion der vorderen Gehirnarterien an einem Punkt vorliegt (nach v. MITTERWALLNER, 1955, etwa in 5,2%). Auf weitere Möglichkeiten der Darstellung durch Halbschrägaufnahmen wird im Abschnitt über die Technik eingegangen.

C. Der Vertebralis-Kreislauf

1. A. vertebralis

Die A. vertebralis entspringt als erster und stärkster Ast aus der A. subclavia, zieht dorsal vom M. scalenus ventralis nach kranial und dorsal und tritt in das Foramen costotransversarium des 6., manchmal auch 5. Halswirbels ein. In dem durch die Löcher der Querfortsätze gebildeten Kanal zieht die Arterie nach aufwärts bis zum 2. Halswirbel, hier biegt sie im Foramen costotransversarium nach dorsal und lateral (1. Krümmung), gelangt von hier bogenförmig in das Foramen costotransversarium des Atlas (2. Krümmung). Von hier wendet sie sich zur dorsalen Fläche der Massa lateralis atlantis (3. Krümmung) und läuft nun nahezu horizontal nach medial hinten. Die am Wirbel befindliche Aushöhlung, der sog. Sulcus A. vertebralis, kann auch durch eine knöcherne Überbrückung geschlossen sein (s. KIMMERLE, 1930; KRAYENBÜHL u. YAŞARGIL, 1957). Die horizontale Verlaufsstrecke ist für die Punktionsmethode nach MASLOWSKI von Bedeutung. Nach Erreichen des seitlichen Umfanges des Hinterhauptsloches biegt die Arterie in einer 4. Krümmung wieder nach ventral und kranial und durchbricht dabei die Membrana atlanto-occipitalis und die Dura in Nähe der Austrittsstelle des ersten Cervicalnerven.

Der Lage der A. vertebralis im knöchernen Kanal wird eine besondere strömungsphysiologische Bedeutung zugeschrieben: So vermutete GEGENBAUER (1899), daß bei extremer Rückwärtsneigung und Drehung des Kopfes die Zirkulation in der gegenseitigen A. vertebralis vollständig unterbrochen werden kann. Ähnliche Beobachtungen machten DE KLEYN u. NIEUWENHUYSE (1927) sowie DE KLEYN u. VERSTEEGH (1933) bei Durchspülungsversuchen und TATLOW-BAMMER (1957) sowie KUNERT (1957) bei Vertebralisangiogrammen an Leichen. Über klinische Beobachtungen hat TIWISINA (1957) berichtet.

In Höhe des caudalen Randes der Brücke (nach KRAYENBÜHL u. YAŞARGIL, 1957, in 66% am unteren Ponsrand, in 12% kranial und 22% caudal davon) vereinigen sich auf dem Clivus die beiden Aa. vertebrales zur median verlaufenden A. basilaris.

Anomalien: In seltenen Fällen [nach LINDGREN (1950) 3—4⁰/₀₀] kann die A. vertebralis auch aus der A. carotis communis oder interna entspringen und dann nur durch einige wenige Foramina transversaria verlaufen oder erst direkt am Foramen magnum eintreten (s. HIRTEL, 1869; CHANAMIRJAN, 1929; TIWISINA, 1957). Auch ein Ursprung aus dem Arcus aortae, A. thyreoidea und verschiedene Kombinationen sind beschrieben.

Die beiden Gefäßstämme können auf beiden Seiten in ihrer Stärke außerordentlich differieren [s. BLACKBURN (1907), DURET (1874), STOPFORD (1925)], eine Tatsache, die für Punktionsversuche bzw. Unterbindungen von großer Bedeutung sein kann. Bei 83 beidseitigen Punktionsversuchen, über die KRAYENBÜHL und YAŞARGIL berichten, mißlang die Punktion rechts 19mal, links dagegen nur 8mal, bei einseitiger Punktion wurde die Arterie links in 61%, rechts in 39% erfolgreich dargestellt.

Bei den von ADACHI untersuchten 83 Fällen war das Gefäß nur 29mal beiderseits gleich stark, in 40 Fällen war die linke, in 12 die rechte A. vertebralis stärker entwickelt [nach MOREL u. WILDI (1953) in 20,5%,

v. Mitterwallner (1955) in 28,3%, links stärker als rechts]. Neimanis (1956) führte an insgesamt 418 Gehirnen vergleichende Messungen des intrakraniellen Abschnittes der A. vertebralis durch. Dabei war in 141 Fällen das Gefäß links deutlich weiter als rechts. 8mal fand Adachi (1928) einen so erheblichen Seitenunterschied, daß die A. basilaris fast ausschließlich von einer Seite versorgt wurde. Hierbei setzte sich die andere schwächere A. vertebralis in die gleichseitige A. cerebelli inf. post. fort und stand mit der A. basilaris nur durch eine ganz kleine Arterie in Verbindung. Nach Berry u. Anderson (1909) kann aber die Verbindung auch völlig fehlen. In einem von Batujeff (1889) mitgeteilten Falle verschwindet die dünne A. vertebralis sin. nach Austritt aus

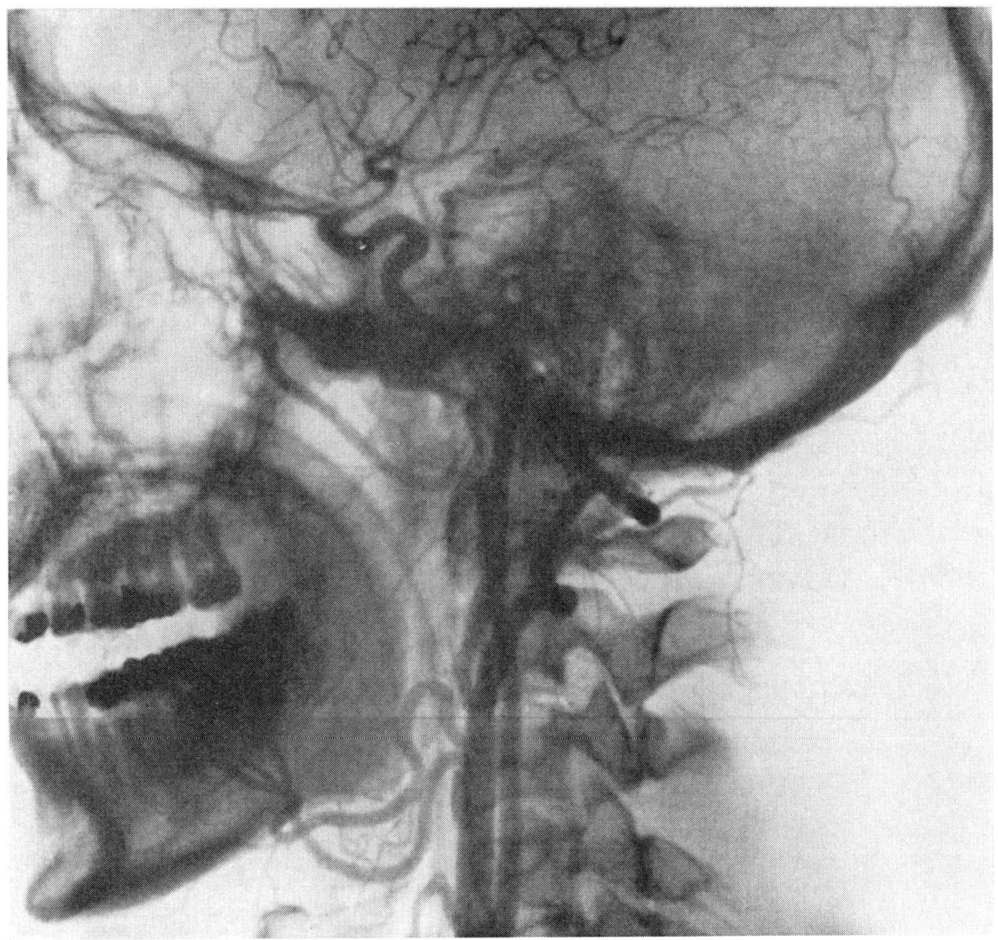

Abb. 15. Anomalie der A. vertebralis. Das Gefäß entspringt aus der A. carotis communis

dem Foramen transversarium des Atlas. An ihrer Stelle beteiligt sich ein durch den Canalis hypoglossi eintretender Ast der A. car. int. an der Bildung der A. basilaris [weitere Beobachtungen s. auch von Hirkô (1919), Lindgren (1950) u. a.]. Das Fehlen einer A. vertebralis ist aber außerordentlich selten (in keinem der 360 Fälle von v. Mitterwallner!).

Zwischen der A. vertebralis und den Ästen der A. carotis externa, besonders der A. occipitalis, bestehen regelmäßig *Anastomosen*, die eine Bedeutung als Kollateralverbindung bei Verschlüssen der A. carotis haben können. Derartige Verbindungen sind von Untersuchungen an Tieren (Ledényi, 1937; Zimmermann, 1923; Cooper, 1836; Ljubomudroff, 1930) seit langem bekannt. Töndury (1949) hat sie auch am Menschen abgebildet und beschrieben. In letzter Zeit wurde von Schulze und Sauerbrey (1956) bei 53 Leichen anhand von Injektionspräparaten diese direkte Gefäßverbindung mit großer Häufigkeit festgestellt. Es handelt sich um ein etwa 4,2 cm langes Gefäß, das aus dem bogenförmigen Abschnitt der Vertebralis entspringt und auf der Dorsalseite des M. obliquus capitis (s. Abb. 76) direkt zur A. occipitalis zieht.

Bei Gefäßverschlüssen hatten sich schon früher solche Verbindungen angiographisch nachweisen lassen [s. RICHTER, (1953), DECKER u. HOLZER (1954), HAUGE (1954), SCHÜRMANN (1954)]. RICHTER (1953) beschreibt eine Verbindung zwischen beiden Gefäßgebieten auch über sonstige Muskeläste der A. vertebralis. Bei der Vertebralisangiographie, d. h. bei Kontrastdarstellung auf umgekehrtem Wege, finden sich derartige Anastomosen häufiger: KRAYENBÜHL und RICHTER sahen eine solche Verbindung 3mal unter 30 Vertebralisangiogrammen (vgl. auch HAUGE, 1954; RUGGIERO u. CONSTANS, 1954).

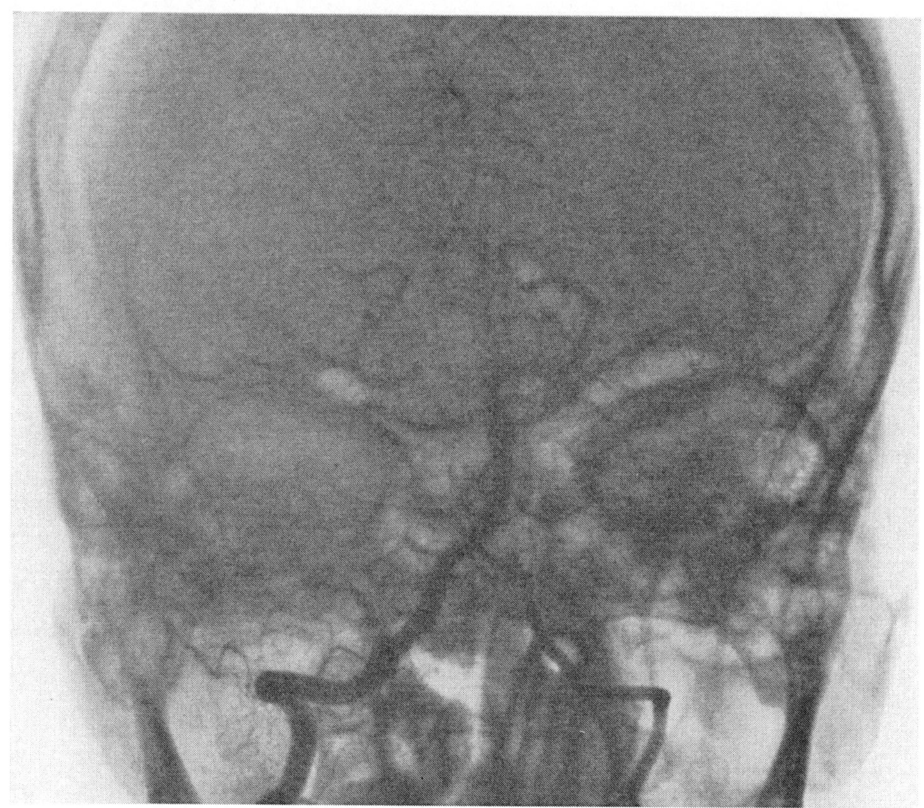

Abb. 16. Kaliberunterschiede beider Aa. vertebrales. Bei der rechtsseitigen Vertebralisangiographie ist häufig eine Mitdarstellung des gegenseitigen Gefäßes zu beobachten

Nach Durchtritt durch die Dura gehen aus der A. vertebralis neben kleineren Ästen für die Hüllen des Rückenmarks und der hinteren Schädelgrube die vorderen und hinteren Spinalarterien ab.

Das stärkste noch aus der Vertebralis (gelegentlich aber auch aus der A. basilaris) hervorgehende Gefäß ist die *A. cerebellaris inferior posterior* (C 1). Sie zieht lateral- und dorsalwärts durch die Wurzeln des N. hypoglossus zur unteren Fläche des Kleinhirns und teilt sich am unteren und lateralen Rand der Tonsillen in 2 Hauptäste. Die anatomischen Einzelheiten ihres Verlaufes mit einer kranialen und einer caudalen Schlinge und ihr Verhältnis zur oberen und unteren Begrenzung der Tonsille haben HAUGE (1954) und in letzter Zeit KRAYENBÜHL und YAŞARGIL (1957) eingehend beschrieben. Das Gefäß kann innerhalb der Zisterne von einem Kleinhirndruckkonus nach unten verschoben werden (s. Kapitel XI). Die Arterie verläuft in zahlreichen Windungen; eine davon kann schon unter normalen Verhältnissen durch das Foramen magnum nach unten gehen, ehe sie um die Medulla oblongata wieder nach oben zieht, um Äste zum Plexus chorioideus und zum 4. Ventrikel abzugeben (s. Abb. 19).

Es finden sich hier aber manche Varianten. So hat LANDOLT (1949) über 3 Fälle von abnorm tiefem Ursprung der A. cerebell. inf. post. aus der A. vertebralis berichtet, bei denen das Gefäß stark gewunden völlig frei durch die Cisterna cerebello-medullaris verlief und eine Gefahrenquelle für die Zisternenpunktion darstellte. Auch KRAYENBÜHL u. YAŞARGIL (1957) sahen unter 250 Angiogrammen 4mal erheblich unterhalb des Foramen magnum liegende Schleifen dieses Gefäßes. Bei weiteren 9% ihrer Fälle lag die Schleife weniger tief, aber auch noch unterhalb des Foramen. In mehr als 10% ist im Vertebralisarteriogramm diese Arterie nicht zu erkennen (s. LINDGREN, 1950; KRAYENBÜHL u. YAŞARGIL, 1957). Die Ursache des tiefen Abgangs der A. cerebelli inf. post. aus der A. vertebralis liegt in entwicklungsgeschichtlichen Varianten (vgl. SCHMEIDEL, 1933).

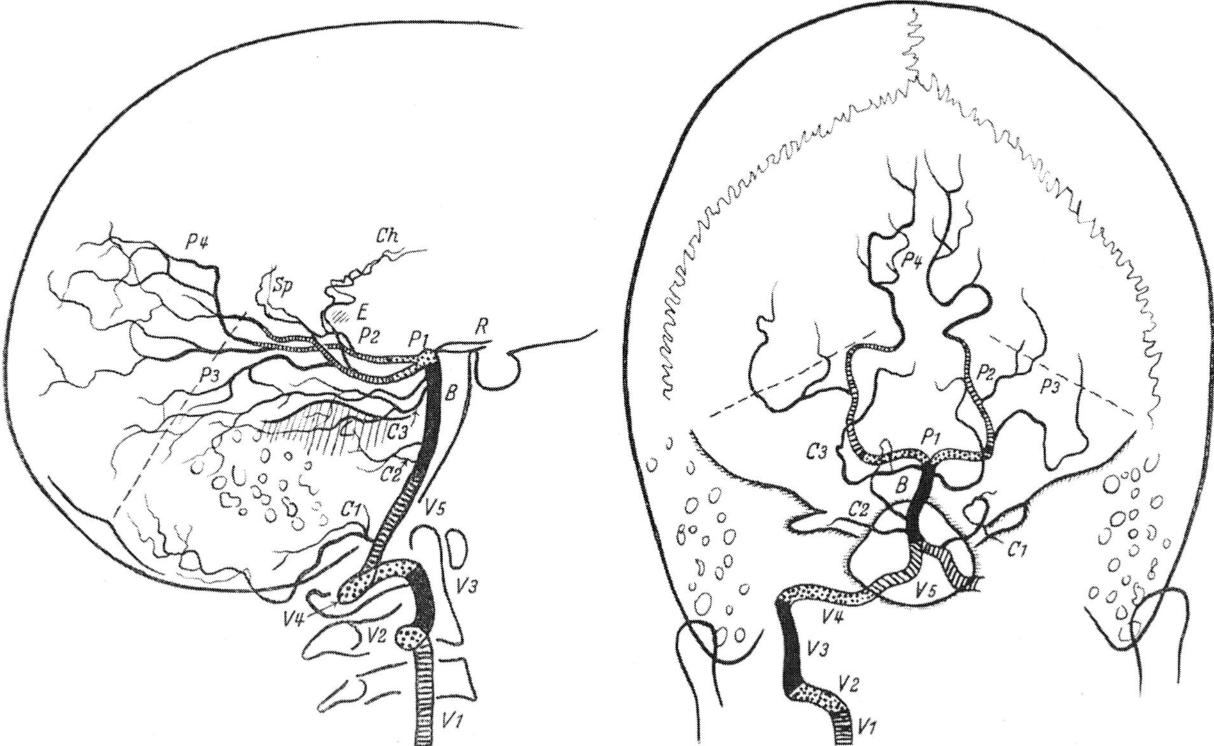

Abb. 17. Schematische Darstellung des seitlichen Vertebralisarteriogramms (in Anlehnung an FISCHER nach KAUTZKY und ZÜLCH, 1955). *E* Epiphyse. Gestrichelte Linie: Tentorium. Buchstaben: s. Text

Abb. 18. Halbschematische Darstellung des normalen halbaxialen Vertebralisangiogramms (in Anlehnung an FISCHER nach KAUTZKY und ZÜLCH, 1955). Gestrichelte Linie: Tentorium. Buchstaben: s. Text

2. A. basilaris und ihre Äste

Die A.basilaris entsteht durch Vereinigung beider Aa. vertebrales über dem unteren Teil des Clivus und zieht im Sulcus medianus der Brücke nach kranial. Im seitlichen Arteriogramm ist ihr Abstand zum Clivus von Bedeutung, zu dem sie anfangs parallel läuft. Im oberen Teil kann sie auch weiterhin diese Beziehung einhalten oder aber bis zur Höhe des Sellarückens nach dorsal abbiegen. Nach LINDGREN (1954) beträgt dieser Abstand normalerweise 0,5—1,0 cm, nach SERGENT u. Mitarb. (1952) 0,8—1,2 cm, nach KRAYENBÜHL und YAŞARGIL schwankt der Abstand zwischen 0,1—0,5 cm (in 39%), 0,5—0,9 cm (in 48%) sowie 1 cm und mehr (in 13%). In etwa der Hälfte aller Fälle liegt die Spitze der A. basilaris genau in Höhe des Dorsum sellae. Vergrößerungen und Verlängerungen der A. basilaris finden sich besonders bei Arteriosklerose der Hirngefäße. Genaue anatomische und röntgenologische Untersuchungen über die Beziehung zwischen A. basilaris und Boden des 3. Ventrikels stammen von GREITZ und LÖFSTEDT (1954).

Meist bleibt die A. basilaris — wie im Sagittalbild zu erkennen ist — in der Mittellinie, sie kann aber auch schon unter physiologischen Bedingungen mehr oder weniger starke seitliche Schwingungen ausführen, aus denen ein sicher pathologischer Befund nicht abzuleiten ist und die wahrscheinlich durch eine unterschiedliche Länge des Gefäßes bedingt sind (Arteriosklerose ?).

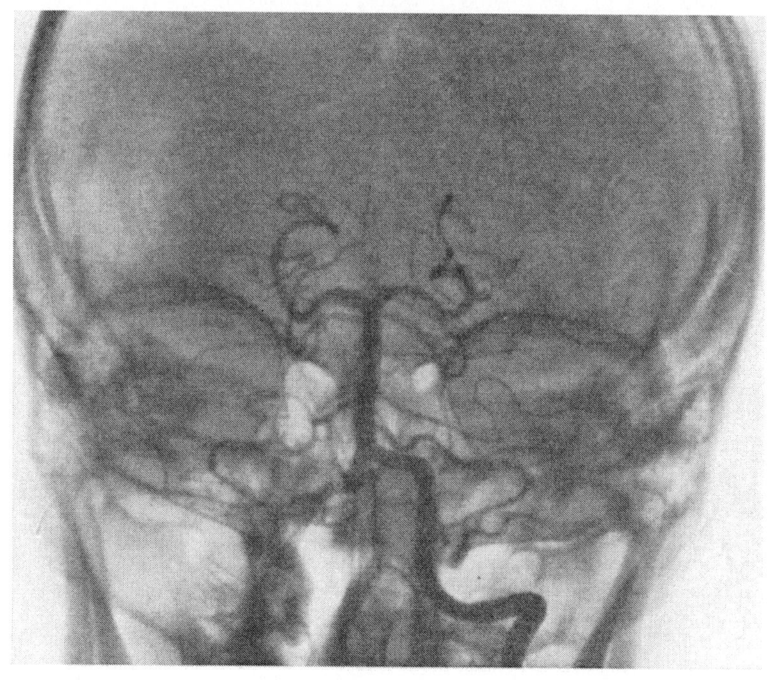

a

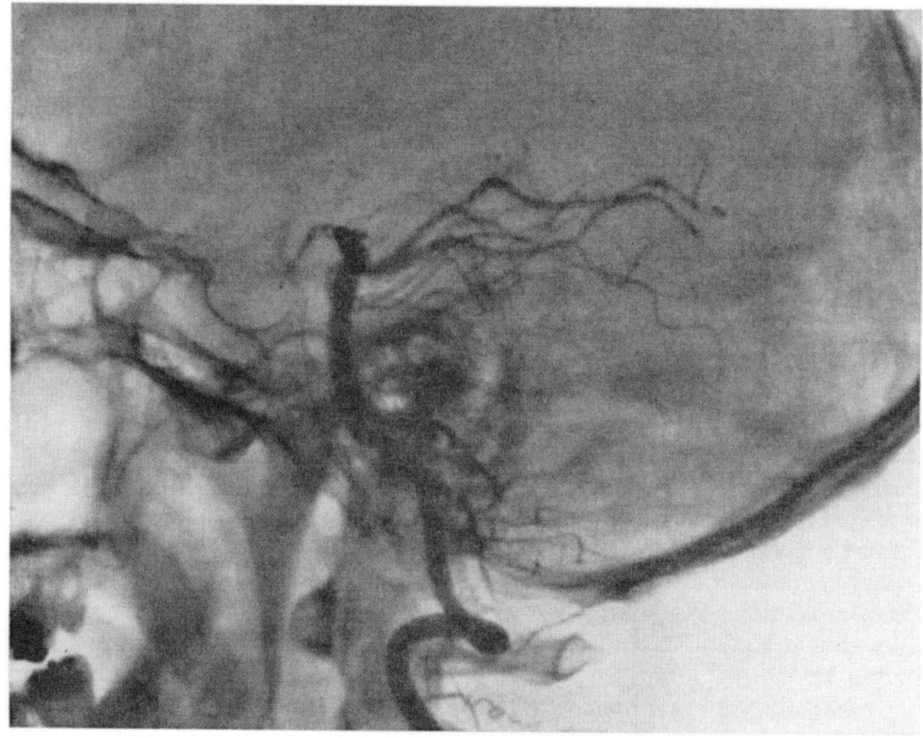

b

Abb. 19. Normales Vertebralisangiogramm im sagittalen und seitlichen Strahlengang
(Vergl. auch Abb. 17 u. 18).
a u. b Bildpaar der früh-arteriellen Phase

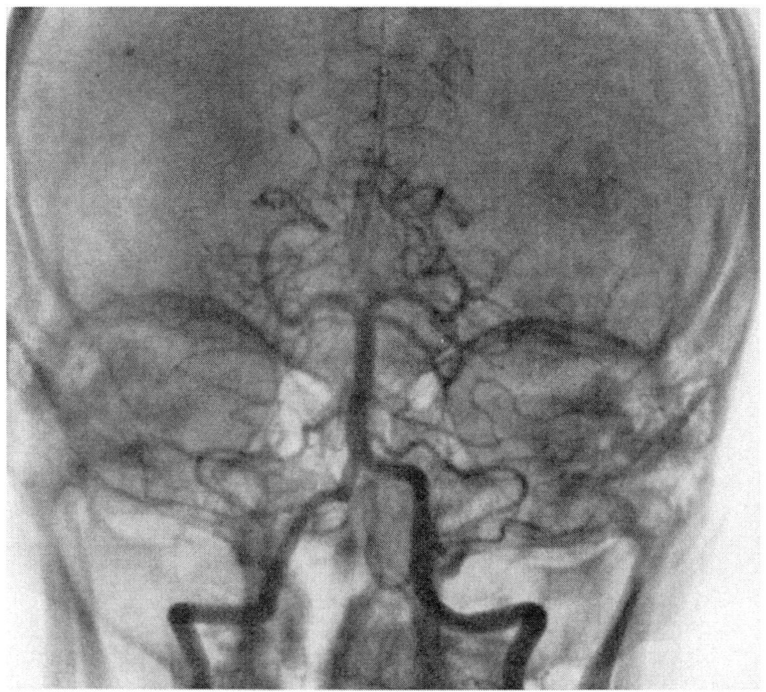

c

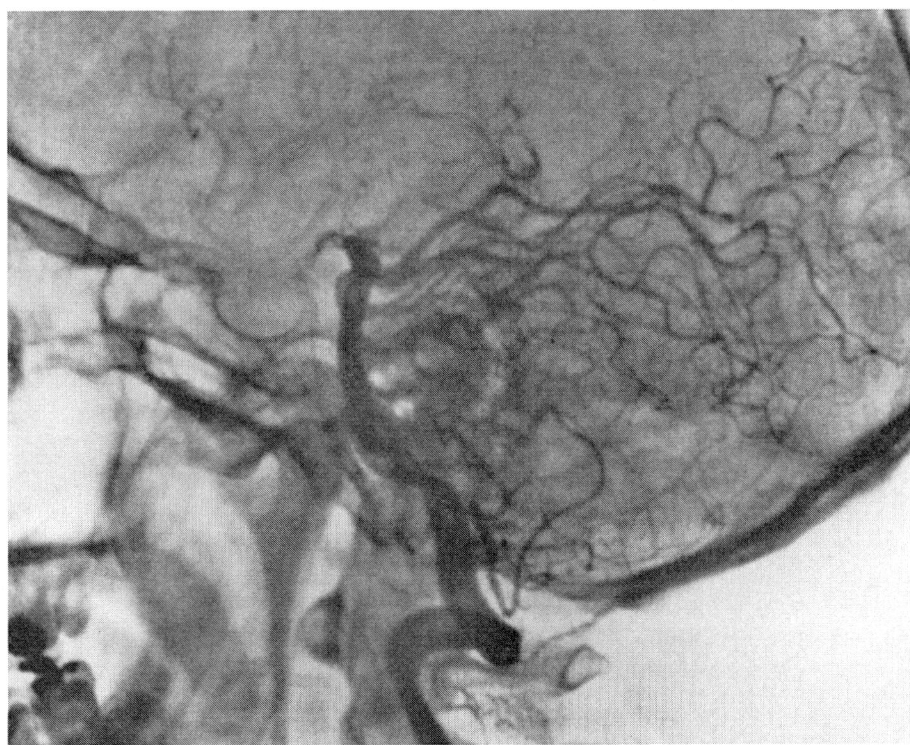

d

Abb. 19. Normales Vertebralisangiogramm.
c u. d Bildpaar der spät-arteriellen Phase (vorübergehend ist auch die gegenseitige
A. vertebralis dargestellt)

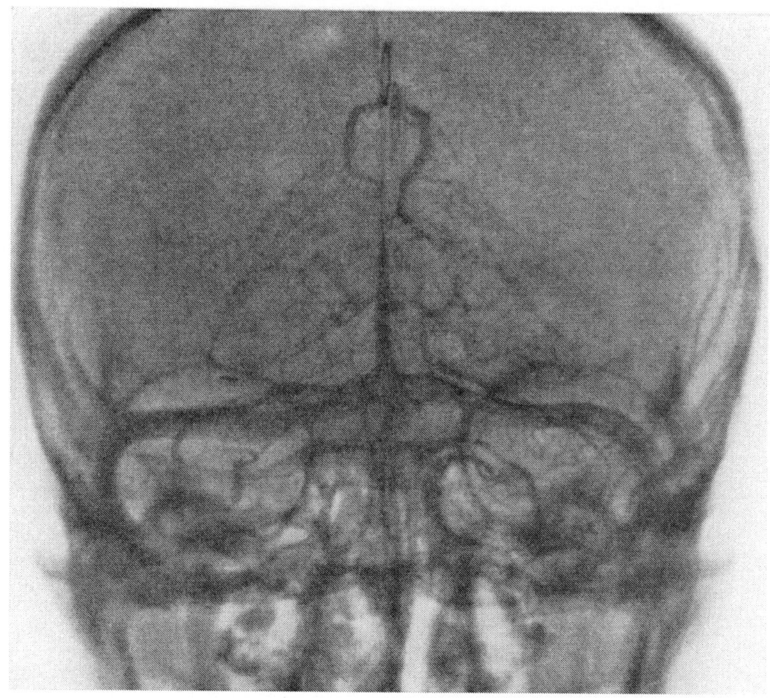

e

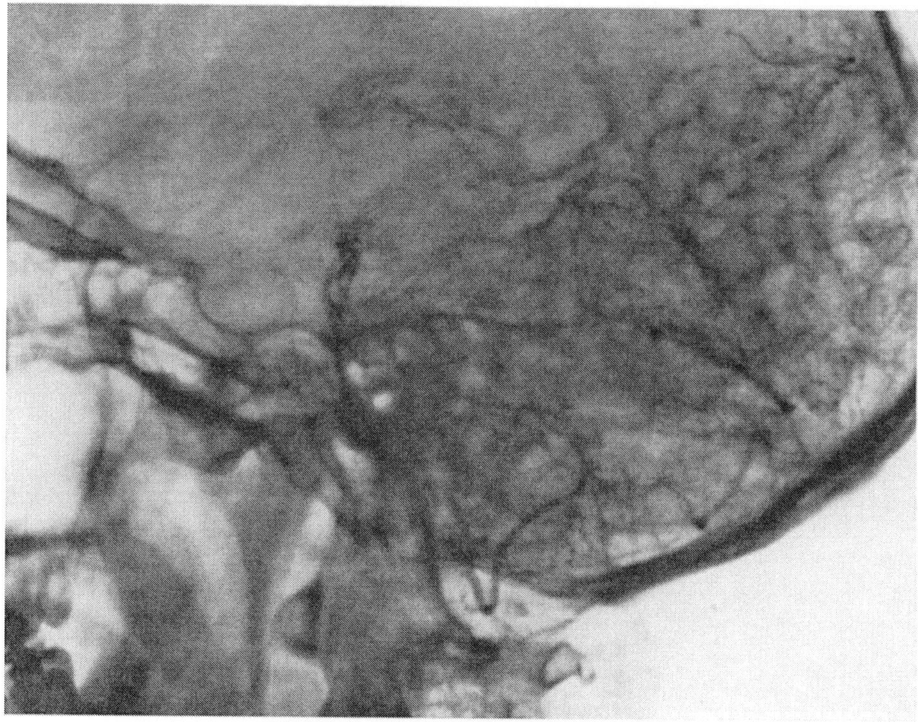

f

Abb. 19. Normales Vertebralisangiogramm.
e u. f Bildpaar der venösen Phase

Nach ADACHI (1928) ist sie nur in $^1/_4$ der Fälle gestreckt in der Medianebene gelegen (bei CAVATORTI, 1907, in 16%). Die als Residuen der ursprünglich paarigen Gefäßanlage bei der Sektion gelegentlich beobachteten Inselbildungen an diesem Gefäß (ADACHI unter 83 Gehirnen 4 mal) entziehen sich meist dem angiographischen Nachweis, wenn sie nicht besondere Größe haben (s. 2 Fälle von KRAYENBÜHL u. YAŞARGIL). Im weiteren Verlauf entspringen aus der A. basilaris oder ihren großen Ästen eine Reihe kleinerer Gefäße [Aa. paramedianae: direkt zur Brücke, A. auditiva int.: zum Meatus acusticus int., A. cerebell. inf. ant.: zum vorderen Teil der Kleinhirnunterfläche]. Diese Gefäße haben angiographisch keine Bedeutung, da sie im Seitenbild des Angiogramms infolge der dichten Knochenstruktur der Pyramide bzw. der unregelmäßigen Zeichnung der Mastoidzellen nicht sicher zu unterscheiden sind. Auf eine Verbindung zwischen der A. carotis interna und diesem Abschnitt der A. basilaris (Carotis-Basilaris-Anastomose) ist weiter unten einzugehen (s. S. 160).

Im Angiogramm gut zu erkennen sind die *Aa. cerebell. post. sup.* (C 3), die kurz vor der Teilung der A. basilaris noch unterhalb des Tentoriums abgehen und unterhalb des freien Tentoriumrandes zur Kleinhirnoberfläche verlaufen. Bei der Entwicklung eines Kleinhirndruckkonus nach oben können sie daher in den supratentoriellen Raum verlagert werden (s. DECKER, 1953; AZAMBUJA, LINDGREN u. SJÖGREN, 1956).

Etwa in Höhe des Dorsum sellae findet die A. basilaris durch Teilung in die beiden Aa. cerebrales posteriores (nach ADACHI, 1928, jeweils in die Pars basilaris der A. communicans posterior) ihr Ende. Die genaue Höhe und die Form der Teilungsstelle (RADNER, 1951, "peduncular fork") hängt von der Länge der A. basilaris ab. Wenn diese lang ist und sich daher erst oberhalb des Dorsum sellae teilt, läuft die A. cer. post. beiderseits in einem tiefen Bogen nach vorn unten und kann sich im Seitenbild vor die A. basilaris projizieren. Ein hier entstehender Knopf im Bereich der Teilungsstelle hat gelegentlich zu der irrtümlichen Annahme eines Aneurysmas geführt. Ist die A. basilaris dagegen kurz, so verläuft die A. cer. post. direkt nach lateral und hinten. In diesem Falle läßt das Seitenbild eine gute Differenzierung zwischen A. posterior und A. cerebell. sup. zu, deren Anfangsteile sich im ersteren Falle überlagern. Im Sagittalbild hat die Teilung bei kurzer A. basilaris V-Form, bei langer W-Form (s. LINDGREN, 1950).

Alle genannten Gefäße des Vertebraliskreislaufes zeigen im Gegensatz zum Carotiskreislauf schon normalerweise einen sehr variablen Verlauf. So läßt sich, abgesehen vielleicht von der A. cer. post., oft weder eine Symmetrie der paarigen Gefäßgruppen noch eine Einhaltung der Mittellinie bei den unpaaren Gefäßen beobachten. Dadurch werden Verlagerungen vorgetäuscht, die zu Fehldiagnosen führen können.

D. Der Circulus arteriosus Willisi

Der Circulus arteriosus cerebri (TH. WILLIS, 1664) stellt eine Gefäßverbindung zwischen den 4 Hauptarterienstämmen (Aa. carotides, Aa. vertebrales) des Gehirns dar: Beide Aa. cer. anteriores sind am Übergang ihres horizontalen zum aufsteigenden Schenkel durch die A. comm. ant. miteinander verbunden. Die Kommunikation der distalen Anteile der Carotis interna mit den Endästen der A. basilaris, den Aa. cer. post. wird jederseits durch die A. comm. post. hergestellt. Die unterschiedliche Kaliberstärke der einzelnen am Circulus beteiligten Arterien ist beim Neugeborenen noch nicht so ausgeprägt wie beim Erwachsenen. Am stärksten in der Entwicklung bleiben nach der Geburt die Aa. comm. post. zurück. Der ganze Gefäßkranz umgibt an der Hirnbasis das Chiasma, die Lamina terminalis, das Infundibulum, das Tuberculum cinereum, die Hypophyse, die Corpora mamillaria, die Substantia perforata und einen Teil der Crura cerebri.

Auf die einzelnen Teile des Circulus Willisi wurde schon näher eingegangen. Hier sind noch die anatomischen Voraussetzungen für seine Gesamtfunktion bzw. deren Versagen zu besprechen. Normalerweise strömt das Blut, wie sich u. a. durch Injektion radioaktiver Substanzen nachweisen ließ, nicht in die gegenüberliegende Seite des Circulus. Die Strömungsrichtung innerhalb der A. comm. post. geht zur A. basilaris bzw. cerebri posterior. Die anhand von Tierexperimenten gewonnene Ansicht, daß je nach Kopfhaltung die Blutzufuhr zum Gehirn über die Carotiden oder die Vertebralarterien erfolgen soll, trifft für den Menschen wahrscheinlich nicht zu. Hier stellt der Circulus Willisi nur eine doppelseitige Anastomose zwischen Carotis und Vertebralis dar, deren *Wert mehr im Potentiellen als im Aktuellen* liegt (ROGERS, 1947).

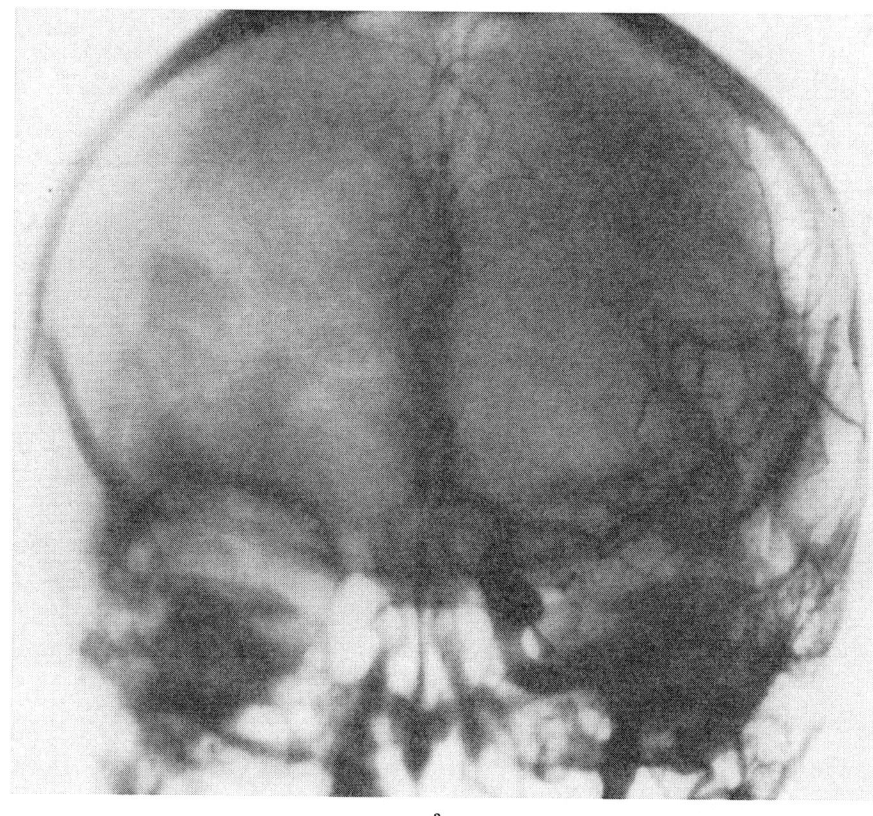

a

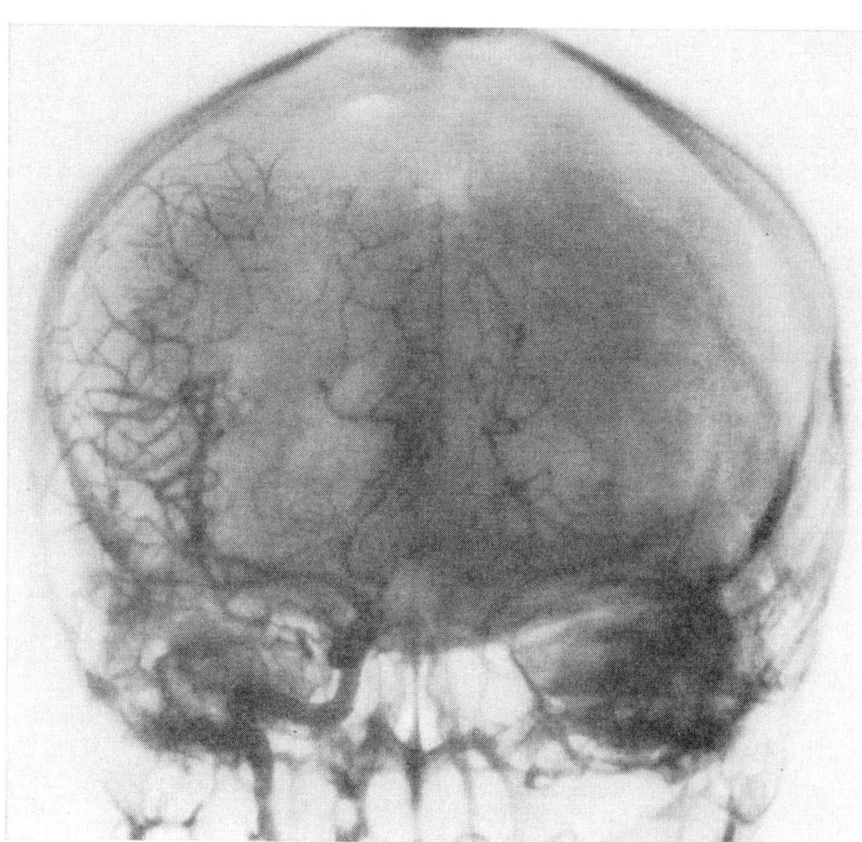

b

Abb. 20, a u. b. Anomalie des Circulus Willisi. a Beide Aa. cerebri anteriores werden von der linken,
b beide Aa. cerebri posteriores von der rechten A. carotis her versorgt

Anomalien: Der Circulus Willisi ist zwar häufiger asymmetrisch, aber doch relativ selten wirklich defekt. So fanden HODES und Mitarbeiter (1953) unter 110 Hirnen, MOREL u. WILDI (1953) unter 763 Hirnen keinen wirklichen Defekt, sondern nur eine Hypoplasie einzelner Teile. GODINOV (1929) beobachtete unter 100 Gehirnen 1mal einen fraglichen inkompletten Circulus. Bei älteren Untersuchungen hatte sich allerdings häufiger eine Unterbrechung zwischen A. carotis interna und A. basilaris nachweisen lassen (s. Tab. 2).

Unter normalen Bedingungen ist es nahezu gleichgültig, ob ein gleichmäßig ausgebildeter Circulus oder ein Variationstyp vorliegt. Erst unter pathologischen Zirkulationsbedingungen kann eine solche Variation lebenswichtige Bedeutung erlangen.

Tabelle 2

Autor	Jahr	Anzahl der untersuchten Hirne	einseitige,	doppelseitige Unterbrechung
ADACHI	1928	83	3	—
BLACBURN	1907	220	2	—
CAVATORTI	1907	100	1	—
FAWCETT-BLACHFORD	1906	700	23	3
LONGO	1905	50	1	1
WINDLE	1887	200	22	3

Nach den Untersuchungen von PADGET (1945) kommen Anomalien im hinteren Abschnitt des Circulus Willisi häufiger vor als im vorderen. Für den caudalen Abschnitt des Circulus werden von PADGET 4 Grundtypen (Übergangsform, „primitiv", schwach, unvollständig) unterschieden. Der Übergangstyp — etwa zwischen dem normalen und primitiven Typ stehend — entspricht der von DE VRIESE (1905) bei 75% der von ihr untersuchten Feten gefundenen Form. Beim primitiven Typ sind die frühembryonalen Gefäßverhältnisse erhalten geblieben, d. h. der Kreislauf erfolgt von den Carotiden über eine relativ kaliberstarke A. comm. post. Ein unvollständiger Circulus (infolge Fehlens der A. comm. post.) fand sich in 6%. Neuerdings konnten von KRAYENBÜHL u. YAŞARGIL (1957) die gleichen Variationstypen in ähnlicher Häufigkeit nachgewiesen werden.

Am häufigsten finden sich jedoch Anomalien des Circulus Willisi bei sackförmigen Aneursysmen. So konnte SLANY (1938) 14mal unter 26 Fällen mit sackförmigen Aneurysmen weitgehende Anomalien des Circulus Willisi beobachten, davon 6mal solche, die noch zu einem Kreis geschlossen waren. Nach Ansicht von BUSSE (1921), FORBUS (1930) u. a. ist sowohl die fehlerhafte Ausbildung des Circulus Willisi als auch die Anlage zur Bildung der Aneurysmen auf die hier häufigeren Entwicklungsstörungen zurückzuführen. Wie PADGET (1945) zeigte, kommen Anomalien in der Anlage des Circulus Willisi bei gleichzeitigem Bestehen von sackförmigen Aneurysmen doppelt so häufig vor wie bei anderen Fällen. Nach MANGHI u. Mitarb. (1957) finden sich beim Vorliegen sackförmiger Aneurysmen sogar in 75% weitere Gefäßanomalien.

Eine völlig symmetrische „normale" Form des Circulus findet sich nach GODINOV (1929) in 43%, nach RIGGS (1937) in etwa 25%, nach KLEISS (1941) in 28%, nach HODES u. Mitarb. (1953) nur in 18% und nach MOREL (1953) in 22,8%. In den übrigen Fällen ist der Circulus Willisi asymmetrisch angelegt, wobei nach HODES die häufigste Anomalie (25%) in der Unterentwicklung *einer* Carotis interna und bzw. oder eines horizontalen Anteriorschenkels besteht (sonstige Anomalien bei diesem Autor: Hypoplasie beider Aa. comm. post. 6%, der Pars basilaris der Posterior einseitig 16%, doppelseitig 11%).

DECKER u. HIPP (1958) haben angiographische Untersuchungen über die Anlage des basalen Gefäßkranzes durchgeführt: In 25% fanden sie einen völlig symmetrischen Circulus Willisi, in 10% war der horizontale Anteriorschenkel auf einer Seite schwächer ausgebildet, in mehr als 15% bestand eine einseitige Hypoplasie oder Aplasie einer A. comm. post.

Als seltene Varietät läßt sich der Ursprung einer A. cer. post. aus derjenigen der Gegenseite beobachten (vgl. Abb. 20. Beide Aa. anteriores aus der einen, beide Aa. posteriores aus der anderen Carotis gefüllt).

E. Die Venen und Sinus des Gehirns

Das Venensystem des Gehirns und seiner Häute ist wesentlich variabler als das Arteriensystem. Arterien und Venen verlaufen hier im Gegensatz zu anderen Gebieten des Körpers auch völlig getrennt und tragen dementsprechend auch andere Bezeichnungen.

Zu unterscheiden ist zwischen den äußeren corticalen Venen, den inneren Hirnvenen und den Sinus der Dura mater.

1. Äußere Hirnvenen

Trotz der beträchtlichen Variabilität lassen sich drei Hauptgruppen unterscheiden: Die zur Convexität des Gehirns aufsteigenden *Venae ascendentes,* welche insgesamt einen schräg von fronto-basal nach occipito-parietal gerichteten Verlauf erkennen lassen, biegen vor Eintritt in den Sinus sagittalis superior wieder nach frontal um. Sie verlaufen oft ein Stück parallel mit dem Sinus nach vorne, bevor sie in diesen entgegen seiner Strömungsrichtung einmünden. Auf die Bedeutung dieses Verlaufes wurde bereits hingewiesen (s. STOPFORD, 1930). In der Diastole, also dem Moment des geringsten Druckes, strömt Blut aus dem Sinus in die einmündenden Venen zurück und hält damit gewissermaßen die Kontinuität der venösen Blutfüllung aufrecht (s. dagegen KÖNIG, 1950).

Eine zweite Gruppe sind die *Venae sphenoidales,* die das Blut aus der Gegend der Fissura Sylvii sammeln. Sie münden in den Sinus spheno-parietalis, der das Blut in den Sinus cavernosus weiterleitet. Die dritte Gruppe, die *Venae occipitales,* leiten das Blut aus der Gegend des hinteren Schläfenlappens und seiner basalen Teile in den Sinus petrosus superior bzw. direkt in den Sinus transversus ab.

Noch am embryonalen Gehirn sind diese drei Gruppen der oberflächlichen Venen als getrennte, sich fächerförmig ausbreitende Gefäßnetze zu erkennen, zwischen denen nur geringe Beziehungen bestehen. Im Laufe der Zeit bilden sich aber einige größere Stämme heraus, die besondere Bezeichnungen erhalten haben. Aber auch diese können schon unter normalen Bedingungen im Einzelfalle sehr stark ausgebildet sein, im anderen Falle dagegen auch völlig fehlen.

Unter den Vv. ascendentes fällt zunächst die oft etwas stärker entwickelte *V. Rolandi* (seu centralis) auf. Von größerer Ausdehnung und meist leichter zu erkennen ist die *V. Trolard* (seu fronto-parietalis). Nach GVOZDANOVIC (1952) ist sie in 55% sichtbar (s. Abb. 21 c). Sodann tritt die nach dem gleichen Autor in 66% sichtbare *V. Labbé* (V. corticalis temporo occipitalis) besonders hervor. Sie liegt nahezu horizontal über dem Schläfenlappen und mündet meist im Sinus transversus. Gelegentlich finden sich aber auch zwei Gefäße, von denen das kleinere in den hinteren Teil des Sinus longitudinalis sup. einmündet. Die V. Trolard, V. Labbé und die Venen der Fissura Sylvii (mit 73% am häufigsten dargestellt) treten nun etwa in Höhe der vorderen Begrenzung der Insel miteinander in Verbindung. MONIZ hat diese Stelle den „venösen Kreuzungspunkt" des Gehirns genannt. An der hier zustandekommenden Verbindung sind die genannten drei großen Venen aber nur selten gleichmäßig beteiligt. Meist lassen sie eine deutliche Abhängigkeit erkennen (vgl. Abb. 21): je stärker eine Vene ausgebildet ist, um so schwächer sind es die anderen. Oft berühren sich so nur zwei Venen an dieser Stelle. PETIT-DUTAILLIS u. Mitarb. (1950) unterscheiden sechs Venengruppen (frontal, Rolandi, parietal, temporal, occipital und Sylvische Gruppe), die sie zu drei Zonen ordnen. Dabei zeigt die parieto-occipitale Gruppe nur geringe, die Rolandi-Sylvische Gruppe sehr starke Anastomosierung.

Über die allgemeine Verteilung und die Varianten der oberflächlichen Hirnvenen haben in den letzten Jahren DELMAS, PERTUISET u. BERTRAND (1949, 1951) mehrfach berichtet. Sie konnten feststellen, daß auch zwischen dem äußeren und inneren Venensystem Anastomosen bestehen. Nach Art der Verzweigungen unterschieden sie verschiedene Typen (Stammtyp, Netztyp). Sie stellten heraus, daß diejenigen corticalen Gebiete, die den Ausdrucksbewegungen dienen, die beste und ausgedehnteste Anastomosierung ihrer Abflußvenen besitzen. Am Schläfenlappen konnten sie zwei venöse Systeme nachweisen: ein reich anastomosierendes der äußeren Oberfläche und ein relativ konstantes der inneren Oberfläche. Zwischen rechts und links fanden sich Unterschiede, die möglicherweise mit der Dominanz einer Hirnhälfte in Zusammenhang stehen.

Die Venen der Kleinhirnunterfläche (Vv. cerebelli inf.) ziehen teils nach rückwärts zum Sinus transversus, teils nach vorn zu einem im Sulcus horizontalis verlaufenden Stamm, der in den Sinus petrosus sup. einmündet. Dorthin verlaufen auch die Venen des Nucleus dentatus und der übrigen Kerne. Die Venen der Kleinhirnoberfläche (Vv. cerebelli sup.) sammeln sich in einem paarigen Längsstamm über dem Wurm und ziehen zu einer der Vv. cerebell. inf. oder zur Vena magna Galeni. Im Phlebogramm lassen sich diese

Venen meist nur unvollständig nachweisen. Das Venenbild zeigt neben den noch zu besprechenden Hirnsinus einige Vv. ascendentes cerebelli, die zur Vena magna Galeni

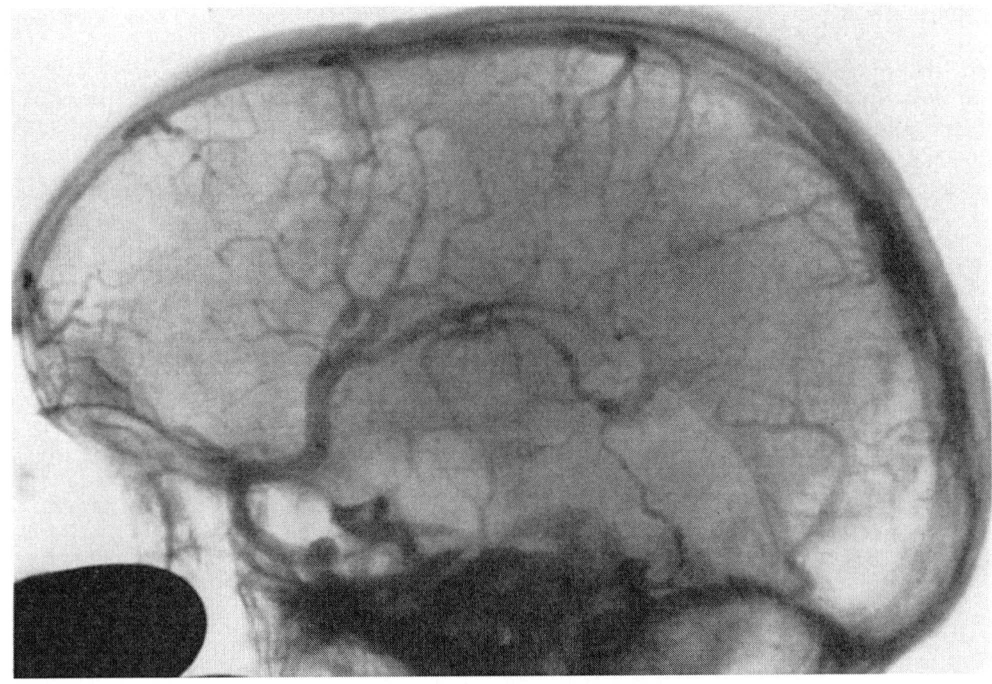

Abb. 21 a—c. Die großen corticalen Venenstämme lassen in der Stärke ihrer Ausbildung eine deutliche Abhängigkeit voneinander erkennen.
a Besonders stark entwickelte Vv. cerebrales mediae (Sinus spheno-parietalis)

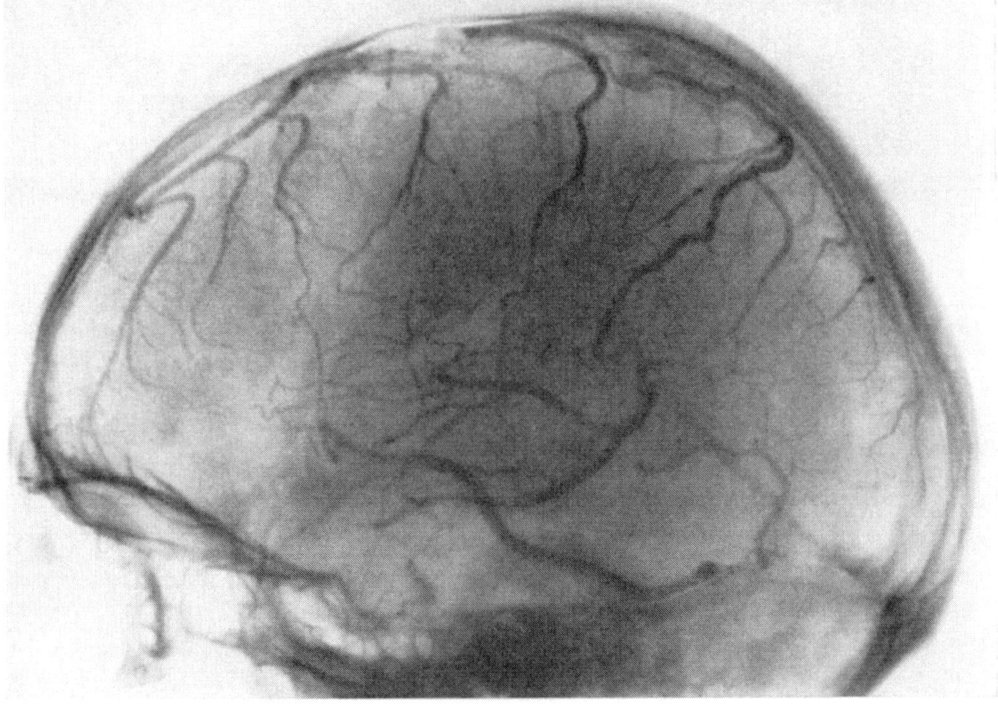

Abb. 21 b. Die Vv. cerebrales mediae (Sinus spheno-parietalis) fehlen. Starke Entwicklung der Vv. ascendentes und der V. Labbé

oder direkt in den Sinus rectus ziehen und besonders im Sagittalbild den Verlauf des
Tentoriums deutlich markieren (s. auch Beschreibungen des Phlebogramms nach Verte-
bralis-Angiographie bei RADNER, 1947; SERGENT, ROUGERIE, PERTUISET u. PETIT-
DUTAILLIS, 1952).

Nach Ansicht von GVOZDANOVIC (1952) stellt das oberflächliche Venennetz des Gehirns
ein Regulationssystem dar, das bei plötzlicher oder chronischer Erhöhung des Blutdruckes und des intracerebralen Druckes in Erscheinung tritt. Unter normalen Bedingungen beteiligt sich allerdings nur ein kleiner Teil dieses Gefäßnetzes an der Zirkulation,
so daß das Phlebogramm „ärmer" an Blutgefäßen und Anastomosen wirkt als das
anatomische Bild.

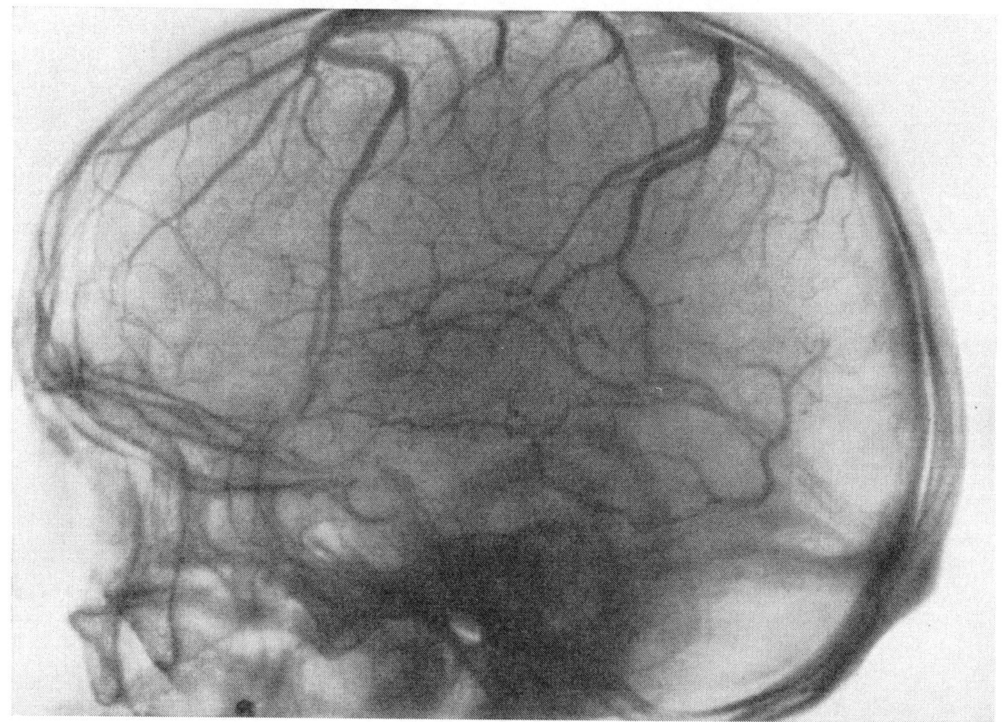

Abb. 21 c. Besonders kräftig entwickelte V. Trolard und V. Rolandi. Die übrigen abführenden corticalen
Venenstämme sind dagegen nur schwach ausgebildet

2. Innere Hirnvenen

Durch die Untersuchungen von UMBACH (1952), JOHANSON (1953 u. 1954), RICHTER
(1953), LAINE, DELANDTSHEER, GALIBERT u. DELANDTSHEER-ARNOTT (1955, 1956), WOLF,
NEWMAN u. SCHLESINGER (1955), LIN, MOKROHISKY, STAUFFER u. SCOTT (1955) ist die
Bedeutung der tiefen Venen des Gehirns für die Lokaldiagnose raumfordernder intra-
cerebraler Prozesse herausgestellt worden. Während im älteren Schrifttum eingehende
Untersuchungen ihres besonderen Verlaufes meist fehlen, konnte besonders JOHANSON
(1953, 1954) durch eine sehr subtile Anwendung röntgenanatomischer Methoden die
Beziehungen der tiefen Venen zu den übrigen Hirnteilen und den Hirnkammern klären.
Die obengenannten Autoren haben zur genaueren Bestimmung der Verlaufsrichtung und
Lage der inneren Venen verschiedene Meßmethoden angegeben.

In der Gegend des Foramen Monroi entsteht beiderseits durch den Zusammenfluß der von den vorderen
und medialen Begrenzungen des Seitenventrikels kommenden V. septi pellucidi und der von oben seitlich
her unter der Stria terminalis, an der Grenze zwischen Nucleus caudatus und thalamus verlaufenden V.
thalamo-striata die *Vena cerebri interna*. Der Verlauf der V. thalamo-striata kann ebenso wie ihre Zusammensetzung aus V. caudata ant., post. und terminalis (aus dem Temporalhorn) schon unter normalen Bedingungen

erheblichen Schwankungen unterliegen. Fast immer ist aber im Phlebogramm der spitze Winkel zu erkennen, den die von den Wänden der Cella media des Seitenventrikels absteigende und gegen den Hinterrand des Foramen Monroi nach vorn ziehende V. thalamo-striata mit der im Dach des 3. Ventrikels nach hinten führenden V. cerebri interna macht. Dieser sog. *Angulus venosus* hat für die Lokaldiagnose von Thalamustumoren eine besondere Bedeutung (s. u. a. KRAYENBÜHL u. RICHTER, 1952; RICHTER, 1953).

Der Verlauf der beiden *Vv. cerebri internae* von ihrer Bildung am Foramen Monroe bis zum Eintritt in die V. magna Galeni ist praktisch immer im Phlebogramm gut an dem nach basal konkaven Bogen dieses Gefäßes zu erkennen. Zusammen mit der V. Galeni macht diese Vene einen flachen S-förmigen Bogen. Bei Betrachtung in sagittaler Richtung liegen die beiden Vv. internae anfangs ziemlich nahe beieinander, weichen dann etwas auseinander, um sich schließlich nahe der Epiphyse in die V. Galeni zu ergießen. Die Vena magna Galeni verläuft in einem nach unten konvexen Bogen von oft sehr unterschiedlicher Krümmung um das Splenium corp. call. herum. Hier münden noch verschiedene kleine Venen von der Medianseite der Hemisphäre bzw. vom hinteren Teil des Balkens. Vorher hat sich aber mit der Vena magna Galeni (oder auch mit der V. interna) noch die *V. basalis* (ROSENTHAL) vereinigt. Dieses Gefäß kommt aus der Gegend des Chiasma und mit einem vorderen Ast (V. perforata ant.) aus der Substantia perforata ant. (d. h. etwa 1 cm oberhalb der Sella) und mit einem hinteren Ast aus der Substantia perforata post. Die Vene zieht im Bogen um den Hirnstamm und vereinigt sich an der genannten Stelle mit der V. magna Galeni. Da sie unmittelbar medial vom Schläfenlappen verläuft, kann auch sie durch Einklemmungserscheinungen von Schläfenlappenteilen im Tentoriumschlitz verlagert werden (s. S. 196).

Die Bedeutung der V. magna Galeni konnte SCHLESINGER (1939) bei Injektionsversuchen darlegen. Dabei kamen das ganze Abflußgebiet der Vv. cerebrales int., die Venen des Hinterhauptlappens, Teile des Scheitellappens, die Venen der Medialfläche, der Hemisphären, des Limen insulae, des Pallidum, der Hirnschenkel und die obere Kleinhirnvene zur Darstellung.

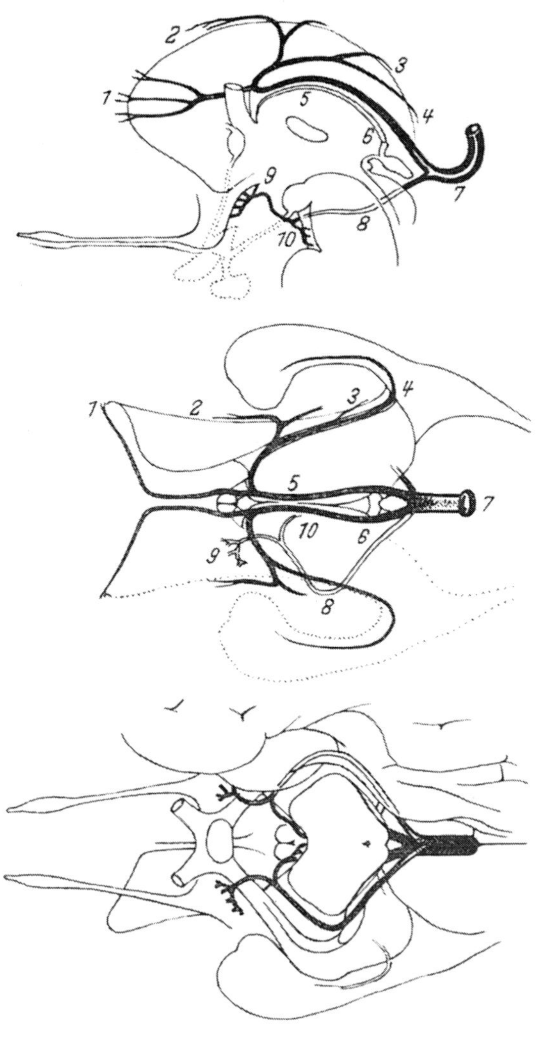

Die genannten großen abführenden Venen sind im Seitenbild des Phlebogramms meist gut zu erkennen. Nach Beobachtungen von LIN u. Mitarb. (1955) war die V. sept. pell. in 30%, die V. thalamostriata in 65%, die V. cerebri interna in 76% und die V. basalis in 69% sichtbar. Die Beobachtung dieser Gefäße im Vorderbild des Phlebogramms stößt auf verschiedene Schwierigkeiten: einmal werden die wichtigsten Gefäße infolge ihrer Lage in oder nahe der Mittellinie von den Sinus sagittales überdeckt und sind dann nur bei einer erheblichen Verlagerung auszumachen. Weiterhin projizieren sich die frontalen

Abb. 22. Die inneren (tiefen) Hirnvenen und ihre Beziehungen zu den umgebenden Strukturen in schematischer Ansicht von der Seite, von oben und von unten. An der Vereinigungsstelle von V. Septi-pellucidi und V. cerebri int. liegt das Foramen Monroe. *1* V. septi pellucidi. *2-4* V. thalamo-striata und ihre Zuflüsse (V. terminalis). *5, 6* horizontaler und absteigender Teil der V. cerebri interna. *7* V. magna Galeni. *8* V. basalis (Rosenthal) und *9, 10* deren Zuflüsse (V. perforat. ant. und post.). Vgl. auch die Darstellung der inneren Venen in Abb. 21 (nach WOLF, NEWMAN u. SCHLESINGER, 1955)

und occipitalen Vv. ascendentes der Großhirnhemisphären nicht unmittelbar unter die Schädelkalotte. Dadurch werden auch die lateral liegenden inneren Venen oft überlagert. Hierzu kommt die Abhängigkeit von der Projektion, je nachdem, ob das Kinn angezogen oder etwas abgestreckt ist. Die Vv. internae können dabei nahezu auf einen Punkt projiziert werden (s. Abb. 23).

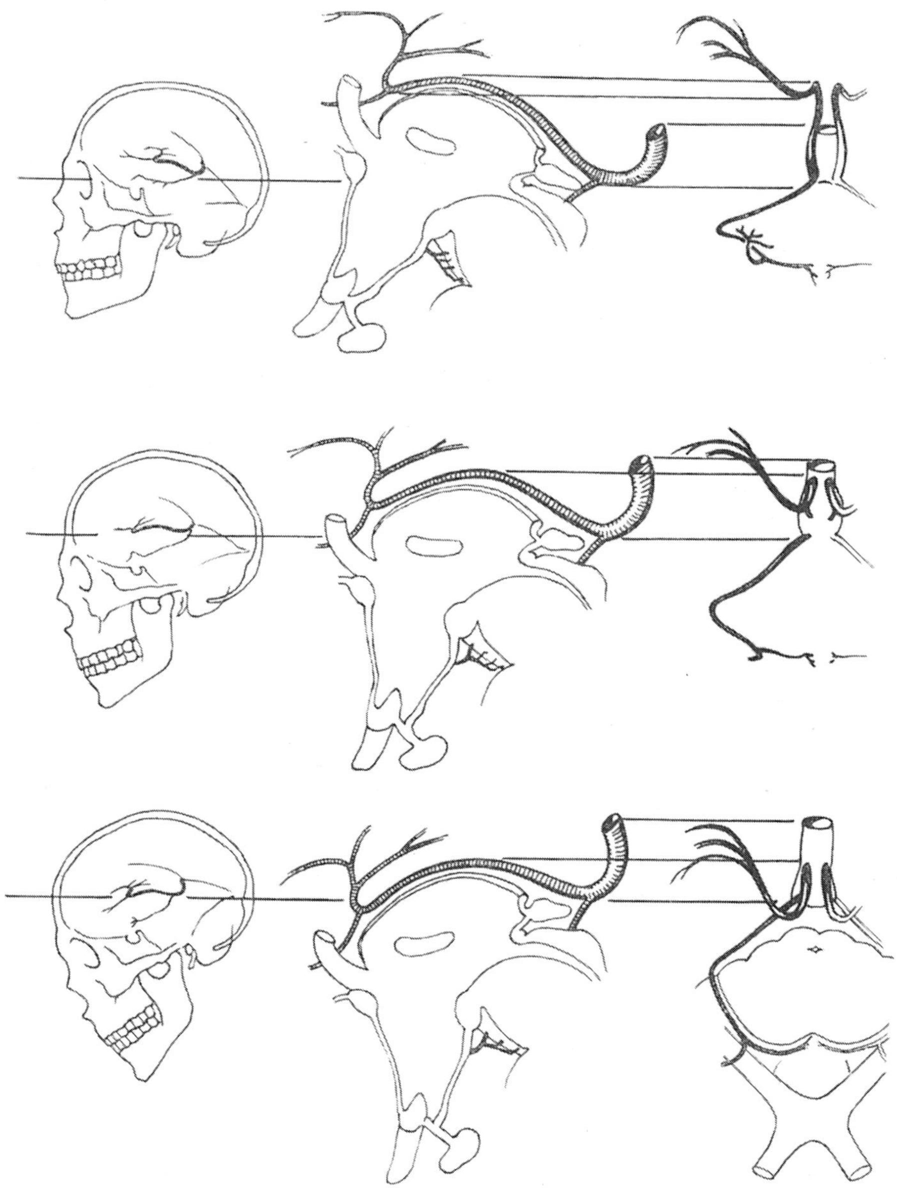

Abb. 23. Die Darstellung der tiefen Venen im Vorderbild des Phlebogramms hängt von der Projektionsrichtung bzw. Einstellung des Schädels ab (nach WOLF, NEWMAN u. SCHLESINGER, 1955)

3. Sinus durae matris

Das Blut der Schädelhöhlen wird durch die in Duplikaturen der Dura liegenden venösen Sinus nach außen geführt. Durch diese besondere Lage sind die Blutleiter gegen jede Kompression geschützt. Davon machen lediglich der Sinus sigmoideus und Sinus cavernosus eine Ausnahme, eine Tatsache, die bei gesteigertem Schädelinnendruck von Bedeutung ist (s. TÖNNIS, 1938).

Auf Zusammenhänge zwischen verschiedenen Variationen in der Ausbildung der Sinus und entwicklungsgeschichtlichen Vorgängen hat besonders van GELDEREN (1924) hingewiesen.

Der Sinus sagittalis superior liegt unter dem Schädeldach im Sulcus sagittalis. Sein Kaliber nimmt bis zur Protuberantia occipitalis int. immer mehr zu. Besonders in seinem mittleren Abschnitt weist er einige größere seitliche Ausbuchtungen auf, in welche Arachnoidalzotten, die sog. Pacchinischen Granulationen, hineinragen. Im Angiogramm ist der Sinus als breiter Streifen dicht unterhalb der Kalotte zu erkennen. Die Phlebographie oder auch die direkte Darstellung des Blutleiters (s. RAY u. DUNBAR, 1951; SCOTT, 1951) hat hier besondere Bedeutung zur Feststellung von Verschlüssen durch Tumoren (Meningiome) oder Thrombosen (s. a. KLINGLER u. VOELLMY, 1953; TOOMEY u. HUTT, 1949; GERLACH, 1955; HUHN, 1957). Mit den äußeren Schädelvenen steht dieser Sinus durch Emissarien im Scheitel und Hinterhauptsbein in Verbindung.

Der Sinus sagittalis inferior liegt in der unteren Kante der Falx. Sein Verlauf hängt daher ganz von der Form der Falx ab und kann eine steile Stellung einnehmen oder aber fast parallel zum Sinus sagittalis superior verlaufen. Eine besondere Bedeutung kommt dem unterschiedlichen Verlauf nicht zu. Gelegentlich kann er mit dem Sinus sagitt. sup. durch eine in der Falx verlaufende Anastomose verbunden sein. Er mündet zusammen mit der Ampulla Galeni in den *Sinus rectus*, der gleichzeitig den höchsten Teil des Tentorium cerebelli darstellt. Die Vereinigung von Galeni und Sinus sagittalis inf. kann in recht unterschiedlicher Form (spitzwinkelig oder flach) erfolgen, woraus sich aber ebenfalls kein Rückschluß auf eine pathologische Verlagerung ergibt.

Am Confluens sinuum (Torkular Herophili) fließen Sinus sag. sup. und Sinus rectus zusammen und von hier aus gehen die beiden Sinus transversi auseinander. Gelegentlich mündet hier auch noch ein kleiner Sinus occipitalis aus der Gegend des Foramen magnum und den venösen Geflechten des Wirbelkanals. Diese Stelle ist außerordentlich variabel. Nach ELZE (1932) findet ein wirkliches Zusammentreffen der 4 Blutleiter nur in etwa 10%, nach DUMOND (1894) in 20% der Fälle statt. Die häufigste Anordnung (30%) ist diejenige, daß sich S. sagittalis und S. rectus vor ihrer Vereinigung je in einen rechten und linken Ast trennen, die dann in den Sinus transversus übergehen. Auch können sich S. sagittalis und S. rectus ungeteilt und ohne Vereinigung jeweils in den anderen Sinus transversus fortsetzen. Der Sinus sagittalis superior weicht etwa 3mal häufiger etwas zur rechten als zur linken Seite der Protuberantia interna aus. Im Bereich des Confluens sinuum finden sich innerhalb der Blutleiter zahlreiche Septenbildungen (ähnlich wie im Sinus cavernosus), die noch Hinweise auf die embryonale Entwicklung geben.

Der Sinus transversus ist nach anatomischen Untersuchungen in 60—70% der Fälle rechts stärker ausgebildet als links.

Man erklärte dies durch bessere Abflußbedingungen des venösen Blutes der rechten Seite. Nach anderer Meinung soll beim Rechtshänder wegen der starken Entwicklung der linken Hemisphäre der Sinus transversus schwächer ausgebildet sein. Nach HALPERT u. COMAN (1930) muß eine auffällige Erweiterung des linken Sinus transversus an das Vorliegen eines Situs inversus oder zumindest einer Seitenverlagerung der V. cava superior denken lassen.

Im Phlebogramm war nach unseren Untersuchungen zwar der rechte Sinus transversus häufiger etwas stärker als der linke entwickelt. Daß der Abfluß des Kontrastmittels aber weitgehend über die rechte Seite erfolgt, konnten wir jedoch ebensowenig wie LINDGREN (1954) beobachten. Es zeigte sich, daß in 30,5% beide Sinus transversi in gleicher Stärke das Kontrastmittel ableiteten. In 16,6% erfolgte der Abfluß nur zur Seite der Kontrastmittelinjektion, in 7,38% ausschließlich zur Gegenseite. In 21,6% war der Abfluß auf der homolateralen, in 24,1% auf der kontralateralen Seite stärker.

Dort, wo der Sinus transversus zum Sinus sigmoideus umbiegt, mündet der in der Ansatzstelle des Tentoriums am Felsenbein verlaufende *Sinus petrosus sup.* Er stellt eine Verbindung zum Sinus cavernosus dar. Während bis zu dieser Stelle der Sinus transversus einen dreiseitigen Querschnitt (mit Spitze zum Tentorium) aufweist, läßt der nun S-förmig aus dem Schädel herausführende *Sinus sigmoideus* einen halbrunden Querschnitt erkennen und ist damit nicht mehr gegen eine Kompression bei gesteigertem Schädelinnendruck gesichert (s. Tönnis, 1938). So kann bei einer Kompression etwa durch Tumoren der hinteren Schädelgrube das Blut aus dem Sinus cavernosus abgeleitet werden (vgl. Entstehung einer sog. Drucksella in 30% aller Kleinhirntumoren, Tönnis, Schiefer, Rausch, 1954). Der Sinus sigmoideus steht durch das Emissarium mastoideum mit den äußeren Schädelvenen in Verbindung. Das untere Ende des Sinus geht in fast rechtem Winkel in den Bulbus venae jugularis über.

Der *Sinus cavernosus* hat seinen Namen von den zahlreichen bindegewebigen Strängen, durch die sein Inneres ein schwammartiges Aussehen bekommt. Er liegt jeweils auf der Seitenfläche des Keilbeinkörpers neben der Sella. In ihm verlaufen der kavernöse Abschnitt der A. carotis interna und der N. abducens, während N. oculomot., N. trochlearis und der 1. Trigeminusast an seiner lateralen Wand liegen. Mit dem Sinus cavernosus der anderen Seite steht er durch den Sinus intercavernosus in Verbindung, der — vorn meist am stärksten ausgebildet, unten gelegentlich fehlend — die Hypophyse völlig umgibt. Nach vorne und seitlich zu läuft der Sinus cavernosus in einen weiten, sich unter dem kleinen Keilbeinflügel erstreckenden Venenraum, den *Sinus sphenoparietalis*, aus, in den einer der wichtigsten Abflüsse des Hirns, nämlich die Venen der Fissura Sylvii, einmündet.

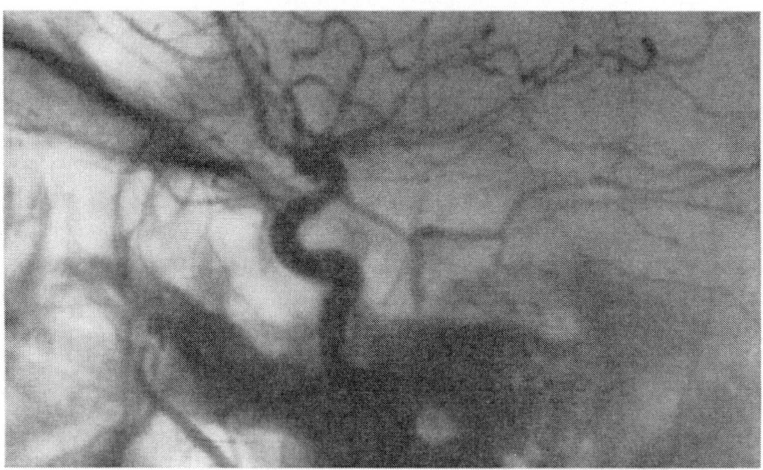

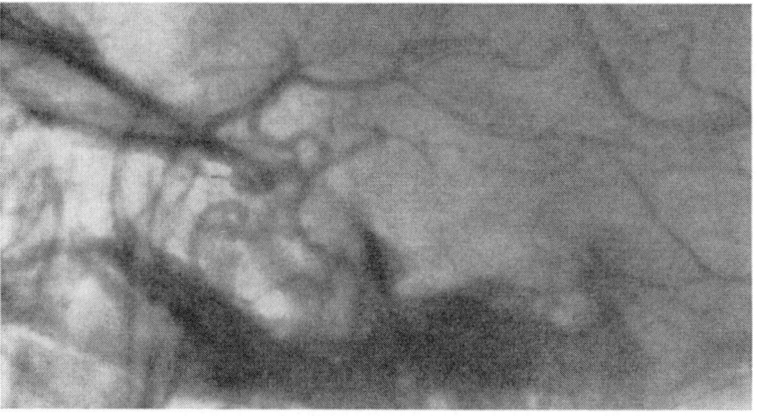

Abb. 24a u. b. Darstellung des Sinus cavernosus im Angiogramm. a Arterielle Phase; b Im Phlebogramm projiziert sich in die Keilbein-Sellagegend der Kontrastmittelschatten des Sinus cavernosus. In diesem ist eine dem Carotissyphon entsprechende Aussparung des Kontrastmittels zu erkennen (sog. „Phänomen des negativen Schattens der Carotis" nach Gvocdanovic)

Weiterhin stehen mit dem Sinus cavernosus die Plexus der Basis und die Sinus petrosi sup. und inf. in Verbindung, so daß man ihn als eine große Ausgleichsstelle aller venösen Abflüsse bezeichnen kann.

Nach den Untersuchungen von Gvocdanovic (1952) stellt sich der Sinus cavernosus in mehr als 50% im Phlebogramm dar. Ist er stärker gefüllt, so kann man ihn leicht daran erkennen, daß in ihm eine Aussparung verläuft, die der Schlinge des Carotissyphons entspricht (s. Abb. 24). Von Gvocdanovic wurde dieses 1948 als „Phänomen des negativen Schattens der Carotis" bezeichnet. Eine Darstellung des Sinus cavernosus im Phlebogramm weist auf den üblichen Abfluß der Hirnoberfläche zu diesem Blutleiter hin. Unter pathologischen Umständen kann dagegen das Kontrastmittelblut über eine der zahlreichen Anastomosen abfließen.

Besondere Bedeutung haben die *Venen der Augenhöhle*, die einerseits mit dem Sinus cavernosus, andererseits mit den Venen des Gesichtes in Verbindung stehen: Das Blut der Augenhöhle wird in zwei großen Venenstämmen gesammelt, von denen der stärkere im oberen Augenhöhlenteil gemeinsam mit der A. ophthalmica verläuft. Ein schwächerer Stamm liegt am Boden der Orbita. Beide vereinigen sich am hinteren Ende der Orbita und ziehen durch die Fissura orbitalis cerebr. in den Sinus cavernosus. Andererseits steht die Vena ophthalmica inf. mit der V. facialis profunda und die V. ophthalmica sup. mit der Vena jugularis bzw. Vena facialis in Verbindung. Abgesehen von Thrombosen und entzündlichen Veränderungen im Bereich des Gesichtsschädels hat diese Tatsache Bedeutung bei der Entwicklung traumatischer Fisteln zwischen Carotis und Sinus cavernosus (s. S. 164). Durch Arterialisierung dieser Venen kommt es dabei zum pulsierenden Exophthalmus. Auch der leichte, meist einseitige Exophthalmus, den man bei raumbeengenden Prozessen der mittleren Schädelgrube beobachtet, kommt durch veränderte Abflüsse über den Sinus cavernosus und die Orbitalvenen zustande.

F. Der histologische Aufbau der Hirngefäße

Noch im Subarachnoidalraum teilen sich die Hirngefäße in kleine, untereinander anastomosierende *Äste* auf (s. u. a. SCHMIDT, 1955) und dringen dann — in jedem Falle von außen her — als kleinere *Zweige* in die Hirnsubstanz ein. Nur die Zweige für die Stammganglien haben ein etwas stärkeres Kaliber. Beim Eintreten in die Rinde stülpen die Gefäßzweige eine Grenzhaut, die sog. Pia-Glia-Membran, mit in das Hirn ein, so daß davon alle Gefäße wie von einem Schlauch umgeben sind. Diese Grenzhaut besteht einmal aus der sog. Membrana limitans gliae (HELD, 1909), die den Gliakammerraum abschließt, und aus der Membrana limitans piae, welche das adventitielle Bindegewebe begrenzt. Die dadurch abgeschlossene Fortsetzung des Subarachnoidalraumes wurde von VIRCHOW und ROBIN als perivasculärer Raum bezeichnet und trägt seither deren Namen. SCHALTENBRAND u. BAILY haben 1928 mit Hilfe von Injektionen hyper- und hypotonischer Lösungen in die Gefäße zeigen können, daß die genannte Pialamelle mit der Membrana limitans gliae fest verbunden ist. Am Ende der Piatrichter erfolgt eine Verbindung des perivasculären mit dem pial-arachnoidalen Bindegewebe. So entsteht hier ein fester Ring, der zu Einschnürungen des Gefäßes durch die Pia führen kann. An dieser Stelle ist ein Austausch von Stoffen zwischen Arachnoidalraum und Hirn durch das perivasculäre Bindegewebe möglich.

Der perivasculäre Raum ist bei den Präcapillaren und Capillaren des Gehirns nicht mehr sicher nachweisbar, denn hier bestehen diese nur noch aus Intimazellen, die zu einem Rohr geschlossen sind. Die sog. *Bluthirnschranke* liegt nach SPATZ (1939) also im Endothel der Capillaren, andere schließen auf eine besondere Beteiligung der Glia. PEASE konnte durch elektronenmikroskopische Untersuchungen die Besonderheiten des Hirncapillargebietes weiter klären: während in anderen Capillargebieten (z. B. den Nierentubuli) große Poren zu erkennen sind, überlappen sich die Endothelzellen der Gehirncapillaren. Die dadurch bleibenden Durchtrittsstellen sind nur sehr eng und lang, worauf die Dichte der Schranke beruht (höherer Durchtrittswiderstand). Die Astrocyten können nach den Untersuchungen von NIESSING (1952) wechselnde Beziehungen zu den Capillaren auf Grund ihres aktiven Formwandels einnehmen. Alle übrigen intracerebralen Gefäße gehen mit dem Hirn keine direkte Verbindung ein, sondern sind durch die genannten liquorgefüllten Virchow-Robinschen Räume davon getrennt.

1. Der histologische Aufbau der Hirnarterien

Auch bei den größeren *Arterien* der Hirnbasis findet sich nach SPIELMEYER (1922) die gleiche Aufgliederung in drei Schichten wie bei den Körperarterien vom muskulären Typ: Die *Intima* setzt sich aus einer einschichtigen Lage dicht aneinander geordneter Endothelzellen zusammen. Die *Media* besteht aus einer breiten Lage ringförmiger Muskelzellen und ist gegenüber der Intima durch eine Elastica interna abgeschlossen. Diese beträgt nach den Feststellungen von TRIEPEL (1897) das Dreifache der Elastica interna anderer Körperarterien. Zwischen den Muskelzellen der Media finden sich elastische Fasern und Lamellen, die nach außen hin an Dichte zunehmen, während aber eine eigentliche Lamina elastica externa fehlt. Den Abschluß nach außen bildet die *Adventitia* aus ziemlich festen Bindegewebszügen und vereinzelten elastischen Fasern. BENNINGHOFF (1930) betont, daß insgesamt die Adventitia der Hirngefäße infolge ihrer besonderen, gegenüber einer äußeren Dehnung geschützten Lage nur sehr schwach ausgebildet sei und daß daher ihre elastische Längsfaserung fast gänzlich verlorenging. Die „inneren Kräfte", d. h. die vom Blutdruck ausgehende stärkere Ring- und Längsdehnung, können dagegen von der Media und der sehr starken Elastica interna abgefangen werden.

Bei den kleineren Arterien wird der muskuläre Anteil der Media und Adventitia geringer. Im Gegensatz zu den übrigen Körperarterien besitzen aber auch die kleineren Hirngefäße noch bis zu einem Durchmesser von 0,2 mm eine deutlich ausgebildete Elastica interna (BENNINGHOFF, 1927, 1930).

Die *muskulären Wandelemente* der Hirnarterien lassen im Vergleich zu den sonstigen Körperarterien manche Besonderheiten erkennen. Nach GOERTTLER (1953) finden sich weder bei Feten noch bei Neugeborenen im Wandaufbau der Hirnarterien irgendwelche Unterschiede zu anderen gleich großen Arterien des Körpers. Erst nach dem Schluß der Fontanellen bildet sich die Muskulatur der Hirngefäße zurück, so daß später vor allem die elastischen Eigenschaften der Hirngefäße im Vordergrund stehen.

Von GOERTTLER (1934, 1951 u. 1953), FISCHER (1951) und GÄNSHIRT (1951) wurde nun ein weiterer grundsätzlicher Unterschied zwischen dem Bautyp der großen Arterien der Hirnbasis und demjenigen der übrigen Hirnarterien gemacht. „In den *Basisgefäßen* ziehen die dort vorhandenen Muskelfibrillen in ebenen, sich scherengitterartig durchflechtenden Radiärzügen von der Adventitia zur Lamina elastica interna. Diese Anordnung der Muskulatur führt bei der Kontraktion zu einer Lumenerweiterung und Tonuszunahme der Gefäßwand." Der Volumenzuwachs wird von dem hier reichlich vorhandenen kollagenen Bindegewebe aufgenommen, so daß die Gefäßdilatation durch Dickenzunahme der Wand nicht wieder aufgehoben wird (s. Abb. 25). Dadurch soll den basalen Hirnarterien aber nicht die Aufgabe einer quantitativen Regulation der Durchblutung zukommen, sondern ihre Bedeutung liegt mehr in einer Reduktion der Gefäßpulsation, eine ähnliche Wirkung, wie sie SPATZ dem Carotissyphon zuschreibt.

In den *Arteriolen* des Gehirns herrscht dagegen ein Bautyp der Schraubenspirale mit großem Steigungswinkel vor. Nach vergleichenden Untersuchungen am Ductus deferens und an der A. umbilicalis (GÄNSHIRT, 1949) ist bei dieser Anordnung der Muskelfasern sowohl eine aktive Lumenverengerung als auch eine aktive Erweiterung nachzuweisen. Durch Umlagerung der Muskelelemente während der Kontraktion kann eine Gefäßdilatation in eine Gefäßkonstriktion umschlagen (vgl. auch PICHLER, LAZARINI u. FILIPPI, 1953).

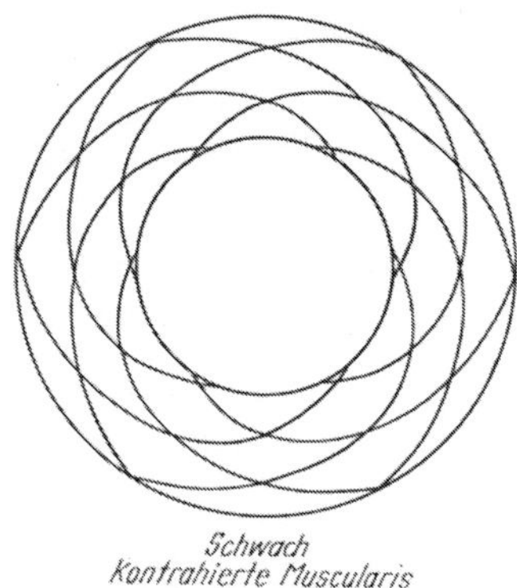

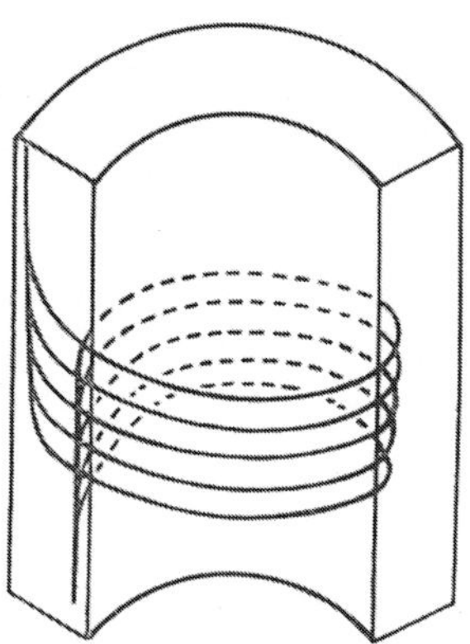

Abb. 25. Bei entsprechender Anordnung der Muskelfibrillen in der Arterienwand kann die Kontraktur zu einer Lumenerweiterung und Tonuszunahme der Gefäßwand führen (weitere Einzelheiten s. bei GOERTTLER, 1951, 1953; FISCHER, 1951; GÄNSHIRT, 1951, 1957)

Abb. 26. Schema des Verlaufs der glatten Muskelfasern in einer Mesenterialarterie (nach FISCHER, 1951). Die Fasern verlaufen alle nahezu ringförmig. Die äußere und die innere Längsmuskelschicht ist nur schwach, doch läßt sich jeder Faserzug nach außen und nach innen in einer längsverlaufenden Strecke verfolgen

Auf Grund dieser Untersuchungen ergibt sich, daß im Bereich der Hirngefäße eine aktive Muskelkontraktion in der Gefäßwand nicht unbedingt zu einer Verengerung des Rohrquerschnittes führt und daß umgekehrt nicht jeder Weiterstellung eine passive Dehnung der Wand zugrunde liegt. Dabei ist nicht die Art des Reizes auf die Gefäßwand, sondern die Struktur des Erfolgsorgans entscheidend. „Gefäßerweiterung ist unter physiologischen Bedingungen hier schon Muskelkontraktion und Verengerung bei den Hirnarteriolen weitere Zunahme der Faserverkürzung" (GOERTTLER, 1953; WEZLER u. SINN, 1953). *Die Rolle des Nervensystems, insbesondere die Vorstellung des Sympathicus als eines Vasoconstrictors und des Vagus als Vasodilatators, darf unter den genannten anatomischen Voraussetzungen daher nicht überbewertet werden.*

2. Verteilung und histologischer Aufbau der Hirncapillaren

Auffällig ist die relativ geringe Capillarisierung des Hirngewebes. SCHNEIDER (1953, 1956) zählte 400 bis 1400 mm Capillaren pro mm³. Dabei verhält sich die Capillardichte von Rinde und Mark wie 3:1, nach anderen Schätzungen sogar 6:1. Vergleicht man damit die am quergestreiften Muskel beobachteten 6000 bis 8000 mm pro mm³ oder die im Herzmuskel festgestellten 11000 mm pro mm³, so wird der Unterschied recht deutlich (s. auch Å. G. H. LINDGREN, 1940; SJÖSTRAND, 1935). Die relativ geringe Capillardichte des Hirns reicht trotz des erheblichen Blutbedarfes dieses Organs aus, da eine sehr rasche Durchströmung stattfindet. Außerdem bestehen aber deutliche lokalisatorische Unterschiede. So besitzt der Locus coeruleus nach Angaben von FINLEY u. COBB (1940) eine Capillarlänge von 12500/mm³. Im Nucleus supraopticus und paraventricularis ist die Capillardichte noch größer.

Das gesamte Capillarnetz faßt nach LINDGREN (1940) etwa 8,8 cm³, nach MONIZ (1932) etwa 16 cm³ Blut.

Histologischer Aufbau. Die Capillaren des Hirns besitzen nach SPIELMEYER (1922) außer dem Endothel noch ein feines elastisches Häutchen und eine Adventitia aus feinen verschlungenen Bindegewebsfasern (s. Abb. 1365 seines Buches). Die Besonderheit der Capillaren des Gehirns liegt nach den neueren Untersuchungen von NIESSING (1951) nicht in ihrer Struktur, sondern in der Art ihres Einbaues. Während bei anderen Organcapillaren das Capillarbett durch die argyrophilen Fasern gebildet wird, welche die Verbindung mit dem umgebenden Gewebe herstellen, ist dies im Gehirn nur soweit möglich, als die Pia reicht. Im weiteren

Verlauf trennt ein Perycyt die Capillaren vom Hirngewebe. Über längere Strecken hin bestehen aber auch Lücken, und hier sitzen dann, wie schon erwähnt, die Füße der Astrocyten, welche die morphologische und funktionelle Verbindung zwischen den Capillaren und Ganglienzellen herstellen. Im allgemeinen haben nämlich die Hirncapillaren keinen direkten Kontakt mit den Ganglienzellen, nur im Bereich des Nucleus supraopticus und paraventricularis scheinen enge Beziehungen zu bestehen.

3. Der Bau von Venen und Sinus

Der Übergang von den Capillaren zu den Venen erfolgt fast unmerklich. Sowohl die kleinen Venenzweige als auch die großen Äste haben eine im Verhältnis zur Weite relativ dünne Wand. Sie besitzen keine einheitliche elastische Membran, und außer Bindegewebe haben nur die größeren Venen gelegentlich glatte Muskelfasern. Im Gegensatz zu den übrigen Körpervenen fehlen Venenklappen völlig. In Sinusnähe durchbrechen die Venen die arachnoidale Deckschicht und verbacken erst auf der Durainnenfläche. Ihre Wand wird hier meist durch ein fibröses Bindegewebe verstärkt.

Auch die Wand der Sinus besteht nur aus einem einschichtigen Endothel, das durch die Dura von außen gestützt wird. Klappen fehlen, jedoch findet sich an verschiedenen Stellen, besonders am Sinus confluens und im Sinus cavernosus, ein System von Septen und kavernösen Räumen (s. BALÓ, 1950).

G. Die nervöse Versorgung der Hirngefäße

Lange Zeit war eine eigene nervöse Versorgung der Hirngefäße — wohl wegen der Schwierigkeiten ihres histologischen Nachweises — sehr umstritten. So vertraten besonders RIEGEL u. JOLLY (1871), ROY u. SHERRINGTON (1890), GÄRTNER u. WAGNER (1887), DIXON (1910), FLOREY (1925) u. a. die Ansicht, daß die Hirngefäße von jeder nervösen Kontrolle ausgeschlossen seien (zit. nach HILLER, 1936). Durch diese Meinung schien die sog. Monroe-Kellie-Doktrin, wonach die Menge des Blutes in der Schädelhöhle stets konstant bleiben soll, eine weitere Unterstützung zu erfahren. Andererseits hatten schon 1664 WILLIS, 1897 OBERSTEINER, 1898 GULLAND u. HUBER Nervenverzweigungen an den Hirngefäßen nachweisen können. Eingehendere Untersuchungen stammen von STÖHR JR., der 1928 für die Gefäße des Plexus chorioideus und der Pia ein Nervennetz nachweisen konnte, das mit marklosen Fasern geflechtartig Arterien, Venen und Capillaren umspann. Er nahm das Vorliegen sensorischer Elemente an, die als afferenter Teil eines zirkulationsregulierenden Mechanismus dienen sollten (vgl. auch Untersuchungen von HASSIN, 1929). Von CLARKE wurden 1934 perivasculäre Nerven an den Gefäßen der Medulla und des Rückenmarks beschrieben und PENFIELD wies 1932 mit der Bielschowsky-Methode nach, daß die Nerven der Pia mit den Gefäßen in das Hirn ziehen und dabei ihre Markscheiden verlieren. Sie finden sich dann als ein feines Fasernetz auf der Adventitia oder zwischen dieser und der Media. 1934 fand er mit der Pyridin-Silbermethode Nervenfasern im Hirnstamm und in der Tela chorioidea. TRAUM (1925), STÖHR JR. (1922, 1928), CHOROBSKI u. PENFIELD (1932); u. a. haben auch in der Dura bzw. in ihren Gefäßen reichlich Nervenfasern nachgewiesen, die von Ästen des 5., 9., 11. und 12. Hirnnerven sowie von sympathischen Fasern der A. maxillaris und A. meningea media herstammen (eingehende Literatur s. bei STÖHR, 1922; HILLER, 1936; HAGEN, 1955).

Auch an den Hirngefäßen kann man eine Innervation annehmen, die z. T. *sensibler* Natur ist und Erregungen der Gefäße nach zentral leitet, zum anderen Teil *motorischer* Natur ist und den Gefäßen Impulse zuführt. Eine sichere anatomische Trennung dieser beiden Gruppen dürfte mit den derzeitigen Untersuchungsmethoden nicht möglich sein. Auch die Hirngefäße unterstehen einer übergeordneten sympathischen und parasympathischen Innervation. Dabei verlaufen die konstriktorischen Impulse nach der derzeitigen Ansicht zu den Hirngefäßnerven über den Halssympathicus und das sympathische Geflecht der A. carotis interna. Nach D. SCHNEIDER reagieren sowohl die großen zuführenden Gefäße als auch diejenigen der Pia und des Plexus auf eine Reizung des Halssympathicus mit Verengerung ihres Lumens, bei einer Durchschneidung mit einer Erweiterung. Die Hirngefäße *beider* Hemisphären scheinen danach vom Halssympathicus *jeder* Seite tonisch innerviert zu sein. Für den Weg der parasympathischen Impulse wurde 1932 von CHOROBSKI u. PENFIELD ein Faserbündel nachgewiesen, das von der Medulla über den N. facialis und vom Ganglion Geniculi über den N. petrosus superf. major zum Geflecht der Carotis interna und zu den Hirngefäßen zieht. Angiographische Untersuchungen bei Reizung des Ggl. cervicale sup., des N. vagus und des Plexus caroticus hat neuerdings VAN DEN BERGH (1958) durchgeführt.

Die weitere Aufteilung des Gefäßnervennetzes der A. carotis erfolgt mit deren Ästen (vgl. u. a. Untersuchungen von DELMAS u. LAUX, 1931; MITCHEL, 1956, dort eingehende Literaturzusammenstellung). Die Gefäßinnervation der A. cerebri posterior ist allerdings umstritten. So behauptet WILLIAMS (1935), daß auch die vasomotorische Versorgung dieses Gefäßes von dem Plexus um die A. carotis aus erfolge, und leitete daraus auch ihre phylogenetische Zugehörigkeit zum Strömungsgebiet der Carotis her. Im Gegensatz dazu steht die Ansicht von LAZORTHES (1949), der eine nervöse Versorgung dieses Gefäßes von dem die A. vertebralis und basilaris umgebenden Plexus nachwies. Man kann aber wohl annehmen, daß sich die Gefäße aller zuführenden Stämme im Bereich des Circulus Willisi miteinander vermischen.

Insgesamt sind die Äste der A. basilaris stärker innerviert als diejenigen der A. carotis. Die Gefäßnerven für das Vertebralisgebiet kommen vom Ganglion cervicale inf. des Grenzstranges und vom Gefäßnervengeflecht um die A. subclavia. Mit der A. vertebralis ziehen sie durch die Foramina transversaria kopfwärts und umspinnen dabei das Gefäß (s. MITCHEL, 1956). Sie werden in ihrem Verlauf durch Fasern aus dem mittleren und oberen Ganglion des Grenzstranges verstärkt (MONTEIRO u. RODRIGUEŞ, 1931), andererseits gehen von hier aus auch Äste zu den übrigen Gebilden der Wirbelsäule ab. Von GUERRIER wurden 1944 Verbindungen zum N. hypoglossus und vagus nachgewiesen, die aber nicht konstant sind (LAZORTHES, 1949). Außerdem beteiligen sich an der Gefäßnervenversorgung hier Äste des 1. und 2. Cervicalnerven und des N. accessorius. Die Gefäßnerven nehmen mit dem Kaliber des Gefäßes an Zahl ab, lassen sich aber noch bei Gefäßen von nur 10 μ Durchmesser nachweisen.

Auch die Venen des Gehirns haben im wesentlichen eine den Arterien entsprechende Innervation (s. u. a. SUNDER-PLASSMANN, 1933). HADJIOLOFF, DOKOV u. TSCHAKAROFF (1954) konnten auch längs der Capillaren feine Nervenfasern nachweisen.

Der Sinus caroticus. Die funktionelle Bedeutung des Carotis-Sinus-Reflexes wurde von HERING, 1926, 1932; KOCH, 1933; HEYMANS, 1933; u. a. genauer beschrieben. Anatomisch handelt es sich um ein zwiebelschalenförmiges Gebilde am Anfangsteil der A. carotis interna, das schon 1831 von ARNOLD, 1853 von HIRSCH-FELD und 1872 von SAPPEY genannt wurde. Hier lassen sich nach den Untersuchungen von SUNDER-PLASS-MANN (1933, 1943) eine Reihe von Neuroreceptoren nachweisen, die sehr verschieden strukturiert sind und denen daher spezifische Aufgaben zugeschrieben werden.

Am Sinus caroticus und am Stamm der A. carotis selbst konnte von DE CASTRO (1929) und MEYLING (1936) ein adventitielles Netzwerk nachgewiesen werden, das gewisse Ähnlichkeit mit den Depressoren am Aortenbogen hat. Die Ganglien der afferenten Carotisfasern liegen im N. glossopharyngeus, wahrscheinlich auch im N. vagus und leiten von hier aus zur Medulla oblongata. Der sog. Sinusnerv geht als erster Ast des N. glossopharyngeus nach seinem Austritt aus der Schädelhöhle ab. Weiterhin treten Äste des N. vagus und aus dem Ganglion cervicale sup. des Grenzstranges (LAZORTHES, 1949) hinzu. Ursprung und Verlauf des Carotisnerven können aber zahlreiche Varianten aufweisen, wie sich aus Untersuchungen von HOVELACQUE (1927), LAUX u. CABANAC (1931), CORDIER u. COULOUMA (1932), BOYD (1937) und MITCHEL (1956) ergibt. ASK-UPMARK (1937) stellte anhand phylogenetischer Vergleichsuntersuchungen fest, daß der Carotis-Sinus beim Menschen eine Funktion übernommen hat, die dem bei manchen Tieren an der Hirnbasis liegenden Rete mirabile caroticum entspricht. Diese „Pufferstation" dient zur Aufrechterhaltung eines konstanten Niveaus der Hirndurchblutung.

H. Die anatomischen Voraussetzungen
für eine kollaterale Blutversorgung im Gehirn

Die Anschauungen über die Möglichkeiten einer kollateralen Blutversorgung der Hirngefäße untereinander wurden — wenn wir von der schon frühzeitig erkannten basalen Kommunikation im Circulus Willisi absehen — jahrzehntelang von dem Schlagwort *„Endarterie"* beeinflußt.

Unter dieser von COHNHEIM 1872 — in einer Untersuchung über die embolischen Prozesse „der Bequemlichkeit halber" — vorgeschlagenen Bezeichnung versteht man ein Gefäß, das sich in Capillaren auflöst, ohne vorher mit benachbarten Arterien in Verbindung getreten zu sein. Das Kontinuum der Capillaren, die ja in jedem Falle Verbindungen miteinander eingehen, sagt dabei nichts über die Eigenart eines Gefäßes als Endarterie aus. Derartige Gefäße kommen in der Lunge, im Pfortadergebiet, in der Milz und anderen Organen vor und sollten nach der Auffassung von COHNHEIM auch für das Hirn Bedeutung haben. Obwohl schon von COHNHEIM der anatomische Beweis für das Vorliegen derartiger Endarterien im Gehirn nicht erbracht worden war, hat sich diese Auffassung noch bis in die letzte Zeit gehalten (s. RAUBER-KOPSCH, 1940; CORNING, 1942; ELZE, 1932; u. a.). CORNING (1942) führt dazu an, daß beim Fetus bis zum 5. Monat die isolierte fächerförmige Aufteilung der einzelnen Arterien noch von der Oberfläche des Gehirns gut zu erkennen sei. Die geringe bzw. fehlende Anastomosenbildung der Arterien untereinander erkläre, warum es bei der Verlegung eines Astes unvermeidlich zu einer Zirkulations- und Ernährungsstörung in den betreffenden Gebieten kommen müsse.

Daß die intracerebralen Arterien des Erwachsenen-Gehirns keine Anastomosen untereinander aufweisen, wurde vor allem als Grund für die Infarktbildung angeführt. COHNHEIM (1872) selbst hatte allerdings schon festgestellt, daß auch bei Organen, die sicher extracapilläre Anastomosen zwischen den Arterien besaßen (Darm, Niere), gelegentlich Infarktbildungen auftreten. Er gab die Erklärung, daß in diesen Fällen das Kaliber und die Anzahl der Anastomosen unzureichend seien. Von seinem Schüler LITTEN (1875) wurde daher der Begriff der „funktionellen Endarterie" geprägt, d. h. trotz gewisser präcapillarer Verbindungen genügen diese nicht, um im Falle eines Verschlusses eine ausreichende arterielle Versorgung der ausgefallenen Gefäßbezirke zu gewährleisten.

Die Erkenntnis jedoch, daß zwischen den drei großen Arterien jeder Hirnhälfte Anastomosen bestehen, geht schon auf HEUBNER (1872) zurück. Dieser hatte bei Injektionsversuchen Verbindungen aller großen Hirnarterien innerhalb der Pia nachweisen können. Die kommunizierenden Arterien zeigten einen Durchmesser von etwa 150 μ und verliefen meist in der Tiefe der Windungen. HEUBNER sprach von einem *Kanalnetzwerk der meningealen Arterien,* wobei von jedem größeren Zweig der Hirnrinde jeder Ort des ganzen Hirns versorgt werden konnte. DURET (1874) hat diese Befunde morphologisch bestätigt, ihre funktionelle Bedeutung aber ebenso wie CHARCOT (1868) bestritten.

Gegen die Auffassung der cerebralen Gefäße als Endarterien wandte sich 1928 auch PFEIFER in seiner Monographie: „Die Angioarchitektonik der Großhirnrinde". Durch die Anwendung von Gefäßinjektionen und bei chromfixierten asphyktischen kindlichen Hirnen konnte er feststellen, „daß es im Gehirn echte Anastomosen gibt, d. h. vom Capillargebiet völlig unabhängige und paracapillare Gefäßbrücken zwischen den Gefäßen". Er konnte

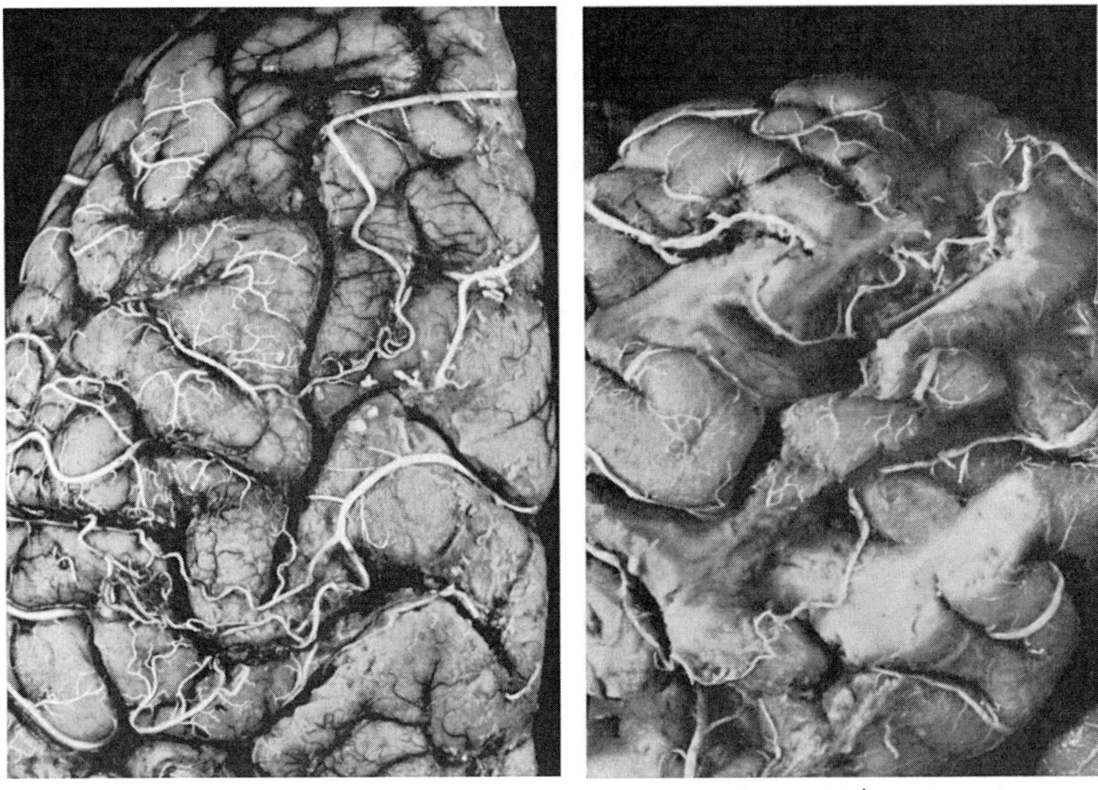

ab

Abb. 27a u. b. a Meningeale Anastomosen an der Konvexität zwischen dem Gebiet der A. cerebri ant. (aus dem Medianspalt herauskommend) und den hinteren oberen Ästen der A. cerebri media (A. parietalis post., A. gyri angularis). Die meningealen Anastomosen verlaufen beim älteren Menschen oft in der Tiefe der Furchen und lassen sich nur bei Präparation nach Gefäßinjektion darstellen. b Darstellung der meningealen Anastomosen in der Tiefe der Furchen nach Wegschneiden der Windungen (aus ZÜLCH und SEDLAR, 1959)

an der Rinde zwar nur selten direkte Kurzverbindungen zwischen den größeren Arterien beobachten, dagegen standen die „weitgespreizten Äste der verschiedenen Arterien auch in der Rinde untereinander in vielfacher anastomotischer Beziehung". Die regellose Aufteilung in kleinere Zweige deutet nach PFEIFER an, daß in ihnen die Strömungsrichtung je nach den Erfordernissen des Kreislaufes wechseln kann. Diese Untersuchungen von PFEIFER haben eigenartigerweise wesentlich größeres Interesse gefunden als die schon von HEUBNER genannten Anastomosen. Aus den zahlreichen hervorragenden Abbildungen in der Pfeiferschen Monographie ergibt sich aber, daß das Kaliber der *anastomosierenden Querverbindungen* oft nur wenig den Durchmesser der Capillaren übertrifft. Diese im Bereich der Venolen und Arteriolen innerhalb der Hirnrinde liegenden Anastomosen reichen bei dieser Größenordnung allenfalls für eine Versorgung von Gewebsmänteln von 1—2 mm Breite aus.

HILLER (1936) wies darauf hin, daß sich extracapillare Anastomosen zwar auch im Hirn des Erwachsenen nachweisen lassen, daß sie aber im Gehirn des Kindes wesentlich zahlreicher zu sein scheinen. Zu ähnlichen Feststellungen kam auch MOUCHET (1933) bei der von ihm angewandten Methode (Röntgenphotographie von in situ mit Zinnoberrotaufschwemmung gefüllten und fixierten Hirnschnitten): Während sich beim Neugeborenen die Stammgangliengefäße und die kollateralen Rindenarterien zu einem konfluierenden Netzwerk verbinden, blieben beim Gehirn des Erwachsenen die einzelnen Gefäßgruppen deutlich getrennt. In jüngerer Zeit stellten VAN DER EECKEN u. ADAMS (1953) eine große Variationsbreite hinsichtlich Zahl, Kaliber und Lokalisation auch der meningealen Anastomosen an Feten, Frühgeburten und Neugeborenen fest. So scheint schon auf Grund dieser anatomischen Untersuchungen ein gewisser Unterschied zwischen den Kollateralkreislaufmöglichkeiten des Erwachsenen und denen des Kindes zu bestehen, da sich die interarteriellen Anastomosen mit zunehmendem Alter immer mehr zurückbilden. Es ergibt sich aber die Frage, inwieweit diese normal-anatomischen Untersuchungen gegenüber pathologisch-anatomischen Befunden an Bedeutung zurücktreten müssen. Sicherlich vermag die Gesamtzahl der Anastomosen einen Ausgleich auch über örtlich umschriebene Zirkulationsstörungen hinaus zu schaffen, wodurch sich gelegentlich die Diskrepanz zwischen der Ausdehnung des Gefäßversorgungsgebietes und dem Fehlen oder der Geringfügigkeit des Gewebsschadens und damit des neurologischen Ausfalles bei einem Gefäßverschluß ergibt (vgl. LHERMITTE, 1928). Bei allgemeinen Gefäßerkrankungen (z. B. Endangiitis obliterans) dürfte allerdings auch die Funktion derartiger arterieller Anastomosen beschränkt bleiben.

In letzter Zeit ist aus der Schneiderschen Schule von H. W. SCHMIDT (1955) noch auf eine weitere Kollateralverbindung der Hirnarterien hingewiesen worden. Dabei handelt es sich um ringförmige Verbindungen („Arterienkreise") in der Pia selbst, die eine Ergänzung darstellen und größenordnungsmäßig zwischen den meningealen Anastomosen und den Pfeiferschen Querverbindungen liegen.

Es sind also am Hirn vier unterschiedliche Kollateralkreislaufmöglichkeiten bekannt:

1. Verbindungen über den basalen Gefäßkranz zwischen den Hemisphären bzw. zur hinteren Schädelgrube (Circulus Willisi).

2. Meningeale Anastomosen zwischen den großen Hirnarterien.

3. Ringförmige „Arterienkreise" in der Pia.

4. Die innerhalb der Hirnrinde im Bereich der Venolen und Arteriolen liegenden, von PFEIFER nachgewiesenen Querverbindungen.

Von diesen haben eine klinische Bedeutung aber nur die beiden erstgenannten Kollateralverbindungen, nämlich der Circulus Willisi und die meningealen Anastomosen.

In einzelnen Hirngebieten, z. B. den Stammganglien, fehlen nach den bisherigen Untersuchungen Anastomosen, so daß die zuführenden Gefäße doch als „echte Endarterien" anzusehen sind (vgl. auch BÖHNE, 1926; H. W. SCHMIDT, 1955).

Daß die *Capillaren* des Gehirns ein Kontinuum darstellen, wurde eingangs erwähnt und wird wohl allgemein auch nicht bestritten. Anastomosen zwischen den *Venen* des Gehirns wurden schon von VICQ D'AZYR (1787) beobachtet. Auch H. W. SCHMIDT (1955) beobachtete sie vereinzelt unter den Piagefäßen. PFEIFER (1928) betont, daß bei den Venen eine Neigung zu Plexusbildungen in der Hirnsubstanz bestehe, die früheren Beobachtern völlig entgangen sei. Der dadurch in Erscheinung getretene Kollateralkreislauf sei aber für die Verweildauer des Blutes im Hirn von großer Bedeutung.

Während nach TEDESCHI (1890) *arterio-venöse Anastomosen* „sowohl in der Tela chorioidea als auch in der Gehirnsubstanz leicht nachweisbar sind" wird von VASTARINI-CRESI (1902) ihr Vorkommen für das Hirn entschieden abgelehnt. Trotz gewisser technischer Schwierigkeiten glaubte PFEIFER (1928) auch den Nachweis (s. Abb. 46 u. 47 seines Buches) arteriovenöser Kurzschlüsse erbracht zu haben, die seiner Meinung nach keinen anderen Rückschluß in funktioneller Hinsicht zuließen, als daß infolge des Strömungsantriebes aus den Arterien eine „Saugwirkung auf das geschlossene capillare Venennetz" ausgeübt würde. Diese Ansichten über arteriovenöse Verbindungen sind jedoch nicht allgemein anerkannt (vgl. u. a. SCHARRER, 1938; CLARA, 1938, 1956).

Von den bisher genannten Kollateralverbindungen des Gehirns lassen sich mit Hilfe der Angiographie nur die erwähnten „*meningealen Anastomosen*" und der basale Gefäßkranz nachweisen. Sowohl die Querverbindungen von PFEIFER als auch die Arterienkreise in der Pia entziehen sich infolge ihrer geringen Größe einer Objektivierung durch diese Untersuchungsmethode.

Von großem Interesse ist dabei die Frage, ob sich eine Korrelation zwischen der Darstellbarkeit dieser Kollateralverbindung im Angiogramm und den klinischen Ausfallserscheinungen ergibt. Nach den auf Seite 141 dargelegten Beobachtungen hängt es von verschiedenen Faktoren ab, ob und inwieweit die kollaterale Versorgung im Einzelfall tatsächlich ausreicht.

Auch wenn man nämlich ein zusammenhängendes, gut anastomosierendes Hirnarteriennetz voraussetzt, ergibt sich, daß jeweils die äußerste Peripherie eines arteriellen

Versorgungsgebietes besonders gefährdet ist. So haben SCHNEIDER (1950), EICH u. WIEMERS (1950) gezeigt, daß der Grenzstreifen zwischen den Versorgungsgebieten der großen Hirnarterien wesentlich schlechter versorgt ist als die proximalen Anteile. Sie konnten dabei auf Befunde von SPATZ und LINDENBERG (1939) verweisen, welche auch im Grenzgebiet zwischen den größeren Arterien bei der Thrombangiitis obl. einen ringförmigen Streifen mit Gewebsuntergang in Form der granulären Atrophie beschrieben. SCHNEIDER führte hierbei einen Vergleich mit der künstlichen Bewässerung von Wiesen an, wo auch bei einer Minderversorgung die „letzte Wiese" schlechter gestellt ist als die erste. Im Hirn finden sich derartige Durchblutungsstörungen, wie gesagt, an der Grenzzone der 3 großen Hauptarterien, sodann in den Stammganglien· und der inneren Kapsel (s. auch ZÜLCH, 1954, 1955). Auch am Rückenmark sind nach ZÜLCH (1954) diejenigen Segmente besonders gefährdet, die in der arteriellen Grenzzone zwischen der aus der A. vertebralis stammenden A. segmentalis VI und der aus der Aorta versorgten A. segmentalis IX liegen.

Auf die extracerebralen Anastomosen wird in Kapitel VIII näher eingegangen (s. S. 137).

III. Physiologie und Pathophysiologie der Hirndurchblutung

Noch vor etwa 30 Jahren wurde fast allgemein ein passives Verhalten der Hirngefäße gegenüber dem allgemeinen Blutdruck angenommen, d. h. die Hirndurchblutung war nach dieser Ansicht ausschließlich vom großen Körperkreislauf abhängig.

Die strengste Formulierung hatte diese Ansicht in der sog. Monroe-Kellie-Doktrin gefunden: Von dem schottischen Anatom ALEXANDER MONROE wurde 1783 die These aufgestellt, daß die zirkulierende Blutmenge im Schädel unveränderlich sei, da das nicht komprimierbare Gehirn in der starren Schädelkapsel fest eingeschlossen sei und somit eine Änderung der Arterienfüllung nur durch eine solche des Venenvolumens ersetzt werden könne. Die Behauptung wurde durch KELLIE (1824) gestützt, der am Tier eine Änderung der Ausblutungsmenge nur dann erreichen konnte, wenn durch eine Eröffnung der Schädelkapsel eine Einwirkung des Atmosphärendruckes auf den Schädelinhalt erreicht wurde. Auf Grund weiterer Beobachtungen erkannten in der Folgezeit BURROW (1846), HILL (1896), DIXON u. HALLIBURTON (1914) zwar nun auch die Bedeutung der Beziehungen zwischen Gehirnmasse, Blut und Liquor, sie hielten jedoch an der Auffassung fest, daß die Hirndurchblutung ausschließlich druckpassiv entsprechend dem jeweiligen Arteriendruck erfolge. WEED, McKIBBEN und HUXON (1919) u. a. haben später nochmals den Wert der Monroe-Kellie-Doktrin überprüft (Literatur s. bei HILLER, 1936).

Es zeigt sich, daß die unterschiedliche Venenfüllung im Schädelinnenraum und der Liquor, der durch das Hinterhauptsloch in den Duralsack des Wirbelkanals ausweichen kann, für die Volumenverteilung des Schädelinhaltes von ausschlaggebender Bedeutung sind. *Das Gesamtvolumen des Schädelinhaltes ist zwar unveränderlich konstant, es ändert sich aber die Verteilung der Masse von Hirn-Blut-Liquor.* Allerdings muß die Annahme der Unveränderlichkeit des Schädelinhaltes wegen der Elastizität der Abschlußmembranen eine gewisse Einschränkung erfahren.

Die Blutzirkulation in den Hirngefäßen unterliegt prinzipiell den gleichen Strömungsgesetzen wie im übrigen Körperkreislauf. Der Abfall des vom Herzen erzeugten Druckes entspricht jeweils den entsprechenden Widerständen im Gefäßsystem. Das Strömungsgesetz von HAGEN-POISEUILLE gibt zunächst die Beziehungen für Glascapillaren wieder:

$$V = \frac{1}{\eta} \cdot \frac{1}{8\,\pi} \cdot \frac{q^2}{e}\, Pt.$$

V = Durchflußvolumen	η = Viscosität
q = Querschnitt	e = Länge des Rohres
P = Druckabfall	t = Durchflußzeit

Es ist also das Durchflußvolumen umgekehrt proportional der Viscosität und der 4. Potenz des Gefäßradius, ist direkt proportional der Höhe des Druckabfalles und hängt auch von Rohrlänge und Durchflußzeit ab. Im Gefäßsystem spielt jedoch zusätzlich noch die Elastizität der Gefäßwand eine Rolle, da mit steigendem Druck das Gefäß gedehnt und damit der Widerstand erniedrigt wird. Es findet sich infolgedessen im Gegensatz zum Strömungsgesetz von HAGEN-POISEUILLE keine lineare Proportionalität zwischen Druck und Strömungsvolumen (s. auch WEZLER, 1956).

Mit fortschreitender Verteilung und Aufsplitterung der Gefäße steigt der Widerstand an durch Verkleinerung von r (r^4!). Auf der anderen Seite wird er vermindert durch Erniedrigung der Strömungsgeschwindigkeit bei der gleichzeitig erfolgenden Vergrößerung des Gesamtquerschnittes, so daß der Druckverlust in den Arteriolen weit größer ist als in den Capillaren. Nach BENNINGHOFF (1930) hat man berechnet, daß bei einem Capillardruck von 5—15 mm auf dem Wege bis zu den Capillaren von dem Druck in der Aorta schon 83—85% verbraucht werden, so daß für die Venen noch 17—15% übrigbleiben. Diese Gesetzmäßigkeiten gelten, wie gesagt, aber nur für die Schichtenströmung (sog. „laminäre Strömung"), bei der im „Axialstrom" die Erythrocyten relativ rasch vorwärts getrieben werden; die Strömung in den adhärierenden Wandschichten erfolgt dagegen langsamer. Unter normalen Bedingungen besteht diese Form der Strömung in allen kleineren arteriellen Gefäßen, Capillaren und Venen. Bei „*turbulenter Strömung*" sind im Gegensatz dazu die hämodynamischen Bedingungen wesentlich ungünstiger. Das Auftreten solcher Strömungen in den größeren Gefäßen kann eine schwere Belastung des Herzens bedeuten, da das Stromvolumen nun nicht mehr proportional zum Druckgefälle ansteigt, sondern nur noch proportional zu dessen Quadratwurzel (vgl. auch SCHNEIDER). Manche Besonderheiten der cerebralen Zirkulation erklären sich durch Auftreten einer solchen Turbulenz. Besonders in arteriovenösen Mißbildungen findet sich eine Turbulenz der Strömung, durch welche die Kreislaufzeit verlängert werden kann. Auch an den gebogenen Abschnitten der Gefäßwand (z. B. im Verlauf der Carotis bei ihrem Eintritt in den Schädel) kommt es infolge des Beharrungsvermögens der Flüssigkeit zu einer Stoßwirkung. Daraus kann sich einmal eine Minderung bzw. Abschwächung der vom Herzen kommenden Druckwellen ergeben (SPATZ), andererseits führt das zu einer besonderen Beanspruchung der Gefäßwand [Vorzugssitz der Arteriosklerose im Carotissyphon (s. a. Abb. 57)].

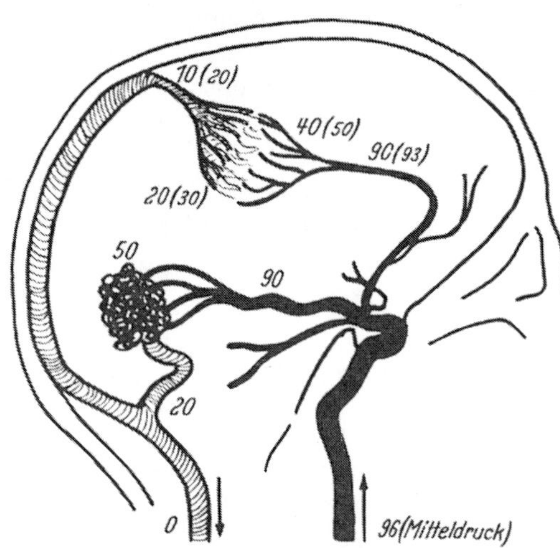

Abb. 28. Schema über die Druckverhältnisse in den intrakraniellen Gefäßen (nach Angaben von M. SCHNEIDER). Weitere Angaben im Text

Die Druckverhältnisse unter normalen und pathologischen Bedingungen ergeben sich in Anlehnung an M. SCHNEIDER aus Abb. 28. Im Bereich der A. cerebri anterior ist ein normaler Gefäßabschnitt mit Arterien, Arteriolen, Präcapillaren, Capillaren, Venolen, Venen und Sinus angenommen worden. Betrachtet man den Mitteldruck, so findet sich durch den zwischengeschalteten peripheren Widerstand der Präcapillaren und Capillaren ein Druckabfall von 90 auf 10 mm Hg. Schaltet man — wie in Abb. 28 — in das Strömungsgebiet der A. cerebri media einen arteriovenösen Shunt (Angiom) ein, so ergeben sich andere Verhältnisse. Bei dem infolge der zahlreichen arteriovenösen Fisteln herabgesetzten peripheren Widerstand gelangt arterielles Blut direkt in den venösen Schenkel des Kreislaufes, wo dann noch ein Druck von 20 mm Hg. angenommen werden kann.

Besondere Strömungsverhältnisse herrschen auch im Bulbus venae jugularis. v. KÜGELGEN (1953) hat hier strömungstechnische Betrachtungen an anatomisch getreuen Modellen durchgeführt. Danach ist der Abfluß des Hirnblutes aus dem Schädel wie eine technische Wirbelkammer gebaut. Der Bulbus cranialis im Foramen jugulare ist der „Strudelkopf" der Vene. Dieser wirkt einmal als Rückschlagventil und verhindert eine plötzliche intrakranielle Venendruckerhöhung etwa bei Kompression des Thorax. Weiterhin läßt sich dadurch der jähe Druckabsturz im Venenblut bei Verlassen des Schädels erklären. Durch die Form des Strudelkopfes werden nämlich Wirbel erzeugt, die den noch innerhalb des Schädels bestehenden Venendruck auf den Atmosphärendruck herabsetzen.

A. Die Regulation der Hirndurchblutung

Mit der Frage, durch welche Faktoren die jeweilige Höhe der Gehirndurchblutung eingestellt und reguliert wird, haben sich in den letzten Jahren besonders die Untersuchungen von NOELL u. SCHNEIDER (1942, 1948), OPITZ u. SCHNEIDER (1950) und SCHNEIDER (1950, 1953, 1956) befaßt. Dabei ergab sich, daß die Regulation von der *Blutseite*, von der *Gewebeseite* und durch die *Vasomotorik* erfolgen kann. Es zeigte sich aber, daß keiner der genannten Faktoren *allein* einen Einfluß ausübt, sondern daß die Regulation der Hirndurchblutung von ihrem Zusammenspiel abhängt. Hierbei spielen unter normalen Verhältnissen CO_2 und O_2 die Hauptrolle, während die übrigen Einflüsse, besonders die Vasomotorik, demgegenüber an Bedeutung zurücktreten.

1. Körpereigene Mechanismen

a) Blutfaktoren

Die Kohlensäurespannung im Blut beeinflußt die Hirndurchblutung entscheidend. Kein anderer Stoff führt zu einer derartigen Gefäßerweiterung wie eine erhöhte CO_2-Spannung im arteriellen Blut. Nach M. SCHNEIDER (1953, 1956) hat sie eine doppelte Kreislaufwirkung. Einmal kommt es durch *lokale* Einwirkung auf das Gefäß zu einer Erweiterung. Daneben führt die Kohlensäure aber auf *nervösem* Wege auch zu einer Steigerung des Vaso-

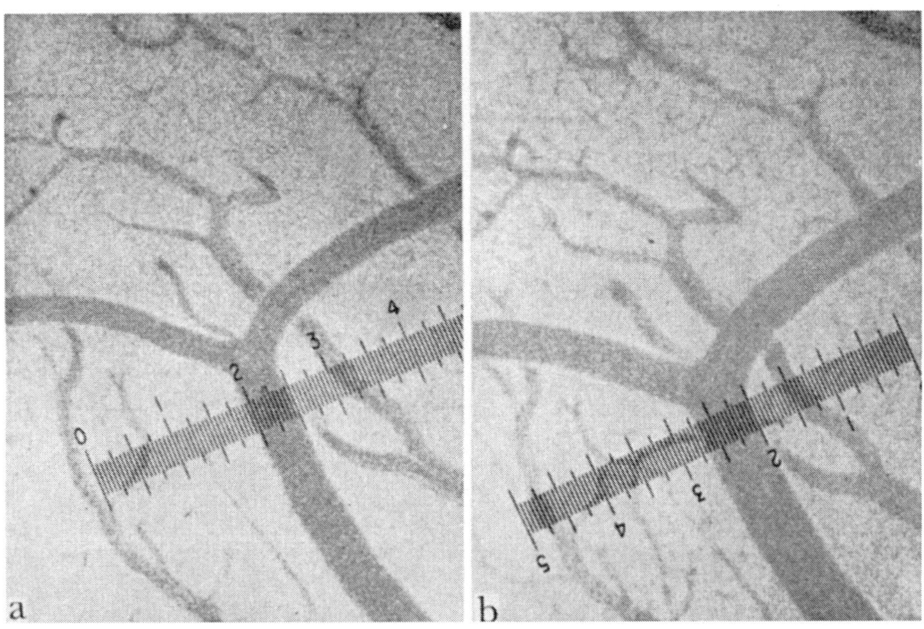

Abb. 29a u. b. Erweiterung der Pia-Gefäße des Affen (unter Anaesthesie) vor und nach CO_2-Atmung. a vor Inhalation; b nach Inhalation (aus WEBSTER, GURDJIAN und MARTIN, 1957)

motorentonus und damit zu einer Gefäßverengerung. Der letztere Mechanismus tritt praktisch aber nicht in Erscheinung und beweist damit, daß die nervöse Vasomotorik im Gehirn nur eine untergeordnete Rolle spielt.

Die Erhöhung des Kohlensäuredruckes läßt somit die Durchblutung des Gehirns ansteigen (s. Abb. 30). Da CO_2 die Gefäße des übrigen Körpers anfänglich verengert, später aber kaum erweitert, kommt eine echte Mehrdurchblutung des Gehirns zustande.

Absinken des CO_2-Druckes im Blut (und Gewebe), z. B. durch Hyperventilation, führt zu einer entgegengesetzten Wirkung. Es sinkt dann zunächst auch die Gehirndurchblutung linear ab. Die CO_2-Wirkung hängt jedoch von einem gewissen O_2-Partialdruck ab. Wird nämlich der CO_2-Druck bis zu einem venösen Sauerstoffdruck von einer kritischen Grenze von 19 mm Hg gesenkt, dann tritt keine weitere Durchblutungssenkung mehr ein, da nun vom Gewebe aus eine weitere Vasokonstriktion rückgängig gemacht wird. „Es wird sozusagen von einem System auf das andere umgeschaltet" (SCHNEIDER).

Daraus ergibt sich, daß die Hirndurchblutung auf 50—60% der Norm absinken kann, bevor ernste Versorgungsstörungen eintreten, da so lange die Kohlensäurespannung im Blut eine noch ausreichende Durchblutung gewährleistet. Bei Sauerstoffmangel verliert dagegen die CO_2-Spannung ihre Wirksamkeit. So kann z. B. eine Hyperventilation im Excitationsstadium einer Narkose die Gehirndurchblutung auf einen kritischen Wert reduzieren und so zu akutem Sauerstoffmangel führen.

Es ist anzunehmen, daß die lokale gefäßerweiternde Wirkung der Kohlensäure auf einer Änderung des p_H in den Zellen der Gefäßmuskulatur beruht.

Der Blutdruck. Unter normalem Kohlensäure- und Sauerstoffdruck besteht eine festgelegte Beziehung zwischen Blutdruck und Durchblutung des Gehirns (s. Abb. 31). Die Lehre von der „passiven Durchblutung" des Gehirns hat im oberen Druckbereich also noch eine gewisse Gültigkeit. Wenn zwar auch die Hirngefäße den gleichen Einflüssen wie die übrigen Körpergefäße unterworfen sind, so antworten sie auf diese unter bestimmten Umständen aber anders.

In höheren Bereichen steigt und fällt bei *akuter* Änderung des Blutdruckes die Gehirndurchblutung linear — allerdings nicht ganz proportional — mit dem Druck.

Diese Beziehung zwischen Blutdruckhöhe und Hirndurchblutung wird aber in dem Augenblick durchbrochen, wo die genannte kritische Grenze von 19 mm Hg in der O_2-Spannung des venösen Blutes erreicht ist. Das ist der Fall, wenn der Blutdruck auf einen

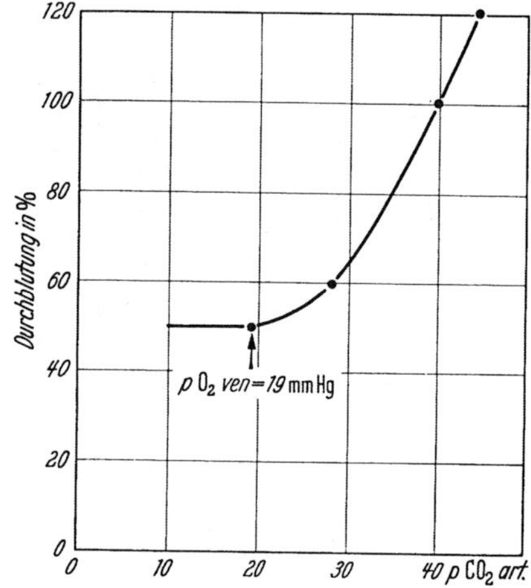

Abb. 30. Abhängigkeit der Gehirndurchblutung vom arteriellen CO_2-Druck. Die Normaldurchblutung ist (bei einem CO_2-Druck von rund 40 mm Hg) als 100% gesetzt (nach SCHNEIDER, 1956)

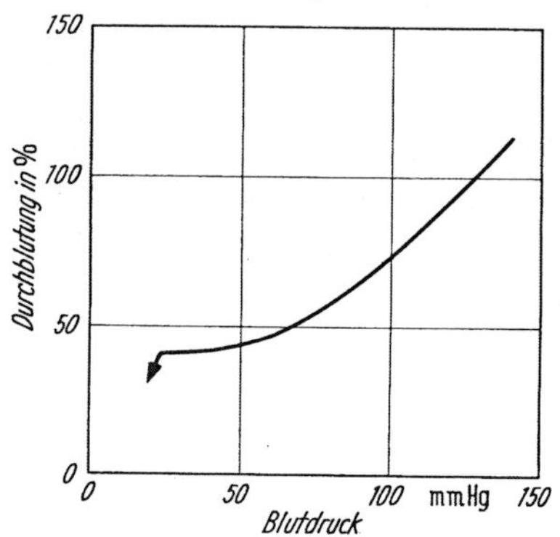

Abb. 31. Abhängigkeit der Gehirndurchblutung vom arteriellen Mitteldruck. Im Normbereich findet sich eine lineare Beziehung. Bei einem Mitteldruck von 70 mm Hg ist die kritische Grenze in der Gewebsversorgung erreicht. Vom Gewebe aus wird eine Gefäßerweiterung ausgelöst, so daß sich der Durchblutungsabfall mit weiterer Drucksenkung verlangsamt. Diese Durchblutungsregulation ist jedoch Ausdruck einer Störung der Gewebsversorgung (nach SCHNEIDER, 1956)

arteriellen Mittelwert um etwa 70 mm Hg (normal 85—90 mm) abgesunken ist. Zu diesem Zeitpunkt setzt nämlich nun von der Gewebsseite her eine Gefäßdilatation ein, und damit wird zunächst ein weiteres Absinken der Durchblutung des Gehirns verlangsamt. Allerdings ist hier die Versorgung ungenügend, so daß eine von der Dauer der gestörten Durchblutung abhängige Störung der Funktion und schließlich Schädigung eintritt (über die Vermeidung derartiger Schädigungen durch Ganglienblockade bzw. die Abhängigkeit von der Temperatur wurde von GÄNSHIRT, HIRSCH, KRENKEL, SCHNEIDER u. ZYLKA, 1954 sowie HIRSCH 1956 berichtet). Bei dieser Blutdruckhöhe kann sich ein Circulus vitiosus ausbilden, weil nun auch gleichzeitig die regulierenden Zentren geschädigt werden. Abgesehen von der Verminderung der Sauerstoffzufuhr ist hier die Blutdrucksenkung von schädlicher Einwirkung, da unter anderem gleichzeitig die Spülfunktion des Blutes herabgesetzt wird. Bei einem arteriellen Druck um 20 mm sinkt die Durchblutung rasch auf 0 ab, einerseits durch Erhöhung des Venendruckes und andererseits, weil der kritische „Verschlußdruck der Hirncapillaren" erreicht wird.

Die normale Hirndurchblutung wird, wie im Vorangehenden ausgeführt wurde, vor allem durch Blutdruck und Kohlensäurespannung des arteriellen Blutes reguliert. Es sind daher für eine ausreichende Hirndurchblutung auch diejenigen Mechanismen von Bedeutung, die der *Steuerung des Gesamtblutdruckes* und der *Atmung* dienen. Hier ist an die Presso- und Chemoreceptoren der Aorta und besonders des Carotissinus zu erinnern. Wie an fast allen Abschnitten des Gefäßsystems finden sich auch hier reichlich Gefäßnerven, die zwei Aufgaben zu erfüllen haben, deren funktionell unterschiedliche Teile sich anatomisch aber nicht sicher trennen lassen. Diese Nerven leiten einmal die Erregung von den Gefäßen zu zentralen Stellen im Gehirn, zum anderen leiten sie aber die aus der Medulla oblongata, dem Zwischenhirn und den Seitenhornzellen des Rückenmarks kommenden vasomotorischen Impulse zur Gefäßmuskulatur (s. auch S. 45).

Im Carotissinus und im Aortenbogen liegen die bereits erwähnten, auf den Blutdruck reagierenden *Pressoreceptoren*, im Glomus caroticum die *Chemoreceptoren* (HEYMANS). Diese erweisen sich bei normaler O_2-Sättigung des Blutes von 98% noch als dauernd erregt und leiten bis zur vollständigen Sättigung Impulse zum Zentrum. DE CASTRO (1928) wies arteriovenöse Anastomosen nach, die bei O_2-Mangel geöffnet werden und damit eine ausreichende Versorgung dieser Gebilde garantieren. Diese Receptoren führen bei Erniedrigung des O_2-Druckes zum Atemantrieb. Auch der CO_2-Gehalt bzw. das p_H des Blutes ändern die Impulsaussendung dieser Chemoreceptoren und werden auf reflektorischem Wege reguliert. Im Bereich des Hypothalamus scheinen darüber hinaus vegetative Zentren zu liegen, die das Reglerniveau der Presso- und Chemoreceptoren insgesamt beeinflussen und eine Zusammenfassung größerer Funktionskomplexe bewirken (vgl. u. a. HESS, 1949; GAGEL, 1953). Ebenfalls im Bereich des Carotisversorgungsgebietes (Nucleus supraopticus ?), jedoch nicht im Sinus caroticus selbst, scheinen spezielle *Osmoreceptoren* zu liegen (s. VERNEY, 1946), die über den Hypophysenhinterlappen zu einer Änderung der Natriumchlorid- bzw. Wasserausscheidung führen. Klinische Zeichen einer nicht ausreichenden Hirndurchblutung finden sich natürlich auch bei Herz- und Kreislaufinsuffizienz (s. BODECHTEL, 1953).

Die Blutviscosität. Weiterhin kann auch die Viscosität des Blutes von großer Bedeutung sein (BODECHTEL, 1953, 1956). Nimmt beispielsweise bei einer sekundären Anämie die Viscosität des Blutes ab, so steigt die Gehirndurchblutung an, vorausgesetzt, daß der Blutdruck in normaler Höhe liegt. Auf die Besonderheiten bei der Perniciosa wurde von verschiedenen Seiten hingewiesen. Für die hier interessierenden Fragen der Hirndurchblutung bei raumfordernden Prozessen und cerebralen Gefäßerkrankungen hat die Blutviscosität aber nur eine untergeordnete Bedeutung.

b) Gewebsfaktoren

Die Sauerstoffspannung im Gewebe übt unter normalen Bedingungen keinen wesentlichen Einfluß auf die Hirndurchblutung aus, sondern die Steuerung erfolgt an sich weitgehend durch die CO_2-Spannung im Blut und durch den Blutdruck. So kann bis zu einem gewissen Bereich die venöse O_2-Spannung und damit auch die O_2-Spannung im Gewebe absinken, ohne daß eine Änderung in der Durchblutung einsetzt. Sinkt die venöse Sauerstoffspannung aber von normal rund 34 mm Hg. bis auf unter 25 mm Hg. ab, so kommt es zu einer zunehmenden Erniedrigung des Gefäßwiderstandes und damit zu einem Anstieg der Durchblutung. Nach M. SCHNEIDER (1953, 1956) setzen diese Regulationen aber erst dann ein, wenn es zu einer Notlage gekommen ist, d. h. wenn sich schon funktionelle Störungen bemerkbar machen. Dann allerdings werden sie dominierend. Daraus läßt sich schließen, daß bei normaler Hirndurchblutung ein Überschuß an frei verfügbarem Sauerstoff vorhanden ist. Es wird angenommen, daß die gleichen Substanzen, die bei ihrer Anhäufung unter pathologischen Bedingungen eine Gefäßerweiterung auslösen, auch die Funktion der Zellen selbst abändern können. Eine Durchblutungsregelung von der Gewebsseite tritt aber doch erst dann auf, wenn die Regelung durch den Gesamtorganismus nicht mehr ausreicht (vgl. auch GÄNSHIRT, 1956).

Der cerebrovasculäre Widerstand (cvW) läßt sich definieren als der Druck, der notwendig ist, um 1 cm³ Blut durch 100 g Hirngewebe innerhalb einer Minute zu pressen. Bei vermehrtem intrakraniellem Druck und bei verschiedenen Gefäßerkrankungen (Endangiitis, Arteriosklerose) ist der Strömungswiderstand der cerebralen Gefäße erhöht, bei arteriovenösen Angiomen oder sonstigen Kurzschlüssen finden sich erniedrigte Werte.

c) Einfluß des Liquordruckes auf die Hirndurchblutung

Bei Erhöhung des Liquordruckes kommt es (ebenso wie bei Absinken des arteriellen Druckes) zu einer Minderung des arteriovenösen Druckgefälles im Gehirn. Der intrakranielle Venendruck steigt in gleichem Maße wie der Liquordruck an (NOELL u. SCHNEIDER, 1948). Nach den Untersuchungen von LUDWIGS u. WIEMERS (1953) findet sich aber zunächst ein freies Intervall, innerhalb dessen die Hirndurchblutung offenbar noch überschüssig ist, da sich keinerlei kompensatorische Reaktionen bemerkbar machen. Erst wenn dieses freie Intervall überschritten wird, tritt eine Dilatation der Hirngefäße und damit eine Erniedrigung des peripheren Gefäßwiderstandes ein. Die Dauer des freien Intervalls hängt dabei weitgehend von der Höhe des arteriellen Mitteldruckes ab, dessen Senkung sich dann aber besonders gefährlich auf die Durchblutung bei Liquordrucksteigerung auswirkt.

Nach den Untersuchungen von Noell u. Schneider (1948) sowie Opitz u. Schneider (1950) läßt eine *akute* Liquordrucksteigerung über 300 mm H_2O (280—400 mm) die Hirndurchblutung auf einen kritischen Wert absinken, so daß dann mit einer Erniedrigung des O_2-Verbrauches zu rechnen ist. Kety fand erst bei einem Liquordruck von 450 mm H_2O eine Korrelation zwischen Liquordruck und O_2-Aufnahme des Gehirns. Gänshirt (1956) hat neuerdings nochmals eingehend die Beziehungen zwischen Liquordrucksteigerung und Hirndurchblutung untersucht. Wenn unter klinischen Bedingungen schon bei geringerer Liquordrucksteigerung schwerwiegende Funktionsstörungen eintreten, so liegt dies daran, daß sich in diesen Fällen nicht nur die bisher allein betrachtete allgemeine Zirkulationsverlangsamung auswirkt, sondern daß dazu noch örtliche Zirkulationsstörungen mit ihren Folgen kommen (vgl. auch Abschnitt XI).

d) Die nervöse Steuerung der Gehirndurchblutung

Wie im Abschnitt „Anatomie" dargelegt, gilt eine vegetative Innervation der Hirngefäße inzwischen als unbestritten. Andererseits steht aber wohl auch eindeutig fest, *daß unter normalen Verhältnissen die nervöse Vasomotorik eine ganz untergeordnete Rolle spielt.* Der Gehirnkreislauf gehört — wie schon gesagt — zu den regulierten, nicht aber zu den regulierenden Kreislaufabschnitten. Max u. Dietrich Schneider konnten schon 1934 darauf hinweisen, daß die Gehirngefäße über eine zwar normal gerichtete, aber sehr schwach ausgeprägte Vasomotorik verfügen. Durch Reizung des Halssympathicus erzielten u. a. Ask-Upmark (1935), Gollwitzer-Meier u. Eckardt (1934) ebenfalls eine Vasokonstriktion. Wichtig ist die Feststellung, daß sowohl sympathisch wie parasympathisch beide Hirnhälften von beiden Seiten aus innerviert werden. Im Vergleich zu anderen Gefäßgebieten sind die Auswirkungen einer Reizung am Gehirngefäßgebiet aber außerordentlich geringfügig. Die Schwelle am Gehirn liegt etwa um das 10fache höher als an anderen Organen (Schneider).

Sympathicusreize erlöschen ganz, wenn die venöse Sauerstoffspannung auf die vorgenannte kritische Grenze von 19 mm Hg gesenkt wird. Wie von Ludwigs u. Schneider (1954) sowie Schnellbächer (1955) durch Untersuchungen mit Thermosonden nachgewiesen werden konnte, bleibt die Durchblutung der Rinde unverändert, sinkt dagegen im Mark bei einer Sympathicusreizung ab. Da aber die Durchblutung der Rinde 4—6mal höher ist als die des Marks, macht sich das für die Gesamtdurchblutung praktisch nicht bemerkbar. Es kommt also lediglich zu einer Blutverschiebung innerhalb des Gehirns.

Die Versorgung der Gehirngefäße durch Vasodilatatoren erfolgt nach den Untersuchungen von Chorobski u. Penfield (1932) über Nervenfasern im N. petrosus sup. und N. facialis.

Es scheint so zu sein, daß der Tonus der Hirngefäße unter physiologischen Bedingungen an keiner Stelle nervös aufrecht erhalten wird, *denn die Durchschneidung der gleichen Sympathicusfasern, deren Reizung eine Vasokonstriktion ergab, erhöhte nicht oder nur unwesentlich die Durchblutung.* Schmidt (1949) nahm daher an, daß die Hirngefäße nicht unter einem dauernden vegetativen, tonisierenden Einfluß stehen.

Auch bei Verwendung von Ganglienblockern oder Sympathicolytica erhält man unter physiologischen Bedingungen bestenfalls eine Steigerung der Durchblutung von ganz bescheidenem Ausmaß (Schneider u. Wiemers, 1950; Täschler, Cerletti u. Rothlin, 1952; Bernsmeier, 1952, 1954; Ludwigs, 1954). Andererseits aber läßt sich eine pathologisch geminderte Hirndurchblutung, etwa bei einer Cerebralsklerose, durch eine Ganglienblockade mit Pendiomid, durch Sympathicolytica wie Hydergin in hoher Dosierung und auch durch Durchschneidung des Halssympathicus eindeutig steigern (Schneider u. Wiemers, 1950). Auch bei Traumen, Epilepsie, thrombotischen und embolischen Prozessen sind Ausschaltungen zur Besserung akuter Durchblutungsstörungen durchgeführt worden (vgl. Riechert, 1947, 1953; de Sousa-Pereira, 1950 u. a.).

Schneider (1955) hat hierzu die Arbeitshypothese aufgestellt, daß „von Schädigungsherden aus das Gefäß-system empfindlicher geworden ist gegenüber nervösen Reizen, so daß diese sich jetzt stärker auswirken können". Um ähnliche Sensibilisierungen des Gefäßsystems könnte es sich nach Ansicht von Schneider bei Schädigungsherden im Gefolge von Schädeltraumen oder bei Cerebralsklerosen handeln, wo dann sonst unter-schwellige nervöse Reize eine Gefäßverengerung auslösen.

Neben diesen Einflüssen des Sympathicus und Parasympathicus auf die Hirndurch-blutung gibt es sicherlich noch in der ganzen Kreislaufperipherie Chemo- und Pressore-ceptoren, die für eine lokale Blutverteilung sorgen (im Gegensatz zu ähnlichen Gebilden an der Aorta und am Sinus caroticus, welche Einfluß auf das Atmungs- und Kreislaufzentrum haben). So bestehen am Schädel auch gegenseitige Beziehungen zwischen dem Externa- und Internagebiet, die aber endgültig noch nicht geklärt sind.

Bei der Besprechung der Vasomotorik cerebraler Gefäße muß auch auf die umstrittene Frage *cerebraler Angiospasmen* eingegangen werden. Unter einem arteriellen Spasmus ver-steht man eine kürzere oder längere Zeit anhaltende pathologische Gefäßkontraktion, die nicht im Sinne einer physiologischen Durchblutungsregulation erfolgt. Bei dem Begriff Spasmus ist jedoch nicht vorausgesetzt, daß es sich um eine *neurogen* hervorgerufene Vaso-konstriktion handelt. Nach Zülch (1959) besagt dieser Begriff vielmehr nur „eine funk-tionelle Stenosierung der Gefäße durch Muskelkontraktur". Gefäßspasmen als Ursache einer funktionellen Durchblutungsstörung im Bereich der *Hirngefäße* sind, wie sich Wil-der (1926) ausdrückt, „schon wiederholt in Mode gewesen". Dabei wurde dieser Begriff oft mißbräuchlich für viele flüchtige oder rezidivierende neurologische Ausfallserscheinun-gen benutzt. Bei der cerebralen Angiographie sind ebenfalls viele technische Mängel fälsch-lich auf eine solche Gefäßreaktion bezogen worden.

Die Vorstellungen von derartigen, kürzere oder längere Zeit anhaltenden Vasokonstriktionen gehen auf Peabody, Charcot, Grasset, de Jerine, Gordon, Brown-Sequard, Jackson, Kussmaul u. Tenner, Nothnagel u. a. zurück (zit. nach Hiller, 1936). Dabei dienten solche „Gefäßkrisen" nicht nur als Erklä-rung für die Migräne, sondern auch für sog. „ischämische Insulte", für die aber sicherlich auch ganz andere Ursachen (plötzliche Blutdrucksenkung, Steigerung des Blut- und Sauerstoffbedarfes durch Erregung, Thrombosen mit nachfolgendem kollateralem Ödem u. dgl.) in Frage kommen.

Was den übrigen Körperkreislauf und auch den extrakraniellen Teil der Gefäße des Schädels anbelangt, so kann wohl als erwiesen gelten, daß hier Spasmen auftreten (vgl. Beobachtungen von Leriche, 1945; Allen 1947; Gesenius, 1950; Radke, 1957; Gum-rich, Dortenmann u. Kübler, 1957 u. a.). Der Totalverschluß einer Hauptarterie wird allerdings für unmöglich gehalten (s. Lindbom, 1950). Insgesamt sind Beobachtungen über spastische Gefäßkontrakturen auch an den Extremitätengefäßen relativ selten. Schrader (1951) fand unter 200 peripheren Arteriogrammen 2 spastische Einengungen der A. femoralis. Völple (1957) berichtete kürzlich über 6 spastische Gefäßverschlüsse unter etwa 500 peripheren Arteriographien, besonders der oberen Extremitäten.

Browne u. Stern (1954) wiesen nun aber bei angiographischen Untersuchungen von Katzen einen erheb-lichen Unterschied im Verhalten der intrakraniellen und extrakraniellen Zirkulation nach. Bei verschiedenen Gefäßreizen und Eingriffen am Grenzstrang fanden sie Kontraktionen nur am extrakraniellen Gefäßsystem. Auch die Beobachtungen über Gefäßreaktionen nach Durchfrierung (s. Vilaret u. Cachera, 1939; Meiners, 1952) sind ausschließlich an extrakraniellen Gefäßen erhoben worden und lassen sich nicht ohne weiteres auf die Verhältnisse an den intrakraniellen Gefäßen übertragen.

Der Halsteil der A. carotis interna macht hiervon keine Ausnahme. So konnten wir bei bestimmten Kontrastmitteln schon früher derartige Gefäßspasmen an der A. carotis des Hundes nachweisen (Schiefer, 1957), beobachteten aber einen solchen Vorgang nie an den intrakraniellen Gefäßen. Auch bei einwandfreier Technik kann es beim Menschen zur umschriebenen Konstriktion der A. carotis am Hals kommen, ein Phänomen, das gehäuft bei Patienten mit Krampfanfällen, Migräne und Arteriosklerose zu beobachten sein soll (Riechert, 1953; Decker, 1956, 1957). Nach M. Schneider (1959) lassen sowohl der Wandaufbau als auch die im Bereich des Carotissyphons besonders starke sympathi-sche Innervation eine Kontraktion in diesem Gefäßabschnitt zu.

Schwieriger ist die Frage zu klären, ob auch die *intrakraniellen* Gefäßabschnitte zu einer solchen Reaktion fähig sind. Wie sich aus den Ausführungen über den anatomischen Aufbau der Hirngefäße (s. S. 43) ergibt, ist eine aktive Verengerung des Gefäßlumens immerhin möglich. Daß es zumindest an den Piagefäßen auf gewisse Reize hin ganz allgemein zu erheblichen Veränderungen des Gefäßlumens kommen kann, beweisen auch Beobachtungen der Hirnoberfläche nach Trepanationen. Es sei hier an die Untersuchungen von Jacobi u. Magnus (1925); Forbes u. Wolf (1928); Cobb (1931); Foerster u. Penfield (1930) und in jüngster Zeit von Webster, Gurdjian u. Martin (1956) erinnert. Auch bei jedem operativen Eingriff am Menschen ist schon kurze Zeit nach Eröffnung der Dura eine deutliche Änderung der arteriellen Zirkulation zu beobachten. Wenn man dabei auch keine starke aktive Gefäßverengerung bis zum Gefäßverschluß nachweisen

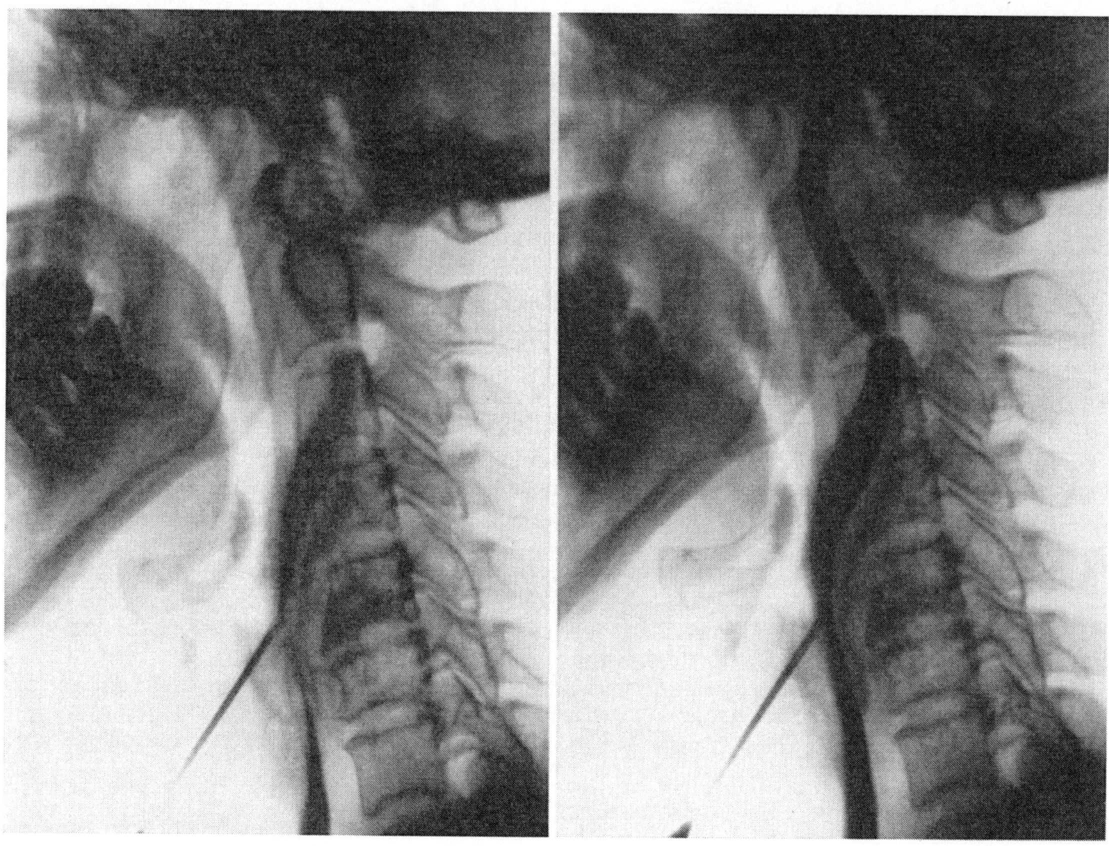

a   b

Abb. 32a u. b. Spasmus im extrakraniellen Abschnitt der A. carotis während einer Kontrastmittelinjektion (keine intramurale Injektion). a An der Punktionsstelle findet sich eine spastische Verengerung des Arterienvolumens. Auch herzwärts ist Kontrastmittel in das Gefäß gelangt. Die Zirkulation ist durch die spastische Verengerung behindert. b Im weiteren Verlauf der Kontrastmittelinjektion tritt peripher der Injektionsstelle (in Höhe des 3. Zwischenwirbelraumes) für kurze Zeit eine ringförmige Einschnürung an der Halsschlagader auf

kann, so läßt sich doch immerhin die Fähigkeit zu einer erheblichen Änderung des Lumens beobachten, die nicht nur druckpassiv (wie etwa bei der künstlichen Herabsetzung des Blutdruckes), sondern unter aktiver Beteiligung der Gefäßwand vor sich geht.

Echlin (1942) konnte nach Freilegung der Hirnoberfläche jede Arteriole durch *Reizung der Gefäßwand* mit einer Glasnadel bzw. durch Dehnung sofort zur Kontraktion bringen. Harvey u. Rasmussen (1951) haben beobachtet, wie sich nach Anfassen der A. cerebri media mit einer Pinzette generalisierte Spasmen ausbildeten, die das Lumen derart verengten, daß sich die Arterie nachher nur noch schlecht wiederfinden ließ. Auch wir selbst konnten die Konstriktion einer größeren Arterie aus dem Versorgungsgebiet der A. cerebri media kürzlich photographisch festhalten. Es handelte sich dabei um das auch im Angiogramm sichtbare, zuführende Gefäß eines arteriovenösen Angioms (s. Abb. 33).

Durch lokale Applikation von Bariumchlorid konnten an den Piagefäßen Wulfften u. Palthe (1932) zwar langdauernde spastische Kontraktionen mit nachfolgenden Nekrosen erzielen, im allgemeinen sprechen die Hirngefäße aber nicht auf *gefäßverengernde Medikamente* an. Im Gegensatz zu anderen Arterien läßt sich weder mit Adrenalin und damit verwandten sympathomimetischen Mitteln noch mit Hypophysin, Barium oder Mutterkornalkaloiden eine stärkere Gefäßverengerung auslösen (C. F. Schmidt, 1949; Schnellbächer, 1955; Schneider, 1956). Das scheint ganz entschieden gegen die Möglichkeit neurogen ausgelöster Angiospasmen zu sprechen. Aus der Tatsache, daß man bei Eklampsie an den Netzhautgefäßen Angiospasmen direkt beobachten konnte (s. u. a. SUTTER, 1949), läßt sich noch kein Rückschluß auf die Verhältnisse im Gehirn ziehen, da die Netzhautgefäße nach Bau und Reaktionsweise zwischen den Haut- und Gehirngefäßen stehen (vgl. auch PICKERING, 1948).

Für das Auftreten von Angiospasmen hat möglicherweise auch eine starke *Drucksteigerung* innerhalb der Gefäße Bedeutung. So haben DENNY-BROWN u. Mitarb. (1956) mit retrograder Injektion von physiologischer Kochsalzlösung in die Hirnvenen des Affen eine Druckerhöhung in den Arteriolen erzeugt. Nach Rückströmung des Blutes in den venösen Schenkel ließ sich dann später ein arterieller Spasmus bis zur Infarktbildung nachweisen.

Übertragen wir die eben besprochenen Befunde auf die Verhältnisse bei der cerebralen Angiographie, so ist zunächst einmal festzustellen, daß es sich sicherlich bei den meisten der in der Literatur beschriebenen und abgebildeten „Gefäßspasmen" intrakranieller

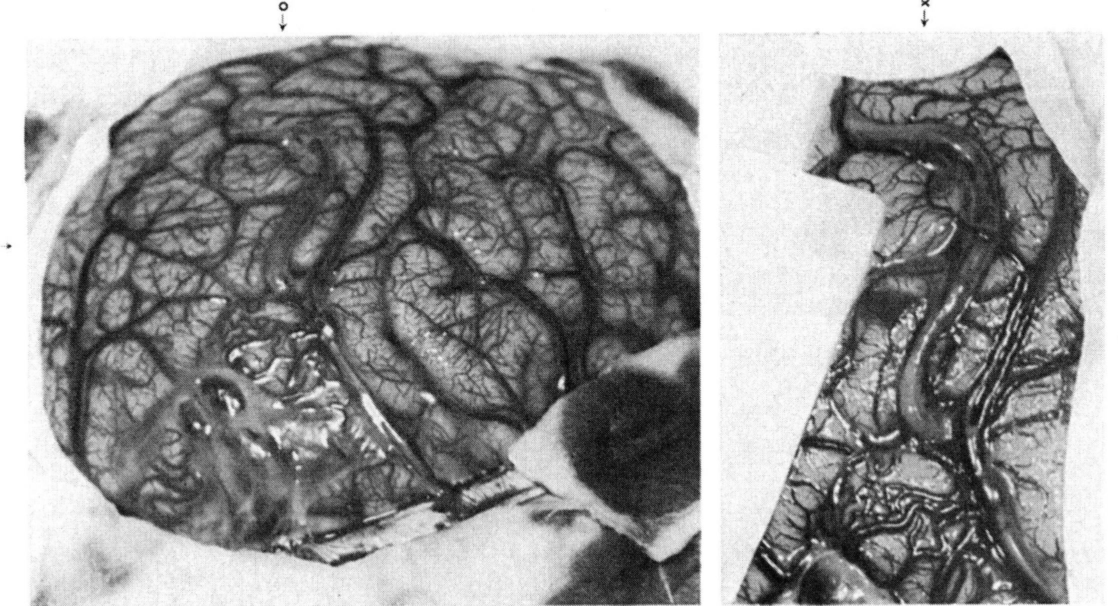

Abb. 33a u. b. Spastische Verengerung einer Rindenarterie.
a) Operationsfoto *vor* Eintritt des Spasmus. Siehe Gefäßabschnitt im Schnittpunkt der Hinweispfeile o→↓
b) Im Schnittpunkt der Hinweispfeile erkennt man den jetzt kontrahierten Gefäßabschnitt ↓←x

Gefäße um Kunstprodukte handelt. Es ist nicht anzunehmen, daß sich etwa plötzlich bei der Angiographie ein Gefäß, etwa die A. cerebri anterior, an einer Stelle oder in einer ganzen Verlaufsstrecke spastisch verengert oder gar verschließt, wie dies so häufig als Ursache ihrer Nichtdarstellung angeführt wird. Man wird dafür gewisse mechanische Einflüsse bei der Punktion auf den extrakraniellen Teil der Carotis verantwortlich machen müssen. Auch die Nichtdarstellbarkeit im Arteriogramm darf nicht ohne weiteres zur Annahme eines auf nervösem Wege ausgelösten Angiospasmus führen. Wie SCHNEIDER (1953) annimmt, könnte es sich dabei zumindest in den kleineren Gefäßen auch um eine vorübergehende Verlegung des Weges durch "Sludging" von Erythrocyten handeln.

Unter besonderen Bedingungen sind allerdings auch an einwandfreien Angiogrammen gelegentlich umschriebene Gefäßverengerungen zu beobachten, von denen natürlich niemand sagen kann, ob es sich dabei tatsächlich um Spasmen handelt (s. u. a. SOUSA-PEREIRA, 1950; LAFON u. Mitarb., 1956). KRÜGER (1959) konnte kürzlich über den seltenen Fall eines angiographisch verifizierten Gefäßspasmus berichten, der bei Kontrollangiographie in Narkose und unter Halsgrenzstrangausschaltung wieder verschwunden war. Von NORLÉN (1953) wurden Spasmen bei Fällen mit Subarachnoidalblutung proximal von sackförmigen Aneurysmen am zuführenden Gefäß eindeutig demonstriert. Er konnte in mehreren Fällen noch drei Tage nach einer Blutung den röntgenologischen

Nachweis eines Gefäßspasmus bringen. Nach den Erfahrungen von ECKER u. RIEMEN-
SCHNEIDER (1953) war dieses noch bis zum 23. Tage nach einer Blutung möglich. NORLÉN
(1953) sieht darin einen reflektorischen Schutzmechanismus, welcher eine Reduzierung
des Blutdruckes innerhalb des Aneurysmas verursacht und damit eine Thrombosierung
erleichtert. Dazu muß man aber sagen, daß ein einreißendes kleineres Gefäß sich in
jedem Falle auch ohne nervöse Beeinflussung automatisch kontrahiert. Dieses beruht
schon auf der Besonderheit des Baues der Gefäßwand. In diesen Fällen ist unseres
Erachtens daher eher eine mechanische als nervöse Auslösung der Gefäßverengerung

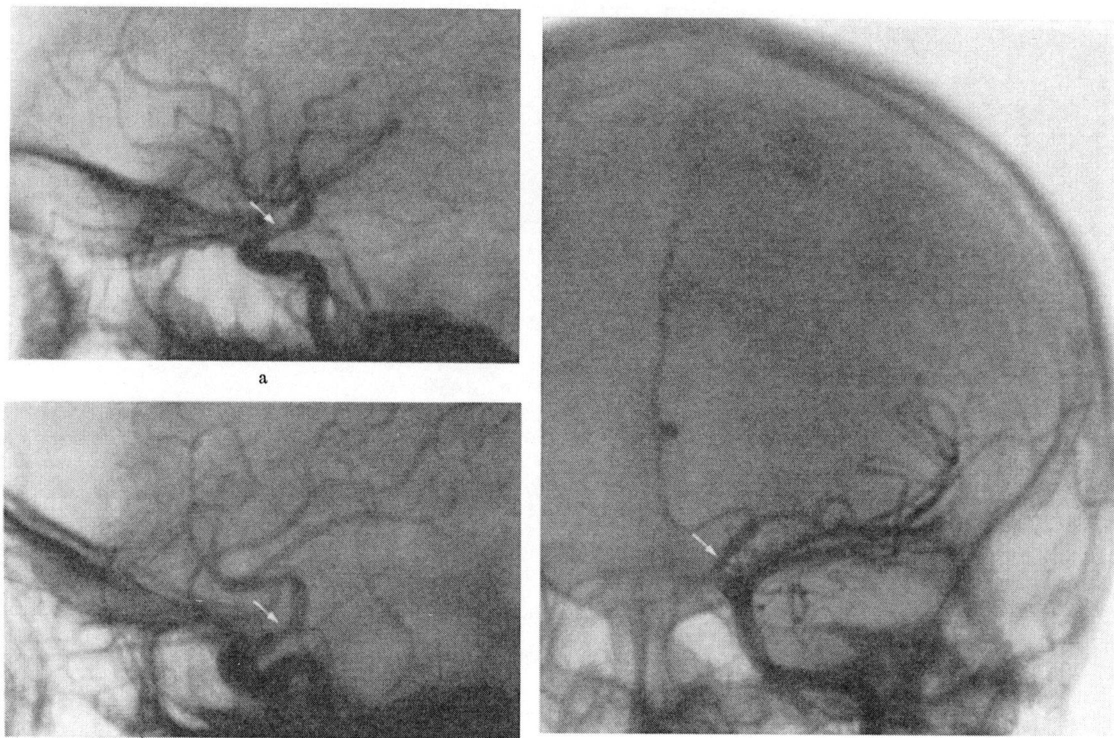

Abb. 34 a—c. Gefäßeinengung (Spasmus ?) an typischer Stelle im supraclinoidalen Abschnitt der A. carotis interna

anzunehmen. Wenn auch nach Ansicht von NORLÉN (1953) die Ursache des Gefäßspasmus noch keineswegs endgültig aufgeklärt ist, so scheint doch bis zur dritten Woche
nach einer Blutung wegen einer besonderen Erregbarkeit des Gefäßnervensystems ein
operativer Eingriff kontraindiziert.

H. W. SCHMIDT (1955) hat ähnlich wie BLOOR, WRENN u. MARGOLIS (1954) im Tierversuch bei Betrachtung der Piagefäße nach intraarterieller Injektion von Röntgenkontrastmittel (Thorotrast, Perabrodil M 45 % und 80 %, Joduron 30 % und 70 %, Umbradil
50 %, Urografin 60 % und 76 %) zwar keinen Angiospasmus nachweisen können, beobachtete aber Zirkulationsstörungen, wie sie sonst nach Injektion von konzentrierter
kolloidaler Peristonlösung zu sehen sind. Die Zirkulationsverlangsamungen waren durch
eine Summation von Blutdrucksenkung und Viscositätserhöhung bedingt, nicht aber
durch Angiospasmen. Es ließ sich nur dann eine umschriebene örtliche Gefäßlumen-
verengerung beobachten, wenn bei künstlichen Embolien mit Glassplitteraufschwem-
mungen ein derartiger Splitter die Arterienwand perforiert hatte. Ob es sich dabei aber
tatsächlich um eine aktive Mitwirkung der Gefäßwand im Sinne eines Angiospasmus
handelt, ist fraglich. Man wird nämlich auch die Möglichkeit in Betracht ziehen müssen,
daß im Augenblick einer Gefäßwandperforation gleichzeitig Blutserum austritt und zu
einer intramuralen oder periarteriellen Kompression des betreffenden Gefäßabschnittes

führt. Auf einem solchen Mechanismus könnten auch die oben genannten längere Zeit anhaltenden Gefäßverengerungen in der Nähe von sackförmigen Aneurysmen nach Subarachnoidalblutung beruhen (vgl. ECKER u. RIEMENSCHNEIDER, 1951; NORLÉN, 1953; KAUTZKY, 1955; LAFON u. Mitarb., 1957; u. a.).

Für den supraklinoidalen, also intrakraniellen Teil der A. carotis interna ist jedoch die Frage eines möglichen Gefäßspasmus noch nicht genügend geklärt. Es finden sich nämlich immer wieder Angiogramme, auf denen an charakteristischer Stelle (etwa 0,5 bis 1,0 cm nach Abgang der A. ophthalmica) eine deutliche Einengung dieses Gefäßabschnittes in beiden Ebenen des Angiogramms zu beobachten ist. In unserem Krankengut stellen Gefäßeinengungen an dieser Stelle der A. carotis interna z. T. Zufallsbefunde dar. Wir haben sie aber auch mehrfach bei Patienten mit Thrombangiitis (s. Abb. 34) und nach Subarachnoidalblutungen beobachten können. Falls es sich nicht um organische Veränderungen der Gefäßwand durch die Gefäßerkrankung oder Blutung handelt, wird man das Auftreten einer spastischen Verengerung dieses Gefäßabschnittes zumindest diskutieren müssen.

2. Die pharmakologische Beeinflussung der Hirngefäße

Bezüglich der Wirkung von Pharmaka auf die Hirngefäße und ihren Tonus ist generell festzustellen, daß fast alle Stoffe, welche die Blutgefäße im Körper erweitern, dasselbe — wenn auch mit geringerem Effekt — an den Hirngefäßen tun. Die Annahme, daß die Hirnstrombahn auf die Mehrzahl der Pharmaka „umgekehrt" reagieren soll wie die Strombahn der anderen Körperorgane, ist möglicherweise dadurch zu erklären, daß eine erste konstriktorische Wirkungsphase nur schwach ausfällt, während eine zweite dilatatorische sehr lang erscheint. Im allgemeinen ist nämlich an den Hirngefäßen weder durch Hormone noch durch Medikamente eine eindeutige direkte Verengerung der Gefäße zu beobachten (C. F. SCHMIDT, 1949).

Auf die experimentellen Beobachtungen der Reaktion der Hirngefäße auf die einzelnen Pharmaka kann hier nicht näher eingegangen werden. Hierüber liegen zahlreiche Untersuchungen aus früherer und jüngster Zeit sowohl am Tier als auch am Menschen vor, die sich allerdings aus den eingangs genannten Gründen teilweise widersprechen (vgl. auch Übersichtsreferate von D. SCHNEIDER, 1938; W. DRIESEN, 1949). Das liegt auch daran, daß sich die Wirkung der meisten Medikamente nicht allein auf eine Änderung der Gefäßweite erstreckt, sondern daß gleichzeitig auch Atemvolumen oder Blutdruck und damit das Blutangebot an das Gehirn beeinflußt werden. Daraus resultieren selbst im Tierversuch erhebliche Schwierigkeiten für den exakten Nachweis der Wirkung eines Präparates auf die Hirndurchblutung (vgl. BOUCKAERT u. JOURDAN, 1936).

Die hier zu besprechenden Pharmaka lassen sich in reizende (adrenergische) und lähmende (cholinergische) einteilen. *Adrenalin* übt bei lokaler Einwirkung (DÖRING, 1950) auf die Gefäße der Pia eine vasokonstriktorische Wirkung aus. Die etwa drei bis fünf Sekunden lang anhaltende geringe Abnahme des Gefäßlumens steht aber in keinem Verhältnis zu der Reaktion in anderen Organen. Bei intravenöser Anwendung ist keineswegs immer eine Vasokonstriktion festzustellen. Die Wirkung hängt hier ganz von der Ausgangslage des Gesamtorganismus ab.

Durch eine direkte Tonusherabsetzung an den Gefäßen wirken nach MEYER-GOTTLIEB (1936): *Papaverin*, *Campher*, *Antipyretica*, *Chloralhydrat*, *Luminal* und *Nitrite*. Die Durchblutungssteigerung durch Papaverin wurde von JAYNE, SCHEINBERG, RICH, BELLE u. SHENKIN (1952) auch mittels der Fremdgasanalyse nach KETY (s. u.) nachgewiesen. M. und D. SCHNEIDER (1934) sowie KELLER (1939) sahen bei Beatmung mit *Amylnitrit* eine Durchblutungssteigerung von 8—12%. Stärker und länger anhaltend ist die Wirkung von *Nitroglycerin* (Durchblutungssteigerung um 30%).

Nach FORBES, WOLFF u. COBB (1928) u. a. erweitern sich schon auf 0,001—0,003 mg *Histamin* i. v. die Hirnarteriolen und Capillaren außerordentlich stark (vgl. auch neuere Untersuchungen von SHENKIN, 1951). Eine ähnliche Wirkung hat *Lacarnol*.

Die *Antipyretica*, *Antipyrin*, *Phenetidin*, *Pyramidon* u. a. rufen besonders bei erhöhter Temperatur eine deutliche Erweiterung der intrakraniellen Gefäße hervor. Eine reichlichere Durchströmung des Gehirns kommt bei den Narkotica erst als Teilerscheinung einer allgemeinen Gefäßerschlaffung zustande.

MYERSON, RINKEL, LOMAN beobachteten nach subcutaner *Acetylcholin-Injektion* nur einen Anstieg des Liquordruckes, den sie auf eine Erhöhung des Gehirnvenendruckes bei aktiver Erweiterung der vorgeschalteten Strombahn bezogen. *Atropin* und *Scopolamin* haben neben ihrer parasympathicolytischen Wirkung eine erschlaffende auf glatte Muskelfasern, also auch auf die Media der Hirngefäße. Durch Atropin kommt es nach MEYER-GOTTLIEB (1936) zu einer Gefäßerweiterung entweder infolge direkten Einflusses auf die Gefäße, oder aber als Reflex auf einen zentralen Temperaturanstieg auf dieses Medikament hin. Durch *Coffein* wurde bei frisch Operierten der Widerstand in den Hirngefäßen gesteigert, die Durchblutung um 15% gesenkt (SHENKIN, 1951).

Dem *Theophyllin*, das in letzter Zeit bei der Behandlung des „Schlaganfalles" an Bedeutung gewann (MAINZER, 1954), wurde zunächst eine gefäßerweiternde Wirkung zugesprochen. KOCH, SCHNELLBÄCHER u. SCHNEIDER (1955) haben mit der von LUDWIGS (1954) modifizierten Thermosonde nach GIBBS (s. unten) nachweisen können, daß es dabei sowohl unter normalen als auch pathologisch gesenkten Blutdruckverhältnissen zu einer Durchblutungsminderung des Gehirns unter Umständen bis auf kritische Höhen kommt. Mit der gasanalytischen Methode lassen sich diese Ergebnisse bestätigen (BODECHTEL, 1956). Die Wirkungsweise des Medikamentes bei den genannten Erkrankungen ist damit also noch keineswegs geklärt. Die neueren wasserlöslichen Theophyllinderivate zeigen teilweise sogar trotz leichter Blutdrucksenkung eine Erhöhung der Hirndurchblutung (zentrale Wirkung über das Herz?).

Die sog. *Sympathicolytica* sollen eine Reaktion auf sympathische Reize oder Überträgerstoffe verhindern und damit einen Einfluß auf die Hirndurchblutung nehmen. Es handelt sich dabei um Mutterkornalkaloide in genuiner Form (*Ergotamin, Gynergen*) oder um halbsynthetische Produkte. Am bekanntesten ist z. Z. das *Hydergin*. SCHNEIDER u. WIEMERS (1950) konnten mittels der Thermostromuhr eine Zunahme der Hirndurchblutung mit diesem Medikament aber nur dann nachweisen, wenn das Gehirn vorher minderdurchblutet war, d. h. eine normale Gehirndurchblutung wurde durch Hydergin nicht geändert. Zu ähnlichen Feststellungen kamen auch HAFKENSCHIEL, CRUMPTON u. MEYER (1950), die mit der Methode von KETY u. SCHMIDT nach Verabfolgung von Dihydroergocornin eine Herabsetzung des Gefäßwiderstandes nur bei Hypertonikern, nicht aber bei gesunden Vergleichspersonen beobachteten. TÄSCHLER, CERLETTI u. ROTHLIN (1952) wiesen bei Untersuchungen mit der Thermostromuhr an der A. vertebralis der Katze eine Zunahme auch der normalen Hirndurchblutung nach. Klinische Untersuchungen bestätigen ebenfalls den Einfluß des Hydergins auf die Hirngefäße im Sinne einer Erweiterung. Von SCHOBER (1952) wurde dazu die Injektion des Medikamentes in die A. carotis interna empfohlen. Daß die Hydergin-Wirkung mit einer Lähmung des Sympathicus identisch wäre, ist bisher allerdings nicht sicher nachgewiesen.

BERNSMEIER hat 1954 mit der Kety-Methode die chemische Blockierung des adrenergischen Systems durch *Regitin* geprüft. Bei adrenolytischen Regitin-Dosen von 0,35 mg/kg ließ sich dabei an Normalfällen im Mittel eine leichte Hirndurchblutungssenkung von 56,7 auf 50,3 cm³/100 g und Minute bei unverändertem Strömungswiderstand nachweisen. Bei organischen Veränderungen der Gefäßwand (Hirnarteriosklerose, cerebraler Bürger) fand sich dagegen bei gleicher Medikation eine deutliche Senkung des Strömungswiderstandes (im Mittel von 2,7 auf 1,9) und ein Anstieg der Hirndurchblutung (im Mittel von 40,0 auf 43,1 cm³/100 g/min).

Die sog. *Ganglienblocker* sind quaternäre Ammoniumverbindungen, welche die cholinergische Erregungsübertragung in den sympathischen und parasympathischen Ganglien hemmen und damit die vasomotorischen Impulse zur Peripherie unterbrechen. Bezüglich ihrer klinischen Anwendung am eigenen neurochirurgischen Krankengut kann auf die Arbeit von FROWEIN u. LOEW (1954) verwiesen werden (dort eingehendes Schrifttumsverzeichnis). Im Rahmen unserer Untersuchung hat besonderes Interesse das Präparat *Pendiomid* (Ciba). LOEW (1956) konnte in letzter Zeit an ausgedehnten Tierversuchen nachweisen, daß unter Pendiomid-Medikation die postcommotionelle Recruitment-Latenz-Verlängerung signifikant geringer ausgeprägt ist. Das spricht für die Möglichkeit eines vasomotorischen Geschehens, zumal sich durch Pendiomid auch Veränderungen des Blutdruckes und der Pulsfrequenz im postcommotionellen Verlauf vermeiden lassen. Die Erfahrungen bei Anwendung dieses Mittels während der cerebralen Angiographie lassen ebenfalls an die Möglichkeit der Ausschaltung von Gefäßnervenreaktionen denken. Wie die meisten Ganglienblocker hat das Pendiomid wahrscheinlich auch eine gewisse membranabdichtende Wirkung und vermindert damit Schwellungszustände des Hirns auf dem Boden von Membranstörungen.

Versuche, die *Wirkungen* vasokonstriktorischer und vasodilatatorischer Pharmaka auch im *cerebralen Angiogramm* nachzuweisen, wurden bisher nur selten unternommen. Dies liegt z. T. daran, daß es sich auch bei der Serienangiographie nicht um eine Verlaufsuntersuchung handelt, wobei der pharmakologische Effekt sofort überprüft werden könnte. Es müssen vielmehr nacheinander Kontrolluntersuchungen vorgenommen werden, deren eigene, weitgehend unbekannte Auswirkungen bereits das Untersuchungsergebnis beeinflussen können. Auch läßt sich nicht immer sagen, ob der beobachtete Effekt nicht nur indirekt ist und mit anderen Wirkungen des Medikamentes (Blutdruck, Atmung!) zusammenhängt. Zum anderen sind Täuschungen unvermeidbar, wenn bei der Vergleichsuntersuchung nicht genau der gleiche Aufnahmezeitpunkt erreicht wurde. Weitenänderungen von Hirngefäßen im Angiogramm, wie sie z. B. von FRIEDMAN, FEIRING, DAVIDOFF u. MEERITT (1949) bei Anwendung von Ergotamin und Histamin sowie von MORELLO, BARTECEK, STELLAR u. COOPER (1956) nach Injektion von 60—180 mg Papaverin beschrieben wurden, lassen sich nur außerordentlich schwer beurteilen. Bei nur geringen Unterschieden kann auch unter Anwendung einer Vergrößerungstechnik die Ausmessung auf Schwierigkeiten stoßen.

Mit Hilfe angiographischer Untersuchungen am Hund hat VAN DEN BERGH (1956) die vasomotorischen Wirkungen verschiedener Medikamente untersucht. Die Arterien der Hirnbasis und die großen cerebralen Gefäße zeigten dabei unter dem Einfluß von Papaverin, Coffein und Acetylcholin eine deutliche Dilatation. Der vasodilatatorische Effekt der Nicotinsäure war aber nur am Stamm der A. carotis interna eindeutig. Die Wirkung des Adrenalins erschien unsicher, am ehesten jedoch im Sinne einer Vasokonstriktion. Nach Ausschaltung des Sympathicus war diese Wirkung umgekehrt. Durch Dihydroergotamin konnte eine Konstriktion der zuvor durch andere Substanzen dilatierten Arterien erreicht werden.

Die genaue Bestimmung der Zirkulationszeit der Hirngefäße durch die schnelle Serienangiographie (s. Abschnitt V C) wird jedoch in Zukunft wahrscheinlich bessere Vergleichsmöglichkeiten zulassen. Über Änderungen der Kreislaufzeit unter Kohlensäurebeatmung s. Seite 104.

B. Meßmethoden zur Feststellung der Hirndurchblutung
1. Bisherige Untersuchungsmöglichkeiten

Die einfache *Beobachtung der Gefäße* auf der Hirnoberfläche durch den eröffneten Schädel stellte den ersten Versuch dar, einen Einblick in die Hirnzirkulation zu nehmen. JACOBI u. MAGNUS (1925) haben auf diese Weise Veränderungen der pialen Gefäße nach Adrenalin-Applikation nachgewiesen. FORBES, WOLFF u. COBB konnten seit 1928 durch ein in die Schädelkapsel eingeschraubtes Glasfenster Beobachtungen an den Piagefäßen unter nahezu physiologischen Bedingungen anstellen. Mit dieser Methode wurden von der Cobbschen Schule über Jahre hindurch die verschiedenartigen Einwirkungen auf die Hirngefäße registriert (s. oben). Aus dem parallelen Verhalten der Piagefäße und des Hirndruckes glaubten die Autoren damit auch Rückschlüsse auf das Verhalten der sonstigen Gefäße machen zu können.

Eine Messung des *Hirnvolumens* zur Schätzung einer veränderten Blutfülle im Gehirn haben schon 1890 ROY u. SHERRINGTON mit einem Onkometer vorgenommen. Später folgten plethysmographische und kymographische Untersuchungen. In jüngerer Zeit haben RIECHERT u. HEINES (1950) sowie GERLACH (1952) versucht, mittels einer *epiduralen Druckmessung* durch kurvenmäßige Registrierung der Druckabfälle zu einer Beurteilung der Kreislaufverhältnisse des Gehirns zu gelangen.

Messungen der Strömungsgeschwindigkeit in der A. carotis zur Bestimmung der Hirndurchblutung hat schon 1904 JENSEN durchgeführt. GIBBS, MAXWELL u. Mitarb. versuchten 1947 durch Injektion eines Farbstoffes (Evansblau) in die A. carotis und Konzentrationsbestimmung in der Jugularvene die Hirndurchblutung zu klären. Die Streuungsbreite dieser Methode war aber erheblich. ZEHNDER wies 1946 auf die Möglichkeit einer Bestimmung der Strömungsgeschwindigkeit mittels Röntgenkymographie im Rahmen der cerebralen Arteriographie hin (vgl. auch eingehende Darstellung röntgenkymographischer Untersuchungsmöglichkeiten bei GÜNTERT u. ZIMMER, 1957). Größere Bedeutung hat die Reinsche Thermostromuhr erlangt: das Prinzip beruht darauf, daß der Blutsäule eines (uneröffneten, aber operativ freigelegten) Gefäßes durch Heizelektroden eine bestimmte Wärmemenge zugeführt wird. Die zwischen zwei stromauf und stromab gelegenen Punkten auftretende Temperaturdifferenz ist direkt abhängig von der durch das Gefäß fließenden Blutmenge. Mit dieser Methode haben DIETRICH und MAX SCHNEIDER (1934) sowie KELLER (1939) das Bestehen einer selbständigen Regulation der Hirndurchblutung nachweisen und NOELL u. SCHNEIDER (1948) die Abhängigkeit der Hirndurchblutung vom Liquordruck zeigen können. RIECHERT u. HEINES (1950) benutzten nach dem ähnlichen Prinzip eine geheizte Thermonadel (GIBBS), die bei der Arteriographie in die A. carotis eingelegt wurde.

Untersuchungen der Gewebetemperatur. Durchblutungsabhängige Temperaturänderungen tiefer Hirnteile hat GIBBS (1933) mit Hilfe einer Thermosonde bestimmt, die über die Gewebetemperatur aufgeheizt wurde. Zur Erzielung einer ausreichenden Empfindlichkeit war aber eine unphysiologisch starke Aufheizung der Sonde erforderlich.

Die Methode von GIBBS hat 1954 LUDWIGS durch Verwendung von Thermoresistoren (Sintermetalle mit starker Änderung ihres Widerstandes bei Temperaturänderung) anstelle der Thermoelemente modifiziert: Es werden zwei dünne Sonden zur Temperaturmessung in das Hirngewebe eingestochen. Die eine wird geheizt, die andere bleibt ungeheizt und mißt die Absoluttemperatur. Durch die Heizsonde wird nun das Hirngewebe um 0,5—2,0° erwärmt. Steigt nun die Durchblutung an, so wird dadurch das Gewebe wieder stärker gekühlt und die Temperatur in der Kontrollsonde erreicht geringere Grade. Mit dieser Methode ist eine fortlaufende Registrierung der Durchblutungsänderungen möglich. Es sind aber nur in beschränktem Umfange quantitative Untersuchungsergebnisse zu erfassen.

Besonders bei Gefäßverschlüssen und zur Untersuchung des Kollateralkreislaufes im Gehirn haben sich die *polarographischen Untersuchungen* von MEYER, FANG u. DENNY-BROWN (1954) bewährt. Mit dieser Methode läßt sich fortlaufend der O_2-Verbrauch im Hirngewebe unter den verschiedensten Bedingungen registrieren.

Der an der Elektrodenspitze gemessene O_2-Gehalt ist abhängig vom Grad der O_2-Diffusion aus den Blutgefäßen und der Größe der Ausnutzung im Nervenzellstoffwechsel. Jede Änderung der Zirkulation verursacht sofort eine Veränderung der O_2-Spannung.

Über Versuche einer *rheographischen Kontrolle* der Hirndurchblutung haben POLZER u. SCHUHFRIED (1953), KAINDL u. Mitarb. (1953), BERTHA, HEPPNER, JENKNER, LECHNER u. RODLER (1955) sowie DOBNER, (1958) berichtet. Es handelt sich dabei um eine Messung der elektrischen Leitfähigkeit, die u. a. vom jeweiligen Füllungszustand der Gefäße abhängig ist. FRIEDMANN (1955) konnte mit dieser Methode aber weder Tumoren noch Carotisverschlüsse seitenlokalisieren sondern nachweisen, daß die Äste der A. carotis externa Aussehen und Form der rheographischen Kurve allein bestimmen, während die innerhalb des Schädels liegenden Gefäße keinen Einfluß haben.

Von DONZELOT, MEYER-HEINE, MILAVANOVICH u. DREYFUS-BRISAC (1951) stammt die Methode der *Hochfrequenzdiagraphie*, mit der ebenfalls Versuche zur Hirndurchblutungsmessung gemacht wurden. Eindeutige Ergebnisse liegen nicht vor. Auch Beobachtungen der Netzhautgefäße oder Messungen des *Netzhautarteriendruckes* (STREIFF u. MONNIER, 1946; WEIGELIN u. MÜLLER, 1951) können für eine quantitative Bestimmung in der bisherigen Form nicht herangezogen werden. Ebensowenig ist dafür die Registrierung des Liquordruckes nach Drosselung der Jugularvene (FERRIS, 1941) wie auch die alleinige Analyse der arterio-venösen Sauerstoffdifferenz (LENNOX u. GIBBS, 1932; WILLIAMS u. LENNOX, 1939) geeignet.

2. Hirndurchblutungsmessung mit radioaktiven Isotopen

Für Messungen der Hirndurchblutung mit radioaktiven Isotopen kommen in Frage Na^{24}, J^{131}, Thorium B und Krypton[79].

Schon 1929 wurde von WOLFF u. BLUMGART die Zirkulationszeit bei der Katze durch Radium C bestimmt. Die Messung erfolgte zwischen Halsschlagader und Ohr. Es fand sich eine Zirkulationszeit von etwa 6 sec; die eigentliche Hirnzirkulationszeit wurde auf 3 sec geschätzt.

Beim Menschen haben KLINGLER, WASER u. HUNZINGER (persönl. Mitteilung) Na^{24} Cl in die A. carotis injiziert. Durch einen abgeschirmten Zähler ließ sich die Zirkulationszeit der A. cer. media bestimmen. Bei Thrombosen fanden die Autoren Änderungen der Aktivität über der erkrankten Seite.

Auch VAN DEN BERGH hat 1956 in Anlehnung an frühere Befunde von SMITH u. QUIMBY (1945) Hirndurchblutungsmessungen mit Na^{24} durchgeführt. Mit Hilfe eines gut abgeblendeten Szintillationszählers wurde die Gamma-Aktivität eines kegelschnittförmigen Hirnbezirkes erfaßt. Die Meßergebnisse lassen sich in einer Aktivitätskurve anordnen, die sich kurze Zeit nach der Injektion stabilisiert, so daß dann unter anderem der Einfluß von durchblutungsändernden Medikamenten geprüft werden kann. Wegen der kurzen Halbwertzeit von 15 Std. ändern sich die Werte allerdings rasch.

Bei Untersuchungen mit J^{131} ergibt sich der Vorteil einer längeren Halbwertzeit (6 Tage) sowie eines kleineren wirksamen Strahlungsbereiches. Dadurch ist es möglich, am gleichen Patienten mehrere Messungen durchzuführen und einen Vergleich symmetrischer Punkte des Gehirns vorzunehmen, womit Durchblutungsunterschiede beider Hemisphären auch über längere Zeit erfaßt werden können. Ebenfalls mit radioaktivem Natrium oder Jod, das der Injektion von Kontrastmittel in die A. carotis beigemischt wurde, hat GREITZ (1956) Vergleichsuntersuchungen über die Zirkulationszeit des Hirns durchgeführt. Auf die Ergebnisse im einzelnen wird noch einzugehen sein.

NYLIN u. BLÖMER führen seit 1953 Hirndurchblutungsmessungen mit Hilfe von Thorium B durch. Bei dieser Methode werden radioaktiv markierte Erythrocyten i. v. injiziert, dann wird fortlaufend Blut aus beiden Bulbi jugulares entnommen und die Aktivität gemessen. Dabei ergeben sich charakteristische Verdünnungskurven. Wird dagegen das markierte Blut in die A. carotis injiziert, so finden sich vorübergehend Aktivitätsunterschiede zwischen beiden Hemisphären, wodurch quantitativ Durchblutungsunterschiede zu erfassen sind.

Durchblutungsmessungen mit Krypton[79]. Eine gewisse Erleichterung gegenüber der anschließend zu besprechenden Stickoxydulmethode kann erreicht werden, wenn anstelle von N_2O als Fremdgas radioaktives Krypton[79] eingeatmet wird. LASSEN u. MUNCK (1955) konnten damit die Hirndurchblutung im Mittel auf 52 ($\pm$ 8,6) cm³/100 g Hirngewebe/min bestimmen. Der Vorteil dieser Methode liegt in der raschen Feststellung der Fremdgasmenge. Trotzdem zieht sich wie bei der Stickoxydulmethode der ganze Untersuchungsvorgang über 10 min hin, so daß z. B. rasche Durchblutungsänderungen nicht faßbar sind.

Versucht man aber, diesen Nachteil dadurch auszugleichen, daß unmittelbar während der Hirnzirkulation die Messung der jeweiligen Kryptonkonzentration erfolgt — wobei jede Änderung der Durchblutung sofort zu erfassen wäre —, so wird der Wert durch die extrakranielle Schädeldurchblutung erhöht. Von amerikanischer Seite wurden dabei Werte um 83 cm³/100 g/min gemessen.

3. Durchblutungsmessung mit der Stickoxydulmethode

Mit der Fremdgasanalyse von KETY u. SCHMIDT sind seit 1945 zahlreiche Untersuchungen der normalen und pathologischen Hirndurchblutung sowohl tierexperimentell als auch klinisch durchgeführt worden. Es ergab sich mit dieser Methode *erstmalig* die Möglichkeit einer *quantitativen Bestimmung der Hirndurchblutung beim Menschen*. Viele bisher nur tierexperimentell gewonnene Erkenntnisse konnten nun auch am Menschen bestätigt werden.

Methodik. Die Messung beruht auf dem Fickschen Prinzip der Minutenvolumenbestimmung, welches besagt, daß die Durchblutungsgröße eines Organs direkt proportional der Menge des von ihm aufgenommenen Sauerstoffes (O_2-Verbrauch) und umgekehrt proportional der arteriovenösen Sauerstoffdifferenz ist. In dieser Gleichung war zunächst nur eine Bestimmung der arteriovenösen Sauerstoffdifferenz möglich. KETY u. SCHMIDT ersetzten nun einen Teil des Luftstickstoffes durch Stickoxydul und führten dem Körper ein Gasgemisch (21% O_2, 15% N_2O, 64% N_2) zu. Entsprechend seiner Löslichkeit geht das Stickoxydul in Blut und Gewebe über. Die Größe der Durchblutung errechnet sich dann aus der Aufnahme des Gases im Gehirn und aus der arteriovenösen Stickoxyduldifferenz. Die Konzentration im arteriellen und venösen Blut (gemessen in der A. femoralis und dem Bulbus V. jugularis) läßt zunächst deutliche Unterschiede erkennen (s. Abb. 35). Arteriell wird sehr rasch eine völlige Sättigung erreicht, während die Sättigung im venösen Blut wesentlich langsamer erfolgt, da vom Hirngewebe eine gewisse Menge des Gases absorbiert wird. Je

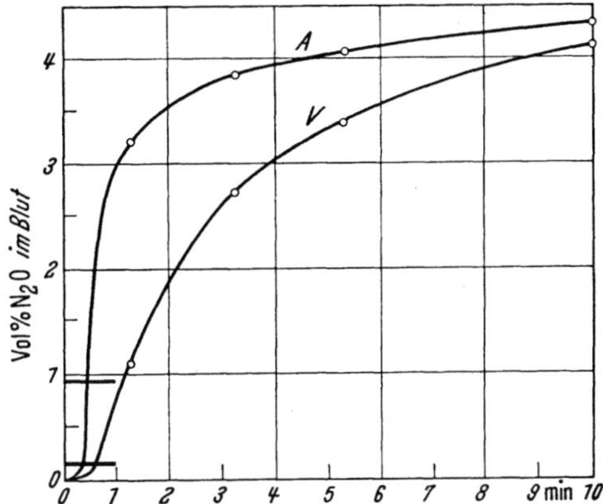

Abb. 35. Ergebnisse eines typischen Versuches der Bestimmung der Gehirndurchblutung bei einem gesunden Mann mit Hilfe der Einatmung von 15% Stickoxydul (N_2O-Gehalt der Blutproben. *A* arterielles Blut, *V* cerebrales Venenblut)

mehr N_2O-haltiges Blut das Hirngewebe durchströmt, um so rascher wird sich ein Gleichgewicht zwischen arterieller und cerebraler Gasspannung einstellen. Ist also die arteriovenöse N_2O-Differenz rasch ausgeglichen, so ist die Durchblutung gesteigert, dauert der Ausgleich aber länger, so besteht eine Durchblutungsverminderung. Die Messung der Durchblutung erfolgt während der Absorptionszeit bis zur Sättigung des Hirns mit dem Fremdgas für die Dauer von 10 min. Der von den Autoren festgestellte mittlere Normalwert der Hirndurchblutung von 54 cm³/100 g Hirngewebe/min hat sich auch im Vergleich mit den sonstigen quantitativen Methoden bestätigen lassen.

Mit einer Methodenstreuung von ± 12 cm³ (KETY) liefert allerdings auch die Fremdgasanalyse in ihrer ursprünglichen Form nur innerhalb gewisser Grenzen verwertbare Ergebnisse. Signifikante Abweichungen vom Normalbereich werden sich danach nur bei großen oder fortgeschrittenen Prozessen feststellen lassen.

Die Modifikation von BERNSMEIER u. SIEMONS (1953) in Form einer fortlaufenden Blutentnahme mit kleinen Synchronmotoren hat sich außerordentlich bewährt, weil der Streuungsbereich geringer wird. Sie verzichtet allerdings auf eine Blutentnahme in der

1. Minute der N_2O-Atmung. Diese ist aber in unserem Zusammenhang deshalb besonders wichtig, weil sich aus der Differenz dieser Werte ersehen läßt, ob a. v. Shunts vorliegen. Ist dies nämlich der Fall, dann kann die Kety-Methode nach ihren Voraussetzungen keine Anwendung finden (vgl. KETY u. SCHMIDT, 1945).

Mit der zur Fremdgasanalyse nach KETY u. SCHMIDT erforderlichen Versuchsanordnung können nun gleichzeitig O_2- und CO_2-Analysen des Blutes durchgeführt werden. Der *Sauerstoffverbrauch* des Gewebes ergibt sich aus dem Produkt von Durchblutungsgröße und arteriovenöser O_2-Differenz (arteriell normal: 20—21, venös normal: 13—14 Vol.-%). Unter dem *Strömungswiderstand* (s. vorher) versteht man den Druck, der notwendig ist, um 1 cm³ Blut in einer Minute durch 100 g Gewebe zu treiben. Er läßt sich aus dem Quotienten von arteriovenösem Blutdruckabfall und Durchblutung errechnen.

Die Mittelwerte dieser Methode bei verschiedenen Untersuchern sind in der folgenden Tabelle zusammengefaßt (s. Tab. 3). Das Alter spielt insofern eine Rolle, als die Hirndurchblutung beim Neugeborenen am niedrigsten ist, in den ersten Lebensjahren rasch ansteigt, um dann später langsamer wieder abzusinken. Bei einem Hirngewicht des Erwachsenen von rund 1400 g passieren in der Minute etwa 800 cm³ Blut das Hirn. Das entspricht etwa 15—20% des normalen Herzminutenvolumens in Ruhe für ein Organ, das nur 2% des Körpergewichtes ausmacht.

Es wurde diskutiert, ob die Wahl der Seite, auf der der Bulbus jugularis punktiert wird, das Meßergebnis beeinflussen kann. KETY u. SCHMIDT erhielten bei simultaner Blutentnahme gesunder Vergleichspersonen eine gute Übereinstimmung. Die Ansicht von HIMWICH, HOMBURGER u. MARESKA (1947), welche einen regionalen Anteil des venösen Blutabflusses in jeder Jugularvene annahmen, scheint damit widerlegt. Im allgemeinen wird man daher sagen können, daß das Blut der Jugularvenen gemischt die Abflüsse beider Hemisphären enthält. Daran würde sich auch nichts ändern, wenn angiographisch ein nur einseitiger oder unterschiedlicher Abfluß über den Sinus transversus nachzuweisen ist, da ja nur die Bestimmung der venösen N_2O- bzw. O_2-Spannung von Bedeutung ist. Passiert aber unter pathologischen Bedingungen ein Teil oder nahezu der gesamte venöse Abfluß nicht den Bulbus jugularis, so ergeben sich unvermeidbare Meßfehler (s. Abb. 82).

Die Homogenität der Hirnsubstanz wird sowohl hinsichtlich ihrer Vascularisation als auch der Absorptionsbedingungen für N_2O — wie die theoretische Ableitung der Methode erkennen läßt — vorausgesetzt. Sie ist streng genommen auch im Normalfall weder anatomisch noch physikalisch gegeben. Allerdings zeigt sich im Tierexperiment die erwähnte gute Übereinstimmung der gasanalytischen mit denjenigen der direktmessenden Methoden.

Die Fremdgasanalyse gibt die Gesamtdurchblutung des Hirns, also einen Bruttowert an. Sie erlaubt aber nicht, die Durchblutung einzelner Hirnregionen gesondert zu erfassen. Es

Tabelle 3. *Durchblutung und Sauerstoffverbrauch des Gehirns.* (Normalwerte und Streuung der Fremdgasanalyse nach KETY u. SCHMIDT)

	nach KETY u. SCHMIDT	σ	nach SCHEINBERG u. STEAD[1]	σ	nach BERNSMEIER u. SIMONS	σ	nach ESPAGNO	σ	nach GÄNSHIRT	σ
Hirndurchblutung cm³/100 g min	54	12	64,7	12,1	58	6,6	51,9	—	55,7	6,8
(A-V) O_2 Vol %	6,3	1,2	6,0	0.8	6,4	0,75	7,6	—	6,4	1,2
O_2-Verbrauch cm³ O_2/100 g min	3,3	0,4	3,79	0,55	3,7	0,41	3,8	—	3,5	0.5
Strömungswiderstand mm Hg/cm³/100 g min	1,6	0,4	1,31	0,24	1,5	0,28	—	—	—	—
Mitteldruck (art.) mm Hg	86	7,0	83	8,32	95	11,6	—	—	—	—

können aber Durchblutungsänderungen einzelner Hirnabschnitte oder Teile des Gefäßsystems diesen Bruttowert der Hirndurchblutung erhöhen (arteriovenöse Kurzschlüsse) *oder vermindern* (Schädelinnendrucksteigerung, Gefäßprozesse) *und damit einen starken Einfluß auf den Gesamtdurchblutungswert ausüben.*

---

[1] Die Werte für die Hirndurchblutung erscheinen überhöht, weil die Autoren mit einem falschen Verteilungskoeffizienten des N_2O rechnen. Bei entsprechender Korrektur liegen ihre Werte für Durchblutung und O_2-Verbrauch auf fast der gleichen Höhe wie diejenigen von KETY u. SCHMIDT.

ALMAN, BESSMANN, HAYES u. FAZEKAS (1952) fanden, daß im Falle eines Hydrocephalus größere Mengen von Stickoxydul in den Liquor übergehen. Beim Vorliegen eines intrakraniellen Tumors ist im Meßwert der Gasanalyse sowohl die Hirn- als auch die Tumordurchblutung einbegriffen. Diese letztere kann theoretisch die Gesamtdurchblutung vergrößern, unbeeinflußt lassen, oder aber auch verkleinern. *Um zu klären, wann und in welcher Richtung sie den Bruttowert der gasanalytischen Methode im Einzelfall verändert, sind weitere Untersuchungen, evtl. eine Angiographie erforderlich.*

Die Frage, ob sich der Absorptionskoeffizient für Stickoxydul bei verschiedenen Hirntumorarten auf den Durchblutungswert auswirken kann, haben GÄNSHIRT u. BRILMAYER (1954) bearbeitet. Sie wiesen nach, daß sich der Löslichkeitskoeffizient solider Tumoren (Meningiome, Neurinome, Spongioblastome, Astrocytome) nicht von dem des normalen Hirngewebes unterscheidet. Dagegen absorbierte Gewebe aus Glioblastomen und Metastasen bis zu 75%, ödematöses Hirngewebe aus der Umgebung maligner Tumoren bis zu 35% mehr Stickoxydul als normales Hirngewebe. Das würde besagen, daß bei einer Geschwulst, welche mit ihrer Ödemzone die Hälfte der Hirnsubstanz einnimmt, die Durchblutung um 20% zu niedrig angesetzt ist. Weiter ist zu berücksichtigen, daß der Verteilungskoeffizient Blut/Gewebe vom Hämatokrit abhängt. Bei Vorliegen einer Anämie sind die Werte entsprechend zu verändern.

Auf die bereits früher veröffentlichten gasanalytischen Untersuchungen bei Kranken mit arteriovenösen Angiomen und Hirntumoren (GÄNSHIRT, 1953; GÄNSHIRT u. SCHIEFER, 1954; GÄNSHIRT u. TÖNNIS, 1956) wird noch im Vergleich zu den angiographischen Untersuchungen einzugehen sein.

IV. Technik der cerebralen Angiographie

Bei der Entwicklung der angiographischen Diagnostik erscheinen die Fortschritte in der Technik zunächst am überzeugendsten. So konnte die operative Freilegung der A. carotis und vertebralis durch percutane Methoden (LOMAN u. MYERSON, 1936; SHIMIDZU, 1937) ersetzt werden. Erst damit fand diese Untersuchung in zunehmenden Maße nun auch Eingang in neurologische und medizinische Abteilungen.

Schon von MONIZ wurde die Notwendigkeit von Serienaufnahmen bei der Angiographie erkannt (s. „Radiokarussell" von CALDAS, 1933). Seither hat sich diese Technik durch automatische Film- und Kassettenwechsler oder durch Apparaturen mit Rollfilmkassetten weiter verbessert. Bei der Auswahl geeigneter Röntgenkontrastmittel waren erhebliche Schwierigkeiten zu überwinden, auf die später noch näher einzugehen ist.

Die technische Durchführung der Angiographie im einzelnen ist an den verschiedenen Untersuchungsstellen oft recht unterschiedlich. Im wesentlichen stützt sich die nachfolgende Darstellung daher auf die an unserer Klinik geübte Methode.

Entscheidender als die Anwendung einer bestimmten Untersuchungsform ist eine hinreichende Übung und Erfahrung und ein eingespieltes Arbeitsteam aus Arzt, Schwester und Röntgenassistentin. Damit lassen sich auch unter primitiven Bedingungen oft brauchbarere Ergebnisse erzielen als mit einer komplizierten Apparatur. So wird man sich z. B. vor Anschaffung eines Seriengerätes vor Augen halten müssen, daß dessen Sinn nicht allein in einer Erhöhung der Aufnahmezahl bestehen sollte, wobei gegebenenfalls eine Aufnahme mit bester Füllung ausgewertet wird (vgl. SCOTT u. SEAMAN, 1951). Dazu sind die Kosten einer solchen Untersuchung zu hoch. Lediglich zur Lokalisation eines raumfordernden Prozesses oder für die Feststellung einer Gefäßveränderung benötigt man keine automatische Apparatur zum Kassetten- oder Filmwechsel. Es würden dafür schon einfache, mit der Hand bediente Kassettenwechsler für 2—3 Aufnahmen genügen, welche je ein Bild der arteriellen und venösen Phase der Hirndurchblutung ergeben. Anders liegen allerdings die Verhältnisse, wenn eine Differentialdiagnose der einzelnen Hirntumorarten, die Klärung unterschiedlicher oder zeitlich differenter Durchblutung einzelner Hirnabschnitte oder etwa die Beurteilung einer allgemeinen Zirkulationsverlangsamung bei gesteigertem Schädelinnendruck erfolgen soll. Wer aus der Klärung dieser Fragen Rückschlüsse für das therapeutische Vorgehen ziehen will, wird auf eine automatische Apparatur zur genauen Klärung der einzelnen Phasen der Hirnzirkulation nicht verzichten können.

A. Vorbereitung und Durchführung der Angiographie

1. Vorbereitung

Zur Vorbereitung des Patienten gehört im allgemeinen einige Stunden vor der Gefäßdarstellung eine *Vorprobe* des zu verwendenden Kontrastmittels. Auf den Wert dieser Probe soll später bei Besprechung der Kontrastmittel eingegangen werden.

Abgesehen von Kindern unter dem 6. Lebensjahr oder bei unruhigen und verwirrten Patienten läßt sich die Angiographie meist in Lokalanaesthesie durchführen. Eine geeignete medikamentöse Vorbereitung vermag den ganzen Ablauf der Untersuchung wesentlich zu erleichtern, während letztere an der Reaktion eines schlecht vorbereiteten Patienten scheitern kann. Die Dämpfung des Untersuchten darf nicht soweit gehen, daß er den Anweisungen des Arztes nicht mehr folgen kann; so muß er z. B. auf das Hitzegefühl bei der Injektion des Kontrastmittels vorbereitet sein, um nicht durch eine Schreckbewegung die Röntgenaufnahmen zu verwackeln. Zur Vorbereitung geben wir dem Patienten eine halbe Stunde vor der beabsichtigten Untersuchung Dolantin 100 mg und Atropin 0,5 mg subcutan, Kindern entsprechend weniger. Stellt sich bei der Untersuchung die Notwendigkeit einer Vollnarkose heraus, so kann diese bei der genannten Vorbereitung sofort angeschlossen werden.

Wir verwenden hierzu Trapanal (Pentothal) i. v. In manchen Ländern wird die Angiographie grundsätzlich in Vollnarkose durchgeführt (vgl. u. a. BONNAL u. SANTAMARIA, 1952). Die Angiographie routinemäßig unter Stellatumanaesthesie durchzuführen, halten wir nicht für zweckmäßig (vgl. dazu auch die experimentellen Arbeiten von FOLTZ, THOMAS u. WARD, 1952). Auf die Medikation von Papaverin (MONEY u. VANDERFIELD, 1955) oder die intracarotidielle Injektion von Procain (NAYRAC, LAINE u. FONTAIN, 1948) kann verzichtet werden.

Die Punktionsstelle — etwa in der Mitte zwischen Kieferwinkel und Sternum am Vorderrand des M. sternocleidomastoideus — wird örtlich mit einem der üblichen *Lokalanaesthetica* (1—2%ige Novocain- oder 1⁰/₀₀ige Pantocainlösung ohne Adrenalinzusatz) betäubt. Nach Anlegen einer Hautquaddel spritzt man etwa 5 cm³ in die Gegend der Gefäßloge. Man kann zusätzlich auch eine Anaesthesie am Punctum nervosum vornehmen. Das genügt bei entsprechender medikamentöser Vorbereitung im allgemeinen völlig für den glatten Ablauf der Punktion. Es hat aber andererseits wenig Zweck, eine schwierige Punktion unter allen Umständen in örtlicher Betäubung ausführen zu wollen. Durch häufige ergebnislose Punktionsversuche gerät der Patient leicht in einen Spannungszustand, der schließlich bis zum Kollaps führen kann. Hierbei sind die peripheren Gefäße derart verengt, daß schon dadurch die Punktion nahezu unmöglich werden kann. Selbst im Falle eines gesteigerten Schädelinnendruckes ist für den Patienten die Einleitung der Vollnarkose wesentlich schonender, und die hierbei gewonnenen Arteriogramme lassen im allgemeinen eine wesentlich bessere Gefäßdarstellung erkennen.

2. Lagerung

Zur Durchführung der Angiographie wird der Patient auf den Rücken gelagert. Der Kopf muß dabei etwas nach hinten überstreckt werden, wodurch die Weichteile der vorderen Halsseite, insbesondere die Gefäßscheide, fixiert und ein Ausweichen der Arterie im Unterhautgewebe verhindert werden. Die Überstreckung des Halses darf nur soweit erfolgen, als der Arterienpuls gut tastbar bleibt. Wird die Angiographie auf einem Lysholmtisch ausgeführt, so kann man zur Punktion den Objekttisch etwas senken und schräg stellen. Diese Stellung wird später für die Anfertigung der Röntgenaufnahmen wieder aufgehoben. Erfolgt die Punktion auf einem Buky-Tisch oder auf einem in der Horizontalebene arbeitenden Kassettenwechsler, so lagert man den Patienten am besten auf einem keilförmig aufgeblasenen Luftkissen. Nach gelungener Punktion wird die Luft abgelassen, und der Patient liegt in der für die Aufnahme gewünschten Stellung. Ungeeignet sind alle Unterlagen, die erst nach der Punktion unter dem Patienten weggezogen werden müssen, ebenso eine Aufnahmetechnik, bei der für die zweite Ebene der Kopf gedreht werden muß. Bei beiden Maßnahmen besteht die Gefahr, daß sich die Nadel verschiebt und daher evtl. eine paraarterielle Injektion zustande kommt.

Auch wenn man den Patienten auf das meist unangenehme Hitzegefühl während der Injektion des Kontrastmittels vorbereitet hat, neigt er dazu, den Kopf im ersten Augenblick der Hitzeempfindung etwas zu bewegen. Für die Fixierung des Kopfes sind daher verschiedentlich Haltevorrichtungen konstruiert worden. Eine sichere Fixierung ist damit aber auch meist nicht gewährleistet. Am geeignetsten ist noch eine breite elastische

Binde, die — an beiden Seiten mit kleinen Sandsäckchen beschwert — über die Stirn des Patienten gelegt wird und so den Kopf in seiner Lage festhält. Bei unverständigen Patienten wird, falls man sich nicht zur Vollnarkose entschließt, durch eine Hilfsperson mit einem Bleihandschuh der Kopf festgehalten.

3. Punktion

Es sollen zunächst die percutanen Methoden zur Darstellung der A. carotis und A. vertebralis besprochen werden. Der Japaner SHIMIDZU führte seit 1932 die percutane Punktion zur Darstellung des Hirngefäßsystems aus. Er hat seine Erfahrungen 1937 veröffentlicht. LOMAN u. MYERSON berichteten 1936 darüber. In Deutschland haben schon seit 1939 WOLFF u. SCHALTENBRAND routinemäßig diese Methode für die Carotisarteriographie angewandt.

Bei einiger Übung wird die Punktion der Carotis immer gelingen. Auch bei der Vertebralisdarstellung liegt das Problem nicht so sehr in Schwierigkeiten bei der Punktion, als vielmehr darin, auch eine geeignete Füllung zu erzielen. Für den Anfänger ist es oft besser, sich mit einem Kollegen abzuwechseln. Wenn die Punktion nicht nach einigen Versuchen gelingt, sollte sie von dem anderen Arzt versucht werden (vgl. WILKINSON, STANTON, JONES u. SPALDING, 1949).

a) Punktion der A. carotis

Zunächst wird das Gefäß zwischen Zeige- und Mittelfinger der linken Hand palpiert. Meist läßt sich am Vorderrand des M. sternocleidomastoideus in Höhe des Schildknorpels am besten die A. carotis communis tasten. Im allgemeinen wird auch in diese das Kontrastmittel injiziert. Andere Autoren (LINDGREN, 1954; BUCHTALA, 1955) bevorzugen die Injektion direkt in die Carotis interna etwa 1 cm oberhalb des Bulbus, wodurch kontrastreichere Bilder erzielt werden. Auf jeden Fall sollte man aber Punktionsversuche in die Teilungsstelle selbst unterlassen, da durch Reizung des Glomus carot. unerwünschte Nebenerscheinungen (Kollaps) auftreten können. Bei kleinen Kindern gelingt die Punktion direkt oberhalb der Clavicula am leichtesten.

Zur Punktion der A. carotis wird nun die Haut perforiert und dann die Spitze der Nadel in einem Winkel von etwa 60° gegen die Arterie gerichtet. Bei einiger Übung empfindet man, wie sich die Pulsation des Gefäßes von unten gegen die Kanülenspitze auswirkt. Sie läßt sich deutlich von einem seitlichen Anschlagen des pulsierenden Gefäßes unterscheiden. Verspürt man diese Pulsation von unten, so wird mit einem kleinen Ruck, der ein Ausweichen des Gefäßes verhindert, die Arterienwand durchstoßen. Gelegentlich strömt dann sofort pulsierend das hellrote Blut aus der Kanüle. Meist ist das aber nicht der Fall, weil mit der Punktion der Wand eine spastische Verengerung der Arterie ausgelöst wird oder damit auch schon die Rückwand der Arterie durchstochen wurde. Man muß dann die Kanüle durch sehr vorsichtiges Zurückziehen wieder in das Gefäßlumen bringen und wird nun erst die kräftige arterielle Pulsation aus dem Kanülenende beobachten. In mehr als $^2/_3$ aller Fälle zeigt sich erst bei diesem Zurückziehen der Nadel die gelungene Punktion.

Da sich bei sehr oberflächlich liegenden und im subcutanen Fettgewebe ausweichenden Arterien gewisse Schwierigkeiten ergeben können, haben GHERSI u. COSTALES (1951) eine Methode angegeben, wobei zunächst eine erste Nadel seitlich neben das Gefäß eingeführt wird und damit dessen Abgleiten bei der eigentlichen Punktion mit der zweiten Nadel verhindern soll. Eine wesentliche Erleichterung bedeutet diese Methode nach unserer Ansicht aber nicht.

ECKER u. CHAMBERLAIN (1947) haben für den Fall, daß sich das Gefäß am Hals nicht punktieren läßt, eine Injektion an der Eintrittsstelle der A. carotis interna in die Schädelbasis angegeben. Der Einstich erfolgt hierbei hinter dem aufsteigenden Unterkieferast zwischen Mastoid und Kieferköpfchen. Die Nadel wird dann vor dem Proc. styloides nach medial oben und etwas rückwärts geführt und trifft hier auf die nicht mehr verschiebliche Carotis interna. Wenn man bereits nach 3—4 mm auf Knochenwiderstand stößt, so ist dieses der Ramus mandibulae, und die Nadel muß noch etwas weiter nach hinten gerichtet werden. Die A. carotis interna erreicht man in einer Tiefe von 5—6,5 cm.

Für die Punktion der A. carotis werden nach den jeweiligen persönlichen Erfahrungen die verschiedensten *Kanülen* benutzt. Wesentlich ist, daß diese zwar scharf, aber kurz angeschliffen sein müssen. Andernfalls kann es vorkommen, daß die Nadelöffnung nur teilweise im Gefäßlumen liegt, z. T. dagegen in der Gefäßwand. Es pulsiert dann zwar auch arterielles Blut aus dem Kanülenende, bei der unter Druck ausgeübten Injektion des Kontrastmittels preßt sich dieses dann aber teilweise in die Gefäßwand und führt zu einer paraarteriellen Injektion mit teilweisem oder völligem Verschluß des Gefäßes. Neben einfachen Punktionskanülen mit einem Lumen von 1,0—1,6 mm finden Lumbalpunktionskanülen mit Mandrin Verwendung. Der Vorteil von Mandrin-Kanülen liegt darin, daß nach gelungener Punktion auf das zur Vermeidung von Thrombenbildung notwendige fortlaufende Nachspritzen von physiologischer Kochsalzlösung verzichtet werden kann. Die für diesen Zweck angegebenen Dauerinfusionseinrichtungen (s. a. GHERSI, 1950) komplizieren das ganze Verfahren unnötig und stellen eine weitere Fehlerquelle dar. Außerdem sollte beim Vorliegen von Hirndruckzuständen eine dauernde Flüssigkeitszufuhr vermieden werden. Bei den anderen Kanülen schiebt man das Mandrin nach der Punktion wieder ein und läßt die Nadel bis zur Injektion des Kontrastmittels im Gefäß liegen.

Da eine einwandfreie Lage der Nadel ohne ständige Fixation bei den zur Einstellung der Röntgenaufnahmen notwendigen Kopfbewegungen nicht immer zu erreichen ist, erweist es sich als zweckmäßig, die Nadel im Gefäßlumen noch ein Stück nach kranial zu verschieben. Hierbei ist es auch nach Punktion der A. carotis communis noch möglich, die Nadelspitze nach lateral in die A. carotis interna oder in medialer Richtung in die A. carotis externa vorzuschieben. Das ist nicht ganz ungefährlich, da sich die Nadelspitze in der Gefäßwand verfangen und ausgedehnte Verletzungen der Intima hervorrufen kann (vgl. SIROIS, LAPOINTE u. CÔTE, 1954; ROWBOTHAM u. Mitarb., 1953; RIMPAU u. SEILS, 1957).

Von verschiedenen Autoren (DONALD u. Mitarb. 1951; DRAKE, 1951; JAEGER u. WHITELEY, 1955) wurde zu diesem Zweck ein dünner Kunststoffschlauch durch die Punktionskanüle in die Arterie eingeführt. Damit verringert sich aber das Lumen so erheblich, daß sich die Injektion des Kontrastmittels zu lange hinzieht. Mit der Methode von SELDINGER (1953) läßt sich allerdings auch ein Katheter vom gleichen Durchmesser wie die Kanüle einführen.

Die Schwierigkeiten lassen sich sonst umgehen, wenn man zur Punktion eine stumpfe Punktionsnadel, also einen Zylinder, mit vorspringendem Trocar benutzt (vgl. u. a. NEUENSCHWANDER u. RENFER, 1956).

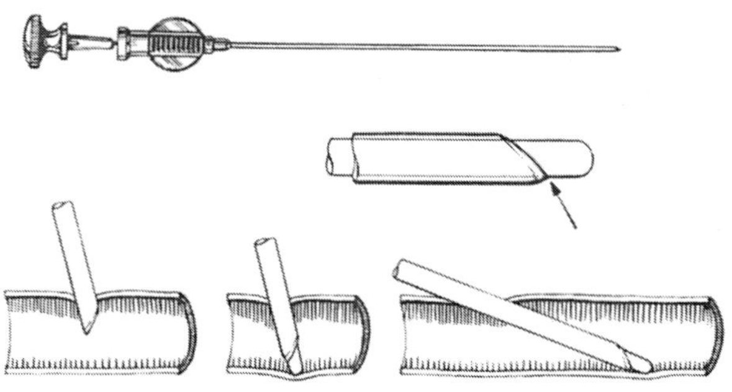

Abb. 36. Mandrinkanüle zur Arteriographie nach BUCHTALA und GERLACH, 1954. Unten links: Punktion des Gefäßes ohne Mandrin; unten Mitte: Einschieben des Mandrins und unten rechts: Vorschieben der Kanüle mit stumpfem Mandrin im Gefäß

Die Punktion wird dabei mit eingesetztem spitzen Mandrin vorgenommen, nach dessen Entfernung sich der stumpfe Kanülenzylinder 1,5—2 cm vorschieben läßt. Die Punktion ist technisch etwas schwieriger, da die Stelle, an der die Kanüle hinter der Spitze den Mandrin umschließt, die Punktion erschwert.

Wir selbst benutzen für die Carotisangiographie eine von BUCHTALA und GERLACH (1954) angegebene Mandrin-Kanüle (s. Abb. 36). Dabei handelt es sich um eine nach Form und Abmessung (1,2—1,5 mm) übliche Kanüle, in die ein Mandrin eingeschoben wird, dessen Ende vollkommen stumpf und abgerundet ist. Dieser Stumpf überragt das kurz angeschliffene Kanülenende um etwa 2 mm. Die Punktion wird zunächst ohne Mandrin in der üblichen Weise ausgeführt. Dann senkt man das Kanülenende, so daß die Kanüle nahezu parallel zum Gefäß liegt, führt das stumpfe Mandrin ein und kann so gefahrlos die Nadel im Gefäß bzw. in die A. interna oder externa vorschieben.

b) Punktion der A. vertebralis

SHIMIDZU hat 1937 neben der Carotispunktion ebenfalls über eine Methode zur percutanen Darstellung der A. vertebralis berichtet, bei der die A. subclavia punktiert und nach manueller Kompression der A. axillaris retrograd die A. vertebralis gefüllt wurde. TAKAHASHI (1940) versuchte die Punktion der A. vertebralis vor

Eintritt des Gefäßes in den Kanal zwischen den Wirbelfortsätzen. ENGESET hat 1948 vorgeschlagen, die A. carotis communis zu punktieren, distal zu komprimieren und so ebenfalls eine Füllung der A. vertebralis zu erreichen (vgl. auch AMELI, 1952; PETR, MALEC u. KRYSPIN, 1954; u. a.). Befriedigende Ergebnisse waren mit den genannten Methoden aber nicht zu erreichen.

Methode nach LINDGREN/SUGAR: Von LINDGREN (1950) sowie SUGAR, HOLDEN u. POWELL (1949) wurde die ventrale Punktion der Arterie am Hals angegeben. Von geringfügigen Abweichungen (vgl. DECKER, 1951; ECKER, 1951; FRESHWATER, 1952; COLUMELLA, 1952; SJÖGREN, 1953; und KLAUSBERGER, 1953) abgesehen, stellt sie die heute immer noch am meisten geübte Methode dar: Der Patient liegt mit leicht nach hinten gestrecktem Kopf (nicht so stark wie bei der Carotisangiographie) auf dem Rücken. Nach örtlicher Betäubung der Haut schiebt man mit 2 Fingern der linken Hand Kehlkopf und Trachea soweit wie möglich nach medial. Nach der ursprünglichen Methode nach LINDGREN (1950) erfolgte die Punktion lateral der A. carotis. SJÖGREN (1953) hat sie insofern modifiziert, als er medial des Gefäßes eingeht, wodurch eine Berührung des Nervenplexus und ein Anstechen des Duralsackes vermieden werden soll. Man versucht nun mit der linken Hand eine Knochenlücke zwischen den Querfortsätzen zu tasten und kann damit auch die Punktionsstelle bestimmen. In Höhe des 5. oder 6. Halswirbelkörpers liegt das Gefäß etwas oberflächlicher als in seinem oberen Teil. Allerdings kann hier die Punktion durch degenerative Vorgänge an der Halswirbelsäule erschwert oder auch unmöglich sein. Man tastet nun mit der Nadel schräg nach oben in die Lücke zwischen den Wirbelquerfortsätzen. Dabei gelangt man in den Raum, der von zwei Querfortsätzen und dem Wirbelkörper umgeben ist. Schmerzangaben im Ausbreitungsgebiet einer Nervenwurzel oder auch der Abfluß von venösem Blut aus der Punktionskanüle weisen auf ein Abweichen der Nadel nach lateral hin. Es kann damit eine leichte Korrektur der Punktionsrichtung nach medial erforderlich werden. Hierbei besteht aber die Möglichkeit, daß der Liquorraum angestochen wird, was um so leichter passiert, wenn die austretende Wurzel sehr weit nach lateral von einer Durascheide umgeben ist. Nach mehreren vergeblichen Einstichen wird am besten die Punktion an der anderen Halsseite versucht, da sehr häufig die A. vertebralis auf einer Seite (rechts häufiger als links) hypoplastisch ist (s. S. 26).

Ebenso wie bei der Angiographie der A. carotis wird bei der Punktion häufig die Hinterwand auch dieses Gefäßes durchstochen. Erst beim Zurückziehen der Nadel liegt deren Lumen wieder in dem des Gefäßes. Es kann zweckmäßig sein, während des Zurückgehens mit der Nadel eine Spritze aufzusetzen und unter dem Zurückziehen der Kanüle gleichzeitig zu aspirieren. Die Punktion der A. vertebralis erfordert etwas mehr Übung als diejenige der A. carotis. Die eigentliche Schwierigkeit liegt aber nicht so sehr bei der Punktion wie bei der Injektion des Kontrastmittels: Infolge ihres geringen Durchmessers und der besonderen anatomischen Verhältnisse im Knochenkanal besteht sehr leicht die Gefahr, daß sich bei einer etwas zu heftig ausgeführten Injektion die Nadellage verändert bzw. die Nadel aus dem Gefäß zurückgedrängt wird. Sehr viel leichter als bei der Carotisangiographie kommt es so zu einer intramuralen Injektion des Kontrastmittels, bei der auf dem Röntgenbild dann das Gefäß nur bis zur Schädelbasis hin dargestellt ist. Für die Punktion der A. vertebralis ist daher eine besonders kurz angeschliffene Nadel erforderlich, wenn man nicht eine Nadel mit seitlicher Öffnung benutzen will.

Punktion zwischen Atlas und Hinterhaupt. Von MASLOWSKI sowie NAMIN (1954) wurde die Punktion der A. vertebralis in ihrem Verlauf über den Atlasbogen angegeben. Hierzu wird der Patient auf den Bauch gelagert; die Stirn liegt auf der Filmkassette. Hinter der Mastoidspitze zwischen Ansatz des M. sternocleidomastoideus und Rand des M. trapezius wird die Punktionskanüle in horizontaler Richtung etwa in der Frontalebene eingeführt. Nach Erreichen des Querfortsatzes des Atlas (in etwa 2 cm Tiefe) richtet man die Nadel etwas nach hinten und unten, bis man mit dem hinteren Teil des Atlasbogens in Berührung kommt. Die hier fast horizontal verlaufende Arterie wird in etwa 4,5 cm Tiefe erreicht. Liegt die Nadel hier einmal im Gefäß, so bereitet die Injektion des Kontrastmittels keine weiteren Schwierigkeiten. Auch ein Herausgleiten der Kanüle ist hier weniger zu befürchten als bei Punktionen am Hals.

Kathetermethoden. RADNER hat 1947 die Kathetermethode angegeben und schon 1951 über 200 auf diese Weise gewonnene Angiographien der hinteren Schädelgrube berichtet. Bei dieser Methode wird die rechte A. radialis am Unterarm chirurgisch freigelegt und ein Katheter unter Röntgenkontrolle durch Aa. brachialis, axillaris in die A. subclavia eingeführt. Bei einer entsprechend gewinkelten Katheterspitze kann diese dann meist leicht in die A. vertebralis gebracht werden. Damit ist die Möglichkeit einer eingehenden Kontrastmitteluntersuchung des Vertebralisgebietes in jeder gewünschten Einstellung gegeben (vgl. auch MARTIN u. POTVLIEGE, 1957; COLLINS u. Mitarb. 1957). Die Methode ist allerdings nicht ungefährlich [RADNER (1951) unter 200, HAUGE (1954) bei 160 Untersuchungen je 2 Todesfälle!]. LINDGREN (1954) führt diese Komplikationen auf eine Kontrastmittelschädigung bei teilweiser Verlegung des Gefäßes durch den Katheter zurück. Ein weiterer Nachteil der Radnerschen Methode liegt darin, daß nach Beendigung der Untersuchung die A. radialis unterbunden werden muß, was zu einer Verschlechterung der Blutversorgung der rechten Hand führen kann.

Von LINDGREN wurde 1955 eine weitere Kathetermethode zur Vertebralisdarstellung angegeben, die einige der oben genannten Nachteile vermeidet: Von einer Punktion der linken A. femoralis aus wird ein Katheter über die A. iliaca und Aorta bis in die A. subclavia, evtl. auch A. vertebralis vorgeschoben. Zur Punktion benutzt man eine Nadel mit Trocar, nach dessen Entfernung sich der Katheter leicht einführen läßt. Die mit dieser Methode gewonnenen Angiogramme sind nach unseren eigenen Erfahrungen nicht ganz so kontrastreich, für die Beurteilung aber meist ausreichend. Über gute Ergebnisse (in 84% Füllung der A. subclavia, in 57% isolierte Darstellung der A. vertebralis) haben BONTE, RIFF u. SPY (1957) berichtet.

c) Die simultane, totale Angiographie

Eine noch umstrittene Methode ist die von VIALLET, SENDRA, CHEVROT, COMBE, DESCUNS u. AUBRY 1955 mitgeteilte sog. simultane totale Angiographie. Sie soll sich besonders bei Kindern bewährt haben. Nach entsprechender Vorbereitung werden in eine freigelegte Cubitalvene innerhalb von 1—2 sec 60—100 cm³ (1,0—1,5 cm³ pro kg Körpergewicht) eines etwa 70%igen trijodierten Kontrastmittels injiziert. Durch das rasche Einführen des Kontrastmittels mit nachfolgender Injektion der gleichen Menge physiologischer Kochsalzlösung soll ein venöser Überdruck erzielt werden. Fertigt man nach einem bestimmten zeitlichen Intervall Röntgenaufnahmen des Schädels an, so zeigt sich eine simultane Kontrastmitteldarstellung beider Carotiden und Vertebrales. Abgesehen von der Gefahr, die sich aus einer Vergrößerung der Kontrastmittelmenge ergibt, kommt es zu einer Überlagerung der beidseitigen Gefäßgruppen. Die gerade mit Hilfe der Serienangiographie mögliche Kontrolle der verschiedenen Füllungsabläufe der einzelnen Gefäßgebiete ist bei dieser simultanen Füllung nicht mehr möglich. Das gleiche gilt auch für die sog. brachiale Vertebralisangiographie (s. GRIPONISSIOTIS, 1959).

4. Operative Methoden

Die chirurgische Freilegung der A. carotis und A. vertebralis ist seit etwa 1949 fast völlig den percutanen Methoden gewichen.

So haben wir seit dieser Zeit die *Freilegung der A. carotis* nur noch in einigen wenigen Fällen vorgenommen. Hierbei handelte es sich ausschließlich um Säuglinge oder um solche Patienten, bei denen gleichzeitig eine Unterbindung der Gefäße vorgesehen war (traumatische arteriovenöse Fisteln). Mißlingt wirklich eine percutane Angiographie der Carotis und hat sich ein stärkeres Hämatom am Hals entwickelt, so wartet man zweckmäßigerweise 2—3 Tage ab. Meist gelingt dann die Punktion auf Anhieb, da durch die Reste des Hämatoms die Arterie gut fixiert und daher leicht zu punktieren ist. Bezüglich des operativen Vorgehens kann auf die Ausführungen in chirurgischen Lehrbüchern verwiesen werden (vgl. auch RIECHERT, 1949; KRAYENBÜHL u. RICHTER, 1952; KAUTZKY u. ZÜLCH, 1955).

Zur *operativen Vertebralispunktion* wurden verschiedene Methoden angegeben: MONIZ, PINTO u. ALVEZ (1933) spritzen das Kontrastmittel nach chirurgischer Freilegung der A. subclavia unter vorübergehender Kompression dieses Gefäßes ein. 1937 wurde von BERCZELLER u. KUGLER über die Freilegung der A. vertebralis am Sulcus antlantis berichtet. Weitere operative Methoden stammen von SJÖQVIST (1938) (direkte Injektion in die A. vertebralis bei ihrem Eintritt in den Querfortsatz des 6. Halswirbels) sowie von OLIVECRONA (1935). Nach RIECHERT (1949) geht man zunächst wie zur Carotisfreilegung am medialen Rand des M. sternocleidomastoideus vor, zieht dann das Gefäßnervenpaket nach lateral und gelangt so zur Vorderfläche der Wirbelsäule. Dann wird nach Abtragen der Muskulatur der vordere Bogen eines Querfortsatzes mit der Knochenzange weggenommen. Damit liegt die Arterie im Knochenkanal frei und kann hier punktiert werden.

5. Injektion des Kontrastmittels

Nach gelungener Punktion des Gefäßes wird der Patient für die Röntgenaufnahme gelagert. Er liegt dabei mit dem Hinterkopf auf der Kassette oder der Angiographieapparatur auf. Das Kinn wird soweit wie möglich an die Brust gezogen, was für die Beurteilung der sagittalen Angiogramme von Bedeutung ist, da sich andernfalls die Carotisgabelung in die Kontur der Orbita projiziert. Die Röntgenröhre wird dabei zweckmäßigerweise um 25° nach fußwärts gekippt. Bei Patienten, die das Kinn schlecht anziehen, vergrößert man diesen Winkel. Auch für die seitliche Aufnahme bleibt der Kopf in der genannten Stellung und die Röntgenröhre wird in horizontaler Richtung geschwenkt. Alle Untersuchungsanordnungen, bei denen für die zweite Ebene der Kopf umgelagert werden muß, bringen neue Fehlermöglichkeiten mit sich und sollten daher vermieden werden.

Vor der Injektion des Kontrastmittels kann man sich in manchen Fällen darüber informieren, ob die Nadel nun auch wirklich in der A. carotis interna liegt, indem rasch 5 cm³ physiologische Kochsalzlösung in die Arterie injiziert werden. Für einen kurzen Augenblick tritt dann nämlich eine weißliche Verfärbung oberhalb des medialen Augenbrauenanteiles auf (mangelnde Blutfüllung der von der A. carotis interna — A. ophthalmica versorgten A. frontalis).

Nachdem nun alles für die Röntgenaufnahme vorbereitet ist, wird von manchen Untersuchern die Spritze mit Kontrastmittel direkt auf die Punktionskanüle aufgesetzt und injiziert. Unseres Erachtens empfiehlt es sich aber, Injektionsnadel und Spritze durch einen Druckschlauch aus einem durchsichtigen Kunststoff oder durch einen Gummischlauch mit zwischengeschaltetem Fenster zu verbinden (vgl. RIECHERT, 1949; DRAKE, 1951; LUKE, 1955). Legt man vor der Injektion den biegsamen Schlauch in einem Winkel von 90° zu sich herum, so vermeidet man mit Sicherheit ein Durchstechen der hinteren Arterienwand im Augenblick der Injektion und damit eine intramurale Einspritzung des Kontrastmittels. Sitzt dagegen die Kontrastmittelspritze direkt der Punktionskanüle auf, so neigt man leicht dazu, mit dem zum Herabdrücken des Spritzenstempels notwendigen Druck auch die Nadelspitze etwas vorzuschieben.

Für die übliche Angiographie genügt es nun, das Kontrastmittel mit rascher Geschwindigkeit einzuspritzen. Die Injektion mit der Hand hat den Vorteil, daß ein geübter Untersucher während der Injektion die Lage der Nadel kontrolliert und etwa ein Herausgleiten aus dem Gefäß an dem erhöhten Widerstand sofort feststellt. Weiterhin erkennt er eine gelungene Injektion daran, daß bei Absetzen der Injektionsspritze nach der Füllung sofort wieder in raschem Strahl arterielles Blut abfließt.

Die Frage, mit welcher Geschwindigkeit das Kontrastmittel injiziert werden soll, wird sehr verschieden beantwortet. LINDGREN (1954) ist der Meinung, daß vielfach die Kontrastmittelinjektion unnötig schnell erfolgt (vgl. SCOTT u. SEAMAN, 1951). Dadurch soll es zu einer Dehnung der Arterienwand mit nachfolgenden Spasmen bzw. zu einer wesentlichen Erhöhung des Druckes in den intrakraniellen Gefäßen kommen (s. ROWBOTHAM, HAY, KIRBY, RANKIU, TOMLINSON u. BOUSFIELD, 1953; BUCHTALA u. JENSEN, 1955; LORENZ, 1949; u. a.).

Es wurde empfohlen, ein höher konzentriertes Kontrastmittel zu verwenden, welches nur sehr langsam „infundiert" wird und sich dann erst im Blut zur üblichen Konzentration vermischt (BAUER, 1956). Im wesentlichen hängt jedoch die Möglichkeit einer raschen Injektion vom Durchmesser der Punktionskanüle ab. Auch bei Aufwendung eines maximalen Druckes mit der Hand wird es bei dem üblichen Kanülendurchmesser nicht möglich sein, ein Kontrastmittel so rasch einzuspritzen, daß es zu Schädigungen kommt. Wenn man von den Auswirkungen des Kontrastmittels selbst absieht, so spielt der Injektionsdruck nur eine untergeordnete Rolle (vgl. auch S. 83).

Eine möglichst rasche Injektion des Kontrastmittels ist bei Anfertigung von Serienaufnahmen aber deshalb erforderlich, weil sich bei verzögerter Injektion die einzelnen Phasen des Kontrastmitteldurchflusses überlagern und eine Beurteilung des Gesamtablaufes damit nicht mehr möglich ist. Es muß daher versucht werden, das Kontrastmittel innerhalb von 1,5—2 sec zu injizieren. Erst damit erreicht man neben einem guten Kontrast auch die Möglichkeit einer isolierten Betrachtung der einzelnen Phasen und einer Beurteilung der Zirkulationszeit (vgl. auch LIN, MURTAGH, WYCIS u. SCOTT, 1953). Auch GREITZ (1956) bestätigt neuerdings die Notwendigkeit einer raschen Injektion bei serienangiographischen Untersuchungen. Versuche, durch langsame oder zeitlich unterbrochene Injektion des Kontrastmittels (s. NIEMEYER, 1949; SHAFER, 1952) auf einem Bild die arterielle, capillare und venöse Phase zu vereinigen, dürften inzwischen als überholt gelten.

Steht keine der weiter unten (s. Abschnitt V, B) erwähnten Injektionsvorrichtungen zur Verfügung, so sollte die Auslösung der ersten Röntgenaufnahme aber nicht durch mündliche Kommandos erfolgen. Hierbei sind auch bei eingespieltem Personal zeitliche Differenzen meist unvermeidlich. Der das Kontrastmittel injizierende Arzt benutzt zweckmäßigerweise eine Fußtaste und löst damit die erste Aufnahme bzw. den ganzen Ablauf der Apparatur aus, wenn sich noch etwa $^1/_3$ der Kontrastmittelmenge in der Injektionsspritze befindet.

Will man über die im üblichen klinischen Betrieb angefertigten Serienangiogramme hinaus zu einer genauen Prüfung des Hirnkreislaufes, d. h. zu einer *Bestimmung der Zirkulationszeit* kommen, so genügt die einfache Injektion des Kontrastmittels mit der Hand nicht mehr. Es wird dann erforderlich, in einer genau bestimmten Zeit eine festgelegte Menge des Kontrastmittels unter einem konstanten Druck zu injizieren und die Röntgenaufnahmen nach einem genau definierten Zeitintervall auszulösen. Erst damit ergibt sich die Möglichkeit eines genauen Vergleiches (s. auch technische Voraussetzungen für die Bestimmung der Hirn-Zirkulationszeit S. 98).

6. Schädigungen durch Punktion und Injektion

Im Vergleich zu einer möglichen Komplikation bei Anwendung von Röntgenkontrastmitteln zur cerebralen Angiographie sind ernsthafte oder bleibende Schädigungen durch die Punktion des Gefäßes oder den Injektionsvorgang relativ selten. Kaeser u. Thomas (1954) beobachteten unter 662 Fällen mit *operativer Freilegung der A. carotis* 4 mal vorübergehende und 2 mal bleibende Schädigungen des N. recurrens mit Heiserkeit, 1 mal die Schädigung des N. hypoglossus und 2 mal ein länger anhaltendes Hornersches Syndrom infolge Schädigung des Halssympathicus. Kautzky (1955) erwähnt einen vorübergehenden Ausfall des untersten Facialisastes mit leichter Asymmetrie der Mundinnervation. Fischer u. Sunder-Plassmann (1940) haben störende Kreislaufreflexe infolge Reiz des Glomus caroticus als Ursache verschiedener Störungen angenommen.

Die während oder nach der *percutanen Punktion* auftretenden Hämatome sind im allgemeinen unbedeutend, ihre weitere Ausdehnung läßt sich durch leichte Kompression mit der Hand verhindern. Nur in seltenen Fällen führt ihre Größe zu einer Behinderung der Atmung (vgl. Riechert, 1949; Löhr u. Jacobi, 1933; Torkildsen u. Koppang, 1950; Albrecht, 1955; Bergerhof u. Frowein, 1955; u. a.). Bei alten Patienten kann durch das Hämaton ein zusätzlicher Faktor geschaffen werden, der zum Auftreten einer Pneumonie disponiert. Dunsmore, Scoville und Whitcomb (1951) erwähnen unter 147 Angiographien einen Todesfall durch ein massives Hämatom der Halsweichteile, wodurch möglicherweise eine Kompression beider Vv. jugulares verursacht worden sein soll. Besonders bei Kindern kann das Hämatom in das Mediastinum absacken (s. Okonek, 1954; Crawford, 1956), stellt aber kaum je die eigentliche Todesursache dar. Auch fehlerhafte Punktionen in Larynx oder Pharynx werden ebenso wie ein Emphysem des Mediastinums erwähnt. Wird die Punktion zu sehr in lateraler Richtung ausgeführt, so kann es zu einer vorübergehenden Reizung des Armplexus kommen. Bleibende Folgen sind nicht beschrieben. Entzündliche Reaktionen nach Punktionsversuch im Bereich der Halsweichteile wurden kaum beobachtet. Als Seltenheit fand sich eine Osteomyelitis am Querfortsatz des 5. Halswirbels.

Auch bei Punktion der A. vertebralis sind die eben beschriebenen Nebenverletzungen möglich. Reizungen des Armplexus kommen häufiger vor. Erfolgt die Punktion zu sehr in medialer Richtung, so kann der Duralsack angestochen werden, so daß Liquor aus der Punktionskanüle abtropft. In diesen Fällen muß die Punktion abgebrochen und auf der anderen Seite bzw. in einer anderen Höhe wiederholt werden. Wird das Anstechen des Lumbalsackes nicht erkannt und erfolgt die Kontrastmittelinjektion ganz oder teilweise intradural, so sind schwere Schädigungen zu erwarten (Hemiplegie, Brown-Sequard). Heppner (1951) hat darüber berichtet.

Auch bei der *Injektion des Kontrastmittels* sind Komplikationen möglich. So kann es infolge Durchstechens der gegenseitigen Arterienwand während der Injektion zu einem Einspritzen des Kontrastmittels in die Gefäßwand oder Gefäßscheiden kommen (sog. *intramurale Injektionen*). Dadurch wird das Lumen des Gefäßes vorübergehend verschlossen. Abgesehen von Täuschungsmöglichkeiten bei der Beurteilung des Angiogramms (s. Abb. 64), hat dies im allgemeinen keine nachteiligen Folgen für den Patienten, da sich der Verschluß schon nach kurzer Zeit löst. Bestehen aber bereits Zirkulationsstörungen oder liegen Gefäßanomalien vor, so ist eine zumindest vorübergehende Verschlechterung des Allgemeinzustandes durch eine solche zusätzliche Durchblutungsstörung möglich. Bei den heute benutzten wasserlöslichen, jodhaltigen Röntgenkontrastmitteln ist eine örtliche Schädigung durch eine perivasculäre Injektion nicht zu erwarten (vgl. dagegen Thorotrastschäden).

Eine *Thrombose der A. carotis* im Anschluß an eine Angiographie dieses Gefäßes wurde gelegentlich beobachtet (Krayenbühl, 1937; Dyke, 1940; Falls, Basset u. Lamberts, 1951; Diethelm u. Dontenwill, 1953; Kaeser u. Thomas, 1954; Albrecht, 1955; N. Müller, 1958). Crawford (1956) hat über beidseitige Thrombose nach Carotisangiographie berichtet. In einzelnen Fällen war bei glattem Ablauf der Gefäßfüllung eine Ursache der Thrombose nicht zu eruieren, in anderen bestand bereits eine Teilthrombosierung, in weiteren hatte sich der Punktions- und Injektionsvorgang über längere Zeit hingezogen. Wir selbst haben eine Carotisthrombose nach Angiographie nicht gesehen.

Embolien nach cerebraler Angiographie wurden im Bereich der Hirngefäße gelegentlich nachgewiesen. EKSTRÖM u. LINDGREN (1938) fanden sie nach Thorotrastinjektionen, eine Feststellung, die in der Folgezeit ebenfalls zur Ablehnung dieses Kontrastmittels führte. Für die heutigen Röntgenkontrastmittel ist eine Beimischung corpusculärer Elemente nicht anzunehmen. Embolien treten wahrscheinlich durch Ablösung und Verschleppung von Thrombosen an der Nadelspitze oder in der Gegend der Punktionsstelle auf. Eine Vermeidung ist nur durch weitgehende Beschleunigung des ganzen Vorganges möglich. Beim

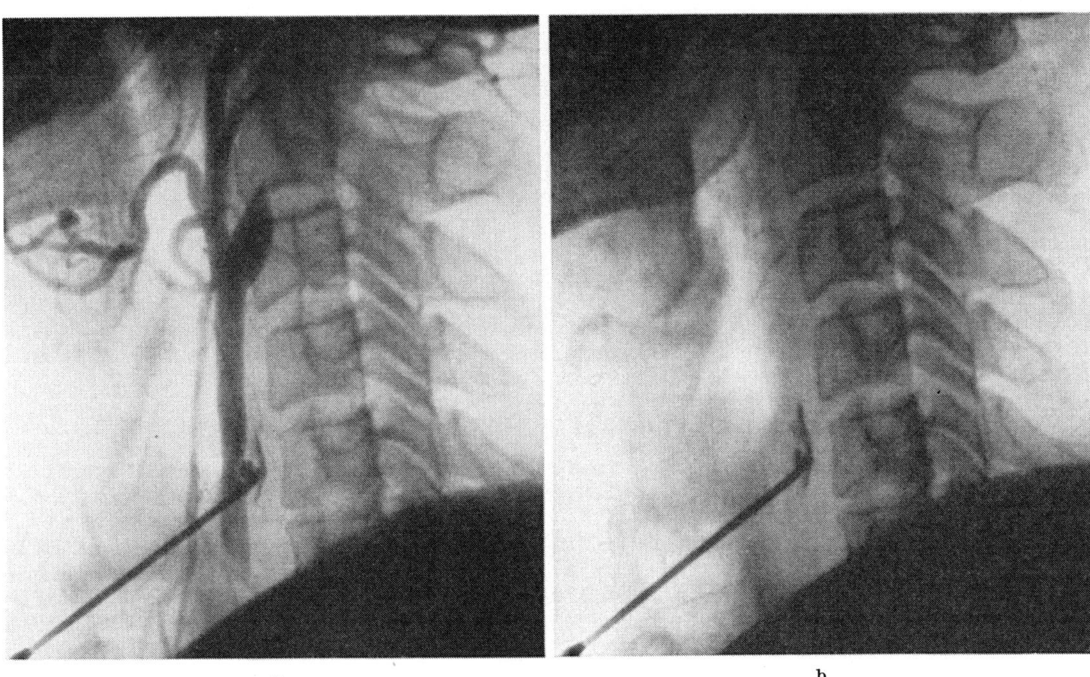

a   b

Abb. 37a u. b. Teilweise intramurale Injektion des Kontrastmittels.
a Die Spitze der Kanüle hat die gegenseitige Gefäßwand zum Teil durchstochen. Die Hauptmenge des Kontrastmittels gelangt aber in die A. carotis comm.; b Nach Beendigung der Injektion bleibt ein Teil des Kontrastmittels in der Gefäßwand zurück. Abb. 37a zeigt außerdem einen Verschluß der A. carotis interna an typischer Stelle (etwa 1 cm nach Abgang dieses Gefäßes aus der A. carotis comm.)

Lebenden lassen sich Embolien an den Netzhautgefäßen nachweisen, wie vereinzelte Beobachtungen zeigen (OGUCHI, 1936; TORKILDSEN, 1949; UIHLEIN, 1951; SOLBACH, 1953; DECKER, 1954).

Über Augenkomplikationen nach Carotisangiographie haben FALLS, BASSETT u. LAMBERTS (1951) sowie WALSH u. SMITH (1952) (dort weitere Literatur) berichtet. CALAMANDREI (1954) konnte die Häufigkeit derartiger Komplikationen nicht bestätigen und führte die angegebenen schweren Augenschädigungen auf die Art des Kontrastmittels und Fehler der Injektionstechnik zurück. Wir selbst beobachteten unter 4000 Angiographien einmal einen Verschluß der A. centralis retinae infolge eines aus der A. carotis verschleppten Embolus. Die meisten Verschlüsse kleinstkalibriger Hirngefäße durch Embolien dürften im allgemeinen symptomlos überstanden werden. Über eine *Luftembolie* bei Carotis-Angiographie haben KRAYENBÜHL u. RICHTER (1952) sowie KAESER u. THOMAS (1954) berichtet. HEPPNER (1951) weist auf die Möglichkeit einer Luftembolie bei irrtümlicher Punktion der Jugularvene hin. Bei der Flachlagerung zur Angiographie wird man diese Gefahr aber nicht überschätzen dürfen. Die Möglichkeit zu einer Luftembolie besteht dagegen in einem erhöhten Maße bei der automatischen Injektion mittels Luft- oder Gasdruck. Der Spritzenstempel zur Injektion des Kontrastmittels darf daher keinesfalls gleichzeitig zum Auffangen des Gas- bzw. O_2-Druckes verwendet werden.

B. Aufnahmegeräte für die cerebrale Serienangiographie

Bei der Auswahl eines für die cerebrale Angiographie geeigneten Röntgen-Seriengerätes sind folgende Gesichtspunkte von Bedeutung:

1. Die *Bildfrequenz*, mit der Möglichkeit, sie im Laufe des Untersuchungsvorganges zu ändern.
2. Die *Belichtungsdauer* des einzelnen Bildes und die Dauer der gesamten Untersuchung zur Feststellung der Dauer des Kontrastmitteldurchflusses in sec.
3. Das *Bildformat*, von dem auch die Bildfrequenz abhängig ist.
4. Die photographische *Bildqualität*.
5. *Simultanaufnahmen* in 2 Ebenen.
6. Möglichkeit *stereoskopischer Aufnahmen*.
7. Die *Strahlenbelastung* der Patienten und der Untersucher.
8. Die *Materialkosten*.

Je nachdem, ob man etwa der Erhöhung der Bildfrequenz oder der photographischen Güte der Einzelaufnahme, evtl. Stereoaufnahmen, die größere Bedeutung beimißt, wird man sich für dieses oder jenes Röntgenseriengerät entscheiden.

SJÖGREN hat 1953 die Forderung gestellt, daß für die cerebralen Serienangiographien mindestens 20 Aufnahmen über eine gewisse Zeit hindurch erforderlich sind. Die seitlichen Aufnahmen sollen im horizontalen Strahlengang angefertigt werden, da eine Drehung des Kopfes bei der Aufnahme vermieden werden muß (vgl. auch LINDGREN, 1947; CURTIS, 1951).

Grundsätzlich ist zwischen Seriengeräten für *direkte Aufnahmen* auf Einzelfilm oder Rollfilm und Seriengeräten für *Leuchtschirmphotographie* zu unterscheiden: Die Anzahl der verschiedenen nach beiden Prinzipien konstruierten Geräte ist so groß, daß hier nur auszugsweise auf einzelne Geräte eingegangen werden kann. Weitere Einzelheiten und ausführliche Literaturangaben finden sich u. a. in der Monographie von R. JANKER: Röntgenologische Funktionsdiagnostik mittels Serienaufnahmen und Kinematographie, 1954.

1. Angiographie-Geräte für Direktaufnahmen

Bereits MONIZ (1940) hat über cerebrale Serienaufnahmen mit dem sog. „Radio-Karussell" von CALDAS (1934) berichtet. Dabei handelt es sich um eine horizontal gelagerte Drehplatte mit 6 Kassetten für 6 Belichtungen im Intervall von etwa 1 sec.

Bei den meisten in der Folgezeit konstruierten Einrichtungen für direkte Serienaufnahmen handelt es sich entweder um *Kassettenwechsler* oder um *Rollfilmapparaturen*. Der Kassettenwechsel erfolgt bei einfachen technischen Einrichtungen von Hand (vgl. u. a. FRIEL, 1949; FINEMAN, 1949; THIEME, 1955; Wechselkassetten der Fa. Schönander in Kombination mit dem Spezialgerät für Schädelaufnahmen nach LYSHOLM; Schädel-Kassettenwechsler der Fa. Siemens-Reiniger).

JANKER (1954) hat schon seit langem Schiebevorrichtungen und auch Trommeln (6 Aufnahmen mit Abständen von etwa 1 sec) für den Kassettenwechsel benutzt. Für den automatischen und zeitlich genauen Kassettenwechsel ist bereits ein erheblicher technischer Aufwand erforderlich (vgl. auch LORENZ, 1949; WENTZLIK, 1951; BONTE, 1952). Trotzdem bleibt beim Kassettenwechselgerät die Bildzahl aus technischen Gründen wegen des verhältnismäßig großen Gewichtes der zu transportierenden Kassetten beschränkt. Die maximale Frequenz liegt bei diesen Geräten bei etwa 3 Aufnahmen/sec und die Gesamtbildzahl bei 4—12 Aufnahmen.

Mit Rollfilmgeräten (Filmbänder von meist 30 cm Breite) ist ein wesentlich rascherer Transport des Aufnahmematerials möglich. Einige der wichtigsten Vertreter dieses Prinzipes sind die Serien-Rollfilmkassetten von JANKER (1951/52) im Format 30×30 mit einer maximalen Bildfrequenz bis $6^{1}/_{2}$/sec, der Elema-Film-Changer für 2 Ebenen mit maximaler Bildfrequenz von 12/sec (Format 30×30, Gesamtbildzahl 75 Aufnahmen pro Ebene) und das Gerät nach BUCHTALA (Format 24×26 oder 24×30 mit maximaler Bildfrequenz von 14 Aufnahmen in 11,2 sec). Über weitere Geräte wurde von SCOTT, SIMRIR u. SEAMAN, 1954; DOTTER, STEINBERG u. TEMPLE, 1949; berichtet. Ein Nachteil derartiger Direktaufnahmen mit Rollfilmgeräten liegt in den hohen Filmkosten (nach JANKER 288.— DM bis 432.— DM bei 96—144 Aufnahmen).

Eine Zwischenstellung zwischen Rollfilm- und Kassettenwechselgeräten nimmt das Gerät der Fa. Schönander, Stockholm ein, ein Film Changer Modell AOT, [technische Einzelheiten s. bei SJÖGREN u. FREDZELL, Acta radiol. **40**, 361—368 (1953)]. Hierbei erfolgt aus einem Vorratsbehälter (der je nach Wunsch vor der Aufnahme bestückt wird) der Transport von Einzelfilmen durch Greifer zwischen Verstärkungsfolien in die Aufnahmestellung und nach der Belichtung zu einem zweiten Magazin. Somit werden die Nachteile der Kassettenwechsler (Beschleunigung/Abbremsung) und der Rollfilmgeräte (Unhandlichkeit, hohe Filmkosten) durch den schnellen Transport von leichten Einzelfilmen vermieden.

2. Schirmbildgeräte und Bildverstärker

Die Schirmbildphotographie oder die indirekte Röntgenkinematographie zeichnet sich gegenüber dem Direktaufnahmeverfahren durch die Möglichkeit einer höheren Bildfrequenz und durch besondere Wirtschaftlichkeit aus. Mit der Photographie des Leuchtschirmbildes hat JANKER bereits 1926 begonnen. Später wurden unter Verwendung von perforiertem 35 mm-Kinofilm Bildfrequenzen bis 50/sec erreicht. Für angiokardiographische Zwecke haben METZNER u. WESTERKAMP (1953) eine Röntgen-Kino-Kamera mit einem Astro-

Objektiv 1 : 1 für das Bildformat 24×36 mm und Frequenzen von etwa 60 Aufnahmen pro sec konstruiert, die auch stereoskopische Aufnahmen ermöglicht.

Eine bessere Detailerkennbarkeit bei gleicher Wirtschaftlichkeit konnte durch Verwendung von Filmen im sog. Mittelformat (70×70 mm) erreicht werden (vgl. u. a. WATSON, WEINBERG u. RAMSEY, 1952).

Mit diesem Format arbeitet auch die Odelca-Kamera (N. V. optische Industrie de Oude Delft, Holland). Das Leuchtschirmbild wird hier mit Hilfe einer von BOUWERS entwickelten Spiegeloptik aufgenommen. Mit der üblichen Odelca-Schirmbild-Kamera (Leuchtschirmformat 40×40 cm), wie sie bei der Angiokardiographie Verwendung findet, waren die Ergebnisse für die Hirngefäßdarstellung zunächst allerdings unbefriedigend. Nachdem von BOUWERS in Zusammenarbeit mit VIETEN eine Spezial-Schädel-Odelca entwickelt worden war, konnte dieses Gerät auch für die Hirnangiographie Verwendung finden. Die Schädel-Odelca hat im Gegensatz zu dem in der Angiokardiographie gebräuchlichen Gerät einen den Schädelmaßen entsprechend kleineren Leuchtschirm, so daß man das Verkleinerungsverhältnis des Leuchtschirmbildes zum Filmbild von 6 : 1 auf den günstigeren Verkleinerungsmaßstab von 4 : 1 ändern und damit das photographische Auflösungsvermögen bessern konnte. Hierdurch gelang es, den Kontrastreichtum so zu steigern, daß eine Beurteilung der Gefäße möglich wurde (weitere Einzelheiten vgl. VIETEN, 1955). Die bei uns gebräuchliche Anordnung des Gerätes ist auf S. 78 näher beschrieben. Über klinische Untersuchungen mit der Odelca-Kamera haben KUHLENDAHL (1955), RAUSCH u. SCHIEFER (1956), BUSHE, GACA u. POPPE (1956) sowie GUILLAUME u. DJINDJIAN (1957) berichtet.

Weitere Möglichkeiten für die cerebrale Angiographie werden sich in Zukunft auch durch Anwendung des *Elektronen-Bildwandlers* ergeben (vgl. WEISER, 1950; JANKER, 1954; KLAUSBERGER, 1957). Das sehr helle Bild im Bildverstärker kann direkt gefilmt werden.

VERBIEST u. FEDDEMA haben 1955 auf dem 4. Symposium Neuroradiologicum in London darüber berichtet und einen Film über den Kontrastmitteldurchfluß der Hirngefäße vorgeführt. Sie benutzten einen Bildverstärker mit einem Schirmdurchmesser von 270 mm (vgl. auch VERBIEST, FEDDEMA u. HARDENBERG, 1955; GLONING u. KLAUSBERGER, 1958; DECKER, 1959). Das Verfahren ist, soweit es die cerebrale Angiographie betrifft, aber noch im Versuchsstadium und die Bildqualität noch unbefriedigend. Immerhin bietet sich mit dieser Methode die Möglichkeit einer Reduktion der sonst zur Bilderzeugung erforderlichen Strahlenmenge.

Auch die Anwendung der *Fernsehtechnik* wird wahrscheinlich weitere Möglichkeiten für die Kontrastmitteldarstellung der Hirngefäße bringen.

3. Stereoangiographische Untersuchungen

Stereoskopische Aufnahmen bei der cerebralen Angiographie wurden bereits sehr frühzeitig empfohlen (vgl. RENCZ, 1936; BENEDEK u. HÜTTL, 1938; HÄUSSLER, 1938 und später ZIEDSES DES PLANTES, 1950; ECKER, 1951). In einzelnen Kliniken (KRAYENBÜHL) werden routinemäßig stereoskopische Hirngefäßbilder angefertigt. Besonders zur Lokalisation von sackförmigen Aneurysmen hat sich diese Technik bewährt (DOTT). Über die Kombination mit Serienaufnahmen haben SCOTT u. SEAMAN (1951), CHAMBERLAIN u. STAUFFER (1952), LIN, MURTAGH, WYCIS u. SCOTT (1953), RUSHMER, ELLIS u. NASH (1955) sowie STAUFFER, MURTAGH, MOKROHISKY u. PAUL JR. (1956) berichtet. LAFON u. Mitarb. (1956) versuchten, durch tomographische Untersuchungen während der Angiographie störende Knochenzeichnungen auszuschalten. Die für diese Methode erforderlichen Kontrastmittelmengen sind aber erheblich.

4. Eigene Aufnahmegeräte

Die eigenen Untersuchungen wurden mit zwei verschiedenen Geräten durchgeführt, von denen jedes seine besonderen Möglichkeiten und Vorteile bietet und die sich für unsere Fragestellung in recht günstiger Weise gegenseitig ergänzen. Routinemäßig wird die cerebrale Angiographie in unserer Klinik durch Direktaufnahmen mit dem Angiographen nach TÖNNIS-BERGERHOFF durchgeführt. Die mit diesem Gerät möglichen Silmultanaufnahmen in 2 Ebenen (s. unten) ermöglichen eine Herabsetzung der Kontrastmittelmenge und haben sich für den Patienten als besonders schonend erwiesen. Mit diesem Gerät wird an variablen Kontrollzeitpunkten, die sich je nach Art des Prozesses unterschiedlich einstellen lassen, der Durchfluß des Kontrastmittels registriert und damit die Zirkulationszeit sowohl für einen Tumor oder eine Gefäßmißbildung als auch für das Gesamthirn hinreichend sicher festgelegt. Diese Aufnahmetechnik wird ergänzt durch indirekte kinematographische Untersuchungen mit der Schädel-Odelca-Kamera (BOUWERS-VIETEN). Die Rapidix-Kassette ermöglicht auf einem 3 m langen, 70 mm breiten Filmband maximal 6 Aufnahmen pro sec.

Die beiden Geräte wurden so kombiniert, daß Vergleichsuntersuchungen zwischen Direktaufnahme und Leuchtschirm-Angiographie beim gleichen Patienten leicht möglich waren. Bei beiden Apparaturen sind die Filmkosten verhältnismäßig gering. Nur so war die routinemäßige Anwendung im klinischen Betrieb und damit die große Zahl der Untersuchungen (innerhalb von 5 Jahren mehr als 4000 Serienangiographien) möglich.

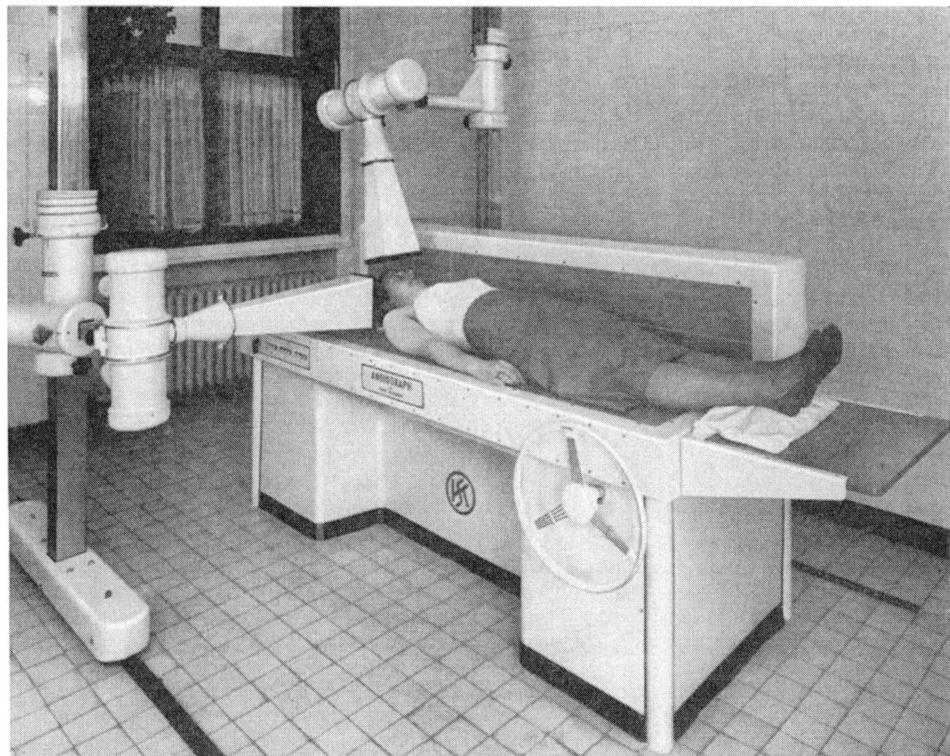

Abb. 38. Angiograph nach TÖNNIS-BERGERHOFF der Fa. Koch & Sterzel (Gesamtansicht)

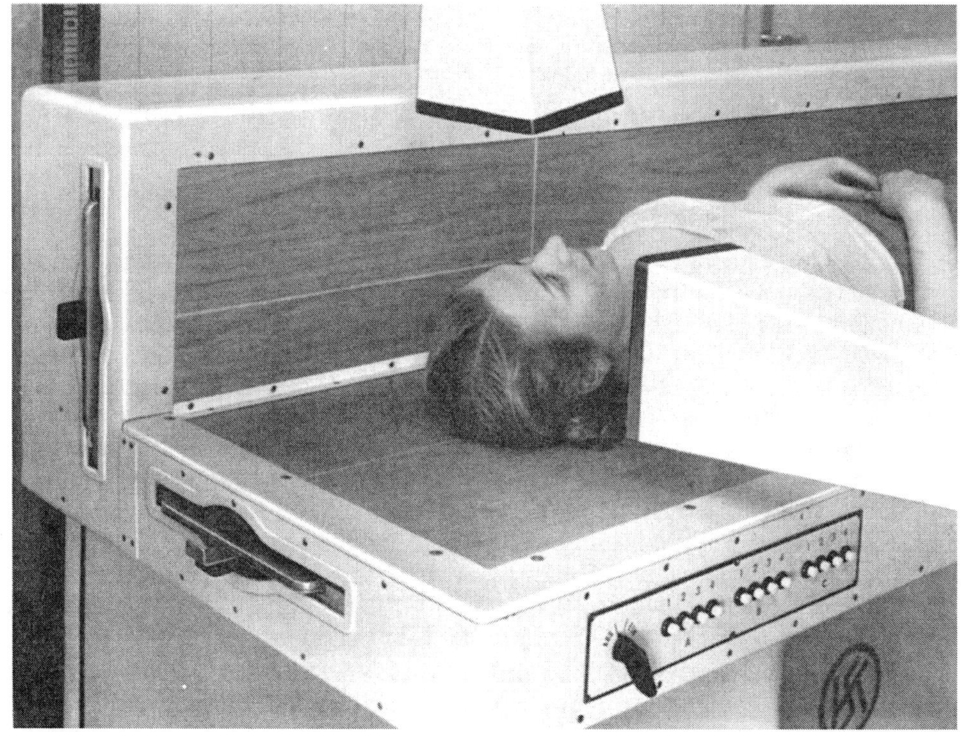

Abb. 39. Angiograph nach TÖNNIS-BERGERHOFF. Lagerung des Patienten zur Hirnangiographie in 2 Ebenen. Die Kassetten sind in Ausgangsstellung. Man erkennt die Schalttasten für die Bestimmung der gewünschten Intervalle des Kassettentransportes

Die weitere Beschreibung des Angiographen nach Tönnis-Bergerhoff folgt der Mitteilung von W. Berger-hoff[1]. Abb. 38 zeigt den äußeren Aufbau des Gerätes. Unter der Tischplatte und hinter der Seitenwand läuft ein Wagen für den Kassettentransport, dessen Wegstrecke durch Bleiplatten strahlengeschützt ist. Die Fuß-punkte für die Achsenstrahlung der beiden Röntgenröhren sind auf der Tischplatte und der Seitenwand mar-kiert. Zur Minderung der Streustrahlen sind unter der Tischplatte und hinter der Seitenwand bewegliche Streu-strahlenblenden eingebaut und an den beiden Röntgenröhren genau abgemessene Tubusse angebracht, welche die Strahlenbündel am Film auf 18/24 cm einblenden. Ein großes Handrad dient nach Ablauf einer Angio-graphie zum Rücktransport des Kassettenwagens in die Ausgangsstellung.

Abb. 39 zeigt die Patientenlagerung zur Hirn-Angiographie, ferner die Kassetten in Ausgangsstellung und die Schalttasten für die Intervalle des Kassettentransportes.

In Abb. 40 ist die Wirkungsweise des Angiographen schematisch dargestellt. Der Lagerungstisch (1) trägt in seinem Unterbau den Motorantrieb, der aus dem Synchronmotor (2) mit einem Übersetzungsgetriebe (3) und vier Magnetkupplungen (4) besteht. Diese Kupplungen bewirken durch ihre verschiedenen Zahnradüber-setzungen verschiedene Geschwindigkeiten der Antriebsscheibe (5), welche mit dem Stift (6) ein Malteserkreuz (7)

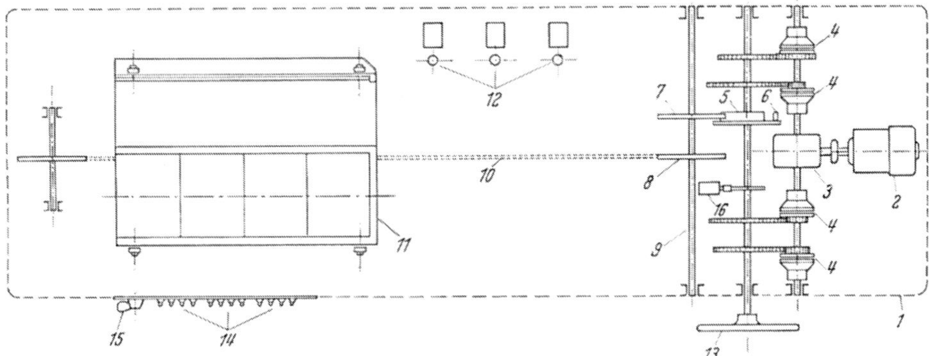

Abb. 40. Schema über die Wirkungsweise des Angiographen nach Tönnis-Bergerhoff.
Weitere Angaben im Text

schubweise schaltet. Das Malteserkreuz ist mit dem Kettenrad (8) auf der Achse (9) befestigt. An der endlosen Kette (10) hängt der Kassettenwagen (11). Jede Bewegung des Malteserkreuzes bewirkt so eine Verschiebung des Kassettenwagens von einer Aufnahmestellung in die nächste. Die Kontakte (12) lösen jeweils nach Stillstand des Wagens die Belichtung aus. Das große Handrad (13) an der Vorderseite des Lagerungstisches dient zum Rücktransport des Kassettenwagens nach Beendigung der Angiographie in die Ausgangsstellung.

Vor Beginn der Angiographie werden die geladenen Spezialkassetten für je 4 Filme 18×24 cm in die Führungsschienen des Kassettenwagens an der Stirnseite des Lagerungstisches eingeschoben und die Schalt-tasten (14) für die zeitlichen Intervalle des Kassettentransportes an seiner Vorderkante gedrückt (vgl. Abb. 39). Für jeden Transport können 4 verschiedene Geschwindigkeiten beliebig eingestellt werden. Daraus ergeben sich für die 3 Transporte 64 Kombinationen. Die an unserem Apparat einstellbaren Transportzeiten sind $1 = 0,25$ sec, $2 = 0,35$ sec, $3 = 0,45$ sec, $4 = 0,55$ sec. Der schnellste Ablauf der Serien-Angiographie läßt sich bei 4 Bild-paaren mit 3,082 sec und der langsamste mit 6,782 sec einstellen. Dazwischen liegen 62 frei wählbare Kombi-nationen. Die Kombination —2—4—1 bedingt z. B. eine Ablaufzeit von 4,415 sec.

Für die cerebrale Angiographie sind die Übersetzungen zweckmäßig so gewählt, daß Abläufe zwischen 3 und 12 sec Gesamtdauer eingestellt werden können. Man hat dann die Möglichkeit, entweder in bestimmten Strö-mungsphasen schnell hintereinander mehrere Aufnahmen zu machen (—1—1—1) oder die Aufnahmen mit größeren Intervallen auf die gesamte Durchströmung zu verteilen (—4—4—4).

Der automatische Ablauf der Hirnangiographie wird nach Injektion einer vorher bestimmten Menge des Kontrastmittels in die A. carotis entweder durch einen Handschalter oder bei Benutzung eines Injektions-apparates durch Schließen eines elektrischen Kontaktes an der Injektionsspritze mit der Belichtung des 1. Film-paares eingeleitet. Der Synchronmotor wird vorher durch den Schalter (15) auf Leerlauf geschaltet. Die Belich-tungszeiten müssen für beide Röntgenröhren so eingestellt werden, daß sie höchstens die zeitliche Dauer des Stillstandes des Kassettenwagens zwischen den Transporten in die folgenden Aufnahmestellungen erreichen, die bei unserer Apparatur 0,4 sec beträgt.

Durch die sinusförmige Beschleunigung und Abbremsung des Kassettenwagens mit Hilfe des Malteser-kreuzes ist ein absoluter Stillstand der Kassetten während der Belichtungszeit gesichert. Dadurch wird jede Bewegungsunschärfe der Abbildung von seiten der Apparatur vermieden.

Die Frage nach der zweckmäßigsten Röntgenapparatur für den gleichzeitigen Betrieb von 2 Röntgenröhren läßt sich verschieden beantworten. Wir benutzen 2 parallel geschaltete 4-Ventil-Apparate „Kostix-D" und können so die beiden Röhren unabhängig voneinander belasten. Ein 4-Ventil-Apparat üblicher Bauart genügt

---

[1] Röntgenbl. **6**, 261 (1952).

mit einem zweiten Heiztransformator im allgemeinen nicht für kurzfristige Schädelaufnahmen mit 2 Röhren und 2 Streustrahlenblenden. Die Schwierigkeit der Aufnahmetechnik besteht vor allem darin, bei gleicher Belichtungszeit und gleicher Spannung (kV) an den Röhren die beiden Röntgenbilder durch Änderung des Aufnahmeabstandes und der Stromstärke (mA) bei einer Röhre einander photographisch anzupassen.

    O. Dyes hat diese Problematik bereits 1938 eingehend erörtert. Gleichzeitige Belichtungen in 2 Ebenen wurden auch von Scott u. Seaman, 1951; Lin, Rosenberg u. Simpson, 1950; Murtagh, Wycis u. Scott, 1953; Sassaroli, 1954 empfohlen. Der möglicherweise etwas geringeren Bildgüte steht aber sicher eine ganze Reihe von Vorteilen gegenüber, die dem Patienten zugute kommen.

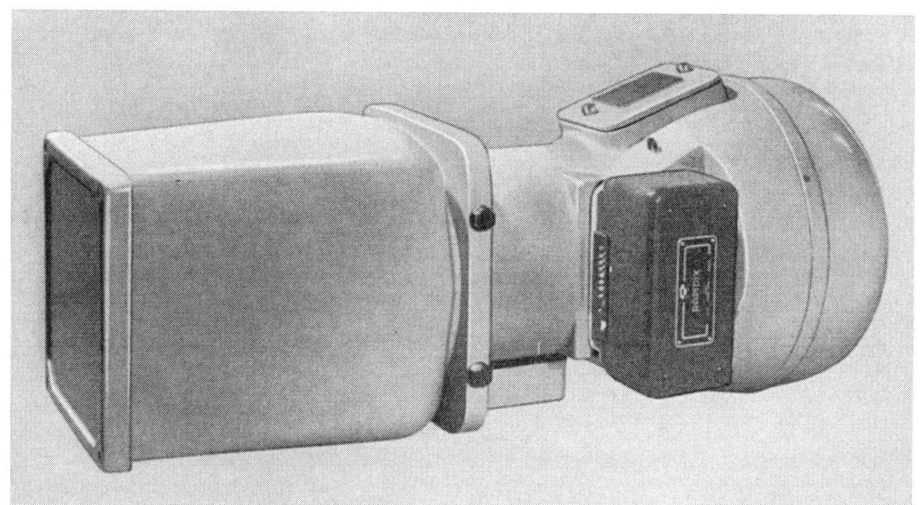

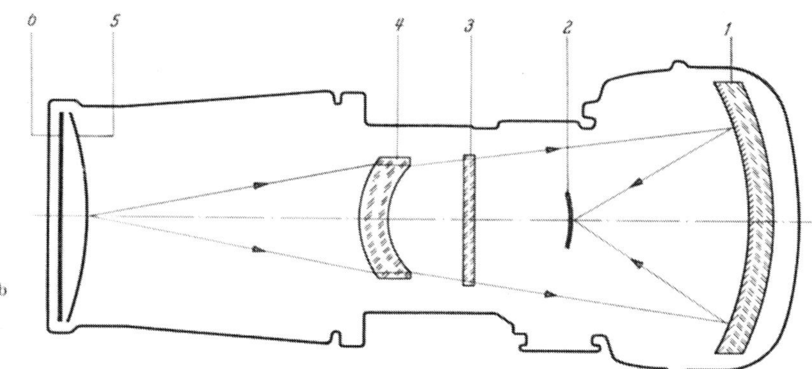

Abb. 41 a u. b. Schädel-Odelca-Kamera. a Gesamtansicht. b Schematische Darstellung der Wirkungsweise.
1 Sphärischer Hohlspiegel; *2* Torisch gewölbte Andrückplatte der Rapidix-Kassette (= Filmbildfläche);
3 Kegellinse; *4* Meniscuslinse; *5* Leicht zylindrisch gekrümmter Leuchtschirm; *6* Streustrahlenraster

    Mit der *Schädel-Odelca* (nähere technische Angaben s. u. a. bei Fj. Rausch u. W. Schiefer[1]) können sowohl Einzel- als auch Serienaufnahmen mit Rollfilmkassette im Mittelformat angefertigt werden. Bei den vorliegenden Untersuchungen wurde ein Focus-Leuchtschirm-Abstand von 50 cm gewählt. Bei dieser geringen Entfernung kommt man auch mit dem 4-Ventil-Apparat und der 30-kW-Röhre mit dem kleinen Brennfleck von 1,2 mm² zu Belichtungswerten, die eine genügend hohe, für die Röhrenbelastung aber erlaubte Bildzahl pro Serie ermöglichen. Die Schädelkalotte füllt bei dem Abstand von 50 cm den Schirm gut aus. Der Röhre sitzt eine Siemens-Tiefenblende auf, mit deren Lichtvisier sich der Schädel auf das Format des Leuchtschirmes genau ausblenden läßt. Es verbleiben zwischen der Tiefenblende und dem Leuchtschirm der Odelca etwa 17—18 cm, die für den Querdurchmesser der meisten Schädel ausreichend sind.

    Der Vergrößerungsmaßstab liegt im Bereich der Schädelmitte bei etwa 1,2 : 1. Die rechte Schädelseite liegt bei unserer Anordnung immer dem Leuchtschirm an. Ein Unterschied in der Gefäßdarstellung, je nachdem ob die Arteriographie auf der leuchtschirmnahen oder -fernen Seite erfolgt, ließ sich nicht feststellen.

    Mit dem Vier-Ventil-Apparat Kostix D der Firma Koch & Sterzel und der 30-kW-Müller-Röhre für 125 kV kommen wir bei einem Focus-Schirm-Abstand von 50 cm mit 110—115 kV und 15—20 m As bei 0,15 sec, je

---

[1] Fortschr. Röntgenstr. **84,** 88 (1956).

nach Dicke des Schädels und je nach Filmart, zu gleichmäßig gut geschwärzten, scharfen und kontrastreichen Bildern in der ganzen Serie. Bewegungsunschärfen sahen wir bei dieser Belichtungszeit niemals. Die Hirngefäße selbst zeigen keine auf dem Röntgenbild wahrnehmbaren Eigenbewegungen. Selbst geringe Bewegungen des Kopfes des Patienten, die trotz Fixierung nicht immer zu vermeiden sind, führten bei der genannten Belichtungszeit zu keiner Bewegungsunschärfe im Bild. Je nach Dicke des Schädels läßt sich der kV-Wert und an vielen Apparaten auch das m As-Produkt regulieren. Bei jedem Patienten, der zur Angiographie kommt, wird eine Schädelübersichtsaufnahme vorliegen, nach der man sich bei der Bestimmung des Belichtungswertes am zweckmäßigsten richtet.

Nach den Angaben der Firma C. H. F. Müller über die höchst zulässige Anzahl an Aufnahmen pro Serie mit der Rö 30 am Vier-Ventil-Apparat bei den in der Angiographie und Kinematographie gebräuchlichen Aufnahmefolgen hätten wir die Möglichkeit, unter den genannten Bedingungen (9—11 kW-Röhrenbelastung) 15—25 Serienaufnahmen hintereinander zu machen. Praktisch gehen wir nie über 20 Aufnahmen pro Serie hinaus. Bei der Belichtungszeit von 0,15 sec sind, wenn man den Filmtransport hinzurechnet, mehr als drei Aufnahmen pro Sekunde nicht möglich. Wir verzichten auf eine Frequenz von mehr als 3 Bildern pro Sekunde und sehen einen größeren Vorteil darin, durch Verlängerung der Ablaufzeit das Angiogramm bis an das Ende des Phlebogramms zeitlich genauer zu verfolgen. Für die meisten Untersuchungen hat sich auch an anderen Stellen (VIETEN) eine Ablauffrequenz von 2—3 Bildern pro Sekunde bewährt.

Der gewünschte Serien-Ablauf läßt sich vor Beginn der Untersuchung an dem *Programmwähler* einstellen. In der arteriellen-, capillaren- und frühvenösen Phase stellen wir den Programmwähler für 10 oder 15 Aufnahmen auf eine Frequenz von 2 Bildern/sec ein, so daß damit die wichtigsten Kreislaufphasen der ersten 5 bzw. 7,5 sec vollständig erfaßt sind. Die verbleibenden 10 bzw. 5 Aufnahmen machen wir in 1 sec Abstand; sie dienen allein zur Beurteilung des späten Phlebogrammes. Bei dieser Programmeinstellung läßt sich der Kontrastmitteldurchlauf 12,5 bzw. 15 sec lang verfolgen. Nach dieser Zeit ist das letzte Kontrastmittel fast immer verschwunden. In Ausnahmefällen, z. B. beim Angiom oder Aneurysma, wählen wir eine Frequenz von 3 Bildern pro Sekunde.

Für das Ausspannen des Filmes aus der Kassette, Aufwickeln auf einen Spezialrahmen, Entwickeln von 6 bzw. 8 min je nach Filmart und Fixieren von 5 min benötigt der Geübte 15 min. Die Wartezeit kann jedoch für das Einlegen eines neuen Rollfilmes ausgenutzt werden.

Zur Betrachtung des Filmstreifens sahen wir einen großen Gewinn in der Projektion auf die Wand. Wir haben einen 7×7 cm großen Vorsatzrahmen herstellen lassen, der sich vor dem Leitz-Projektor Prado 66 schieben läßt. Durch manuelle Bedienung läßt man den Film ablaufen. Am besten bewährte sich die Betrachtung in einer Vergrößerung der Bilder auf etwa 15×15 cm. Auch feinere pathologische Tumorgefäße sind bei der Vergrößerung gut zu erkennen. Sicher lassen sich die Feinheiten in der Vergrößerung besser abgrenzen als die Betrachtung des Filmstreifens mit bloßem Auge vor dem Leuchtkasten. Die Projektion mit einem lichtstarken Projektor bietet u. E. einen Vorteil gegenüber der sonst empfohlenen Lupenbetrachtung. Für den Gebrauch auf der Station und im Operationssaal oder für das Krankenblatt kann man von den für die Diagnose wesentlichen Aufnahmen leicht Vergrößerungsabzüge anfertigen. Die Originalfilme können damit immer im Röntgenarchiv bleiben.

Wir führen grundsätzlich zuerst die Angiographie mit dem Apparat von TÖNNIS-BERGERHOFF durch, der 4 Bildpaare (lateral und sagittal) simultan auf Filme vom Format 18×24 cm, also in Originalgröße des Hirnschädels liefert. Je nach dem diagnostischen Ergebnis bzw. bei der Notwendigkeit einer weiteren Klärung (z. B. Zirkulationszeitbestimmung, Erfassung der Tumoreigenzirkulation usw.) wird eine Untersuchung mit der Odelca-Kamera angeschlossen.

Da bei jeder angiographischen Untersuchung 8 und mehr Aufnahmen belichtet werden, ist die Frage der *Strahlenbelastung* sowohl für den Patienten als auch für den die Injektion durchführenden Arzt und das Pflegepersonal von großem Interesse (s. auch BAERWOLFF und SCHACHERL, 1958). Wir haben zunächst mit Hilfe einer Großflächenkammer, die an ein Siemens-Universaldosimeter angeschlossen war, die Oberflächendosis beim Patienten bestimmt; sie beträgt pro Serie mit 8 Bildern durchschnittlich 7 r. Daraus geht hervor, daß vom Gesichtspunkt der Strahlenbelastung die diagnostisch erforderlichen Aufnahmen ohne Bedenken vorgenommen werden können.

Um den während der Injektion bzw. während der Aufnahmen in der Nähe des Patienten stehenden Arzt vor der Streustrahlung zu schützen, ist an dem Lagerungstisch eine die Untersuchung nicht behindernde Schutzwand aus Bleigummi angebracht worden. Zusätzlich trägt der betreffende Arzt eine Mantelschürze aus Bleigummi. Dadurch besteht — wie entsprechende Messungen ergaben — auch für den angiographierenden Arzt ein ausreichender Schutz. Wenn die angiographische Technik von mehreren Ärzten beherrscht wird, ist die Möglichkeit des Wechsels gegeben, so daß Strahlenschäden praktisch ausgeschlossen sind. Weitere Vorteile bietet auch in dieser Hinsicht die automatische Injektion (vgl. Lorenz, 1942, 1949). Daß sonstige während der Untersuchung anwesende Personen sich während der Aufnahme im strahlensicheren Schaltraum aufhalten müssen, darf als selbstverständlich gelten.

C. Kontrastmittel und Gefahren

1. Kontrastmittel

a) Frühere Versuche

Der Versuch, eine für Röntgenstrahlen undurchlässige Flüssigkeit zur Einspritzung in die Gefäße zu verwenden, geht bis in das Jahr 1896 (Dutto) zurück. Später hat Riethus (1902) durch Einbringen kleiner Bleikugeln in die Jugularvenen tierexperimentelle Kreislaufuntersuchungen durchgeführt. Frank u. Alwens (1910) verwendeten hierzu ein Wismutöl, Sicard u. Forestier (1923) Lipiodol und Berberich u. Hirsch (1923) Jodipin. Am lebenden Menschen war damit aber eine Gefäßdarstellung noch nicht möglich.

Brauchbare Angiogramme konnten erst mit Anwendung wasserlöslicher Halogenverbindungen erzielt werden. Berberich u. Hirsch (1923) benutzten zur Arteriographie Strontiumbromid, Dos Santos zur Aortographie Natriumjodid. Bei diesen anorganischen Jodverbindungen bestand aber die Gefahr lokaler Gefäß- und Nierenschädigungen sowie des Jodismus. Die weitere Entwicklung wandte sich (abgesehen von der Anwendung des Thorotrast — s. unten) daher der Synthese organischer Jodverbindungen zu, bei denen das Jod während der Passage des Körpers nicht frei wurde. Eine der ersten Verbindungen dieser Art war das Uroselektan, chemisch ein Pyridonring mit Seitenkette und *einem* Jodatom. Später wurden kontraststärkere *Dijod*verbindungen und in letzter Zeit *Trijod*verbindungen der Benzoesäure entwickelt.

Auch bei den ersten Versuchen einer *Hirngefäßdarstellung* hat Moniz Brom- und Jodsalze [Strontiumbromid (60—70%ige Lösung), Lithiumbromid (70%ige Lösung), Natriumjodid (25%ige Lösung)] benutzt, die aber in einem hohen Prozentsatz zu Schädigungen führten (Mortalität bei 150 Patienten etwa 2,6%).

b) Thorotrast

Erst mit Einführung des Thorotrast (Moniz, 1931; Löhr u. Jacobi, 1933), einer 25%igen kolloidalen Lösung von Thoriumdioxyd mit Zusatz eines alkalischen Kohlenhydratschutzstoffes, war eine zunehmende Verbreitung der cerebralen Angiographie möglich, da sich dieses Kontrastmittel durch eine völlige Reaktions- und Schmerzlosigkeit bei der Injektion und einen guten Kontrast auszeichnete. Aus zwei Gründen wird aber heute fast allgemein von seiner Anwendung Abstand genommen:

Infolge der *Radioaktivität* dieses vom Körper nicht ausgeschiedenen Mittels muß mit *Spätschädigungen* gerechnet werden. So konnte von Roussy, Oberling u. Guerin (1934) und Selbie (1938) bei Ratten nach Thorotrastinjektionen die Bildung von spindel- und polymorphzelligen Sarkomen beobachtet werden. *Die hierzu verwandten Mengen übertrafen im Verhältnis aber bei weitem die zur Angiographie benutzten.* Nach den Strahlenmessungen von Kuntzmann, Gros und Meyer (1950) ist beispielsweise eine Injektion von 10 cm³ Thorotrast zur cerebralen Angiographie nicht gefährdend im Sinne einer Krebserzeugung (s. auch Zülch, 1956). MacMahon, Murphy u. Bates (1947), K. H. Bauer (1949), Ruhland (1947), Ruf u. Philipp (1950), Schwaiger (1950) und viele andere haben auf die carcinogene Einwirkung infolge fortschreitender Bestrahlung durch die im Körper verbleibenden Thorotrast-Depots hingewiesen. MacMahon u. Mitarb. (1947) haben 12 Jahre nach Thorotrastinjektionen außer einer ausgedehnten periportalen Fibrose und Degeneration des Parenchyms ein Endothelsarkom der Leber nachweisen können. K. H. Bauer (1949) beobachtete bei 35 von 320 angiographierten Patienten örtliche Thorotrastgranulome an der Injektonsstelle oder ähnliche Veränderungen in Leber, Milz, Lymphknoten und den blutbildenden Organen. Wachsmuth (1948) hat nach percutaner Injektion dieses Mittels ausgedehnte Narbenbildungen der regionären Lymphbahnen festgestellt. Flemming u. Chase (1936) beschrieben Granulombildungen in den Glissonschen Scheiden der Leber (vgl. auch

Beobachtungen von HECHT, 1938; SCHUMANN, 1943; FONIO, 1947; BÄTZNER, 1947; ZOL-
LINGER, 1949; KARCHER, 1949; KRÜCKE, 1950; KUHLENDAHL, 1950; WALTHER, 1950;
BRUSA u. GHIRARDI, 1951; DAMMERMANN u. SCHMÜCKING, 1953; MATTHES, 1954; GROTE,
PAMPUS u. WARRENSCHMIDT, 1955).

Sonstige Wirkungen der Thorotrastinjektion: NORTHFIELD u. RUSSELL wiesen schon 1937
auf eine Retention dieses Kontrastmittels in den Wänden der Hirngefäße hin. EKSTRÖM u.
LINDGREN (1938) konnten in 60% der von ihnen untersuchten Fälle Thorotrast in Form
von Kugeln oder Stäbchen in den kleineren cerebralen Gefäßästen nachweisen. In 6 Fällen
fanden sie starke Parenchymschädigungen durch Verstopfung kleiner Gefäße. In einem
Falle stellte die Thorotrastschädigung des Hirns die eigentliche Todesursache dar.

Aus den genannten Gründen hat man in Deutschland im allgemeinen von der Verwendung des Thorotrast als Kontrastmittel Abstand genommen. Vereinzelt (HEPPNER, 1951;
ABBOTT u. Mitarb., 1952) wird seine Anwendung ausschließlich für Patienten jenseits des
50. Lebensjahres sowie bei Kranken mit wandgeschädigten Gefäßen (Hypertoniker,
Arteriosklerotiker, Allergiker) vorgeschlagen. Bei den zur Verfügung stehenden neueren
Röntgenkontrastmitteln wird aber die Anwendung dieses Mittels kaum noch erforderlich sein.

c) Wasserlösliche Jodsalze

Seit mehr als 10 Jahren werden zur cerebralen Angiographie wasserlösliche komplexe
Jodsalze benutzt. Dabei handelt es sich fast ausschließlich um Mittel der *Diodrastgruppe*
(3,5-dijod-4-pyridon-N-Essigsäure als Diäthanolamin-, Diäthylamin-, Morpholin- oder
Methylglucamin-Salz) wie die Präparate Diodrast, Diodon, Umbradil, Perabrodil, Nosy-
drast, Joduron u. a. Die bei anderen Indikationen sehr häufig verwendeten Präparate der
Jodoxylgruppe (Dinatriumsalz der 3,5 Dijod-4-pyridoxyl-N-methyl-2,6-dicarbonsäure), in
Deutschland vertreten durch Uroselectan B, konnten sich bei der cerebralen Angiographie
nicht durchsetzen, da sie überraschenderweise bei dieser Anwendung häufiger Komplikationen verursachten als die Diodrastpräparate (vgl. FRENCH u. BLAKE, 1950).

In letzter Zeit haben sich *trijodierte Kontrastmittel* wie Urokon (Natriumsalz der 3-
Acethylamino-2, 4, 6-trijod-Benzoesäure) und seine Synonyme Triopaque, Triurol, Tri-
abrodil sowie vor allem Urografin (Gemisch des Natrium- und Methylglucaminsalzes der
N, N'-Diacethyl-3,5-diamino-2, 4, 6 trijod Benzoesäure) sowohl wegen ihrer guten Kontrastdichte als auch Verträglichkeit durchgesetzt.

Auch diese genannten wasserlöslichen Jodsalze stellen aber noch keineswegs ideale
Röntgenkontrastmittel für die cerebrale Angiographie dar, wenn auch im allgemeinen ihre
Anwendung als wesentlich gefahrloser bezeichnet werden kann als diejenige der früher
benutzten Kontrastmittel. Auch sind die subjektiven Beschwerden durch ein brennendes
Hitzegefühl im Augenblick der Injektion, das zwar bei den verschiedenen Präparaten von
unterschiedlicher Intensität, aber im Gegensatz zur Anwendung von Thorotrast nie ganz
vermeidbar ist, ein Nachteil. Dazu kommen verschiedene weitere Gefahrenmöglichkeiten,
wobei sich einmal allgemeine Überempfindlichkeitsreaktionen und zum anderen die Folgen
der direkten Einwirkung des Kontrastmittels auf die Hirngefäße unterscheiden lassen.

2. Komplikationen nach Anwendung von Röntgenkontrastmitteln
a) Allgemeine Überempfindlichkeitsreaktionen

Die Allgemeinerscheinungen, die nach Injektion eines Röntgenkontrastmittels auftreten können, sind von der intravenösen Urographie her bekannt. Wahrscheinlich spielen
dabei anlagebedingte *Idiosynkrasien* eine wesentlich größere Rolle als erworbene *Allergien*.
Dabei ist anzunehmen, daß bei den einzelnen Patienten die Stärke der Reaktion von Menge
und Konzentration des Kontrastmittels abhängen, während ja die echte allergische Reaktion von der zugeführten Menge des Antigens unabhängig ist (vgl. FELTEN, 1954). Für
diese Annahme spricht auch die Tatsache, daß im allgemeinen die zur Vorprobe benutzten
geringen Mengen des Kontrastmittels praktisch nie zur Auslösung einer Reaktion

ausreichen und damit den Wert solcher Vorproben meist illusorisch machen (s. auch MIFKA u. RUPPRECHT, 1956).

SOLBACH (1953) nahm an, daß „flüchtige Hauterscheinungen ebenso wie schwere und selbst tödliche anaphylaktische Reaktionen auf dem Boden der Allergie gegen Jod vorkommen". Nach seiner Meinung decken sich die Sektionsergebnisse mit denen, die man bei einer allgemeinen Jodanaphylaxie finden kann, nämlich übereinstimmend charakteristische Veränderungen am Herzmuskel, hochgradiges Lungenödem und Hydrops der Organe. WOLFF (1956) beschrieb das Auftreten thyreotoxischer Krisen, die er auf „Jodwirkung" nach Anwendung eines Röntgenkontrastmittels zurückführen will.

Bei derartigen Kontrastmittelreaktionen handelt es sich aber praktisch nie um eine echte Jodallergie. Das Jod ist „biologisch maskiert" (HECHT, 1938) und „wird bei der Passage des Organismus nicht in Freiheit gesetzt und bleibt so dem intermediären Stoffwechsel entzogen".

Allgemeine Überempfindlichkeitsreaktionen sind bei der cerebralen Angiographie (Injektion des Kontrastmittels in die A. carotis oder A. vertebralis) eigenartigerweise seltener zu beobachten als bei Darstellung der peripheren Gefäße oder etwa bei intravenöser Anwendung der gleichen Kontrastmittel zur Pyelographie. Klinisch macht sich eine solche Überempfindlichkeit durch Juckreiz, Rötung und Quaddelbildung der Haut, evtl. generalisiertes Exanthem, Husten und Niesen, Reaktionen der Schleimhäute, Laryngospasmus, Stridor und in schweren Fällen durch Brechreiz, Kollaps, Krampfanfälle, Verwirrtheit, Cyanose und Atemstillstand bemerkbar. Bezüglich der Häufigkeit ernsthafter Komplikationen kann auf die allerdings schon längere Zeit zurückliegenden Untersuchungen von JUNGMICHEL (1940) hingewiesen werden. Bei 81 000 Injektionen von Perabrodil (in der Hauptsache intravenöse Urographien) verliefen danach nur 20 000 *ohne* irgendwelche Nebenerscheinungen. 8mal trat ein schwerer Kollaps und 5mal (0,008%) der Tod ein. PENDERGRASS, CHAMBERLAIN, GODFREY u. BURDICK (1942) sahen unter 661 800 Fällen 132mal einen anaphylaktischen Schock, wobei in 26 Fällen (0,004%) der Tod eintrat. Von diesen kamen aber nur 10 Patienten während oder unmittelbar nach der Injektion des Kontrastmittels ad exitum. Bei den meisten bestand 1—2 Wochen später eine stärkere Nierenfunktionsstörung mit Anurie und Urämie. In einer späteren Veröffentlichung aus dem Jahre 1955 berichteten PENDERGRASS, HODES, TONDREAU, POWELL u. BURDICK über insgesamt 31 Todesfälle, die auf Grund einer Umfrage bei einem Untersuchungsgut von 3 800 000 Patienten innerhalb von elf Jahren (1942—1952) festgestellt werden konnten und anderweitig nicht veröffentlicht waren (0,0008%). Es handelte sich dabei ausschließlich um i.v. Urographien.

HUEBER stellte 1942 alle bis dahin veröffentlichten Zwischenfälle nach intravenös injizierten Kontrastmitteln zusammen. Bis zu diesem Zeitpunkt waren je 1 Million Ampullen Perabrodil und Ursoselektan B in den Handel gekommen. Dabei fanden sich 7 Todesfälle nach Applikation von Perabrodil und ein Todesfall nach Uroselektan B (vgl. auch SCHUBERT, 1947). Bei anderen Untersuchungsmethoden, wie z. B. der Angiokardiographie, liegt der Prozentsatz an Todesfällen wesentlich höher. So berichtet DOTTER (1951) über 26 Todesfälle bei 6 824 Angiokardiographien (= 0,38%). Die Erklärung hierfür ist wohl in dem besonderen Krankengut (s. auch weiter unten) sowie in der für diese Untersuchung notwendigen höheren Konzentration und größeren Menge des Kontrastmittels zu suchen.

Für cerebrale Angiographien finden sich derartige Überempfindlichkeitsreaktionen wesentlich seltener erwähnt. So haben beispielsweise KAESER u. THOMAS (1954) unter 1675 Gefäßdarstellungen nur 2mal ein generalisiertes Exanthem beobachtet. BERGERHOF u. FROWEIN (1955) sahen unter 104 Patienten 20mal leichte und flüchtige Reaktionen (Übelkeit, Hautjucken, Exanthem), nur 1mal kam es unter Erbrechen und Auftreten eines Quincke-Ödems zu einem schweren, mehrere Stunden anhaltenden Kreislaufkollaps.

In diesem Zusammenhang ist der einzige schwere Zwischenfall infolge einer Überempfindlichkeitsreaktion, den wir unter 4000 eigenen Angiogrammen der letzten Jahre erlebten, zu erwähnen: Es handelte sich um einen 50jährigen Mann, bei dem 1952 andererorts eine Arteriographie mit Perabrodil durchgeführt worden war.

Zwischenfälle oder allergische Erscheinungen traten dabei nicht auf. 3 Jahre später wurde erneut eine Angiographie in einer anderen Klinik durchgeführt, wobei es nach dem Überweisungsbericht direkt im Anschluß an die intracarotidielle Injektion von 12 cm³ Urografin (60%) zu Atemstörungen, livider Verfärbung und schließlich zu einem generalisierten Exanthem gekommen war. Eine ausreichende Darstellung der intrakraniellen Gefäße konnte nicht erreicht werden. Da aus diagnostischen Gründen — es handelte sich um ein bis dahin nicht nachgewiesenes großes Tentoriummeningiom — die Angiographie unbedingt wiederholt werden mußte, haben wir 24 Std. vorher nochmals eine Testampulle Urografin intravenös verabfolgt, wonach keinerlei Reaktion erfolgte (LINDGREN, 1954, erwähnte eine allergische Reaktion noch 5 Std. nach einer Injektion!). Am Abend vor der 2. Angiographie wurde der Patient mit Megaphen, Atosil und Cortison vorbereitet und auch am Morgen noch eine antiallergische Vorbehandlung durchgeführt. Trotzdem kam es sofort nach Injektion von 10 cm³ Urografin (60%) wieder zu der oben geschilderten Reaktion. Erst mit Intubation und künstlicher Beatmung, Sauerstoffzufuhr und Bekämpfung des Kreislaufkollapses mit Infusionen hatte sich nach Stunden der Zustand wieder normalisiert. Dauerschäden blieben nicht zurück. Die Geschwulst konnte erfolgreich exstirpiert werden.

Der geschilderte Fall läßt einige wesentliche Rückschlüsse zu:

1. Eine sog. Jodallergie hat wahrscheinlich nicht vorgelegen, da auf die Injektion des 3 Jahre vorher verwendeten ebenfalls jodhaltigen Perabrodils keinerlei Reaktion erfolgt war.

2. Das Auftreten einer erworbenen Allergie ist unwahrscheinlich, da deren Auslösung von der zugeführten Menge des Antigens unabhängig gewesen wäre und schon auf die Injektion der Testampulle hin hätte erfolgen müssen. Der Wert derartiger Testmethoden erscheint damit sehr fraglich.

3. Auch chemisch gleichartige oder ähnliche Kontrastmittel verschiedener Herstellung können trotz gleichen Lösungsmittels zu unterschiedlichen Nebenerscheinungen führen. Im vorliegenden Falle muß — wie aus der Literatur bekannt ist — eine spezielle, wahrscheinlich anlagebedingte Überempfindlichkeit (Idiosynkrasie) gegen das zuletzt benutzte Kontrastmittel angenommen werden. Gegebenenfalls könnte man sonst noch eine sog. Gruppensensibilisierung in Erwägung ziehen, die sich aber nicht beweisen läßt, da eine nochmalige Kontrolle mit Perabrodil nicht gewagt werden kann.

Da es sich bei den Erscheinungen der Idiosynkrasie hier um eine Überempfindlichkeit gegen ein intraarteriell zugeführtes Kontrastmittel handelt, werden zu ihrer Vermeidung Antihistaminpräparate empfohlen (vgl. CREPEA, ALLANSON u. DE LAMBRE, 1949; OLSSON, 1950 u. a.). Von SCHUNK (1954) wurde prophylaktische Anwendung des Präparates Synpen erwähnt. FELTEN (1954) ist der Ansicht, daß es bei entsprechender Dosierung — er schlägt routinemäßig 2 cm³ Neo-Bridal vor — in jedem Falle gelingt, Nebenreaktionen durch Jodkontrastmittel zu verhindern, wobei weniger die Frage der pharmakologischen Wirksamkeit als diejenige einer entsprechenden Dosierung des Antihistaminpräparates im Vordergrund steht.

b) Kreislaufwirkungen der Röntgenkontrastmittel

Über die Auswirkungen einer Kontrastmittelinjektion auf den Gesamtkreislauf wurden bisher unterschiedliche Beobachtungen mitgeteilt. Nach Tierversuchen (vgl. HEATHCOTE u. GARDNER, 1932, 1933; EDWARDS u. BIGURIA, 1934; VAN DER LINDEN, 1942; WEATHERALL, 1942) kommt es meist zu einem Blutdruckabfall. Neben den physikalischen Eigenschaften des Kontrastmittels sieht H. W. SCHMIDT (1955) in einer solchen *Blutdruckerniedrigung* eine weitere entscheidende Ursache evtl. Störungen. Beim Menschen hat GROSS (1948) gelegentliche Blutdruckanstiege um 20—40 mm Hg beschrieben (vgl. auch CURTIS, 1951; METZ, 1953). LORENZ (1951) nahm an, daß bei rascher Injektion einer Flüssigkeit in die A. carotis eine Drucksteigerung mit Auslösung des Carotis-Sinus-Reflexes erfolge. Auch ABBOTT, GAY und GOODALL (1952) sahen in der plötzlichen Steigerung des intraarteriellen Druckes bei der Injektion einen Faktor für die Auslösung einer Komplikation.

KLINGLER, STRICKER u. HUNZINGER (1956) haben während der Carotisangiographie den Blutdruck in der A. femoralis mit einer Strain-Gage-Kapsel fortlaufend registriert. Dabei zeigte sich eine biphasische Reaktion, wobei nach kurzer depressorischer Wirkung ein oft beträchtlicher Blutdruckanstieg auftrat. GREITZ (1956) hat bei Blutdruckmessungen in der A. carotis und A. femoralis in den meisten Fällen ein Absinken des Blutdruckes im Anschluß an die Kontrastmittelinjektion beobachtet. Diese Veränderungen erreichten ihr Maximum in 1—6 sec nach Ende der Injektion. Der größte von ihm beobachtete Blutdruckabfall betrug 10% des normalen Druckes.

Bei den von uns vorgenommenen *Blutdruckmessungen* wurde kopfwärts der eigentlichen Injektionskanüle eine Nadel gleicher Stärke (1,2 mm) in die A. carotis communis eingelegt und damit unter Verwendung des von HAMACHER (1955) entwickelten elektrischen Transmissionsmanometers über Meßbrücke und Direktschreiber (HELLIGE) der Blutdruck fortlaufend blutig registriert. Die Injektion des Kontrastmittels bzw. der zum Vergleich benutzten physiologischen Kochsalzlösung erfolgte über ein Schlauchsystem (RIECHERT) mit Handdruck innerhalb von 2 sec.

Die Ansicht, wonach die rasche Injektion des Kontrastmittels zu einer erheblichen Steigerung des intracarotidiellen Druckes führen soll, wird durch die vorliegenden Meßergebnisse widerlegt. In den meisten Fällen kommt es vielmehr für die Dauer der Injektion zu einem deutlichen Absinken des lokalen Blutdruckes (s. Abb. 43), nur in wenigen Fällen zu einem leichten Anstieg. Nach Beendigung des Injektionsvorganges stellt sich der Blutdruck wieder auf den ursprünglichen Wert ein.

Es wurde versucht, das unterschiedliche Verhalten des Blutdruckes während der Injektion durch einen Modellversuch zu klären: In einem wasserdurchströmten Gummischlauch führt die Injektion kurz vor dem

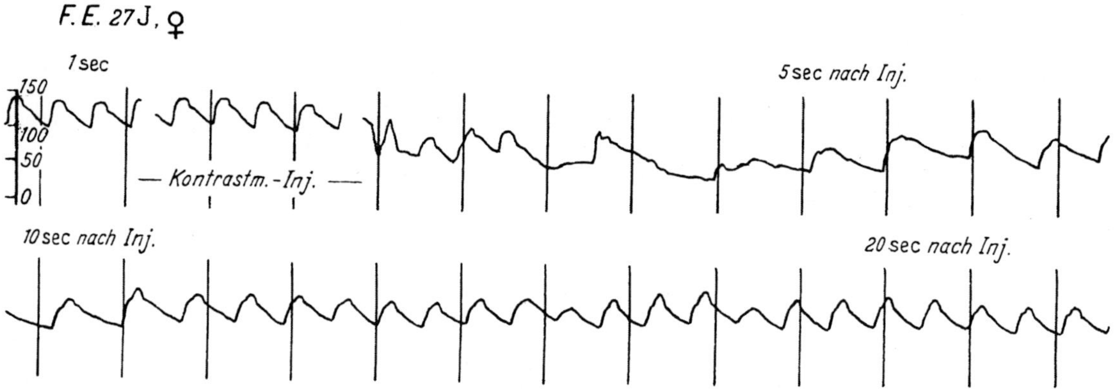

Abb. 42. Auswirkung einer Kontrastmittelinjektion auf den Blutdruck in der gegenseitigen A. carotis. Nach Injektion des Kontrastmittels erhebliche Pulsverlangsamung und -unregelmäßigkeit sowie vorübergehendes Absinken des Blutdruckes. Erst 17 sec nach Beendigung der Injektion haben sich Herzaktion und Blutdruck annähernd normalisiert. Der Ausgangsblutdruck ist aber auch zu diesem Zeitpunkt noch nicht wieder erreicht

Schlauchende (das mit der Vergrößerung des Gefäßquerschnittes nach Teilung der Halsschlagader in A. carotis interna und externa zu vergleichen ist) zu einer starken Beschleunigung und damit zu einer Drucksenkung (BERNOULLI). Wird die Injektion dagegen vom Schlauchende entfernt vorgenommen, so kommt es zu einem örtlichen Druckanstieg, wobei jedoch die Entfernung der Injektionsstelle von der Meßstelle wesentliche Bedeutung hat. Es spielen also — ganz abgesehen von pressoreflektorischen und chemoreceptorischen Wirkungen — auch rein hämodynamische Effekte eine Rolle.

Ähnliche Versuche hat auch GIDLUND (1956) angestellt: Bei Injektion von 25 cm³ Wasser in eine Modell-Aorta konnte er keinen injektionsbedingten Druckwechsel feststellen. Nach seiner Meinung ist es möglich, in eine Arterie von der Größe der A. femoralis 10 cm³ Flüssigkeit einzuspritzen, ohne daß eine Druckänderung eintritt. Auch GREITZ (1956) hat über Druckmessungen in der A. carotis und A. femoralis berichtet: Während der Injektion von 10 cm³ physiologischer Kochsalzlösung innerhalb von 2 sec konnte in der A. carotis kein meßbarer Blutdruckanstieg beobachtet werden.

Zu diesen hämodynamischen Wirkungen, die sich in gleicher Weise bei Injektion eines Kontrastmittels ebenso wie bei derjenigen von physiologischer Kochsalzlösung *für die Dauer der Injektion* nachweisen lassen, kommen dann die Auswirkungen der osmotischen Eigenschaften des Kontrastmittels (s. Tab. 4) und chemoreceptorische Effekte über den Carotissinus.

Im einzelnen lassen sich diese Kontrastmittelwirkungen daher kaum noch abgrenzen (s. auch NAHAS, CASTANO, ECOIFFIER u. ROUANET, 1955). Die komplizierten Verhältnisse sind jedenfalls nicht allein durch einen kurzdauernden Angiospasmus (s. HOLM, 1944; FOLTZ, THOMAS u. WARD, 1952) zu erklären.

ZSEBÖK, GERGELY u. GERGELY (1954) vertreten die Ansicht, daß Kreislaufstörungen, insbesondere ein Abfall des Blutdruckes, nicht auf spezifischen Einflüssen des Kontrastmittels beruhen, sondern daß auch andere Substanzen (Dextrosen, nicht physiolog. NaCl-Lösungen) ebenfalls eine Irritation von Chemoreceptoren verschiedener Lokalisation verursachen können. Nach unseren Erfahrungen rufen jedoch die einzelnen Röntgenkontrast-

Tabelle 4. *Wasserstoffionenkonzentration, Gefrierpunktserniedrigung, osmotischer Druck und Jodgehalt der verschiedenen Röntgenkontrastmittel* (Zusammenstellung nach Angaben von BUEMANN u. Mitarb., CARTER u. Mitarb., DIETRICH, GINS u. Mitarb., HAENISCH, HESS, HOWARD, KALK, LOOSE, MANDL, NEUHAUS, NURICK u. Mitarb., SCHWARZ, SULLENS u. Mitarb. und WAEZEL)

Kontrastmittel	Konzentration %	p_H	Gefrierpunkt-erniedrigung $-\Delta T$	Osmotischer Druck P Atm		Jodgehalt mg/cm³
				36°	0°	
Perabrodil M	80	7,1—7,5	5,45	46,1	—	338
Urografin	60	7,2—7,6	3,30	—	39,8	292
Perabrodil M	60	7,1—7,5	3,23	31,6	—	254
Hippodon	50	9,0	4,88	50,0	—	—
Perabrodil M	45	7,1—7,5	2,43	25,2	—	190
Joduron	35	7,3				175
Diodrast	35	7,3	1,84	22,2	—	—
Diodon	35	7,3	1,8	22,0	—	—
Urokon	30	—	—	—	—	197
Joduron	30	7,3	1,95	—	—	188
Hippodon	25	9,0	2,84	35,0	—	—
Perabrodil M	25	7,1—7,5	1,13	13,7	—	106
Joduron	20	7,3	1,30	—	—	125
NaCl-Lösung	0,95	7,1—7,5	0,56	7,7	—	—
Blut	—	7,39—7,42	0,56	7,7	—	—

mittel in sehr unterschiedlichem Ausmaß derartige allgemeine Reaktionen hervor (vgl. SCHIEFER u. STEINMANN, 1958).

Die unterschiedliche Auswirkung auf den Blutdruck ergibt sich aus Abb. 42 und Abb. 43. In Abb. 43b erkennt man neben der oben erwähnten Blutdrucksenkung *während* der Dauer der Injektion von 15 cm³ Urografin 60% (Natrium und Methylglucaminsalz der

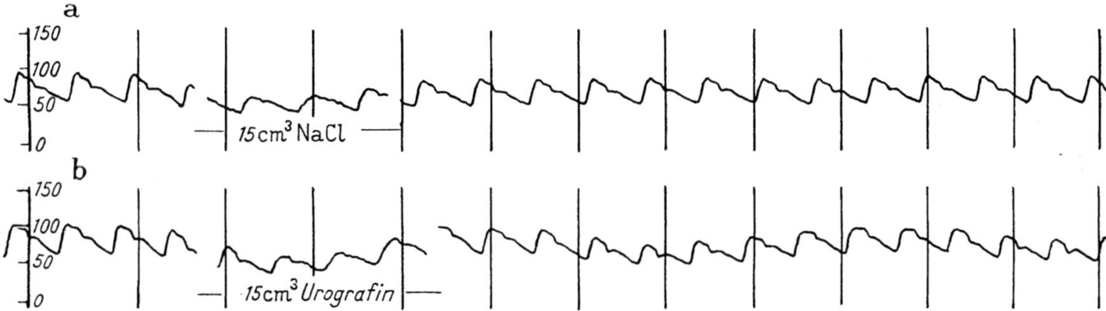

Abb. 43a u. b. Blutdruckverhalten in der A. carotis communis während der intracarotidiellen Injektion (Meßkanüle 1 cm kranial der Injektionskanüle, Papiergeschwindigkeit 2,5 cm/sec). a Injektion von 15 cm³ physiologischer Kochsalzlösung. Während der Injektionsdauer kommt es zu einem deutlichen Absinken des Blutdruckes. b Injektion von 15 cm³ Kontrastmittel. Wie bei a deutliche Drucksenkung. Anschließend außerdem leichte Blutdruckschwankungen

3,5-diacethylamino-2,4,6-trijodbenzoesäure) weitere leichte Blutdruckschwankungen. Derartige Blutdruckschwankungen fehlen dagegen nach Injektion von physiologischer Kochsalzlösung. Abb. 42 zeigt, daß die allgemeine Kreislaufreaktion bei Anwendung einer anderen Trijodbenzoesäureverbindung erheblich stärker ist. Die fortlaufende Blutdruckmessung wurde in diesem Falle in der gegenseitigen A. carotis durchgeführt. Es fehlt daher eine Blutdruckänderung während der Dauer der Injektion in diesem Gefäß. *Nach* der Injektion kommt es dann aber zu einer erheblichen Pulsverlangsamung und -unregelmäßigkeit sowie zu einem vorübergehendem Absinken des Blutdruckes. Erst 17 sec nach Beendigung der Injektion haben sich Herzaktion und Blutdruck annähernd normalisiert. Der Ausgangsblutdruck ist aber auch zu diesem Zeitpunkt noch nicht wieder erreicht.

Zur Vermeidung stärkerer Kontrastmittelwirkungen ist eine entsprechende medikamentöse Vorbereitung von ausschlaggebender Bedeutung. In der Narkose kann eine solche Kreislaufreaktion sogar völlig fehlen. Die demonstrierten Fälle (vgl. Abb. 42 und Abb. 44)

wurden ohne jegliche medikamentöse Vorbereitung durchgeführt, um weitere pharmakologische Einflüsse auszuschließen. *Auf Grund dieser Beobachtung wird man sich eher zur Durchführung der Angiographie in Narkose oder zumindest erheblicher Dämpfung entschließen* (vgl. auch DECKER u. HOLZER, 1954; SCHUNK, 1954; ALBRECHT, 1955; MIFKA u. RUPPRECHT, 1956).

c) Cerebrale Reiz- und Ausfallssymptome

Die unter a) erwähnten Komplikationen infolge Überempfindlichkeit gegen das benutzte Kontrastmittel haben zwar in seltenen Fällen auch bei der Kontrastdarstellung der Hirngefäße Bedeutung. Zahlenmäßig treten sie aber gegenüber den Schädigungen durch direkte Einwirkung des Kontrastmittels auf die Hirngefäße in den Hintergrund.

Die tierexperimentellen Arbeiten von BROMAN, FORSSMANN und OLSSON (1948, 1949, 1950, 1954, 1956) haben die Grundlagen für unsere heutigen Vorstellungen über Kontrastmittelschäden im Bereich der Hirngefäße bzw. des Gehirns geschaffen. Danach liegt die Schädigung in einer Änderung der Capillarendothelmembran (Bluthirnschranke). Durch chemisch-toxische Einwirkungen des Kontrastmittels soll es zu einer Störung der Gefäßpermeabilität und je nach der Schwere zu Ödemen, punktförmigen Blutungen und Stase kommen. Die genannten Autoren haben weiterhin nachweisen können, daß das Ausmaß einer solchen Schädigung entscheidend von der *Konzentration* und der *Menge* des Kontrastmittels sowie von der *Dauer* seiner Einwirkung abhängt. Jeder dieser Faktoren kann einen Einfluß ausüben, woraus sich für die Klinik neben der Herabsetzung der Kontrastmittelmenge die Notwendigkeit längerer Pausen zwischen den einzelnen Injektionen ergibt. Die Dauer der Einwirkung wird durch eine Zirkulationsverlangsamung im Bereich der Hirngefäße verlängert. Nach OLSSON (1950) treten daher Störungen der Gefäßpermeabilität besonders häufig bei Patienten mit verlangsamter Zirkulation auf. Auch die neueren trijodierten Kontrastmittel (z. B. Triurol) rufen nach den letzten Untersuchungen von BROMAN u. OLSSON (1956) die gleichen Veränderungen an der Bluthirnschranke hervor wie die Diodrastmittel.

Die Beobachtungen der genannten skandinavischen Autoren wurden durch Tierversuche von BLOOR, WRENN u. MARGOLIS (1951) weiter bestätigt: Bei Kaninchen, die unmittelbar nach der unter hirnelektrischer Kontrolle vorgenommenen Hirngefäßdarstellung intravenös Tetrasulfonsäure injiziert erhielten, wurde anschließend sofort das Hirn entnommen und seziert. Bei Verwendung von hochkonzentrierten Kontrastmitteln (Diodrast 70%), die aber wahrscheinlich relativ viel höher dosiert waren, als es der Kontrastmittelmenge bei der menschlichen Angiographie entspricht, fanden sich schwere EEG-Veränderungen und histologisch nachweisbare Schädigungen (Ödem, Anfärbung der cellulären Elemente durch den injizierten Farbstoff).

Wie sich aus entsprechenden Sektionsbefunden entnehmen läßt, werden auch beim Menschen ähnliche Veränderungen bei einer schweren Kontrastmittelschädigung des Gehirns hervorgerufen (Ödem, Erweichungen, Blutungen, Nekrosen) und haben eine gleiche Pathogenese wie die Veränderungen im Tierversuch:

ZÜLCH sah in einem Gutachten-Verfahren die Präparate des Hirns eines Patienten, der 2 Tage nach Angiographie mit Perabrodil im Schock gestorben war. Es handelte sich um einen damals 52jährigen Patienten, der eine fortschreitende halbseitige neurologische Symptomatologie hatte, die später durch eine Erkrankung der cerebralen Gefäße (mäßige bis recht erhebliche Arteriosklerose der kleinen Hirnarterien und der Arteriolen, besonders im Stammgangliengebiet) erklärt werden konnte. Hier wurde zum Ausschluß eines subduralen Hämatoms nach einem fraglichen Unfall eine Angiographie mit 12 cm³ Perabrodil 45%ig ausgeführt, nachdem tags zuvor eine Testung mit 1 cm³ Perabrodil i.v. reaktionslos vertragen worden war. Nach Beendigung des Eingriffes kam es zu einem tonischen rechtsseitigen Krampfanfall (linksseitige Injektion!), der Patient wurde nicht ansprechbar und war hinterher längere Zeit stark benommen. 1/4 Std. später geriet der Patient trotz Calcistin- und Traubenzucker-Injektion in ein tiefes Koma, aus dem er trotz Anthistinen und Periston nicht mehr erwachte. Histologisch fanden sich Zeichen des frischen Hirnödems in der Rinde des von der A. cerebri media links versorgten Gebietes sowie um die Capillaren, Venolen und Venen des Markes der ganzen linken Hemisphäre. Auch an der rechten Hemisphäre fanden sich, wenn auch sehr viel geringere, diffuse Ödemveränderungen an den Venolen und Venen, besonders der Tiefe.

Sind die Kreislauf- und Permeabilitätsstörungen weniger stark und nicht so ausgedehnt, so können Dauerschädigungen zurückbleiben, die aber überlebt werden (DUNSMORE u. Mitarb., 1951; ABBOTT u. Mitarb., 1952; FINK u. Mitarb., 1952; ROWBOTHAM u. Mitarb., 1953). Ist die Schädigung von geringerem Ausmaß, so werden reversible lokale oder allgemeine Ödeme hervorgerufen, die wieder abklingen können. Von Olsson (1950) wurde an Hand von Tierversuchen darauf hingewiesen, daß auch rein funktionelle Störungen ohne morphologisch faßbare Veränderungen vorkommen können. Die genannten Folgen einer Kontrastmittelanwendung können durch eine gleichzeitige Herabsetzung des Blutdruckes noch weiter verstärkt werden. Auch die osmotischen Eigenschaften eines Kontrastmittels spielen eine gewisse Rolle. So können besonders bei Injektion in die A. carotis neben peripheren Receptoren (z. B. am Sinus caroticus) auch die zentralen Osmoreceptoren des Hypothalamus (Nucleus supra-opticus) in Erregung versetzt werden.

Die „Allgemeinwirkung" eines Röntgenkontrastmittels ist aber sicherlich ein außerordentlich komplexer Vorgang. Wie bei allen Wirkungen nicht isotonischer Lösungen sind wir über die tatsächlichen Reaktionen kaum orientiert. Die Beurteilung solcher Komplikationen — des Anteiles des Kontrastmittels einerseits, der individuellen Unterschiede andererseits — kann daher nur unter außerordentlicher Zurückhaltung erfolgen.

3. Häufigkeit cerebraler Komplikationen

Bei „Komplikationen nach Angiographie" ist zu berücksichtigen, daß dieser Begriff sehr unterschiedlich weit gefaßt wird, wie sich aus den Angaben des Schrifttums ergibt. Die Häufigkeitsangaben schwanken daher zwischen weniger als 1% und mehr als 50%. Wenn beispielsweise von Falls, Basset u. Lamberts (1951) bei Beobachtungen an 80 Kranken allein in 86,2% Komplikationen ausschließlich am homolateralen Auge oder seiner Adnexe, von anderen Autoren bei einem wesentlich größeren Untersuchungsgut fast keinerlei Komplikationen beobachtet wurden, so kann dies neben Unterschieden in der Zusammensetzung des Krankengutes nur in einer unterschiedlichen Auffassung über den Begriff einer Komplikation beruhen.

Im allgemeinen läßt sich allerdings sagen, daß der Hundertsatz evtl. Komplikationen um so höher liegt, je kleiner das Beobachtungsgut ist. Diese Feststellung könnte zu gewissen Rückschlüssen auf die Art der angiographischen Technik führen, wenn nicht auch bei einwandfreier Durchführung Komplikationen auftreten könnten. Auch die Zusammensetzung des Krankengutes spielt eine große Rolle. Von entscheidender Bedeutung bleibt überdies die Indikationsstellung zur Durchführung dieses Eingriffes.

Unterschiedliche Auffassungen können weiterhin darüber bestehen, wann man eine Verschlechterung des Zustandes, das Auftreten eines Herdsymptoms oder gar den Tod dem vorher durchgeführten Eingriff oder aber dem *Grundleiden* zur Last legen will. Gerade bei fortgeschrittenen Hirndruckzuständen, bei schon beginnenden cerebralen Herdsymptomen, bei Verletzungen und Gefäßprozessen läßt sich diese Frage oft nur schwer oder nicht befriedigend klären. So kam es unter 500 Angiographien, über die Kaplan u. Walker 1954 berichteten, 17 mal zum Exitus, dieser wurde aber nur in 4 Fällen dieser Methode zur Last gelegt. Die Häufigkeit der Schädigungen soll nachfolgend zunächst nach der Schwere der Störungen besprochen werden.

a) Todesfälle, bleibende Ausfälle, vorübergehende Störungen

In einer früheren Veröffentlichung (vgl. Tönnis u. Schiefer[1]) haben wir die Angaben im Schrifttum der Jahre 1940—1957 über Komplikationen bei der cerebralen Angiographie unter Berücksichtigung der benutzten Kontrastmittel zusammengestellt. Unter 31 255 cerebralen Angiographien waren 73 Todesfälle im Anschluß an die Untersuchung mitgeteilt, was einer *Gesamtmortalität von 0,23%* entspricht. In dieser Zahl sind auch die Angaben aus der Anfangszeit der cerebralen Kontrastmitteldarstellung enthalten. Es ergibt sich weiterhin, daß die zahlenmäßig kleineren Zusammenstellungen prozentual mit einer höheren Mortalität behaftet sind.

Die tödlichen Komplikationen liegen bei Anwendung von Thorotrast, Perabrodil (35% und 45%), Umbradil (35%), Joduron (35%), Urokon (30%), Triurol (25%), Urografin (60%) unterhalb der durchschnittlichen Mortalität. Bei Anwendung von Diodrast (35% und 50%), Diodon (35%) findet sich eine höhere Sterblichkeit zwischen 0,35 und 0,6%. Ob dies mit der Art des verwendeten Kontrastmittels zusammenhängt, erscheint fraglich, da sowohl Diodrast als auch Diodon mit Perabrodil chemisch identisch ist. Möglicherweise spielt die Tatsache eine Rolle, daß Perabrodil in den letzten Jahren als Diäthylglucaminsalz hergestellt wird (Perabrodil M), während bei Diodrast und Diodon bis heute das Diäthanolaminsalz beibehalten wurde.

Weiterhin zeigt sich aber, daß die *Konzentration* eines *Kontrastmittels* für das gehäufte Auftreten von Komplikationen entscheidende Bedeutung haben kann. So sind beispielsweise nach den Angaben Weickmanns (1954) von 185 mit 70%igem Joduron angiographierten Patienten 11 (6%) und von 3 mit 70%igem Diodrast angiographierten (Dyke,

---

[1] Fortschr. Neurol. Psychiat. **26**, 265—300 (1958).

1940) 1 verstorben. Das von uns seit 1955 wegen seiner guten Verträglichkeit und Kontrastdichte benutzte Urografin hat auch bei 60%iger Konzentration (Jodgehalt 292 mg je cm³) in keinem Falle zu einer tödlichen Komplikation geführt (vgl. auch LEMCKE, 1955; NEUENSCHWANDER u. RENFER, 1956; BRAUN, 1956).

Von 1952—1954 haben wir — abgesehen von einigen Versuchen mit anderen Kontrastmitteln — in rund 1800 Fällen Perabrodil 35% und Perabrodil M 45% als Kontrastmittel benutzt. Dabei ist es in insgesamt 6 Fällen (5 Carotis-, 1 Vertebralis-Angiographie) innerhalb von 8—48 Std. nach der Angiographie zu einer fortschreitenden Verschlechterung, Bewußtseinsstörung und schließlich zum Exitus gekommen, *wobei aber nicht in jedem Falle sicher zu entscheiden ist, ob diese Verschlechterung tatsächlich durch den Eingriff oder durch das Grundleiden bedingt war. Wahrscheinlich haben beide Faktoren zu dem ungünstigen Ausgang beigetragen.*

Direkt im Anschluß an eine Angiographie trat der Exitus in keinem unserer Fälle auf. Es handelte sich bei den genannten Fällen um 2 Glioblastome, 1 Hirnarteriosklerose, 2 Gefäßprozesse anderer Art und einen Verschluß der A. carotis, bei dem die Kollateralkreislaufverhältnisse über das Vertebralisgebiet geklärt werden sollten. Bei beiden Glioblastomfällen war zum Ausschluß einer doppelseitigen Ausdehnung der Geschwulst eine Angiographie der Tumorgegenseite vorgenommen worden. Während die Angiographie der Turmorseite einige Tage vorher komplikationslos überstanden wurde, kam es im Anschluß an die Angiographie der Gegenseite zu der anhaltenden Verschlimmerung. Das entspricht den andernorts gemachten Erfahrungen, wonach auch die Angiographie der Gegenseite bei Gefäßverschlüssen eine besondere Gefährdung mit sich bringt (vgl. JOHNSON u. WALKER, 1951).

Im Schrifttum der Jahre 1951—1956 lassen sich nach den Angaben von DUNSMORE u. Mitarb. (1951), CURTIS (1951), ABBOTT u. Mitarb. (1952), DAVINI (1952), ROWBOTHAM u. Mitarb. (1953), FINK u. Mitarb. (1952), HOLUB (1953), PERESE u. Mitarb. (1954), DECKER (1954), FRØVIG u. Mitarb. (1954), MAAS u. Mitarb. (1955), BOVA (1955) und NEUENSCHWANDER u. Mitarb. (1956) unter insgesamt 12 870 Angiographien nur 32 mal, d. h. in 0,24%, *bleibende neurologische Ausfallserscheinungen* nachweisen. Dabei handelt es sich aber in vielen Fällen lediglich um die Verstärkung bereits vorher nachweisbarer Störungen. Wir selbst haben unter 3600 Angiographien der letzten 5 Jahre nur einmal bei einem rechts temporo-occipitalen Glioblastom eine Parese feststellen können, die sich später nicht mehr zurückbildete.

Vorübergehende cerebrale Störungen während oder im Anschluß an die Angiographie lassen sich dagegen häufiger beobachten. Unter den erwähnten 12 870 Fällen traten sie 95 mal, d. h. in 0,73%, auf. Meist handelte es sich um Paresen, seltener Aphasien. Gelegentlich waren derartige Störungen mit einer vorübergehenden Bewußtseinsstörung kombiniert (vgl. auch SOLBACH, 1953; BERGERHOF u. FROWEIN, 1955; u. a.).

Im eigenen Krankengut waren vorübergehende Paresen oder Sprachstörungen 11 mal zu beobachten. Nur 6 mal traten diese Störungen erstmalig im Verlauf des Leidens nach der Angiographie in Erscheinung; in den 5 anderen Fällen handelte es sich lediglich um eine vorübergehende Verstärkung bereits vorliegender neurologischer Störungen.

Das Auftreten cerebraler *Anfälle* während oder im Anschluß an die Angiographie wird häufiger beschrieben. Wie sehr die Auslösung derartiger Krampfanfälle bei der Angiographie von der Konzentration des Kontrastmittels abhängt, zeigen die Beobachtungen von WEICKMANN (1954), dem infolge besonderer Umstände nur die 70%ige Lösung von Joduron zur Verfügung stand. Anfangs beobachtete er damit in fast 50% der Fälle nach der Injektion schwere epileptische Anfälle. Bei Durchführung der Angiographie in Vollnarkose wurden auch bei Anwendung der gleichen Kontrastmittelkonzentration unter mehr als 100 Angiographien nur noch 2 mal Anfälle beobachtet. Entsprechend sind die Beobachtungen von ALBRECHT (1956): Er sah bei 519 Angiographien *ohne* Narkose 17 mal (3,28%) Anfälle, bei 377 Angiographien in Vollnarkose jedoch keinen Anfall.

b) Die Bedeutung des Grundleidens für das Auftreten von Komplikationen

Bei den Komplikationen nach cerebraler Angiographie handelt es sich mit größter Wahrscheinlichkeit um Störungen der Gefäßpermeabilität infolge chemisch-toxischer

Wirkung, die in ihrem Ausmaß von der Menge, Konzentration und Applikationsdauer des Kontrastmittels abhängen. *Störungen sind demnach am ehesten zu erwarten, wenn bereits eine Schädigung des Hirngefäß-Systems vorliegt oder wenn die Applikationsdauer des Kontrastmittels durch eine Verlangsamung des Blutflusses durch die Hirngefäße verlängert wird.*

So ergeben sich bei *Hirntumorkranken* hinsichtlich einer Gefährdung durch die Angiographie deutliche Unterschiede. Im allgemeinen wird man für die gutartigen und bedingt gutartigen Geschwülste (Meningiome, Astrocytome, Oligodendrogliome, Ependymome, Spongioblastome) keine besondere Gefährdung durch die Angiographie annehmen können. Bei den rasch wachsenden, bösartigen Glioblastomen, bei Metastasen und bei einem Teil der bereits maligne entarteten sonstigen Geschwülste besteht fast immer — wie sich serienangiographisch nachweisen läßt (vgl. TÖNNIS, SCHIEFER, UDVARHELYI, RAUSCH, 1954—1956; GREITZ, 1956; WORINGER u. Mitarb. 1956) — eine deutliche *Zirkulationsverlangsamung* im Bereich der Hirngefäße (s. auch Seite 182). Diese herabgesetzte Zirkulationsgeschwindigkeit hat ihre Ursache in der gerade bei diesen Geschwulstarten besonders ausgeprägten intrakraniellen Drucksteigerung. So sahen wir auch unter den eigenen Tumorfällen ernsthafte Komplikationen nur bei Glioblastomen und sonstigen malignen Tumoren.

Eine besondere Gefährdung durch die Angiographie bei *Subarachnoidalblutungen* aus sackförmigen Aneurysmen oder arteriovenösen Angiomen ergibt sich in unserem Krankengut nicht. Nur einmal kam es bei einem sackförmigen Aneurysma der linken A. cerebri media zu einer vorübergehenden Verstärkung bereits bestehender paretischer und aphasischer Störungen. Dies war auch bei einem weiteren auswärts angiographierten Patienten mit einem Aneurysma im supraclinoidalen Abschnitt der A. carotis der Fall. Nach Angaben in der Literatur ist aber doch eine gewisse Gefährdung durch die Angiographie bei Subarachnoidalblutungen anzunehmen (Vgl. u. a. WICKBOM, 1957). Der Zeitpunkt, an dem nach einer Blutung angiographiert werden soll, ist immer noch umstritten. So wird von MIFKA u. REISNER (1953), JAMIESON (1954) u. a. auf die Gefahr einer erneuten Ruptur des Aneurysmas hingewiesen. Teilweise wird empfohlen, erst nach Abklingen der vegetativen Erscheinungen nach Subarachnoidalblutungen, also nach etwa 8—14 Tagen, die Angiographie durchzuführen (vgl. PEET, ISBERG u. BASSETT, 1949; SHELDEN, PUDENZ u. BRANNON, 1950; KAPLAN u. WALKER, 1954; SUNDER-PLASSMANN u. TIWISINA, 1957). Wir selbst angiographieren ebenfalls erst zu diesem Zeitpunkt, falls nicht zunehmende intrakranielle Druckerscheinungen oder eine sonstige Verschlechterung des Zustandes zu einem rascheren Vorgehen zwingen. Von FERNSTRÖM (1949), POMPEU (1949), PETER u. SERCL (1953), PERTUISET (1953) wird es allerdings für unbedenklich gehalten, die Angiographie auch zu einem früheren Zeitpunkt vorzunehmen.

Bei diffusen *cerebralen Gefäßerkrankungen* (Thrombangiitis obliterans, Hirnarteriosklerose) muß infolge der bereits vorgeschädigten Gefäße an eine erhöhte Gefährdung durch die Vornahme der Angiographie gedacht werden. Beim Vorliegen einer ausgesprochenen Arteriosklerose der Hirngefäße, aber auch bei sonstigen allgemeinen Gefäßprozessen des Gehirns wurde verschiedentlich vor einer Angiographie gewarnt (vgl. ROACH, 1950; KAESER u. THOMAS, 1954; BOVA, 1955; SASSAROLI u. CHIMENZ, 1955). SUGAR u. BUCY (1954) stellten bei 3 Vertebralisangiographien mit tödlichem Ausgang in allen Fällen schwere arteriosklerotische Veränderungen fest. Man wird daher einer generellen Anwendung der Angiographie beim Vorliegen dieser Leiden nicht zustimmen können, sondern sie nur bei differentialdiagnostischen Schwierigkeiten anwenden. Im allgemeinen ist — wie sich aus neueren Beobachtungsserien ergibt — der diagnostische Gewinn bei einer solchen Erkrankung doch relativ gering, wenn es sich nicht um sehr fortgeschrittene Fälle handelt (vgl. auch RAUSCH, SCHIEFER u. STRUCK, 1956; SCHIEFER u. STRUCK, 1957).

Anders liegen die Verhältnisse bei Vorliegen eines *Gefäßverschlusses* auf dem Boden einer der genannten Erkrankungen. Auch hier kann zwar die Vornahme der Angiographie zu einer Schädigung führen, eine endgültige Klärung des Krankheitsbildes ist aber fast immer nur durch eine Gefäßdarstellung möglich, so daß man sich meist zu dieser Untersuchung entschließen muß. Die Aufrechterhaltung einer ausreichenden O_2-Zufuhr und die Verhinderung eines Blutdruckabsinkens sind dabei besonders wichtig. Von einer ausgesprochenen Gefährdung bei Komplikationen nach *Schädel-Hirnverletzungen* haben wir uns nicht überzeugen können. In vielen Fällen (epidurales-, subdurales-, intracerebrales Hämatom, traumatisches Aneurysma) ist diese Untersuchungsmethode praktisch unersetzbar. Voraussetzung für einen komplikationslosen Ablauf ist jedoch gerade im akuten Stadium die rasche und technisch einwandfreie Durchführung. Eine ausreichende Vollnarkose verhindert Schäden, welche durch langdauernde Punktionsversuche bei unruhigen Patienten möglich wären.

Somit sind bei Patienten mit *malignen Geschwülsten* (Zirkulationsverlangsamung infolge Drucksteigerung), *Gefäßprozessen* (umschriebene Gefäßveränderungen, Hirnarteriosklerose, Thrombangiitis obliterans) *Gefäßverschlüssen und Anfallsleiden* eher Schädigungen durch die Hirngefäßdarstellung zu erwarten. *Im Gegensatz dazu sind Komplikationen bei sonstigen Fällen außerordentlich selten.*

c) Bioelektrische Veränderungen nach Angiographie

Auswirkungen einer Kontrastmittelinjektion in die A. carotis interna und ihr Versorgungsgebiet lassen sich auch bioelektrisch erfassen, wie tierexperimentelle Untersuchungen von BLOOR, WRENN u. MARGOLIS (1951) zeigen. BLOOR u. Mitarb. konnten dabei elektroencephalographisch und histologisch (Permeabilitätsstörung nach Tetrasulfonsäure) nachweisen, daß die Veränderungen in erster Linie von der Konzentration, die für eine evtl. Blutdruckherabsetzung verantwortlich zu machen ist, und nur gering von der Gesamtmenge des Kontrastmittels abhängen. CO_2 konnte durch Verbesserung der Hirndurchblutung eine deutliche Schutzwirkung ausüben, während eine Zirkulationsverlangsamung die Schädigung verstärkte. INGVAR u. SÖDERBERG (1957) sehen mit Kontrastdosen, die mit den klinisch angewendeten vergleichbar waren, keinerlei Veränderungen im Elektrencephalogramm (am normalen Versuchstier!).

Bei 13 hirnelektrischen Untersuchungen während der Angiographie an Patienten mit verschiedenartigen cerebralen Prozessen haben MAAS u. LENNARTZ (1955) zweimal kurzdauernde Veränderungen (Amplitudenverminderung bzw. vorübergehende Zwischenwellen) und einmal eine stärkere Veränderung (Zwischenwellen bzw. generalisierte Verlangsamung der Aktivität) nachweisen können. In 10 Fällen traten dagegen keine bioelektrischen Veränderungen auf. INGVAR (1957) konnte bei 17 Fällen keine *akuten* Veränderungen beobachten, dreimal machte sich aber einige Stunden später eine leichte Verstärkung des schon vorher nachweisbaren pathologischen Befundes bemerkbar. Über EEG-Veränderungen nach Vertebralisangiographie berichtete 1957 LUNDERVOLD. Eigenartigerweise wurden geringgradige hirnelektrische Veränderungen allerdings auch bei Hirngesunden nach Aortographie beobachtet (vgl. MELIN, 1952; KIRSTEIN, JÖNSSON, KARNELL u. PHILIPSON, 1957).

Die Bedeutung des Grundleidens bzw. des Hirndruckes für das Auftreten von Komplikationen nach der Angiographie konnten wir durch hirnelektrische Untersuchungen *vor* und *nach* Kontrastmittelinjektion in 36 Fällen weiter bestätigen[1]. Das Elektrencephalogramm stellt nämlich einen sehr feinen Indicator für alle Störungen im Zellstoffwechsel dar, so daß sich mit dieser Methode bereits Störungen erfassen lassen, die noch nicht zu

Tabelle 5

Nr.	Name	Alter Jahre	Geschlecht	Diagnose	Intrakranielle Drucksteigerung	Art des Kontrastmittels	Menge	Keine EEG-Veränderungen	Zunahme der EEG-Veränderungen
1	St., W.	36	m	Glioblastom li. fronto-bas.	++	T	60		+
2	St., W.	36	m	(p. op.)	∅	T	45	+	
3	H., H.	40	m	Glioblastom re. frontal	++	U	15	+	
4	S., F.	46	m	Gliobl. re. par.-occip.	++	U	15	+	
5	K., Th.	50	m	Glioblastom re. zentral	+	U	15	+	
6	Sch., A.	47	m	Gliobl. re. präzentr. (p. op.)	+	U	30	+	
7	J., K.	24	m	Astroc. li. fronto-lat.	+	T	15		+
8	Sch., K.	41	m	Astroc. li. präzentr. (p. op.) (Rez.)	∅	U	30		+
9	F., E.	27	w	Astroc. li. präz. (Rezidiv)	++	T	45		+
10	B., F.	53	m	Astroc. li. parietal	∅	T	30	+	
11	F., W.	21	m	Spongiobl. re. parietal	+	U	15	+	
12	Sch., M.	33	w	Thalamustumor li.	++	P	15		+
13	D., P.	56	m	Meningiom li. Seitenventr.	+	U	30		+
14	K., E.	53	m	Meningiom re. parasagittal	++	U	45	+	
15	B., H.	29	m	Chordom re. mittl. Sch.grube	∅	U	30	+	
16	St., K.	51	m	Metast. li. zentro-par.	+	P	30		+
17	K., F.	49	m	Metast. re. temporal	++	U	30		+
18	V., H.	56	w	Metast. li. frontal	++	U	30		+
19	G., B.	18	w	Metast. li. par.-occip.	++	U	15	+	
20	W., D.	25	m	Spont. intrac. Hämatom	+	P	15		+
21	Sch., M.	53	m	Gefäßproz. (Angiosp. Insult)	∅	P	15		+
22	G., H.	52	m	Gefäßprozeß	∅	P	15		+
23	E., J.	55	m	Gefäßproz. (Encephalomalazie)	∅	U	15		+
24	F., R.	44	m	Gefäßprozeß	∅	T	15		+
25	H., F.	31	m	Gefäßproz. (Endangit. luet.)	∅	U	15		+
26	S., H.	45	m	Gefäßproz. (Thrombang. obl.)	∅	U	15	+	
27	W., J.	31	m	Zust. n. Subarachnoidalbl.	∅	U	15	+	
28	H., F.	41	m	Zust. n. Subarachnoidalbl.	∅	U	15	+	
29	G., A.	46	m	Traumat. Aneurysma	∅	T	30	+	
30	Sch., H.	64	m	Knochentumor (ohne Hirnbetlg.)	∅	T	15		+
31	N., E.	49	m	Opticusprozeß	∅	U	15	+	
32	M., M.	45	w	z. A. Hirntumor	∅	U	15	+	
33	K., J.	22	m	Neuritis nerv. opt.	∅	U	30	+	
34	Sp., W.	54	m	z. B. Hirntumor	∅	U	15	+	
35	B., A.	53	m	Epilepsie	∅	T	15		+
36	T., I.	29	w	Epilepsie	∅	U	30	+	

[1] Vgl. W. SCHIEFER u. H. W. STEINMANN: „Über Kreislaufwirkungen und bioelektrische Veränderungen bei Anwendung verschiedener Röntgenkontrastmittel zur cerebralen Angiographie". Zbl. Neurochir. **18**, 173—188 (1958).

klinisch nachweisbaren Erscheinungen führen. Durch einige orientierende Untersuchungen konnte festgestellt werden, daß die hirnelektrische Ableitung im Augenblick der Injektion keine besonderen Vorteile bot, da sich Änderungen ebenso gut 15 min und längere Zeit nach der Injektion erfassen ließen (vgl. dazu auch INGVAR, 1957). Während oder nach der Injektion von 15 cm³ physiologischer Kochsalzlösung waren keinerlei Abweichungen im Hirnstrombild zu beobachten.

Die vor und nach Angiographie bioelektrisch untersuchten Patienten sind in Tab. 5 im einzelnen aufgeführt. Als *Kontrastmittel* wurden in 5 Fällen dijodierte Pyridonverbindungen (P), in 22 Fällen eine 60%ige Lösung Urografin (U) und in 9 Fällen sonstige trijodierte Verbindungen in 50%iger Konzentration (T) verwendet.

Von 10 Patienten, die vor Durchführung der Angiographie einen *normalen* hirnelektrischen Befund aufwiesen, haben nur 2 später Störungen erkennen lassen. Von 26 Patienten, bei denen bereits vor der Angiographie Herd- bzw. Allgemeinveränderungen verschiedener Intensität nachzuweisen waren, verstärkten sich diese Störungen nach der Angiographie in 15 Fällen. Daraus ergibt sich, daß im allgemeinen bei normalem hirnelektrischem Befund und somit ungestörter Hirnzirkulation keine Störungen nach der Angiographie zu erwarten sind. Liegen dagegen bereits pathologische Veränderungen im Elektrencephalogramm vor, so besteht eher die Möglichkeit einer Zunahme derartiger Störungen, die klinisch aber noch nicht in Erscheinung treten.

Berücksichtigt man wiederum das Grundleiden bzw. das Ausmaß der intrakraniellen Drucksteigerung, so ergibt sich, daß es in der Hälfte der raumfordernden intracerebralen Prozesse (vgl. Tab. 5, Fall 1—20) zu einer Zunahme der bioelektrischen Störungen im Anschluß an die Angiographie kam. Von 6 Gefäßprozessen (Fall 21—26) zeigten sogar 5 eine Verstärkung der hirnelektrischen Phänomene nach der Gefäßfüllung. Die 10 restlichen Fälle (27—36) mit verschiedenartigen, teilweise extracerebralen Erkrankungen ließen dagegen nur in 2 Fällen Störungen erkennen, wobei wiederum die Art des benutzten Kontrastmittels von Bedeutung ist. Störungen sind also kaum bei extracerebralen Erkrankungen, in ganz besonderem Maße aber bei Gefäßprozessen (Thrombangiitis obliterans, Endangiitis luetica, Erweichungen usw.) zu erwarten. Bei den Hirntumoren scheinen die Verhältnisse zunächst nicht so klar zu liegen. Hier kommt nämlich als entscheidender Faktor die *Steigerung des Schädelinnendruckes* bzw. die dadurch hervorgerufene *Zirkulationsverlangsamung* im Bereich der Hirngefäße (vgl. auch Kapitel XI) hinzu, auf deren Bedeutung für evtl. Komplikationen nach der Angiographie schon eingegangen wurde.

d) Vermeidung von Komplikationen

Anwendung von Testmethoden. Den verschiedenen Kontrastmittelpräparaten sind im allgemeinen Testampullen (1 cm³) beigegeben, die einige Stunden vorher verabfolgt werden sollen. Auf die Problematik derartiger Vorproben wurde bereits hingewiesen. Mancherorts wird aber auf diese Methode noch nicht verzichtet. Wir selbst sind jedoch nie durch einen positiven Ausfall der Vorprobe auf eine zu erwartende Überempfindlichkeitsreaktion hingewiesen worden. SCHUNK (1954) hatte sogar „den Eindruck, daß die Kranken nach der Testung die cerebrale Angiographie schlechter überstanden und bei intravenöser Vorinjektion mehr Allgemeinbeschwerden hatten". Auch von MÖCKEL (1953), ALBRECHT (1955) u. a. wurden die verschiedenen Testverfahren (Conjunctivaltest, Subcutantest, i.v.-Test) als völlig unzureichend bezeichnet, da sich aus ihrem meist negativen Ausfall nicht das Ausbleiben einer späteren Überempfindlichkeitsreaktion voraussagen läßt. Ob eine Vorprobe durchgeführt werden soll oder nicht, ist zur Zeit mehr eine rechtliche als medizinische Frage, die aber dringend einer Klärung bedarf (s. auch GOTTLOB, ZINNER u. GOLDSCHMIDT, 1957).

Medikamentöse Vorbereitung und Narkose. Für den glatten Ablauf der Gefäßfüllung ist eine entsprechende medikamentöse Vorbereitung des Patienten von entscheidender Bedeutung. Die ganze Untersuchung kann, wie bereits ausgeführt wurde, an der Reaktion eines schlecht vorbereiteten Patienten scheitern.

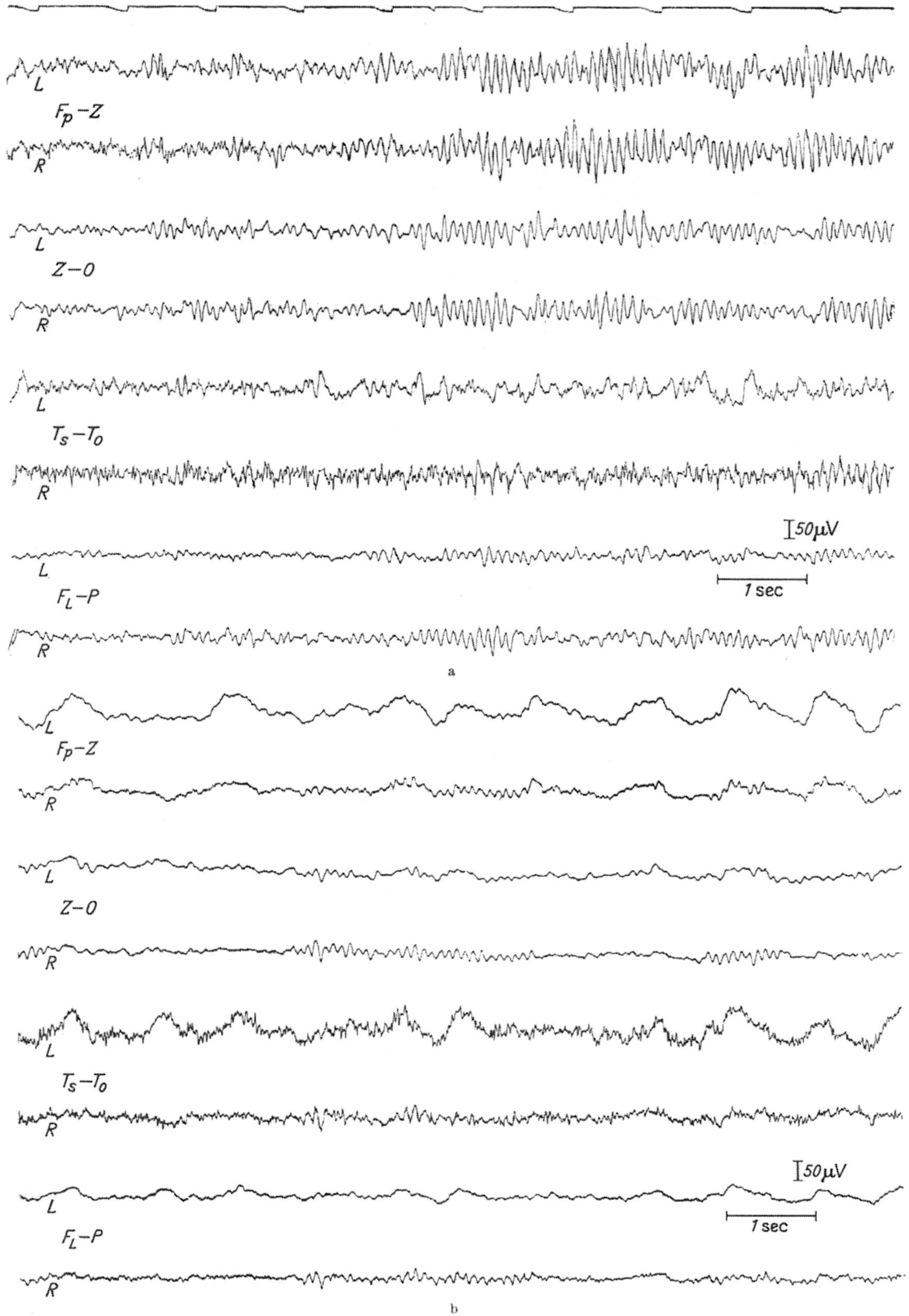

Abb. 44a u. b. Bipolare Ableitung bei einem 36jährigen Mann. Kurvenausschnitt a *vor*, b *nach* der Angiographie. Der Effekt der Angiographie besteht in einer hochgradigen α-Verminderung und in einer Auslösung von δ-Wellen linksseitig besonders frontal und temporal. Weiterhin erkennt man die α-Verminderung auch rechtsseitig. Es bedeutet: *Fp* Frontalpol; *Fl* fronto-lateral; *Z* zentral; *P* parietal; *O* occipital; *Ts* Temporalspitze; *To* temporo-occipital; *L* links; *R* rechts

Abgesehen von kleineren Kindern (etwa unter dem 6. Lebensjahr) oder bei unruhigen und verwirrten Patienten (z. B. bei frischen Schädelverletzungen) läßt sich die Angiographie meist in örtlicher Betäubung durchführen. Zur Dämpfung des Untersuchten wird Pentothal (ABBOTT, GAY u. GODALL, 1952), Nembutal oder Luminal (WICKBOM, 1949), SEE (WOLFF, 1956) u. a. angewandt. Bei uns hat sich in den letzten Jahren sehr eine Prämedikation mit 2 cm³ Dolantin und 1 cm³ Atropin s. c. eine halbe Stunde vor dem Eingriff bewährt. Stellt sich im Verlauf der Untersuchung die Notwendigkeit einer Vollnarkose heraus, so verwenden wir hierzu ein Thiobarbiturat (Trapanal i.v.) mit sehr kurzer Wirkungsdauer.

Bei Kleinkindern wird von BROWN (1955) Pentothal, Curare, Lachgas und Trilene mit endotrachealer Intubation empfohlen. POSER u. TAVERAS (1955) benutzen Äther evtl. mit Avertin als Basisnarkotikum, Lachgas, Avertin oder Pentothal i.v. GLONING, KLAUSBERGER u. MAYRHOFER (1957) verabfolgen je nach Lebensalter 0,2—0,5 mg Atropin i.m. eine halbe Stunde vor Beginn des Eingriffes. Zur Narkoseeinleitung wird Kemithal in 10%iger Lösung rectal instilliert bzw. auch i.v. injiziert. Die Fortsetzung der Narkose erfolgt mit Lachgas. Zur Ruhigstellung im Augenblick der Kontrastmittelinjektion bzw. bei Anfertigung der Röntgenaufnahmen wird zusätzlich Succinylcholin in Einzeldosen von 0,25—0,5 mg/kg Körpergewicht verabfolgt. Auf eine endotracheale Intubation verzichten die genannten Autoren. Komplikationen wurden, abgesehen von einem gelegentlich auftretenden leichten Blutdruckabfall, nicht gesehen (vgl. auch KUNDRATITZ, KLAUSBERGER u. ZWEYMÜLLER, 1957).

Die erwähnte Vorbereitung mit Atropin-Dolantin benutzen wir auch zur Narkose bei Kleinkindern, wobei etwa vom 4. Lebensjahr an 1 cm³ Atropin und 1 cm³ Dolantin verabfolgt werden, in den jüngeren Altersgruppen entsprechend weniger (0,3—0,7 cm³ Atropin, 0,5 cm³ Dolantin). Zur Vollnarkose genügen beim Kleinkind dann rectal 4—5 cm³ bis 10% Evipan oder Pentothal (bzw. Trapanal)-Lösung. Eventuell können einige Kubikzentimeter nachgegeben werden. Auf die Anwendung von Succinyl oder eine Intubation konnte in allen Fällen verzichtet werden. Es wird jedoch ein Nasentubus zur Freihaltung des Atemweges eingelegt und Sauerstoff mit einem Katheter zugeführt (vgl. auch LOENNECKEN, 1953).

Durch *prophylaktische Anwendung* verschiedener *Antihistamin-Präparate* wurde versucht, evtl. auftretende Nebenwirkungen zu vermeiden. FELTEN (1954) hat sich allerdings von einer prophylaktischen Wirksamkeit entsprechender Antihistamin-Präparate nicht überzeugen können, hält aber deren kupierende Wirkung für sicher. OLSSON empfahl schon 1950 bei der Urographie dem Kontrastmittel Antihistaminica (20 mg Benadryl = Vomex A) zuzusetzen und konnte störende Nebenwirkungen von 24% auf 6% vermindern. SCHUNK (1954) berichtete über die Kombination von Synpen und Atropin, die 15 min vor Injektion des Kontrastmittels intravenös verabfolgt wurden. Bei dieser Vorbereitung waren unter 400 beobachteten Fällen die Nebenerscheinungen (Brechreiz, Erbrechen, Kopfschmerzen, Schwindel, Erythem, Juckreiz, Quaddeln, conjunctivale Injektion) wesentlich seltener als bei nicht vorbehandelten Patienten. Bei schweren Überempfindlichkeitsreaktionen finden auch *Glucocorticoide*, insbesondere Prednisolonpräparate, Anwendung.

Inwieweit durch die *Punktionstechnik* eine Gefährdung des Patienten vermieden werden kann, wurde bereits im Vorangehenden näher beschrieben (s. auch S. 71f). Allgemeingültige Richtlinien lassen sich hier schwer aufstellen, da neben den örtlichen Möglichkeiten an den verschiedenen Untersuchungsstätten ebensosehr die Übung des einzelnen Untersuchers für einen erfolgreichen Ablauf der Angiographie von Bedeutung ist. Stößt die Punktion des Gefäßes auf ernsthafte Schwierigkeiten oder entwickelt sich ein größeres Hämatom im Bereich der Einstichstelle, so sollte man den Angiographievorgang rechtzeitig abbrechen. Oft gelingt bei einer Wiederholung nach 3—4 Tagen die Punktion auf Anhieb, da zu diesem Zeitpunkt das Gefäß im Hämatombereich fixiert ist und der Punktionskanüle weniger leicht ausweichen kann. Es kann vorkommen, daß auch dem Erfahrenen trotz mehrfacher Bemühungen die Punktion nicht gelingt. Zum Nutzen des Patienten sollte er sich dann *rechtzeitig* mit einem anderen Untersucher abwechseln, dem erfahrungsgemäß dann die Punktion meist rasch gelingt.

Kontrastmittel. Auf die kontrastmittelbedingten Komplikationen wurde bereits eingegangen. Daraus ergibt sich, daß zunächst *die Menge des Kontrastmittels möglichst gering* gehalten werden muß. Diese Forderung bezieht sich sowohl auf die Einzeldosis als auch auf die Gesamtmenge. Nach Lindgren (1954) sind 7—8 cm³, nach Smith (1957) 5 cm³ für eine völlige Darstellung des cerebralen Gefäßsystems ausreichend. Will man aber eine diagnostisch gut verwertbare Darstellung auch des Venensystems erhalten oder liegen arteriovenöse Kurzschlüsse vor, so muß nach unseren Erfahrungen die Kontrastmittelmenge etwas höher (bis zu 15 cm³) gewählt werden. Werden gleichzeitig Röntgenaufnahmen in beiden Ebenen angefertigt, so stellt diese Menge auch bei einer evtl. notwendigen Wiederholung keine Gefährdung dar. Die Gesamtmenge sollte aber nicht über 30, allenfalls 50 cm³ hinausgehen.

Auf jeden Fall sind *zwischen den einzelnen Injektionen zeitliche Abstände* von 8—10 min Dauer erforderlich (vgl. Broman u. Olsson, 1948).

Auch die *Konzentration des Kontrastmittels sollte möglichst niedrig gehalten* werden. 70%ige Lösungen sind für die cerebrale Angiographie sicher ungeeignet (vgl. Beobachtungen von Weickmann, 1954). Andererseits hängt aber die schädigende Wirkung eines Kontrastmittels nicht ausschließlich von der Konzentration, sondern von seinen gesamten Eigenschaften ab. Nach unseren Erfahrungen können von einzelnen Kontrastmitteln (z. B. Urografin) auch bis zu 60%ige Lösungen komplikationslos benutzt werden, wenn auch sonst als zulässige Konzentration im allgemeinen 35—50% angegeben wird.

4. Indikationen und Kontraindikationen zur cerebralen Angiographie

Die cerebrale Angiographie hat seit ihrer Entwicklung ganz bestimmte Indikationen. Im deutschen Schrifttum wurden sie mehrfach von Tönnis (1939, 1948, 1950) zusammenfassend dargestellt. Durch weiteren Ausbau der Technik (percutane Methode, Vertebralisangiographie) und Diagnostik (Phlebographie, Erkennung funktioneller Störungen durch Serienaufnahmen) haben sich im Laufe der letzten Jahre allerdings eine Reihe von weiteren Indikationsgebieten ergeben, die ursprünglich anderen Kontrastmethoden vorbehalten waren.

So wird man von einer absoluten Indikation zur Angiographie sprechen können bei Verdacht auf *Gefäßveränderungen, Gefäßmißbildungen* und *Gefäßgeschwülsten,* (Subarachnoidalblutungen, cerebrale Anfälle in bestimmten Altersgruppen), bei allen *Großhirngeschwülsten* (Möglichkeit einer präoperativen Lokal- und Artdiagnose), bei Verdacht auf *Gefäßverschlüsse* oder *funktionelle Durchblutungsstörungen,* bei Komplikationen nach *Schädelhirnverletzungen* und *Hirnabscessen* verschiedener Ätiologie. Auch bei noch ungeklärten *Druckzuständen* hat diese Methode in vielen Fällen Vorteile gegenüber einer Luftdarstellung der Hirnkammern. So lassen sich die Lokalisation und Auswirkungen einer Massenverschiebung von einzelnen Teilen des Gehirns (Einklemmungen) angiographisch nachweisen (vgl. auch Seite 195). Während bisher für die Geschwülste der Mittellinie und des oralen Hirnstammes der Luftdarstellung der Vorzug gegeben wurde, hat durch die Untersuchungen von Umbach (1952), Johanson (1953 u. 1954), Richter (1953) u. a. die Angiographie auch hier an Bedeutung gewonnen. Bei den genannten Indikationen handelt es sich um möglicherweise „lebensgefährliche Erkrankungen", für deren Diagnose bisher keine Methode von geringerer Gefährlichkeit oder besserem diagnostischen, Ergebnis als die cerebrale Angiographie zur Verfügung steht.

Gelegentlich wird die Carotisangiographie auch bei Geschwülsten im Bereich des Türkensattels oder der hinteren Schädelgrube ausgeführt. Wenn auch ein Hydrocephalus internus im Carotisangiogramm zu erkennen ist, so besteht bei derartigen Fällen jedoch wohl nur in Ausnahmefällen eine Indikation zur Gefäßdarstellung.

Für die Kontrastmitteldarstellung der *A. vertebralis* muß die Indikation besonders streng gestellt werden. So ergibt u. E. die die Annahme eines Hydrocephalus internus allein keine Anzeigestellung für diese Untersuchung. Im allgemeinen ist bei Prozessen der hinteren Schädelgrube oder bei einem Verschlußhydrocephalus anderer Ursachen die Luftdarstellung (Ventrikulographie) vorzuziehen. Trotz gelegentlicher anderslautender

Behauptung lassen sich nur in der Hand des Geübten bei strenger Indikation Zwischenfälle bei der Vertebralisangiographie weitgehend vermeiden. Nur bei Beachtung verschiedener Vorsichtsmaßnahmen (Herabsetzung der Kontrastmittelmenge auf 5—10 cm³, langsame Injektion des Kontrastmittels, Pausen zwischen den Injektionen und fortlaufende Überprüfung der Bewußtseinslage) hat Tiwisina (1955) in einem Zeitraum von 3 Jahren keinen ernsthaften Zwischenfall erlebt. Nach Decker (1955) hat die Vertebralisangiographie besondere Bedeutung bei einzelnen occipitalen Tumoren, zur Erkennung der Angioblastome des Kleinhirns sowie bei manchen unklaren Geschwülsten der hinteren Schädelgrube, speziell des Kleinhirnbrückenwinkels. Die Geschwülste des Kleinhirns, die keine Gefäßanfärbung zeigen, sind mit dieser Methode auch bei massiven Lageveränderungen der Arterien nur schwer diagnostisch zu erfassen. Nach Ansicht von Decker (1955) sollte daher eine Vertebralisangiographie nur dann durchgeführt werden, wenn die Punktion ohne Schwierigkeiten gelingt und nicht durch eine Reihe von Versuchen oder durch Belästigung des Kranken erzwungen werden muß.

Eine Reihe allgemeiner Erkrankungen können eine relative *Kontraindikation* zur Vornahme der Gefäßfüllung ergeben. Hier kommen z. B. Hypertonie, Erkrankungen des Blutes und der blutbildenden Organe, dekompensierte Herzfehler, Myokarditis und dergleichen in Frage. Dabei ist neben der Erkrankung selbst vor allem der Allgemeinzustand des Patienten von entscheidender Bedeutung.

Den sehr häufig zitierten *Nierenschäden* braucht man nach Ebbinghaus (1955) keine besondere Beachtung zu schenken. Der genannte Autor konnte bei 90 Patienten (unter 3500 i. v. Urographien) mit teilweise sehr schweren Nierenschäden (Rest-N-Erhöhung bis 148 mg-%, Konzentrationsvermögen zwischen 1000 und 1006, Verzögerung der Blauausscheidung bis 9 min, Erniedrigung der Phenolrotprobe bis 5%) in keinem Falle irgendwelche zusätzliche Schädigungen beobachten. Ähnliches berichten Josephson (1952) und Sandström (1953). Schon Junkmann u. Damm stellten 1933 bei ihren grundlegenden Studien über die Ausscheidung von Nierenkontrastmitteln fest, daß im Tierversuch erst bei schwersten Nierenschäden eine wesentliche Beeinträchtigung der Kontrastmittelausscheidung und damit eine erhöhte toxische Wirkung auftritt. Die Gefahr steigt natürlich mit der Menge und Konzentration des applizierten Kontrastmittels, so daß bei oft wiederholter Kontrastmittelinjektion im Rahmen der cerebralen Angiographie und natürlich besonders bei Untersuchungsmethoden, die von vornherein größere Mengen hochkonzentrierten Kontrastmittels erfordern (Angiokardiographie, Aortographie u. a.) bei nierengeschädigten Patienten Vorsicht geboten ist.

An eine *Jodüberempfindlichkeit* sollte gedacht werden, wenn auch eine dadurch hervorgerufene Komplikation nach den oben gemachten Ausführungen wenig wahrscheinlich ist. Immerhin ist die bei der i.v. Urographie gemachte Beobachtung bemerkenswert, wonach der Prozentsatz an Nebenerscheinungen und Zwischenfällen bei Menschen mit allergischer Reaktionslage (Arzneimittel- und Nahrungsmittel-Allergie, Heuschnupfen, Bronchialasthma, Ekzeme u. a.) wesentlich höher ist als bei Normalen (s. Rollins, Bonte, Rose u. Keating, 1955; Root u. Strittmatter, 1955). Der Morbus Basedow gilt allgemein als absolute Kontraindikation für die parenterale Anwendung eines Jodkontrastmittels.

Inwieweit das *Alter* des Untersuchten eine besondere Gefährdung darstellt, ist mehrfach diskutiert worden. Eindeutige Zusammenhänge ergeben sich aber nicht. Zwar haben wir selbst ernsthafte Komplikationen fast nur bei älteren Patienten erlebt, was aber auf die Altersbevorzugung des Grundleidens zurückzuführen ist. Kaeser u. Thomas (1954) konnten eine signifikant vermehrte Gefährdung der älteren Patienten durch die Angiographie nicht nachweisen. Von Bergerhof u. Frowein (1955) wird in diesem Zusammenhang lediglich auf eine erhöhte Neigung zu pulmonalen Komplikationen hingewiesen. Dringend abzuraten ist bei älteren Patienten (etwa vom 50. Lebensjahr an) jedoch von einer doppelseitigen Angiographie in *einer* Sitzung, da wir über evtl. bestehende altersbedingte Gefäßveränderungen (Arteriosklerose) nicht informiert sind.

Bei Kindern kann, wie eingangs erwähnt, schon die technische Durchführung der Angiographie ungleich schwieriger sein als üblicherweise beim Erwachsenen. Über Komplikationen nach Angiographie bei Kindern haben Torkildsen u. Koppang (1950), Picaza (1952), Perese, Kite, Bedell u. Campbell (1954) sowie Poser u. Taveras (1955) berichtet. Tarlov u. Rosenberg (1952) sahen gehäuft Zwischenfälle bei hydrocephalen Kindern. Das Alter an sich dürfte aber auch hier nicht die entscheidende Ursache der Komplikationen gewesen sein. Auf die Bedeutung einer besonders auf die kindlichen Verhältnisse eingestellten Tätigkeit des Anästhesisten haben kürzlich Gloning, Klausenberger u. Mayrhofer (1957) hingewiesen.

Absolute Kontraindikation gegen die Durchführung einer Hirngefäßdarstellung gibt es mit den oben gemachten Einschränkungen im allgemeinen nicht. Es läßt sich nur im Einzelfalle entscheiden, inwieweit der diagnostische Gewinn (bei noch bestehenden therapeutischen Möglichkeiten) mit einer erhöhten Gefährdung zu vereinbaren ist.

V. Das normale Serienangiogramm

A. Der normale Füllungsablauf der einzelnen Hirngefäßabschnitte

Bei Injektion des Röntgenkontrastmittels in die Halsschlagader kommt es schon innerhalb einer Sekunde neben einer Darstellung der A. carotis zur Füllung aller größeren Arterien der homolateralen Hirnhälfte. Von MONIZ (1940) wurde festgestellt, daß die Zirkulationsgeschwindigkeit im Bereich der intrakraniellen Gefäße wesentlich höher ist als in den Arterien der übrigen Körperabschnitte und auch in der A. carotis externa (A. meningea, A. temp.). *Eine Änderung dieses Verhältnisses kann schon auf pathologische Strömungsbedingungen hinweisen, so z. B. bei Vorliegen einer erheblichen intrakraniellen Drucksteigerung oder Beteiligung des Externakreislaufes an einem Meningiom.*

Von MALL wird die Zirkulationsgeschwindigkeit in der A. mesenterica mit 16,8 cm/sec, in einer mittleren Darm*arterie*, die hinsichtlich ihrer Größe etwa der A. cerebri anterior entspricht, mit 5,8 cm/sec angegeben. Schon aus der Füllungszeit der Arterien läßt sich sagen, daß die Geschwindigkeit in den Hirngefäßen wesentlich höher liegt. CURTIS (1949) schätzte sie in den Arterien auf 30 cm/sec. Während von MALL die Blutgeschwindigkeit in einer mittleren Darm*vene* mit 1,4 cm/sec und für die V. mesenterica auf 4,2 cm/sec festgelegt wurde, beträgt sie nach den Beobachtungen von GREITZ (1956) im venösen Schenkel des Hirnkreislaufes (Sinus sagitt. sup.) 10 cm/sec. Von MONIZ stammt auch die Einteilung in *arterielle, capillare* und *venöse* Phase der Hirnzirkulation. Trotz gewisser Einwände (s. u.) hat sich diese Einteilung erhalten und wird auch heute von fast allen Autoren benutzt (vgl. RIECHERT, 1939, 1949; SANCHEZ-PEREZ, 1941; ENGESET, 1944; LIST, BURGE u. HODGES, 1945; HODES, PERRYMAN u. CHAMBERLAIN, 1947; GREEN u. ARANA, 1948; ENGESET u. KVADSHEIM, 1948; SANCHEZ-PEREZ u. CARTER, 1949; TORKILDSEN, 1949; ORLEY, 1949; LIMA, 1950; CULBRETH, WALKER u. CURRY, 1950; KRAYENBÜHL u. RICHTER, 1952; u. v. a.).

Unter der arteriellen Phase versteht man die Zeit, in der die Hirnarterien gefüllt, unter der venösen Phase die Zeit, während der die Venen sichtbar sind. Verständlicherweise hängen beide Zeitabschnitte weitgehend von der Menge des benutzten Kontrastmittels und der Dauer seiner Injektion ab. Je länger die Zeit bis zur Beendigung der Kontrastmittelinjektion dauert, um so mehr werden sich arterielle und venöse Phase überlagern, und eine capillare Phase wird sich nicht abgrenzen lassen. Neuerdings hat GREITZ (1956) nochmals zwischen einer ateriellen Füllungs- und Entleerungsphase und einer venösen Füllungs- und Entleerungsphase unterschieden. Erfolgt die Kontrastmittelinjektion aber in weniger als 2 sec, so wird man auf derartige komplizierenden Begriffe verzichten können (vgl. auch S. 101).

1. Die arterielle Phase

Der Verlauf und die Darstellung der einzelnen Hirnaterien im Angiogramm sind in Kapitel II näher dargelegt. Angiogramme im sagittalen und seitlichen Strahlengang zeigen Abb. 10 und Abb. 19. Auch im normalen Hirngefäßbild stellen sich gelegentlich einzelne Arterien nicht — oder aber im Bereich *beider* Hemisphären dar. Die Häufigkeit derartiger, noch physiologischer Unterschiede ergibt sich aus den in Tab. 8 dargelegten Untersuchungen an 265 „normalen Angiogrammen".

Verfolgt man im Serienangiogramm mit schneller Bildfolge (Odelca-Kamera) den Verlauf der intrakraniellen Gefäße, so ergeben sich folgende Füllungszeiten: Innerhalb von weniger als 0,25 sec nach Beginn der Injektion hat das Kontrastmittel den Carotissyphon erreicht. Alle größeren Äste stellen sich unter normalen Bedingungen innerhalb der nächsten halben Sekunde dar. Nach 1—1,5 sec ist der arterielle Gefäßbaum auch bis in die kleineren Äste dargestellt, soweit sie angiographisch sichtbar werden. Sichere Unterschiede zwischen der A. cerebri anterior und media haben sich unter normalen Bedingungen nicht nachweisen lassen. Vielleicht kommt die A. communicans posterior etwas früher zur Darstellung, was auf die kürzere Gefäßstrecke — vom Carotissyphon aus gerechnet — zurückzuführen ist. Falls auch unter normalen Bedingungen Füllungsunterschiede der einzelnen Gehirngefäße vorliegen, so würden sich diese wahrscheinlich nur durch kinematographische Untersuchungen erfassen lassen.

2. Die capillare Phase

Auf Serienangiogrammen mit einer Bildfolge von etwa 1 sec und weniger werden unter normalen Umständen mit dem Verschwinden der Arterien fast immer sogleich die Venen des Gehirns sichtbar. Eine dazwischenliegende *capillare* Phase (Moniz, 1940) ist dann nicht sichtbar. Wickbom (1948) stellte fest, daß sich gelegentlich schon die kleinen oberflächlichen Venen darstellen, bevor sich die Arterien geleert haben. In 9 von 21 durch Schurr u. Wickbom (1952) untersuchten Normalfällen war jedoch wenigstens auf einem Film kein Kontrastmittel (weder in Arterien noch Venen) zu sehen. Gvozdanovic (1952) und Lindgren (1954) wollen auf den Begriff der capillaren Phase ganz verzichten und wählten die Bezeichnung *arteriovenöse* Phase oder *Übergangsphase.*

Die Schwierigkeiten der Begriffsbestimmung liegen einmal daran, daß die kleineren Hirngefäße und Capillaren schon rein technisch nicht zur Darstellung kommen können. Es tritt vielmehr eine „diffuse Verschattung" des ganzen Gefäßbildes ein. Dazu kommt, daß diese Verschattung nicht gleichzeitig das Versorgungsgebiet aller Hirnarterien erreicht, sondern von vorne nach hinten über das ganze Hirngefäßbild wandert. Während in den weiter occipitalwärts liegenden Gefäßabschnitten noch restliche Arterien sichtbar sind, trifft frontal für kurze Zeit die genannte Verschattung auf. Wenig später kommen frontal die ersten corticalen Venen zur Darstellung, während parietal und occipital die diffuse Verschattung verschwindet. Dadurch kann es außerordentlich schwierig sein, eine zeitliche Begrenzung für diese capillare- oder Übergangsphase zu finden. Auch bei schnellen Serien läßt sie sich gelegentlich nicht sicher bestimmen (R. Frowein, 1956; K. Müller, 1958). Wenn man daneben Einzelbilder, auf denen neben der Verschattung noch periphere Abschnitte der Arterien oder beginnende Venen sichtbar sind, als capillare Phase bezeichnet, so kann dieser Begriff auch für den Normalfall aufrechterhalten werden. *Keinesfalls läßt sich aber darauf ganz verzichten, da die capillare Phase unter pathologischen Verhältnissen* (beispielsweise bei gesteigertem Schädelinnendruck) *eine besondere Bedeutung hat.* Je größer die Menge des eingespritzten Kontrastmittels ist, um so schwieriger wird es, diese Phase abzugrenzen, da dann das nachgespritzte Kontrastmittel noch Arterien füllt, während die ersten Venen bereits zur Darstellung gelangen (s. auch Tarnow, 1958).

3. Die venöse Phase

Nach der capillaren Phase wird das Venensystem des Gehirns und seiner Häute im Angiogramm sichtbar. Es ist wesentlich variabler als das Arteriensystem. Zu unterscheiden ist zwischen den äußeren corticalen Venen, den inneren Venen und den Sinus der Dura (vgl. Kapitel II).

Ob sich im Serienangiogramm zuerst die oberflächlichen Venen füllen (Moniz), oder ob erst die tiefen Venen zur Darstellung kommen (Curtis, 1949; Krayenbühl, 1952), ist nicht sicher geklärt. Nach Curtis (1951) hängt der Zeitpunkt der Venendarstellung weitgehend von der Entfernung ab, die das Röntgenkontrastmittel durch Arterien und Capillaren bis zu den Venen zurücklegen muß. Neben den tiefen Venen sind nach seinen Feststellungen die Venen am vorderen Teil des Temporallappens zuerst im Phlebogramm sichtbar. Schurr u. Wickbom (1952), Johanson (1954) sowie Lindgren (1954) beobachteten, daß sich der Sinus long. inferior als erstes abführendes Gefäß darstellt (vgl. dagegen Greitz, 1956). Wir konnten die Beobachtung von Riechert (1953) bestätigen, wonach unter normalen wie pathologischen Verhältnissen beides vorkommt. Ebenso ist auch die Frage, welche Venen wieder zuerst verschwinden, ungeklärt. Nach unseren Feststellungen entleeren sich die tiefen und oberflächlichen Venen meist ungefähr gleichzeitig, in etwa einem Drittel der Fälle aber die tiefen ca. 1 sec später. Von den oberflächlichen Venen entleeren sich die parietalen als letzte. Nach Ansicht von Greitz (1956) stellt das zeitliche Auftreten der Arterien und Venen der Parietalregionen einen „repräsentativen Durchschnitt" für alle anderen Hirngefäße dar und ist daher besonders für eine Bestimmung der Hirnzirkulationszeit geeignet (vgl. auch S. 101).

Während sich bei der cerebralen Gefäßdarstellung von der A. carotis aus im Anschluß an die Arterien die Venen mit Kontrastmittelblut füllen, fehlt ein solches Phlebogramm im Bereich der *Orbita*. Hiervon machte lediglich der Gefäßplexus in der mittleren Augenhaut eine Ausnahme. Im Angiogramm erscheint etwa 2—5 sec nach Beginn der Injektion ein halbmondförmiger Kontrastmittelschatten, der dem Chorioidalplexus entspricht (s. Abb. 45). Am deutlichsten ist diese „Anfärbung" in der frühen venösen Phase der Hirnzirkulation sichtbar. SCHURR hat 1951 erstmalig diesen Gefäßplexus beschrieben. SCHURR u. WICKBOM (1952) haben ihn in 11 von 20 Carotisangiogrammen nachweisen können. BRÉGEAT, DAVID, FISCHGOLD u. TALAIRACH (1952) fanden ihn unter 70 Angiogrammen 10mal (vgl. auch DECKER, 1955, YAŞARGIL, 1957). Die Venen der Augenhöhle sind sonst nur

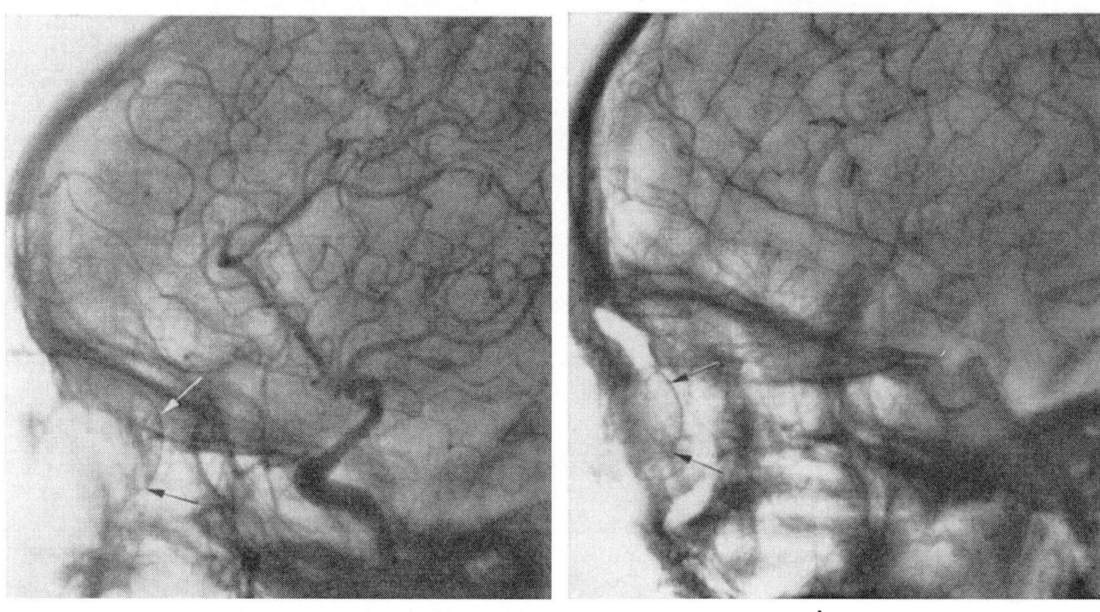

a   b

Abb. 45a u. b. Darstellung des Chorioidalplexus in der spät-arteriellen bzw. früh-venösen Phase.
a Man erkennt die A. ophthalmica und den konkaven Gefäßschatten der Chorioidagefäße des Auges.
b Bei einem retrobulbären Tumor ist dieser Gefäßplexus deutlich nach vorn verlagert

durch direkte Punktionen der V. angularis darzustellen (s. RIECHERT, 1943; PALEIRAC, BOUDET, BASSÈDE u. LEENHARDT, 1953; GLONING u. HAYDEN, 1953; VANNINI u. PETTINATI, 1953, KRAYENBÜHL, 1958). Mit dieser Methode läßt sich auch der Sinus cavernosus besser darstellen als im Carotisangiogramm.

B. Die technischen Voraussetzungen für die Bestimmung der Zirkulationszeit der Hirngefäße

Zur genaueren Bestimmung der Zirkulationszeit müssen eine Reihe von technischen Voraussetzungen erfüllt sein. Die Angaben in der Literatur über eine „normale Zirkulationszeit" der Hirngefäße schwanken schon deshalb erheblich, weil an den verschiedenen Untersuchungsstätten nicht immer die gleichen äußeren Bedingungen eingehalten werden. Zu berücksichtigen sind, abgesehen von einer geeigneten Röntgenapparatur, welche Aufnahmen in einem bekannten Zeitintervall anfertigt:

1. Die Menge und Art des Kontrastmittels.
2. Die Dauer der Injektion in Abhängigkeit vom Injektionsdruck.
3. Der Zeitpunkt der Auslösung der Röntgenaufnahme.

Kontrastmittel. Voraussetzung ist zunächst, daß immer das gleiche Kontrastmittel Verwendung findet, so daß Unterschiede, die sich etwa aus der Viscosität ergeben, wegfallen.

Nach den Feststellungen von RIECHERT (1949) ist z. B. bei Benutzung einer Jodnatriumlösung die Hirnzirkulationszeit um 2—3 sec länger als etwa bei Anwendung von Thorotrast oder Äthyltrijodstearat. Nach HOLM (1944) haben die Hirnarterien engeres Lumen, wenn Perabrodil an Stelle von Thorotrast benutzt wird. GREITZ (1956) hat Untersuchungen darüber angestellt, inwieweit die Konzentration des Kontrastmittels die Zirkulationsgeschwindigkeit beeinflussen kann. Er überprüfte Triurol in 25%iger und 50%iger Konzentration. Bei der geringeren Konzentration wurde in allen 9 von ihm untersuchten Fällen eine kürzere Zirkulationszeit gemessen. Die Differenz betrug bis 1,7 sec.

Die Menge des Kontrastmittels müßte weiterhin möglichst gering gehalten werden (nach LINDGREN, 1947, genügen 7—8 cm³; nach BUCHTALA, 1955, 8 cm³ bzw. 4—6 cm³ der neueren trijodierten Mittel; GREITZ, 1956, hat seine Untersuchungen mit 4,0 cm³ durchgeführt). Will man aber gleichzeitig eine gute Darstellung der venösen Phase erhalten, so sollte eine etwas größere Kontrastmittelmenge gewählt werden. Die eigenen Untersuchungen wurden in den letzten Jahren einheitlich mit 15 cm³ Urografin (60%) durchgeführt. Bei entsprechend weitlumiger Punktionskanüle (1,2 mm) gelingt es, auch diese Menge in der erforderlichen Zeit zu injizieren, wodurch der Nachteil der größeren Menge wieder ausgeglichen und der Vorteil einer guten Kontrastdichte erreicht wird.

Dauer der Injektion in Abhängigkeit vom Injektionsdruck. Die engste Stelle des ganzen Injektionssystems ist der Durchmesser der Punktionskanüle. Ist dieser einheitlich festgelegt, so hängt die Injektionsgeschwindigkeit des Kontrastmittels nur noch vom Injektionsdruck ab (vgl. auch Abb. 46). Schon frühzeitig wurden die verschiedensten Apparaturen zur automatischen Injektion des Kontrastmittels angegeben (LORENZ, 1942; CHRISTOPHE u. HONORÉ, 1947; ZIEDSES

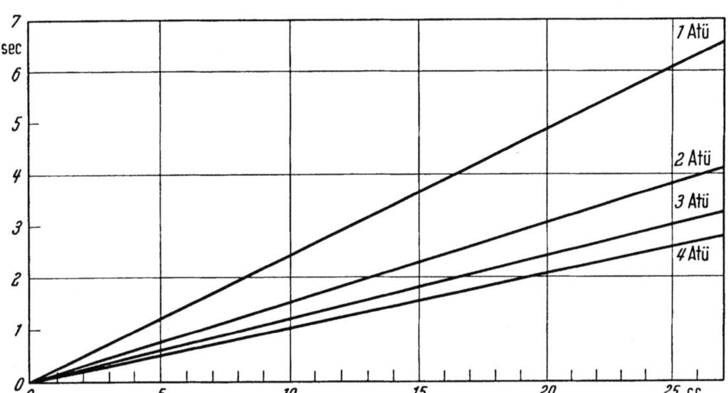

Abb. 46. Abhängigkeit von Dauer der Injektion (Ordinate), Menge des Kontrastmittels (Abszisse) und Injektionsdruck. Bei den eigenen Untersuchungen wurden im allgemeinen 15 cm³ Urografin bei einem Druck in der Reduzierkugel von 4 atü in 1,5 sec injiziert

DES PLANTES, 1950; LINDGREN, 1953; LAPOINTE, 1954; GIDLUND, 1956). Neben der gleichmäßigen Injektion des Kontrastmittels innerhalb eines genau festgelegten Zeitabschnittes liegt der Vorteil derartiger Apparaturen auch darin, die Strahlenbelastung vor allem der Hände des injizierenden Arztes herabzusetzen.

Bei den verschiedenen Geräten erfolgt das Vortreiben des Spritzenstempels entweder durch einen Motor (CHRISTOPHE u. HONORÉ, 1947), durch eine Öldruckpumpe (LORENZ, 1949), oder Gasdruck (ROSENMAN, PEARL u. CALVERT, 1952; PÄSSLER, 1952 u. a.). Ein erhöhtes Risiko (etwa infolge einer nicht bemerkten intramuralen Injektion) ergibt sich bei Anwendung derartiger Geräte im allgemeinen nicht. Die Nadel muß allerdings ausreichend weit in das Gefäß eingelegt sein. Bei Geräten, die mit Gas- bzw. Sauerstoffdruck arbeiten, ist es nicht zulässig, den Injektionsdruck direkt auf den Spritzenstempel hinter das Kontrastmittel zu leiten. Es besteht sonst die Gefahr einer Luftembolie, die bei der Hirnangiographie zu schweren Störungen und zum Tode führen kann.

Wir benutzen zur automatischen Injektion eine Druckkapsel, in der wahlweise Drucke von 1—6 atü eingestellt werden können, und kombinieren damit eine „Doppelspritze" der Fa. Braun, Melsungen. Bei dieser ist der Stempel zur Injektion des Kontrastmittels mit einem 2. Stempel zum Auffangen des O_2-Druckes durch die Kolbenstange verbunden, wodurch mit Sicherheit eine Luftembolie vermieden wird. Die Injektionszeit in Abhängigkeit vom Injektionsvolumen bei verschiedenem Injektionsdruck ergibt sich aus der graphischen Darstellung in Abb. 46. Da der Druck in einer Druckkugel eingestellt wird, ist bei geringen Drucken (von etwa 1 atü) das Absinken der Spannung prozentual wesentlich höher als bei einem Druck von etwa 4 atü. Bei den zur Angiographie verwendeten relativ geringen Kontrastmittelmengen ist der Unterschied aber so gering, daß man praktisch von einem linearen Verlauf der Injektionszeit in Abhängigkeit vom Druck in der Druckkapsel sprechen kann. Die automatische Injektion der von uns benutzten Kontrastmittelmenge von 15 cm³ erfolgt bei einem Druck von 1 atü in 3,07 sec, bei einem Druck von 4 atü in 1,5 sec. Die eigenen Untersuchungen wurden fast ausschließlich mit dem letztgenannten Druck von 4 atü durchgeführt, der bei dieser Anordnung in etwa auch dem üblicherweise mit der Hand erreichten Druck entspricht. Nach Angaben von GREITZ (1956) läßt sich die Zirkulationszeit nicht mehr bestimmen, wenn die Injektionszeit 3 sec oder mehr beträgt (vgl. auch LIN u. Mitarb., 1953). Die Injektion des Kontrastmittels in die A. carotis communis oder A. carotis interna ergibt nach unseren bisherigen Beobachtungen keine sichere Änderung der Kreislaufzeit der Hirngefäße.

Zeitpunkt der Auslösung der Röntgenaufnahme. Auch bei Benutzung eines automatisch arbeitenden Seriengerätes muß die Auslösung der ersten Aufnahme nach einem genau festgelegten Zeitintervall erfolgen, wenn man wirklich vergleichbare Angiogramme erzielen will.

Schon 1937 wurde aus der Neurochirurgischen Klinik Berlin von ZEHNDER eine einfache Vorrichtung zur automatischen Auslösung beschrieben: An der Spritze und an deren Stempel sind verstellbare Kontakte angebracht, die sich beim Vorschieben des Spritzenkolbens berühren und damit zum jeweils gewünschten Zeitpunkt die Auslösung der Röntgenröhre über ein Relais bewirken. LORENZ (1942), CHRISTOPHE u. HONORÉ (1947), ENGESET u. KVADSHEIM (1948), ROSENMAN, PEARL u. CALVERT (1952), POUYANNE, LEMAN, ARNE u. GOT (1956) u. a. haben später ähnliche Auslösungsvorrichtungen konstruiert. GREITZ gab 1956 eine Vorrichtung bekannt, mit welcher sich Anfang und Ende der Injektion registrieren lassen. KLINGLER (1958) verwendet eine Injektionsspritze, bei der die Kolbenstange durch ein Gewinde ersetzt wurde, das während der Injektion einen Schleifkontakt durchläuft und damit einen elektrischen Stromkreis öffnet und schließt. Mit dieser Vorrichtung kann sowohl die Injektionsgeschwindigkeit gemessen als auch die Regelmäßigkeit der Injektion überprüft und das injizierte Volumen für jeden Zeitpunkt errechnet werden.

Bei der von uns benutzten Doppelspritze läßt sich an der Verbindungsstange zwischen beiden Spritzenstempeln der gewünschte Auslösungszeitpunkt einstellen. Wenn ²/₃ des Kontrastmittels injiziert sind, erfolgt zweckmäßigerweise die Auslösung. Bei schnellen Serien muß jedoch die Injektion gleichzeitig mit dem Abrollen des Röntgenfilmes beginnen. Nur unter den genannten Voraussetzungen ist es möglich, jeden Augenblick des Kontrastmitteldurchflusses notfalls zu rekonstruieren und damit wirkliche Vergleichsmöglichkeiten zu schaffen.

C. Die normale Zirkulationszeit der Hirngefäße

Auf die im Vergleich zu anderen Versorgungsgebieten erhöhte Zirkulationsgeschwindigkeit in den Hirnarterien wurde schon hingewiesen (s. S. 96). Mit der Verzweigung des Stromgebietes im Bereich der Arteriolen und Capillaren nimmt die Strömungsgeschwindigkeit erheblich ab. Die Venen befördern das gleiche Minutenvolumen wie die Arterien, ihr Durchmesser ist jedoch wesentlich größer, so daß sich die Zirkulation weiter verlangsamt.

Die *Zirkulationszeit* des Gehirns ist definiert als das Intervall vom Eintritt des Axialstromes am Carotissyphon in das Hirn bis zu seinem Austritt am Bulbus jugularis. Sie wird üblicherweise durch Beimengungen radioaktiver Isotopen oder von Farbstoffen zum arteriellen Blut bestimmt (vgl. u. a. WOLFF u. BLUMGARD, 1929; KLINGLER, WASER u. HUNZINGER, 1955; LASSEN u. MUNCK, 1955; NYLIN u. BLÖMER, 1955; GREITZ, 1956). Der Durchlauf der schnellsten im Axialstrom fließenden Partikel des Indicators dauert unter normalen Umständen höchstens 3 sec.

Die angiographisch bestimmbare Zirkulationszeit unterscheidet sich nicht unerheblich von der experimentell-physiologisch festgelegten. Bei der Angiographie wird nämlich üblicherweise gemessen vom Eintritt des Kontrastmittels am Carotissyphon in das Hirn bis zu seinem völligen Verschwinden aus den letzten Venen. Diese Zeit ist aus zwei Gründen länger als die physiologisch definierte Kreislaufzeit: Einmal wird noch Kontrastmittel nachgespritzt, während bereits die Zählung der Zirkulationszeit beginnt; dagegen endet die Messung erst, wenn die letzten Teile des Kontrastmittels das Hirn verlassen haben. Der gefundene Meßwert liegt bei dieser Definition also zumindest um die Dauer des Injektionsvorganges zu hoch.

Zweitens werden bei der mit physiologischer Methodik bestimmten Kreislaufzeit die im Axialstrom befindlichen, also am schnellsten fließenden Teile des Indicators gemessen, während bei der Angiographie zum Schluß die in der Peripherie des Gefäßlumens am langsamsten fortbewegten Kontrastmittelteile registriert werden. Unter normalen Kreislaufbedingungen findet sich in den kleinen Arterien, Capillaren und kleinen Venen eine laminare Strömung. Die unter pathologischen Umständen mögliche Turbulenz der Strömung kann die Kreislaufzeit noch weiter verändern. Weiterhin ist zu erörtern, ob nicht der Injektionsvorgang selbst oder dadurch hervorgerufene Veränderungen die Zirkulationszeit beeinflussen können. Es wird dabei auf Blutungen im Punktionsbereich, Kontraktionen der A. carotis interna, Stimulierung des Carotissinus, Pulsfrequenzänderung (Erregung!) und dergleichen hingewiesen (vgl. SCHURR u. WICKBOM, 1952). Größere Bedeutung haben Blutdruck, Liquordruck und Kohlensäurespannung (s. S. 103). Über die angiographisch mit dem Radiokarussell von CALDAS bestimmte Zirkulationszeit des Hirns hatte schon MONIZ (1932) berichtet. Bei Untersuchungen mit 12—16 cm³ Thorotrast stellte er fest, daß das Blut in ungefähr 2 sec von den Arterien durch die Capillaren in die Venen übertrat und daß der Durchfluß von der A. carotis interna bis zur Vena jugularis interna in weniger als 3 sec erfolgte. In der A. carotis externa verblieb dagegen das Blut für nahezu 5 sec in der arteriellen Phase. Eine Bestimmung der Kreislaufzeit der Hirngefäße hat auch schon HOLM (1944) mittels der indirekten Röntgenkinematographie versucht.

Tabelle 6. *Zirkulationszeit der Hirngefäße.* (Literaturangaben 1932—1952)

| Autor | Jahr | Kontrastmittel | | Beginn der Messung | Ende der Messung | Zirkulationszeit |
		Menge cm³	Art			sec
MONIZ	1932	10—15	Thorotrast	Mitte d. Injektion	Füllung d. Venen	3,0
ELVIDGE	1938	—	Thorotrast	1 sec nach Beginn	Füllung d. Venen	4,0
MONIZ	1940	3	Thorotrast	—	Füllung d. Venen	1,0
SANCHEZ-PEREZ ..	1941	18	Thorotrast/ Diodrast	—	Füllung d. Venen	2,0—4,0
LIST, BURGE u. HODGES	1945	10	Thorotrast	Kontrastmittel in der A. carotis	Kontrastmittel im Sinus	4,0
GREEN u. ARANA	1948	8	Thorotrast/ Diodrast	Kontrastmittel in der A. carotis	Kontrastmittel im Sinus	4,0
CURTIS	1949	10—12	Diodon	Beginn d. Injektion	Abführende Venen	12,0
LORENZ	1949	15—20	—	Beginn d. Injektion	Entleerung d. Venen	4,0
CURTIS	1950	10—12	Diodon	Halsteil d. Carotis	Beginn d. Venenfüll.	2,5—3,5
				Halsteil d. Carotis	Ende d. Venenfüll.	6,0—12,0 und mehr
RANEY u. RANEY .	1950	8	Thorotrast/ Diodon	Halsteil d. Carotis	V. jugularis	4,5
SCHURR u. WICKBON	1952	6—10	Diodon	Beginn d. Injektion	Ende d. Füllung	5,5—12,0
KRAYENBÜHL u. RICHTER	1952	15	Diodrast/ Nosydrast	—	Ende d. Füllung	12,0

Die teilweise recht unterschiedlichen Angaben in der alten Literatur über die Hirnzirkulationszeit sind in Anlehnung an GREITZ (1956) in Tab. 6 zusammengestellt. Dabei ist jeweils eine Definition des bestimmten Zeitabschnittes (Beginn der Messung — Ende der Messung) gegeben. Es ist dabei zu berücksichtigen, daß z. T. genauere Messungen mit der schnellen Serienangiographie noch nicht möglich waren.

Die Schwierigkeiten, die sich einer exakten Messung der Kreislaufzeit des Gehirns entgegenstellen, hat in letzter Zeit GREITZ (1956) dadurch zu umgehen versucht, daß nur die Zeitspanne zwischen Maximum des Kontrastmittels am Carotissyphon und der maximalen Füllung der parietalen Venen bestimmt wurde, die etwa einem mittleren Durchschnitt aller maximalen Venenfüllungen entspricht (vgl. auch SCHURR u. WICKBOM, 1952). Diese beiden Werte ließen sich mit einem Geigerzählrohr bestimmen, wenn mit dem Kontrastmittel gleichzeitig radioaktives Natrium oder Jod injiziert worden war. Bei 32 Normalfällen schwankten die von GREITZ (1956) gemessenen Werte zwischen 2,7 und 5,5 sec (bei 19 zwischen 3,5 und 4,5 sec).

Ob die genannte Meßmethode von GREITZ alle Schwierigkeiten beseitigt, erscheint fraglich. Es ist oft schon schwierig, die Spitze der ,,Kontrastmittelsäule'', die erst bei einer gewissen Dichte röntgenologisch faßbar wird, genau festzulegen (s. auch KJELLBERG, 1943). Es dürfte daher noch wesentlich schwieriger sein, die maximale Venenfüllung zu bestimmen als das Ende des gesamten Kontrastmitteldurchflusses. Im schnellen Serienangiogramm finden sich oft mehrere Venenbilder, deren Füllungsgrad so wenig different ist, daß die Bestimmung einer ,,maximalen Füllung'' unmöglich wird. Außerdem würde bei Anwendung dieser Meßmethode die ganze ,,Entleerungsphase'' der Venen fortfallen. *Gerade die venöse Phase und die Feststellung ihrer Dauer ist aber neben der capillaren Phase bei der Beurteilung von intrakraniellen Druckzuständen von größter Bedeutung.*

Neuere, auf Grund von Untersuchungen mit der Odelca-Kamera (FROWEIN, 1956; TÖNNIS u. SCHIEFER, 1957) bzw. mit dem AOT-Wechsler von Schönander (WORINGER, LANGS, BRAUN u. BAUMGARTNER, 1956) bestimmten Werte sind in Tab. 7 zusammengefaßt. Bei diesen Untersuchungen wurden auch die Zeiten für die einzelnen Phasen der

Tabelle 7. *Kreislaufzeiten für die einzelnen Phasen der Hirnzirkulation*

Autor	Jahr	Menge des Kontrastmittels cm³	Arterielle Phase sec	Capillare Phase sec	Venöse Phase sec	Gesamt-zirkulation sec
FROWEIN	1956	6,0	3,0	0,5	4,5—5,0	7,0—8,0
WORINGER u. Mitarb.	1956	8,0	2,0—3,0	1,0—2,0	3,0—6,0	7,0—10,0
TÖNNIS u. SCHIEFER	1957	15,0	2,3 (1,0—3,0)	0,5 u. weniger	3,5 (1,5—4,5)	6,3 (4,0—8,0)

Hirnzirkulation festgelegt. Die Werte differieren trotz der unterschiedlichen Kontrastmittelmengen verhältnismäßig wenig. Die eigenen Ergebnisse stützen sich dabei auf 19 mit der schnellen Serienangiographie (Odelca) untersuchte ,,Normalfälle''. Hierbei handelt es sich um solche Patienten, bei denen mit Sicherheit ein intrakranieller raumfordernder Prozeß ausgeschlossen, sowie um Anfallskranke, bei welchen diese Untersuchung zum Ausschluß einer Gefäßmißbildung (Angiom) durchgeführt wurde. Streng genommen kann man sie also nicht als gesunde Vergleichspersonen werten; bei der Art der Untersuchung waren aber sonstige Kontrollen nicht möglich.

Die Kreislauf- oder Zirkulationszeit ist dabei gemessen vom Beginn der Injektion bis zur völligen Entleerung des Kontrastmittels aus dem Hirn. Eine von uns früher gewählte Begrenzung (Ende der Injektion bis zur völligen Entleerung, vgl. GÄNSHIRT u. SCHIEFER, 1954) wurde aus meßtechnischen Gründen aufgegeben.

Für die *arterielle* Phase ergibt sich somit eine Zirkulationszeit im Mittel von 2,3 sec (niedrigster Wert 1,0; höchster 3,0). Dabei fanden sich im Gegensatz zu pathologischen Zuständen keine sicheren zeitlichen Differenzen in der Füllung der einzelnen großen Arterien. Sie erfolgt gleichmäßig entsprechend ihrem Abstand vom Carotissyphon. So füllen sich die A. communicans posterior und A. ophthalmica oft etwas eher als die Stämme der anderen großen Gefäße.

Die *capillare Phase* konnte in 14 Fällen mit 0,5 sec bestimmt werden. In den übrigen Fällen war sie kürzer und nicht mehr genau zu messen. Bei dieser Übergangsphase besteht die Möglichkeit, daß sie deswegen nicht sichtbar wird, weil sie bei etwas verlangsamter Injektion vom Ende der arteriellen Phase überlagert wird.

Für die *venöse Phase* fand sich ein Mittelwert von 3,5 sec (niedrigster Wert 1,5 sec; höchster Wert 4,5 sec). Die oberflächlichen und tiefen Venen füllen sich ziemlich gleichzeitig. Auch bei schnellen Serien konnte ein sicherer Unterschied nicht gefunden werden. Ebenso entleeren sich die beiden Venensysteme fast gleichzeitig, die tiefen Venen aber gelegentlich etwas später als die oberflächlichen.

Die *gesamte Zirkulationszeit* der Hirngefäße lag bei 19 Fällen zwischen 4,0 und 8,0 sec (im Mittel bei 6,3 sec). Auf altersbedingte Unterschiede ist noch einzugehen (s. S. 104).

Die Bestimmung der ,,normalen Zirkulationszeit'' gewinnt an Bedeutung, wenn berücksichtigt wird, daß nur 4 von insgesamt 54 genauer mit der schnellen Serienangiographie untersuchten Tumorfällen innerhalb der Schwankungsbreite der Normalfälle lagen. *So läßt sich schon aus der Feststellung der Zirkulationszeit die Diagnose einer Schädelinnendrucksteigerung begründen.* Das gleiche trifft auch für die meisten Gefäßerkrankungen des Hirns zu.

D. Abhängigkeit von Blutdruck, Liquordruck und Kohlensäurespannung

Die Strömungsgeschwindigkeit in den Hirngefäßen hängt entscheidend auch von *der Höhe des Blutdruckes* ab. Bei den vorangehend geschilderten Untersuchungen lagen in dieser Hinsicht keine Auffälligkeiten vor, so daß ein Einfluß der Blutdruckhöhe auf die

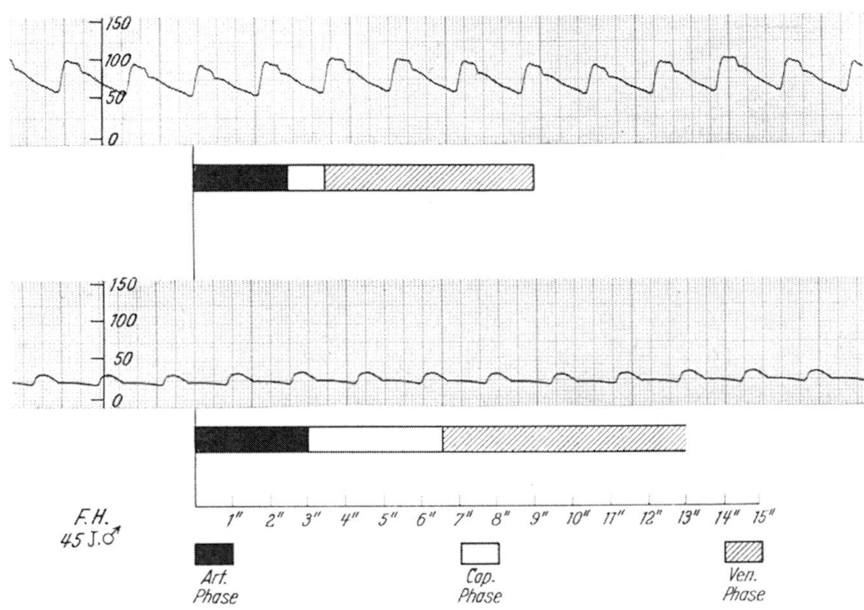

Abb. 47. Abhängigkeit der Hirnzirkulationszeit von der Blutdruckhöhe. *Oben*: Bei einem mittleren Carotis-Blutdruck von 74 mm Hg ist der gesamte Kontrastmitteldurchfluß nach 9 sec beendet (Tumorfall). *Unten*: Nach Blutdrucksenkung durch Injektion von 100 mg Arfonad i. v. auf einen Mitteldruck von etwa 25 mm Hg verlängert sich die Zirkulationszeit auf mehr als 13,0 sec. Die capillare Phase ist dabei auf das 3,5fache verlängert

Messungen der Zirkulationszeit nicht anzunehmen ist. Bei 2 Hirntumorkranken konnten wir jedoch eine deutliche Zirkulationsverlangsamung beobachten, die über die noch zu

besprechende Verlangsamung bei gesteigertem Schädelinnendruck hinausging. Als Ursache dieser Zirkulationsverlangsamung fand sich eine erhebliche Hypotonie. Diese Beobachtungen konnten nochmals durch künstliche Herabsetzung des Blutdruckes kontrolliert werden (vgl. Abb. 47).

Nach Anfertigung eines Serienangiogramms wurde bei einem 45jährigen Mann der Blutdruck mit Arfonad künstlich gesenkt und die Angiographie unter sonst gleichen Bedingungen wiederholt. Dabei ergab sich eine deutliche Zirkulationsverlangsamung im Vergleich zu dem unter normalen Blutdruckbedingungen angefertigten Gefäßbild. Diese Verlangsamung betraf besonders die capillare, weniger die venöse und kaum die arterielle Phase der Hirnzirkulation.

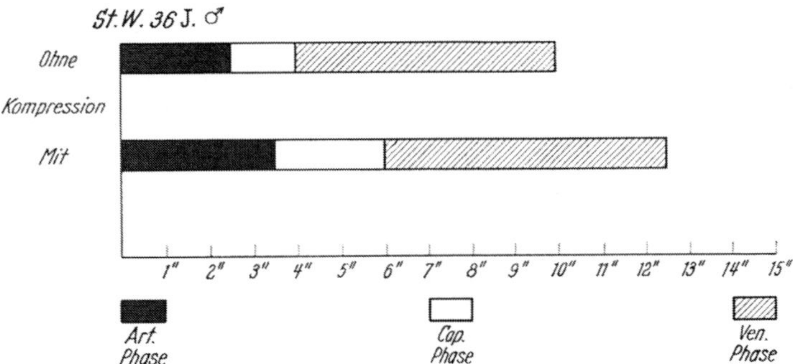

Abb. 48. Verlängerung der Zirkulationszeit (besonders der capillaren Phase) während eines Valsalva-Versuches

Auch eine *venöse Abflußbehinderung* und damit die *Erhöhung* des *Liquordruckes* hat einen Einfluß auf die Zirkulationsgeschwindigkeit in den Hirngefäßen. Der Nachweis konnte durch Angiographie vor und während einer Kompression der Jugularvenen bzw. während eines Valsalva'schen Versuches erbracht werden (s. Abb. 48). Auch hier betrifft die Zirkulationsverlangsamung die capillare und venöse Phase.

Eine *Beschleunigung der Hirnzirkulation* ließ sich dagegen bei *Kohlensäurebeatmung* feststellen (s. Abb. 49). Die gleichzeitige Blutdruckkontrolle in der A. carotis zeigte, daß die Zirkulationsbeschleunigung nicht über einen Anstieg des Blutdruckes oder eine Änderung der Pulsfrequenz zustande kommt. Bei dem in Abb. 49 dargelegten Fall F. P. lag keine Schädelinnendrucksteigerung vor. Unter CO_2-Atmung kam es zu einer Verkürzung der venösen Phase. Eine capillare Phase ließ sich

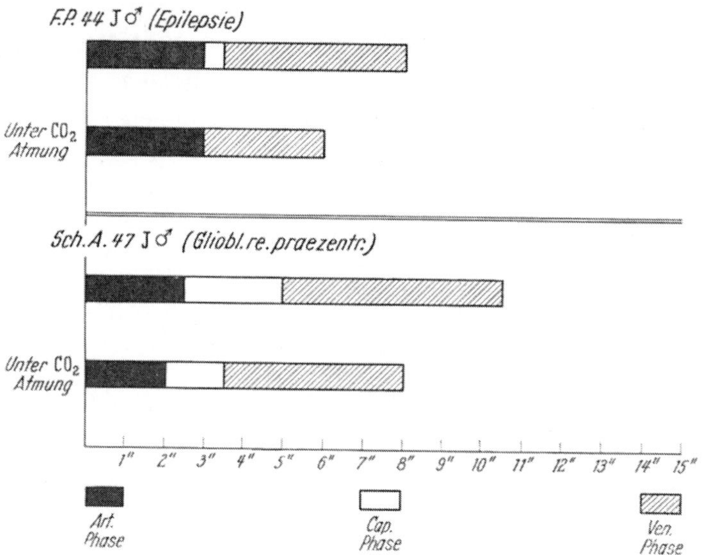

Abb. 49. Einfluß der CO_2-Atmung auf die Hirnzirkulationszeit. Die Kontrastmittelinjektion nach Atmung eines 5%igen O_2-CO_2-Gemisches ergibt eine deutliche Beschleunigung der Hirnzirkulation gegenüber der Normalatmung

nicht mehr sicher abgrenzen. Der Fall Sch. S. zeigt, daß auch eine hirndruckbedingte Zirkulationsverlangsamung durch Kohlensäurebeatmung vorübergehend aufgehoben wird.

E. Das Angiogramm in den verschiedenen Lebensabschnitten

Während über das Hirnkammerluftbild und über Beziehungen zwischen Ventrikelweite und Lebensalter verschiedentlich berichtet wurde (vgl. HEINRICH, 1939 u. 1941; WOLFF u. BRINKMANN, 1940; ZÜLCH, 1950; BÜRGER, 1954; NÜRNBERGER u. SCHALTENBRAND, 1955), fehlen derartige Untersuchungen für das Hirngefäßbild. Einzelne Beobachtungen an Leichenarteriogrammen verschiedener Altersstufen hat A. HEINRICH (1940 u. 1941) mitgeteilt.

Um zu klären, inwieweit das cerebrale Angiogramm sowohl in morphologischer als auch funktioneller Hinsicht von altersbedingten Veränderungen abhängt, wurden 265 Fälle aller Altersgruppen ausgewählt, bei denen mit den zur Verfügung stehenden weiteren Untersuchungsmethoden raumfordernde, atrophische oder Gefäßprozesse sowie Mißbildungen des Hirns ausgeschlossen werden konnten (vgl. auch SCHIEFER u. VETTER, 1957). Die Verteilung auf die einzelnen Altersgruppen ergibt sich aus Tab. 8.

1. Kaliberunterschiede

Die Wandelemente der Hirnarterien zeigen im Laufe des Lebens deutliche Unterschiede. Nach BINSWANGER u. SCHAXEL (1917)werden bei den Arterien etwa von der Größe der A. basilaris mit zunehmendem Alter die Wände derber und dicker. Dabei kommt es aber nicht etwa zu einer Verstärkung der muskulären und elastischen Elemente, sondern zu einer Zunahme des kollagenen Gewebes. GOERTTLER (1953) betonte, daß innerhalb der geschlossenen Schädelkapsel die Arterien trotz eines hohen Druckniveaus weniger Druckschwankungen von außen ausgesetzt seien als sonstige Körperarterien. Solange der Schädel aber noch Fontanellen besitzt, kann nach seiner Auffassung auch die alle Hirngefäße umgebende Flüssigkeit bei jeder Druckerhöhung ausweichen. Darauf führt er zurück, daß sich weder bei Feten noch bei Neugeborenen im Wandaufbau der Hirnarterien irgendwelche Unterschiede zu anderen gleich großen Arterien des Körpers finden.

Auch die Elastica interna macht vom Neugeborenen bis zum hohen Alter gewisse Veränderungen ihrer Struktur durch (vgl. HACKEL, 1928; sowie TUTHILL, 1931). Beim Kind findet sich unter dem Endothel eine deutliche, kräftig entwickelte Lamina elastica interna, die zwischen dem 20. und 50. Lebensjahr aber eine zunehmende Aufsplitterung und kollagene Umbildung erfährt (s. auch WÜNSCHER, 1957). Die absolute Weite der Hirnarterien nimmt im Laufe des Lebens ebenso wie diejenige der übrigen Körperschlagadern ständig zu (vgl. METZ, 1949; u. a.). Die relative Weite, bezogen auf die Körperlänge, zeigt allerdings zunächst ein umgekehrtes Verhalten. GODINOV (1929) hat die Beziehungen zwischen dem Gefäßdurchmesser der A. carotis sowie A. basilaris und dem Lebensalter in 100 Fällen untersucht und festgestellt, daß der Durchmesser dieser Gefäße bei höherem Alter deutlich zunahm. Neuere Untersuchungen von HIERONYMI (1956) zeigen, daß der innere Gefäßdurchmesser der A. basilaris ebenso wie derjenige der Halsschlagader (einschließlich der A. thyreoidea sup.) bis zum 15. Lebensjahr rasch zunimmt. Die auch in den späteren Lebensabschnitten noch nachweisbare Vergrößerung des Gefäßdurchmessers hat aber nicht ein solches Ausmaß wie die der übrigen Körperarterien.

Tabelle 8. *Darstellung der Hirnarterien im Angiogramm*

Altersgruppe	Zahl der Fälle	A. cerebri anterior			A. cerebri media			A. cerebri posterior		
		keine Dar-stellung	nur homo-lateral	Doppel-füllung	keine Dar-stellung	nur homo-lateral	bds.	keine Dar-stellung	nur homo-lateral	bds.
1—5	9	1	5	3		9		6	1	2
6—10	17		13	4		14	3	13	3	1
11—15	26		20	6		25	1	17	8	1
16—20	20		13	7		20		11	8	1
21—25	16		13	3		16		9	7	
26—30	28		19	9		28		16	12	
31—35	22	1	16	5		22		11	10	1
36—40	26		18	8		26		14	11	1
41—45	25		17	8		25		18	7	
46—50	21		14	7		21		12	9	
51—55	21		13	8		21		15	5	1
56—60	16		12	4		16		12	4	
61—65	11		5	6		10	1	7	3	1
66—70	6		1	5		6		4	2	
>70	1		1			1		1		
	265	2	180	83	—	260	5	166	90	9
		0,7%	67,9%	31,3%	0%	98,5%	1,5%	62,6%	33,9%	3,4%

Auch bei der cerebralen Angiographie wird dieser Unterschied deutlich. Die Gefäße des kindlichen Gehirns sind im allgemeinen zarter und verlaufen in weicheren Biegungen als diejenigen des Erwachsenen. Mit zunehmendem Alter kommt es zu einer stärkeren Schlängelung, auch ohne daß pathologische Veränderungen (Hirnatrophie) vorzuliegen brauchen (vgl. Abb. 51).

Sichere Messungen der Gefäßweite der kleineren intracerebralen Gefäße sind anhand des Angiogramms nicht möglich. Der Durchmesser der A. carotis interna nach Eintritt in den Schädel (d. h. die untere Schlinge des Carotissyphons) kann aber am Gefäßbild leicht ausgemessen werden. Bei der Altersgruppe von 1—10 Jahren ergab sich dabei am vorliegenden Untersuchungsgut ein Mittelwert von 4,2 mm, in den mittleren Altersstufen von 5,0 mm (Mittelwert von 50 Fällen nach ALMEIDA LIMA u. L. MANSO 5,1 mm). Im höheren Alter war dagegen gelegentlich eine deutliche Erweiterung dieses Gefäßabschnittes zu beobachten (bis zu 8,0 mm!). Im Durchschnitt fand sich in der Altersgruppe von 61—65 Jahren eine Weite von 6,1 mm, in der Gruppe 66—70 Jahren von 7,0 mm.

2. Unterschiede der Hirnarterien im Angiogramm

Serpentinenförmige Krümmungen des *Halsteiles der A. carotis* kommen fast ausschließlich in höheren Lebensaltern vor (s. CAIRNEY, 1924; MONIZ, 1940; DAVINI u. TARTARINI, 1953).

Weiterhin hängt die Form des *Carotissyphons* meist vom Alter des Untersuchten ab. Nach SPATZ (1953), CLARA (1954) u. a. sind die Carotiskrümmungen beim Kleinkind nur zart angedeutet, im Senium dagegen verstärkt. PLATZER (1956) fand allerdings auch bei Feten schon starke Biegungen und dagegen gelegentlich bei Erwachsenen einen nahezu

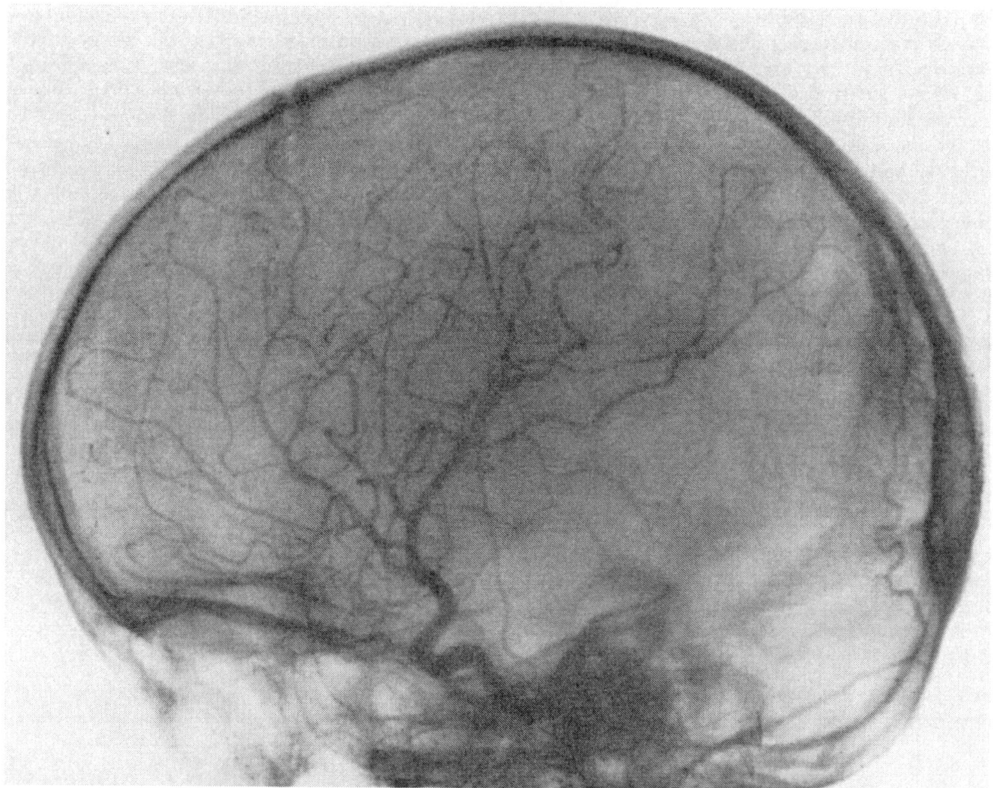

Abb. 50. Angiogramm eines 9jährigen Kindes. V-Form des Carotissyphons. Steilverlauf der A. cer. media

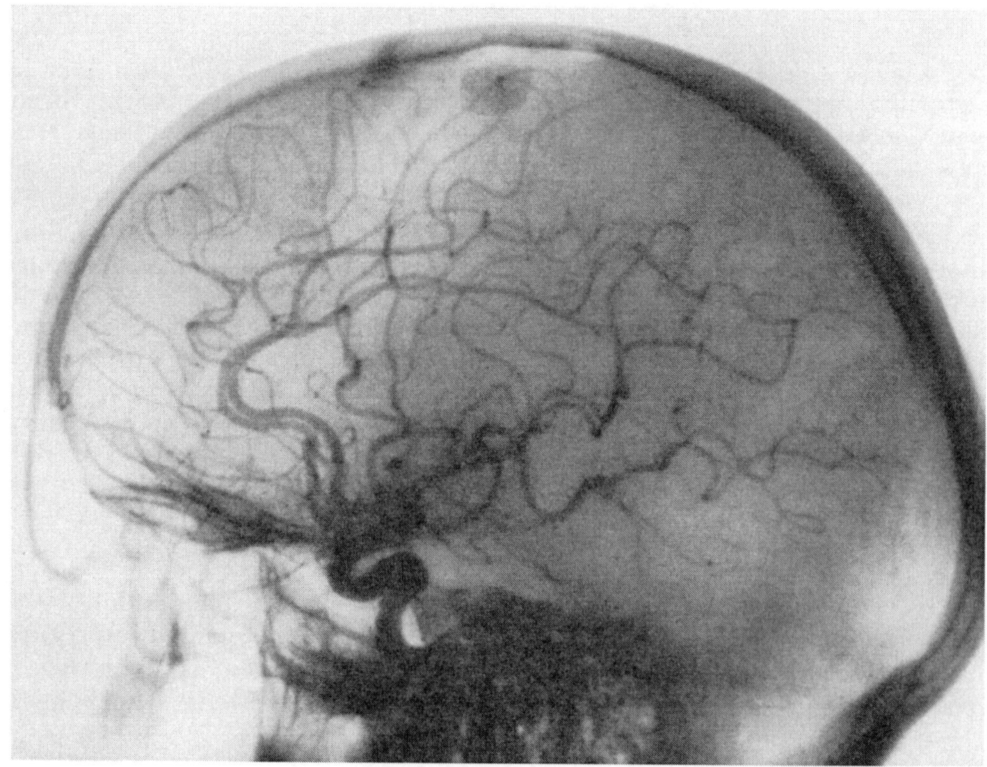

Abb. 51. Angiogramm einer 66jährigen Frau. Starke Biegung des Carotissyphons. (Omega-Form).
Flacher Verlauf der mittleren Gehirnarterie

krümmungslosen Verlauf der Carotis. Eine postfetale Ausbildung der Carotisbiegung ist seiner Meinung nach bisher nicht nachgewiesen.

Wir sind dieser Frage durch arteriographische Untersuchungen an Feten verschiedener Altersstufen nachgegangen und haben weiterhin die Arteriogramme von Kleinkindern und Personen im 7. und 8. Lebensjahrzehnt miteinander verglichen. Abgesehen von der Weite des Gefäßes sind die Krümmungen der A. carotis im pränatalen Leben sicherlich nicht so ausgeprägt wie später (s. Abb. 54, 55). Auch bei Kindern bis zum 6. Lebensjahr fehlen in den meisten Fällen noch stärkere Krümmungen des Carotissyphons (s. Abb. 52). In diesem Alter findet sich wesentlich häufiger eine offene Form oder U-Form, während die späteren Lebensalter häufiger eine Omegaform aufweisen (s. Abb. 53).

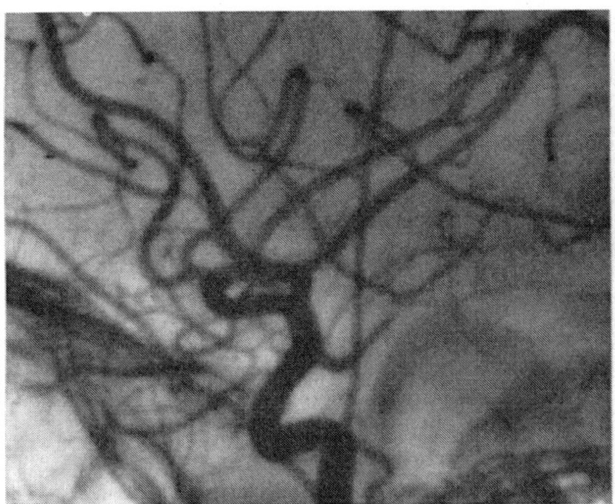

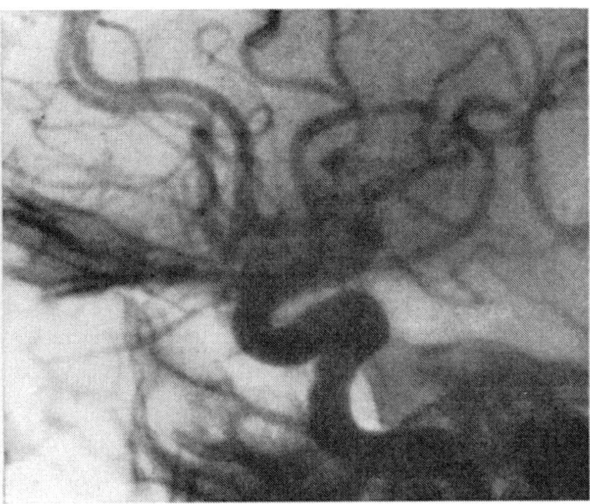

Abb. 52. Offene Form des Carotissyphons bei einem 4jährigen Kind

Abb. 53. Omega-Form des Carotissyphons bei einer 66jährigen Frau. S. auch Kaliberunterschied im Vergleich zu Abb. 52

Die *vordere Gehirnarterie* verläuft beim jungen Menschen meist in einem etwas runderen Bogen um das Balkenknie. Ein mehr oder weniger eckiger „nasenförmiger" Verlauf kommt zwar in höherem Alter häufiger vor, wird aber auch im mittleren und jugendlichen Alter beobachtet und ist sicher kein Charakteristikum der Arteriosklerose (RAUSCH, SCHIEFER u. STRUCK, 1956).

Unter 265 Normalfällen kam es zweimal (0,7%) nicht zur Darstellung dieses Gefäßes, 180mal (67,9%) war nur die homolaterale A. cerebri anterior dargestellt. In 83 Fällen (31,3%) waren beide Aa. anteriores von einer Injektionsseite aus gefüllt worden. Derartige Doppelfüllungen sind ebenfalls nicht Ausdruck einer Cerebralsklerose (LÖHR, 1936), sondern finden sich nach den Beobachtungen anderer Autoren auch bei Gefäßgesunden. Nach unseren Beobachtungen (vgl. Tab. 8) kommt es aber eigenartigerweise bei Jugendlichen bis zum 15. Lebensjahr nur in etwa $^1/_4$ der Fälle, bei den Altersgruppen über 50 Jahre dagegen häufiger (etwa 40%) zu einer derartigen Doppelfüllung.

Im Gegensatz zur vorderen Hirnarterie weist eine doppelseitige Darstellung der *A. cerebri media* meist schon auf pathologische Zirkulationsverhältnisse (z. B. Verschluß der gegenseitigen A. carotis) hin. Nur in 5 von 265 Fällen (1,5%) war eine solche Doppelfüllung zu beobachten (s. Tab. 8). Sie fand sich aber ausschließlich bei jüngeren und nur einmal bei einem 62jährigen Untersuchten. Für diese Fälle wird man ein Überwiegen des Injektionsdruckes bei dem von vornherein niedrigeren oder infolge der Narkose herabgesetzten Blutdruck annehmen müssen. Unter 160 kreislaufgesunden Menschen in den mittleren Altersgruppen war dagegen eine doppelseitige Darstellung dieses Gefäßes in keinem Fall zu beobachten.

Hinsichtlich des *Verlaufes der A. cerebri media* ergeben sich zwischen Jugendlichen und Erwachsenen deutliche Unterschiede. Normalerweise verläuft die Arterie in der

geraden Verlängerung einer Linie, die vom Os incisivum zum Syphonknie geht (KRAYEN-
BÜHL u. RICHTER, 1952). Der steile, oft erheblich über diese Linie hinausgehende Verlauf
des Gefäßes beim Jugendlichen und besonders beim kleineren Kind hat schon häufiger
zur fälschlichen Annahme eines Schläfenlappentumors geführt (vgl. auch GLONING,
KLAUSBERGER u. MAYRHOFER, 1957).

Dieser Unterschied im Gefäßverlauf läßt sich aus den entwicklungsgeschichtlichen Vorgängen ableiten:
Die primitive Olfactoriusarterie, aus der sich später u. a. die mittlere Gehirnarterie entwickelt, verläuft beim
Embryo von etwa 5 mm Länge noch in fronto-basaler Richtung. Wenn sich in späteren Entwicklungsstufen
(9—12 mm) die A. cerebri media entwickelt hat, ist sie auch noch nach frontal gerichtet (vgl. PADGET, 1948;
SPATZ, 1950). Erst beim Embryo in einer Länge von 40 mm verlaufen ihre Äste nach oben und rückwärts.

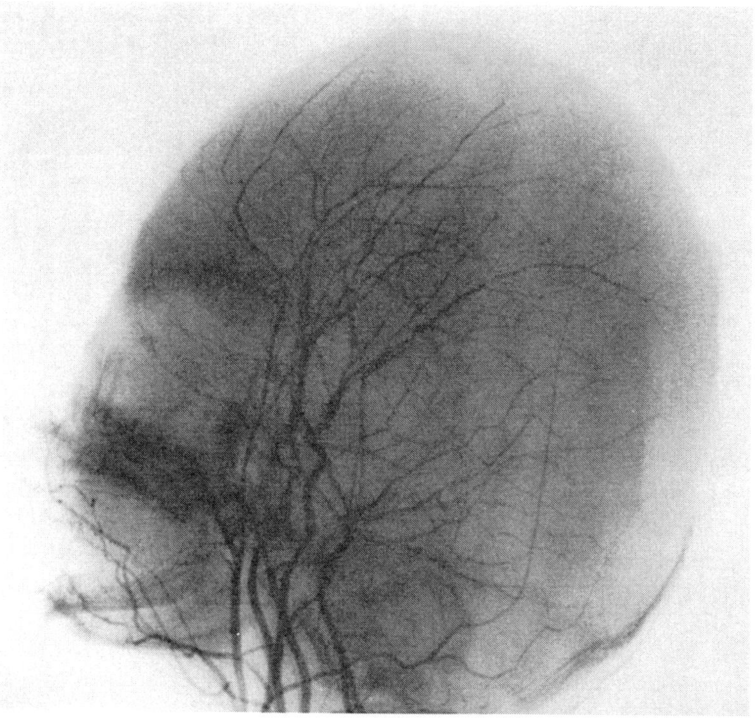

Abb. 54. Kontrastdarstellung der Hirngefäße im 4.—5. Fetalmonat. Sehr steiler Verlauf der A. cer. media.
Der Carotissyphon ist noch nicht ausgebildet (etwa 4fache Vergrößerung des Schädels)

Bei Kontrastmitteluntersuchungen, die wir an Hirngefäßen von Feten im 4., 5. und
8. Monat durchführten, ließ sich ein auffällig steiler Verlauf der A. cerebri media nachweisen
(s. Abb. 54 u. 55). Auch CARREA (1950), TORKILDSEN (1950) und KOPPANG (1951) wiesen auf
diese Steilstellung hin, glaubten aber, daß sie nur in den frühen Kindheitsjahren zu
beobachten sei. Genauere Messungen des Verlaufes der mittleren Gehirnarterie an Normalfällen haben WORINGER u. GERNEZ (1948) und HODES, CAMPOY, RIGGS u. BLY (1953)
vorgenommen. Dabei wurde der Winkel, den die A. cerebri media mit einer Linie von
Sellamitte zur Protub. occip. int. bildet, gemessen. Die erhaltenen Winkelmaße schwankten
bei den erstgenannten Autoren in 96% zwischen 36° und 44°, nur in 4 Fällen fanden sich
solche von 34°, in einem von 32°. Ähnliche Werte haben auch HODES u. Mitarb. (1953)
gefunden. Altersbedingte Unterschiede wurden bisher nicht herausgestellt.

Bei eigenen Messungen an 265 Normalfällen verschiedener Altersstufen wurde der
Winkel zwischen den Gefäßen der Fissura Sylvii und einer Linie vom Tuberculum sellae
zum Confluens sinuum im Angiogramm bestimmt. Schwierigkeiten können sich dabei in
der Festlegung der Media-Verlaufsrichtung ergeben. Es muß nämlich nicht nur der Verlauf des Hauptstammes, sondern die mittlere Verlaufsrichtung der gesamten Gefäßgruppe

bestimmt werden, was gelegentlich erst nach mehreren Kontrolluntersuchungen durch verschiedene Betrachter möglich war.

Die Ergebnisse dieser Messungen sind in Abb. 56 dargelegt. Sowohl aus der Kurve der Mittelwerte (gestrichelte Linie) als auch aus dem zugehörigen Trend II. Ordnung (ausgezogene Linie) ergibt sich eindeutig, daß bis zum 15. Lebensjahr der Mediawinkel

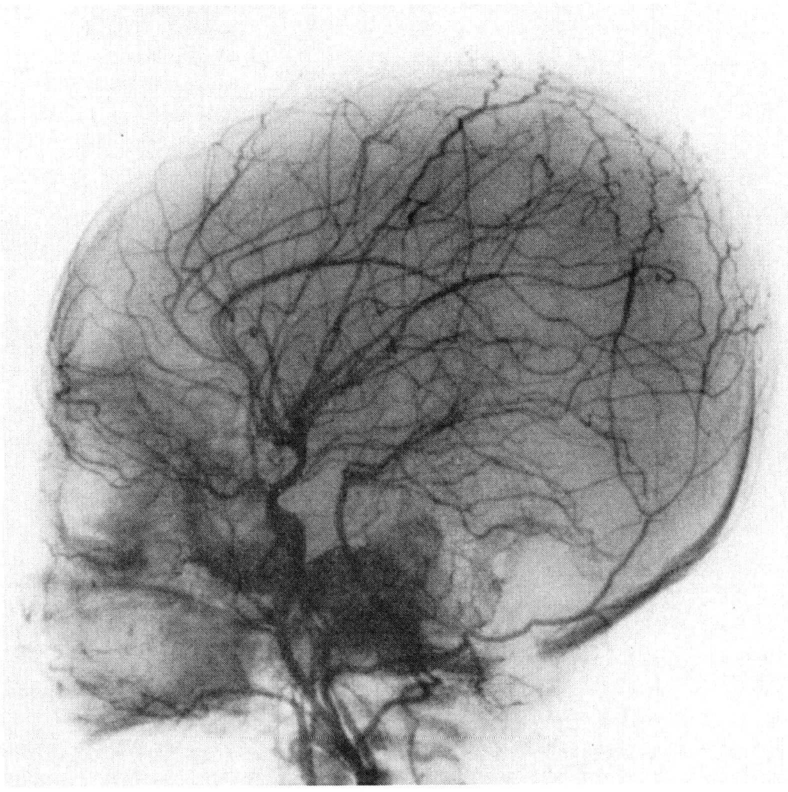

Abb. 55. Kontrastdarstellung der Hirngefäße im 8.—9. Fetalmonat. Auch hier Steilverlauf der A. cer. media. Offene Form des Carotissyphons (Originalgröße)

größer als beim Erwachsenen ist. Er liegt hier bei Werten zwischen 45° und 50°. Die mittleren Lebensgruppen stimmen mit den von WORINGER und HODES erhobenen Werten überein. Der geringe Anstieg in den höheren Lebensabschnitten beruht wahrscheinlich auf einer Verlaufsänderung auch dieser Gefäßgruppe bei altersmäßig bedingten, noch physiologischen hirnatrophischen Vorgängen.

Eine gewisse Einschränkung erfahren die Untersuchungsergebnisse dadurch, daß die Verlaufsrichtung der Mediagruppe in einzelnen Fällen auch von der Schädelform abhängt. So findet sich bei Dolichocephalen häufiger ein kleinerer Mediawinkel als bei Mesocephalen.

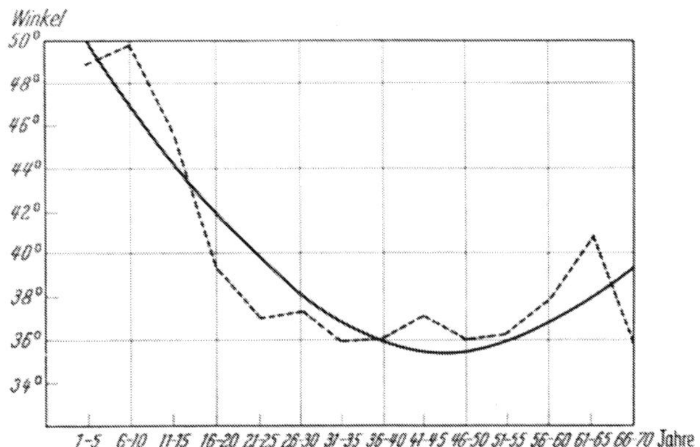

Abb. 56. Der „Media-Winkel" (Winkel zwischen der Gefäßgruppe der Fiss. Sylvii und einer Linie vom Tuberculum sellae zum Confluens sinuum) in den einzelnen Altersgruppen. Bis zum 16. Lebensjahr findet sich ein auffallend großer „Media-Winkel". Gestrichelte Linie: Mittelwerte aus insgesamt 265 Fällen. Ausgezogene Linie: Trend 2. Ordnung

Auch die *A. chorioidalis anterior* verläuft nach Angaben von LENZI (1955) bei Kindern meist etwas höher als bei Erwachsenen. Am eigenen Untersuchungsgut waren keine sicheren Unterschiede in dieser Richtung zu beobachten.

Eine Kontrastmitteldarstellung der *A. cerebri posterior* bzw. *com. posterior* von der Halsschlagader aus ist bei serienangiographischen Untersuchungen häufiger als im einfachen Arteriogramm zu beobachten (s. a. S. 19). An 265 normalen Serienangiogrammen (s. Tab. 8) ließ sich in insgesamt 37 % eine Darstellung der hinteren Gehirnarterie nachweisen, davon in 9 Fällen (3,4 %) beider Aa. cerebri posteriores bei Kontrastmittelinjektion in eine Halsschlagader. Bei 3 Angiogrammen von Kindern unter 10 Jahren war es dabei gleichzeitig zu einer Darstellung der A. basilaris gekommen. In diesen Fällen wird man ein vorübergehendes Überwiegen des Injektionsdruckes als Ursache annehmen müssen (vgl. auch Beobachtungen von LIMA, 1950; POSER, WALSH u. SCHEINBERG, 1955; EPSTEIN u. EPSTEIN, 1956).

KRAYENBÜHL u. YAŞARGIL (1957) haben sich kürzlich eingehend mit den Variationen der *A. vertebralis* im Röntgenbild beschäftigt. Sie kamen zu der Feststellung, daß dieses Gefäß bei Kindern und Jugendlichen in ziemlich regelmäßigen Schlingen, bei älteren Patienten dagegen stark gestreckt oder geschlängelt verläuft.

3. Unterschiede der Hirnvenen im Angiogramm

Bei der sehr variablen Anordnung der *corticalen Venen* ergeben sich keine sicheren Unterschiede zwischen den einzelnen Altersklassen. In allen Altersgruppen finden sich Phlebogramme, bei denen zuerst die oberflächlichen oder auch die tiefen Venen dargestellt sind (vgl. RIECHERT, 1953). Beide Systeme entleeren sich ungefähr gleichzeitig, in einem Drittel der Fälle aber die tiefen Venen etwa 1 sec später.

Die altersbedingten Unterschiede hinsichtlich der Topographie des Foramen Monroi, das sich anhand des Phlebogramms (Zusammenfluß der V. septi pellucida und V. thalamostriata zur V. interna) lokalisieren läßt, hat BRANDT (1958) an unserem Krankengut festgestellt. Dabei zeigt sich, daß sich das Foramen Monroi während der kindlichen Entwicklung allmählich von hinten oben nach vorne unten verlagert. Etwa vom 30. bis 35. Lebensjahr an beginnt eine langsame Verlagerung im rückläufigen Sinne. Diese Feststellung ist bei der Lokaldiagnose von Tumoren aus dem Phlebogramm (vgl. LAINE, DELANDTSHEER, GALIBERT u. DELANDTSHEER-ARNOTT, 1955, 1956) zu berücksichtigen, da sich sonst Fehlschlüsse ergeben können.

4. Zirkulationsgeschwindigkeit und Lebensalter

Zwischen den Kreislaufverhältnissen des Kindes und denjenigen des Erwachsenen bestehen deutliche Unterschiede. Die Tatsache, daß sich bei Kindern im allgemeinen erheblich kürzere Kreislaufzeiten nachweisen lassen (s. SECKEL, 1931, 1933; AVERBTUCK-FRIEDMAN, 1935; GITNIKOVA, 1940; SORDI, 1941) steht mit dem erhöhten Blutbedarf in der Peripherie des kindlichen Organismus in Zusammenhang. Mit der Fluorescinmethode wurde die Kreislaufzeit der Neugeborenen und Kinder bis zum 12. Monat auf 3,3—7,0 sec festgelegt (SLOBODY, GASUL, WITZBERGER u. COHEN). Im Alter von 3—15 Jahren lag sie zwischen 8,5 und 11,5 sec (GASUL, MOLLER). Die Zirkulationszeit des Erwachsenen beträgt nach LANGE dagegen 15,0—20,0 sec. STRASSBURGER (1907) wies auf eine Verlangsamung des Kreislaufes im Alter hin. (Eingehende Darstellung der verschiedenen Untersuchungsmethoden findet sich bei GÜNTERT u. ZIMMER, 1957.)

Das Minutenvolumen pro kg Körpergewicht ist beim Säugling etwa doppelt so groß wie beim Erwachsenen (vgl. KOCH, 1922; BROCK, 1954; KEUTH u. PEUSQUENS, 1956). Entsprechend verhält sich auch die Hirndurchblutung: Während sie beim Neugeborenen sehr niedrig liegt, steigt sie in den ersten Lebensjahren rasch an, um im Alter wieder abzusinken (s. SCHNEIDER, 1956). SCHEINBERG, BLACKBURN, RICH u. SASLAW (1953) haben bei Untersuchungen mit der Fremdgasanalyse nach KETY u. SCHMIDT eine deutliche Korrelation zwischen fortschreitendem Alter und Verminderung der Hirndurchblutung bzw. Zunahme des Gefäßwiderstandes nachweisen können.

Über die *Zirkulationsgeschwindigkeit* in den Hirngefäßen bei verschiedenen Altersstufen liegen nur wenige Untersuchungen vor. Im allgemeinen wird angenommen, daß die Zirkulationsgeschwindigkeit der Hirngefäße bei Kindern entsprechend der stärkeren Hirndurchblutung gesteigert ist, während im höheren Alter Durchblutung und Zirkulationsgeschwindigkeit absinken. Entsprechend vermindern sich auch Durchblutung und Stoffwechsel des Gehirns (s. Scheinberg, Blackburn, Rich u. Saslaw, 1953).

Wenn keine Gefäßerkrankung vorliegt, läßt sich anhand unseres Krankengutes auch im höheren Alter serienangiographisch keine auffällige Zirkulationsverlangsamung nachweisen. Genauere Untersuchungen mit der schnellen Serienangiographie (Odelca) wurden allerdings nicht durchgeführt. Greitz (1956) hat bei angiographischen Untersuchungen unter gleichzeitiger Verwendung von Isotopen beobachten können, daß eine Zirkulationszeit von mehr als 4,5 sec (normale Kreislaufzeit nach der Methode von Greitz 2,7—5,5 sec) nur bei Patienten im Alter von über 50 Jahren auftrat. Kinder wurden von ihm nicht untersucht. Bei diesen findet sich nach unseren Feststellungen häufig eine kürzere Zirkulationszeit. Unter 50 mit der Apparatur nach Tönnis-Bergerhoff Untersuchten der Altersgruppe von 4—15 Jahren war die Hirnzirkulation 17mal eindeutig rascher als bei Erwachsenen. Bei einer Vergleichsgruppe von 50 Untersuchten im Alter von 26—35 Jahren fand sich dagegen eine gleichermaßen kurze Zirkulationszeit nur in 3 Fällen. Untersuchungen mit der schnellen Serienangiographie (Odelca) wurden bei 3 Jugendlichen zwischen 6 und 13 Jahren durchgeführt. Im Vergleich zu der von uns ermittelten normalen Zirkulationszeit von 6,3 sec (gemessen von Beginn der Injektion bis zur völligen Entleerung des Gehirns) war bei diesen Jugendlichen die Hirnzirkulation mit 4,0, 4,5 und 5,5 sec deutlich rascher als beim Erwachsenen. Die Beschleunigung betraf arterielle und venöse Phase in gleicher Weise.

Gloning, Klausberger u. Mayrhofer (1957) berichteten über kinematographische Untersuchungen mit einer Philips-Bildverstärkerröhre und daran gekoppelter Filmkamera (Frequenz 25 Aufn./sec). Bei einem 20jährigen waren nach 0,36 sec Balkenabschnitt der A. pericallosa und Inselabschnitt der A. cer. media mit Kontrastmittelblut gefüllt, bei einem 7jährigen nach 0,2 sec und bei einem 2jährigen bereits nach 0,1 sec. Die entsprechenden Zeiten bis zur Darstellung der V. magna Galeni waren 2,0, 1,2 und 0,92 sec.

VI. Diffuse cerebrale Gefäßerkrankungen

A. Hirnarteriosklerose

1. Anatomische und kreislaufphysiologische Untersuchungen

Eine Arteriosklerose der Hirngefäße — insbesondere der großen Stämme und Äste (Spatz) — findet sich bei der Autopsie älterer Menschen relativ häufig, auch dann, wenn während des Lebens keinerlei psychische oder neurologische Störungen nachweisbar waren. Nach v. Schritter (1901) werden nur in 13% Wandveränderungen (Erweiterung, Verdickung, Verlagerung, Schlängelung, Lipoideinlagerungen usw.) vermißt. Zwischen dem 20. und 70. Lebensjahr kommt es zu einer Verdoppelung des Arteriendurchschnittsgewichtes (s. Meyer u. Beck, 1955). Derartige Gefäßveränderungen besagen aber noch nicht, daß auch ein Befall der Arterien*zweige* bzw. eine arteriosklerotische Hirnerkrankung vorliegt.

Nach Beobachtungen von Chiari (1905), Dow (1925), Spatz (1925), Neubürger (1930), Dörfler (1935), dei Poli u. Žucha (1940) u. a. bevorzugt die Arteriosklerose in auffälliger Weise den Ursprung der A. carotis am Hals und den Abschnitt von ihrem Eintritt in den Schädelknochen bis zum Durchtritt durch die Dura. Auch bei einem Vergleich mit den übrigen Körperarterien erweisen sich diese Abschnitte der Halsschlagader als ausgesprochene Prädilektionsstellen. Northcroff u. Morgan (1945) haben bei 30 Autopsien jedesmal, Keele (1933) unter 55 Fällen 50mal Veränderungen an diesen Gefäßabschnitten gefunden. Nach Cherubino u. Lopez (1949), Tuthill (1931) u. a. wird besonders der Abschnitt zwischen beiden Schleifen des Carotissyphons und die Teilungsstelle der Carotis betroffen. In einzelnen Fällen läßt sich die besondere mechanische Beanspruchung der A. carotis im Bereich der Krümmungen des Syphons auch angiographisch bestätigen (vgl. Abb. 57). Nach den Untersuchungen von Meyer u. Beck (1955) liegen hier auch die ersten röntgenologisch faßbaren Kalkablagerungen, die in der inneren elastischen Membran lokalisiert sind (vgl. auch Bonnet u. Bret, 1954). Man wird in dem eigenartigen Verlauf dieses Gefäßabschnittes eine Vorrichtung zur Drosselung des Blutdruckes und zum Ausgleich der Pulswelle sehen können (vgl. Spatz, 1935; Dörfler, 1935; dei Poli u. Žucha, 1940). Eine bevorzugte Lokalisation der Arteriosklerose findet sich auch am Abgang der A. cerebell. sup. aus der A. basilaris (s. Wolkoff, 1933).

Schreiten die arteriosklerotischen Veränderungen an den Hirngefäßen fort, so kommt es infolge des erhöhten Gefäßwiderstandes zu einer erheblichen Herabsetzung der cerebralen Zirkulation. Mit der *Stickoxydulmethode* nach KETY u. SCHMIDT läßt sich in diesen Fällen neben einer Minderung der Hirndurchblutung eine vermehrte Sauerstoffausschöpfung nachweisen. Im allgemeinen besteht zwar eine deutliche Korrelation auch zwischen fortschreitendem Alter einerseits und Herabsetzung der Hirndurchblutungsgröße andererseits (vgl. SCHEINBERG, BLACKBURN, RICH u. SASLAW, 1953). Diese altersbedingten Stoffwechselveränderungen können bei einer Hirnarteriosklerose aber bei weitem übertroffen werden. So hat SCHEINBERG (1950) über ein Absinken der Durchblutung bis auf 38% des Normalwertes berichtet. FAZEKAS, BESSMAN, COTSONAS jr. u. ALMAN (1953) konnten bei Hirnarteriosklerose verminderte Durchblutungswerte von 38,1, BERNSMEIER (1957) von 32,1 und BROBEIL, HÄRTER, HERRMANN u. KRAMER (1954) von 20—30 cm³/100 g/min (normal 56 cm³) feststellen. Vielleicht blieb aber bei derartig niedrigen Werten, wie sie die letztgenannten Autoren angaben, eine Fehlermöglichkeit infolge gleichzeitiger hydrocephaler Veränderungen unberücksichtigt. Auch die Sauerstoffversorgung muß trotz stärkerer Ausschöpfung (Erhöhung der a. v. Sauerstoffdifferenz) Schaden erleiden (vgl. auch Untersuchungen mit der Stickoxydulmethode von HEYMAN, PATTERSON jr., DUKE u. BATTEY,

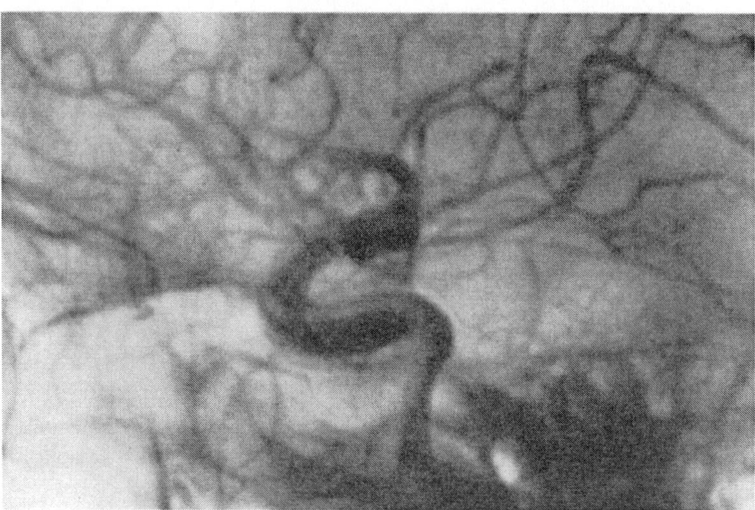

Abb. 57. Die besondere mechanische Beanspruchung des Carotissyphons läßt sich auch angiographisch demonstrieren: Nach vorübergehender Unterbrechung der Zirkulation in der A. carotis interna infolge einer intramuralen Injektion (s. auch Abb. 64) ergießt sich *nicht*-kontrastmittelhaltiges Blut (helles Gefäßband) in die noch stehende Kontrastmittel-Blutsäule. Man sieht, daß der Axialstrom gegen die Krümmungen des Carotissyphons stößt und dort umgeleitet wird (bevorzugter Befall dieses Gefäßabschnittes durch Arteriosklerose!)

1953; KLEH u. FAZEKAS, 1954; u. a.). Verstärkt werden cerebrale Durchblutungsstörungen dieser Genese durch Beeinträchtigung der Herzleistung.

2. Frühere angiographische Beobachtungen

Sehr bald nach Einführung der cerebralen Gefäßdarstellung wurden von MONIZ (1928) erste Beobachtungen bei Hirnarteriosklerotikern mitgeteilt. Er charakterisierte die angiographisch nachweisbaren Veränderungen an den Hirnarterien folgendermaßen: Zunahme des Volumens mit Unregelmäßigkeit des Durchmessers (Erweiterungen und Verengerungen), insgesamt Aufhebung der physiologischen Krümmungen und gradliniger Verlauf der Gefäße. Auch LIMA gab an, daß dicke, gradlinig verlaufende Arterien von unterschiedlichem Kaliber für die cerebrale Arteriosklerose charakteristisch seien.

LÖHR befaßte sich in den Jahren 1936 besonders auch mit dem arteriographischen Bild der Hirnarteriosklerose und bestätigte die vorgenannten Beobachtungen: starre, plumpe Gefäße mit eckigen Biegungsstellen, „grobe" Gefäße ohne Gefäßverzweigungen, die ohne feinere Verästelung unmittelbar aufhören. Infolge der scharfen Abknickung der Gefäße kommt es im Arteriogramm zu Knötchenbildungen. Daneben beschreibt LÖHR aber das regelmäßige Vorhandensein kleiner arteriosklerotischer Aneurysmen, die in oft erstaunlich großer Zahl vorkommen können. Der von ihm beobachtete Übertritt des Kontrastmittels von der Carotis der Gegenseite wies seiner Meinung nach auf pathologische Verhältnisse hin und sei charakteristisch für die Arteriosklerose.

RIECHERT (1949) betonte, daß die Arteria carotis solcher Patienten schon im Halsteil aneurysmatisch erweitert sei und Aussparungen infolge Veränderungen der Intima erkennen lasse. Das cerebrale Angiogramm sei charakterisiert durch seine Gefäßarmut. Besonders die Arterien der Sylviischen Gefäßgruppe seien spärlicher als sonst, ihre Endverzweigungen nur unvollkommen dargestellt oder auch ganz fehlend. Auf die Schwierigkeit oder Unmöglichkeit, orthograd getroffene Gefäßabschnitte von kleineren Ausweitungen der Arterien zu unterscheiden, wurde hingewiesen. Bei schwerer Arteriosklerose sei eine vorzeitige Füllung der Externagefäße auffallend, während sich der Stamm der A. carotis interna erst in einer späteren Phase fülle. Eine vermehrte Schlängelung der A. carotis im Halsteil sah RIECHERT (1949) jedoch auch bei sicher gefäßgesunden Personen.

BROBEIL (1950) versuchte die angiographischen Befunde bei der Hirnarteriosklerose in Stadien einzuteilen und mit dem Schweregrad des klinischen Bildes bzw. den Ergebnissen der Hirndurchblutungsmessung nach KETY u. SCHMIDT in Einklang zu bringen (s. oben BROBEIL, HÄRTER, HERRMANN u. KRAMER, 1954). Weder die Schilderung der einzelnen Gruppen noch die angiographischen Beispiele lassen aber eine solche Einteilung gerechtfertigt erscheinen. Der Autor selbst kam zu der Feststellung, daß „eine gewisse Willkür der Auffassung dem Beurteiler der Röntgenbilder immer überlassen bleibe" und daß die Abgrenzung gegenüber endangiitischen Prozessen oft schwierig sei und daher häufig nur die Diagnose eines Gefäßprozesses gestellt werden könne.

KIRCHHOF (1951) nannte als charakteristischen Befund der Hirnarteriosklerose „Plaques und übermäßige Kurven des Carotissyphons sowie eine meist tingierte Tortuositas der großen Gefäße". Der Übergang von den proximalen zu distalen Gefäßabschnitten ist seiner Meinung nach oft recht schroff und unvermittelt.

MIFKA (1953, 1954) beschrieb bei Gefäßkrankheiten als häufigste Veränderung Kalkeinlagerungen, Kaliberschwankungen und Wandunregelmäßigkeiten am Carotissyphon, was den obengenannten anatomischen Untersuchungen entspricht (vgl. auch HILLER, 1936). Außerdem wurden eine ausgesprochene Gefäßarmut in der Peripherie, eine besondere Schlängelung der A. cerebri anterior auf dem Sagittalbild und Kaliberschwankungen („Perlschnurfigur") beschrieben. Nach Ansicht des Autors findet sich eine weitere Gruppe, bei der auch Gefäßgebiete sichtbar werden (z. B. A. basilaris, beide Aa. posteriores), die sonst bei einseitiger Injektion nicht zur Darstellung kommen. Im Rückbildungsstadium von Encephalomalacien kommt es zu ausgesprochenen Wucherungszonen der Gefäße (vgl. SPATZ). Von MIFKA (1953) wurden umschriebene, mäßig stark ausgebildete Kontrastmittelanfärbungen in der frühvenösen Phase mit derartigen Gefäßproliferationen in Zusammenhang gebracht.

HODES, CAMPOY, RIGGS u. BLY (1953) sahen bei Hirnarteriosklerose teilweise einen verlängerten Carotissyphon, Plaques und Füllungsdefekte, geschlängelte Gefäße und Änderung in Größe und Profil.

Es hat aber besonders in letzter Zeit nicht an Mitteilungen gefehlt, die *vor einer Überbewertung der cerebralen Angiographie bei der Diagnose diffuser cerebraler Gefäßerkrankungen warnten* (vgl. u. a. KRAYENBÜHL, KAUTZKY u. ZÜLCH). So wurde von RÖTTGEN (1952) mit Recht darauf hingewiesen, daß man vielerorts die Grenzen der Methode nicht erfaßt und manche Kunstprodukte als pathognomonisch für cerebrale Gefäßerkrankungen bezeichnet hat. SCHEID (1953) betonte, daß eine Differentialdiagnose innerhalb der cerebralen Gefäßerkrankungen mit der heute üblichen arteriographischen Technik in den meisten Fällen unmöglich ist. Auch CASTORINA und MARCHINI (1954) kamen zu der Feststellung, daß oft allenfalls eine Gefäßerkrankung aus dem Arteriogramm diagnostiziert werden könne. Nicht selten ließ sich jedoch bei weiterer Beobachtung die gestellte Diagnose nicht aufrechterhalten.

Über die *Korrelation zwischen den arteriographischen und postmortalen Befunden* berichtete P. E. ANDERSEN (1955) in einer interessanten Arbeit. Er nahm an, daß den Unterschieden in der Beurteilung derartiger arteriographischer Bilder auch verschiedenartige pathologische Prozesse zugrunde liegen und unterschied zwischen der Arteriosklerose der großen Arterien, der Mediasklerose, einer diffusen hyperplastischen Sklerose (Arteriosklerose) sowie Kombinationen dieser verschiedenen Formen. Angiographisch finden sich seiner Meinung nach bei der Arteriosklerose hauptsächlich eine Verengung des Lumens und auch kleinere knospenförmige Prominenzen der Intima (HULTQUIST, 1942). Die Kombination mit Mediasklerose lasse außerdem steife, eckige Gefäße, gelegentlich mit ektatischen Abschnitten erkennen. Bei der hyperplastischen Sklerose sei das Lumen der kleinen Gefäße so eingeengt, daß sie arteriographisch nicht mehr zur Darstellung kommen. Dadurch wird das eigentümliche Bild der sozusagen „nackten Hauptzweige" der A. cerebri ant. und media hervorgerufen. Etwa ein Viertel der bei der Sektion festgestellten Veränderungen war im Angiogramm nicht sichtbar; Normalfälle konnten nicht von solchen mit leichter Arteriosklerose unterschieden werden. Während häufig fälschlich eine Arteriosklerose aus dem Angiogramm diagnostiziert wurde, ohne daß man bei der Sektion derartige Veränderungen fand, hatten sich andererseits auch autoptisch verifizierte, starke Veränderungen dem angiographischen Nachweis entzogen.

Bei der Beurteilung des Arteriogramms muß man sich darüber im klaren sein, daß sich die durch atheromatöse Intimaauflagerungen hervorgerufenen Aussparungen nicht überall darzustellen brauchen. Bei der Dichte des gebräuchlichen Kontrastmittels werden sich die inselartigen Auflagerungen durch eine Herabsetzung des Kontrastmittelschattens an dieser Stelle en face nur ganz selten zeigen. Bei genügender Ausprägung werden die Gefäßveränderungen als Aussparung an den Tangential getroffenen Gefäßrändern bzw. als Enge eher sichtbar werden. An den dünnen peripheren Gefäßästen können derartige Konturveränderungen nicht mehr in Erscheinung treten (vgl. auch LINDGREN, 1954).

Auf die besondere Gefährdung bei der Angiographie cerebraler Gefäßprozesse wurde auf S. 89 hingewiesen. Im Gegensatz dazu hielten CASTORINA u. MARCHINI (1954) die Carotisangiographie auch bei der Hirnarteriosklerose für so wenig gefährdend, daß ihre regelmäßige Anwendung gerechtfertigt erschien. MONIZ (1940) hat aber bereits unsere heutige Indikationsstellung umrissen, wenn er sagt, *daß die Gefäßdarstellung nicht generell bei der Arteriosklerose, sondern nur zum Ausschluß anderer Prozesse Anwendung finden soll.* Dies kann vor allem für die Differentialdiagnose gegenüber dem Hirntumor von Bedeutung sein (vgl. LEHOCZKY und HALASY, 1954, COLUMELLA u. PAPO, 1955).

3. Serienangiographische Untersuchungen

Der *Wert serienangiographischer Untersuchungen* liegt bei den diffusen Gefäßprozessen einmal darin, daß die Füllung der Arterien auf verschiedenen Aufnahmen verfolgt werden kann. Dadurch läßt es sich vermeiden, im Angiogramm eine „gefäßarme Peripherie" zu diagnostizieren, wenn es sich in Wirklichkeit um eine frühe Füllungsphase handelt. Zahlreiche Fehldeutungen dieser Art finden sich in der Literatur. Liegt eine stärkere Schlängelung der Gefäße vor, so kann infolge vermehrt orthograd getroffener Gefäße der Eindruck von sog. Mikroaneurysmen entstehen. Wird aber die Angiographie gleichzeitig im seitlichen und sagittalen Strahlengang durchgeführt, so lassen sich derartige Überschneidungen leicht aufdecken und Fehldeutungen werden vermieden. Als wesentlicher angiographischer Befund kommen bei der Hirnarteriosklerose *Unregelmäßigkeiten des Kalibers* und der Konturen der A. carotis, vor allem im *Syphonbereich*, zur Darstellung (s. Abb. 58). An 30 Fällen haben wir 11 mal derartige Veränderungen gefunden (s. Abb. 63). Eine *vermehrte Schlängelung der Gefäße* sowie eine *Armut der peripheren Gefäßverzweigungen* kommen zwar nicht selten bei dieser Erkrankung vor. Ihr Vorhandensein läßt aber noch nicht die Annahme einer Gehirnarteriosklerose allein auf Grund des Angiogramms zu, da sowohl bei der Thrombangiitis obliterans als auch bei älteren, sonst gefäßgesunden Patienten derartige Abweichungen zu beobachten sind. Eine „Abeckung" im Verlauf der A. cerebri anterior um das Balkenknie ist zwar früher als Charakteristikum der Gehirnarteriosklerose beschrieben worden, man kann aber den gleichen Befund sowohl bei jüngeren als auch bei älteren gefäßgesunden Personen beobachten, Unterschiede im Kaliber der A. cerebri anterior und media kommen hier ebenso wie bei der Thrombangiitis (s. S. 117) vor. Ihre Beurteilung hat jedoch mit größter Zurückhaltung zu erfolgen, da z. B. eine spärliche Darstellung der A. cerebri anterior auch auf hämodynamischen Unterschieden im Circulus Willisi beruhen kann.

Die Serienangiographie kann dann entscheidend zur Diagnose beitragen, wenn es darum geht, nicht so sehr morphologische Veränderungen an den Gefäßen aufzudecken, als die durch die Gefäßerkrankung bedingten *funktionellen Störungen* zu objektivieren.

Diese können einmal ähnlich wie beim Hirntumor zu einer Änderung des normalen Füllungsablaufes führen, zum anderen lassen sich auch Zirkulationsstörungen einzelner Gefäßbezirke im Serienangiogramm erfassen. Gemeinsam mit RAUSCH u. STRUCK ließ sich 1956 am Krankengut der Universitäts-Nervenklinik und der Neurochirurgischen Klinik der Universität Köln bei Untersuchungen mit der schnellen Serienangiographie (ODELCA) eine deutliche *Zirkulationsverlangsamung* bei Patienten mit Hirnarteriosklerose nachweisen (s. auch GALPERIN, 1957).

Von DECKER (1956) wurde die Verlangsamung der intrakraniellen Zirkulation mit einer Zunahme des Gesamtvolumens der intrakraniellen Arterien bei Gefäßwanderkrankungen erklärt. Als Ursache einer solchen

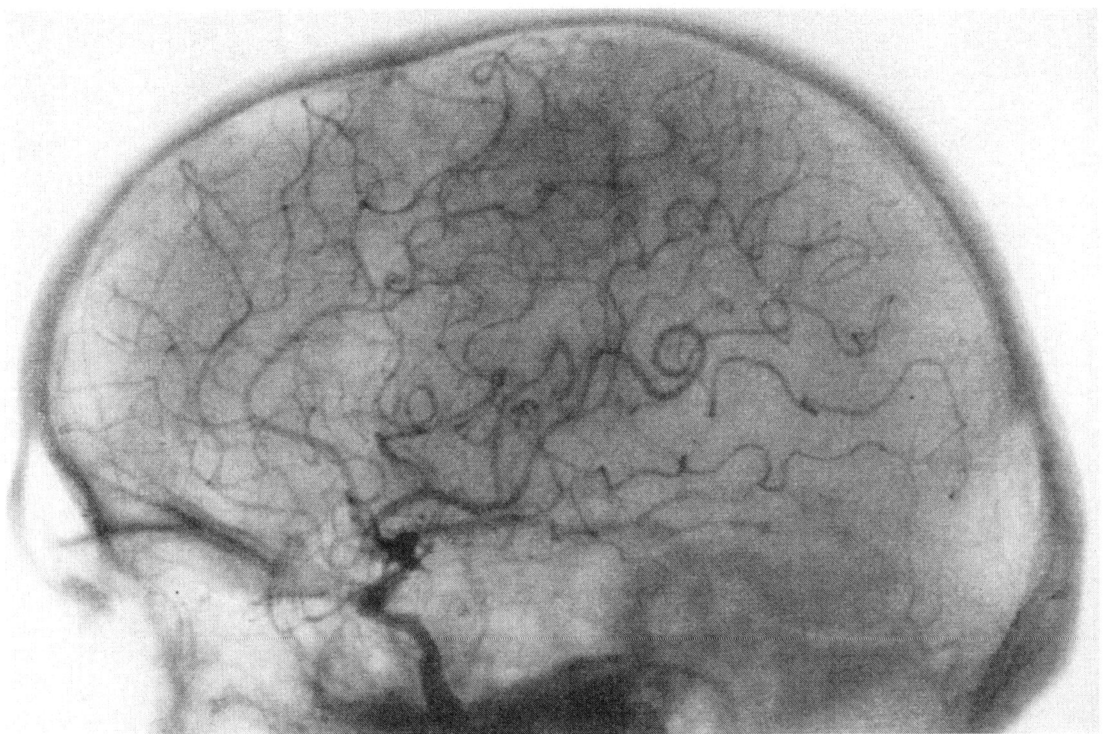

Abb. 58. Angiogramm bei Hirnarteriosklerose. Kaliberunregelmäßigkeiten im Syphonbereich

Zirkulationsverlangsamung wird man unseres Erachtens aber folgenden Mechanismus ansehen können: Die Einengung an den großen *Ästen* der Gefäße führt dort zu einem stärkeren Druckabfall, so daß das restliche art.-ven. Druckgefälle geringer und damit Strömungsgeschwindigkeit und Durchblutung erniedrigt werden. Die konsekutive Erweiterung der Gefäß*zweige* setzt dort die Strömungsgeschwindigkeit weiter herab.

Bei unseren Untersuchungen fand sich weiter, daß die Verlangsamung nicht in gleicher Weise Arterien, Capillaren und Venen betrifft, sondern sich — im Gegensatz zu der noch zu besprechenden Verlangsamung bei Hirntumorfällen — auf die arterielle Phase der Hirnzirkulation erstreckte. Auch daraus ist zu schließen, daß bei arteriosklerotischen Durchblutungsstörungen die *pathologische Änderung des Druckgefälles weitgehend im arteriellen Schenkel des Hirnkreislaufes* liegt, während im Bereich der Capillaren eine Widerstandsänderung nicht sicher nachzuweisen ist.

Die Möglichkeiten einer Diagnose der Hirnarteriosklerose anhand des Angiogramms lassen sich folgendermaßen zusammenfassen: Wenn Lokalveränderungen an der Arteria carotis interna, vor allem im Bereich des Syphon, mit einer Gefäßarmut der peripheren Arterienverzweigungen sowie einer reichen Gefäßschlängelung zusammentreffen, ist bei höherem Alter des Patienten der Verdacht auf eine arteriosklerotische Gefäßerkrankung nach dem Röntgenbild erlaubt. *Aus der Art der Gefäßveränderung im Röntgenbild lassen*

8*

sich jedoch nur beschränkt Rückschlüsse auf den Grad der Hirnarteriosklerose ziehen. Immerhin waren aber bei Patienten mit schweren Herdsymptomen auch angiographische Veränderungen nachweisbar (s. Abb. 63).

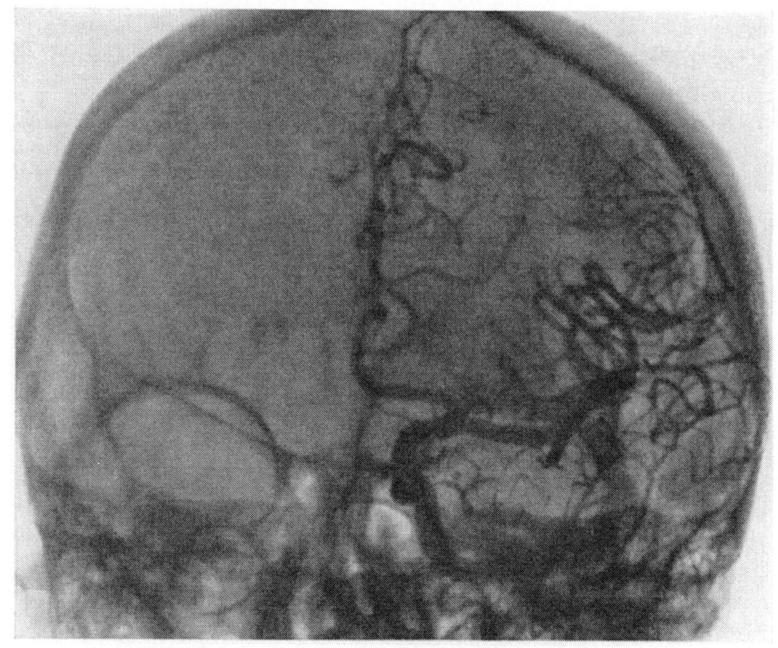

a

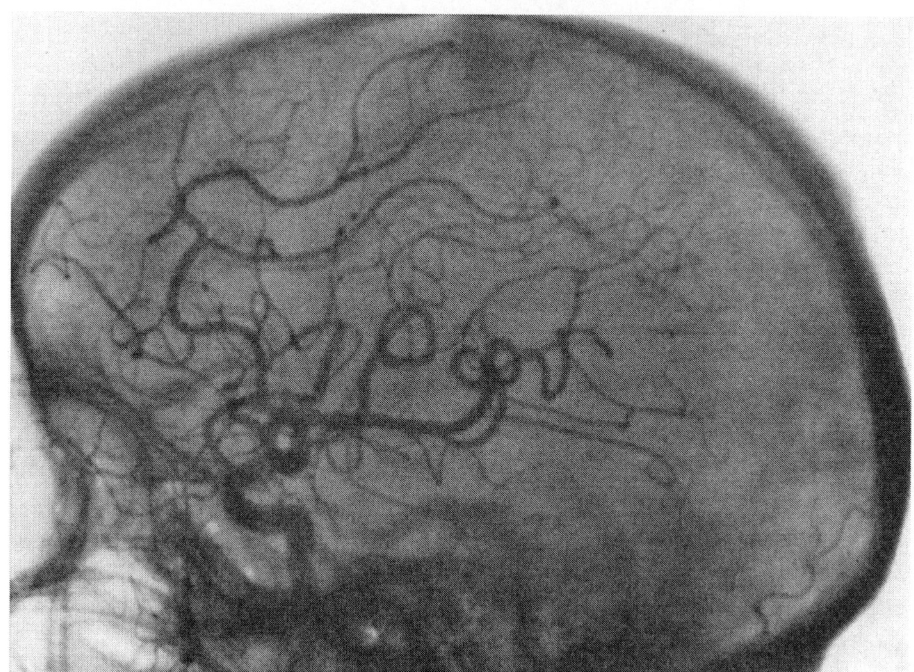

b

Abb. 59. Angiogramm bei Hirnarteriosklerose. Auffallende Weite der großen Hirnarterienstämme. Schlechtere Darstellung der kleineren Äste („periphere Gefäßarmut")

Echte Aneurysmabildungen haben wir nicht beobachten können. Bei einer stärkeren Gefäßschlängelung kommt es bekanntlich infolge der vermehrt orthograd getroffenen Gefäße zum Eindruck von sog. Mikroaneurysmen. Derartige Bildungen wird man immer vorfinden, wenn die Blutgefäße stark geschlängelt verlaufen, was aber nicht nur bei Gefäßerkrankungen der Fall ist. Auch bei den im Schrifttum abgebildeten „Aneurysmen" handelt es sich unseres Erachtens um derartige Erscheinungen.

In der Literatur stößt man häufig auf Deutungen von Angiogrammen bei Gefäßprozessen, die nach den heutigen Erfahrungen mit der Serienangiographie nicht mehr zu vertreten sind. Es muß jedoch betont werden, daß es sich zum größten Teil um Arbeiten handelt, die vor der Ära der Serienangiographie veröffentlicht wurden. Bei Einzelaufnahmen hängt die Phase der Kontrastmittelfüllung ganz vom Zufall bei der Auslösung der Aufnahme ab. So werden Angiogramme mit gefäßloser Peripherie als Arteriosklerose gedeutet, in Wirklichkeit kann es sich um eine zu früh ausgelöste einzelne Aufnahme handeln.

Bei der Beschreibung der Auffälligkeiten am Gefäßsystem auf Röntgenbildern liest man immer wieder vergleichende Ausdrücke, wie sie in der Röntgenologie nicht gebraucht werden sollten. Adjektive wie „sklerotische, drahtige, starre, plumpe, grobe, steife, eckige, nackte" Gefäße müssen bei der Beschreibung von Arteriogrammen vermieden werden; sie sagen uns gar nichts, sondern verwirren nur die ohnehin schon recht schwierige Deutung der Gefäßerkrankung aus dem Angiogramm.

B. Thrombangiitis obliterans
1. Anatomische und kreislaufphysiologische Untersuchungen

Die Thrombangiitis obliterans gilt als eine allgemeine Gefäßerkrankung, die nicht selten die Gehirngefäße bevorzugt. Dabei kommt es zu Thrombenbildungen sowohl in den Stämmen der großen Arterien als auch an den kleineren Rindengefäßen. Nach J. E. MEYER (1948) soll für die Thrombangiitis obliterans das gleichzeitige Vorliegen von frischen und älteren, teilweise organisierten Thrombenbildungen charakteristisch sein. Die Elastica und Media der Gefäße sind meist intakt. Entzündliche Infiltrationen fehlen. Infolge dieser Thrombenbildungen mit nachfolgenden Kreislaufstörungen im Gebiet der Rindengefäße kann es zu Erweichungen oder zur granulären Rindenatrophie kommen, die aber nicht pathognomonisch für die Thrombangiitis obliterans sind. LINDENBERG u. SPATZ (1939), LUERS (1943) u. a. unterscheiden im wesentlichen 2 Formen: Einmal können vorwiegend die mittleren und großen Arterienstämme betroffen sein, zum anderen die distalen Gefäßabschnitte im Bereich der Rinde. Nach Ansicht von SPATZ (1939), LUERS (1943), LLAVERO (1948) u. a. sollen Gefäßspasmen die Entstehung der Erkrankung begünstigen. Von anderer Seite (J. E. MEYER, 1948; PETERS, 1951) werden die oben erwähnten Spasmen nicht näher diskutiert. Verständlicherweise ist die Symptomatologie der Thrombangiitis obliterans außerordentlich vielgestaltig, so daß sich häufig vor allem auch bei älteren Leuten, die von verschiedenartigsten Erkrankungen der Hirngefäße betroffen werden können, erhebliche differentialdiagnostische Schwierigkeiten ergeben. Über das Verhältnis zwischen dem Befallensein der Hirngefäße und demjenigen der übrigen Organe hat v. HASSELBACH (1939) eingehend berichtet.

Einen Einblick in die veränderte cerebrale Zirkulation kann auch bei dieser Erkrankung die Stickoxydulmethode nach KETY u. SCHMIDT geben. Nach Untersuchungen von SIEMONS (1953) an 9 Personen fand sich beispielsweise eine Durchblutungserniedrigung im Durchschnitt auf 40,0 cm^3/100 g/min. Dabei war die arteriovenöse O_2-Ausschöpfung nur wenig gesteigert, so daß pro 100 g Hirngewebe im Durchschnitt nur 2,9 statt normal 3,7 cm^3 Sauerstoff zugeführt wurden. Wenn auch in den ersten Stadien der Erkrankung noch keine wesentlichen Abweichungen bei der Fremdgasanalyse zu beobachten sind, so ändert sich dies sofort, wenn es zu Gefäßverschlüssen kommt.

2. Frühere angiographische Beobachtungen

Erste Versuche, thrombangiitische Veränderungen an Gefäßen durch Kontrastmittelinjektionen nachzuweisen, gehen auf MELENEY u. MILLER sowie DE PERLA bis in das Jahr 1925 zurück. MONIZ (1940) dagegen erwähnt thrombangiitische Veränderungen an den Gehirngefäßen überhaupt nicht.

Erst in den letzten Jahren haben sich verschiedene Autoren eingehender mit dem arteriographischen Bild der cerebralen Thrombangiitis obliterans befaßt und dabei als wichtiges Merkmal eine allgemeine Engstellung des cerebralen Gefäßsystems beschrieben (SUNDER-PLASSMANN, 1936—1947; BENEDEK, 1936; BROBEIL, 1950; KIRCHHOF, 1951; RÖTTGEN, 1952; VAN DEN BERG, 1954; u. a.). Nach diesen Untersuchungen soll schon die A. carotis in ihrem „Halsabschnitt" niemals erweitert, sondern eher spärlich, dünn und drahtig wie „ausgezogen" sein. Die Angaben über Veränderungen des Carotissyphons bei cerebraler Thrombangiitis sind sehr unterschiedlich. Einerseits wird eine normale Ausbildung oder sogar Erweiterung des Syphons beschrieben, andererseits soll sich oft schon hier eine „deutliche Veränderung" zeigen. Als charakteristisch wird eine „zipfelig-konische Ausziehung des aufgerichteten oberen Syphonabschnittes" genannt (KIRCHHOF). Manche Autoren beschreiben bei dieser

Erkrankung Wanddefekte im Bereich des Syphons, die schließlich zu einem völligen Verschluß des Gefäßes führen können. SUNDER-PLASSMANN (1937) nennt ein starres Aussehen der A. carotis interna mit Aufrichtung des Syphons, eine drahtig fleckige A.

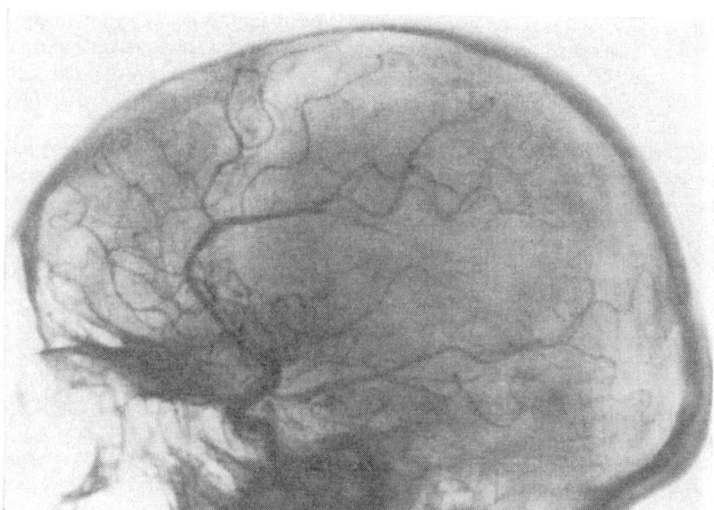

chorioidalis und Ausziehung der Gefäße. Einzelne Gefäßbezirke sind dabei stärker betroffen als andere und lassen auch in der Peripherie des Gefäßbaumes Wanddefekte erkennen (SCHOBER, 1952). Nach der Ansicht von BROBEIL (1950) fehlen derartige Defekte aber häufiger als sie vorhanden sind, „auch dann, wenn schon eine ausgesprochene Engstellung des Gefäßsystems auf das Leiden hinweist". Beim Fortschreiten des Prozesses soll sich das Gefäßlumen peripherwärts immer mehr verengen und dadurch die auch bei der Hirnarteriosklerose beschriebene „peri-

Abb. 60. Verzögerte Darstellung der A. cerebri media bei Thrombangiitis obliterans. Während die übrigen großen Gefäße bereits mit Kontrastmittelblut dargestellt sind, wird erst in den späteren Phasen die Sylvische Gefäßgruppe voll sichtbar

phere Gefäßarmut" hervorrufen. Man kann so „die großen Gefäßstämme schlechter identifizieren, und da weiterhin eine vermehrte Schlängelung auftritt, bildet sich ein wirres Gefäßknäuel" (LLAVERO, 1948).

3. Serienangiographische Untersuchungen

Bei 51 Patienten der Neurologischen und Neurochirurgischen Universitätsklinik Köln mit der Verdachtsdiagnose: „Thrombangiitis obliterans" wurden zum Ausschluß andersartiger Hirnprozesse serienangiographische Untersuchungen vorgenommen (vgl. auch SCHIEFER u. STRUCK, 1957). Diese Fälle sind nachfolgend sowohl nach klinischen als auch angiographischen Ge-

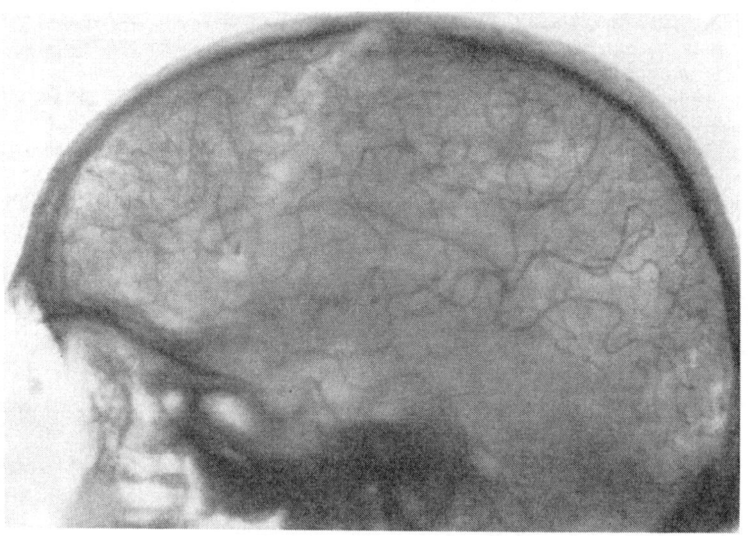

Abb. 61. Verzögerte Entleerung des Kontrastmittels aus dem Gebiet der A. cerebri media bei Thrombangiitis obliterans

sichtspunkten aufgeführt, wobei auch untersucht werden soll, inwieweit hier Zusammenhänge bestehen (vgl. unter 4.).

Die Veränderungen im Gefäßbild bei der Thrombangiitis obliterans betreffen eine gewisse Engstellung der Gefäße und Armut der peripheren Gefäßverzweigungen. Die Arterien können auffällige Unterschiede im Kaliber der einzelnen großen Gefäßstämme aufweisen. Mit der Serienangiographie lassen sich gelegentlich aber auch dann Zirkulationsstörungen erfassen, wenn morphologisch noch keine Veränderungen des Gefäßbildes vorzuliegen scheinen. So findet sich unter den in Abb. 63 aufgeführten Fällen 3mal eine im Vergleich zur A. cerebri anterior und posterior verzögerte Darstellung der mittleren Gehirnarterie (s. Abb. 60). In 2 weiteren Fällen war eine verspätete Entleerung des Mediagefäßgebietes zu beobachten (s. Abb. 61).

Diese *nur im Serienbild faßbaren Störungen* geben oft eine Erklärung für den neurologischen Befund in Form von Hemiparesen ohne wesentliche Neigung zu einer Restitution. Ähnliche funktionell-angiographische Beobachtungen hat auch R. FROWEIN (1956) erstmalig an einem großen Krankengut in Beziehung zu den hirnpathologischen Syndromen setzen können.

Nicht selten stellen sich bei der Thrombangiitis obliterans Gefäßverschlüsse im Angiogramm dar (s. a. S. 121f).

Hinweise für eine intrakranielle Drucksteigerung fanden wir ebenso wie KRAYENBÜHL (1945) bei diesen Fällen nicht (vgl. dagegen SORGO, 1939; FOERSTER u. GUTTMANN, 1933; SCHRETZENMAYER, 1940; STENDER, 1936).

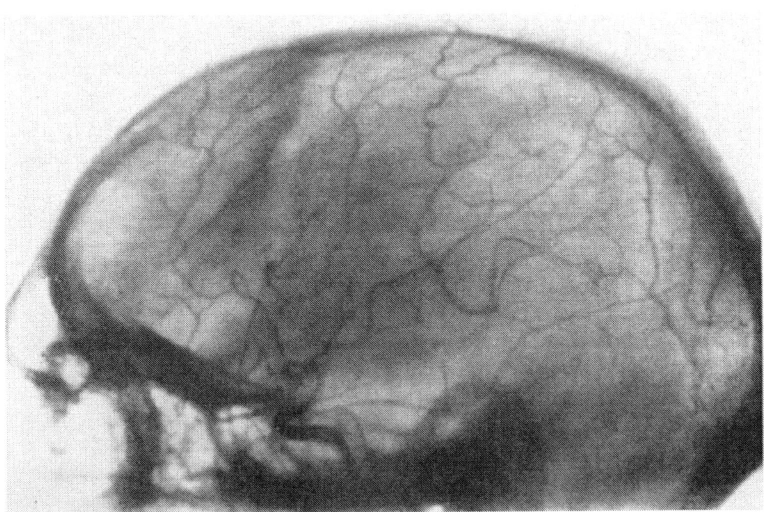

Abb. 62. Angiogramm eines Kranken mit cerebraler Gefäßlues. Auffallende intrakranielle Gefäßarmut bei guter Darstellung der Externaäste

In unserem Beobachtungsgut findet sich ein Patient mit einer *luischen* Erkrankung der Hirngefäße. Im Angiogramm (s. Abb. 62) lassen sich keine wesentlichen von der Thrombangiitis abweichenden Veränderungen nachweisen. Man sieht einen sehr dünnen, spitz zulaufenden supraclinoidalen Abschnitt der A. carotis interna sowie eine auffallende intrakranielle Gefäßarmut bei guter Darstellung der Externaäste. Auch in der Literatur wird darauf hingewiesen, daß die bei Gefäßlues zu beobachtenden Veränderungen nicht von denen der Thrombangiitis obliterans abweichen. Derartige Beobachtungen sind aber bisher nur selten mitgeteilt (vgl. DECKER u. HOLZER, 1954; DECKER u. NAGEL, 1954).

4. Korrelation zwischen klinischem und angiographischem Befund

Auf Grund ihrer klinischen Erscheinungen ließen sich die vorgenannten 30 serienangiographisch untersuchten Patienten mit Hirnarteriosklerose und 51 Patienten der mittleren Altersstufen mit der Verdachtsdiagnose Thrombangiitis obliterans in 3 Gruppen einteilen:

1. Fälle mit „Allgemeinerscheinungen". Hierzu rechnen Kopfschmerzen, hirnorganische Anfälle, Bewußtseinsstörungen sowie organische Wesensänderungen.

2. Fälle mit Herdsymptomen und Rückbildungstendenz: In dieser Gruppe sind Patienten aufgeführt, die leichtere und schwerere Herdsymptome (Paresen, Aphasien, fokale EEG-Veränderungen) aufwiesen, aber anamnestisch und noch während der häufig nur kurzfristigen klinischen Beobachtung eine deutliche Rückbildung dieser Erscheinungen erkennen ließen.

3. Fälle mit Herdsymptomen ohne Rückbildungstendenz: Hierunter werden die Patienten zusammengefaßt, die entweder schon nach der Anamnese oder während der klinischen Beobachtung und katamnestischen Angaben keine Rückkehr gestörter Funktionen zeigten.

Die Korrelation zwischen diesen klinischen und den serienangiographischen Befunden ergibt sich aus Abb. 63:

Thrombangiitis. Lagen nur Allgemeinveränderungen vor, so fand sich meist ein unauffälliger angiographischer Befund. Auch unter der Gruppe der „Herdsymptome mit guter Rückbildungstendenz" ließen sich oft normale Angiogramme nachweisen. In zwei

Dritteln dieser Fälle war jedoch eine Engstellung der Gefäße und eine gewisse Armut der peripheren Arterienverzweigungen bzw. eine vermehrte Schlängelung zu erkennen. In 2 Fällen zeigte sich die A. cerebri media deutlich schwächer ausgebildet als die A. cerebri anterior. Kranke mit „Herdsymptomen ohne Rückbildungstendenz" wiesen dagegen durchweg deutliche pathologische Veränderungen im Gefäßbild auf. Unter 26 Fällen fand sich nur ein normales Angiogramm. Die Gefäßveränderungen bestanden in einer auffälligen Gefäßarmut der peripheren Gefäßbezirke. 4mal konnte ein deutlicher Weitenunterschied zwischen der A. cerebri media und der anterior nachgewiesen werden. In 3 Fällen war eine verspätete Darstellung der mittleren Gehirnarterie (s. Abb. 60), 2mal eine verzögerte Entleerung dieses Gefäßes im Angiogramm festzustellen (s. Abb. 61).

Klinik	Angiographischer Befund							
	Normales Angiogramm	Carotis unregelm. konturiert	Periphere Gefäßarmut	Vermehrte Schlängelung d. Gefäße	Enges Gefäß-Kaliber	Weitenunterschied zw. großen Arterien	Verspätete Füllung einz. Gefäßgruppen	Verspätete Entleerung einz. Gefäßgruppen
Allgemeinerscheinungen	○○○○ ●●●● ●	○ ●●●● ●●●● ●	●●●● ●●●	●●●● ●		●●●		
Herdsymptome mit Rückbildung	○○○○ ○		○○	○○○	○○○	○○		
Herdsymptome ohne Rückbildung	○	●●	○○○○ ○○○○ ○○○○ ○○ ●●●●		○○○○ ○	○○○○ ○	○○○	○○

○ *Thrombangiitis*   ● *Hirnarteriosklerose*

Abb. 63. Korrelation zwischen klinischem und angiographischem Befund bei Thrombangiitis und Hirnarteriosklerose

Hirnarteriosklerose. Als wesentlicher Befund kamen Unregelmäßigkeiten des Kalibers und der Konturen der A. carotis, vor allem im Bereich des Syphons, zur Darstellung. Unter 30 Fällen sahen wir 11mal derartige Veränderungen. Daneben findet sich eine auch serienangiographisch bestätigte periphere Gefäßarmut und vermehrte Schlängelung der Gefäße. Insgesamt korreliert das Ausmaß der angiographischen Veränderungen bei der Hirnarteriosklerose nicht eindeutig mit der Schwere des klinischen Befundes. Immerhin waren aber bei allen Patienten mit schweren Herdsymptomen auch deutliche angiographische Veränderungen nachweisbar.

5. Unterschiede zwischen Hirnarteriosklerose und Thrombangiitis obliterans

Während es sich auch *klinisch* gelegentlich nicht um scharf abgegrenzte Krankheitsbilder handelt, sind die Ansichten über die Möglichkeit einer Differentialdiagnose zwischen Hirnarteriosklerose und Thrombangiitis anhand des Angiogramms bisher sehr umstritten. Auch nach Ansicht mancher Pathologen sind „die Unterschiede in der formalen Genese beider Krankheiten nur gradueller Natur". SPATZ (1935) führt dagegen ebenso wie LUERS (1943) an, daß bei der Arteriosklerose das Gefäßkaliber vergrößert, bei der Endangiitis verengt ist. Bei der letztgenannten Erkrankung fehlen die schon erwähnten gelblichen Einlagerungen. Die Arteriosklerose hat ihren Vorzugssitz an den basalen Hirngefäßen und Carotiden, die Thrombangiitis bevorzugt die kleinen Konvexitätsgefäße und läßt besonders thrombotische Veränderungen erkennen. Beide Erkrankungen können allerdings auch nebeneinander vorkommen.

Wenn man anhand des Angiogramms Unterschiede zwischen beiden Gefäßerkrankungen herausstellen will, so läßt sich sagen, daß bei der Thrombangiitis eine Engstellung der Gefäße, ein Weitenunterschied zwischen den großen Arterienstämmen sowie gelegentlich eine Zirkulationsverlangsamung *umschriebener* Gefäßbezirke vorzufinden sind. Ein unregelmäßig konturierter Carotissyphon spricht eher für eine Gehirnarteriosklerose. Bei dieser Erkrankung fehlt die genannte Engstellung des gesamten Gefäßsystems. Dagegen ist eine mehr oder weniger stark ausgeprägte Erweiterung der großen Hirnarterien zu beobachten. Gefäßverschlüsse haben wir im Gegensatz zur Thrombangiitis bei der Hirnarteriosklerose nicht beobachten können. Dagegen liegen hier in mehr als einem Drittel der Fälle Unregelmäßigkeiten am Carotissyphon vor. Eine Armut der peripheren Gefäßverzweigungen kommt bei beiden Krankheitsbildern vor. Sie ist bei der Arteriosklerose auch dann häufig, wenn keine klinischen Herderscheinungen bestehen.

Nach KRAYENBÜHL (1950) bestehen „bei der Buergerschen Krankheit stets isolierte Veränderungen, bei der Arteriosklerose stellt sich der ganze arterielle Gefäßapparat verändert dar, sei es als Unterbrechungen einzelner Hirnarterien, sei es als Ausbuchtung von Arterien oder als geradliniger Verlauf einzelner Gefäße". Trotz der genannten differential-diagnostischen Kennzeichen ist eine sichere Unterscheidung oft aber nicht möglich (vgl. VAN DEN BERGH, 1954), so daß man sich mit der Verdachtsdiagnose „Gefäßprozeß" begnügen sollte.

VII. Gefäßverschlüsse
A. Allgemeine Vorbemerkungen

Bis zum Jahre 1931 war die Diagnose eines cerebralen Gefäßverschlusses — ganz gleich welcher Ätiologie — am Lebenden nicht mit hinreichender Sicherheit möglich. In diesem Jahre wurde zum erstenmal ein Carotisverschluß angiographisch bestätigt (MONIZ, LIMA u. LACERDA, 1936; LÖHR u. JACOBI, 1933). Die Klinik kann zwar gewisse Hinweise für das Vorliegen einer derartigen Gefäßerkrankung geben (vgl. Arbeiten von FOIX u. seiner Schule, BROBEIL, 1950; JOHNSON u. WALKER, 1951; FISHER, 1951; GURDJIAN u. WEBSTER, 1953; FROWEIN, 1956; u. v. a.). Eine Sicherung der Verdachtsdiagnose ist jedoch nur mit Hilfe der cerebralen Gefäßdarstellung möglich. Die Bedeutung thrombotischer Gefäßverschlüsse als Ursache einer „Apoplexie" wurde erst mit zunehmender Anwendung der Angiographie ersichtlich.

Die *Ätiologie* angiographisch nachgewiesener Gefäßverschlüsse sowohl der A. carotis als auch ihrer Äste läßt sich in vielen Fällen nicht klären (RIECHERT, 1938; KRAYENBÜHL u. WEBER, 1944; TARTARINI u. DAVINI, 1953; OTTO, 1955; PAILLAS u. CHRISTOPHE, 1955; MOUREN, BONNAL u. MASSAD, 1955; u. a.). Als Ursache eines Verschlusses kommen neben der *Thrombangiitis* (s. u. a. FRØVIG, 1946; ELVIDGE u. WERNER, 1952; RÖTTGEN, 1952; KRAYENBÜHL u. RICHTER, 1952; MILLETTI, 1955; SASTRASIN, 1956) bei Erkrankungen des Herzens *Embolien* (THOMSON, 1954; LEMCKE, 1955) und Thrombosen infolge *Arteriosklerose* (LÖHR, 1936; SAMUEL, 1936; MONIZ, 1936; SORGO, 1939; RIECHERT, 1938; AMELI u. ASHBY, 1949; WEBSTER, DOLGOFF u. GURDJIAN, 1950; FISHER, 1951; MASPES u. FASANO, 1953; TURNER, 1954; OCHS, SENSENBACH u. MADISON 1954; BRUETSCH, 1955; WEBSTER, GURDJIAN u. MARTIN, 1956; VERJAAL u. NEYENS, 1956), Gefäßlues, thrombosierende *Aneurysmen* (THOMSON, 1954) oder *traumatische Gefäßwandschädigungen* und Erkrankungen (BARRÉ, PHILIPPIDES u. ISCH, 1947; KRAULAND, 1948; RANEY, 1948; CALDWELL u. HADDEN, 1948; FAUST, 1949; TIWISINA, 1956) in Frage. HULTQUIST (1942) wies darauf hin, daß Verschlüsse der A. carotis in allen Lebensaltern vorkommen. In der Jugend liegt die Ursache meist in einem entzündlichen Prozeß in der Umgebung der Halsgefäße, jenseits des 40. Lebensjahres sind es Herz- und Gefäßerkrankungen, später Thrombangiitis und Arteriosklerose.

DECKER u. HOLZER (1954) haben an einem Krankengut von 97 Verschlüssen verschiedener Hirngefäße 26mal die Ursache nicht klären können. In der Reihenfolge der Häufigkeit führen diese Autoren Thrombangiitis (26 Fälle), Embolien (14 Fälle), Arteriosklerose (12 Fälle), Lues (11 Fälle) an. Eigenartigerweise haben die früheren Untersucher vorwiegend arteriosklerotische Veränderungen für die Entstehung von Verschlüssen verantwortlich gemacht (s. o.). Auch in letzter Zeit werden z. B. von LINDGREN (1954) lediglich Verschlüsse dieser Ätiologie beschrieben, während KRAYENBÜHL u. RICHTER (1952) vor allem für jüngere, aber auch für ältere Kranke thrombangiitische Prozesse der großen und mittleren Gehirnarterien in den Vordergrund stellen.

Die *Häufigkeit*, mit welcher die einzelnen Gefäßgebiete von Verschlüssen betroffen sind, wird ebenfalls recht unterschiedlich angegeben. So führen beispielsweise KRAYENBÜHL u. WEBER (1944) unter 17 Gefäßverschlüssen 13mal Internaverschlüsse an. DECKER u. HOLZER (1954) beschrieben unter 97 Verschlüssen 42 im Mediabereich, 35 im Halsabschnitt der Carotis und 7 im intrakraniellen Verlauf dieses Gefäßes. PAILLAS u. CHRISTOPHE (1955) beobachteten unter 49 Verschlüssen 37 Carotisthrombosen, 12 Mediaverschlüsse und einen Anteriorverschluß. CASTORINA u. FRANCESCONI (1957) berichteten über angiographische Untersuchungen bei 130 Fällen, die klinisch Hinweise für einen Gefäßprozeß geboten hatten. Dabei fanden sich im Angiogramm 33mal Verschlüsse der A. carotis, 15mal solche der A. cer. media. Partielle Carotisverschlüsse ließen sich in 12 Fällen nachweisen. Anteriorverlegungen scheinen trotz der Beobachtungen von ETHELBERG (1951) recht selten zu sein.

Täuschungsmöglichkeiten. Die arteriographische Diagnose von Gefäßverschlüssen im Hirnkreislauf ist, von wenigen Ausnahmefällen abgesehen, nur an größeren Gefäßen möglich, deren Verlauf hinreichend konstant ist. So läßt sich aus ihrem Fehlen unter bestimmten Voraussetzungen ein Verschluß diagnostizieren. Für die kleineren Gefäße dagegen ist bei dem Gewirr der oft übereinander projizierten Arterien eine Verschluß-

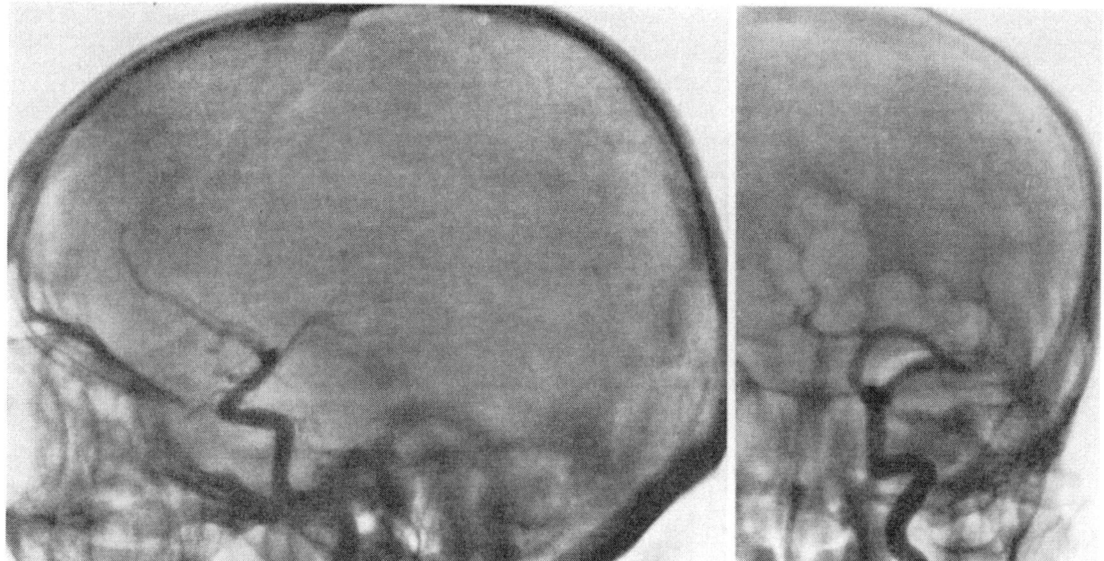

Abb. 64a—d. Scheinbarer Verschluß des supraclinoidalen Abschnittes der A. carotis interna infolge intramuraler Injektion des Kontrastmittels. a Zunächst normaler Kontrastmitteldurchfluß. Die Hauptstämme der A. cerebri anterior und A. cerebri media sind dargestellt.

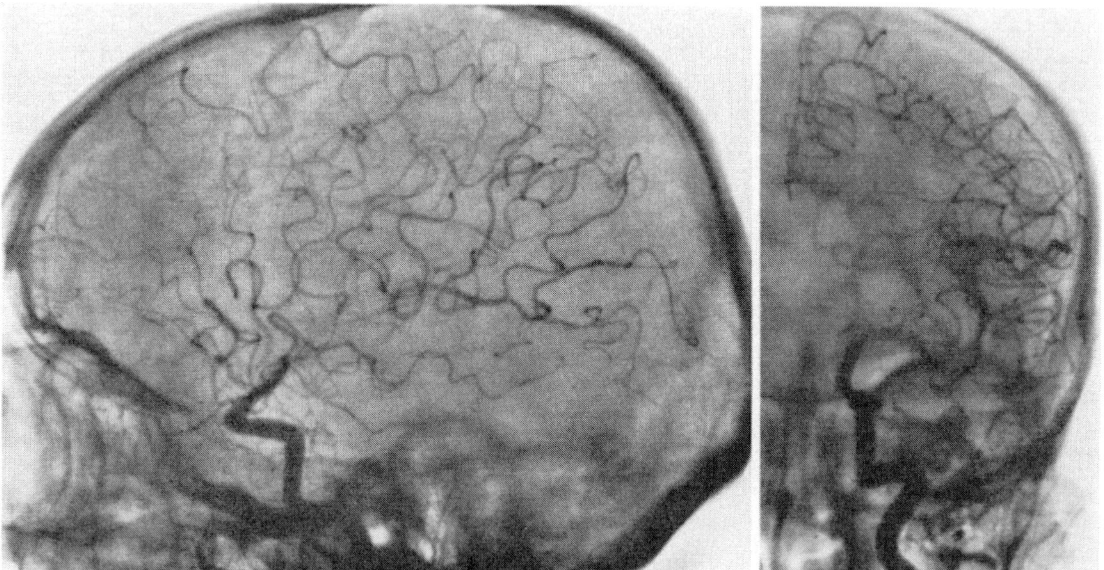

Abb. 64b. Infolge intramuraler Injektion ist die Halsschlagader vorübergehend verschlossen. Damit kommt es zu einem Stillstand der Kontrastmittelsäule in diesem Gefäß. Aus der A. cerebri anterior wird infolge des Druckabfalles über die A. comm. ant. das Kontrastmittel durch kontrastmittel-freies Blut der gegenseitigen Hemisphäre ersetzt

diagnose meist unmöglich (LINDGREN, 1954; KAUTZKY u. ZÜLCH, 1955). Hier wird man daher nur dann einen Verschluß diagnostizieren dürfen, wenn der Gefäßabbruch auch bei einer Kontrolluntersuchung erneut zur Darstellung gelangt.

Grundsätzlich müssen aber einige wichtige Kriterien beachtet werden, wenn man nicht einem Trugschluß anheimfallen will. So kann durch eine paraarterielle oder noch eher durch eine intramurale Injektion das Kontrastmittel eine vorübergehende Behinderung und Verzögerung des Kontrastmitteldurchflusses hervorrufen (s. Abb. 64). Wie die Beobachtungen von KLINGLER (1952), KRAYENBÜHL u. WEBER (1944), DECKER u. NAGEL

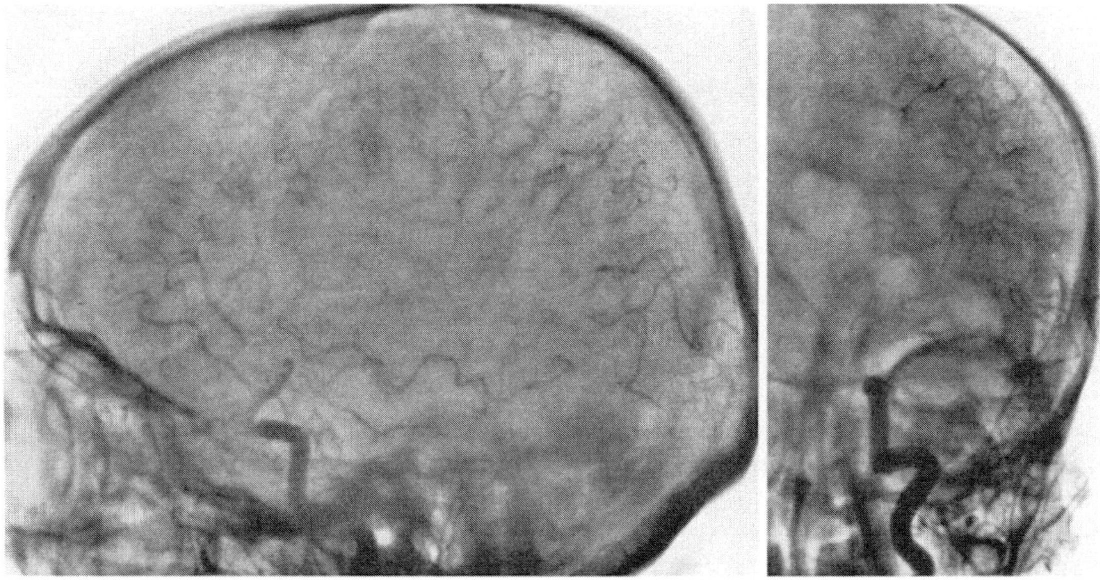

Abb. 64c. Die auf Bildpaar b noch sichtbare A. ophthalmica transportiert *rückläufig* kontrastmittelfreies Blut und entleert dadurch den supraclinoidalen Teil der A. carotis interna

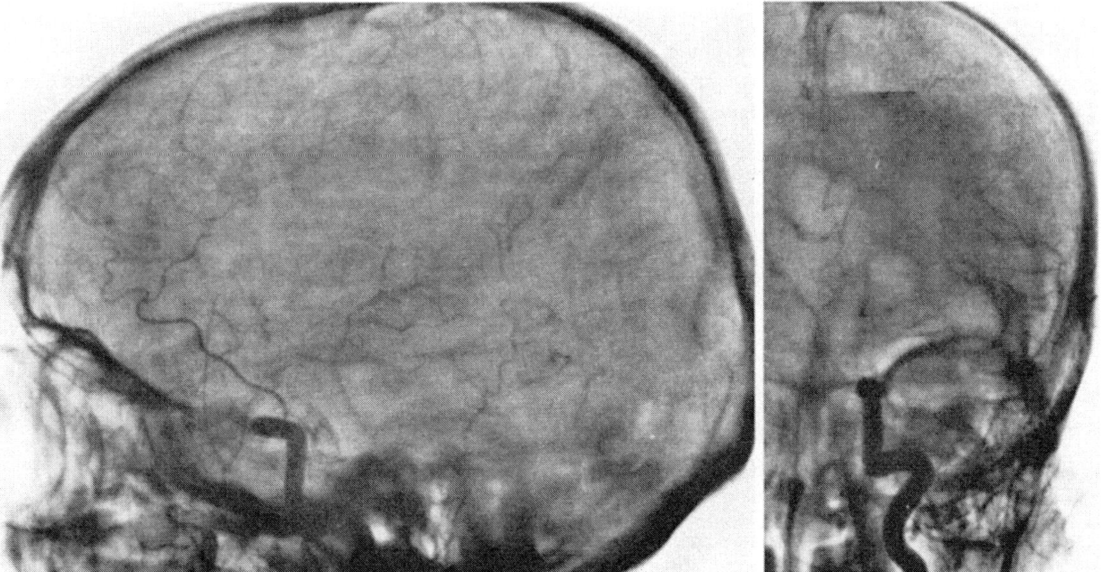

Abb. 64d. Für etwa 10—12 sec bleibt die Kontrastmittelsäule in der A. carotis interna an typischer Stelle stehen, bis sich der Verschluß am Hals löst

(1954) u. a. zeigen, können solche Artefakte nach Aussehen und Lokalisation nur dann von echten Gefäßverschlüssen unterschieden werden, wenn mehrere Bilder in 2 Ebenen vorliegen und die Injektion zu einem späteren Zeitpunkt mit gleichem Ergebnis wiederholt worden ist. Von NAYRAC, LAINE u. FONTAN (1948), DECKER (1956) u. a. wurde darauf hingewiesen, daß ein Kontrastmittelstop auch durch injektionsbedingte extrakranielle *Spasmen* vorgetäuscht werden kann. Auch zu früh ausgelöste Aufnahmen oder das Einströmen von nicht kontrastmittelhaltigem Blut infolge vorübergehender Druckdifferenzen können einen Kontrastmittelstop vortäuschen (s. VAN DEN BERGH, 1954). Die fehlende Darstellung der vorderen Gehirnarterie kann nicht als Hinweis auf einen Gefäßverschluß bewertet werden (vgl. u. a. SEAMAN, PAGE u. GERMAN, 1949; RÖTTGEN, 1952). Durch Wiederholung der Füllung und Aufnahme bei gleichzeitiger Kompression der gegenseitigen Halsschlagader (RÖTTGEN) läßt sich ein solcher Fehlschluß vermeiden.

Eine besondere *Gefährdung* durch die Angiographie besteht bei Gefäßverschlüssen im allgemeinen nicht. Eine Angiographie der gegenseitigen Halsschlagader bei Verschluß der A. carotis wird allerdings von einzelnen Autoren für gefährlich gehalten (s. u. a. FEIRING, 1954). JOHNSON u. WALKER (1951) sowie DECKER (1954) haben über einen Todesfall im Anschluß an die Angiographie der gesunden Seite berichtet. Von anderen Autoren (TAKAHASHI, 1940; FRØVIG, 1946; MASPES u. FASANO, 1953; LIVINGSTON, ESCOBAR u. NICHOLS, 1955) werden dagegen derartige Bedenken nicht geäußert.

B. Carotisverschlüsse

Die charakteristische Verschlußstelle der A. carotis interna liegt am Hals kurz nach Abgang des Gefäßes aus der A. carotis communis. JOHNSON u. WALKER (1951) fanden unter 97 Fällen 81 an der Teilungsstelle oder einige Zentimeter höher, 16 am Syphon, DECKER u. HOLZER (1954) unter ebenfalls 97 Fällen 35mal einen Verschluß im Halsabschnitt und 7mal im intrakraniellen Verlauf dieses Gefäßes. Besonders KRAYENBÜHL u. RICHTER (1952) haben darauf hingewiesen, daß sich im Verschlußbereich ebenso wie an den übrigen großen Hirngefäßen fast nie ein geradliniger oder spindelförmiger Stop nachweisen läßt, sondern daß der noch mit Kontrastmitteln gefüllte Gefäßstummel ein konisches oder zipfeliges Aussehen haben muß. DECKER u. HOLZER (1954) beschrieben bei einem Fall mit luischer Gefäßerkrankung eine längere zipfelige Ausdehnung des Internastumpfes bis zur Schädelbasis. Vor der Verschlußstelle kann die A. carotis eine deutliche Einschnürung erkennen lassen. Nach den Erfahrungen von LINDGREN (1954) sollen nur die Verschlüsse bei frischen Thromben oder solche bei Embolien eine gegen das Kontrastmittel konvexe Grenze aufweisen. PAILLAS u. CHRISTOPHE (1955) sahen verschiedene Formen der Carotisthrombose: 5mal fehlte die A. carotis interna völlig, 13mal war der Stop rechtlinig («en dôme»), 5mal konkav unregelmäßig, 7mal in Trichterform («en cône»).

Eine Prädilektionsstelle für den Carotisverschluß liegt im Bereich des Syphons. Nach HULTQUIST (1942) geht häufig die arteriosklerotische Form der Carotisthrombose von diesem Gefäßabschnitt aus. Gerade bei der Bewertung derartiger Befunde müssen mit Sicherheit technische Fehler während der Injektion des Kontrastmittels ausgeschlossen werden. Ein Carotisverschluß kann oft erst nach Angiographie der anderen, gesunden Carotis als gesichert angesehen werden. Hierbei muß sich dann auch das Gefäßsystem der Verschlußseite einschließlich der Sylvischen Gefäßgruppe darstellen, sofern nicht eine weiter fortschreitende Thrombose vorliegt, die jedoch andere klinische Bilder hervorruft. Gerade bei dieser Lokalisation besteht aber die Gefahr einer Täuschung durch Artefakte oder, wie vielfach angenommen wird, durch einen „Spasmus" (s. a. S. 59).

Auch ein beidseitiger Carotisverschluß ist möglich, wobei aber angeborene Mißbildungen auszuschließen sind (FISHER, 1913). In letzter Zeit ist mehrfach über eine solche relativ seltene Komplikation berichtet worden (vgl. TAKAHASHI, 1940; TÖLLE, 1942; FRØVIG, 1946; MARTELLI, 1953; PAILLAS, 1953; DECKER u. HOLZER, 1954; OCHS, SENSENBACH u. MADISON, 1954; OTTO, 1955; ZACLICS u. RICCIARDI-CRUZ, 1956; CLARKE u. HARRISON, 1956; KŘÍŽ, 1957). In solchen Fällen kann der notwendige Kollateralkreislauf über die Aa. vertebrales aufrechterhalten bleiben. Über eine beidseitige Thrombose nach Carotisangiographie wurde von CRAWFORD (1956) berichtet.

Eigene Beobachtungen. Während bei unseren Patienten mit Hirnarteriosklerose in keinem Falle ein Gefäßverschluß angiographisch nachzuweisen war, finden sich unter 51 Fällen mit der Verdachtsdiagnose Thrombangiitis obliterans 16 Gefäßverschlüsse, darunter 8 Verschlüsse des Halsteiles der A. carotis interna (1—2 cm nach Abgang dieses Gefäßes aus der A. carotis communis). Dazu kommen 20 Verschlüsse der Halsschlagader ungeklärter Ätiologie. Eindeutige Verschlüsse im supraclinoidalen Teil der A. carotis interna wurden nicht beobachtet. Der Kontrastmittelstop läuft an der Verschlußstelle in jedem unserer Fälle mehr oder weniger spindelförmig zu (s. Abb. 37 und 65). Ein konkaves Ende des Kontrastmittelschattens war nie nachzuweisen. In einem Falle konnten wir die Rekanalisation der A. carotis bei einer Kontrollangiographie nach 1 Jahr bestätigen (vgl. auch Beobachtung von DECKER u. HOLZER, 1954).

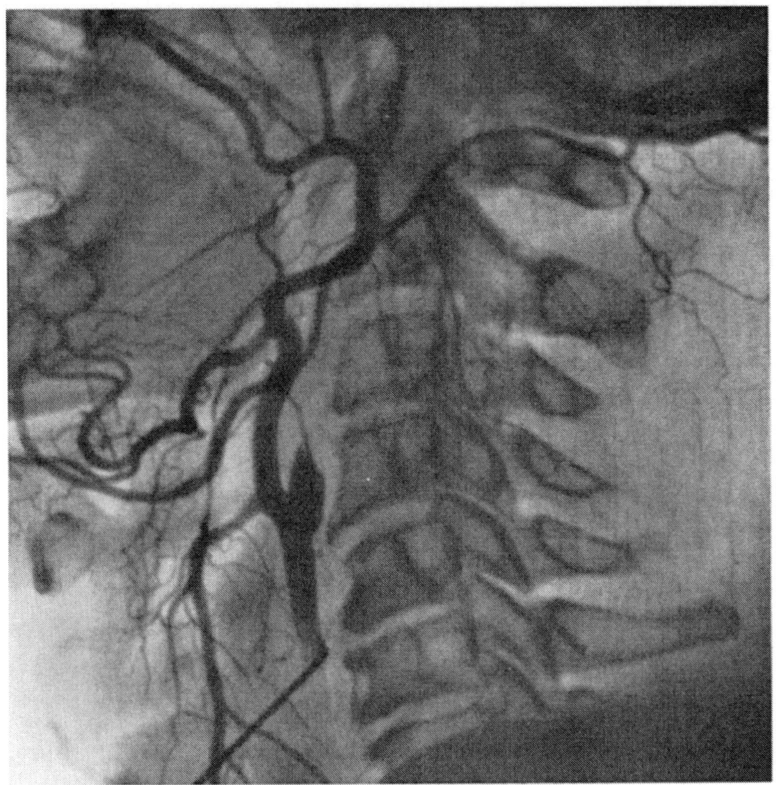

Abb. 65. Angiographie der A. carotis communis: Verschluß der A. carotis interna etwa 1 cm nach Abgang dieses Gefäßes

C. Vertebralisverschlüsse

Der angiographisch sichergestellte Verschluß einer A. vertebralis bzw. der Äste ihres Versorgungsgebietes ist relativ selten. Gerade im Halsabschnitt dieses Gefäßes erscheint mit Rücksicht auf Aplasien oder Kunstprodukte bei der Arteriographie Vorsicht bei der Beurteilung geboten. Im Verlauf durch die Foramina costotransversaria kann die Zirkulation des Gefäßes durch degenerative Knochenveränderungen, welche den Kanal einengen, behindert werden. RIECHERT (1952, 1953) sowie LEVIS u. COBURN (1956) nennen als Vorzugssitz eventueller Verschlüsse die Verlaufsstrecke in Höhe des 2. und 3. Halswirbels. Nach KRAYENBÜHL u. YAŞARGIL (1957) liegt die Verschlußstelle meist höher (im Bereich des Sulcus arteriae vertebralis).

RIECHERT hat 1952 erstmalig über 3, später (1953) über 2 weitere Fälle von Thrombose der A. vertebralis berichtet, die von ihm angiographisch diagnostiziert worden waren. Nach seiner Ansicht müßten sich jedoch Verschlüsse häufiger nachweisen lassen, als bisher angenommen wurde. DECKER u. NAGEL (1953) sahen unter 203 Vertebralisangiogrammen allerdings nur dreimal Verschlüsse dieses Gefäßes. Weitere Mitteilungen stammen von COLUMELLA u. PAPO 1955, 1956), SUGAR u. BUCY (1954), TIWISINA (1957). Nach den Angaben in der Literatur scheint die linke A. vertebralis mehr zu Verschlüssen zu neigen als die rechte [KRAYENBÜHL u. YAŞARGIL (1957) fanden nach Schrifttumsangaben und eigenen Beobachtungen 134 linksseitige gegenüber 84 rechtsseitigen Verschlüssen].

Van der Zwan (1954) hat über 2 Fälle berichtet, bei denen es von der Halsschlagader aus zu einer Darstellung der A. basilaris kam. In einem Falle war autoptisch eine Thrombose der A. vertebralis und der linken A. cerebellaris inferior posterior nachzuweisen. Die Darstellung der A. basilaris ist aber auch ohne Verschluß im Vertebralisversorgungsgebiet gelegentlich im Angiogramm zu beobachten (s. Abb. 74).

Sutton u. Hoare (1951) sahen in mehreren Fällen einen Kontrastmittelstop in Höhe der Vereinigungsstelle beider Aa. vertebrales zur A. basilaris. Nach ihrer Auffassung war der Druck in der gegenseitigen A. vertebralis höher als derjenige der injizierten Seite, so daß ein Verschluß vorgetäuscht war. Nach unseren Beobachtungen kommt es häufiger zu einem Rückfluß des Kontrastmittels in die gegenseitige A. vertebralis (entgegen der Strömungsrichtung!), ohne daß daraus Rückschlüsse auf eine Thrombose im Halsabschnitt des Gefäßes erlaubt wären (s. Abb. 16 u. 19).

Noch wichtiger als bei Verschlüssen im Carotisstromgebiet ist hier die technisch einwandfreie Durchführung der Gefäßfüllung: die Nadel muß eindeutig im Gefäß liegen, was dadurch bestätigt wird, daß nach der Injektion weiterhin Blut rasch aus der Kanüle abtropft. Im Serienangiogramm muß der Verschluß auf der einzelnen Aufnahme immer im gleichen Gefäßabschnitt sichtbar sein.

Ein Abbruch des Gefäßes in Höhe der Vereinigungsstelle weist praktisch immer auf einen Fehler bei der Füllung (intramurale Injektion) hin. Auch an die Möglichkeit von Gefäßspasmen im extrakraniellen Verlauf der A. vertebralis muß gedacht werden. Krayenbühl u. Yaşargil (1957) haben eindrucksvolle Angiogramme veröffentlicht, auf denen ein aufsteigender Gefäßspasmus auf den verschiedenen Gefäßbildern sichtbar ist. Ein Verschluß kann auch durch starke Retroflexien des Kopfes vorgetäuscht werden (Riechert, 1952).

Um einen Verschluß der *A. cerebri posterior* zu verifizieren, müssen Angiogramme des Carotis- und Vertebraliskreislaufes vorliegen, da sich das Gefäß nach unseren Beobachtungen in etwa 37% der Fälle von der A. carotis aus darstellen läßt. Erstmalig wurde ein solcher Fall 1952 von Milletti veröffentlicht (vgl. auch Beobachtungen von Petit-Dutaillis, Pertuiset, Rougerie u. Namin, 1953; Decker u. Holzer, 1954; Columella u. Papo, 1956; Krayenbühl u. Yaşargil, 1957).

Der Nachweis von Verschlüssen der kleinen Arterien im Bereich der hinteren Schädelgrube dürfte sonst wohl nur in Ausnahmefällen gelingen. Die Füllung der A. cerebelli inf. post. und ant., der A. cerebelli sup. usw. ist schon unter normalen Bedingungen nur schwach. Durch die Projektion in das Felsenbeinmassiv sind Einzelheiten meist nicht zu erkennen.

D. Sonstige Gefäßverschlüsse

Bei den Verschlüssen der *A. cerebri media* kommt in erster Linie ein Embolus als Ursache in Frage, wofür wahrscheinlich hämodynamische Gegebenheiten verantwortlich gemacht werden müssen. Verschlüsse auf thrombangiitischer Grundlage können sowohl den Hauptstamm als auch die einzelnen Äste betreffen (Mouren, Bonnal u. Massad, 1955 beobachteten unter 25 Mediaverschlüssen 17 des Stammes und 8 peripherer Äste). Während im ersteren Falle bei Angiographien in 2 Ebenen meist der zipfelig oder fadenförmig auslaufende Kontrastmittelstumpf sich gut nachweisen läßt, ist es oft unmöglich, Verschlüsse der kleinen Arterien darzustellen. Frowein (1956) konnte auch bei solchen Fällen, bei denen sich arteriographisch ein völliger Verschluß eines Mediaastes nicht nachweisen ließ, im Serienangiogramm (Odelca) eine umschriebene Zirkulationsverlangsamung sehen.

Wir selbst sahen 7mal einen kompletten Verschluß des Stammes der A. cerebri media (s. Abb. 66, 67, 68). Die Verschlußstelle lag bei 4 Fällen direkt an oder ganz kurz neben dem Abgang des Gefäßes an der Carotisgabel. 3mal zeigte sich der Hauptstamm der A. cerebri media weiter peripher verschlossen. Auch in diesen Fällen stellte sich der

Kontrastmittelstop zipfelig auslaufend dar. Verschlüsse der einzelnen Äste der Sylvischen Gefäßgruppe konnten wir nicht nachweisen (vgl. auch RÖTTGEN, 1952).

Angiographisch nachgewiesene *Verschlüsse der A. cerebri anterior* sind eine ausgesprochene Seltenheit. Sie können sowohl durch Anomalien des Circulus Willisi als auch durch vorübergehende Füllungsschwankungen im Augenblick der Kontrastmittelinjektion vorgetäuscht werden (s. DECKER u. HOLZER, 1954; RIECHERT, 1949; GLONING u. KLAUSBERGER, 1953). DECKER u. Mitarb. fanden unter 97 Verschlüssen nur 2mal einen Verschluß der A. cerebri anterior (vgl. auch ETHELBERG, 1951). Ein stummelförmiger Ansatz der A. cerebri anterior macht nach FROWEIN (1956) das Vorliegen eines Verschlusses wahrscheinlich. In jedem Fall wird man aber bei einem derartigen Verdacht erst nach Angiographie beider Carotiden mit Kompression der Gegenseite eine definitive Aussage über den Verschluß machen können (RÖTTGEN, 1952). Dabei ist zu bedenken, daß

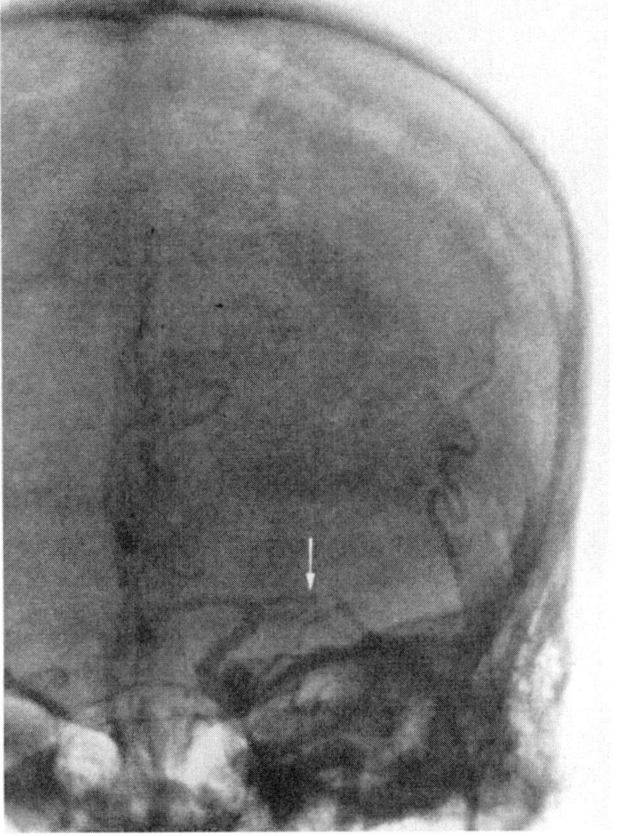

Abb. 66. Verschluß des Hauptstammes der A. cerebri media 1 cm distal der Carotisgabel ($\swarrow$)

eine Nichtdarstellung des horizontalen Anteriorschenkels durch eine anatomische Variante des Circulus Willisi (Aplasie des horizontalen Anteriorschenkels besonders bei Aneurysmen vgl. ADACHI, 1928; HASENJÄGER, 1937 u. a.) bedingt sein kann.

Wir haben in unserem Krankengut nur einmal einen thrombotischen Verschluß der A. cer. anterior sicher im Angiogramm nachweisen können. Häufiger findet sich dagegen ein Ausfall des horizontalen Anteriorabschnittes bei sackförmigen Aneurysmen (s. S. 162).

E. Zirkulationsstörungen bei frühkindlichen Hirnschädigungen

Während bei den vorgenannten Gefäß*verschlüssen* serienangiographische Untersuchungen zur Vermeidung von Täuschungsmöglichkeiten zweckmäßig sind, kann eine *partielle Durchblutungsbehinderung* nur mit dieser Methode objektiviert werden und entzieht sich dem Nachweis im einfachen Arteriogramm.

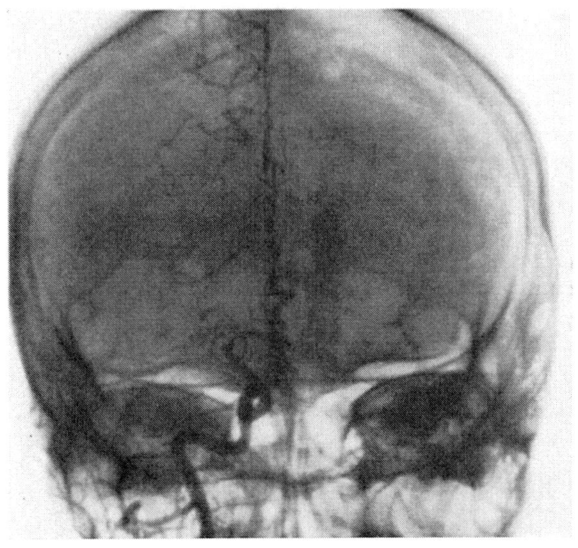

Abb. 67. Sagittalbild bei Verschluß der A. cerebri dicht an der Carotisgabel. Gleicher Fall wie in Abb. 68

Derartige Durchblutungsstörungen lassen sich bei verschiedenen Krankheitsbildern besonders eindrucksvoll im Versorgungsgebiet der A. cerebri media nachweisen.

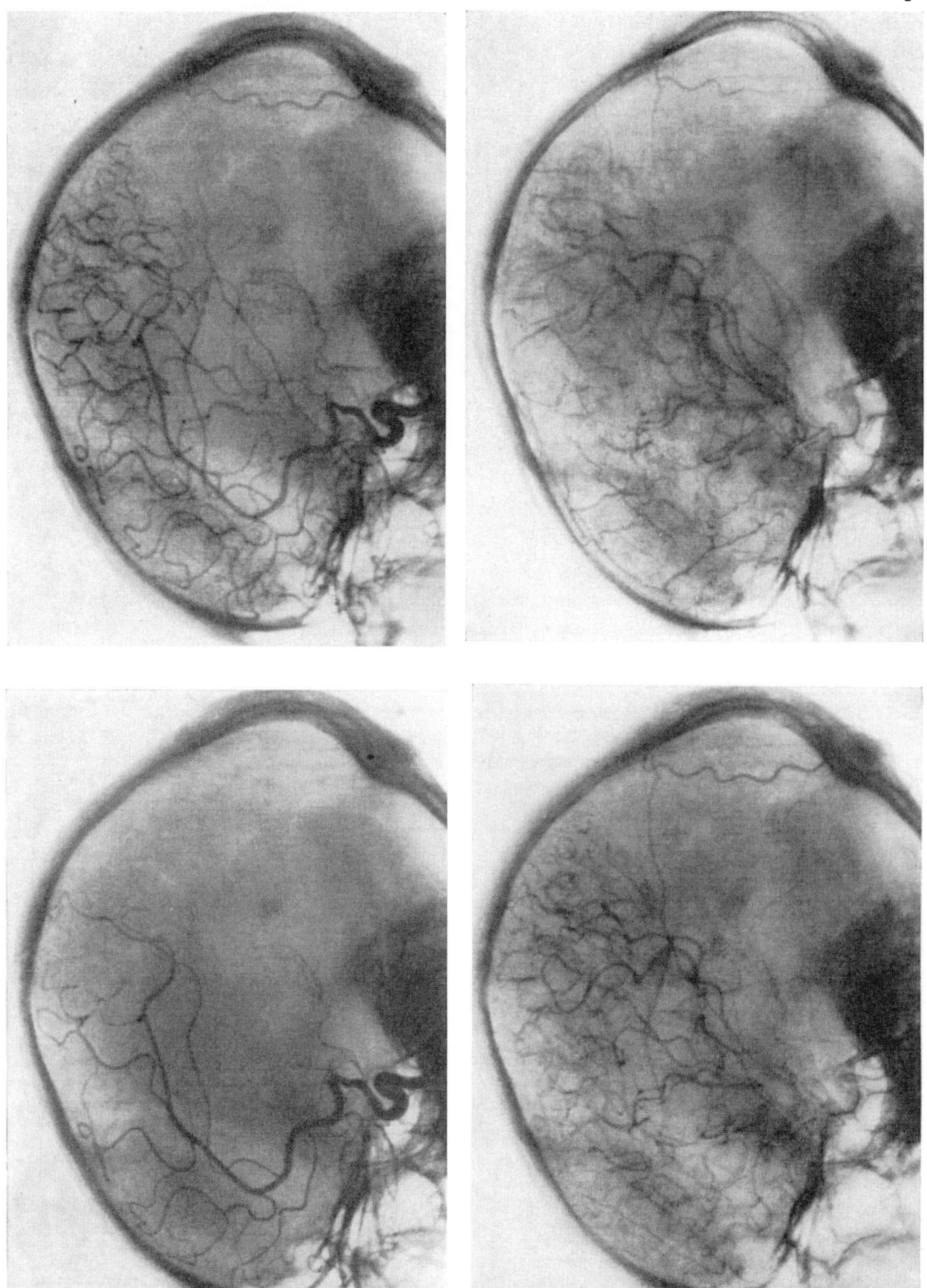

Abb. 68a—d. Verschluß der A. cerebri media bei Thrombangiitis obliterans (vgl. auch Abb. 67). In den späteren Phasen der Hirnzirkulation erkennt man starke „meningeale Anastomosen", die sich von der A. cerebri ant. retrograd bis in die Gegend der Fissura Sylvii mit Kontrastmittelblut füllen

Ähnliche Störungen sind im Versorgungsgebiet der übrigen Hirngefäße schwieriger zu erfassen, da hier durch üblicherweise bestehende Anastomosen (A. comm. anterior) oder infolge nicht regelmäßiger Darstellung im Carotisangiogramm (A. comm.posterior) eine Minderdurchblutung nicht sicher von noch physiologischen Durchblutungsschwankungen im Augenblick der Kontrastmittelinjektion abzugrenzen ist.

So können wir mit Hilfe der Serienangiographie auch Teilthrombosierungen von Gefäßen meist sicher erfassen. Aber auch dann, wenn im Angiogramm morphologisch noch keine eindeutigen pathologischen Veränderungen sichtbar sind, lassen sich mit der schnellen Serienangiographie funktionelle Störungen, d. h. Verzögerungen der Füllung oder Entleerung einzelner Gefäßbezirke, nachweisen. Gelegentlich ist beim gleichen Prozeß sowohl eine organische, partielle Einengung des Gefäßkalibers als auch eine Verzögerung in der Füllung dieser Gefäßabschnitte zu beobachten.

Bei *frühkindlichen Hirnschädigungen* finden sich meist cystische Porencephalien, welche vorwiegend auf das Ausbreitungsgebiet der A. cerebri media beschränkt sind. Auf die Bedeutung von Gefäßverschlüssen für die Genese kindlicher Hemiplegien haben schon 1927 FORD u. SCHAFFER hingewiesen (vgl. auch neuere Untersuchungen von J. E. MEYER, 1949, 1951, 1953). Das Versorgungsgebiet der mittleren Gehirnarterie ist bevorzugt betroffen. Die Störung beschränkt sich häufig allerdings auf das terminale Versorgungsgebiet zwischen den großen Arterien.

Trotz des sehr umfangreichen Schrifttums der letzten Jahre über Gefäßverschlüsse sind nur wenige angiographische Beobachtungen bei infantilen Hemiplegien veröffentlicht (vgl. auch Untersuchungen von FERNANDES, 1935; LEFÈBVRE, LEPINTRE, FAURÉ u. PEREZ, 1956).

LAINE, DELANDTSHEER u. DELANDTSHEER (1951) beschrieben eine gewisse Armut des arteriellen Netzes, obgleich die Zirkulation normal und nicht verzögert war.

Im Angiogramm läßt sich in diesen Fällen meist kein völliger Verschluß des Gefäßes, sondern nur eine Hypoplasie und Durchblutungsbeeinträchtigung nachweisen (s. Abb. 69), WALTER u. BRANDT (1958) haben die angiographischen Befunde von 19 Fällen mit frühkindlichen Hirnschäden des vorliegenden Krankengutes mit den klinischen Befunden verglichen: Bei einer ersten Gruppe kam es zur Darstellung aller Gehirnarterien bei meist verkürzter Zirkulationszeit, bei einer zweiten Gruppe fand sich auf Grund schwach ausgebildeter Gefäße eine Durchblutungsstörung und deren teilweise Kompensation durch Kollateralen. Diese Durchblutungsstörung war bei einer dritten Gruppe nicht mehr durch Kollateralen ausgeglichen. In der letzten Gruppe fanden sich keine sicher krankhaften Veränderungen. Klinisch gehörten zur ersten Gruppe, mit einer Ausnahme, eine Hemiatrophie und -spastik bei gleichzeitigen deutlichen Veränderungen am Ventrikelsystem in allen Fällen. Bei der zweiten Gruppe fanden sich meist deutliche neurologische Veränderungen, die mit der encephalographisch dargestellten Erweiterung des Ventrikelsystems und den elektroencephalographischen Veränderungen in Einklang standen. Die dritte Gruppe zeigte die schwersten neurologischen, encephalo- und elektrencephalographischen Schädigungen. In der letzten Gruppe fanden sich Patienten mit geringfügigen neurologischen Zeichen, auch die Encephalographie ließ größere Läsionen vermissen. Demnach bestand eine deutliche Korrelation zwischen dem klinischen und angiographischen Befund.

Wie sich zeigt, ist die Darstellung der A. basilaris im Carotisangiogramm sehr selten und kam nach unseren Untersuchungen nur bei Jugendlichen unter 10 Jahren in 3 von 26 Fällen vor. Bei frühkindlichen Hirnschädigungen ließ sich eine Kontrastmitteldarstellung der A. basilaris von der A. carotis aus jedoch in 4 von 19 Fällen, darunter bei 3 Patienten über 10 Jahren, nachweisen (s. Abb. 70). Wenn man eine Erklärung für diese häufige Darstellung der A. basilaris sucht, so bieten sich zwei Möglichkeiten: nämlich ein erhöhter Gefäßwiderstand im Versorgungsgebiet der A. cerebri ant. und A. cerebri media oder ein fetaler Typ des Gehirnkreislaufes (s. auch RABAIOTTI u. SAGINARIO, 1957). WALTER u. BRANDT (1958) fanden unter 19 Fällen aber nur 3mal einen Anhalt für einen erhöhten Durchblutungswiderstand (1 Hydrocephalus, 2mal schwach ausgebildete Gefäße).

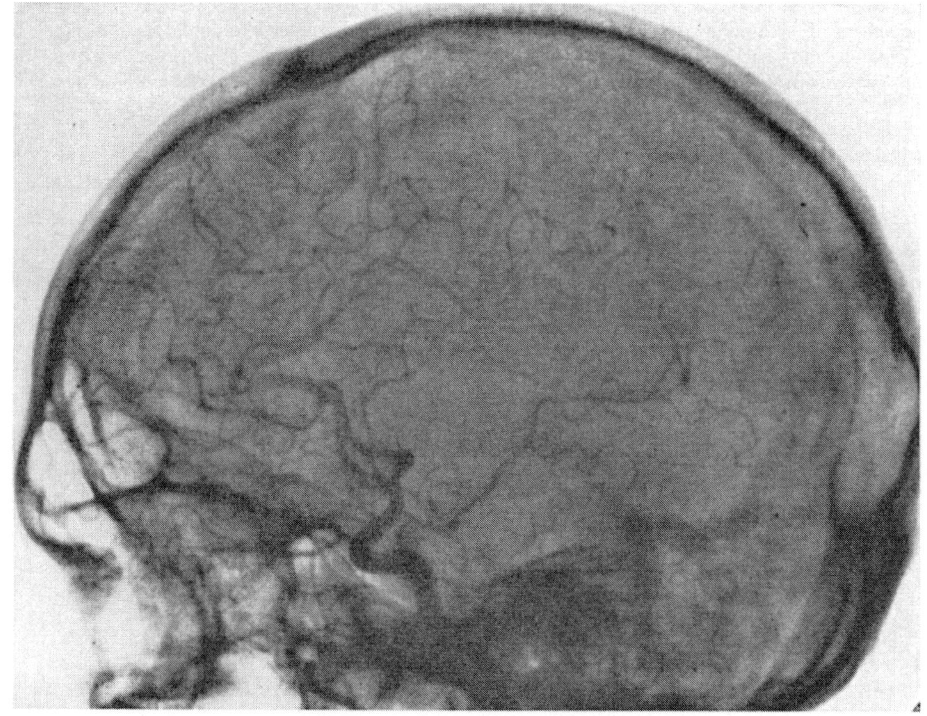

Abb. 69. Angiogramm eines 15jährigen Knaben mit frühkindlicher Hirnschädigung.
Man erkennt die Hypoplasie der A. cerebri media

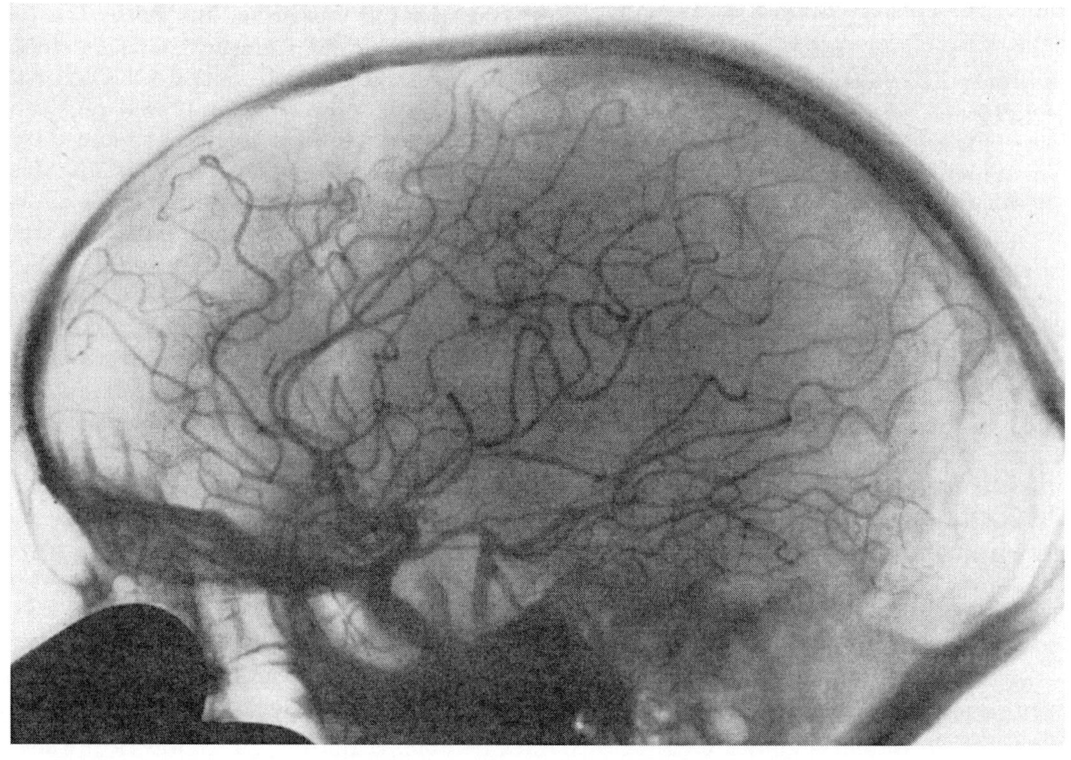

Abb. 70. Angiogramm bei frühkindlicher Hirnschädigung: Kontrastmitteldarstellung
des Vertebraliskreislaufes bei Injektion in die A. carotis

Ihrer Meinung nach bleibt noch die Möglichkeit offen, daß es sich hierbei um frühkind-
liche Kreislaufverhältnisse handelt, wobei auch die Gefäßentwicklung durch die die Hirnschädigung auslösende Noxe gehemmt wurde.

F. Verschlüsse der Venen

Entzündliche Hirnvenen und Sinusthrombosen lassen sich im allgemeinen schon anhand der Vorgeschichte
und des Verlaufes diagnostizieren. Auch bei den selteneren blanden chronischen Thrombosen vermögen die
klinische Symptomatologie und der Liquorbefund Hinweise für die Diagnose zu geben (s. u. a. COBB u. HUB-
BARD, 1929; ZISCHINSKY, 1929; SYMONDS, 1937; SCHEID, 1953; KLINGLER u. VOELLMY, 1953; HUHN, 1957;

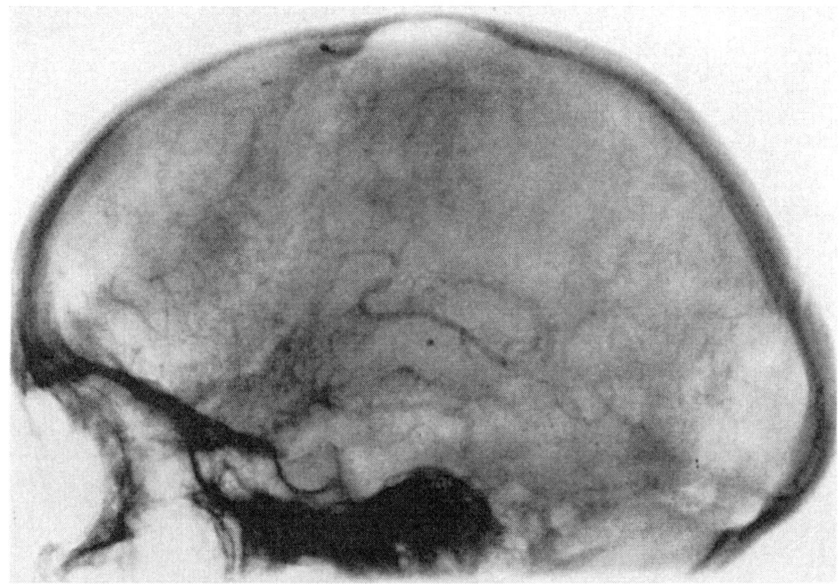

Abb. 71. Angiogramm bei Thrombose des Sinus sagittalis superior (autoptisch verifiziert). Es kommen lediglich
Abflüsse über die inneren Venen zur Darstellung. Auch in den späteren Phasen kein Nachweis der corticalen
Venen und des Sinus sagitt. superior

WEBER, 1957). Die Luftdarstellung der Hirnkammern bietet, abgesehen von gelegentlichen geringen Anzeichen
einer Raumbeengung, keine weiteren diagnostischen Hinweise, sondern kann sogar zu Fehldiagnosen führen.
Als entscheidende röntgenologische Hilfsmethode wurde bisher die *Sinusographie* angesehen. Bei dieser
Methode wird über dem Sinus sagittalis superior ein Bohrloch angelegt und entweder mit einer Punktionsnadel
oder durch einen Polyäthylenschlauch Kontrastmittel in den Sinus injiziert und dabei gleichzeitig die Röntgenaufnahme angefertigt. FRENCKNER (1934 u. 1937) hat damit thrombotische Verschlüsse nachweisen können.
Weitere Ergebnisse mit dieser Methode wurden von RAY, DUNBAR u. DOTTER (1951) sowie FISCHGOLD, DAVID,
TALARAICH u. BERGEAT (1952) mitgeteilt. Die Methode ist allerdings nicht ohne Gefahr. KRAYENBÜHL (1955)
hat eine weitere Ausbreitung der Thrombosen nach Anwendung der Sinusographie beobachtet. Das Venensystem kommt weiterhin auch bei gut gelungener Füllung nur teilweise zur Darstellung.

Verschlüsse einzelner corticaler Venen lassen sich infolge ihrer unregelmäßigen Anordnung auch im *Serienangiogramm* oft nur schwer nachweisen. Fallen in der Umgebung
eines umschriebenen entzündlichen Prozesses die corticalen Venen aus oder werden sie
beim örtlichen Hirndruck in der Umgebung von Hirntumoren komprimiert, so gibt ihre
Nichtdarstellung im Phlebogramm lokaldiagnostische Hinweise. Thrombosen der *inneren
Hirnvenen* und *Hirnsinus* lassen sich dagegen relativ sicher mit der Serienangiographie
verifizieren (vgl. Abb. 71 u. 72). Um aber keinem Fehlschluß zu unterliegen, ist es erforderlich,
bei Verdacht auf Venenverschlüsse den Kontrastmitteldurchfluß unter allen Umständen
bis zur völligen Entleerung *aller* Gefäße im Serienangiogramm zu verfolgen. Dazu können
Serien bis zu 15 und 18 sec Gesamtdauer erforderlich sein.

Bei Thrombosen des Sinus sagittalis superior kommen lediglich Abflüsse über die inneren Venen zur Darstellung. In einzelnen Fällen kann ein Phlebogramm überhaupt völlig fehlen (vgl. KRAYENBÜHL, 1954; HUHN, 1957). Bei Thrombosen der inneren Venen fehlen meist die Vv. cerebri internae mit ihren Zuflüssen sowie die V. magna Galeni (s. Abb. 72). Täuschungsmöglichkeiten sind hier aber ebenfalls gegeben. Das einseitige Fehlen des Sinus transversus im Serienangiogramm läßt aus den schon auf Seite 41 dargelegten Gründen z. B. keinen Rückschluß auf einen thrombotischen Verschluß dieses Gefäßabschnittes zu.

Eine Rekanalisation des Verschlusses bzw. eine Kollateralbildung ist auch bei ausgedehnten Venenthrombosen möglich. Damit läßt sich die Rückbildung selbst schwerer

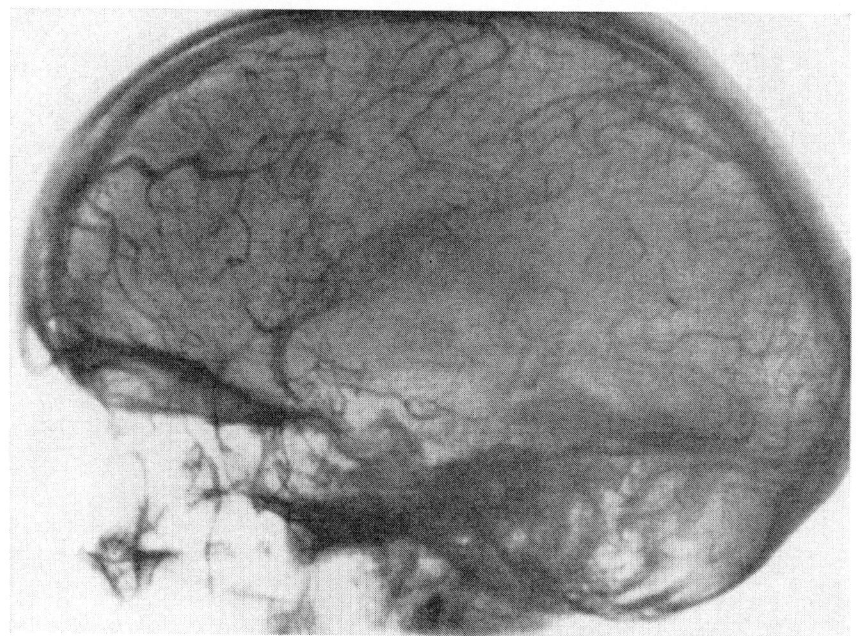

Abb. 72. Angiogramm bei Thrombose der inneren (tiefen) Hirnvenen
(Fall der Universitäts-Nervenklinik Köln, autoptisch verifiziert)

Ausfallserscheinungen erklären. HUHN (1957) hat entsprechende Angiogramme, die in einem Abstand von 4 Wochen angefertigt worden waren, veröffentlicht. Unter 11 serienangiographisch untersuchten Fällen der Universitäts-Nervenklinik Köln ließ sich 8mal die Diagnose einer Hirnvenen- oder Sinusthrombose anhand des Phlebogramms stellen.

VIII. Kollateralkreislauf bei gestörter Zirkulation

A. Druckdifferenzen im Hirnkreislauf

Kommt es im Hirnkreislauf durch Zirkulationsstörungen irgendwelcher Art zu einer örtlichen Durchblutungsminderung bzw. zum Absinken des Blutdruckes in einem umschriebenen Gefäßbezirk, so ist ein Ausgleich zunächst durch das dann bestehende Druckgefälle möglich. Während unter physiologischen Bedingungen der Circulus Willisi keine besondere Bedeutung hat, wird seine Funktion in diesem Augenblick entscheidend.

Angiographisch lassen sich derartige Druckdifferenzen am leichtesten im Bereich beider *Aa. anteriores* bzw. der *A. communicans anterior* erfassen. Wenn sich auch in der Regel nur die Gefäßabschnitte auf der Injektionsseite darstellen und demnach der Kreislauf jeder Hemisphäre von dem der anderen Seite streng getrennt bleibt, so kann man andererseits weder „Doppelfüllungen" der Aa. anteriores noch deren Fehlen im Angiogramm von vornherein als pathologisch bezeichnen. ETHELBERG (1951) hat sich in seiner Monographie über die Zirkulation in der A. cerebri anterior eingehend mit dieser Frage beschäftigt. Die Nichtdarstellung des Gefäßes ist seiner Ansicht nach außerordentlich selten und hat dann nur funktionelle Ursachen. Die Drehung des Kopfes bei der Angiographie oder die vorübergehende Kompression der A. carotis am Hals während der Injektion kann eine vorübergehende Verminderung des Blutstromes verursachen, so daß von der gegenseitigen A. carotis her Blut einströmt (vgl. auch ZEHNDER, 1947; BROBEIL, 1948; CURRY u. CULBRETH, 1951; GLONING u. KLAUSBERGER, 1953; GUND, 1956). Bei Untersuchung mit Kompression der gegenseitigen Halsschlagader (s. LE BEAU, 1949; RÖTTGEN, 1950) fehlt das Gefäß nur selten.

Eine besondere Erklärung für den Ausfall der vorderen Gehirnarterie im Angiogramm hat FISCHER-BRÜGGE (1951) gegeben, indem er eine funktionelle Kreislaufstörung auf anatomischer Grundlage (sog. „funktionale" Störung, s. SUNDER-PLASSMANN, 1943) annahm. Durch einen Prolaps des Gyrus rectus kann es, wie FISCHER demonstrierte, infolge „Schnürfurche", „Spannung" und „Einengung" zu einer Zirkulationsbeeinträchtigung kommen. Der ganze Vorgang ist reversibel. Ein Prolaps des Gyrus rectus in die Cisterna chiasmatis ist durch Untersuchungen von SPATZ u. STROESCU (1934), SPATZ u. HASENJÄGER (1937), FINKELMAN (1938), RIESER u. ZÜLCH (1940) bekannt. Die genannten Zirkulationsstörungen der A. cerebri anterior fand FISCHER außer bei Tumoren und Hirnschwellungszuständen aber auch bei hemiplegischer Migräne und chronischer Cephalea mit „Mikroventrikulie". Man wird daher trotz der sehr instruktiven pathologisch-anatomischen Befunde des Autors diskutieren müssen, ob es sich nicht auch um einen Ausfall dieses Gefäßabschnittes bei sackförmigen Aneurysmen (s. a. S. 162) oder auch um technische Fehler bei der Injektion gehandelt hat.

Auch der arteriographische Nachweis bzw. das Fehlen einer *A. cerebri posterior* sind von anderen Faktoren abhängig. Bei der Carotisangiographie von Kindern kann auch noch ein Teil der *A. basilaris* mit Kontrastmittelblut gefüllt werden, ohne daß pathologische Veränderungen vorliegen. Und umgekehrt ist auch eine Darstellung der vorderen und mittleren Gehirnarterie bei der Vertebralisangiographie über der A. comm. posterior möglich. Meist handelt es sich dabei — wie die Serienaufnahmen zeigen — nur um eine kurzfristige Kontrastmitteldarstellung dieses Gefäßes, welche noch innerhalb der arteriellen Phase von der üblichen Strömung wieder ausgeglichen wird (s. Abb. 73). Derartige Angiogramme sind häufiger beschrieben worden (vgl. ENGESET, 1948; KRAYENBÜHL u. RICHTER, 1952; HAUGE, 1954; RUGGIERO u. CONSTANS, 1954; MIFKA, 1954; POSER, WALSH u. SCHEINBERG, 1955; EPSTEIN u. EPSTEIN, 1956). MONIZ (1940) sah bei 600 Carotisangiogrammen 5mal die Darstellung der A. basilaris. Nach KRAYENBÜHL u. YAŞARGIL (1957 u. 1958) trat diese Mitfüllung in 0,4% aller Carotisangiogramme auf. Umgekehrt kommt es nach diesen Autoren in etwa 2—3% bei der Vertebralisangiographie zu einer Mitfüllung der A. carotis interna und ihrer Äste.

Eine Darstellung der *mittleren Gehirnarterie* auf der Gegenseite der Angiographie weist dagegen in den meisten Fällen auf eine Mangeldurchblutung dieser Hemisphäre hin, wenn nicht besondere Umstände vorliegen (z. B. stark herabgesetzter Blutdruck, Kachexie). Wenn es in seltenen Fällen bei kleinen Kindern zu einer sonst nur im Leichenangiogramm (s. Abb. 54 u. 55) zu beobachtenden Darstellung des gesamten Carotis- wie Vertebralis-Versorgungsgebietes von einer Halsschlagader aus kommt (s. Abb. 74), so muß für diese wenigen Fälle ein wesentliches Überwiegen des Injektionsdruckes bzw. eine Injektion zu Beginn einer verlängerten Diastole (Bradykardie) angenommen werden (vgl. Beobachtungen von MONIZ, 1940; BROBEIL, 1948; GLONING u. KLAUSBERGER, 1953). Auf die üblichen Beziehungen zwischen Injektions- und Blutdruck beim Erwachsenen wurde dagegen schon hingewiesen.

Während es sich bei den bisher genannten Beobachtungen nur um passagere *Druckdifferenzen* im Hirnkreislauf handelte, haben dauernde Druckunterschiede eine größere Bedeutung. Dabei sind einmal *Shunts* verschiedenster Ursache, wie bei arterio-venösen Angiomen, arterio-venösen Fisteln im Sinus cavernosus sowie malignen Geschwülsten mit arterio-venösen Kurzschlüssen zu erwähnen. In mehreren Fällen ließ sich bei Angiographie der Gegenseite ein Abströmen des Kontrastmittelblutes zur Seite der Schädigung infolge

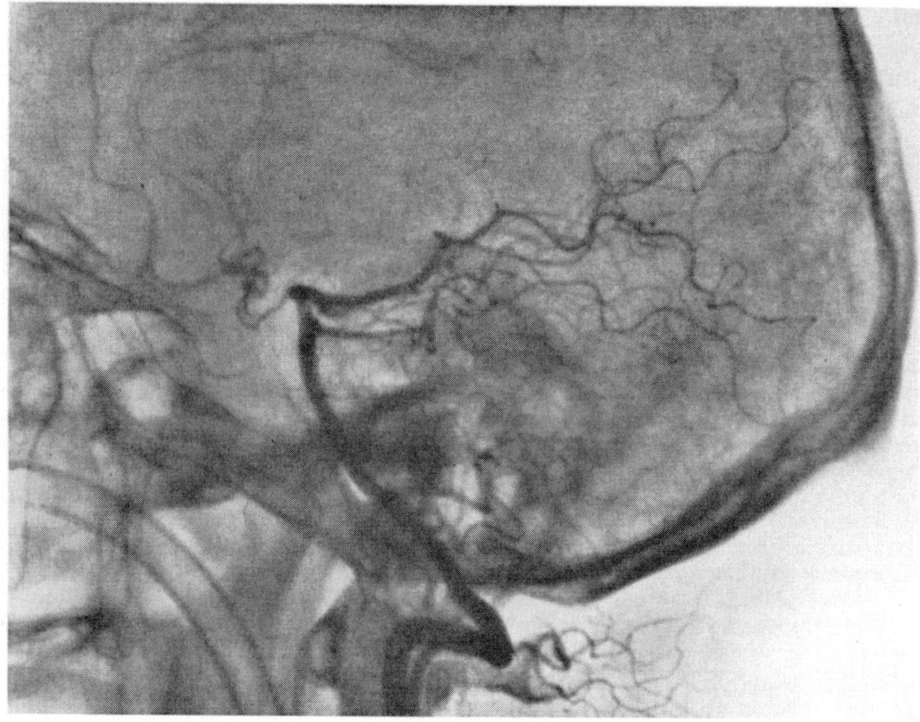

a

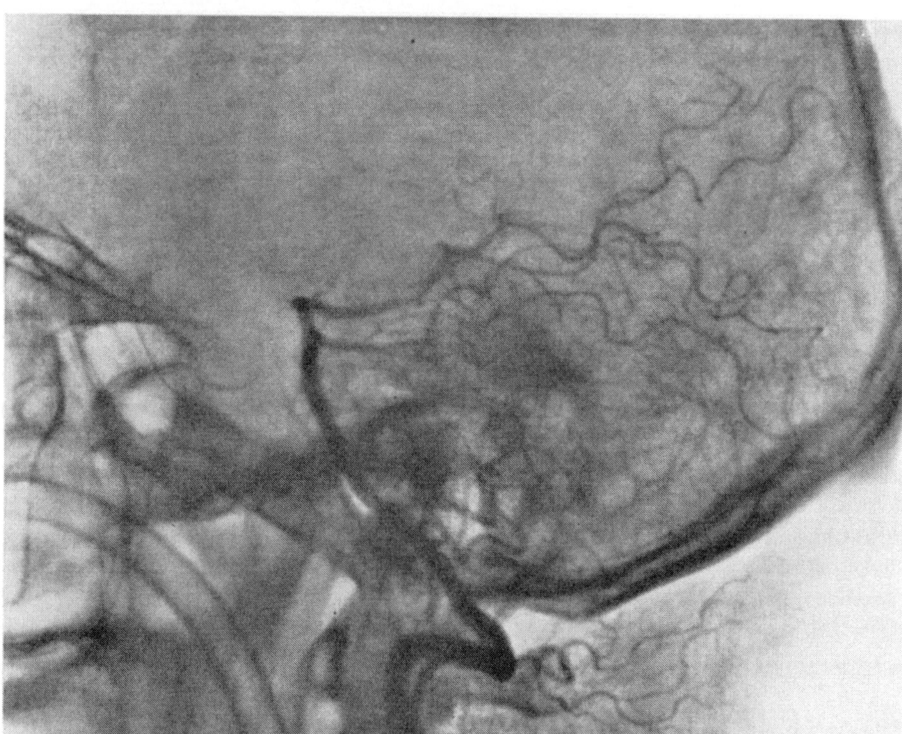

b

Abb. 73a u. b. Vorübergehende Druckdifferenz im Carotis-Vertebralis-Kreislauf. a Zu Beginn der Kontrast-mittelinjektion in die A. vertebralis kommt es zu einem Übertritt des Kontrastmittel-Blut-Gemisches über die A. comm. post. in die großen Hirnarterien, besonders A. cer. ant. b Schon innerhalb 1 sec sind die normalen Druckverhältnisse wieder hergestellt, und die Gefäßfüllung beschränkt sich auf das Vertebralis-Stromgebiet. Am unteren Bildrand sind die Muskeläste der A. vertebralis sichtbar

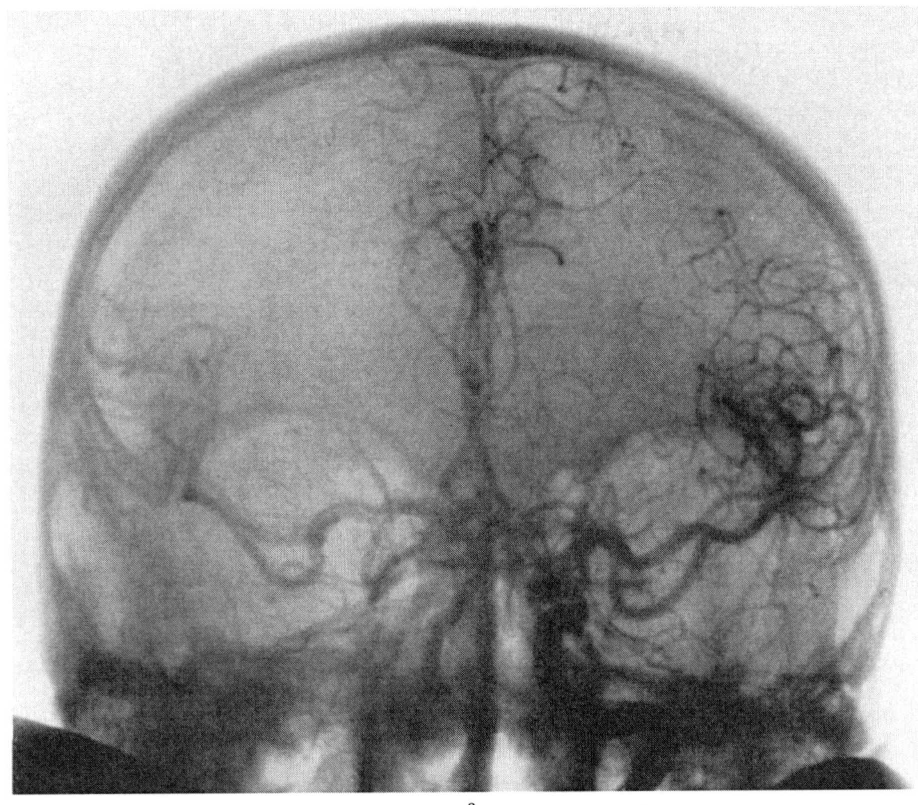

a

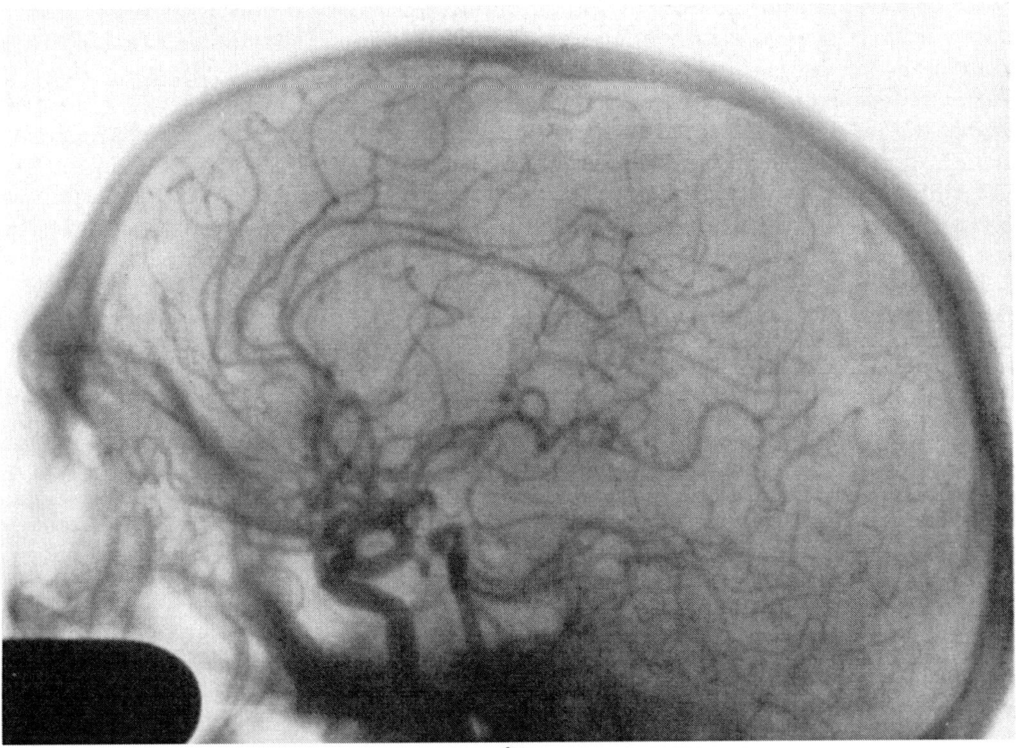

b

Abb. 74a u. b. Darstellung des gesamten cerebralen Gefäßsystems bei Injektion des Kontrastmittels
in die linke A. carotis

des hier geminderten peripheren Gefäßwiderstandes nachweisen (s. Abb. 133). Andererseits
kommt es bei Zirkulationsbehinderung, d. h. bei *Erhöhung des Gefäßwiderstandes*, zu einem
Abfließen des Kontrastmittels zur gegenseitigen Hemisphäre. So läßt sich auch bei örtlichen Druckzuständen (Hirntumoren, Hämatomen) oder bei manchen Gefäßverschlüssen
nicht nur die A. cerebri anterior der Tumorseite, sondern auch noch diejenige der Gegenseite
im Angiogramm nachweisen.

Von den vorangehend erwähnten Kollateralkreislaufmöglichkeiten durch Druckdifferenzen des Kreislaufes in den Gefäßverbindungen des Circulus Willisi hängt weitgehend
das Schicksal des Kranken bei einer *akuten Blutsperre* der A. carotis und vertebralis ab.
Hinsichtlich der klinischen Bilder derartiger Verschlüsse sei auf Arbeiten von FOIX (1923,
1925), ZÜLCH u. HERBERG (1949) u. a. sowie auf die ausführliche Darstellung von HILLER
(1936) verwiesen.

Nach Angaben des letztgenannten Autors führt schon eine Blutsperre von 2 min zu einem irreparablen
anatomischen Hirnschaden. Von M. SCHNEIDER (1950) wird die obere Grenze für ein folgenloses Überdauern
der Blutsperre auf 3 min geschätzt. Eine Blutsperre von 5 min Dauer läßt nur vorübergehendes Überleben
zu. NOELL (1948) hat bereits 4 sec nach Drosselung der Blutzufuhr zum Hirn hirnelektrische Störungen
registriert. Nach Angaben in der älteren Literatur schwankt die Sterblichkeit nach Unterbindung der A. carotis
zwischen 37 und 43%. JORDA (1907) sah als Voraussetzung für einen komplikationslosen Verlauf der Unterbindung: 1. das Einsetzen eines ausreichenden Kollateralkreislaufes über den Circulus Willisi, 2. einen ausreichend hohen Blutdruck und 3. eine genügende Gefäßfüllung an. Noch 1919 kamen aber GRUBER u.
WERNER zu der Feststellung, „daß wir über den Modus der Entstehung der schweren Hirnschädigung nach
Unterbrechung eines arteriellen Blutstromes auf einer Seite noch völlig im unklaren sind und daß alle vorgeschlagenen Methoden zur Umgehung dieser Gefahr einem Tappen im Dunkeln gleichgeachtet werden müssen".
Nach Ansicht von PERTHES (1920) sind neben einer von der Unterbindungsstelle ausgehenden Thrombose oder
Embolie beim älteren Menschen das Versagen des Kollateralkreislaufes, bei jüngeren Menschen Anomalien
im Circulus Willisi von entscheidender Bedeutung für eine evtl. Komplikation.

Steht der Chirurg vor der Frage, ob ein operativer Gefäßverschluß möglich ist, so
kann in vielen Fällen die Serienangiographie zur Indikation beitragen. Bei der Unterbindung der Halsschlagader kommt in erster Linie eine *kollaterale Versorgung* über die
A. communicans anterior in Frage (s. auch MASPES, FASANO u. BROGGI, 1955). Man wird
sich also unter Kompression der später zu unterbindenden Halsschlagader mit Hilfe einer
Angiographie der Gegenseite von der Funktion der A. communicans anterior überzeugen.

Eine weitere Kollateralkreislaufmöglichkeit besteht auch über die *A. communicans
posterior*, wie sie von TAKAHASHI schon 1940 bei einem Fall mit doppelseitigem Carotisverschluß nachgewiesen wurde. Die gleiche Beobachtung machten auch LINDGREN (1954),
NAMIN (1954), DECKER u. HOLZER (1954), HAUGE (1954), ZACLICS u. CRUZ (1956) sowie
KRAYENBÜHL u. YAŞARGIL (1957). Die letzten Autoren konnten die Funktion des Circulus
Willisi bei der Vertebralisangiographie unter gleichzeitiger Kompression der Carotis überprüfen.

Dem *Altersfaktor* hat man anfangs bei der Carotisunterbindung größere Bedeutung beigemessen und eine
Unterbindung nur bis zum 35. Lebensjahr für zulässig gehalten (s. SIEGRIST, 1896; KOCHER, 1901; DANDY,
1939; BAILEY, 1936). Demgegenüber fanden sich auch zahlreiche Beobachtungen von komplikationslos über-
standenen Carotisverschlüssen noch im Alter von 60—68 Jahren (s. MAGNUS, 1927; BRAKETT, 1953).

Man erkannte weiter, daß auch der *Zeitfaktor* für die Entwicklung eines genügenden Kollateralkreislaufes
von Bedeutung ist. Entweder wurde zu diesem Zweck das zu unterbindende Gefäß wiederholt längere Zeit
manuell komprimiert (MATAS, 1911) oder aber die Arterie zunächst nur gedrosselt und erst in einer zweiten
Sitzung vollständig unterbunden (s. SATTLER, 1920; KÖNIG, 1929; DANDY, 1935). Zur Vermeidung von Thrombosen oder von der Unterbindungsstelle ausgehenden Embolien wurde eine Unterbindung mit Fascienstreifen
(PERTHES, 1920) oder eine Einmuffelung der Gefäßwand (POPPEN, 1950) empfohlen.

Wir haben seit 1935 mit gutem Erfolg die Methode insofern geändert, als wir zuerst
die A. carotis communis unterbinden und erst nach sieben Tagen die A. carotis interna.
In der Zwischenzeit reicht der Kollateralkreislauf über die A. carotis externa aus, um
Ausfallserscheinungen zu vermeiden. Evtl. kann auch eine doppelseitige Halsgrenzstrangausschaltung angeschlossen werden (s. auch GROTE, 1954). Bei diesem Vorgehen sind
cerebrale Ausfälle nicht mehr aufgetreten.

Verschiedentlich wurden auch Untersuchungen über den Restdruck in dem distal von
der Unterbindungsstelle liegenden Abschnitt der A. carotis und den Hirngefäßen durch-

geführt (vgl. Sweet u. Bennett, 1948; Bakay u. Sweet, 1953; Stern, 1953; u. a.). Damit sollte die Belastungsfähigkeit des Circulus Willisi und die Möglichkeit einer Gefäßunterbindung überprüft werden. Wenn die A. carotis communis abgeklemmt wurde, so sank nach den Untersuchungen von Sweet u. Bennett (1948) der Druck in der A. carotis interna erheblich ab, und zwar der systolische auf etwa die Hälfte des Ausgangswertes. Die Beobachtungen bei zusätzlicher Kompression der gegenseitigen Halsschlagader waren uneinheitlich. Teilweise führte die Kompression zu einem plötzlichen Abfall des distal der Unterbindungsstelle gemessenen Druckes. Für diese Fälle nahmen Sweet u. Bennett (1948) eine gut funktionierende Anastomose über die A. comm. ant. an. Ein fehlender Druckabfall wurde mit einer Versorgung vor allem über die A. comm. post. erklärt. Nach Voris (1951) soll von einer endgültigen Unterbindung abgesehen werden, wenn der intracarotidielle, distal der Unterbindungsstelle gemessene Druck auf 30% und weniger abgesunken ist.

B. Extracerebrale Anastomosen (bei Verschlüssen der A. carotis und vertebralis)

Für das Ausmaß der klinischen Symptomatologie bei einem Gefäßverschluß sind in jedem Fall kollaterale Gefäßverbindungen und deren ausreichende Funktion von entscheidender Bedeutung. Bei *Verschlüssen der A. carotis, die sich langsam entwickeln* (z. B. auf thrombangiitischer bzw. arteriosklerotischer Basis oder bei Kompression durch einen Tumor), können sich schon vorgebildete Verbindungen zwischen dem Externa- und Interna- bzw. Vertebraliskreislauf zu bedeutungsvollen Anastomosen ausweiten und die Blutversorgung auch größerer Gefäßbezirke übernehmen.

Derartige Verbindungen sind nicht nur von anatomischen Untersuchungen her bekannt. So können bei arteriovenösen Gefäßmißbildungen (Angiomen) starke Verbindungen zwischen Externa- und Internagefäßen bestehen. Auch bei parasagittalen oder Konvexitätsmeningiomen beteiligt sich der Externakreislauf oft in so starkem Maße an der Blutversorgung der Geschwulst, daß nach Eröffnung der Schädeldecke und Umschneidung der Hirnhaut kaum noch eine arterielle Versorgung des raumfordernden Prozesses selbst zu bestehen scheint, während es aus den Duraschnitträndern erheblich blutet. Ähnliche Verhältnisse finden sich auch bei der Versorgung von alten Schädelhirnverletzungen (Durahirnnarben).

Beim Verschluß im Halsteil der *A. carotis interna* ergeben sich folgende Möglichkeiten eines kollateralen Kreislaufes:

1. Der wichtigste Kollateralkreislauf zwischen A. carotis externa und dem supraclinoidalen Teil der A. carotis interna verläuft über die *A. ophthalmica*. Schon 1893 hat Elschnig in einer Arbeit „Über den Einfluß des Verschlusses der Arteria ophthalmica und der Carotis auf das Sehorgan" anhand anatomischer Untersuchungen auf eine solche Verbindung hingewiesen (vgl. auch die Beobachtung von Virchow, 1856). Bei einer Thrombose der A. carotis wäre infolge Ausfalles der A. centralis retinae eine Erblindung zu erwarten gewesen, was aber praktisch nie vorkommt. Man führt dies auf einen retrograden Zufluß aus der A. maxill. ext. zur A. ophthalmica zurück. Die Möglichkeit eines Rückstromes auf diesem Wege bis zum Hirn erschien aber noch bis in die jüngere Zeit fraglich (vgl. Zülch u. Herberg, 1949). Die cerebrale Angiographie hat inzwischen jedoch mehrere Kollateralverbindungen von der A. carotis externa über die A. ophthalmica aufgedeckt. Erstmalig konnte 1949 Marx darüber berichten. Weitere angiographische Beobachtungen stammen von Seaman, Page u. German (1949), Torkildsen u. Koppang (1951), Shapiro (1952), Denny-Brown (1952), Mount u. Taveras (1953), Kautzky (1953), Sachs (1954), Rosegay-Welch (1954), Vaernet (1954), Macchi u. Rabaiotti (1955), Lin u. Scott (1955), Christophe u. Thiry (1955), Schiefer u. Struck (1957), Krayenbühl u. Yaşargil (1958). Finkemeyer hat 1956 über eine Anastomose zwischen dem vorderen Ast der A. temporalis superficialis und der A. ophthalmica berichtet. Am bekanntesten ist sonst die Verbindung von der A. carotis externa über die A. maxillaris externa, A. angularis,

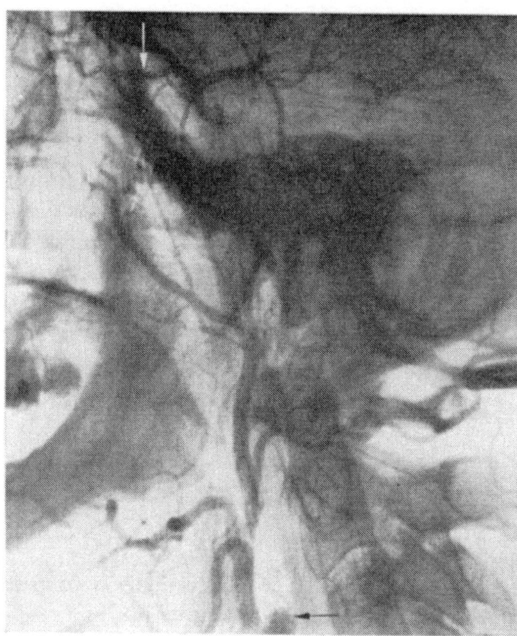

Abb. 75. Kollateralkreislauf bei Verschluß der A. carotis interna am Hals (←) über A. maxillaris ext. und A. ophthalmica (↓) zum supraclinoidalen Carotisabschnitt

A. dorsalis nasi, A. ophthalmica zur A. carotis interna. Es können aber auch die Aa. temporalis, maxillaris int., meningea media, lacrimalis und weitere Gefäße in verschiedenen Kombinationen beteiligt sein (s. auch eingehende Darstellung der verschiedenen Kollateralkreislaufmöglichkeiten bei KRAYENBÜHL u. YAŞARGIL, 1958).

2. Regelmäßige Anastomosen bestehen auch zwischen der *A. vertebralis* und den *Ästen der A. carotis externa*, besonders der A. occipitalis (s. auch S. 27). Derartige Verbindungen sind von Untersuchungen an Tieren seit langem bekannt. TÖNDURY (1949) hat sie auch am Menschen beschrieben. In letzter Zeit wurde von SCHULZE u. SAUERBREY (1956) an 53 Leichen diese direkte Gefäßverbindung mit großer Häufigkeit (in 45 Fällen beidseitig, in 2 Fällen einseitig) festgestellt. Es handelt sich nach diesen Untersuchungen meist um ein etwa 4,2 cm langes Gefäß, das aus dem bogenförmigen Abschnitt der A. vertebralis entspringt und auf der Dorsalseite des M. obliqu. cap. direkt zur A. occipitalis zieht.

Angiographische Beobachtungen wurden von KRAYENBÜHL u. RICHTER (1952), DECKER u. HOLZER (1954), HAUGE (1954), RUGGIERO u. CONSTANS (1954) sowie SCHÜRMANN (1954) mitgeteilt. RICHTER (1953) beschrieb eine Verbindung zwischen beiden Gefäßgebieten auch über sonstige Muskeläste der A. vertebralis. Eine eigene Beobachtung dieser auch ohne Verschluß der A. vertebralis vorkommenden Anastomose ist in Abb. 76 dargestellt.

Durch die Vertebralisangiographie ist eine solche Verbindung auf umgekehrtem Wege darstellbar (vgl. KRAYENBÜHL u. RICHTER, 1952; HAUGE, 1954; KRAYENBÜHL u. YAŞARGIL, 1957 u. 1958). Von RUGGIERO u. CONSTANS (1954) wurde eine breite Anastomose, die von der A. vertebralis nach vorn zur A. carotis externa verlief, beschrieben.

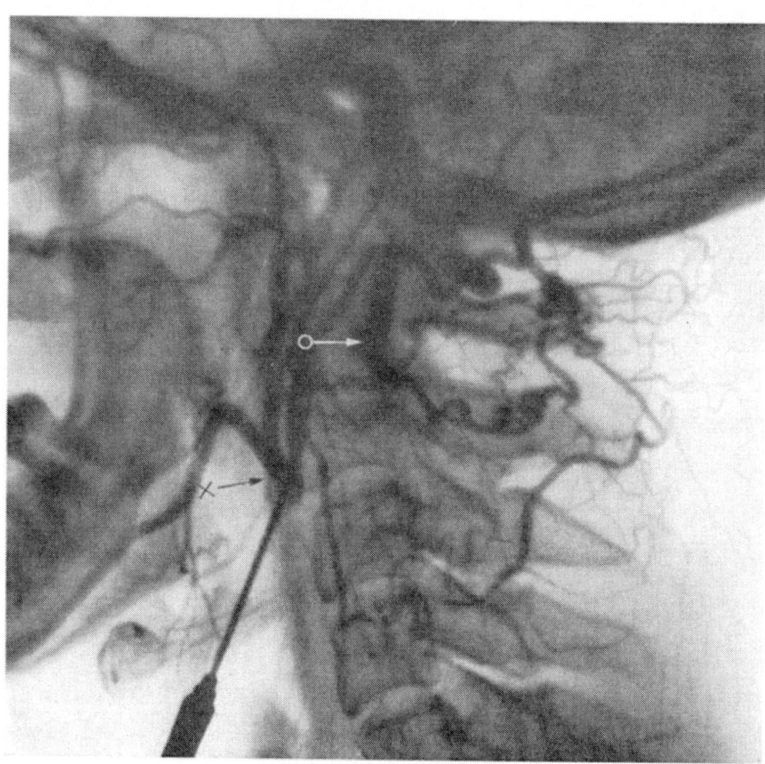

Abb. 76. Anastomosen zwischen A. carotis externa (×→) über Muskeläste zur A. vertebralis (○→)

Beziehung zwischen Kollateralkreislaufentwicklung und klinischem Befund

Bei Verschlüssen des Halsteiles der A. carotis kann durch eine Füllung der gegenseitigen Halsschlagader eine kollaterale Versorgung über die A. comm. anterior angiographisch nachgewiesen werden. In 2 Fällen haben wir von jeder zusätzlichen Untersuchung abgesehen, weil in der Literatur mehrfach über Komplikationen bei kontralateraler Angiographie im Falle von Gefäßverschlüssen berichtet wurde. In 2 Fällen ist es zwar zu einer Doppelfüllung beider Aa. anteriores gekommen, jedoch gelangte das Kontrastmittel nicht bis in die A. cerebri media zur Verschlußseite. In beiden Fällen (s. Abb. 77) zeigte die klinische Untersuchung bleibende schwere Paresen. In einem weiteren Fall war dieses Gefäß zwar dargestellt, jedoch nur sehr schwach. Auch hier ließ sich eine schwere Parese ohne Rückbildungstendenz nachweisen. Ein Patient mit ausgedehnter Halbseitenlähmung bei Carotisverschluß zeigte im angiographischen Bild einen guten kollateralen Kreislauf über die A. communicans anterior, der auch zu einer deutlichen Darstellung der A. cerebri media der Verschlußseite führte. Über die Rückbildungstendenz der Parese läßt sich z. Z. noch keine sichere Angabe machen. In einem weiteren Fall haben sich die Lähmungserscheinungen gut zurückgebildet. Hier ließ sich neben einem Kollateralkreislauf über die A. communicans anterior zusätzlich eine weitere Versorgung von Externagefäßen über die A. ophthalmica nachweisen (s. Abb. 75). In einem anderen Fall hat diese Kollateralbildung über die A. ophthalmica zu einer nur mäßigen Besserung der klinischen Erscheinungen geführt, vermutlich weil keine weitere kollaterale Versorgung über die A. communicans anterior bestand (s. auch CLARKE u. HARRISON, 1956).

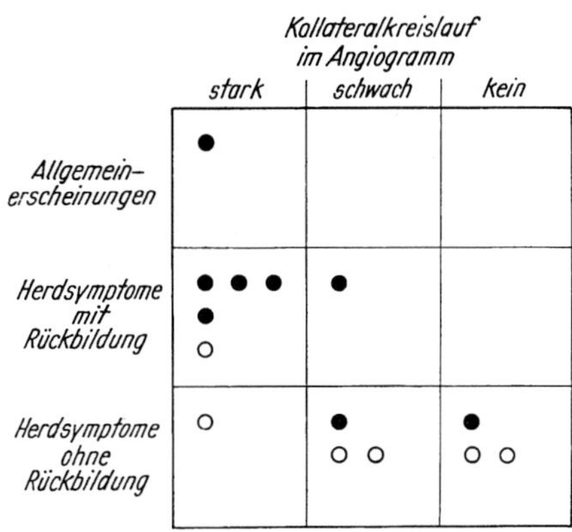

Abb. 77. Beziehungen zwischen klinischem Befund und Kollateralkreislauf im Angiogramm

Nach diesen Beobachtungen möchte man annehmen, daß der Kollateralkreislauf über die A. carotis externa besonders dann herangezogen wird, wenn die intrakraniellen Kollateralen über die A. comm. ant. und comm. post. versagen oder nicht voll ausreichen. FALCONER u. HOARE (1952) haben über einen Patienten berichtet, bei dem die Blutversorgung des Hirns ausschließlich über die Externa-Anastomose erfolgte, während die A. comm. ant. fehlte. Bei Kompression der A. carotis communis bzw. externa trat sofortige Bewußtlosigkeit mit Hemiparese auf. Ein Zusammenhang zwischen der angiographisch nachweisbaren Stärke der Kollateralverbindung und dem Verlauf des Krankheitsbildes wurde auch von KRAYENBÜHL u. YAŞARGIL (1958) festgestellt: Von 8 Fällen mit guten Kollateralen im Angiogramm besserten sich 5 gut und 2 partiell, von 6 Fällen mit nur schwach ausgeprägter kollateraler Blutversorgung über die A. ophthalmica sind 3 verstorben und 2 blieben invalide. Eine Beziehung zu Alter und Geschlecht der Untersuchten fand sich nicht.

In manchen Fällen genügt anscheinend weder die ausschließliche Versorgung über die A. comm. ant. noch die Ausbildung des kollateralen Kreislaufes über die A. ophthalmica. Hier sind dann beide Wege zur Aufrechterhaltung der cerebralen Blutversorgung erforderlich. Zahlreiche Carotisverschlüsse werden bei gutem Kollateralkreislauf über die A. comm. ant. allerdings nahezu ohne klinische Symptome verlaufen, so daß sie in unserem Krankengut verständlicherweise nicht erfaßt sind.

C. Meningeale Anastomosen

Die anatomischen Voraussetzungen für eine kollaterale Blutversorgung im Gehirn sind in Abschnitt II H näher dargelegt worden. Bei Verschlüssen der großen intracerebralen Gefäße und ihrer Äste hat sich wiederum bestätigt, daß die alte Auffassung von den Hirngefäßen als Endarterien nicht mehr haltbar ist. HEUBNER hat schon 1872 bei Gefäßinjektion mit gefärbter Flüssigkeit festgestellt, daß sich auch bei Abschluß des Circulus Willisi von einer einzigen Hirnarterie aus alle anderen darstellen bzw. anfärben ließen. Die Existenz von Anastomosen wurde auch von TESTUT (1891), CHARPY (1907) sowie BEEVOR (1907) beschrieben. Letzterer sah die Anastomosen zwischen den Hauptstämmen der großen Arterien, jedoch nicht zwischen den Endästen. Von FAY (1925) stammen die ersten röntgenologischen Untersuchungen mit Quecksilber zur Frage der Existenz cerebraler Anastomosen (vergl. auch S. 46).

Die von Pfeifer (1928) geschilderten „paracapillaren Gefäßbrücken", also feinste *Querverbindungen in der Hirnrinde* selbst, und auch die in jüngerer Zeit von Schmidt (1955) aus der Schneiderschen Schule beschriebenen *Arterienkreise* der Pia haben für eine Darstellung am lebenden Menschen mit Hilfe der Angiographie infolge ihrer geringen Größe keine Bedeutung. Von Interesse sind in diesem Zusammenhang dagegen die sog. *meningealen Anastomosen.*

In letzter Zeit stellten van der Eecken, Fisher u. Adams (1952) eine große Variationsbreite hinsichtlich Zahl, Kaliber und Lokalisation derartiger leptomeningealer Gefäßverbindungen fest. Untersuchungen an menschlichen Feten, Frühgeburten und Neugeborenen ergaben, daß sich zu Beginn des Fetallebens die Rindenäste der großen Arterien in einem Netz weitlumiger Arterien fortsetzen, das sich über die ganze Hirnoberfläche verteilt. Erst wenn sich vor der Geburt die Gehirnfurchen deutlich vertiefen, verschwinden die direkten Verbindungen an den Grenzen derVersorgungsgebiete oder bilden sich zu Anastomosen zurück (s. a. S. 46).

Inwieweit im späteren Leben aber derartige Kollateralverbindungen tatsächlich für eine Blutversorgung ausreichen, hängt einmal davon ab, ob diese Kollateralen intakt sind oder etwa durch Veränderungen ihrer Wand ausfallen (s. auch Guiot u. Le Besnerais, 1955). Für das Ausmaß der klinischen Störungen spielen weiterhin Blutdruck und ausreichende lokale Sauerstoffversorgung eine entscheidende Rolle, wie Meyer, Fang u.Denny-Brown (1954) eindrucksvoll belegen konnten (vgl. auch Poppen, 1939; Brobeil, 1950; Castorina u. Francesconi, 1956). Die nervöse Versorgung (Ausschaltung des Sympathicus) ist dagegen nicht sicher von Bedeutung.

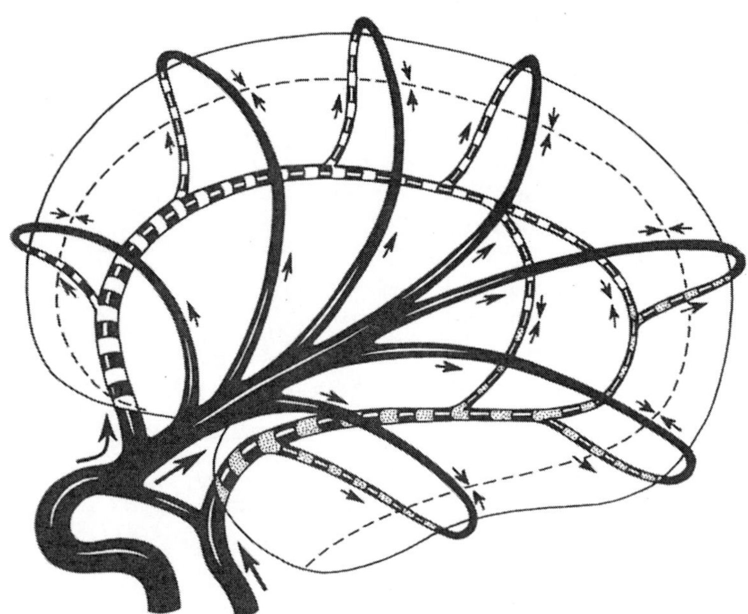

Abb. 78. Schematische Darstellung der Verbindungen („meningeale Anastomosen") zwischen den drei großen Hirnarterien (nach Sedlar, 1959)

Im *Angiogramm* kommen derartige Kollateralverbindungen unter normalen Bedingungen nicht zur Darstellung. Sie lassen sich bei Verschlüssen der großen intrakraniellen Gefäßstämme meist auch nur im Serienangiogramm erfassen (vgl. Beobachtungen von Raney, Raney u. Sanchez-Perez, 1949; Brobeil, 1950; Ethelberg, 1951; Schurr u. Wickbom, 1952; van der Eecken u. Adams, 1953; Maspes, Fasano u. Broggi, 1953, 1955; Alema u. Castorina, 1953; Rosegay u. Welch, 1954; Decker u. Holzer, 1954; Welch, Stephens, Huber u. Ingersoll, 1955; Brobeil u. Magrini, 1955; Macci u. Rabaiotti, 1955; Feiring u. Sussman, 1956; Castorina u. Francesconi, 1956; Lafon, Gros, Bétoulières, Minvielle, Paleirac u. Vlahovitch, 1956; Schiefer, 1956; Schiefer u. Struck, 1957, Lehrer, 1958).

Am häufigsten beobachteten wir derartige „meningeale Anastomosen" bei Verschlüssen der *A. cerebri media* (s. Abb. 68 u. 80). Während in der arteriellen Phase lediglich ein durch den Verschluß bedingter gefäßfreier Bezirk erscheint, werden in der spätarteriellen und capillaren Phase nun die rückläufig aus dem Gebiet der A. cerebri anterior und A. cerebri posterior gefüllten Gefäße in der Fissura Sylvii sichtbar. Das Ausmaß ihrer Darstellung läßt in einem gewissen Grade Rückschlüsse auf den klinischen Befund bzw. eine evtl. Restitution von Ausfallserscheinungen zu (s. Abb. 77).

Anastomosen zwischen anderen Gefäßgebieten sind seltener. Schon 1944 (veröffentlicht 1949) hat jedoch Fischer-Brügge bei einem Verschluß der *A. cerebri anterior* und *media* eine sog. „Balkenanastomose", d. h. eine vorgebildete Verbindungsbahn zwischen der A. cerebri anterior und posterior am hinteren Balkenende beschrieben und damit überhaupt als erster den angiographischen Nachweis derartiger Kollateralverbindungen erbracht. Ähnliche Angiogramme haben später DECKER u. HOLZER (1954) sowie KŘÍŽ (1957) beschrieben.

Nach GUIOT u. BESNERAIS (1955) sind im allgemeinen die Anastomosen zwischen den Aa. cerebri ant. und med. am besten ausgeprägt, weniger gut zwischen Aa. cerebr. media und posterior, am schlechtesten zwischen den Aa. cerebr. post. und ant. Nach diesen Beobachtungen wäre also die mittlere Gehirnarterie am besten gesichert. Der Grund liegt aber wahrscheinlich darin, daß sich derartige Kollateralen im Gebiet der Sylvischen Gefäßgruppe angiographisch am leichtesten erfassen lassen. Bei einer Carotisangiographie kann man ja beispielsweise nichts über die tatsächliche kollaterale Blutversorgung von der A. cerebri posterior her aussagen, obwohl nach Ansicht von LINDGREN (1954) gerade dieses Gefäß besondere Bedeutung haben soll.

Mit der schnellen Serienangiographie können weiterhin auch Zirkulationsunterschiede zwischen beiden Hemisphären erfaßt werden. Während auf der Gegenseite des Verschlusses normale Zirkulationsbedingungen bestehen, ist auf der Verschlußseite die Hirnzirkulation deutlich verlangsamt. Diese Verlangsamung betrifft aber ausschließlich das Versorgungsgebiet der verschlossenen Arterie, aus der sich dann die venösen Abflüsse später entleeren (vgl. auch FROWEIN, 1956; GREITZ, 1956). SEDLAR (1959) hat darauf hingewiesen, daß der Nachweis der Anastomosen erst in den späteren Phasen des Angiogramms nicht allein durch den längeren Weg des Kontrastmittels zu erklären ist, sondern daß dabei auch

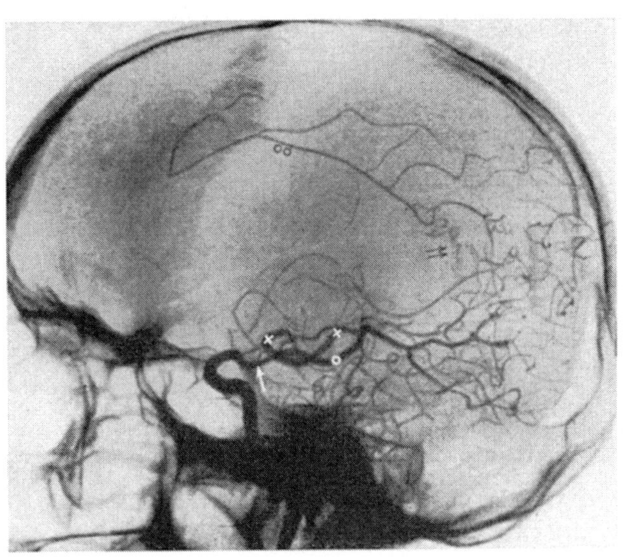

Abb. 79. Erste angiographische Beobachtung einer „meningealen Anastomose" durch FISCHER, 1944 (veröffentlicht 1949). Darstellung der „Balkenanastomose" (⇉), d. h. einer vorgebildeten Verbindungsbahn zwischen der hinteren (o) und vorderen (oo) Hirnarterie. Rückläufige Füllung der A. cer. anterior bei wahrscheinlich arteriosklerotischem Gefäßverschluß im Bereich der Carotisgabel

die Vergrößerung des Gesamt-Gefäßquerschnittes (Strömungsverlangsamung!) nach Durchfluß durch die relativ engen Anastomosen (Druckabfall!) Bedeutung hat.

Für die Stärke der kollateralen Blutversorgung soll die Geschwindigkeit, mit der ein Verschluß entsteht, von entscheidender Bedeutung sein. Es ist aber nun nicht so, daß nur dann Kollateralen im Angiogramm nachweisbar sind, wenn der Verschluß langsam, etwa bei einer Thrombangiitis obliterans oder bei einem thrombosierenden Aneurysma, entsteht. In solchen Fällen sind die Kollateralen allerdings meist kräftiger ausgebildet. Sie finden sich aber *auch bei embolischen* Prozessen oder nach operativen Gefäßverschlüssen. Schon innerhalb von 4 Tagen nach solchen Ereignissen konnten wir diese Anastomosen angiographisch nachweisen. Beobachtungen zu einem früheren Zeitpunkt fehlen bisher. Eine Rekanalisation verschlossener Gefäße konnten wir, wie erwähnt, angiographisch nur für die A. carotis interna belegen. DECKER u. HOLZER (1954) haben eine solche auch für die A. cerebri media nachgewiesen.

Beziehungen zwischen Kollateralkreislaufentwicklung und klinischem Befund

Auch für die Kollateralkreislaufentwicklung der Hirngefäße bzw. deren Funktion gelten im wesentlichen die gleichen Gesichtspunkte wie im übrigen Körperkreislauf. So lassen sich auch heute fast ohne Einschränkungen die Ausführungen von TANNENBERG u. FISCHER-WASELS im Handbuch der normalen und pathologischen Physiologie (Springer, Berlin 1927) zitieren: „Von Wichtigkeit ist die Ausdehnung der Verstopfung. Ganze Ausgüsse von Arterienbäumen, wie sie bei septischen Embolien vorkommen und experimentell leicht zu erzeugen

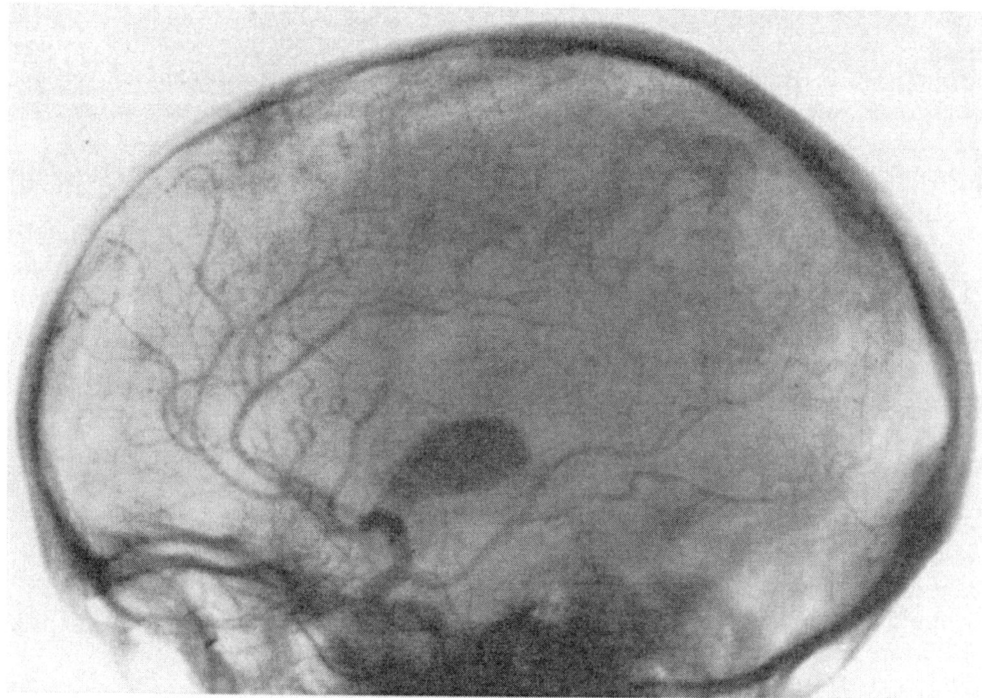

Abb. 80a. Großes sackförmiges Aneurysma der linken A. cerebri media, das zum Verschluß dieses Gefäßes geführt hat

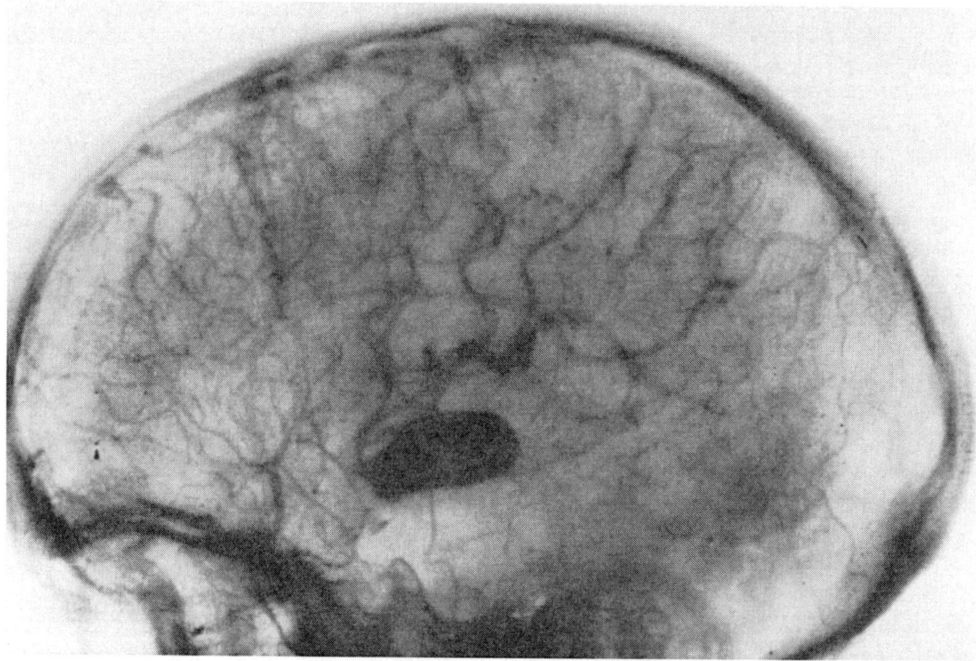

Abb. 80b. Die trotz des Gefäßverschlusses fehlenden neurologischen Ausfallserscheinungen sind durch die starke kollaterale Versorgung der mittleren Gehirnarterie aus Anastomosen von der A. cerebri anterior erklärt

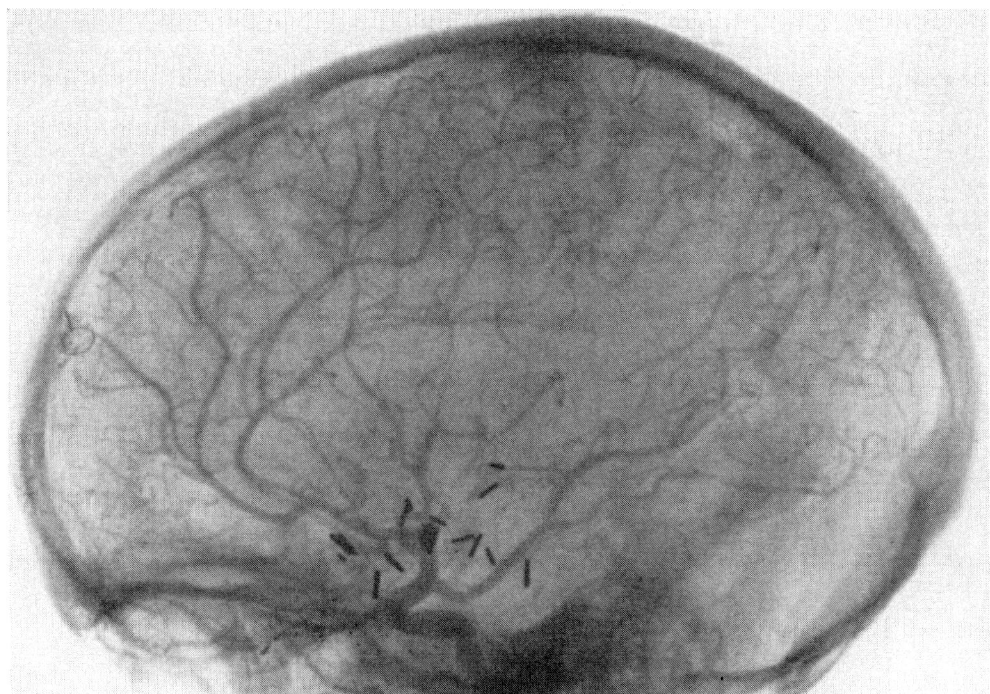

Abb. 80c. Bei gleichbleibendem neurologischen Befund ist auch postoperativ keine Darstellung der A. cerebri media sichtbar

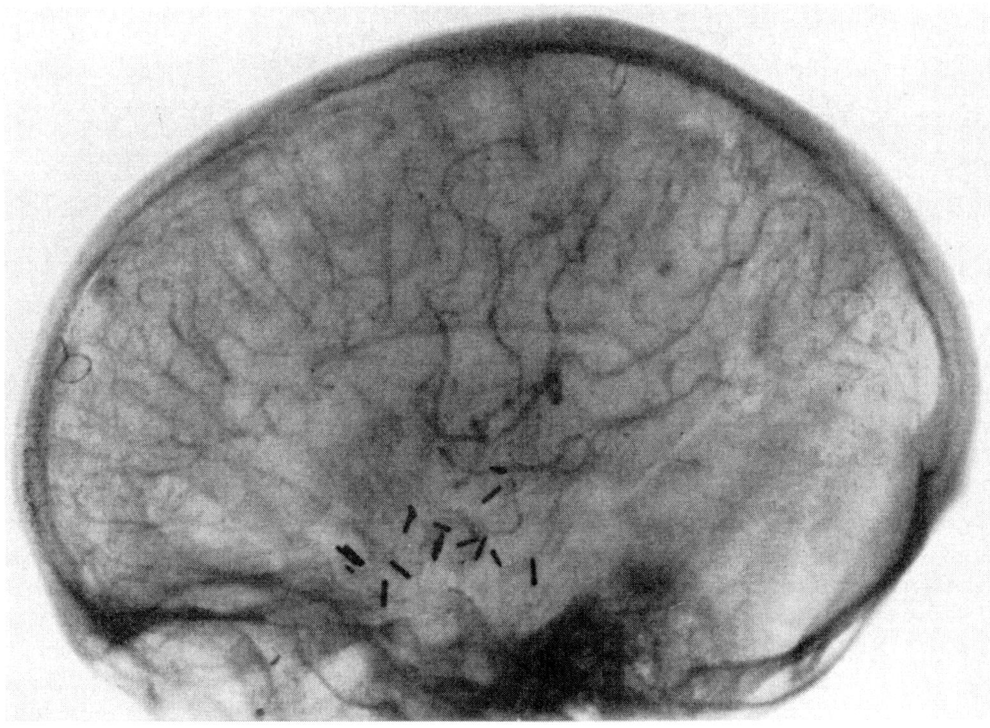

Abb. 80d. In den späteren Phasen des Kontrollangiogramms wiederum deutliche Darstellung der meningealen Anastomosen

sind, verhindern den Kollateralkreislauf. Von ebensolcher Wichtigkeit sind Zustand und Triebkraft des Herzens. Jeder Gefäßverschluß ist bei Herzschwäche gefährlich. Von Bedeutung ist auch der Zustand der Gefäßwände (Jugend, Alter, Sklerose) und ihre Anpassungsfähigkeit. Bei Embryonen kann selbst der Aortenverschluß durch einen Kollateralkreislauf ausgeglichen werden. Sind Capillaren und Gewebe bereits geschädigt (Stauung, Gifte), so tritt die Gefäßnekrose bereits ein, bevor die reaktive Hyperämie zur Wirkung kommt (besonders große Infarkte in der bereits nephritischen Niere). Nicht nur der augenblickliche Zustand, sondern die lokale Empfindlichkeit des Gewebes überhaupt sind hier von Bedeutung. Je nach der Höhe und Differenzierung der funktionellen Leistung sind die Organgewebe ganz verschieden empfindlich. Je länger sie die Unterbrechung der Sauerstoffzufuhr ertragen, um so leichter kann jede Schädigung verhindert werden. Während Ganglienzellen die Unterbrechung der Sauerstoffzufuhr kaum länger als 2 min ertragen, können Niere, Darm und Milz eine Blutleere von 1—3 Std., die Ohrläppchen bis zu 24 Std. und auch die Extremitäten viele Stunden (Esmarchsche Blutleere) ohne dauernde Schädigung vertragen. Für die Folgen ausschlaggebend ist häufig auch die Schnelligkeit des Verschlusses. Kommt dieser nicht durch eine plötzliche Embolie, sondern durch langsam fortschreitende Verengerung zustande, so ist die Zeit zur Anpassung gegeben, und ganz ungewöhnliche Anpassungen werden möglich, z. B. Totalverschluß einer Coronararterie, ausgedehntester Verschluß der Hauptstämme der Pulmonalarterie ohne tödliche Folgen."

Für die Hirngefäße ergibt sich nun sicherlich ein gewisser *individueller Faktor*, da das Kaliber der Anastomosen bei den verschiedenen Menschen etwa um das doppelte variieren kann (vgl. GUIOT u. BESNERAIS, 1955). Daneben spielt das *Alter* des Patienten bzw. die Elastizität der Arterienwände eine entscheidende Rolle. Atheromatöse Veränderungen können die kompensatorische Erweiterung der benachbarten Arterien und die Funktion der Anastomosen verhindern (s. u. a. BROBEIL u. LOWES, 1948). Weiterhin spielt die *Geschwindigkeit der Verschlußentstehung* eine große Rolle (vgl. u. a. WEINBERGER, GIBBON u. GIBBON, 1940; HOUDART, PECKER u. CLAY, 1955).

Auch *extracerebrale Faktoren*, wie der Zustand des Gesamtkreislaufes und damit ausreichende Sauerstoffversorgung des geschädigten Gebietes, können von entscheidender Bedeutung sein. So hat beispielsweise POPPEN (1939) auf die Bedeutung des Druckabfalles im Laufe der Obliteration großer Arterienstämme hingewiesen. Bei Unterbindung der linken A. cerebri anterior kam es zum Auftreten von Bewußtlosigkeit, wenn der Blutdruck unter 90 mm Hg absank. Am Tier wurde verschiedentlich die Abhängigkeit evtl. Folgen eines Gefäßverschlusses von der *Höhe des Blutdruckes* untersucht (s. THOMPSON u. RHODE, 1950; MEYER, FANG u. DENNY-BROWN, 1954). ZÜLCH u. HERBERG (1949) fanden bei akuter Blutsperre der A. carotis durch Kriegsverletzungen häufiger Ausfallserscheinungen bei starkem Blutverlust und Schockwirkung. Auch die Höhe der *Gehirntemperatur* kann für die klinischen Folgen eines Gefäßverschlusses von entscheidender Bedeutung sein (vgl. experimentelle Untersuchungen von HAIN, WESTHAYSEN u. SWANK, 1952; HARVEY u. RASMUSSEN, 1951; ROSOMOFF, 1956; und klinische Beobachtungen von BOTTERELL, LOUGHEED, SCOTT u. VANDEWATER, 1956).

Nach diesen Überlegungen waren wir zunächst der Ansicht, daß meningeale Anastomosen besonders gut bei jugendlichen Personen und bei langsamer Entstehung des Verschlusses im Angiogramm zu beobachten wären und daß in diesen Fällen auch nur geringe klinische Ausfallserscheinungen bestehen würden.

Für diese Annahme sprach auch einer der ersten von uns serienangiographisch untersuchten Fälle: Bei einem 16jährigen Mädchen mit einem großen, teilweise thrombosierten Aneurysma der A. cerebri media links war im Angiogramm ein Verschluß dieses Gefäßes nachweisbar, obwohl keinerlei neurologische Ausfälle bestanden. Auch postoperativ traten weder Paresen noch aphasische Störungen auf. Im Serienbild (s. Abb. 80) waren starke Kollateralen sichtbar. Das Ausbleiben jeglicher hirnpathologischer Störungen schien uns durch die vom Aneurysma ausgehende langsame Thrombosierung, das jugendliche Alter der Patientin und die dadurch bedingte besonders starke Ausbildung der Anastomosen erklärt.

Später fand sich aber, daß bei entsprechender Untersuchungstechnik nahezu in allen Fällen mehr oder weniger stark entwickelte Anastomosen nachzuweisen sind und daß dabei weder das Alter, die Geschwindigkeit der Verschlußentstehung noch die Grundkrankheit die allein ausschlaggebende Rolle spielen (vgl. Abb. 81).

Die Frage, ob eine *Korrelation* zwischen der Stärke und Ausdehnung der Anastomosen im *Angiogramm* und dem Ausmaß der *klinischen Störungen* besteht, wurde schon früher bei Kranken mit thrombangiitischen Gefäßverschlüssen durch SCHIEFER u. STRUCK (1957) zu klären versucht. Aus Abb. 77 ergibt sich, daß hier gewisse Beziehungen nachweisbar sind. Soweit die noch geringe Zahl der Beobachtungen eine Aussage erlaubt, scheinen die neurologischen Ausfälle um so geringer zu sein, je mehr sich im Serienbild der Rückfluß aus den Kollateralen der Verschlußstelle nähert. So zeigte ein Kranker mit Verschluß des Mediahauptstammes keine nennenswerten klinischen Ausfälle. Im Angiogramm sieht man hier in der capillaren und frühvenösen Phase der Hirnzirkulation aus dem Gebiet der A. cerebri anterior und posterior rückläufig gefüllte Arterien, die das Gebiet der verschlossenen A. cerebri media bis in die Nähe der Verschlußstellen versorgen (s. Abb. 68). Ähnlich gut ausgebildete Anastomosen ließen sich in 4 weiteren Fällen mit Mediaverschluß nachweisen. Hier waren zunächst massive neurologische Ausfälle (schwere Hemiparese und Aphasie) vorhanden, die sich aber jeweils nach kurzer Zeit zurückgebildet hatten. Bei 2 Patienten stellten sich diese Kollateralen nur schwach dar; in einem Falle haben sich Anastomosen nicht sicher nachweisen lassen. Von diesen Fällen traten 2mal keine nennenswerten Rückbildungserscheinungen der klinischen Ausfälle ein (s. Abb. 77).

Zu ähnlichen Schlußfolgerungen kamen in letzter Zeit auch KRAYENBÜHL u. YAŞARGIL (1958): von 16 Fällen mit angiographisch mehr oder weniger stark nachweisbaren Kollateralen haben 9 eine Besserung der neurologischen Ausfallserscheinungen gezeigt, einer ist verstorben. Von 9 Fällen ohne sicher angiographisch nachweisbare Kollateralverbindungen hat sich dagegen später nur einer gebessert.

Es finden sich aber auch immer wieder Ausnahmen. Dabei ist jedoch zu bedenken, daß wir in den meisten Fällen über die tatsächlich bestehenden Anastomosen bzw. deren Funktion nicht völlig informiert sind, da zusätzliche Vertebralisangiogramme bei dem Zustand der Patienten meist nicht angefertigt werden können. Es läßt sich bisher jedenfalls nur schwer absehen, inwieweit angiographisch nachweisbare Kollateralverbindungen im Einzelfall tatsächlich

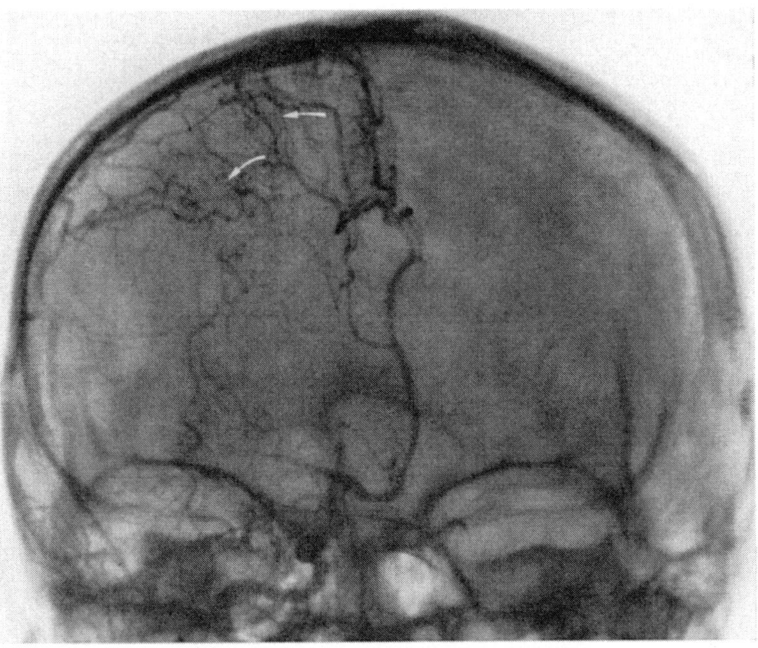

a

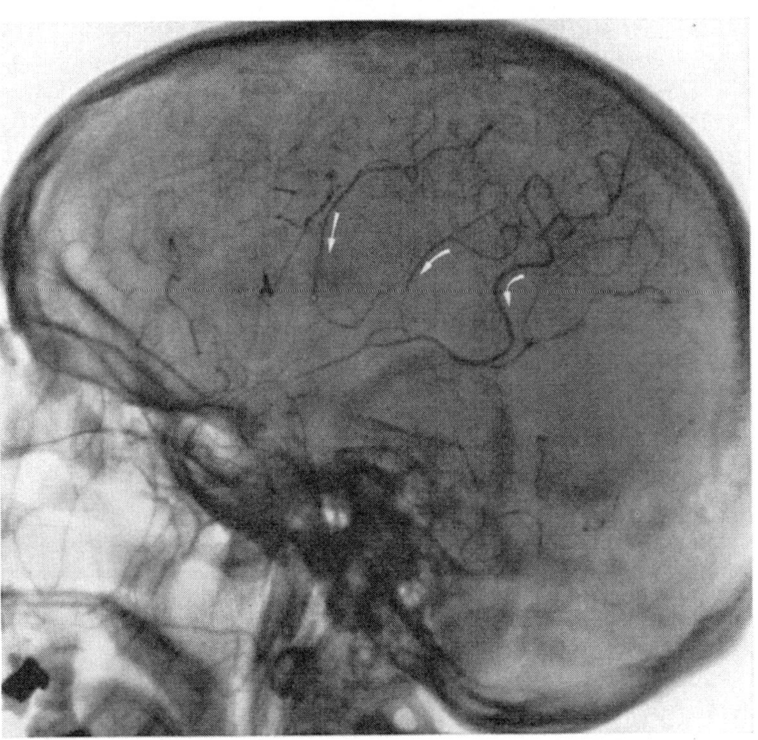

b

Abb. 81. Embolischer Verschluß der A. cer. media bei einem 33jährigen Mann. Im Sagittalbild (a) erkennt man die aus der vorderen Gehirnarterie stammenden Anastomosen (←), durch die in den späteren Phasen (b) das Kontrastmittel-Blut-Gemisch bis an die Verschlußstelle gelangt. Klinisch: rasche Rückbildung der paretischen Erscheinungen

für eine Blutversorgung ausreichen, oder ob nicht schon vor dem Zeitpunkt der angiographischen Untersuchung irreparable Gewebsschäden eingetreten waren.

IX. Gefäßmißbildungen

Die Angiome des Zentralnervensystems lassen sich in zwei große Gruppen einteilen: die sog. *Hämangioblastome* (vasculäre Neoplasmen mit autochthonem Wachstum) und die *Hämangiome* (vasculäre Mißbildungen, Angiome im engeren Sinne, die zwar ebenfalls eine Volumenzunahme, jedoch kein selbständiges Wachstum zeigen)[1].

Bei den eigentlichen *Gefäßmißbildungen* (Hämangiomen) können in Anlehnung an VIRCHOW (1863), BERGSTRAND (1936) und ZÜLCH (1951, 1956) folgende Untergruppen unterschieden werden:

1. Angioma cavernosum
2. Angioma racemosum
a) Teleangiektasien (Angioma capillare ectaticum)
b) Angioma capillare et venosum calcificans (Sturge-Webersche Krankheit, Encephalotrigeminal Angiomatosis)
c) Angioma racemosum venosum
d) Angioma racemosum arterio-venosum

Von den verschiedenen Formen hat das *arteriovenöse Angiom* (d) die weitaus größte klinische und angiographische Bedeutung. Es soll daher hier zunächst besprochen werden, zumal sich an diesem „Modellfall" am besten das unterschiedliche Verhalten von *Tumorkreislauf* und *Hirnkreislauf* demonstrieren läßt, das uns bei den kreislaufpathologischen Merkmalen der verschiedenen Tumorarten erneut beschäftigen wird.

Die übrigen Hämangiome haben angiographisch geringere Bedeutung und sollen abschließend zusammengefaßt besprochen werden.

A. Arterio-venöse Angiome

1. Pathophysiologische Vorbemerkungen

Beim arterio-venösen Angiom handelt es sich um eine embryonale Entwicklungsstörung (s. CUSHING u. BAILEY, 1928; DANDY, 1928; YATES u. PAINE, 1930; BERGSTRAND, 1936; TÖNNIS, 1936; SORGO, 1938; LANGE-COSACK, 1948, 1952, 1959). Auf Grund des undifferenzierten Baues der Gefäßwandung ist anzunehmen, daß die Fehlbildung schon vor der endgültigen Differenzierung der embryonalen Gefäße in Arterien und Venen, also vor dem 5. Entwicklungsstadium nach STREETER (1918) einsetzt (TÖNNIS). Die Tatsache einer Größenzunahme dieser angeborenen Mißbildung noch im späteren Leben konnte angiographisch nachgewiesen werden (s. u. a. OLIVECRONA u. RIIVES, 1948; TÖNNIS u. SCHIEFER, 1955).

Die Bezeichnung dieser Gefäßmißbildungen wird in der Literatur verschieden gehandhabt. VIRCHOW (1863) sprach auf Grund seiner pathologisch-anatomischen Befunde von *Rankenangiomen*. CUSHING u. BAILEY (1928) stellten nach Beobachtungen am Lebenden bei operativer Freilegung den arterio-venösen Charakter in den Vordergrund und wandten die auch heute noch vielfach gebräuchliche Bezeichnung *arterio-venöse Aneurysmen* an. Um die Mißbildung einerseits und die multiplen arterio-venösen Fisteln andererseits als wesentliche Zeichen zu betonen, haben wir seit längerem die Bezeichnung *arterio-venöse Angiome* für die treffendste gehalten.

Als Ursache der klinischen Erscheinungen ließ sich schon 1936 in der gemeinsamen Monographie mit BERGSTRAND u. OLIVECRONA neben der Hirnblutung die *Zirkulationsstörung in der Umgebung des Angioms* herausstellen. Unsere damaligen Vorstellungen wurden inzwischen durch die Fremdgasanalyse nach KETY u. SCHMIDT (s. S. 63) bestätigt und weiter ergänzt. Bei dieser Gefäßmißbildung vermissen wir bekanntlich die sog. peripheren Gefäßabschnitte, da arterio-venöse Fisteln das arterielle Blut direkt in den venösen Abschnitt gelangen lassen. Damit fällt der periphere Widerstand weg. Infolgedessen wird die Zirkulation des Blutes durch die Mißbildung beschleunigt und somit die Durchblutung in diesem Gefäßbezirk erhöht. Es vermehrt sich damit gleichzeitig auch die Menge des

---

[1] Auf die erste Gruppe wird in Kapitel XII einzugehen sein.

in der Zeiteinheit den Carotis-Jugularis-Kreislauf durchströmenden Blutes, *ohne daß es aber zu einer eigentlichen Mehrdurchblutung des Hirnkreislaufes kommt. An diesem Modellfall einer Dissoziation von Durchblutung des Hirns und derjenigen der Mißbildung (TÖNNIS) lassen sich nun am ehesten diejenigen kreislaufphysiologischen Gesichtspunkte herausstellen, die auch später bei Betrachtung der Tumorzirkulation von Bedeutung sind, dort allerdings unter anderen Bedingungen.*

Es können sich nun eine Reihe von *Rückwirkungen des Angiomkreislaufes auch auf den übrigen Kreislauf* ergeben. Einmal ist am Hirn eine erhebliche *Erweiterung* und oft auch *Schlängelung der zuführenden Arterien* zu beobachten, die mit der pro Zeiteinheit durch das Angiom strömenden erhöhten Blutmenge in Zusammenhang steht.

Derartige Erweiterungen der zuführenden Gefäße wurden schon von STEINHEIL (1895), EMANUEL (1899), CUSHING u. BAILEY (1928), DANDY (1928), YATES u. PAINE (1930) und vielen anderen beschrieben. HALSTEDT (1919) hat 447 Fälle mit pathologischen Verbindungen zwischen Arterien und Venen gesammelt und dabei 57 mal eine Erweiterung der zuführenden Arterie nachgewiesen. KILIAN (1951) und MÖRL (1951 u. 1954) konnten bei künstlich angelegten arterio-venösen Fisteln an den Beingefäßen des Hundes ebenfalls eine solche Erweiterung der zuführenden Arterie feststellen. Wurde aber das periphere vom Kurzschluß liegende Versorgungsgebiet der Arterie durch Amputation beseitigt und damit die Gesamtdurchflußmenge herabgesetzt, so blieb eine solche Erweiterung aus. Für die Auslösung dieser Gefäßhypertrophie scheint also ein kritisches Strömungsvolumen notwendig zu sein.

Vorwiegend die großen und diffusen arterio-venösen Mißbildungen des Hirns führen weiterhin zu deutlichen *Auswirkungen auch auf den Gesamtkreislauf.*

Erste klinische Beobachtungen in dieser Richtung gehen schon auf HEINE (1869), KÖRTE (1880), u. a. zurück. So finden sich zahlreiche Mitteilungen über die Auswirkungen des durch das Angiom bedingten Shunts in Form von Herzklopfen, Herzhypertrophie, hebendem Spitzenstoß, Herzgeräuschen und auch Dekompensationserscheinungen. STERZING (1908), ISENSCHMIDT (1912), EIMER u. MEHLHOSE (1927), KLIMESCH (1926), BODECHTEL (1952) u. a. stellten eine Muscularishyperplapsie fest.

OLIVECRONA u. RIIVES (1948) sowie HÖÖK u. Mitarbeiter (1958) konnten allerdings Herzveränderungen bei Hirnangiomen praktisch kaum beobachten. RÖTTGEN (1937) hat für das Hirnangiom eine Verbreiterung der Herzgröße, die nach Ausschaltung des Angioms zurückging, beschrieben. Weiterhin fanden sich Seitenunterschiede am Blutdruck und an der Pulswelle. Eingehender konnten 1948 SHENKIN, SPITZ, GRANT u. KETY die Auswirkungen des Angioms auf den Gesamtkreislauf untersuchen. Als Folge der vermehrten Hirndurchblutung war die Auswurfmenge des Herzens ebenso wie das Herzvolumen vergrößert. Besonders der diastolische Blutdruck war niedriger als normal. Die Rückwirkungen des erhöhten Hirndurchflusses auf die Herzarbeit haben 1953 auch BERNSMEIER u. SIEMONS dargestellt. Vgl. auch eingehende Darstellung der Anatomie, Pathophysiologie und Klinik des arterio-venösen Angioms bei H. LANGE-COSACK (1959).

2. Durchblutungsmessung mit der Fremdgasanalyse nach KETY und SCHMIDT

Auf zwei Wegen wurden die Kenntnisse über die Pathophysiologie des arterio-venösen Angioms in letzter Zeit erheblich erweitert: Durch die *Durchblutungsmessung* mit der gasanalytischen Methode von KETY u. SCHMIDT und durch die *Zirkulationszeitbestimmung* mit Hilfe der Serienangiographie bzw. radioaktiver Isotopen.

Schon durch Bestimmung der einfachen venösen Sauerstoff-Sättigung in der V. jugularis wurde erstmalig von HORTON, ZIEGLER u. ADSON (1935) ohne Angiogramm die Diagnose eines arterio-venösen Kurzschlusses (Angioms) gestellt. Dabei fand sich in der gegenseitigen V. jugularis eine Sauerstoffsättigung des Blutes von 95%, in der anderen von 79%.

Seit Einführung der Stickoxydulmethode wurde verschiedentlich über eine Bestimmung des Hirndurchblutungsvolumens bei arterio-venösen Gefäßmißbildungen berichtet. Dabei ergab sich, daß in den meisten Fällen die Durchblutung im Bereich des Carotis-Jugularis-Kreislaufes erhöht ist (vgl. KETY u. SCHMIDT, 1945; SHENKIN, SPITZ, GRANT u. KETY, 1948; BERNSMEIER u. SIEMONS, 1952; BODECHTEL, 1953; GÄNSHIRT u. SCHIEFER, 1954; HEYCK, 1958).

Wir haben schon früher (s. GÄNSHIRT u. SCHIEFER, 1954; TÖNNIS, 1957; SCHIEFER, 1957) ebenso wie ESPAGNO (1952) und SAPIRSTEIN u. OGDEN (1956) erörtert, ob die auf dem Fickschen Prinzip beruhende

Fremdgasanalyse überhaupt zur Messung einer Angiomdurchblutung geeignet ist. Im Vergleich zur Gesamtzirkulation des Gehirns stellt der Angiomkreislauf einen Shunt dar. Die das Angiom passierende Blutmenge gibt dabei kein N_2O an das Hirngewebe ab. In der V. jugularis findet sich daher eine Mischung von Blut aus den normalen Hirngefäßen (mit reduziertem N_2O-Gehalt) und Angiomblut (mit unverändertem N_2O-Gehalt).

Die Messung der arterio-venösen N_2O-Differenz wird folglich durch das Shunt-Blut verfälscht, und zwar um so mehr, je größer das Angiom, d. h. der Shunt ist. Da die Konzentrationsdifferenz der Durchblutungsmenge umgekehrt proportional ist, geht ein größerer Meßfehler mit einer größeren Durchblutung parallel. Bei der theoretischen Annahme, daß alles Blut durch den arterio-venösen Kurzschluß abfließt, würde sich die venöse Kurve mit der arteriellen decken (s. Abb. 35) und damit ein Durchblutungswert von unendlich erreicht. Es geht also der höhere Meßwert bei Anwendung der Kety-Methode immer mit einem größeren Fehler einher, während bei kleineren Angiomen der Fehler von geringerem, aber ebenfalls nicht bestimmbarem (!) Ausmaß ist. *Die Ergebnisse der Kety-Methode können daher für den Fall des art.-ven. Angioms nur mit diesen Einschränkungen ausgewertet werden.*

Daß die Methode zu schweren Fehlern und unhaltbar hohen Werten führen kann, hat kürzlich HEYCK (1958) an einem Beispiel dargelegt: Bei Untersuchungen an a. v. Fisteln im Sinus cavernosus (traumatische Aneurysmen) fanden sich um nahezu das 10 fache gesteigerte Durchblutungswerte. Wenn beim Normalen die Durchblutung des Gehirns bei Annahme eines Hirngewichtes von 1400 g etwa 17% der gesamten vom Herzen angebotenen Blutmenge ausmacht, so würde eine 10 fache Steigerung eine Durchblutungsmenge des Gehirns von 7,5 l in der Minute ausmachen. Dieser Wert entspricht aber bereits der Gesamtblutmenge des Menschen, so daß damit die Grenzen der Methode eindeutig erwiesen sind.

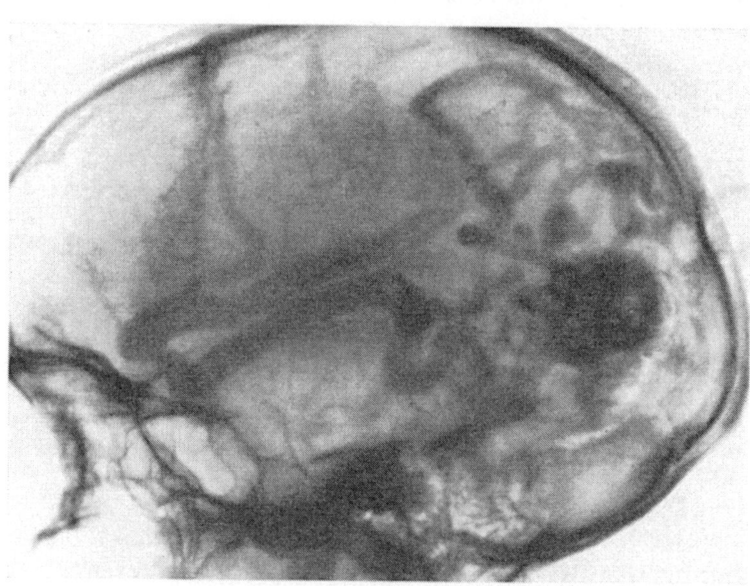

Abb. 82. Angiogramm eines 32 jährigen Mannes, bei dem vor 14 Jahren erstmals ein Zustand mit Kopfschmerzen und Nackensteifigkeit auftrat (Subarachnoidalblutung?). Seit 4 Jahren zunehmendes Druckgefühl im Bereich der linken Kopfseite, Gefäßgeräusch. Angiographisch: Darstellung eines großen arteriovenösen Angioms links occipital, das sich zunächst nur über Externagefäße (A. occipitalis) füllte. Nach Unterbindung dieses Gefäßes erneute Angiographie (s. o.): Zuflüsse aus 2 Ästen der A. cer. media. Hochgradig erweiterte Abflüsse zum kleinen Keilbeinflügel. Hirndurchblutung mit der Methode von KETY und SCHMIDT trotz des ausgedehnten Angioms nur 72,8 cm³/100 g pro min, da infolge der Abflüsse über den kleinen Keilbeinflügel der Kurzschluß gasanalytisch nur zu einem kleinen Teil erfaßt wurde (s. Fall 14 der Tab. 9)

Meßfehler in der Anwendung der Kety-Methode bei arterio-venösen Angiomen sind weiter dann unvermeidlich, wenn ein Teil oder die gesamten Abflüsse des Angioms nicht die Blutentnahmestelle am Bulbus venae jugularis passieren. Hier lassen sich nur durch Anwendung der Serienangiographie Fehlschlüsse vermeiden. So strömt z. B. in dem Fall der Abb. 82 die Hauptmenge des aus dem Angiom abfließenden Blutes zum kleinen Keilbeinflügel und über dessen Blutleiter zum Sinus cavernosus. Dieser Sinus entleert sein Blut einmal durch Venen im Foramen ovale und durch den Plexus venosus caroticus internus in den Plexus ptherygoideus, der über die V. facialis weit unterhalb des Bulbus jugularis in die V. jugularis interna mündet. Lediglich ein kleiner Teil des Blutes aus dem Sinus cavernosus erreicht über den Sinus petrosus inferior und superior den Bulbus jugularis. So ist es erklärlich, daß nur ein Teil des Angiomblutes mit der gasanalytischen Technik, bei der das venöse Blut am Bulbus jugularis entnommen wird, zu erfassen ist. Die Hirndurchblutung ist in diesem Falle aller Wahrscheinlichkeit nach höher gewesen, als sie der Wert der Kety-Methode angibt. Sie dürfte nach dem bioptischen Befund bei der Operation sicher 3—4mal höher als im Normalfall gelegen haben, zumal keine Zeichen eines gesteigerten Schädelinnendruckes (etwa infolge einer Blutung) bestanden.

In Tab. 9 sind die *Resultate der Hirndurchblutungsmessung* aufgeführt, die bei 17 arterio-venösen Hirnangiomen durch GÄNSHIRT an unserer Klinik erzielt wurden. Der höchste Wert wurde bei einem 13 jährigen Mädchen mit ausgedehntem parietalem Angiom gemessen. Unter Zugrundelegung eines Durchflusses von 55,7 (σ 6,8) Blut pro Minute und pro 100 g Hirn bei Normalpersonen (GÄNSHIRT) ist in diesem Falle die Gesamthirndurchblutung auf mehr als das Vierfache erhöht. Es ist verständlich, daß durch ein Angiom dieser Größe das Herzschlagvolumen erheblich beeinflußt wird (statt etwa 750 cm³ Blut durchströmen in der Minute etwa 3 l den Carotis-Jugularis-Kreislauf).

Nach unseren früheren Untersuchungen (vgl. GÄNS-HIRT u. SCHIEFER, 1954) besteht nun eine deutliche Korrelation zwischen der Größe des Blutdurchflusses im Carotis-Jugularis-Kreislauf und der Angiomgröße, d. h. *je größer das Angiom ist, um so höher liegt der Wert der Durchblutung nach der Kety-Methode* (s. Tab. 9 u. Abb. 83).

Ein abweichendes Verhalten von dieser straffen Beziehung zwischen Angiomgröße und Durchblutungsgröße ist dann zu erwarten, wenn es infolge einer gleichzeitig bestehenden intrakraniellen Drucksteigerung zu einem Absinken der Durchblutung kommt (vgl. auch Kapitel XI). So liegt in den beiden letzten Fällen der Tab. 9 der mit der Kety-Methode gemessene Hirndurchblutungswert noch unterhalb des Normalwertes (56 cm³/100 g/min). In beiden Fällen handelt es sich um ausgedehnte intracerebrale Hämatome (s. auch Abb. 84) im Frontal- bzw. Occipitallappen. Die Untersuchungen erfolgten jeweils einige Tage nach der zur Klinikaufnahme führenden Subarachnoidalblutung. *Die üblicherweise beim a. v. Angiom zu beobachtende Durchblutungssteigerung ist in diesen Fällen also nicht nur aufgehoben, sondern sogar auf unternormale Werte abgesunken.* Die Durchblutungsminderung geht — wie ebenfalls aus Tab. 9 ersichtlich ist — mit einer deutlichen Zirkulationsverlangsamung im Bereich der Hirngefäße einher (s. dazu auch S. 154 u. 183).

Auch von HEYCK (1958) wurde kürzlich nachgewiesen, daß die Größe des Angioms und diejenige des Hirndurch-

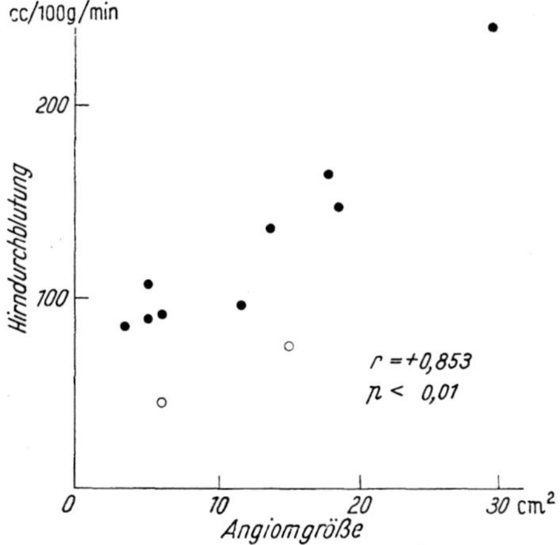

Abb. 83. Korrelationsdiagramm, bei dem die Angiomgröße mit der Hirndurchblutungsgröße in Beziehung gesetzt ist. Die Werte der Fälle in Abb. 82 und 84 (besonders venöse Abflüsse bzw. komplizierende Schädelinnendrucksteigerung) sind hervorgehoben (○); die Hirndurchblutungsgröße ist in diesen beiden Fällen im Verhältnis zur Angiomgröße zu niedrig (nach GÄNSHIRT und SCHIEFER, 1954)

Tabelle 9. *Zirkulationszeit und Hirndurchblutung bei 17 arteriovenösen Angiomen nach* TÖNNIS (1957)

Nr.	Sitz des Angioms	Kreislaufzeit (sec) Serienangiographie		Hirndurchblutung (cm³/100 g/min) Fremdgasanalyse
		Hirn	Angiom	
1	parietal li.	4,8	4,9	239,0
2	temp.-par. re.	5,8	4,0	180,5
3	temporal li.	—	4,0	180,0
4	fronto-medial re.	4,7	4,0	163,0
5	zentral re.	5,8	4,7	145,0
6	parietal re.	5,1	4,3	136,0
7	fronto-par. li.	6,7	4,0	105,0
8	parietal li.	5,8	4,0	96,0
9	präzentral re.	5,8	4,0	90,3
10	occipital li.	5,8	4,0	90,0
11	occipital re.	6,8	4,1	88,1
12	temp. re.	6,8	3,8	85,0
13	Seitenventr. re.	6,8	4,1	84,0
14	occipital li.	5,8	4,0	72,8
15	occipital li.	5,6	3,0	62,5
16	fronto-med. li.	8,6	4,9	42,9
17	occipital re.	12,0	7,0	37,0

blutungsvolumens nicht immer übereinstimmen. Von Einfluß können nach seiner Ansicht die Lage und besondere Struktur des Angioms und evtl. Schädelinnendruckerscheinungen sein. Der Autor erwähnt, daß daher die Fremdgasanalyse die angiographische Diagnostik nicht ersetzen, sondern höchstens ergänzen könne.

Auswirkungen der operativen Behandlung. Die eingangs gegen eine Anwendung bzw. Auswertung der Fremdgasanalyse bei art.-ven. Mißbildungen dargelegten Gründe entfallen weitgehend, wenn es darum geht, mit dieser Methode den Erfolg der operativen

Behandlung zu kontrollieren. Bekanntlich verursacht das arterio-venöse Angiom, wie sich auch angiographisch nachweisen läßt (s. S. 151), eine erhebliche Durchblutungsstörung des umgebenden Gewebes mit nachfolgender Hirnatrophie. Alle früher angewandten Behandlungsmethoden (Carotisunterbindung, Röntgenbestrahlung, örtliche Gefäßunterbindungen) können nicht zu einer Besserung des Zustandes führen, sie verschlimmern teilweise sogar das Krankheitsbild noch.

So zeigen die Fälle 1—3 in Tab. 10 trotz Gefäßligatur keine Änderung bzw. Normalisierung der Hirndurchblutung. Eine Besserung des Zustandes wird nur durch eine völlige Ausschaltung des Angioms, d. h. durch seine Totalexstirpation, erreicht. Bei den Fällen 4—8 der Tab. 10 ist die Normalisierung der vorher gesteigerten Hirndurchblutung mit Hilfe der Kety-Methode eindeutig zu erkennen. Ähnliche Beobachtungen wurden auch von BERNSMEIER u. SIEMONS (1953) mitgeteilt. Die Feststellung dieser Autoren, wonach die Hirndurchblutung auf die Hälfte oder drei Fünftel der Norm durch Unterbindung der A. carotis interna zurückgeht, konnte GÄNSHIRT an unserem Krankengut nicht bestätigen.

Bestand vor der Operation infolge einer Blutung aus dem Angiom und der dadurch hervorgerufenen intrakraniellen Drucksteigerung eine Minderung der Durchblutung, so steigt sie — wie Fall 10 der Tab. 10 zeigt — nach Exstirpation des Angioms und Ausräumung des Hämatoms wieder auf normale Werte an.

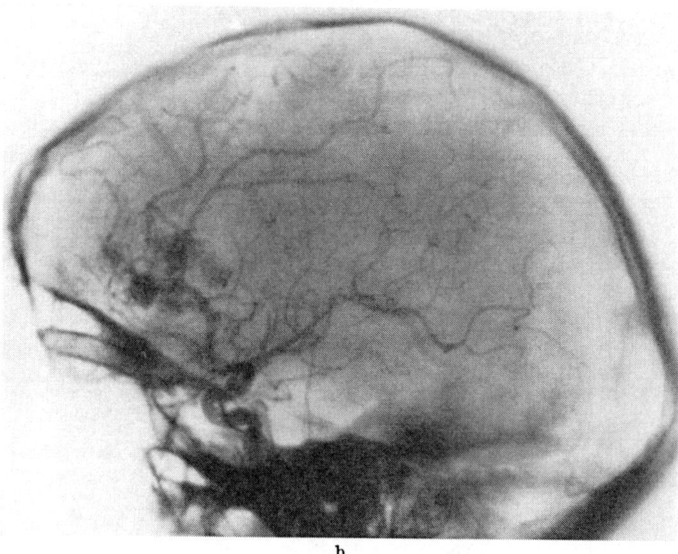

Abb. 84. Angiogramm eines 16jährigen Mädchens mit einem mittelgroßen arteriovenösen Angiom im Bereich des medialen Stirnhirns links, ausgehend von der A. cerebri ant. Vorwiegend im Stirnhirnmark großes intracerebrales Hämatom. *Vor* der Operation: Hirndurchblutung 42,9 cm³/100 g pro Minute. *Nach* der Operation: (Totalexstirpation des Angioms und Ausräumung des fast apfelgroßen Blutcoagulums): 66,5 cm³/100 g pro Minute (s. Fall 16 der Tab. 9 und Fall 10 der Tab. 10)

3. Serienangiographische Untersuchungen

Bei allen cerebralen Gefäßmißbildungen stellt die Kontrastmittelfüllung der Gefäße die entscheidende Untersuchungsmethode dar. Sie orientiert uns nicht nur über Sitz und Größe einer vasculären Veränderung, sondern gibt darüber hinaus auch Auskunft über Zahl, Herkunft und Lage der arteriellen Zuflüsse und venösen Abflüsse (vgl. u. a. BERGSTRAND, OLIVECRONA u. TÖNNIS, 1936; RÖTTGEN, 1937; SORGO, 1938; LIMA, 1938; NRO-

Tabelle 10. *Auswirkung der Operation auf die Hirndurchblutung beim arterio-venösen Angiom*

Nr.	Sitz des Angioms	Art des Eingriffes	Hirndurchblutung (cm³/100 g/min)	
			vor Eingriff	nach Eingriff
1	re. Hemisphäre (diffus)	Ligatur d. A. car. comm. bds.	230,0	240,0
2	li. occipital	Ligatur d. A. car. ext. bds.	90,0	100,0
3	li. occipital	Ligatur d. A. occip. li.	72,8	70,1
4	re. parietal	Totalexstirpation des Angioms	136,0	58,0
5	li. fronto-parietal	Totalexstirpation des Angioms	105,0	61,6
6	li. parietal	Totalexstirpation des Angioms	96,0	54,1
7	re. präzentral	Totalexstirpation des Angioms	90,3	56,8
8	re. occipital	Totalexstirpation des Angioms	88,1	62,0
9	re. Seitenventrikel	Totalexstirpation des Angioms	84,0	48,2
10	li. fronto-medial	Totalexstirpation u. Ausräumung der Blutung	42,9	66,5

LÉN, 1949, 1957; MILLETTI, 1950; OLIVECRONA u. RIIVES, 1948; OLIVECRONA u. LADEN-HEIM, 1957; KRAYENBÜHL, 1957). Im Angiogramm sind die verschiedenen bis zu Bleistiftdicke erweiterten Arterienäste zu erkennen, die in ein mehr kompaktes oder mehr diffuses Geflecht größerer oder kleinerer Gefäße verlaufen, aus denen dann meist schon in der gleichen Bildphase ebenfalls erweiterte Venen zu den Sinus abführen. Form und Größe der Gefäßmißbildungen können außerordentlich wechseln, wovon sowohl die Symptomatologie als auch die therapeutischen Möglichkeiten abhängen (vgl. TÖNNIS u. LANGE-COSACK, 1953; LANGE-COSACK, 1959). In den meisten Fällen erfolgt die arterielle Zufuhr aus dem Gebiet *mehrerer* großer Hirnarterien. Neben corticalen Zuflüssen können die Mißbildungen zusätzlich auch aus der Tiefe von Ästen der Aa. chorioidales versorgt werden, wodurch im Sagittalbild des Angiogramms eine Keilform der Mißbildung (s. Abb. 88a) zustande kommt.

Infolge des verminderten peripheren Widerstandes ist *die Zirkulation im Angiom selbst erheblich beschleunigt*, während die des übrigen Hirns wenigstens bei kleineren oder mittleren Angiomen zunächst einmal als normal angesehen werden kann. Es sind daher schnelle Bildserien erforderlich, um eine ins einzelne gehende Klärung des Gefäßverlaufes zu erzielen. Trotzdem sind bei der Operation häufig wesentlich zahlreichere arterielle Zuflüsse zu beobachten, als sie im Angiogramm sichtbar wurden. Hierbei spielen vorübergehende oder auch konstante Druckunterschiede eine Rolle. Gelegentlich füllt sich die Mißbildung ausschließlich von der gegenseitigen Halsschlagader mit Kontrastmittelblut. Fast für alle Fälle, besonders aber für die in Nähe der Mittellinie oder der basalen Hirnabschnitte lokalisierten Angiome, ist eine beidseitige Carotis-Angiographie (evtl. auch mit Kompression der gegenseitigen Halsschlagader) und einseitige Vertebralis-Angiographie erforderlich. Gelegentlich stellen sich Angiome im Angiogramm trotzdem nur unvollständig dar (s. LEY, 1957). Dies kann vor allem bei Mißbildungen in den peripheren Abschnitten der Hirnarterien vorkommen. Die Ätiologie einer Subarachnoidalblutung kann in solchen Fällen zunächst völlig unklar bleiben, da kleinste Angiome bei der Blutung thrombosieren oder zerstört werden und sich so dem angiographischen wie autoptischen Nachweis entziehen.

Mit der *Serienangiographie* läßt sich die Zirkulationsgeschwindigkeit bei arterio-venösen Mißbildungen bestimmen. Dabei ist zu unterscheiden zwischen der *Kreislaufzeit* des *Gesamthirns* und derjenigen des *Angioms*. Während erstere bei kleinen Angiomen meist nicht wesentlich verändert ist (s. Tab. 9), kann ihre Bestimmung bei größeren Mißbildungen auf Schwierigkeiten stoßen. Hier ist nämlich der „Sog" des Angioms so erheblich, daß praktisch die gesamte Kontrastmittelmenge im Angiombezirk verschwindet und dadurch die übrigen Hirngefäße gar nicht zur Darstellung gelangen. Aber auch dann, wenn sie im Gefäßbild sichtbar werden, ist die in das übrige Hirn einfließende Kontrastmittelmenge meist so gering, daß dadurch eine scheinbare Zirkulationsbeschleunigung auch der übrigen Hirngefäße vorgetäuscht werden kann (vgl. im Abschnitt normale Zirkulationszeit,

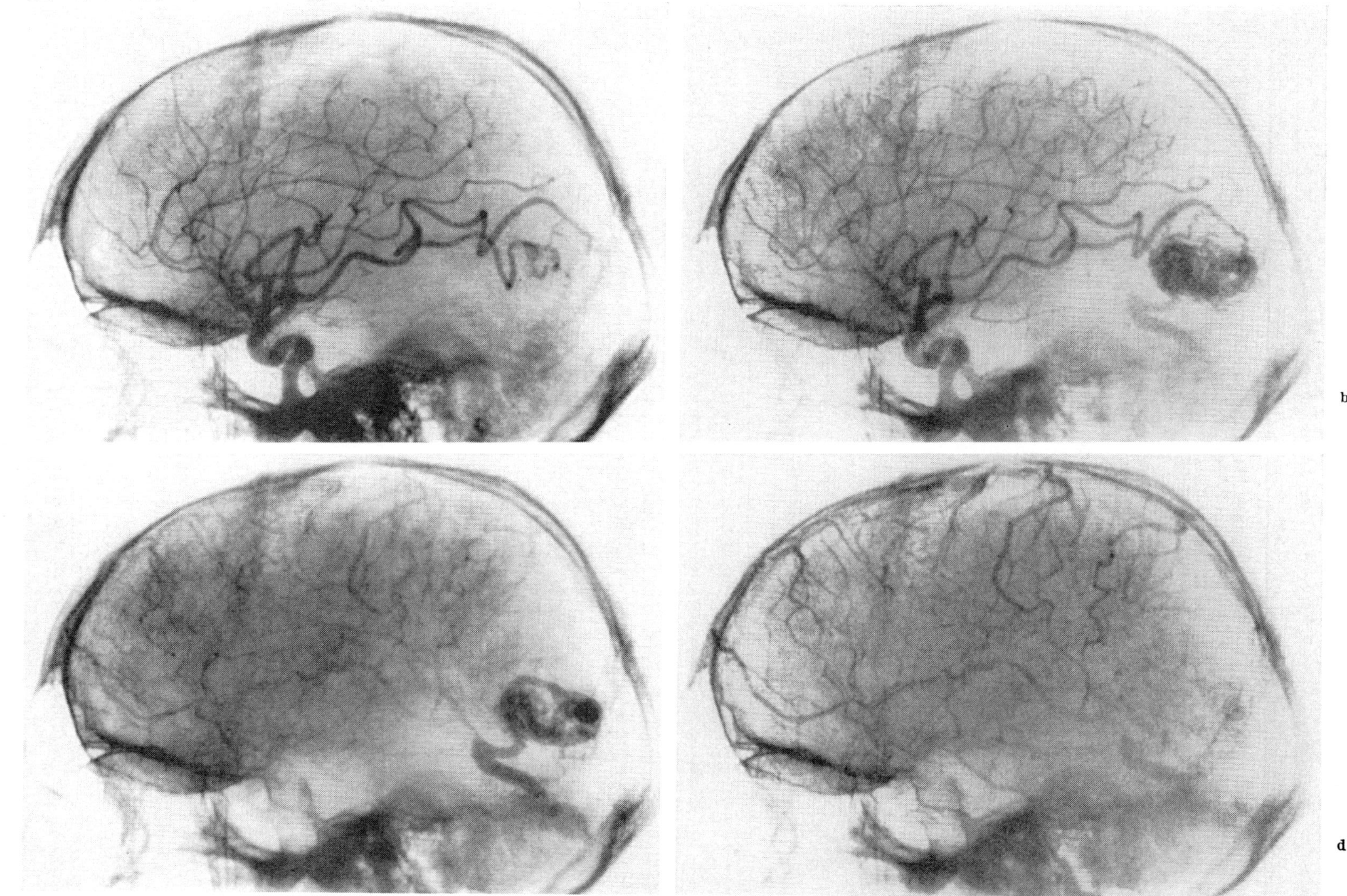

Abb. 85a—d. Serienangiogramm eines 20jährigen Mannes mit einem arteriovenösen Angiom rechts occipital (Fall 11 der Tab. 9). a deutliche Hypertrophie und vorzeitige Füllung der zum Angiombezirk führenden Äste der A. cer. media. b Mit Darstellung des Angioms werden auch schon die abführenden Gefäße sichtbar. c In der capillaren Phase ist nur noch das Angiom mit seinem Abfluß sichtbar. d Im früheren Phlebogramm ist die Zirkulation durch das Angiom bereits beendet. Hirndurchblutung mit 88,1 cm³/100 g pro Minute gesteigert. Postoperativ 62,0 cm³/100 g pro Minute (s. auch Fall 8 der Tab. 10)

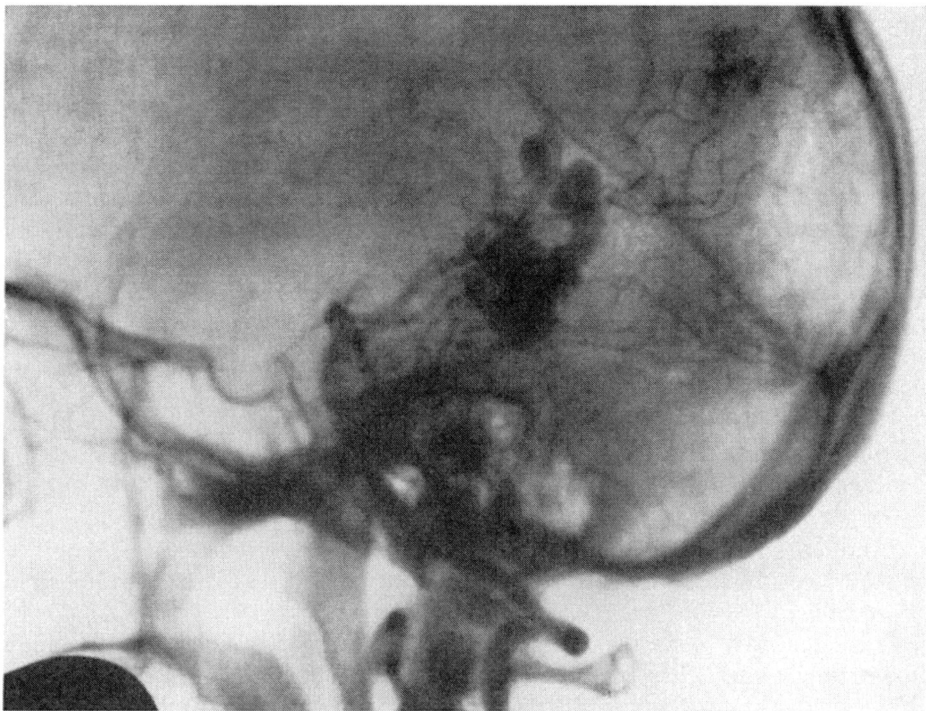

Abb. 86. Darstellung eines arterio-venösen Angioms im Bereich der Vierhügelgegend durch Vertebralisangiographie

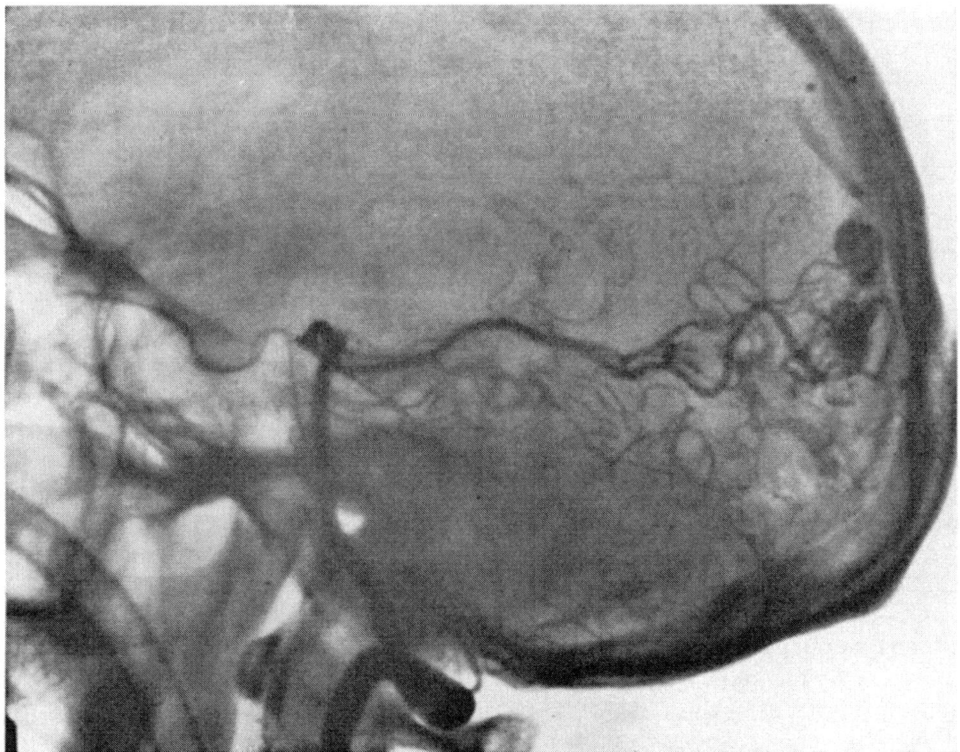

Abb. 87. Arterio-venöses Angiom im Bereich des Occipitallappens. Die Mißbildung kommt nur im Vertebralis-angiogramm zur Darstellung. Carotisangiogramm ohne pathologischen Befund

Abhängigkeit von der Kontrastmittelmenge). Die für das Gesamthirn gemessenen Kreislaufzeiten sind daher nur bedingt zu verwerten. Es zeigt sich aber schon an diesem Verhalten eindeutig die in der *Angiomumgebung* bestehende *Mangeldurchblutung*, in der man die Ursache eines Teiles der klinischen Erscheinungen sehen muß (vgl. auch BUNNER, 1949; WICKBOM, 1950).

Die *Kreislaufzeit des Angioms* ist im Vergleich zur normalen Zirkulationszeit des Gehirns verkürzt (s. Tab. 9). Lediglich bei sehr großen Angiomen oder bei erheblicher intrakranieller Drucksteigerung kann die Zirkulationszeit der Mißbildung die normale Kreislaufzeit des Hirns erreichen. Wenn man die Größe der Angiome in Beziehung zu ihrer Kreislaufzeit setzt, so ergibt sich eigenartigerweise, daß mit der Größe der Angiome trotz gleichzeitiger Zunahme der Hirndurchblutung auch ihre Kreislaufzeit ansteigt. Dieses läßt sich nicht allein mit einer Zunahme der Strombahnlänge in großen Angiomen erklären, sondern beruht wahrscheinlich auf der durch den Bau solcher Mißbildungen hervorgerufenen Turbulenz der Strömung. Es kann weiterhin in derartig ausgedehnten Mißbildungen Blut bzw. Kontrastmittel in Lakunen einige Zeit hängen bleiben und nur langsam herausgespült werden. SCHURR u. WICKBOM (1952) haben ein solches Gefäßbild veröffentlicht, in dem man das Verweilen des Kontrastmittels erkennt.

Beim Angiom mittlerer Größe (Durchblutungswerte zwischen 105,0 und 62,5 cm³ pro 100 g/min) liegt die Differenz zwischen der Kreislaufzeit des Hirns und derjenigen des Angioms meist bei 1,8—3,0 sec.

Abgesehen von der genauen zeitlichen Bestimmung ist aber im allgemeinen die Beschleunigung schon aus dem Gefäßbild abzulesen. Es findet sich hier nämlich eine vorzeitige Füllung der zum Angiom führenden Arterien, die dem Erscheinen der übrigen Hirnarterien weit vorauseilt. Die Minderung des peripheren Widerstandes im Angiombereich kann so weit gehen, daß auch Gefäße der anderen Hirnhälfte sich über Kollateralverbindungen an der Blutversorgung des Angioms beteiligen. Weiterhin kommen schon in der arteriellen Phase des Angiogramms fast immer auch die venösen Abflüsse aus dem Angiom zur Darstellung und weisen ebenfalls auf die erhebliche Zirkulationsbeschleunigung hin (s. Abb. 85). Entsprechend ist auch bei der Operation derartiger Mißbildungen in den erweiterten abführenden Venen hellrotes, arterielles Blut sichtbar (TÖNNIS, 1936).

Bereits früher haben wir planimetrische Untersuchungen der Angiomgröße anhand des Angiogramms durchgeführt und die Beziehungen zwischen Angiomgröße und Hirndurchblutungsgröße untersucht (vgl. GÄNSHIRT u. SCHIEFER, 1954). Dabei zeigte sich, daß die *Hirndurchblutung um so mehr ansteigt, je größer das Angiom ist.* GREITZ (1956) führt nun an, daß das Ausmaß einer Zirkulationsbeschleunigung (Durchblutungsmessungen wurden von GREITZ nicht vorgenommen!) *nicht* von der Größe des Angioms, sondern ausschließlich von der Größe des Shunts, d. h. von Länge und Weite der a.v. Verbindungen abhängt. Abgesehen von einigen wenigen Ausnahmefällen (wie z. B. bei Fisteln im Sinus cavernosus bei traumatischen Aneurysmen) ist aber bei großen Angiomen die Summe aller a.v. Kurzschlüsse und damit der Shunt größer als bei kleinen Mißbildungen.

Zwei der in Tab. 9 aufgeführten Fälle lassen Besonderheiten erkennen, die für die Beurteilung der Kreislaufverhältnisse bei arterio-venösen Angiomen von großer Bedeutung sind (vgl. Fall 16 u. 17). In diesen Fällen ist die Zirkulation durch das Hirn deutlich verlangsamt, durch das Angiom im Vergleich zu den übrigen Fällen zwar auch, jedoch nicht so stark. Angiographisch konnte hier neben der Mißbildung ein großes intracerebrales Hämatom nachgewiesen werden. Dementsprechend war, wie schon auf Seite 149 ausgeführt wurde, auch die Hirndurchblutung unter den Normalwert abgesunken.

Um in diesen Fällen die Kreislauf- und Durchblutungsverhältnisse zu klären, ist es erforderlich, die im Schädelraum auf die einzelnen Abschnitte wirkenden Druckkräfte zu analysieren. Eine Zunahme des intrakraniellen Druckes wirkt sich zuerst auf den Gefäßwiderstand der Capillaren, Venolen und Venen aus und führt zu einer Abflußstauung. Im Angiom ist aber im Hinblick auf den Druck ein mit den Arterien vergleichbarer Gefäßabschnitt vorhanden, da ja hier kein entsprechender intravasaler Druckabfall erfolgt. Die Kreislaufzeit des Angioms wird daher von einer Schädelinnendrucksteigerung nur unwesentlich beeinflußt. In dem letzten Fall der Tab. 9 lag ein sehr kleines Angiom mit einem einzelnen Zufluß und langgestreckten erweiterten venösen Abflüssen vor. Nur damit erklärt sich die in diesem Falle auch das Angiom betreffende Zirkulationsverlangsamung. Ähnliche Verhältnisse finden sich auch beim Glioblastoma multiforme (s. S. 198 f.), wo die Zirkulation durch die arterio-venösen Kurzschlüsse des Tumors nach wie vor beschleunigt, die Kreislaufzeit des Hirns dagegen erheblich verlängert ist.

Auswirkungen der operativen Behandlung. Der Operationserfolg beim arterio-venösen Angiom kann sowohl mit der Fremdgasanalyse (s. S. 150) als auch serienangiographisch

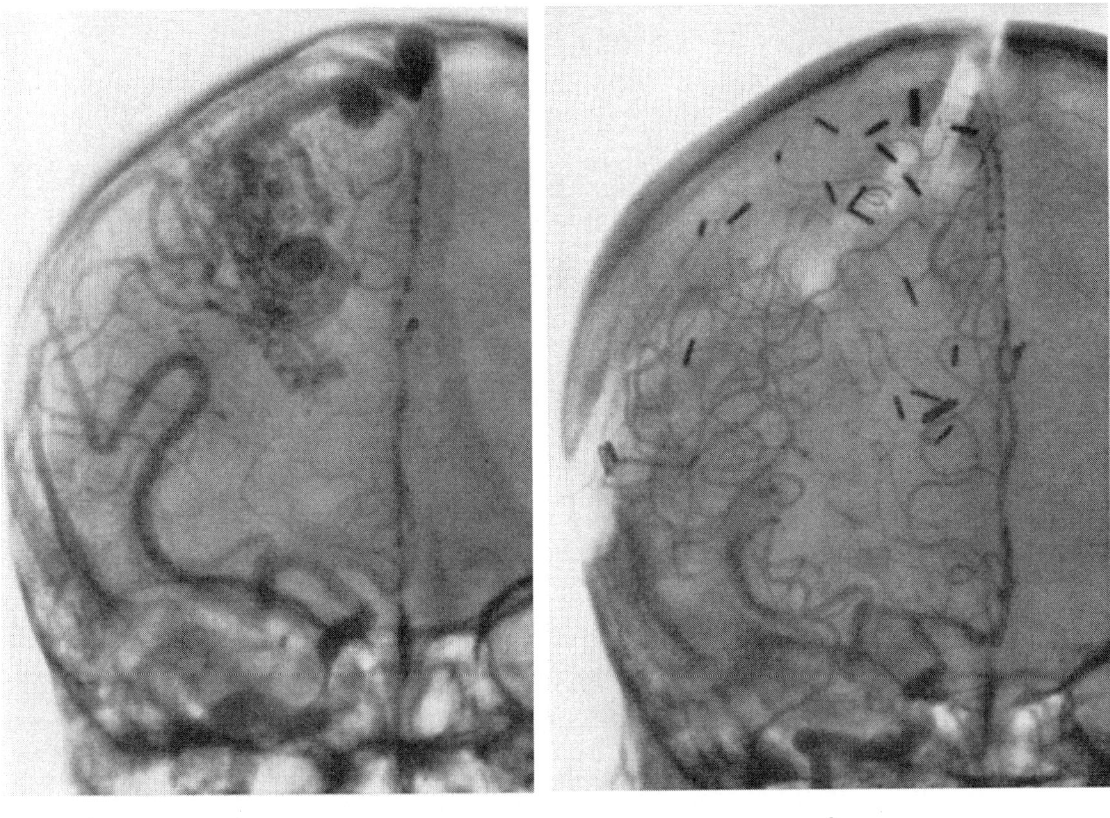

a   b

Abb. 88 a—d. Arterio-venöses Angiom im rechten Parietallappen. a und c: In der arteriellen Phase ist eine deutliche *Hypertrophie* der A. cerebri media zu erkennen (siehe a: Sinus sagittalis sup. sichtbar). b und d: Das Kontrollangiogramm 3 Wochen nach Totalexstirpation der Mißbildung macht den völligen Rückgang der Gefäßhypertrophie deutlich. Das übrige Arteriensystem hat sich jetzt stärker mit Kontrastmittel gefüllt

kontrolliert werden. Dabei zeigt sich, daß Carotisunterbindung, Röntgenbestrahlung und örtliche Arterienunterbindung nicht geeignet sind, die Mißbildung auszuschalten oder ihre weitere Größenzunahme zu verhindern. Dagegen lassen die postoperativen serienangiographischen Kontrollen erkennen, daß sich schon innerhalb von 2—3 Wochen nach Exstirpation der Mißbildung die Hypertrophie der zuführenden Arterien völlig zurückbildet (s. Abb. 88). Ähnliche Beobachtungen haben BUNNER (1949), NORLÉN (1949, 1957), THIEBAUT, PHILIPPIDES, ROHMER u. MONTRIEUL (1951), LAINE, DELANDTSHEER u. DELANDTSHEER (1953), KUSS (1953), TÖNNIS u. WALTER (1958) mitgeteilt. Während in einzelnen Fällen präoperativ im Angiogramm fast ausschließlich die Mißbildung zur Darstellung gekommen war, stellen sich nach ihrer Totalexstirpation auch die übrigen Hirngefäße dar. Gleichzeitig geht, soweit überhaupt eine Beschleunigung vorlag, auch die Zirkulationszeit der übrigen Hirngefäße auf normale Werte zurück.

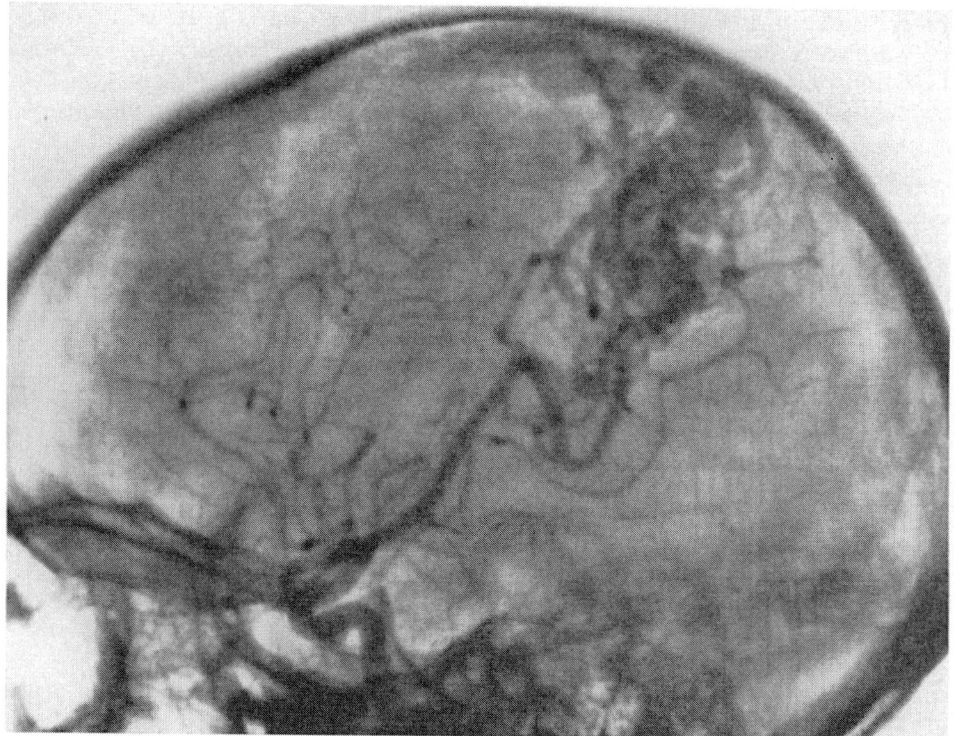

Abb. 88c

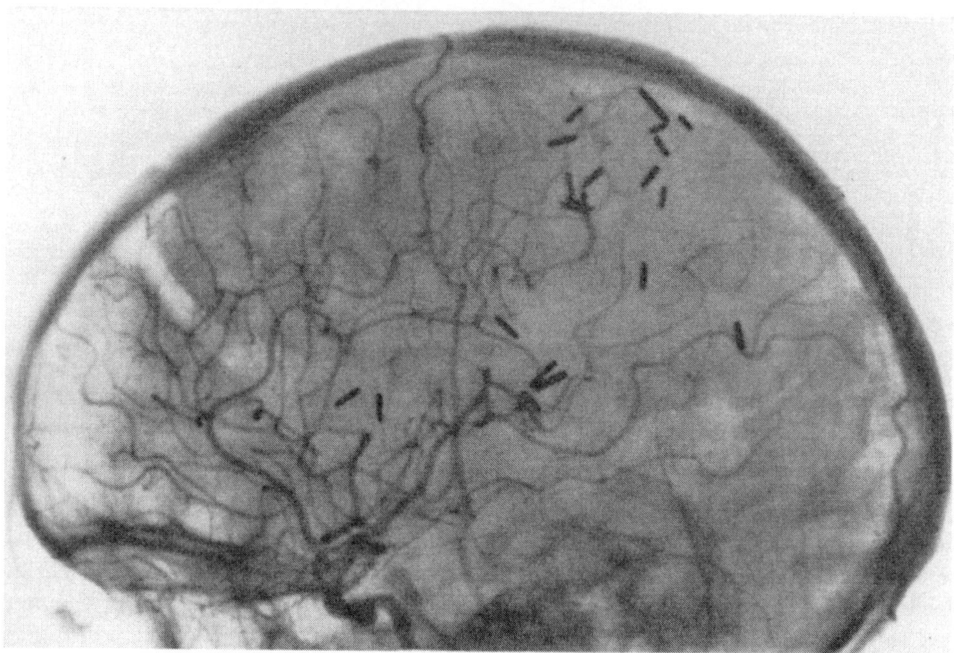

Abb. 88d

B. Sonstige Hämangiome

1. Angioma cavernosum

KRAYENBÜHL u. YAŞARGIL (1957) haben das erste Angiogramm eines histologisch bestätigten Cavernoms veröffentlicht. In der arteriellen Phase zeigen nach Angabe der Autoren „diese Angiome eine starke Verlagerung der cerebralen Arterien und ihrer Äste, was bei racemösen arterio-venösen Angiomen höchst selten vorkommt".

In der capillaren Phase ließ sich bei dem erwähnten Falle ein sehr feines pathologisches Gefäßknäuel nachweisen, welches in der venösen Phase nicht mehr sicher zu erkennen war (vgl. auch KRAYENBÜHL, 1957). Arterio-venöse Kurzschlüsse fehlten.

Im vorliegenden Krankengut findet sich nur ein Fall mit einem Cavernom des Großhirns, das im histologischen Bild erweiterte Gefäße geboten hatte, die allerdings z. T. thrombosiert waren. Trotz dieser Gefäßstruktur fehlte jegliche Darstellung von Tumorgefäßen im Serienangiogramm.

2. Teleangiektasien

Mitteilungen über die angiographische Darstellung eines Angioma capillare ectaticum finden sich in der Literatur nicht. Eine Gefäßdarstellung ist wahrscheinlich bei der Struktur der Mißbildung und ihrer Vorzugslokalisation in der Brücke (Überprojektion des Felsenbeines!) auch nicht möglich.

3. Sturge-Webersche Erkrankung

(Angioma capillare et venosum calcificans)

Die Berichte über angiographische Untersuchungen bei dieser Erkrankung sind z. T. widersprechend. MONIZ u. LIMA haben im Jahre 1935 erstmalig eine Patientin mit Sturge-Weberscher Erkrankung angiographiert. Dabei ließ sich weder im Arteriogramm noch im Phlebogramm eine pathologische Vascularisation nachweisen. Dies entspricht den Beobachtungen von PARNITZKE (1956), KRAYENBÜHL u. YAŞARGIL (1957) u. a. Dagegen wurde von FURTADO (1936) bei einem 5jährigen Kind im Bereich der cerebralen Verkalkungen angiographisch ein Netz angiomatös erweiterter kleiner Gefäße nachgewiesen. MONIZ (1940) meinte dazu: „Sollten spätere Beobachtungen an Fällen bei jungen Menschen ebenfalls in den Kreislauf eingeschaltete Angiome ergeben, so würde der Fall FURTADOs beweisen, daß in einer frühen Phase der Entwicklung der Sturge-Weber-Krabbeschen Krankheit ein echtes Angiom vorhanden ist, das sich mit der Zeit zurückbildet, bis es vollkommen erlischt". Ähnliche angiomatös veränderte Gefäßbezirke auf der Seite des Gesichtsnaevus sahen auch LAMY, AUSSANAIRE, JAMMET u. GAYNO (1949) in zwei Fällen. SUGAR (1951) hat in 2 Fällen abnorme Gefäße in nächster Umgebung der intrakraniellen Verkalkungen beobachtet. RIECHERT (1949) sah „im Zentrum der Mißbildung eine capillare Anfärbung" und „in einer späteren Phase einen art.-ven. Kurzschluß am oberen Rande des erkrankten Hirngebietes". Nachdem FURTADO und RODRIQUES (1947) einen Verschluß der A. cer. post. vor Erreichen der occipital gelegenen Verkalkung nachgewiesen hatten, wurde allgemein angenommen, daß die Angiomatose den Zusammenhang mit der Zirkulation dann verliert, wenn die Verkalkung einsetzt.

Den Beweis für diese Annahme konnten erst in letzter Zeit POSER u. TAVERAS (1957) bei zwei Patienten erbringen. Bei einem Kind im Alter von $5^1/_2$ Monaten fand sich im Angiogramm beiderseits ein „capillar-venöses Angiom". 15 Monate später konnten röntgenologisch im Bereich des früheren Angioms die typischen doppelkonturierten Verkalkungen nachgewiesen werden. Ähnliche Beobachtungen haben die Autoren bei einem 2. Kind gemacht. Damit dürfte die Ansicht von MONIZ (1940) eindeutig bestätigt sein.

Über eine angiographische Darstellung des Gesichtshämangioms bei dieser Erkrankung hat SUNDER-PLASSMANN (1943) berichtet: Es fand sich eine kleine intrakranielle Arterie, die das Os frontale durchbohrte und sich in der Gegend des oberhalb des Auge liegenden Naevus aufzweigte.

Wir selbst haben 6 Fälle mit Sturge-Weberscher Erkrankung serienangiographisch untersucht, jedoch keine pathologische Vascularisation nachweisen können.

4. Angioma racemosum venosum

Angiographische Darstellungen venöser Angiome sind außerordentlich selten. KRAYENBÜHL u. RICHTER (1952) berichten über 2 Fälle, bei denen die oberflächlich (Orbita-Stirn) gelegenen varicösen Erweiterungen durch direkte Punktion und Kontrastmittelinjektion dargestellt wurden.

MONIZ (1953) fand bei 2 Kranken im Phlebogramm sackförmige Varicen der Vena magna Galeni sowie im Phlebogramm bei einem 3jährigen Kind eine starke Erweiterung der V. Labbé. LIMA (1950) betont, daß die Mißbildung nur im Phlebogramm sichtbar sein müsse. Sonstige Beobachtungen fehlen bisher im Schrifttum.

C. Pathologische Anastomosen durch Persistenz embryonaler Gefäße

In Kapitel II wurde schon dargelegt, daß vor Ausbildung der A. comm. post. beim Embryo von 3—4 mm Länge die Verbindung zwischen A. carotis und den beiden longitudinalen Neuralarterien durch temporäre Gefäße (präsegmentale Arterien) aufrechterhalten wird. Am bekanntesten ist die in Höhe des Ggl. Trigemini abgehende primitive *Trigeminusarterie* (vgl. Abb. 3). Daneben bestehen zu diesem Zeitpunkt 2 weitere Verbindungen, die primitive *A. otica* (oder acustica), welche in Höhe des Ohrbläschens abgeht, und die primitive *A. hypoglossica*, die den 12. Hirnnerven begleitet. Mit Ausbildung der Verbindung zwischen der kranialen Portion der A. carotis interna und den beiden Längs-

arterien, d. h. mit Entwicklung der A. comm. post., bilden sich beim Embryo von 5—6 mm
Länge alle drei präsegmentalen Arterien zurück. Ihre Persistenz im späteren Leben ist
zwar selten, an die Möglichkeit sollte jedoch gedacht werden, da die Mißbildung Anlaß
zu Subarachnoidalblutungen geben kann.

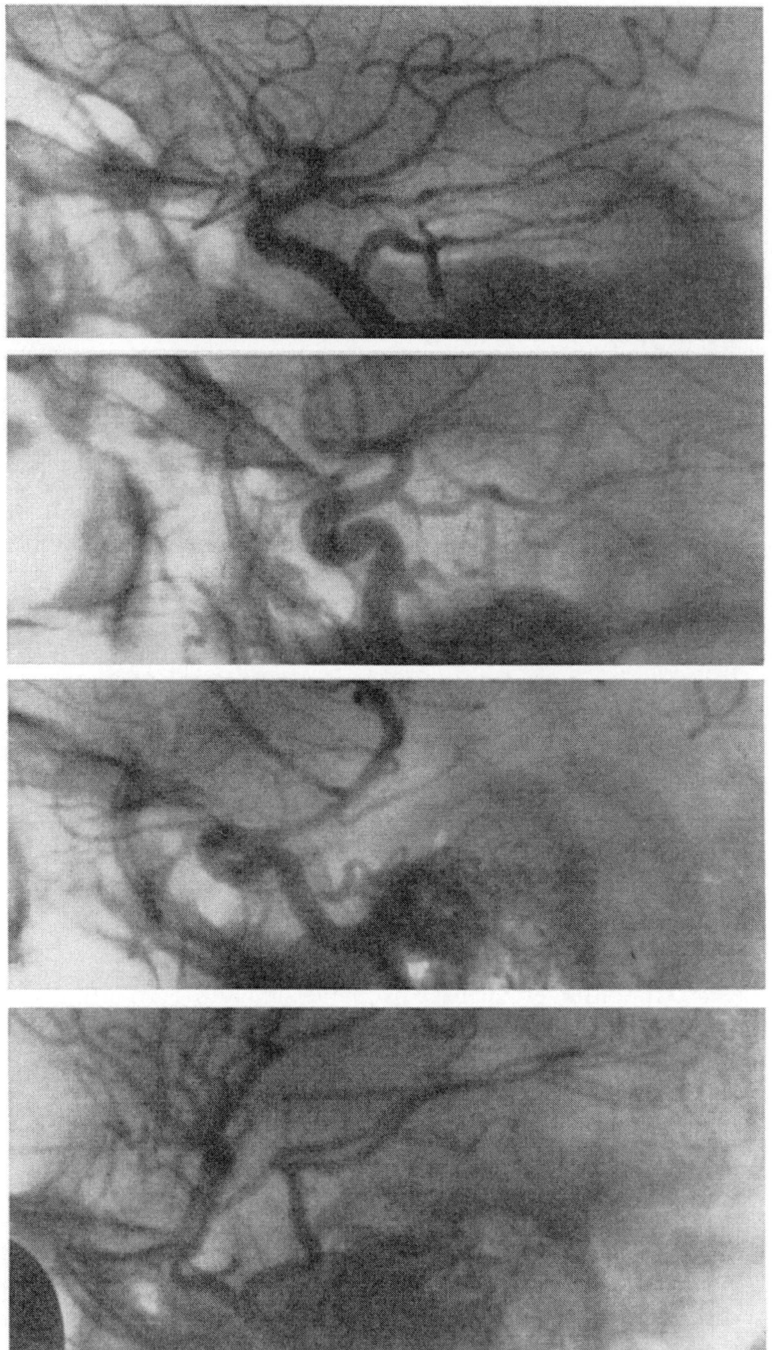

Abb. 89. Verschiedene Formen der Carotis-Basilaris-Anastomose im Carotisangiogramm

1. A. primitiva hypoglossica

Die Persistenz der Hypoglossusarterie ist außerordentlich selten. Von ÖRTEL (1922) wurde die Persistenz
der A. prim. hypoglossica und trigemina beim gleichen Patienten beschrieben (vgl. auch BATUJEFF, 1889). LIND-

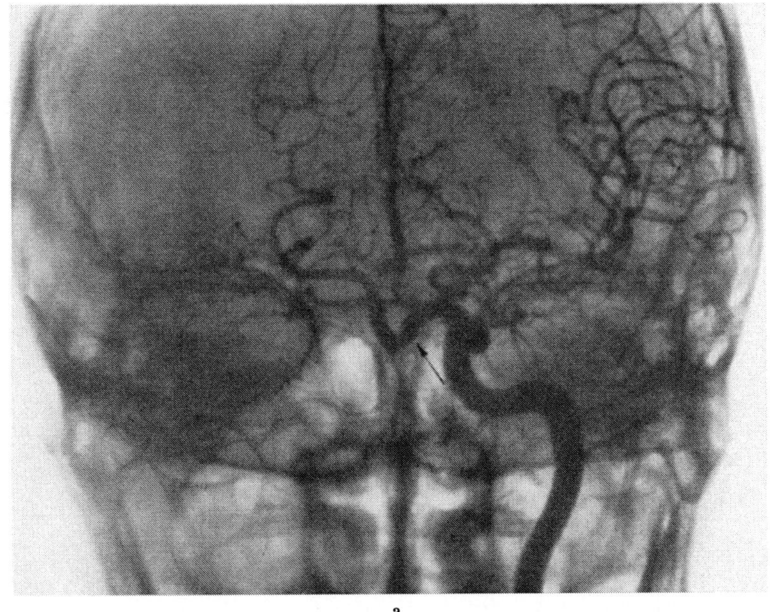

a

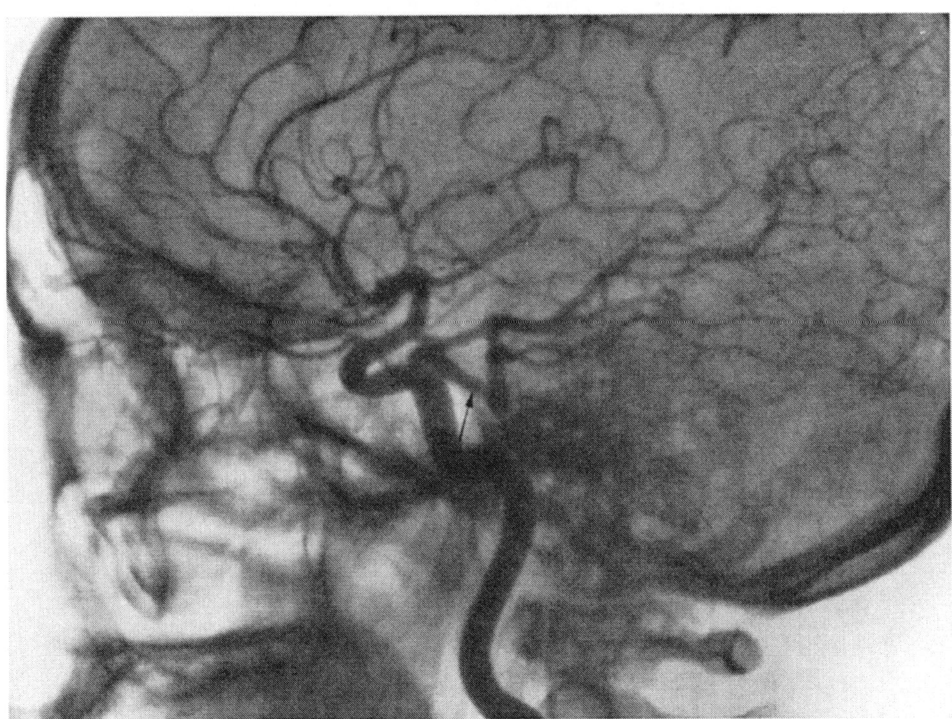

b

Abb. 90 a u. b. Carotis-Basilaris-Anastomose (↑). Die gegenseitige A. cerebri posterior entstammt der Mißbildung, die gleichseitige wird über die A. comm. posterior dargestellt

GREN (1950) erwähnt unter 1526 Carotisangiogrammen 4 Fälle, bei welchen die A. vertebralis aus der A. carotis interna entsprang und durch das For. occip. magnum direkt in die Schädelhöhle eintrat. Dabei handelt es sich wahrscheinlich um die Persistenz der Hypoglossusarterie. Sonstige angiographische Beobachtungen fehlen bisher.

2. A. primitiva acustica (otica)

Beobachtungen dieser Gefäßanomalien sind noch seltener (s. ALTMANN, 1932). Die bisher einzige angiographische Beobachtung stammt von KRAYENBÜHL u. YAŞARGIL (1957). Dabei ließ sich im Bereich des Felsen-

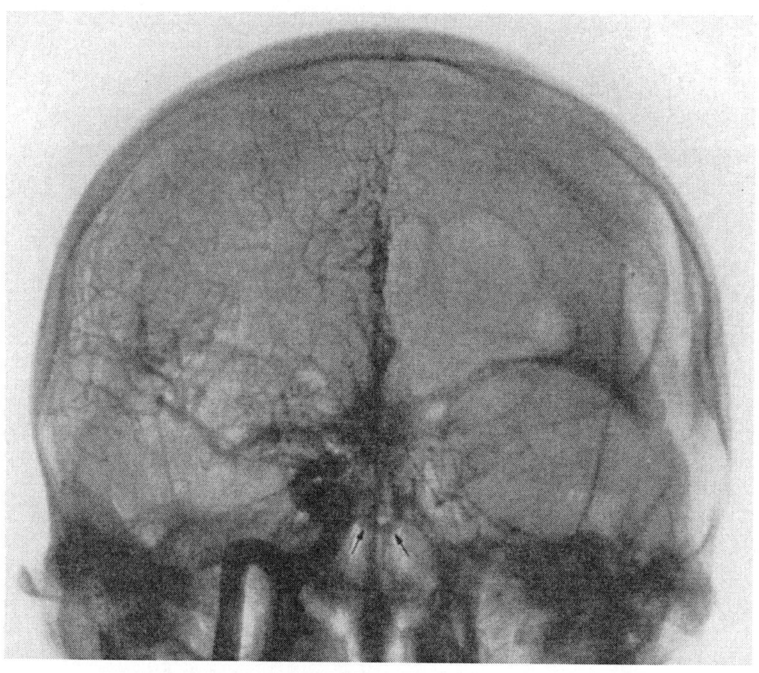

a

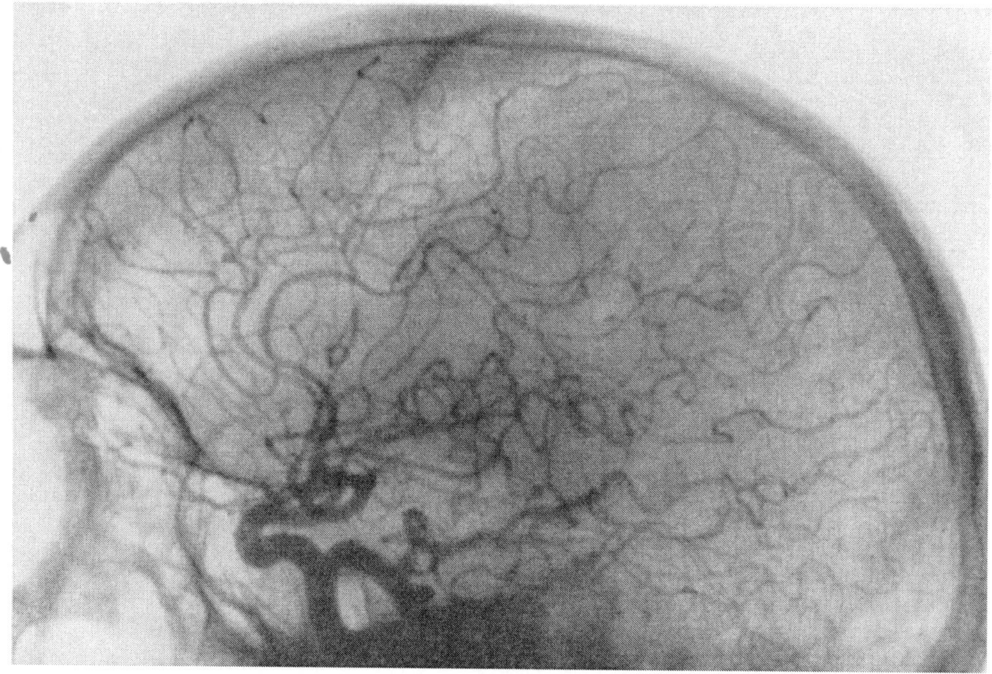

b

Abb. 91 a u. b. Besonders kaliberstarke Carotis-Basilaris-Anastomose, die auch im Sagittalbild gut zu erkennen ist

beines der Abgang einer dicken Arterie aus der Carotis interna nachweisen, über welche sich die A. basilaris und sogar rückläufig die A. vertebralis darstellte.

3. A. primitiva trigemina

Unter dem Begriff der „Carotis-Basilaris-Anastomose" wird im allgemeinen die Persistenz der primitiven Trigeminusarterie verstanden, da nur diese Anastomose relativ häufig zu beobachten ist. Die erstmals 1844 beim Erwachsenen von QUAIN beschriebene

Mißbildung war in der Folgezeit verschiedentlich Anlaß zu anatomischen Untersuchungen (DURET, 1874; HOCHSTETTER, 1885; F. DECKER, 1886; OERTEL, 1922; ÖKRÖS, 1934; u. a.). HASENJÄGER beschrieb 1937 eine derartige Verbindung, die durch einen knöchernen Kanal in der Sellalehne verlief, und wies auf die Möglichkeit einer arteriographischen Darstellung hin. Daß erst nach Einführung der cerebralen Angiographie derartige Anastomosen wesentlich häufiger beobachtet wurden, ist wohl darauf zurückzuführen, daß die im Sinus cavernosus oder unter der Duraduplikatur des Cavum Meckeli liegende Arterie bei der Sektion leicht übersehen wurde.

Der Nachweis im Angiogramm gelang erstmals SUTTON im Jahre 1950. Weitere Beobachtungen stammen von FRUGONI (1952), PHILIPPIDES u. Mitarb. (1952), HARRISON u. LUTTRELL (1953), SICCURO u. BAGGIORE (1953), KLOSS (1953), MONTRIEUL (1953), STENVERS, BANNENBERG u. LENSHÖCK (1953), GESSINI u. FRUGONI (1954), LINDGREN (1954), MURTAGH, STAUFFER u. HARLEY (1955), POBLETE u. ASENJO (1955), SCHAERER (1955), BREA (1956), GROS, MINVIELLE u. VLAHOVITCH (1956), TÖNNIS, SCHIEFER u. WALTER (1957), KRAYENBÜHL u. YAŞARGIL (1957).

Gelegentlich ist die Anastomose mit Aplasie oder Hypoplasie anderer Gefäße (HASENJÄGER, 1937; SUNDERLAND, 1941; ALTMANN, 1932; OERTEL, 1922; KRAYENBÜHL u. YAŞARGIL, 1957) oder mit arteriellen Aneurysmen der Hirngefäße oder der Anastomose selbst (PARKER, 1926; SCHAERER, 1955; MURTAGH, STAUFFER u. HARLEY, 1955) verbunden.

Die in der Literatur mitgeteilten Fälle zeigen, daß die Persistenz der primitiven A. trigemina häufiger ist als früher ohne die Möglichkeit angiographischer Untersuchungen angenommen wurde. Vergleichsweise konnten SUTTON (1950) unter 1000 Angiographien nur 1 derartige Mißbildung, HARRISON u. LUTTRELL (1953) dagegen 3 unter 582, KLOSS (1953) 1 unter 400, GESSINI u. FRUGONI (1954) 2 unter 160, SCHAERER (1955) und BREA (1956) 1 unter 250 Fällen beobachten. Von KRAYENBÜHL u. YAŞARGIL (1957) wurde angegeben, daß die Anzahl der bis zum Jahre 1957 angiographisch nachgewiesenen Carotis-Basilaris-Anastomosen unter Einschluß von 7 eigenen Fällen 22 betrage. Im eigenen Krankengut fanden sich unter 1657 daraufhin untersuchten Fällen 8 Carotis-Basilaris-Anastomosen (= 0,48%); vergleiche auch SCHIEFER u. WALTER (1958).

Die *angiographische Darstellung* zeigt recht unterschiedliche Formen der Mißbildung. In 5 unserer Fälle war die Anastomose nur als ein mehr oder weniger stark entwickeltes kurzes Gefäßstück, das nach Beginn des Cavernosusabschnittes der A. carotis interna entspringt, sichtbar (s. Abb. 89). Das Kaliber der Mißbildung schwankt in den einzelnen Fällen erheblich. Soweit A. communicans posterior und A. cerebri posterior im Angiogramm dargestellt sind, bestehen keine sicheren Verbindungen zwischen diesen Gefäßen und der Anastomose (s. Abb. 89).

Ist die Mißbildung als ein kräftiges Gefäß entwickelt, so läßt sie sich auch im Vorderbild des Angiogramms leicht nachweisen (s. Abb. 90 u. 91). Sie verläuft vom intracavernösen Teil der A. carotis durch den Sinus cavernosus und tritt medial vom 1. Trigeminusast und lateral vom N. oculomotorius aus dem Sinus aus und biegt dann nach medial, um sich mit dem mittleren Abschnitt der A. basilaris vor dem Clivus zu verbinden. In allen Fällen geht die Strömungsrichtung innerhalb der Anastomose wahrscheinlich von der A. carotis in Richtung zur A. basilaris. Auch nach den Angaben in der Literatur wurde eine entgegengesetzte Strömungsrichtung bisher nicht beobachtet (vgl. KLOSS, 1953; BREA, 1956; u. a.).

D. Zirkulationsstörungen bei sackförmigen Aneurysmen

Es wurde bereits darauf hingewiesen, daß bei sackförmigen Aneurysmen besonders häufig *Anomalien des Circulus Willisi* zu beobachten sind. So konnte SLANY (1938) 14 mal unter 26 Aneurysmafällen weitgehende Anomalien des Circulus Willisi beobachten (s. auch BUSSE, 1921).

Derartige *Anomalien* konnten wir am vorliegenden Krankengut besonders häufig bei Aneurysmen im Bereich der A. communicans anterior sehen. Es ließ sich bei 8 Fällen mit dem Verdacht auf Aneurysmen dieses Gefäßabschnittes, bei denen eine doppelseitige Gefäßfüllung vorgenommen war, 6 mal eine Aplasie des horizontalen Anteriorastes nachweisen, die zum Teil auch operativ bestätigt wurde. Bei der Angiographie kam auch unter Kompression der Gegenseite dieser Gefäßabschnitt nicht zur Darstellung, während von der anderen Seite beide Aa. anteriores und der Aneurysmasack gefüllt waren (s. Abb. 92). Es handelt sich, wie auch die Spezialaufnahmen nach LÖFSTEDT zeigen, also meist nicht um Aneurysmen der A. comm. ant., sondern um solche der A. cerebri ant. (an dem Winkel

zwischen horizontalem und aufsteigendem Anteil dieses Gefäßes), eine Feststellung, die
für die Planung des operativen Vorgehens und auch für prognostische Erwägungen von
ausschlaggebender Bedeutung sein kann (s. Tönnis u. Schiefer, 1956).

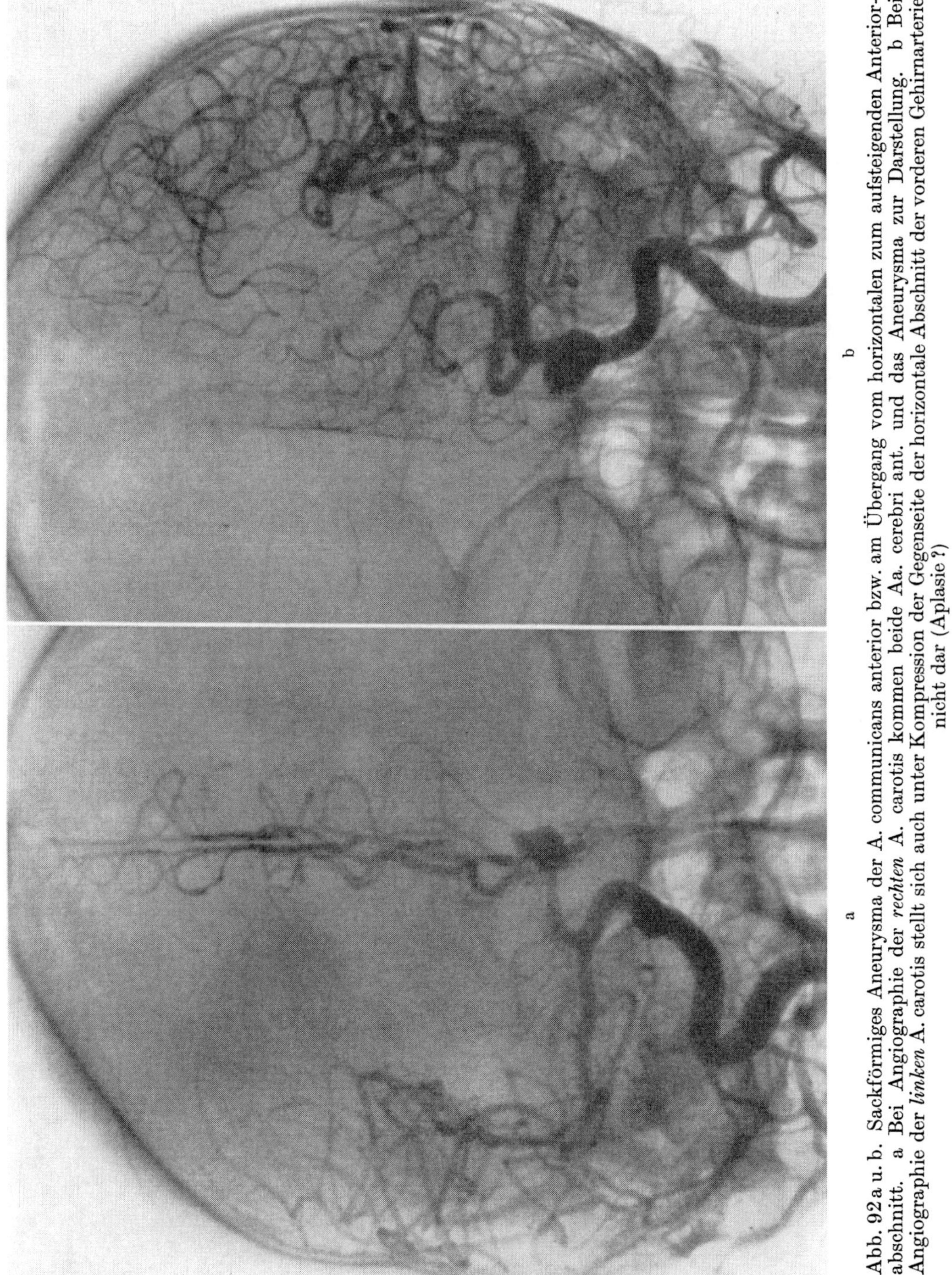

Abb. 92 a u. b. Sackförmiges Aneurysma der A. communicans anterior bzw. am Übergang vom horizontalen zum aufsteigenden Anterior-
abschnitt. a Bei Angiographie der *rechten* A. carotis kommen beide Aa. cerebri ant. und das Aneurysma zur Darstellung. b Bei
Angiographie der *linken* A. carotis stellt sich auch unter Kompression der Gegenseite der horizontale Abschnitt der vorderen Gehirnarterie
nicht dar (Aplasie?)

Auch von Voris (1951) wurde über ein Aneurysma der A. cer. ant. mit einer autoptisch bestätigten, sehr
schwach ausgebildeten A. cer. anterior der Gegenseite berichtet. Poppen (1951) fand in 2 Fällen bei der Operation eine Thrombose dieses Gefäßabschnittes. Vgl. weiterhin die Beobachtungen von Gund (1956), Manghi,
Sanginario, Rosselli u. Boeri (1957), sowie Lagarde, Vigouroux u. Perrouty (1957).

Weiterhin kann auch die zuführende Arterie sekundär durch vom Aneurysma ausgehende thrombotische Vorgänge verschlossen werden. Die neurologischen Ausfälle hängen zwar von der Bedeutung des verschlossenen Gefäßabschnittes, noch mehr aber von den Möglichkeiten einer Kollateralkreislaufentwicklung ab (s. Abb. 80).

Zirkulationsstörungen. Auch wenn es nicht zu einem Verschluß der sog. Elternarterie kommt, können die Auswirkungen eines Aneurysmas auf den übrigen Hirnkreislauf von Bedeutung sein. Während sich die kleineren Aneurysmasäcke nur in der arteriellen Phase der Hirnzirkulation nachweisen lassen, kann man in den größeren eine oft erhebliche Durchblutungsverzögerung erkennen. Es wäre die Frage aufzuwerfen, ob nicht in der gerade bei ausgedehnteren Aneurysmen verlangsamten Durchströmungsgeschwindigkeit der zur Thrombusbildung disponierende Faktor zu suchen ist. Die Serienangiogramme in Abb. 93 geben die Zirkulationsverhältnisse in einem großen Aneurysma der A. carotis interna wieder. Während in der arteriellen Phase (*a*) der Aneurysmasack in seiner ganzen Ausdehnung sichtbar ist, finden sich im frühen (*b*) und späten Phlebogramm (*c*) nur noch Kontrastmittelreste. Wie auf dem Sagittalbild zu erkennen ist, liegt der sichelförmige Kontrastmittel - Schatten

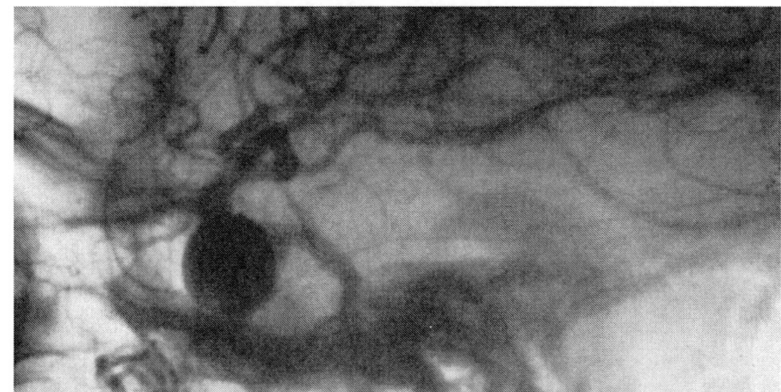

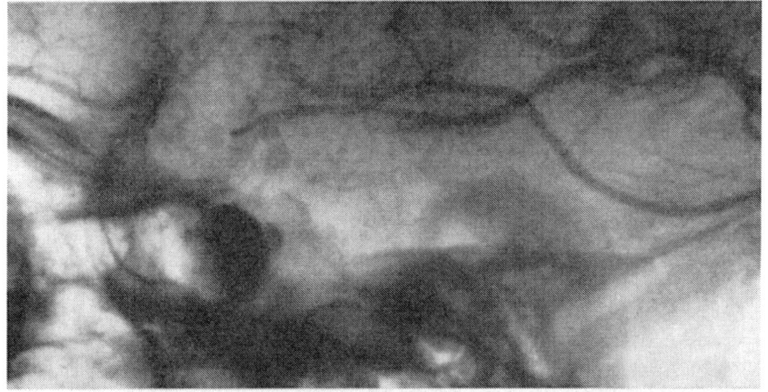

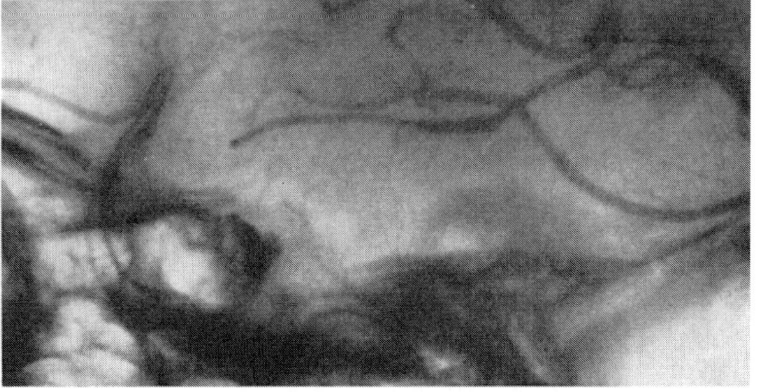

Abb. 93. Ausschnitte aus dem Serienangiogramm eines infraclinoidalen Carotisaneurysmas. Weitere Angaben im Text

am weitesten von der Öffnung des Aneurysmas, also dem zuführenden Gefäß, entfernt. Neben der Endothelläsion an der Rupturstelle dürfte demnach auch diese Zirkulationsverlangsamung einen Einfluß auf die Thrombosierung haben (vgl. MARGUTH u. SCHIEFER, 1956).

Aus der Doppelfüllung beider Aa. anteriores im Angiogramm kann nicht ohne weiteres ein Rückschluß auf eine evtl. Durchblutungsbehinderung der Gegenseite gezogen werden, da sich eine solche schon normalerweise in etwa $^1/_3$ der Fälle nachweisen läßt (s. S. 105). Während aber nun bei manchen Hirntumoren und Gefäßverschlüssen infolge des vermehrten cerebrovasculären Widerstandes der peripheren Gefäßbezirke häufiger eine

Doppelfüllung beider Aa. anteriores von der Tumorseite aus beobachtet wird, liegen bei Aneurysmen an den zuführenden Arterienstämmen andere Verhältnisse vor.

Wir haben für diese Untersuchung 25 Fälle (mit Ausnahme der schon erwähnten Aneurysmen in Nähe der A. communicans anterior) herangezogen, die doppelseitig angiographiert waren. In 12 Fällen fand sich dabei keine Darstellung der A. cerebri anterior der Aneurysmaseite, sondern dieses Gefäß wurde von der Gegenseite dargestellt. Wird dabei aber noch Sitz und Größe des Aneurysmas berücksichtigt, so ergibt sich, daß alle Carotisaneurysmen mit infraclinoidalem Sitz (6 Fälle), 2 Aneurysmen am supraclinoidalen Teil des Gefäßes, 1 Aneurysma der Carotisgabel und 3 am Abgang der A. communicans posterior zu der genannten Durchblutungsbeeinträchtigung geführt haben. Bei den Aneurysmen der peripheren Gefäße fehlen dagegen derartige Auswirkungen auf den gesamten Hirnkreislauf. Als Ursache einer solchen Zirkulationsstörung durch Aneurysmen der A. carotis wird man das Auftreten einer turbulenten Strömung, d. h. einer Verlangsamung nicht nur im Aneurysmasack, sondern auch in dem zu- und abführenden Gefäßabschnitt, annehmen müssen. Darauf weist auch die Darstellung größerer arterieller Aneurysmen noch in der venösen Phase der Hirnzirkulation hin.

X. Zirkulationsstörungen nach Schädelhirnverletzungen

A. Blutungen (Gefäßzerreißungen)

1. Traumatische a.v. Aneurysmen

Unter den Schädelhirnverletzungen nehmen die Carotis-Cavernosus-Aneurysmen insofern eine Sonderstellung ein, als es hierbei zu einer Blutung aus der größten intrakraniellen Arterie kommt, ohne daß sie durch zunehmende Raumbeengung unmittelbar zum Tode führt. Dies liegt an den besonderen anatomischen Gegebenheiten: Die Carotis interna verläuft nach ihrem Durchtritt durch die Schädelbasis ein kurzes Stück durch den Sinus cavernosus, wird also in diesem Bereich von einem venösen Strombett umgeben.

Zu einer *spontanen* Ausbildung arterio-venöser Kurzschlüsse im Bereich des Sinus cavernosus kann es sowohl auf dem Boden der eben besprochenen embryonalen Gefäßverbindungen als auch sonstiger Gefäßprozesse, insbesondere der Arteriosklerose (s. DEI POLI u. ŽUCHA, 1940; LOPEZ, 1948; BENAIM, 1949; SUGAR, 1951; SUNDER-PLASSMANN u. TIWISINA, 1952) kommen. Wesentlich häufiger ist aber eine *traumatische Entstehung* durch Projektile, Basisbrüche, abgesprengte Knochenteile oder auch durch Zerrung und Wandschädigung der A. carotis bei gedeckten Hirnschädigungen (NELATON, 1873; BERGMANN, 1880; SATTLER, 1920; SERFLING u. PARNITZKE, 1956).

Obwohl Anamnese und klinische Symptomatologie meist schon auf die Art der Erkrankung hinweisen, ist für die einzuschlagende Therapie die Gefäßfüllung unerläßlich (vgl. DANDY, 1937; RUGGIERO u. CASTELLANO, 1952). Da aber je nach Größe der Fistelöffnung das Kontrastmittel mehr oder weniger rasch wieder aus dem Hirnkreislauf verschwindet, wird für eine genaue Klärung der Abflußwege eine Serienangiographie mit schneller Bildfolge notwendig. Diese kann zunächst einmal eine erhebliche Minderdarstellung der gleichseitigen Hirnhälfte aufweisen. Als wichtigste venöse Abflüsse wurden von WOLFF u. SCHMIDT (1939) die Verbindung vom Sinus cavernosus über V. ophthalmica, V. angularis u. V. facialis (s. Abb. 94), weiterhin vom Sinus cavernosus über die basalen Sinus und Venengeflechte zur V. jugularis, Anastomosen zur V. Trolard sowie Verbindungen über die V. basalis zur V. magna Galeni (s. Abb. 95) beschrieben. Wie erst die verschiedenen Phasen des Serienangiogramms genauer zeigen, sind meist mehrere der genannten Verbindungen an den Abflüssen aus dem Sinus cavernosus beteiligt.

Doppelseitige Fisteln im Sinus cavernosus kommen vor (s. Abb. 96), sind aber außerordentlich selten (vgl. MASON, SWAIN u. OSHEROFF, 1954). Auch eine Kombination mit sackförmigen Aneurysmen ist möglich (s. ALPERS, SCHLEZINGER u. TASSMAN, 1951; GROTE u. SCHIEFER, 1959). Über sonstige auf embryonalen Entwicklungsstörungen beruhende intradurale arterio-venöse Verbindungen hat VERBIEST (1951) berichtet. Vor jedem operativen Eingriff (Carotisunterbindung am Hals, intrakranielle Carotisligatur oder operatives Vorgehen am Aneurysma selbst) muß durch eine Angiographie erst eine aus-

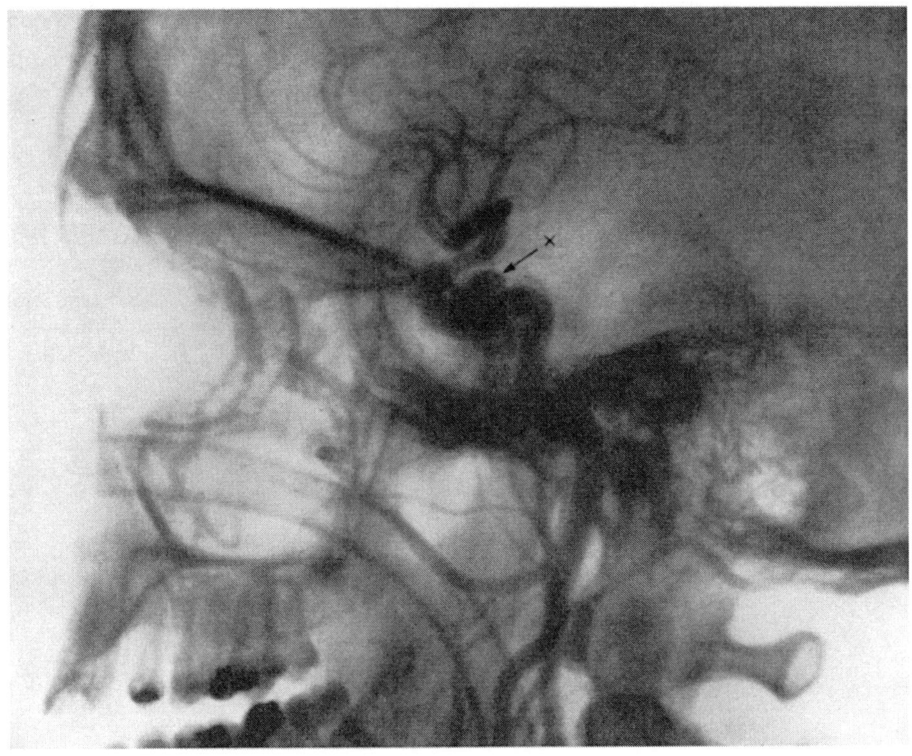

Abb. 94a—c. Arteriovenöse Fistel zwischen A. carotis interna und Sinus cavernosus. Im Serienangiogramm:
a Darstellung der Fistel (×↓)

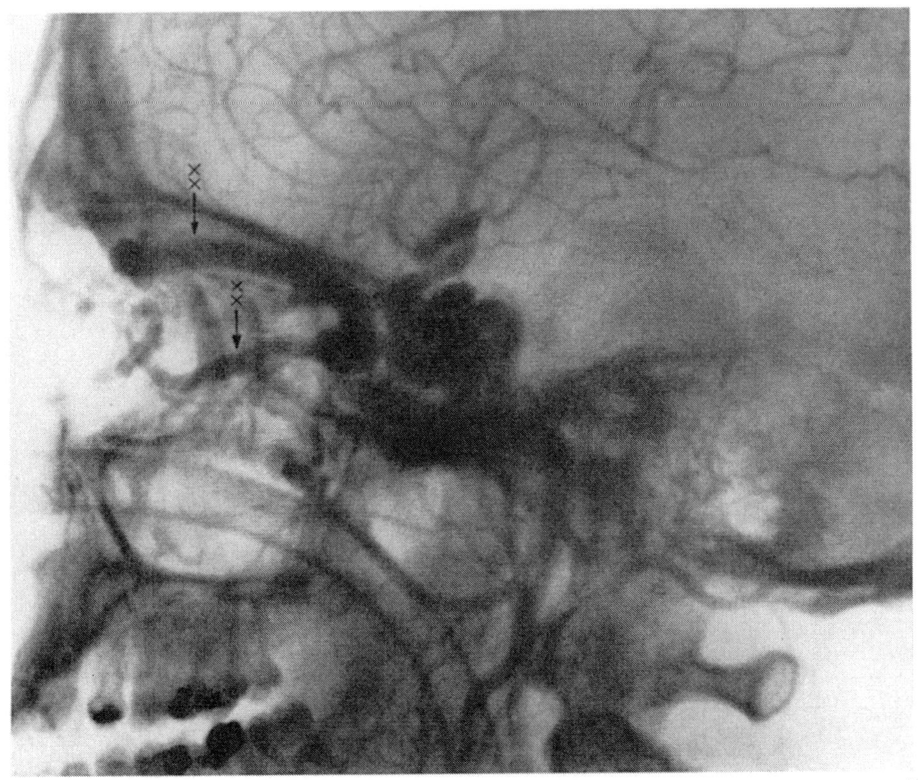

Abb. 94b. Abflüsse aus dem Sinus cavernosus über die arterialisierten Venen der Orbita (×××↓)

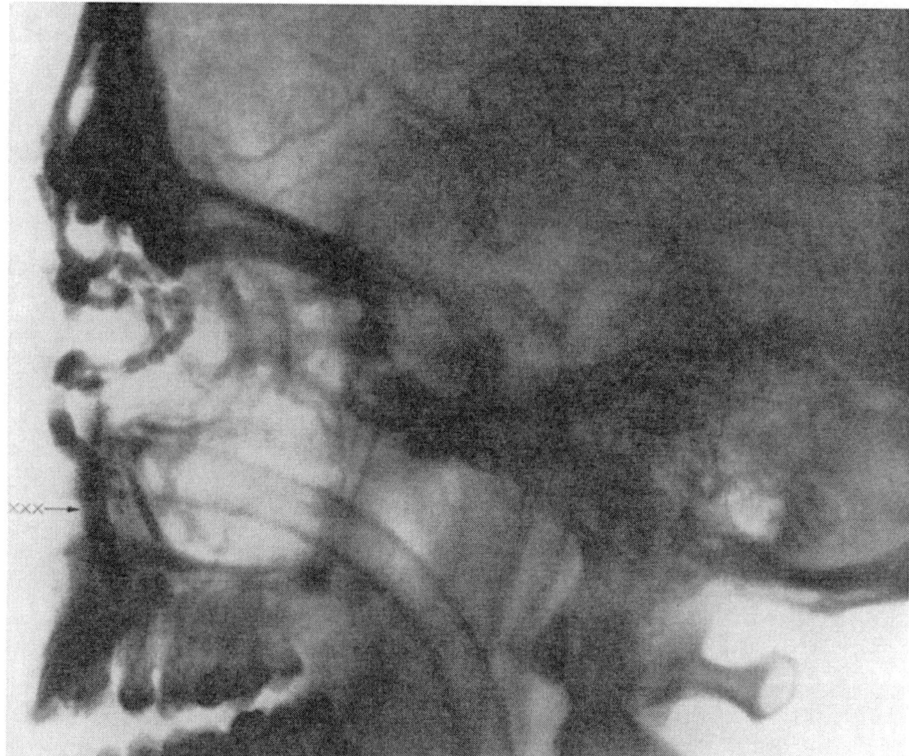

Abb. 94c. Abflüsse aus dem Sinus cavernosus über Venen des Gesichtes (×××→).

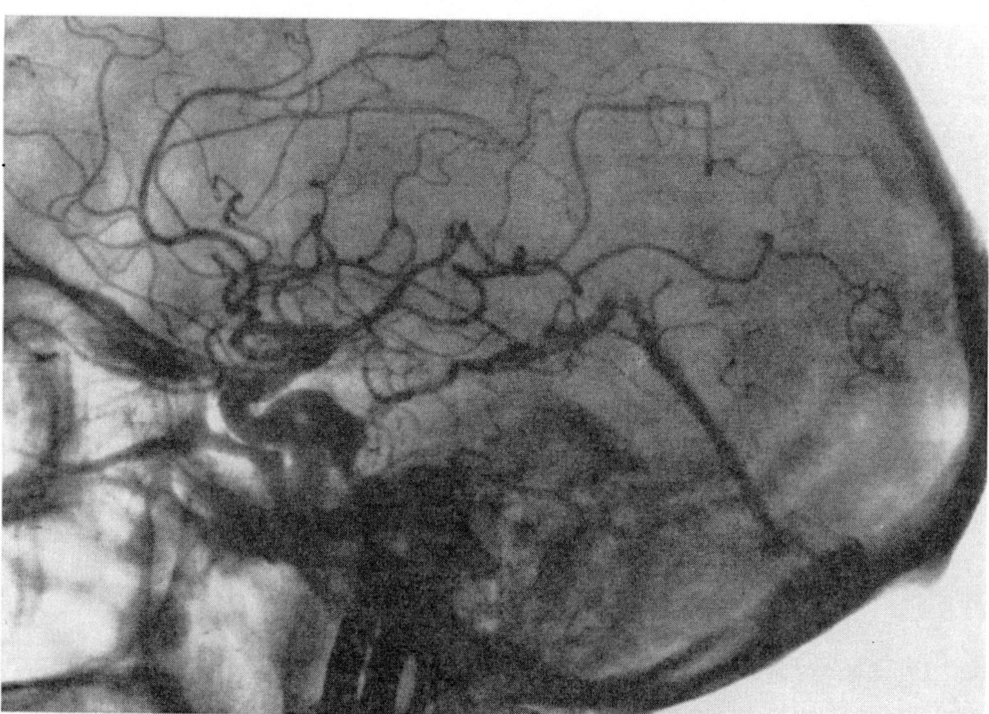

Abb. 95. Arteriovenöse Fistel zwischen A. carotis int. und Sinus cavernosus. Venöse Abflüsse über den Sinus petrosus direkt zur V. jugularis bzw. über die V. basalis zur V. magna Galeni in den Sinus rectus

reichende kollaterale Blutversorgung des Hirns von der gegenseitigen A. carotis her nachgewiesen werden. Auch die Indikation zu einer künstlichen Muskelembolie (BROOKS, 1930; HAMBY u. GARDNER, 1933) hängt von der Größe der arterio-venösen Fistel ab, die sich nur anhand des Angiogramms beurteilen läßt (RÖTTGEN, 1948; SUNDER-PLASSMANN u. TIWISINA, 1952).

PARSONS, GULLER, WOLFF u. DUNBAR (1954) erwähnen einen, POTTER (1954) zwei Fälle, bei denen sich die Fistel im Anschluß an die Angiographie ohne weitere Behandlungsmaßnahmen schloß (s. auch LOYO, 1955). Wir haben selbst ähnliche Beobachtungen

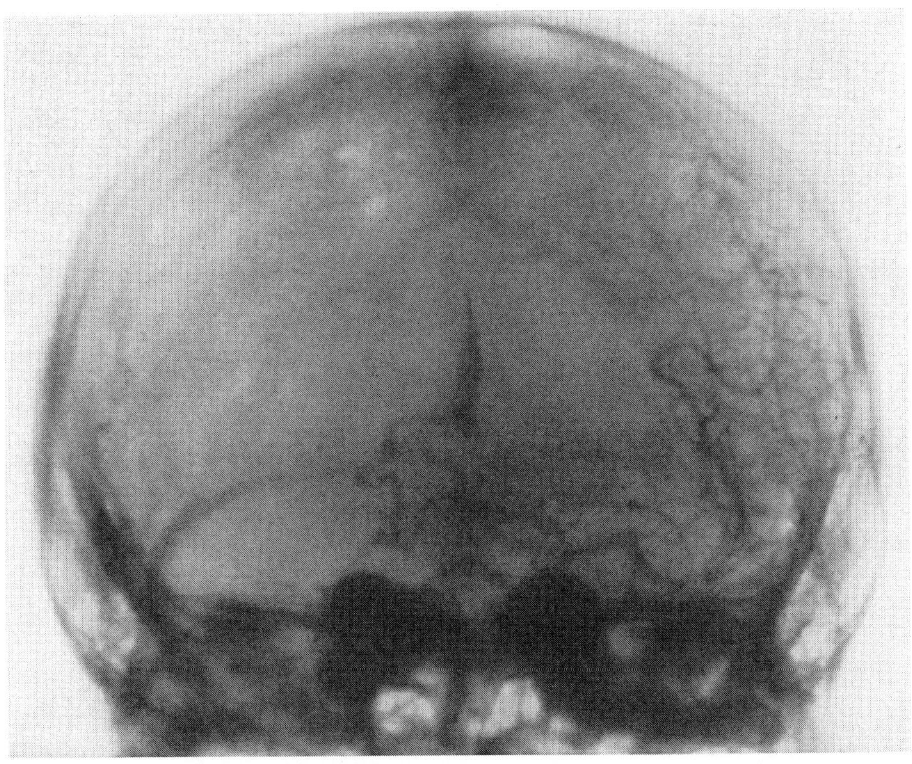

Abb. 96. Angiogramm einer 63jährigen Frau mit einem *doppelseitigen* arterio-venösen Aneurysma. Die Patientin hatte 1952 einen Schädelbasisbruch erlitten und nach einigen Tagen ein pulssynchrones Gefäßgeräusch links bemerkt. Erblindung links bei Sekundärglaukom. Seit 1955 rechtsseitige Abducens- und Oculomotoriusparese, Stauungspapille und Visusverfall

gemacht: In einem Falle wurde 2 Jahre nach intrakranieller Unterbindung der A. carotis wegen eines noch bestehenden geringfügigen Gefäßgeräusches eine Kontrollangiographie vorgenommen. Direkt im Anschluß an die Injektion des Kontrastmittels gab der Patient an, daß das Gefäßgeräusch verschwunden sei. Möglicherweise war es in diesem Falle nach der etwas schwierigen und länger dauernden Punktion zur Loslösung eines Thrombus gekommen, der die noch bestehende kleine Fistelöffnung verschlossen hat. Im zweiten Falle handelte es sich um eine spontan entstandene arterio-venöse Fistel im Sinus cavernosus mit conjunktivaler Injektion, starkem pulsierendem Exophthalmus und Gefäßgeräusch. Die Angiographie war in Vollnarkose durchgeführt worden und verlief völlig komplikationslos. Nach Erwachen aus der Narkose fehlte das Gefäßgeräusch, innerhalb von 3 Tagen bildete sich die Gefäßstauung am Auge und auch der Exophthalmus zurück. Der Patient ist seit mehreren Monaten beschwerdefrei.

Mißerfolge bei der operativen Ausschaltung des art.-ven. Aneurysmas sind durch Rückflüsse über die A. comm. post. (vgl. KAUTZKY, 1953) oder aber über die A. ophthalmica (vgl. auch S. 137) möglich. Von SUNDER-PLASSMANN u. TIWISINA (1952) wurde ein solcher Zufluß über die Augenarterie zum Sinus cavernosus bei einer traumatischen Fistel 15 Jahre nach operativem Verschluß der A. carotis angiographisch nachgewiesen.

2. Epidurale Hämatome

Bis in die jüngste Zeit findet man gelegentlich die Meinung vertreten, eine cerebrale Angiographie sei im akuten Stadium der Schädelhirnverletzung nicht unbedenklich, man solle daher besser auf diese Untersuchungsmethode verzichten und eher eine operative Probefreilegung oder doch zumindest eine Probepunktion von

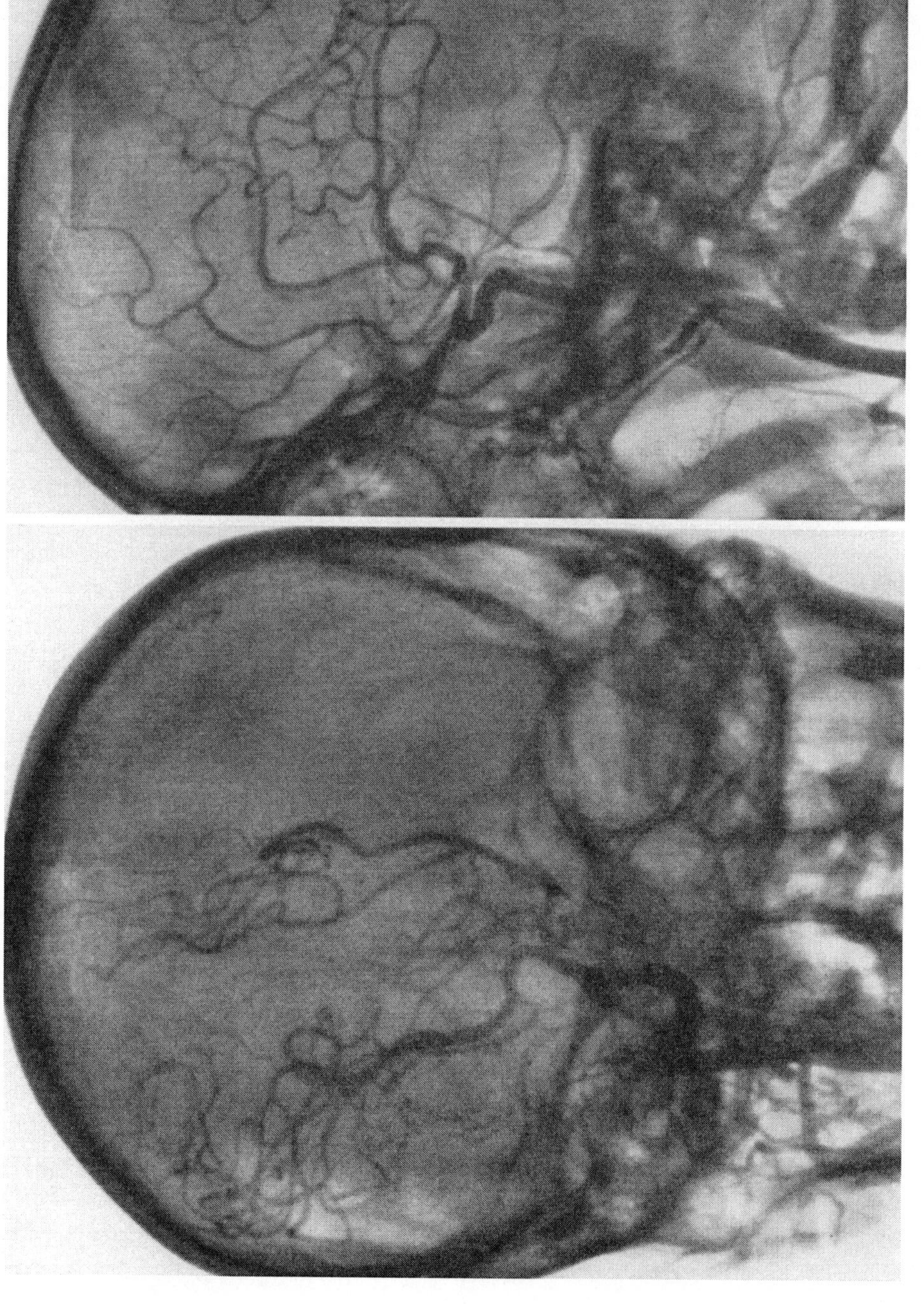

Abb. 97. Angiogramm eines temporo-basal lokalisierten epiduralen Hämatoms. Hochgradige Anhebung des Stammes der mittleren Gehirnarterie im Sagittalbild

einem Bohrloch aus versuchen. Eine gewisse Gefährdung durch die Angiographie ist sicher nicht abzustreiten, sie läßt sich aber bei den heutigen modernen Narkoseverfahren mit Freihaltung der Atemwege und Unterstützung des Kreislaufs weitgehend reduzieren. Alle diejenigen Maßnahmen, die beim Schädelverletzten für eine ausreichende Sauerstoffzufuhr und Auffüllung des Kreislaufs notwendig erscheinen (vgl. u. a. TÖNNIS u. FROWEIN, 1956; TÖNNIS, 1957; LOENNECKEN, 1956, 1958; FROWEIN, 1956, 1958), sind auch unerläßliche Voraussetzung für die Durchführung der Angiographie im akuten Stadium der Verletzung. Hierzu gehört

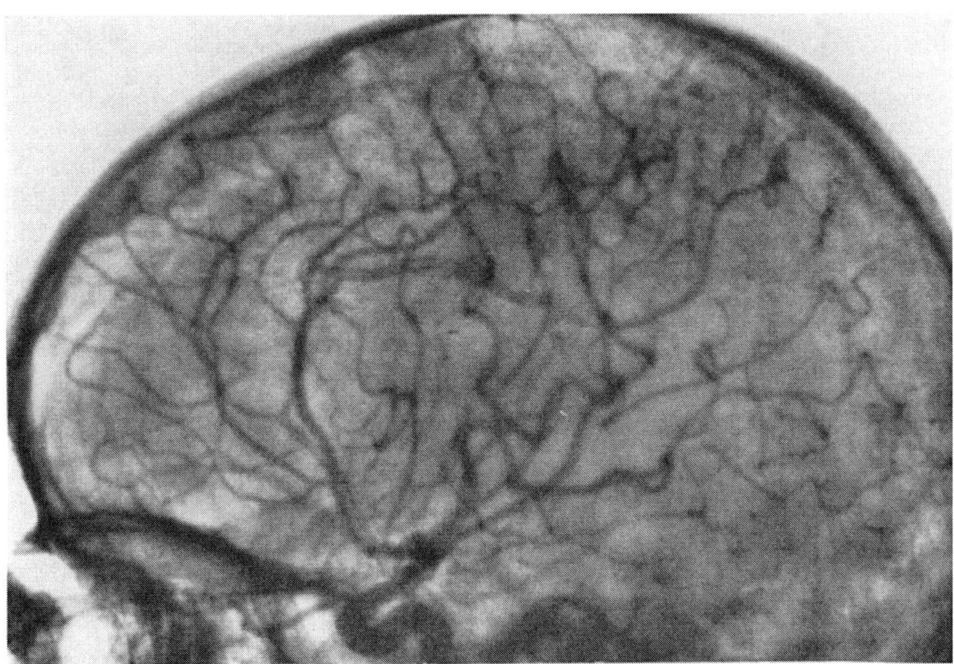

a

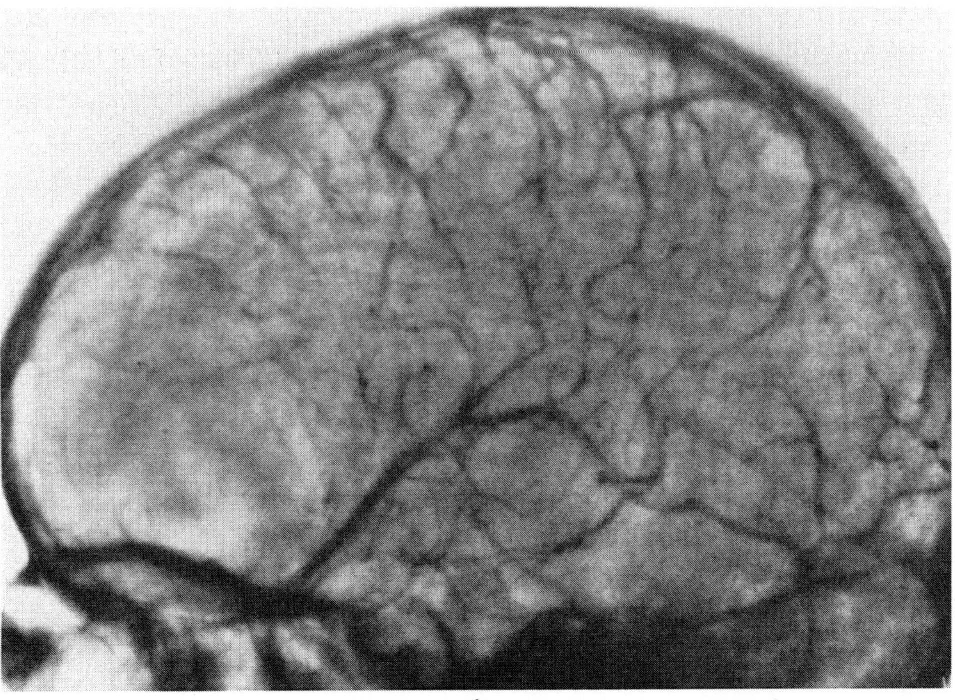

b

Abb. 98. Angiogramm eines atypisch im Bereich der vorderen Schädelgrube lokalisierten *epiduralen* Hämatoms. Der starke Venenausfall im Phlebogramm (*b*) ließ zunächst an ein intracerebrales Hämatom denken

auch eine ausreichende Dämpfung und Ruhigstellung des Verletzten, notfalls mit einem Kurznarkoticum (Trapanal i. v.), später zugleich mit der vegetativen Blockade. Der Schaden für den Verletzten kann erheblich, der diagnostische Gewinn dagegen völlig unbefriedigend sein, wenn diese Voraussetzungen nicht erfüllt sind (s. auch TÖNNIS, 1959).

Wir können aber der Ansicht von LINDGREN (1954) nicht beipflichten, wonach „das Trauma die Gefäßwände so beschädigt, daß die Blutliquorschranke durchbrochen wird oder daß ein Kontrastmittel, das sonst die Blutliquorschranke nicht schädigt, dies nun tut“, sondern sehen die Ursache der meisten Angiographiezwischenfälle im akuten Verletzungsstadium im Außerachtlassen der oben genannten Vorbereitung.

Der Angiographie ist — wie im einzelnen noch dargelegt werden wird — unbedingt der Vorzug gegenüber einer *Probefreilegung* zu geben, da diese in sehr vielen Fällen nicht geeignet ist, die entscheidenden Verletzungsfolgen aufzudecken. Eine Gefäßfüllung sollte allerdings auch nur dann vorgenommen werden, wenn von ihrem Ergebnis tatsächlich Hinweise für das weitere therapeutische Handeln zu erwarten sind. LAINE, DELANDTSHEER, GALIBERT, RIFF u. DELANDTSHEER (1955), HAYAUX (1957), GABRIELLI (1957) u.v.a. betonen die *Gefahrlosigkeit* dieser Methode im Vergleich zur Luftdarstellung. TIWISINA (1956) hat infolge der dehydrierenden Wirkung des Kontrastmittels häufig einen Rückgang des posttraumatischen Ödems beobachtet (vgl. auch LOFSTROM, WEBSTER u. GURDJIAN, 1955).

Beim *epiduralen Hämatom* kann schon das Ergebnis der einfachen Schädelübersichtsaufnahme für die Diagnose entscheidend sein, da die in vielen Fällen zu beobachtende Frakturlinie meist den mittleren oder hinteren Ast der Meningealarterie kreuzt. Im Angiogramm zeigt das epidurale Hämatom die bekannte Abdrängung der Hirngefäße von der Schädelkalotte und einen dadurch entstehenden sichelförmigen gefäßfreien Bezirk. Dieser ist aber noch nicht für die Art der Blutung beweisend, da sie in ähnlicher Form auch beim subduralen Hämatom beobachtet werden kann. Nach LAINE, DELANDTSHEER, GALIBERT, RIFF u. DELANDTSHEER (1955) ist diese Abdrängung von der Schädelkalotte regelmäßiger, nach außen mehr konkav und in ihrem Zentrum dichter als bei der subdural liegenden Blutung. Im allgemeinen läßt aber die Form noch keine sichere Abgrenzung zu (vgl. auch GLONING u. KLAUSBERGER, 1956; FASIANI, 1956; u. a.). Nach WICKBOM (1949) und LINDGREN (1954) ist beim epiduralen Hämatom die Ausdehnung geringer, eine sichere Differentialdiagnose gegenüber dem subduralen Hämatom aber nur dann möglich, wenn ein in Nähe der Mittellinie gelegenes epidurales Hämatom auch den Sinus longitudinalis sup. abgedrängt hat. In einzelnen Fällen soll die Ruptur der A. meningea media auch im Angiogramm nachgewiesen worden sein (?). Besondere differentialdiagnostische Schwierigkeiten gegenüber intracerebralen Blutungen können unseres Erachtens die frontal, temporal (s. Abb. 97) und basal lokalisierten epiduralen Hämatome verursachen. Ausgedehnte epidurale Hämatome täuschen im Angiogramm gelegentlich auch intracerebrale Veränderungen (Blutungen, Kontusionen) vor (vgl. Abb. 98).

3. Subdurale Hämatome

Die Feststellung des subduralen Hämatoms im Hirngefäßbild bereitet bei der charakteristischen Abdrängung der Gefäße kaum besondere Schwierigkeiten. Es ist aber zu beachten, daß kleinere, flächenhafte subdurale Hämatome häufig nicht die einzige Ursache der klinischen Ausfälle sind, sondern nur einen mehr oder weniger belanglosen Nebenbefund bei einer intracerebralen Blutung darstellen.

Am besten ist das Hämatom in der capillaren und auch venösen Phase im sagittalen Strahlengang zu erkennen. GLONING u. KLAUSBERGER (1956) wiesen darauf hin, daß bei verzögerter Kontrastmitteldarstellung der A. cer. media (etwa bei schwerer Gefäßsklerose) im frühen Arteriogramm eine Abdrängung der Gefäße von der Schädelkalotte vorgetäuscht werden kann. Schon aus diesem Grunde sind Serienaufnahmen zweckmäßig.

KRAYENBÜHL u. RICHTER (1952) erwähnten die Möglichkeit, das subdurale Hämatom auch im Seitenbild bei stereoskopischer Betrachtung zu erkennen. Dabei war vor allem eine Herabdrängung der Inselschlingen der mittleren Gehirnarterie auffällig, die auch im Sagittalbild sehr instruktiv ist. Die normalerweise in senkrechter Richtung verlaufenden Gefäße erscheinen beim subduralen Hämatom nach medial umgelegt.

Neben der üblichen bogigen Form der Gefäßabdrängung von der Schädelkalotte sehen wir gelegentlich auch eine flache Abdrängung. Nach NORMAN (1956) läßt sich daraus ein Rückschluß auf das *Alter des Hämatoms* ziehen. Die Untersuchungen von FRIEDMANN,

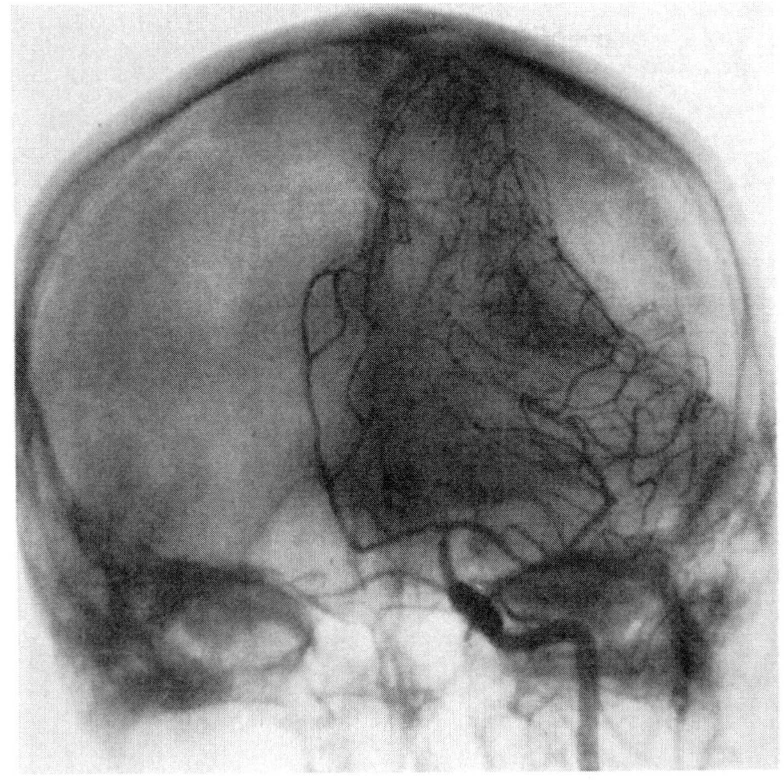

a

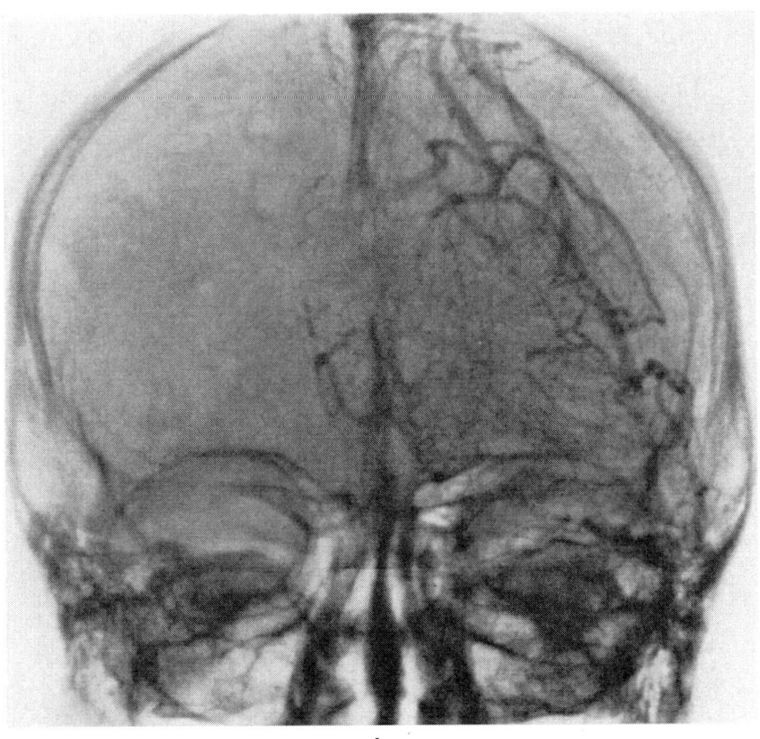

b

Abb. 99a u. b. Verschiedene Formen subduraler Hämatome. a Typischer bogenförmiger gefäßfreier Bezirk (arterielle Phase); b Flächenhaftes subdurales Hämatom (venöse Phase)

SCHMIDT-WITTKAMP u. WALTER (1959) an unserem Krankengut scheinen diese Ansicht zu bestätigen: Bei Hämatomen mit einem freien Intervall von 1—14 Tagen fand sich fast ausschließlich ein schmaler, sichelförmiger gefäßfreier Spalt im Sagittalbild des Angio-

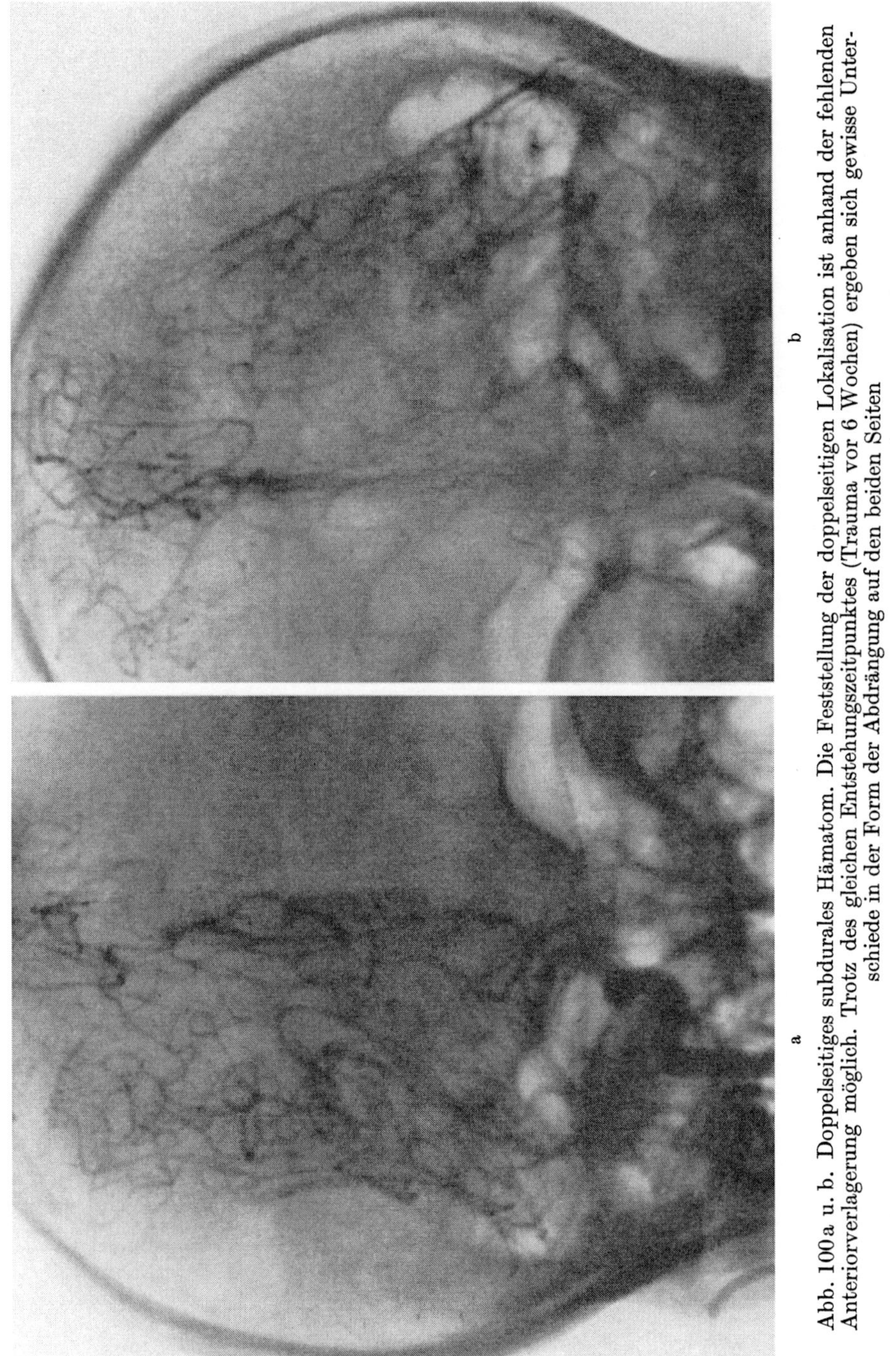

Abb. 100a u. b. Doppelseitiges subdurales Hämatom. Die Feststellung der doppelseitigen Lokalisation ist anhand der fehlenden Anteriorverlagerung möglich. Trotz des gleichen Entstehungszeitpunktes (Trauma vor 6 Wochen) ergeben sich gewisse Unterschiede in der Form der Abdrängung auf den beiden Seiten

gramms. Andererseits war in Fällen, bei denen das Trauma länger als 8 Wochen zurücklag, nahezu immer eine bogige (bikonvexe) Form der Gefäßabdrängung zu erkennen.

    Ein *doppelseitiges subdurales Hämatom* (s. Abb. 100) ist auf Grund des mittelständigen Verlaufes der vorderen Gehirnarterie, der in keinem Verhältnis zur Größe der Abdrängung steht, zu vermuten (vgl. auch RIECHERT, 1949; GHIRARDI u. TARTARINI, 1951; KRAYENBÜHL u. RICHTER, 1952; LINDGREN, 1954; TIWISINA, 1956; u. v. a.). Eine Abgrenzung des subduralen *Hygroms* vom Hämatom ist im allgemeinen nicht möglich (vgl. jedoch QUARTI, 1949).

Differentialdiagnostisch ist zu berücksichtigen, daß klinisches Bild und psychisches Verhalten bei einem raschwachsenden, malignen Hirntumor oder einem Absceß der Symptomatologie eines subduralen Hämatoms außerordentlich ähnlich sein können. Schon früher wurde von uns darauf hingewiesen. Auch bei serienangiographischen Untersuchungen fanden wir gewisse Übereinstimmungen, indem bei den genannten Prozessen vielfach die Zirkulationszeit verlängert ist.

Die Feststellung einer solchen *Zirkulationsverlangsamung* beim subduralen Hämatom — wie sie auch von ALBRECHT u. DRESSLER (1955) bei 6 Fällen im Serienangiogramm nachgewiesen wurde — läßt gewisse *prognostische Rückschlüsse* zu. Auf Abb. 101 links finden sich Eintragungen über das psychische Verhalten bei 29 serienangiographisch untersuchten Kranken mit subduralem Hämatom; daraus ergeben sich noch keine Rückschlüsse auf den weiteren Verlauf. Nur bei solchen

Psyche	Zirkulation		
	normal	verlangsamt	stark verlangsamt
o.ß	• • • • • •	•	
benommen	• • • • • •	• • • • • •	
stark benommen	• •	• • •	†
bewußtlos	•	•	† †

Abb. 101. Hirnzirkulation, psychischer Befund und Prognose bei 29 Patienten mit chronischem subduralem Hämatom

Patienten, die neben einer starken Benommenheit oder völligen Bewußtlosigkeit auch eine deutliche Zirkulationsverlangsamung im Serienangiogramm erkennen lassen, muß die Prognose als außerordentlich schlecht bezeichnet werden.

4. Intracerebrale Hämatome

Die traumatischen intracerebralen Hämatome lassen im Angiogramm fast die gleichen Veränderungen wie jeder andere raumfordernde Prozeß erkennen. Es findet sich allerdings nach unseren eigenen Erfahrungen wie denjenigen von BROWDER u. TURNEY (1942), SCOTT (1946), MANSUY u. LECUIRE (1955) u. a. eine auffällige Bevorzugung des Schläfenlappens. LINDGREN (1954) nennt auch den Frontallappen, der unter unseren 18 Fällen jedoch keinmal betroffen war. Auf die Möglichkeit, anhand des Phlebogramms eine Blutung im Thalamus zu diagnostizieren, hat bereits MONIZ (1940) hingewiesen. Eine ähnliche Beobachtung konnten in letzter Zeit auch LAINE, DELANDTSHEER, GALIBERT, RIFF u. DELANDTSHEER (1955) machen.

Bei Verdacht auf eine zunehmende intrakranielle Drucksteigerung im Anschluß an ein Schädeltrauma ist heute die cerebrale Angiographie den sonstigen Untersuchungsmethoden meist überlegen. Nur durch ihre frühzeitige Anwendung läßt sich die auch heute noch sehr ernste Prognose dieser Fälle verbessern. Durch Probebohrung kann zwar ein epidurales und subdurales Hämatom festgestellt werden, das für den weiteren Verlauf meist entscheidende intracerebrale Hämatom entzieht sich bei Punktionsversuchen dagegen sehr häufig dem Nachweis (s. LE BEAU, GRUNER u. MINUIT, 1955; GERLACH, 1957; WERTHEIMER u. Mitarb., 1958).

Auch funktionelle Durchblutungsstörungen (s. S. 174) finden sich bei intracerebralen Hämatomen und weisen darauf hin, daß die Schädigung kaum je auf den Blutungsherd selbst beschränkt bleibt (s. Abb. 102). KRAYENBÜHL u. RICHTER (1952) konnten beim intracerebralen Hämatom im Angiogramm bisweilen eine frische Zerreißung der Hirnarterien nachweisen. Besonders bei stereoskopischer Betrachtung fanden sich in solchen Fällen fleckige Anhäufungen des Kontrastmittels im Hämatombereich.

B. Posttraumatische Gefäßthrombosen

Angiographische Beobachtungen posttraumatischer Gefäßthrombosen sind relativ selten mitgeteilt worden. Nach den Untersuchungen von KRAULAND (1955) wird bei gedeckten Schädelverletzungen vor allem die A. carotis und A. basilaris bzw. vertebralis betroffen.

Bei Basisbrüchen kann die *A. carotis* besonders im Sulcus caroticus gezerrt oder abgeschert werden. Vom Abriß, Einriß (s. auch traumat. Aneurysmen) bis zu leichten Intimarissen sind alle Schädigungen möglich. Wie schon LÖHR (1936) nachwies, kann einer solchen Intimaschädigung ein völliger Verschluß durch Thrombose folgen. Vgl. auch FAUST (1949) sowie angiographische Beobachtungen von SORGO (1939), RIECHERT (1949), CALDWELL u. HADDEN (1948), DECKER u. HOLZER (1954), PAILLAS u. CHRISTOPHE (1955) und vielen anderen.

Über Verletzungen bzw. Thrombosen der *A. basilaris*, die ohne gleichzeitige knöcherne Verletzung verliefen, wurde u. a. von FRAENKEL (1927), SCHRADER (1932), ESSELIER (1946) und KRAULAND (1949) berichtet. Eine Distorsion der Halswirbelsäule kann durch Zerrung zu einer Verletzung der *Aa. vertebrales* führen (SAATHOFF, 1905).

Die *Hauptäste der Hirnarterien* werden allerdings auch bei ausgedehnten Impressionsfrakturen der Schädelkapsel relativ selten verletzt. Über den angiographisch nachgewiesenen Verschluß der A. cer. media nach Schädeltrauma haben kürzlich TIWISINA (1956) und HEMMER (1957) berichtet.

Auch *Sinusthrombosen* können auf Grund einer Schädelverletzung entstehen. RIECHERT (1943) hat sie erstmalig angiographisch nachweisen können.

C. Funktionelle Durchblutungsstörungen nach Schädelhirnverletzungen

Die ersten Beobachtungen über zeitlich begrenzte Durchblutungsstörungen nach Schädeltraumen stammen von LÖHR (1936). Nach seinen Feststellungen finden sich bei der *Commotio cerebri* häufig auf der Seite der Verletzung außerordentlich dünne und „kontrahierte" Gefäße, wobei die Frage offen bleiben muß, ob es sich hierbei um einen „Spasmus" oder um eine durch „Hirnschwellung" hervorgerufene Ausziehung der Gefäße handelt. Von diesen Veränderungen soll sich deutlich das Gefäßbild bei der *Contusio cerebri* unterscheiden. Paralytisch erscheinende Arterien sollen sich hier mit spastisch kontrahierten abwechseln. Bei der Durchführung der Gefäßfüllung sei ein erhöhter Druck zu überwinden. Oft finde sich ein eigenartiges „verschummertes" Gefäßbild. Zwischen den Arteriogrammen der beiden Seiten bestand nach diesen Feststellungen ein deutlicher Unterschied (vgl. auch CAIRNS, 1936; KRIEG, 1939).

LÖHR (1936) führte dieses angiographische Bild auf eine Gefäßparalyse zurück. Ob die genannten Veränderungen im Angiogramm aber wirklich auf eine traumatische Hirnschädigung zu beziehen waren oder ob sie auf technischen Fehlern bei der gerade in solchen Fällen schwierigen Arteriographie bzw. eine Senkung des Blutdruckes beruhen, läßt sich schwer entscheiden.

Posttraumatische funktionelle Durchblutungsstörungen haben in letzter Zeit besonders RIECHERT (1943, 1947, 1953) und TIWISINA (1956) beschrieben. Letzterer spricht dabei den übergeordneten nervalen (sympathischen und parasympathischen) Einflüssen auf die Hirngefäße die entscheidende Rolle zu. VOGT (1957) berichtete ebenso wie schon früher LÖHR, daß im Verletzungsbereich ein vorzeitiges Einsetzen der venösen Abflüsse nachzuweisen war, daß andererseits aber in diesem Gebiet die Gefäßdarstellung die übrige venöse Phase überdauerte (vgl. auch POUYANNE, LEMAN, ARNE u. GOT, 1956).

RIECHERT (1943, 1949) fand bei schweren Kontusionen in der Nähe des Herdes Arterienabschnitte noch im Phlebogramm unverändert gefüllt, die bereits im Arteriogramm sichtbar waren. „Der verletzte Hirnteil war von einer Zone gestauter kleinster Arterien und Venen umgeben und angefärbt." Der gleiche Autor erwähnte weiter, daß noch monatelang nach einer Verletzung die Zirkulation in umschriebenen Gebieten verlangsamt war und nahm als Ursache spastische Zustände der Hirngefäße an. Hierfür sollten auch die Beobachtungen von TIWISINA (1956) sprechen, der mit Einsetzen einer Hemiparese und Aphasie 1½ Tage nach einem Schädeltrauma im Angiogramm eine Reduzierung des Gefäßkalibers der A. cerebri media mit größtenteils fehlender Kontrastfüllung der temporalen und parietalen Verzweigungen dieses Gefäßes feststellte. Ein organischer Gefäßverschluß lag in diesen Fällen nicht vor, denn 2 Monate später wurde nach weitgehender Rückbildung der neurologischen Ausfallserscheinungen bei der Kontrollangiographie eine fast vollständige Darstellung der mittleren Gehirnarterie und ihrer Verzweigungen nachgewiesen.

Trotz derartiger Befunde ist aber bei der Bewertung des Angiogramms von Schädelhirnverletzungen und besonders evtl. Spätfolgen Vorsicht geboten. So haben wir eindeutige angiographische Veränderungen am eigenen Krankengut nur *bei schweren kontusionellen,* nicht aber bei leichteren Hirnschädigungen gefunden. Hier aber ließ sich dann oft eine deutliche Minderdurchblutung bzw. Zirkulationsverlangsamung im Verletzungsbereich serienangiographisch nachweisen (s. Abb. 102).

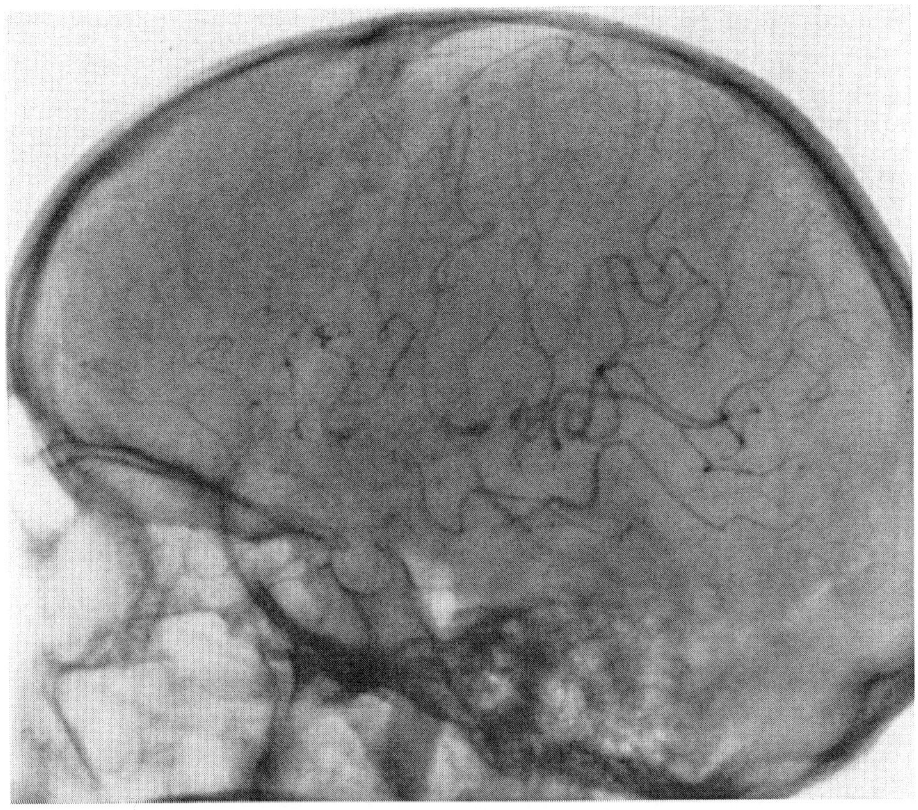

Abb. 102. Angiogramm nach schwerer kontusioneller Hirnschädigung. Deutliche Zirkulationsverlangsamung im Bereich der A. cerebri media. Die Verlangsamung kommt hier nicht durch eine allgemeine Blutdrucksenkung zustande, sondern ist auf das Verletzungsgebiet und seine engere Umgebung beschränkt

XI. Auswirkungen des gesteigerten Schädelinnendruckes auf die Blutzirkulation des Gehirns

A. Pathophysiologische Vorbemerkungen

Hinsichtlich ihrer Bedeutung für die Entstehung und die Auswirkungen einer Schädelinnendrucksteigerung haben im Laufe der Zeit die einzelnen Bestandteile des Schädelinhaltes — Hirnsubstanz, Liquor- und Blutmenge — eine recht unterschiedliche Bewertung erfahren. An der Frage des Wirkungsmechanismus einer intrakraniellen Drucksteigerung auf die pontomedullären Zentren entzündete sich bekanntlich der historische Streit, ob die Drucksteigerung über eine *Zirkulationsstörung* oder durch eine *Substanzkompression* des Hirns wirksam wird.

Zunächst war es der *Liquordruck,* dessen Rolle für die Erhöhung des Schädelinnendruckes herausgestellt wurde. Die Bedeutung der *Blutzirkulationsstörung* haben dann besonders v. BERGMANN (1880), KOCHER (1901) und CUSHING (1902) betont. Dabei ging man von der Vorstellung aus, daß mit steigendem Druck eine Kompression der Capillaren (v. BERGMANN) oder Venen (ADLER) zustande kommt, welche durch reflektorische Steigerung des arteriellen Blutdruckes kompensiert wird und so eine ausreichende Sauerstoffversorgung des Gehirns garantiert. „Das vollendete Bild des gesteigerten Schädelinnendruckes beginnt mit derjenigen Zeit, wo der intrakranielle Druck die Gefäße komprimiert, d. h. über die Höhe des Blutdruckes in denselben sich erhebt. Diese Hirnanämie ist nur dadurch mit dem Leben während längerer Zeit verträglich, weil Anämie des Vasomotorenzentrums in der Medulla oblongata einen Reiz auf diese ausübt, welcher genügt, den Blutdruck je und je über den Hirndruck hinaufzusteigern" (zit. nach KOCHER, 1901).

Von ADAMKIEWICZ (1884), HAUPTMANN (1914), BRESLAUER (1918), SAUERBRUCH (1935) u. a. wurde dagegen die *Substanzkompression* des Hirns als wesentliche Ursache der intrakraniellen Drucksteigerung angesehen; daß jedoch eine Drucksteigerung als solche direkt die nervöse Substanz schädigt, ist wenig wahrscheinlich. Tierexperimentelle Untersuchungen an Kaltblütern zeigen, welche erheblichen Drucke das Nervengewebe ohne Beeinträchtigung seiner Funktion aushält. HARTMANN (1936) hat mit der Starlingschen Versuchsanordnung des gekreuzten Kreislaufes zeigen können, daß die oben genannten Blutdruckphänomene (oft fälschlich als „Cushing-Reflex" bezeichnet) schon früher als erst bei Gleichheit von Liquor- und arteriellem Blutdruck beginnen. Leider schloß er daraus, daß dieser „Cushing-Reflex" *nicht* durch eine *Anämie* der Medulla

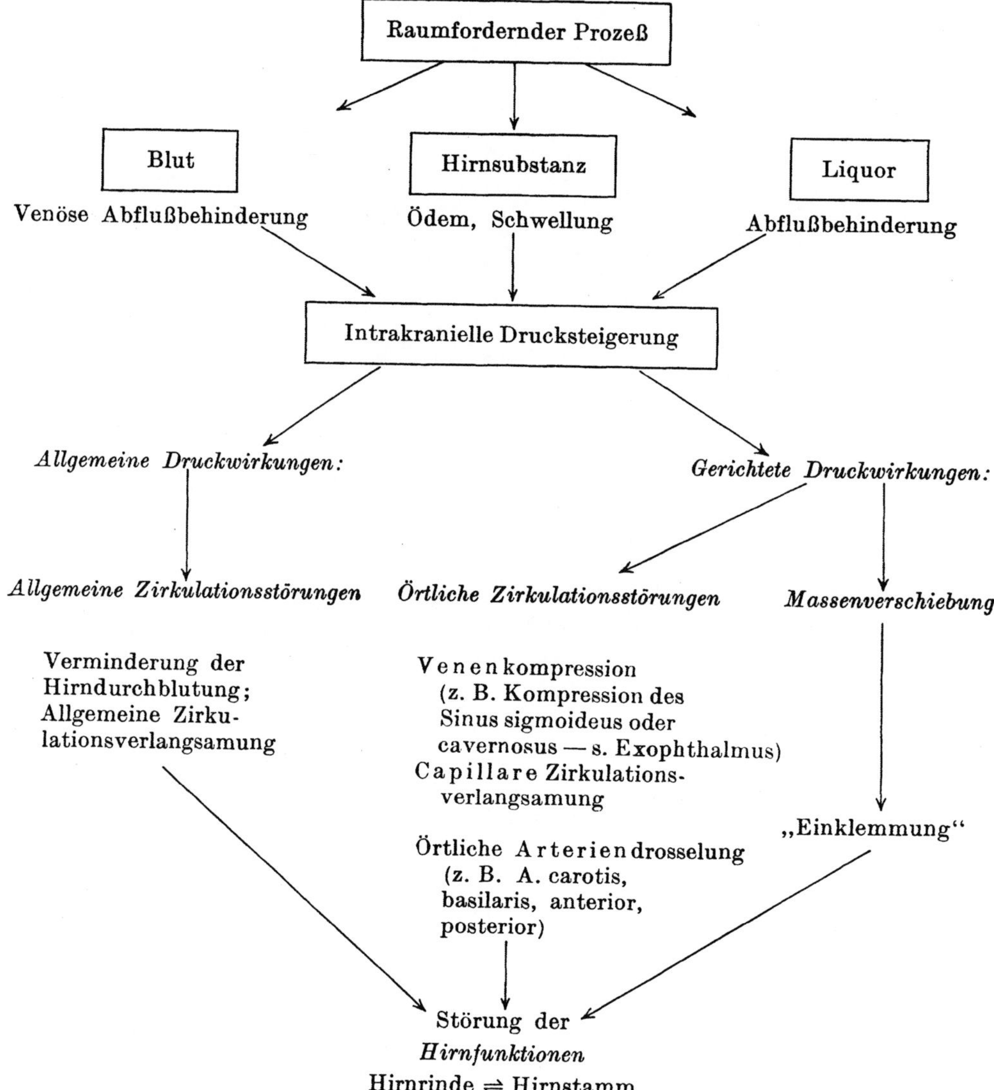

Abb. 103. Schema über Entstehung und Auswirkungen der intrakraniellen Drucksteigerung (nähere Angaben im Text)

hervorgerufen werden könne, sondern sah seine Beobachtungen als erneute Bestätigung der früheren Theorien der Hirnsubstanzkompression an. Er hat dabei aber nicht berücksichtigt, daß bei einer Liquordrucksteigerung schon *vor* Erreichung des arteriellen Druckes das art.-ven. Druckgefälle auf eine kritische Höhe gesenkt ist, bei der eine Ernährungsstörung der Zentren beginnt. TÖNNIS (1937) hat bereits früher darauf hingewiesen, daß sich beide Vorgänge nicht gegenseitig ausschließen und daß das Problem besser mit der Frage: Wann Zirkulationsstörung und wann Substanzkompression? zu umreißen ist.

Eine Lösung des „Hirndruckproblems" wurde eine Zeitlang von der rein anatomischen Seite her versucht. ANTON (1904) beschrieb als einer der ersten das Hirnödem, REICHARDT (1905) die Hirnschwellung. Es zeigte sich, daß der Weg, auf dem ein örtlicher intrakranieller Druck zu einer allgemeinen Drucksteigerung führt, immer über die im Schädel vorhandenen Hohlräume bzw. die Flüssigkeit, die sie ausfüllen (Liquor-Blut), geht. Die anatomische Beschreibung der Formveränderungen und Massenverschiebungen des Hirns (vgl. u. a. CUSHING, 1910; HENSCHEN, 1910; MEYER, 1920; GROENEVELD u. SCHALTENBRAND, 1927; VINCENT, THIÉBEAUT u. RAPPOPORT, 1930; SPATZ u. STROESCO, 1934; TÖNNIS, 1937; LE BEAU, 1938; RIESNER u. ZÜLCH, 1939 u. a.) ist die unerläßliche Voraussetzung für die spätere pathophysiologische Betrachtung des „Hirndruckproblems" geworden.

Unsere heutigen Vorstellungen ergeben sich aus der schematischen Darstellung in Abb. 103. Danach führt ein raumfordernder Prozeß über die drei wesentlichen Bestandteile des Schädelinhaltes in Form einer Liquorzirkulationsstörung, eines Ödems (bzw. Schwellung) oder einer venösen Abflußbehinderung zur intrakraniellen Drucksteigerung. Bei der allgemeinen intrakraniellen Drucksteigerung kommt wohl zuerst durch die Abflußbehinderung des Liquors eine Aufstauung und Drucksteigerung zustande, die sich den venösen und capillaren Abschnitten des Blutgefäßsystems mitteilt. Wie wir noch sehen werden, *ist die dadurch entstehende Senkung des arterio-venösen Druckgefälles für die weitere Entwicklung von entscheidender Bedeutung.*

Grundsätzlich kann die Zunahme des intrakraniellen Druckes nun über eine *Liquordrucksteigerung* oder infolge eines *Hirnödems* erfolgen. Die reinste Form der allgemeinen Drucksteigerung über den inneren Liquorweg finden wir bei den Kolloidcysten im Foramen Monroi und den Tumoren bzw. Verschlüssen im Bereich des 3. Ventrikels, Aquäduktes und 4. Ventrikels. Das Hirnödem kommt entweder hämodynamisch durch Kompression der tumornahen Venen (BRAIN, 1925) oder „histotoxisch" (Hirnschwellung als Reaktion auf den Stoffwechsel der malignen Geschwulst) zustande. Neben diesem Transsudatsödem kommen auch echte entzündliche Ödeme (Exsudate) im Rahmen phlegmonöser Encephalitiden oder in der Umgebung eines Abscesses vor.

Zwischen der Zunahme des intrakraniellen Druckes durch Liquordrucksteigerung und Hirnödem besteht allerdings ein grundsätzlicher Unterschied. So hat GÄNSHIRT (1957) darauf hingewiesen, daß es bei der Schädelinnendrucksteigerung durch Liquordruckanstieg über die Durchblutungsabnahme zu einer venösen Hypoxie kommt, wobei aber irreversible Sauerstoffmangelschäden zunächst nicht zu erwarten sind. Beim periblastomatösen Hirnödem tritt dagegen ein erheblicher Sauerstoffdruckabfall zwischen Capillaren und den atmenden Elementen der Zelle auf (sog. asphyktische Hypoxidose). Damit sind schwerere klinische Auswirkungen mit meist irreversiblen Formveränderungen des Hirns zu erklären. TÖNNIS (1948) hat diesen Unterschied zwischen der Drucksteigerung bei verlegter Liquorpassage und der „Substanzkompression" bei Hirnödem betont: Im ersten Falle konnte ein Rückgang der Ventrikelerweiterung nach Tumorexstirpation nachgewiesen werden. Bei einer intracerebralen Substanzkompression findet sich dagegen meist eine bleibende oder sogar noch zunehmende Erweiterung der Hirnkammern.

Bei den nachfolgenden Auswirkungen einer gesteigerten intrakraniellen Drucklage (vgl. Abb. 103) ist nun wiederum zwischen einer *allgemeinen* und einer *gerichteten* Druckwirkung zu unterscheiden. Erstere führt zu einer Verminderung der gesamten Hirndurchblutung und zu einer allgemeinen Zirkulationsverlangsamung. Unter dieser Schädigung des Transportsystems leidet zwar vor allem die Sauerstoff- und Nährstoffversorgung des Großhirns, jedoch auch die des Hirnstammes. Die gerichteten Druckwirkungen bedingen durch Formveränderung des Gehirns (z. B. Massenverschiebungen, Hirnhernien) örtliche Einwirkungen auf den venösen, capillaren und unter bestimmten Bedingungen auch den arteriellen Abschnitt. Diese Kreislaufstörungen können zu den verschiedensten klinischen Ausfällen führen, wobei die den Hirnstamm betreffenden für die Prognose entscheidend sind. Eine direkte anatomische Schädigung des Hirnstammes tritt unseres Erachtens demgegenüber an Bedeutung weit zurück bzw. sie ist nur mit einer örtlichen Zirkulationsstörung verknüpft. Im übrigen sei auf die eingehende Darstellung von TÖNNIS im Handbuch der Neurochirurgie (Bd. I/1, 1959) verwiesen.

B. Auswirkungen der allgemeinen Drucksteigerung

Durch zwei Methoden sind wir heute besser über die Pathophysiologie der Hirndurchblutung bei gesteigertem Schädelinnendruck unterrichtet als noch vor wenigen Jahren: Durch die *Fremdgasanalyse* der Hirndurchblutung nach KETY und SCHMIDT und die *Serienangiographie.* Während es bisher nur möglich war, durch Beobachtung der pialen

Gefäße, Bestimmung der arterio-venösen Sauerstoffdifferenz (WILLIAMS u. LENNOX), Untersuchungen mit der Thermostromuhr (REIN, OPITZ und SCHNEIDER) und Kreislaufzeitbestimmungen (WOLFF u. BLUMGART) die Hirndurchblutung zu schätzen, ermöglichte die Einführung der Stickoxydulmethode durch KETY u. SCHMIDT eine *quantitative Bestimmung der Hirndurchblutungsgröße* auch am Menschen. Dieser Wert stellt aber einen „Bruttowert" dar, d. h. die Methode kann nur über die in der Zeiteinheit durch das ganze Hirn strömende Blutmenge eine Aussage machen, nicht aber über örtlich begrenzte Durchblutungsabschnitte. *Hier tritt ergänzend die Serienangiographie ein. Sie kann Feststellungen qualitativer Art über örtliche und allgemeine Veränderungen der Hirndurchblutung und zahlenmäßige über die Zirkulationszeit des Gesamthirns und einzelner Abschnitte machen.* Beobachtungen über die unterschiedliche Durchblutung einzelner Hirnabschnitte sind bisher nur im Tierversuch möglich [vgl. Untersuchungen mit Thermosonden von GIBBS (1933) und LUDWIGS u. SCHNEIDER (1954), polarographische Untersuchungen von DENNY-BROWN u. Mitarb. (1954)]. Zwischen Hirndurchblutungsgröße und angiographisch bestimmbarer Kreislaufzeit des Gehirns besteht eine reziproke Beziehung, wie wir bereits früher am Beispiel des arterio-venösen Hirnangioms und des Hirntumors nachgewiesen haben (vgl. GÄNSHIRT, TÖNNIS, SCHIEFER, 1954, 1956). Dabei ist die Hirndurchblutung abhängig einerseits von der Höhe des Blutdruckes (bzw. des arterio-venösen Druckgefälles), andererseits vom sog. Gefäßwiderstand. Sie nimmt mit der Höhe des Blutdruckes bis zu einem gewissen Grade und unter bestimmten Voraussetzungen zu und sinkt mit Erhöhung des Gefäßwiderstandes ab. Andererseits verlängert sich mit Absinken des Blutdruckes die angiographisch bestimmbare Kreislaufzeit des Gehirns (s. S. 103), während sie sich bei Herabsetzung des peripheren Gefäßwiderstandes (z. B. beim Angiom) verkürzt.

Sehen wir von pathologischen Veränderungen an den Hirngefäßen selbst ab und setzen die Blutviscosität als konstant voraus, so hat unter physiologischen Bedingungen der Tonus der Hirngefäße auf die Größe des Gefäßwiderstandes und damit auf die Hirndurchblutung entscheidenden Einfluß. Dieser stellt aber das Ergebnis eines komplizierten Zusammenspiels aus verschiedenen Faktoren dar, wobei der Höhe des CO_2- und O_2-Druckes in Blut und Gewebe eine große, der Vasomotorik jedoch nur eine untergeordnete Rolle zukommt (s. SCHNEIDER, 1950, 1953). Eine Zunahme des intrakraniellen Druckes — ganz gleich, ob auf dem Umweg über die Liquordrucksteigerung oder infolge eines Hirnödems — wird also zu einer Erhöhung des peripheren Gefäßwiderstandes, einer Minderung der Hirndurchblutung und zu einer Verlangsamung der Zirkulation führen.

1. Verminderung der Hirndurchblutung und des O_2-Verbrauches

KETY u. SCHMIDT (1945) haben als erste beim Menschen bemerkenswerte Beziehungen zwischen intrakranieller Drucksteigerung, Hirndurchblutung und arteriellem Mitteldruck, zwischen intrakraniellem Druck und Hirngefäßwiderstand sowie zwischen Hirndurchblutung und arteriellem Mitteldruck feststellen können. Gemeinsam ist allen Untersuchungen, daß sich eine Herabsetzung der Hirndurchblutung und von einem bestimmten Ausmaß an auch des Sauerstoffverbrauches bis zur Hälfte der Norm zeigte. Daneben fanden sich aber auch Fälle mit völlig normalen Werten.

Unsere eigenen Untersuchungen geben Anlaß zu einer kritischen Betrachtung der Fremdgasanalyse hinsichtlich ihrer Anwendung am tumorkranken Menschen. Die Herleitung dieser Untersuchungsmethode vom Fickschen Prinzip setzt an sich eine gewebliche Homogenität des Hirns und das Fehlen art.-ven. Kurzschlüsse (Shunts) voraus. Obwohl eine Homogenität schon im physikalischen Sinne auch am gesunden Hirn nicht vorliegt, ergeben sich im Tierexperiment doch genaue Übereinstimmungen zwischen den Ergebnissen der gasanalytischen Methode und den direktmessenden Methoden. Wir werden aber stets berücksichtigen müssen, daß dieses Ergebnis beim Hirntumorkranken immer nur einen „Bruttowert" darstellt, der über differente Durchblutungsverhältnisse (z. B. im Tumor und im umgebenden Hirngewebe) keine Auskunft zu geben vermag. Eine direkte Messung der Tumordurchblutung ist nicht möglich: sie kann theoretisch gleich, größer oder auch kleiner sein als die Durchblutung eines volumengleichen Anteils von Hirngewebe. Diese Dissoziation zwischen Durchblutung des Tumors bzw. der Mißbildung und derjenigen des übrigen Hirns ließ sich bereits deutlich am Beispiel des arterio-venösen Angioms darstellen (s. S. 147).

Eine intrakranielle Drucksteigerung — ganz gleich welcher Genese — führt zu einer Abnahme der Hirndurchblutung und damit von einer bestimmten Schwelle an des Hirn-O_2-Verbrauches, wie sich aus den Untersuchungen von KETY u. SCHMIDT (1947) an 13 Fällen, ESPAGNO (1952), BERNSMEIER u. SIEMONS (1953) an 20 Fällen ergibt. Wir konnten 1953 über 30 (GÄNSHIRT) und 1956 über 80 Hirntumorfälle (GÄNSHIRT u. TÖNNIS) berichten.

Aus unseren Untersuchungen mit GÄNSHIRT (1956) ergibt sich, daß — abgesehen von Blutdruckhöhe und Blutchemismus — *der Grad der Schädelinnendrucksteigerung der alleinige Faktor ist, der einen Einfluß auf die Hirndurchblutung hat: Mit Steigerung des intrakraniellen Druckes nimmt die Hirndurchblutung ab.*

GÄNSHIRT hat 1957 die Durchblutungsminderung besonders eindrucksvoll bei alleiniger Liquordrucksteigerung nachweisen können. Die unter Einschluß der bereits früher von

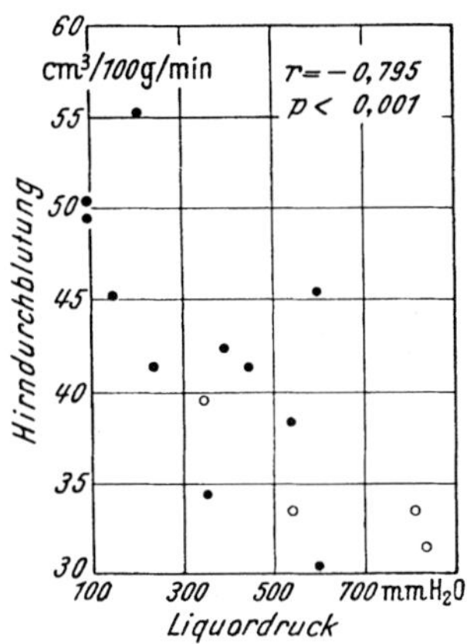

Abb. 104. Beziehung zwischen Liquordruck und Hirndurchblutung. Die Hirndurchblutung nimmt mit ansteigendem Liquordruck in dem gemessenen Bereich etwa linear ab. Die Korrelation ist statistisch signifikant. ○ Fälle von KETY, SHENKIN u. SCHMIDT, ● Fälle von GÄNSHIRT. Mittelwert u. Streuung (mittlerer Fehler der Einzelbeobachtung) von 30 normalen Fällen für Hirndurchblutung: 56 ± 7 cm³/100 g pro min. (Aus GÄNSHIRT 1957)

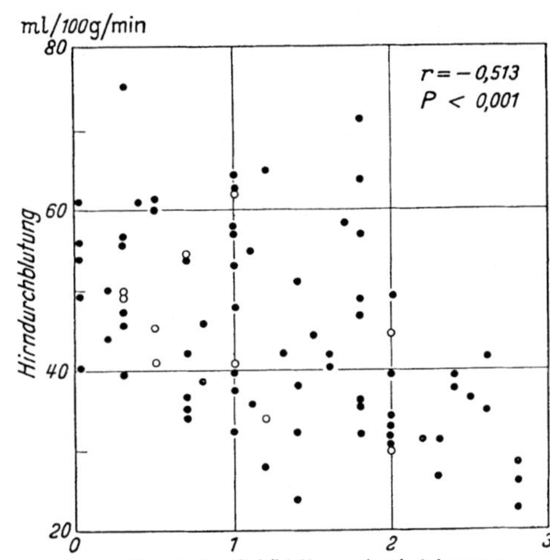

Abb. 105. Beziehung zwischen Schädelinnendrucksteigerung und Hirndurchblutung bei 80 intrakraniellen Geschwülsten. Die supratentoriellen Tumoren sind durch Punkte, die Geschwülste der hinteren Schädelgrube durch Kreise dargestellt. Mit zunehmender Steigerung des intrakraniellen Druckes nimmt die Hirndurchblutung ab. Die Genese der Schädelinnendrucksteigerung (Hirnschwellung, Liquordrucksteigerung) hat keinen nachweisbaren Einfluß auf die Hirndurchblutung (Aus GÄNSHIRT u. TÖNNIS, 1956)

KETY, SHENKIN und SCHMIDT (1948) veröffentlichten Fälle in Abb. 104 wiedergegebene Korrelation ist aus 2 Gründen straffer als bei den früheren Untersuchungen: Das Ausmaß der Drucksteigerung läßt sich durch Messung des Liquordruckes wahrscheinlich genauer bestimmen als anhand der klinischen Angaben. Außerdem entfallen in den meisten der hier untersuchten Fälle die Auswirkungen einer Tumoreigenvascularisation (Shunts).

Abb. 105 gibt die Beziehungen zwischen Schädelinnendrucksteigerung und Hirndurchblutung bei 80 intrakraniellen Geschwülsten wieder (GÄNSHIRT u. TÖNNIS, 1956). Dabei ist es zunächst einmal ohne Belang, ob die Drucksteigerung durch einen Hirntumor mit umgebendem Ödem (schwarze Punkte) oder durch eine Liquordrucksteigerung (Kreise) zustandekommt. In diesem Zusammenhang sind Tumor-Art und -Lokalisation zunächst ohne Bedeutung.

Die Schwierigkeit bei derartigen Korrelationen liegt in der Bestimmung des Grades der Schädelinnendrucksteigerung, die nur in gewissen Grenzen möglich ist. Selbst bei Berücksichtigung aller entsprechender Symptome und der Tumorgröße läßt sich das Ausmaß einer Schädelinnendrucksteigerung nur schlecht in Quotienten ausdrücken. So sagt z. B. das Fehlen von Stauungserscheinungen am Augenhintergrund bei Fällen mit Glioblastom noch nichts über den tatsächlich vorhandenen Schädelinnendruck aus. Sogenannte Einklemmungserscheinungen hängen zu sehr von der Lokalisation des Prozesses ab, um aus ihrem Vorhandensein oder Fehlen einen Rückschluß auf den Grad der intrakr. Drucksteigerung ziehen zu können. Bei den folgenden Einteilungen wurden daher 3 Schweregrade mit einigen Zwischenstufen benutzt. Die Einteilung berücksichtigt das Ausmaß der neurologischen Ausfälle, der Papillenstauung, der Bewußtseinsstörung sowie die Größe des Tumors und evtl. Angaben über den bei der Operation vorgefundenen Schädelinnendruck. In einzelnen Fällen ist die Einteilung vielleicht nur unbefriedigend gelungen, im wesentlichen entspricht sie aber wohl den tatsächlichen Verhältnissen.

Wie schon erwähnt, kann allerdings die Tumordurchblutung einen Einfluß auf den Bruttowert der Hirndurchblutung nehmen. So liegt nach Abb. 105 die Hirndurchblutungsgröße in einer Reihe von Fällen über dem Normalwert von 54 cm³/100 g/min (Streuung ± 6). Dabei handelt es sich aber durchweg um Tumoren mit einer Eigendurchblutung, die größer ist als ein volumenmäßig ihr entsprechender Hirnanteil, also meist um Glioblastome oder Meningiome. Erst mit Hilfe der Serienangiographie läßt sich ein Einblick in die unterschiedliche Blutverteilung gewinnen. So finden wir bei manchen Glioblastomen eine Durchblutungssteigerung infolge arterio-venöser Kurzschlüsse. Die dadurch bedingte Zirkulationsbeschleunigung läßt sich angiographisch nachweisen (s. S. 199f), und bei der Operation sieht man häufig in den abführenden Venen solcher Geschwülste noch hellrotes, arterielles Blut (TÖNNIS, 1936). *Der gasanalytisch festgestellte Hirndurchblutungswert kann hier nur Rückschlüsse darüber zulassen, inwieweit der arterio-venöse Kurzschluß oder aber das Ausmaß der intrakraniellen Drucksteigerung im Einzelfalle überwiegen.*

In den meisten Fällen überwiegt trotz der im Angiogramm nachweisbaren arteriovenösen Kurzschlüsse die Schädelinnendrucksteigerung und führt zur Durchblutungsminderung. Nur dann, wenn die arterio-venösen Fisteln auffallend stark sind (s. Abb. 131) oder aber wenn sich infolge einer altersbedingten Hirnatrophie der Hirndruck nicht in der üblichen Weise auswirken kann, ist auch bei dieser Tumorart ein Anstieg der Durchblutung bei der Fremdgasanalyse zu erwarten. Bei unseren Kranken mit *Meningiomen* variierte die Hirndurchblutung zwischen 31,5 und 75,3 cm³/100 g/min (Mittel 51,6 cm³ = 12,9). Von den 16 Meningiom-Patienten wiesen 11 eine normale oder leicht erhöhte Durchblutung auf, nur in 5 Fällen fand sich eine Durchblutungssenkung. Hier spielt natürlich das Ausmaß einer akuten Drucksteigerung eine Rolle, das aber bei dieser Tumorart im allgemeinen verhältnismäßig gering ist. Dem entspricht eine fehlende oder nur geringe Zirkulationsverlangsamung der Gesamthirnzirkulation im Angiogramm. Bei den Fällen mit normaler oder gesteigerter Hirndurchblutung war die im Angiogramm sichtbare Eigengefäßdarstellung des Tumors häufiger als bei den Fällen mit gesenkter Durchblutung. Die Anzahl der mit beiden Methoden untersuchten Fälle ist aber zu klein, um Endgültiges über einen Zusammenhang aussagen zu können.

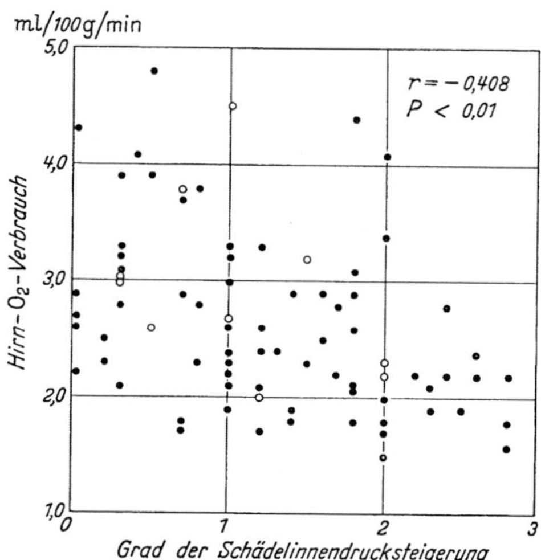

Abb. 106. Beziehung zwischen Schädelinnendrucksteigerung und Sauerstoffverbrauch des Hirns bei 80 Hirntumoren. • supratentorielle Geschwülste, ○ Tumoren der hinteren Schädelgrube. Der O₂-Verbrauch nimmt ab, wenn der intrakranielle Druck steigt
(Aus GÄNSHIRT u. TÖNNIS, 1956)

Weiterhin ist zu berücksichtigen, daß — wie GÄNSHIRT und BRILMAYER (1954) an unserem Krankengut nachweisen konnten — die Absorptionskoeffizienten der einzelnen Tumorarten für N₂O recht verschieden sind. Die Absorptionskoeffizienten für N₂O wurden für normales menschliches Hirn, ödematöses Hirn und für 12 verschiedene Hirngeschwülste bestimmt. Solide Geschwülste unterschieden sich hinsichtlich ihres Löslichkeitsvermögens für N₂O nicht vom Normalhirn. Ödematöses Hirngewebe und Gewebe aus malignen Hirngeschwülsten absorbierten bis zu 35% bzw. 75% mehr N₂O als normales Hirn. Dies führt unter extremen Voraussetzungen (¼ des Hirnvolumens maligne Geschwulst, ¼ und mehr ödematöses Hirngewebe) dazu, daß die Hirndurchblutung mit der Stickoxydulmethode um 20% oder mehr zu niedrig gemessen wird.

KETY u. Mitarb. glaubten auf Grund ihrer Untersuchungen, daß die Geschwülste der hinteren Schädelgrube im Durchschnitt eine geringere Durchblutung aufweisen als supratentorielle Prozesse. Bei dieser Feststellung blieb aber wahrscheinlich die Tatsache unberücksichtigt, daß sich bei Großhirngeschwülsten häufiger die Eigenvascularisation

der Geschwulst erhöhend auf die Gesamtdurchblutung auswirkt als bei den meist gefäß-
ärmeren infratentoriellen Prozessen. Die *Tumorlokalisation* hatte auch bei den Großhirngeschwülsten keinen signifikanten Einfluß auf die Hirndurchblutung oder den O_2-Verbrauch
(s. GÄNSHIRT u. TÖNNIS, 1956).

Während druckbedingte Durchblutungsänderungen nur indirekt zu Funktionsstörungen führen, liegen deren eigentliche Ursachen in der gestörten *Sauerstoffversorgung
des Gehirns*. Mit der Fremdgasanalyse nach KETY u. SCHMIDT läßt sich wiederum eine
Abhängigkeit vom Ausmaß der Schädelinnendrucksteigerung nachweisen (s. Abb. 106):
*Der Sauerstoffverbrauch nimmt von einer bestimmten Schwelle an ab, wenn der intrakranielle
Druck ansteigt.* Die Korrelation zwischen Schädelinnendrucksteigerung und O_2-Verbrauch
des Hirns ist aber weniger straff als diejenige der Hirndurchblutung. Dabei ist zu berücksichtigen, daß bei einem Absinken der Durchblutung zunächst noch eine normale O_2-Ver-
sorgung der Zelle aufrechterhalten werden kann. Im normalen Hirn herrscht nämlich
nach den Untersuchungen von OPITZ u. SCHNEIDER (1950) ein Sauerstoffüberschuß.
Weiterhin kann bei abnehmender Durchblutung die Ausnutzung des Blutsauerstoffes bis
zu einem gewissen Grade gesteigert werden. Möglicherweise kommt es beim Vorliegen
eines Hirntumors nicht nur zu einer Einschränkung des O_2-Angebotes (infolge Störung
des Transportsystems = Durchblutung), sondern auch zu einer Abnahme des Bedarfes
infolge gewebstoxischer Störungen, welche eine O_2-Aufnahme erschweren.

Eine Beziehung zwischen Hirn-O_2-Verbrauch und Bewußtseinsstörung ließ sich bisher
nur insofern nachweisen, als zwar Koma und Sopor mit einer erheblichen Minderung
der Sauerstoffaufnahme des Gehirns einhergehen (1,7—2,2 cm³/100 g/min), eine *O_2-Auf-
nahmesenkung* aber das Bewußtsein nicht zwangsläufig beeinflussen muß [vgl. auch
Zirkulationsstörungen und Bewußtseinseinschränkung (s. S. 184)].

2. Allgemeine Zirkulationsverlangsamung

a) Frühere Beobachtungen

Die Zirkulationsgeschwindigkeit innerhalb der Hirngefäße hängt von verschiedenen
Faktoren wie z. B. dem jeweiligen Kaliber der intrakraniellen Arteriolen und Capillaren,
besonders aber dem arterio-venösen Druckgefälle ab (s. FORBES u. WOLFF, 1928). Jede
Erhöhung des Liquordruckes wird sofort den dünnwandigen Venen zugeleitet, so daß
Liquordruck und Venendruck als nahezu gleich anzusehen sind. Steigt also der Liquordruck an, so kommt es gleichzeitig zu einem Anstieg des Venendruckes und damit zu
einer Minderung der arterio-venösen Druckdifferenz. Diese kann gegebenenfalls durch eine
Erhöhung des arteriellen Blutdruckes wieder ausgeglichen werden. Nach den Untersuchungen von FREMONT-SMITH u. MERRITT (1933) muß allerdings der Liquordruck und
damit der intrakranielle venöse Druck bis zur Höhe des diastolischen Druckes ansteigen,
bis eine Erhöhung des allgemeinen Blutdruckes zur Überwindung des erhöhten Gefäßwiderstandes in Kraft tritt.

Auf die ersten eingehenden tierexperimentellen Untersuchungen von WOLFF u. BLUMGART (1929) über die
Abhängigkeit der Zirkulationsgeschwindigkeit in den Hirngefäßen von der Höhe des intrakraniellen Druckes
soll wegen ihrer grundsätzlichen Bedeutung näher eingegangen werden. Die genannten Autoren haben mit
einer von BLUMGART u. YENS (1927) beschriebenen Methode (Injektion von Radium C in die A. carotis com.,
Messung der Zirkulationszeit im rechten Vorhof) die Zirkulationszeit des Blutes zwischen diesen Punkten
bestimmt ("Crude intracranial circulation time"). Diese betrug im Durchschnitt 6,5 sec. Die tatsächliche
Hirnzirkulationszeit ("Actual intracranial circulation time") wurde entsprechend den Werten von STEWART
(1921) auf 3,5 sec geschätzt (vgl. auch S. 62). Die Autoren wiesen zunächst nach, daß die Zirkulationsgeschwindigkeit innerhalb der Hirngefäße mit der Höhe des Blutdruckes anstieg. Bei einem Blutdruck von 66 mm Hg
betrug sie beispielsweise 9,5 sec, bei einem Blutdruck von 180 mm Hg 3,5 sec. Auch bei einer plötzlichen Steigerung des intrakraniellen Druckes bestand eine deutliche Abhängigkeit der Zirkulationsgeschwindigkeit von
der Höhe des Blutdruckes. Wurde z. B. der Liquordruck einheitlich auf 133 mm Hg erhöht, so betrug die
Zirkulationszeit bei einem Blutdruck von 135 mm Hg 13 sec (statt normal 6,5 sec), bei einem solchen von
140 mm Hg 12,5 sec, bei 170 mm Hg 8 sec, und bei einem Blutdruck von 190 mm Hg war die Zirkulationszeit

trotz der erheblichen Liquordrucksteigerung von 133 mm Hg im Vergleich zur normalen Geschwindigkeit mit 4,5 sec noch gesteigert. Nach diesen Untersuchungen schien also die Zirkulationsgeschwindigkeit mehr von der Höhe des Blutdruckes als vom Liquordruck abzuhängen. Wurde dagegen der Liquordruck nur auf 50 bis 60 mm Hg gesteigert, bestand also noch eine Differenz zwischen arteriellem Druck und Liquordruck von etwa 67 mm Hg, so war die Zirkulation mit 7,5 sec nur gering verlangsamt (vgl. auch die schematische Darstellung über die Beziehungen zwischen Schädelinnendrucksteigerung, Blutdruck und Zirkulationsgeschwindigkeit in Abb. 107). Die tierexperimentellen Untersuchungen von WOLFF u. BLUMGART zeigen also eindeutig, *daß die Zirkulationsgeschwindigkeit in den Hirngefäßen nicht nur von der Höhe des Blutdruckes, sondern in erster Linie vom arteriovenösen Druckgefälle abhängen.*

Die Auswirkungen eines gesteigerten Schädelinnendruckes in Form einer *Verlangsamung der Hirnzirkulation im Angiogramm* haben nun bisher eigenartigerweise kaum Beachtung gefunden, obwohl gerade hieraus nicht nur Rückschlüsse auf das Vorliegen eines raumfordernden Prozesses überhaupt, sondern auch auf das Ausmaß einer Schädelinnendrucksteigerung möglich gewesen wären.

MONIZ (1940) hatte zwar schon darauf aufmerksam gemacht, daß immer dann mit einem gesteigerten intrakraniellen Druck gerechnet werden muß, wenn sich bei Injektion des Kontrastmittels in die A. carotis communis zuerst das Gebiet der A. carotis externa füllt und erst später der intrakranielle Gefäßbaum sichtbar wird. Mit dem Radiokarussell nach CALDAS wies er weiterhin eine Verlangsamung der Hirnzirkulation auf der Tumorseite nach, die er auf eine „Capillarbarriere" der tumortragenden Hemisphäre zurückführte.

Hinweise auf eine Zirkulationsverlangsamung bei Hirndruck finden sich auch bei RIECHERT (1939, 1949, 1953), GREEN u. ARANA (1948) sowie KRAYENBÜHL u. RICHTER (1952), wobei aber mehr auf die noch zu besprechende örtliche Zirkulationsverlangsamung in der Tumorumgebung bzw. einen gerichteten Hirndruck mit Auswirkung auf den Carotissyphon hingewiesen wurde. Ein Einfluß der intrakraniellen Drucksteigerung auf die großen Arterienstämme ist allerdings nur bei direkter Kompression bzw. bei Umwachsen der A. carotis durch einen Tumor (meist Meningiom oder Chondrom) anzunehmen (vgl. auch S. 187).

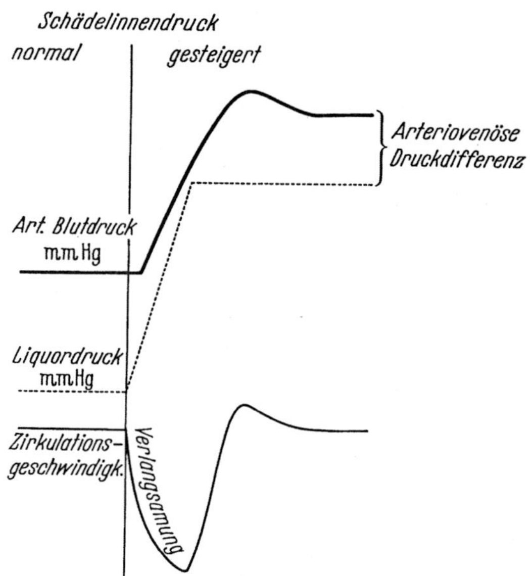

Abb. 107. Schema über die Beziehungen zwischen arteriellem Blutdruck, Liquordruck (= cerebraler Venendruck) und Zirkulationsgeschwindigkeit in den Hirngefäßen. Mit Verminderung der arteriovenösen Druckdifferenz nimmt die Zirkulationsgeschwindigkeit ab (nach WOLFF und BLUMGART, 1929)

Schon früher konnten wir die Zirkulationsverlangsamung bei raumbeschränkenden intracerebralen Prozessen beschreiben und auf sich daraus ergebende artdiagnostische Möglichkeiten hinweisen (vgl. SCHIEFER, TÖNNIS u. UDVARHELYI, 1954, 1955; RAUSCH u. SCHIEFER, 1956). In letzter Zeit sind weitere Beobachtungen von ALBRECHT u. DRESSLER (1955), GREITZ (1956) sowie WORINGER, LANGS, BRAUN u. BAUMGARTNER (1956) hinzugekommen. WORINGER u. Mitarb. haben im Tierversuch (Hund) bei erhöhtem Druck in den Jugularvenen eine Zirkulationsverlangsamung der Hirngefäße nachgewiesen und bestätigten auch am Menschen die Zirkulationsverlangsamung bei intrakranieller Drucksteigerung und bei manchen Gefäßprozessen.

GREITZ (1956) hat die Zirkulationszeit von 30 „Normalfällen" mit 30 Tumorfällen ohne Stauungspapille und 41 Fällen mit Stauungspapille verglichen. Bei der letzten Gruppe war die Kreislaufzeit länger als bei den Fällen ohne Stauungspapille und den Normalfällen. Signifikante Unterschiede in der Zirkulationszeit zwischen malignen Gliomen (26 Fälle) und Meningiomen (20 Fälle) konnte er zwar nicht beobachten. Bei allen Fällen mit einer Zirkulationszeit von mehr als 7 sec (über Meßmethoden von GREITZ s. S. 101) handelte es sich aber um maligne Gliome.

b) Eigene Untersuchungen

Die nachfolgend dargelegten Untersuchungsergebnisse stützen sich ausschließlich auf Untersuchungen mit der schnellen Serienangiographie (ODELCA). Auf die Feststellung der „normalen Zirkulationszeit" wurde schon in Abschnitt V c eingegangen. Die Zirkulationszeiten dieser 19 Fälle werden nachfolgend mit solchen von 54 „Tumorfällen" verglichen. Die Eigenzirkulation des Tumors und das Ausmaß der Schädelinnendrucksteigerung sollen dabei zunächst keine Berücksichtigung finden.

In Abb. 108 wird die Zirkulationszeit (von Beginn der Kontrastmittelinjektion bis zur völligen Entleerung des Hirns von Kontrastmittel) der „Normalfälle" mit derjenigen der „Tumorfälle" verglichen. Die Zirkulationszeiten sind hier in Gruppen zu einer Sekunde zusammengefaßt. Dabei enthält z. B. die Gruppe 8 sec Fälle mit 8,0 und 8,5 sec Gesamt-

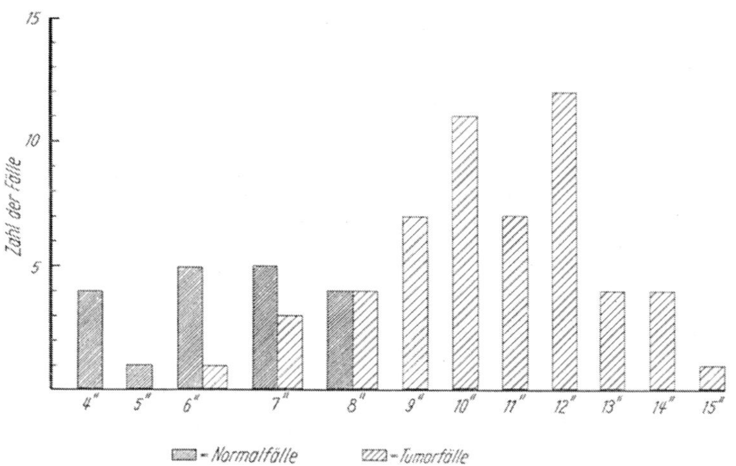

Abb. 108. Vergleich der serienangiographisch (Odelca-Kamera) bestimmten Zirkulationszeiten von 19 „Normalfällen" und 54 „Tumorfällen". Die Kreislaufzeit der Normalfälle liegt in jedem Falle unter 8,5 sec

zirkulation. Aus dem Vergleich der Gesamtzirkulationszeit ergibt sich deutlich die *Zirkulationsverlangsamung der Hirntumorfälle* bis zu einer Kreislaufzeit von 15 sec. Lediglich 4 von 54 Tumorfällen liegen unterhalb der Zirkulationszeit der Normalfälle mit der längsten Zirkulation (8 sec). Dabei handelt es sich um 3 Meningiome und 1 Gliom, welche nur geringe Druckerscheinungen erkennen ließen.

Das Ausmaß der Zirkulationsverlangsamung beim Hirntumor hängt eindeutig vom Grad des Schädelinnendruckes ab (s. Abb. 109). *Je stärker die Druckerscheinungen sind, um so mehr ist auch die Hirnzirkulation verlangsamt.* Diese Beobachtung entspricht im wesentlichen den vorgenannten Untersuchungen mit der Fremdgasanalyse nach KETY u. SCHMIDT. Die Beziehung zwischen Zirkulationsverlangsamung und Ausmaß des Druckes ist aber nicht linear. Bei Fällen mit fehlenden oder nur geringen Druckerscheinungen lassen sich Kreislaufzeiten zwischen 6,0 und 12,5 sec feststellen.

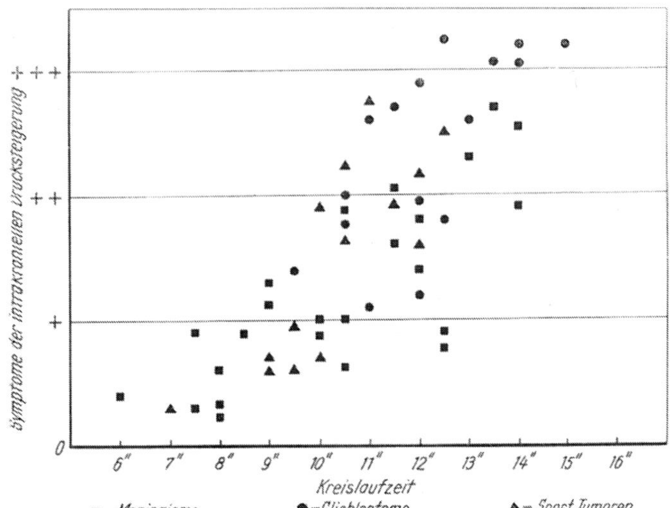

Abb. 109. Dauer der Zirkulationszeit bei verschiedenen Hirntumorarten in Abhängigkeit vom Ausmaß der Schädelinnendrucksteigerung. Mit zunehmender intrakranieller Drucksteigerung verlangsamt sich die Hirnzirkulation. Eine Zirkulationszeit von mehr als 15 sec wurde auch bei maximalem Hirndruck nicht gemessen (oberer Grenzwert)

Mit Ansteigen des Druckes verlangsamt sich zwar auch die Hirnzirkulation, jedoch nicht mehr erheblich. *Eine Zirkulationsverlangsamung über etwa 15 sec ist anscheinend nicht mehr mit dem Leben vereinbar.*

Berücksichtigt man nicht die Druckerscheinungen als solche, sondern nur den psychischen Befund, so beträgt bei allen Kranken mit deutlicher *Bewußtseinseinschränkung* (Somnolenz) die Zirkulationszeit über 11,5 sec, im Durchschnitt 12,0 sec.

Von größerer Bedeutung als die Feststellung einer Verlangsamung der Gesamtzirkulationszeit ist eine Aufgliederung nach den einzelnen *Phasen der Hirnzirkulation.*

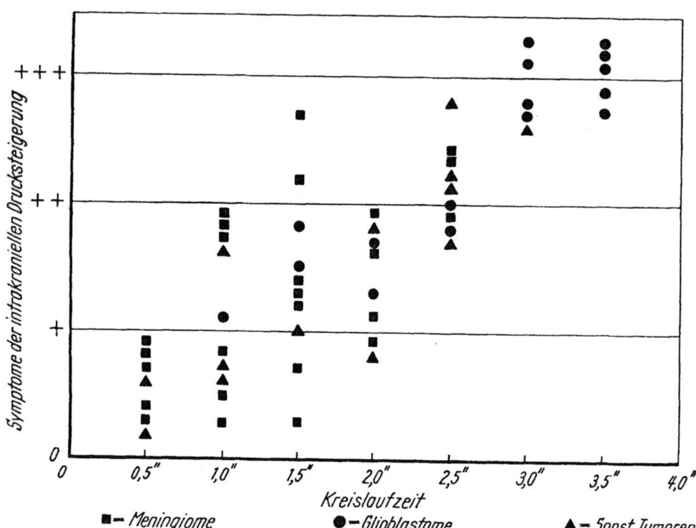

Abb. 110. Dauer der capillaren Phase der Hirnzirkulation bei verschiedenen Hirntumorarten in Abhängigkeit vom Ausmaß der Schädelinnendrucksteigerung. Die Verlängerung der Zirkulationszeit beim Hirndruck betrifft vor allem die capillaren Phasen (Messung in 0,5 sec-Intervallen). Die stärkeren Grade der Drucksteigerung und damit auch die deutlichste Verlängerung der capillaren Phase finden sich beim Glioblastoma multiforme

Es war nach dem Vorausgesagten zu erwarten, daß die Zirkulationsverlangsamung sich weniger stark im Bereich der arteriellen Phase als in der capillaren und venösen Phase zeigen würde. Wir haben die Auswirkung einer Steigerung des Liquor- bzw. Venendruckes bei 2 in kurzem zeitlichen Abstand durchgeführten Serienangiographien zu prüfen versucht. Es wurde zunächst ein normales Angiogramm (ODELCA-Serie) angefertigt und anschließend die Angiographie unter sonst gleichen Bedingungen wiederholt, aber nun während gleichzeitiger Jugulariskompression wie beim Queckenstedtschen Versuch bzw. unter starker Bauchpresse bei angehaltener Atmung. In Abb. 48 sind die Zirkulationsverhältnisse an einem Beispiel graphisch dargestellt. Es handelt sich um einen 36 jährigen Mann mit einem linksseitigen frontalen Tumor (Glioblastom). Die Zirkulationszeit ist schon bei der normalen Kontrollserie auf 10 sec verlängert. Während der Angiographie bei gleichzeitigem Valsalvaschen Versuch hat sich die capillare Phase aber nun von 1,5 sec auf 2,5 sec und die Gesamtzirkulation auf 12,5 sec verlängert. *Die Behinderung des venösen Abflusses und die Steigerung des Liquordruckes führt demnach zu einer Verlängerung der Kreislaufzeit des Gehirns, insbesondere zu einer Zirkulationsverlangsamung der capillaren und venösen Phase der Hirnzirkulation.*

Überprüfen wir diese Feststellung an dem genannten Krankengut, so findet sich noch deutlicher eine Beziehung zwischen Verlängerung der capillaren Phase und dem Grad der Schädelinnendruck-

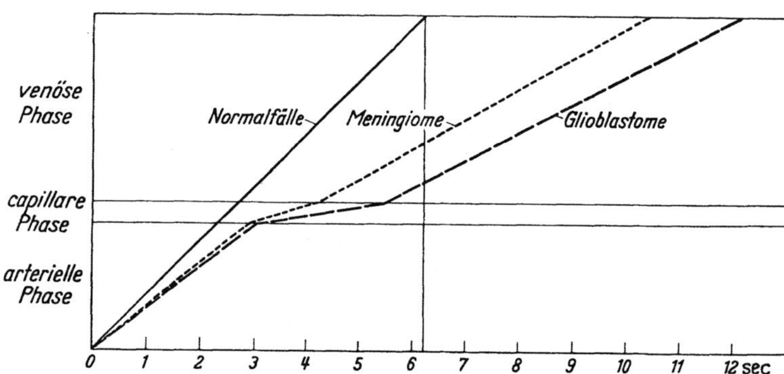

Abb. 111. Die Zirkulationszeit (Mittelwerte) bei Meningiom- und Glioblastomkranken im Vergleich zur normalen Kreislaufzeit des Hirns. Während im Mittel nach 6,3 sec der Kontrastmitteldurchfluß beendet ist, findet sich bei Tumorfällen eine deutliche Verzögerung. Die Verlangsamung der Zirkulation betrifft kaum die arteriellen, dagegen deutlich die späteren Phasen der Hirnzirkulation. Besonders beim Glioblastom ist die capillare Phase erheblich verlängert

steigerung (s. Abb. 110). Die Verlängerung der capillaren Phase ist besonders bei Patienten mit Glioblastomen (3,0—3,5 sec) festzustellen, während bei den meisten Meningiomkranken die Verlangsamung zwischen 0,5 und 2,0 sec liegt. Ähnlich wirkt sich auch die Zirkulationsverlangsamung in der venösen Phase aus.

Inwieweit der *Sitz des Tumors* einen Einfluß auf die Zirkulationsverlangsamung hat, läßt sich bisher noch nicht eindeutig sagen. Immerhin ergeben sich gewisse Unterschiede: Bei den Ventrikeltumoren war mit 9,0 sec im Mittel die Gesamtzirkulation nur unwesentlich verlangsamt, am stärksten dagegen bei den occipitalen Prozessen mit durchschnittlich 13,0 sec. Bei den übrigen Tumorlokalisationen lag die Verlangsamung zwischen diesen Werten (frontal 11,2; parietal 10,3; temporal 10,7; Fissura Sylvii 12,0 sec).

Die *Tumorart* hat insofern einen Einfluß auf die Kreislaufzeit des Gehirns, als die Fälle mit Glioblastomen meist eine stärkere Schädelinnendrucksteigerung aufweisen als etwa solche mit Meningiomen. In Abb. 111 sind anhand der Mittelwerte diese Verhältnisse für den „Normalfall", das Meningiom und das Glioblastom schematisch dargestellt. Daraus ergibt sich die stärkste Zirkulationsverlangsamung für das Glioblastom. Diese Verlangsamung wirkt sich in der arteriellen Phase gegenüber der normalen Zirkulationszeit nur unwesentlich, im Vergleich zum Meningiom praktisch gar nicht aus. Erst in der capillaren Phase kommt es beim Tumor zu der schon erwähnten Verlangsamung, die beim Glioblastom besonders stark ausgeprägt ist.

Zirkulationsunterschiede zwischen den Hemisphären finden sich nur bei supratentoriellen Geschwülsten. Dabei ist zwar auch die Kreislaufzeit auf der dem Tumor entgegengesetzten Seite im Vergleich zum Normalfall verlängert. Diese Verlangsamung ist aber nicht so erheblich wie auf der Seite des Tumorsitzes. Die Differenz ergibt sich fast ausschließlich aus der Dauer der capillaren Phase, die auf der Tumorseite deutlich verzögert erscheint.

3. Auswirkungen der Tumorexstirpation bzw. Röntgenbestrahlung

Die Auswirkung einer Tumorexstirpation, d. h. die Normalisierung des intrakraniellen Druckes, konnte wiederum mit beiden von uns angewandten Methoden kontrolliert werden (vgl. S. 151 Kontrolluntersuchungen nach Angiomexstirpation).

Untersuchungen mit der Stickoxydulmethode. Nach operativer Tumorentfernung wurden 15 Patienten einmal, 1 Patient zweimal nachuntersucht. Die Untersuchungen erfolgten mit Ausnahme eines Falles am 10. bis 14. Tage nach dem Eingriff. In einem Fall (suprasel läres Meningiom) fiel der präoperativ regelrechte Hirndurchblutungswert postoperativ auf 47,0 cm³/100 g/min ab. Hier war der Heilverlauf durch ein länger anhaltendes Ödem gestört. In allen übrigen Fällen, die präoperativ eine Senkung der Hirndurchblutung oder des Hirnsauerstoffver brauches aufwiesen, normalisierten

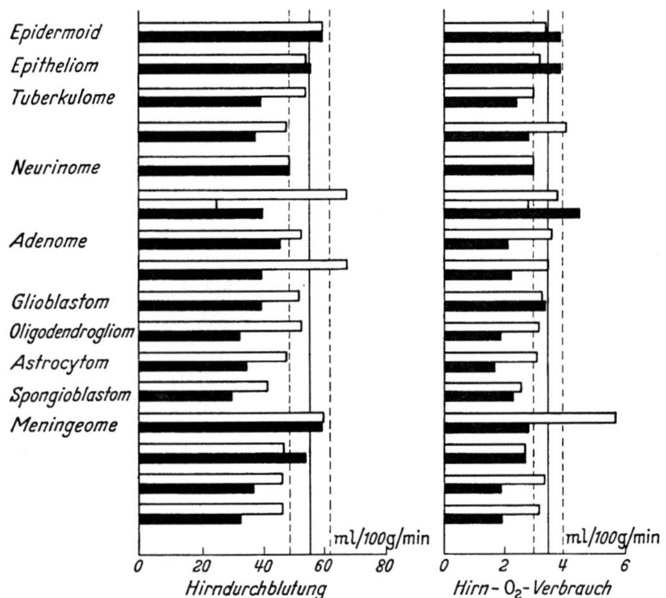

Abb. 112. Einfluß der operativen Tumorentfernung auf Hirndurchblutung und Hirnsauerstoffverbrauch bei 15 Hirngeschwülsten. Schwarz: Durchblutung und Sauerstoffverbrauch vor der Operation. Weiß: Nach der Operation. Der dritte Wert des Neurinoms ist im 7. postoperativen Monat gewonnen. Mittelwerte und Streuungen (Standardabweichung) der 30 nicht hirn- oder kreislaufkranken Kontrollpersonen sind zum Vergleich eingezeichnet (Aus Gänshirt u. Tönnis, 1956)

sich die Werte nach der Operation (vgl. Abb. 112). Damit ist die Hirngeschwulst eindeutig als Ursache dieser Veränderung der Hirndurchblutung und des O₂-Verbrauches festgelegt.

Angiographische Beobachtungen. Auswirkungen der Operation bzw. einer Röntgenbestrahlung lassen sich auch im Angiogramm erfassen. Die Zirkulationszeit geht meist innerhalb von 14—21 Tagen zur Norm zurück. Nach Röntgenbestrahlung ist fast nie eine Änderung der Tumoreigenzirkulation (Anfärbung) zu beobachten (s. auch Breit

u. PEIFFER, 1956). Dagegen bildet sich die Massenverschiebung teilweise oder auch ganz zurück. Entsprechend normalisiert sich vorübergehend auch die Kreislaufzeit des Hirns.

C. Auswirkungen der örtlichen Drucksteigerung

1. Umschriebene arterielle Zirkulationsstörungen

Im Vorangegangenen wurden allgemeine Zirkulationsänderungen, d. h. die Auswirkungen einer Schädelinnendrucksteigerung auf die Kreislaufzeit des Hirns, besprochen. Sie haben für die Frage, ob überhaupt ein raumfordernder Prozeß vorliegt, und gegebenenfalls für eine Differentialdiagnose zwischen den einzelnen Hirntumorarten eine größere Bedeutung, als zunächst angenommen werden konnte.

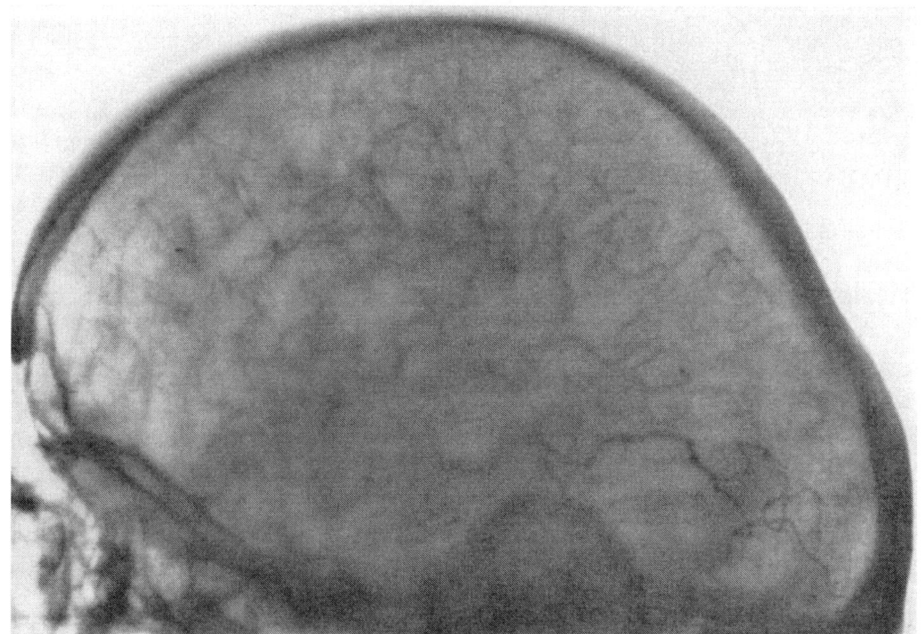

Abb. 113. Verzögerter Kontrastmitteldurchfluß in einigen Arterien der Tumorumgebung (besonders A. cerebri posterior). Vgl. auch Abb. 157c

Schon das einfache Arteriogramm gibt in den meisten Fällen ausreichende Hinweise auf die *Lokalisation* eines raumfordernden Prozesses, wobei zwischen örtlichen, d. h. den unmittelbaren Sitz betreffenden, und indirekten, durch Volumenzunahme einer Hemisphäre bedingten Veränderungen zu unterscheiden ist. Abgesehen von der direkten Darstellung der Gefäßmißbildungen und der Eigenzirkulation gewisser Hirntumoren lag darin bisher — wie aus den früheren Darstellungen hervorgeht — überhaupt die Bedeutung der cerebralen Angiographie. Auf diese Verlagerung der normalen Hirnarterien soll hier nicht eingegangen werden. Erschöpfende Darstellungen finden sich bei MONIZ (1940), RIECHERT (1949), LIMA (1950), CURTIS (1951), ECKER u. RIEMENSCHNEIDER (1951, 1953), KRAYENBÜHL u. RICHTER (1952), BROBREIL (1953), LINDGREN (1954), KAUTZKY u. ZÜLCH (1955) und vielen anderen. Verschiedene direkte wie auch indirekte „Tumorzeichen" lassen sich aber eindeutig oft nur im Serienbild erfassen, weil die entscheidenden Veränderungen nur kurzfristig sichtbar werden oder Gefäßverlagerungen entweder nur in der arteriellen oder venösen Phase der Hirnzirkulation zu erkennen sind.

Eine örtlich begrenzte *Verlangsamung des Kontrastmitteldurchflusses bei umschriebener Hirnschwellung* ist länger bekannt (s. RIECHERT, 1949; KRAYENBÜHL u. RICHTER, 1952; u. a.). Daß eine solche Verlangsamung der Zirkulation sich jedoch zu einer mehrstündigen

Stase (vgl. NORDMANN, 1937; PIA, 1955, 1957) fortsetzen kann, wobei noch nach Stunden Kontrastmittel röntgenologisch nachweisbar bleibt, muß zumindest bei Anwendung der heutigen Röntgenkontrastmittel als zweifelhaft angesehen werden. Eine örtliche Zirkulationsverlangsamung läßt sich serienangiographisch meist in der spätarteriellen oder capillaren Phase der Hirnzirkulation nachweisen. Während sich die übrigen Arterien des Gehirns schon völlig entleert haben, bleiben in der Umgebung des Tumors noch Endäste der Arterien sichtbar. Dies kann in seltenen Fällen in der ganzen Umgebung des Tumors vorkommen (vgl. Abb. 157c). Das Gebiet des Tumors mit umgebender örtlicher Hirnschwellung kommt dabei als milchig-trüber Schatten im Röntgenbild zur Darstellung, der von sich verspätet entleerenden Arterien dieses Gebietes umgeben wird. Den verzögerten Kontrastmitteldurchfluß durch einzelne Arterienbezirke kann man häufiger beobachten (vgl. Abb. 113). Auch er weist auf die in der Tumorumgebung bestehende örtliche Zirkulationsverlangsamung hin und findet sich besonders häufig bei malignen Geschwülsten.

2. Arterienkompressionen

Die Kompression einer Hirnarterie wird im Schrifttum immer wieder zur Erklärung bestimmter klinischer Erscheinungen herangezogen. Die örtliche Drucksteigerung kann zwar, wie wir sahen, zu einer Zirkulationsverlangsamung auch im arteriellen Schenkel des

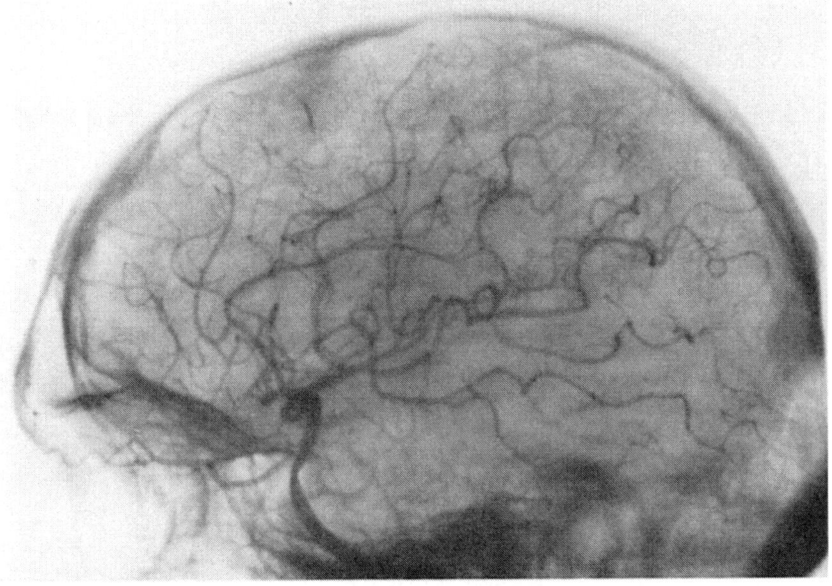

Abb. 114. Kompression der A. carotis interna durch ein Chondrom an der Basis der mittleren Schädelgrube

Hirnkreislaufes führen, einer Kompression stehen jedoch der erhöhte Innendruck und die Wandspannung der Arterie entgegen. Eine Ausnahme machen lediglich Tumoren, die zu einer direkten Umwachsung des Gefäßes führen, wie z. B. manche basale Tumoren bei der A. carotis (s. Abb. 114) oder A. vertebralis (s. Abb. 115).

RIISHEDE u. ETHELBERG (1953) berichteten über 5 Fälle mit klinisch schwersten Druckerscheinungen, die später autoptisch bestätigt wurden. Im Angiogramm war es zu einer nur unvollständigen bzw. fehlenden Darstellung der A. carotis interna gekommen, während die Externagefäße sich stark darstellten. Autoptisch fanden sich keine Gefäßverschlüsse oder organische Gefäßwandveränderungen, die das Bild erklären konnten. Die Autoren lehnen mit Recht sowohl einen Spasmus als auch die vielfach behauptete Arterienkompression durch mechanischen Druck des Hirns als Ursache ab. Ihrer Ansicht nach kommt es in diesen Fällen vom geschädigten Hirnstamm aus zu reflektorischen Wirkungen auf Herz und Kreislauf, wodurch eine Verlangsamung der Strömungsgeschwindigkeit und Verringerung des Strömungsvolumens bewirkt wird.

Weiterhin wird man auch an die Möglichkeit einer Drosselung der Zirkulation durch Dehnung einer Arterie denken müssen. Abb. 116 zeigt eine Zirkulationsstörung in der linken A. cerebri anterior infolge eines außergewöhnlich großen, linksseitig entwickelten

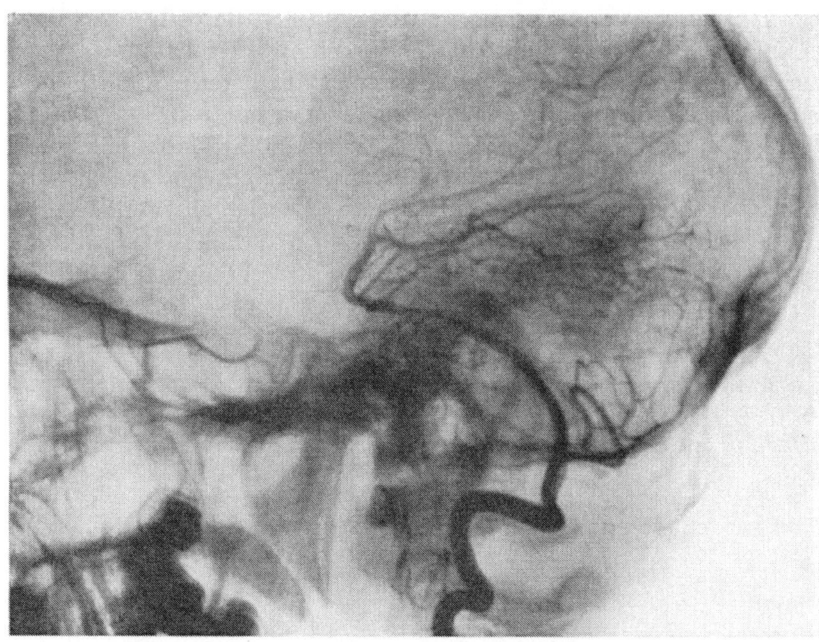

a

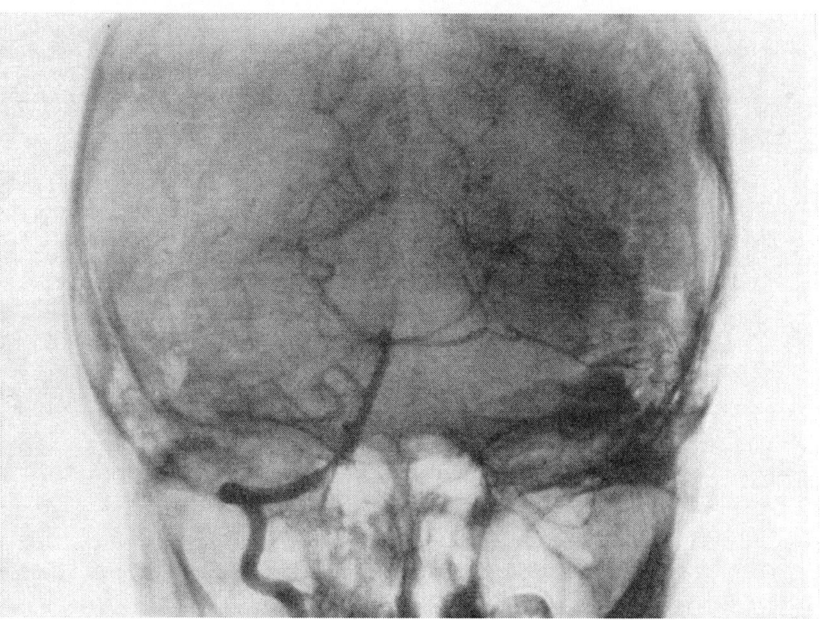

b

Abb. 115a u. b. Vertebralisangiogramm bei einem hauptsächlich zur linken Seite hin entwickelten Chondrom. a Die A. basilaris ist hochgradig nach hinten verlagert. Der Abstand der Basilaristeilungsstelle vom Dorsum sellae beträgt auf dem Originalfilm in dieser Projektion 2,3 cm. b Auf dem Sagittalbild erscheint die A. vertebralis durch den Tumor eingeengt

Hypophysentumors. Bei der Operation konnte dieser Befund bestätigt werden. Vgl. auch ähnliche angiographische Bilder bei sog. „funktionalen" Kreislaufstörungen an der A. cerebri anterior durch einen Prolaps des Gyrus rectus (FISCHER-BRÜGGE, 1951, 1952).

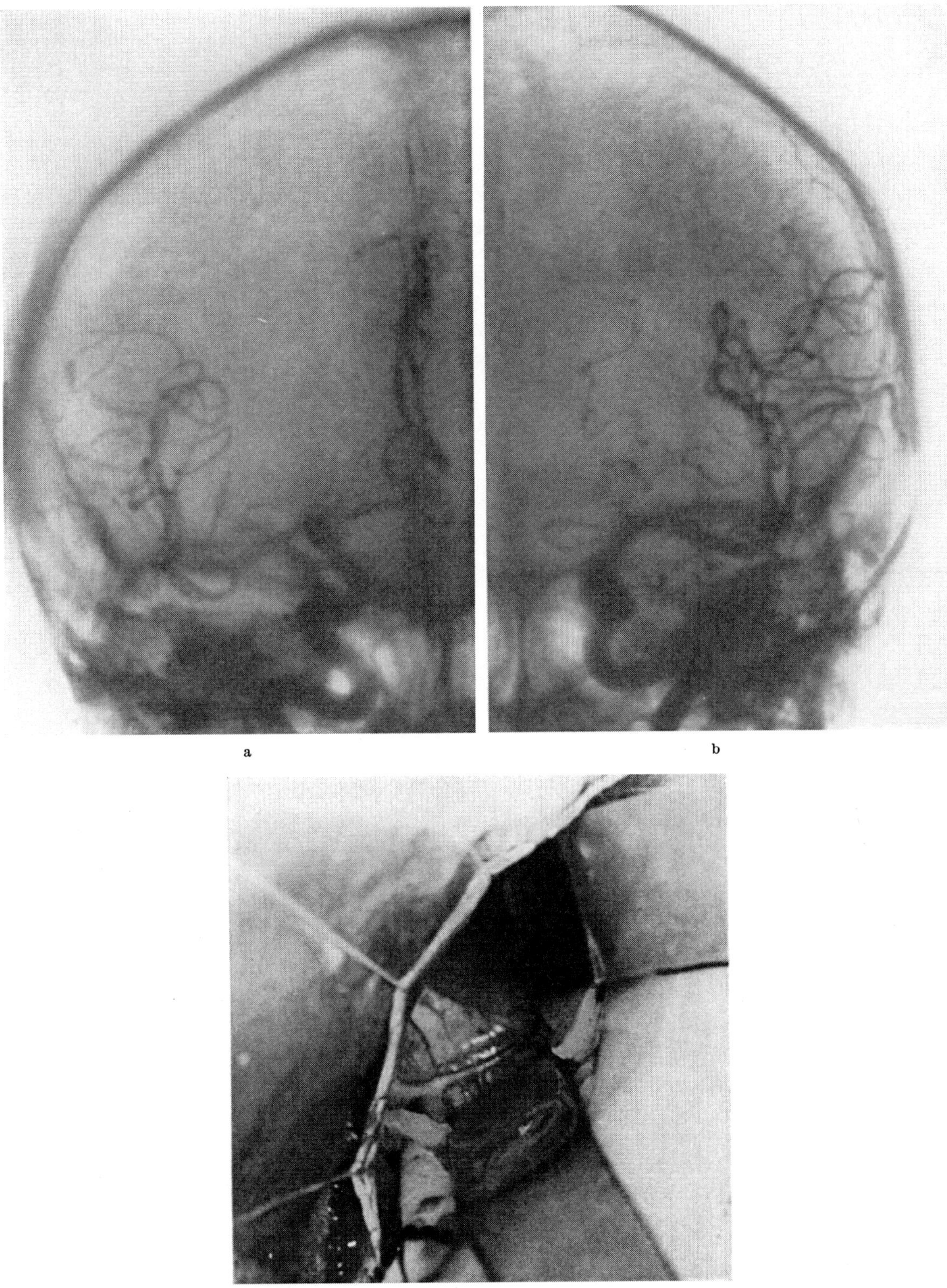

Abb. 116a—c. Beeinträchtigung der Blutzirkulation im Bereich der A. cerebri anterior durch ein großes chromophobes Hypophysenadenom mit bevorzugt linksseitiger Ausdehnung. a Angiographie der *rechten* Seite: Darstellung des horizontalen Anteriorabschnittes und Doppelfüllung beider Aa. anteriores. b Angiographie der *linken* Seite: Trotz Kompression der gegenseitigen Halsschlagader nur schwache Darstellung des hochgedrängten horizontalen Anterioranteiles. c Operationsphoto zu b: Der linke N. opticus ist durch den hochdrängenden Tumor abgeplattet und ausgezogen. An ihm erkennt man eine Schnürfurche, welche durch die gespannt verlaufende A. cerebri anterior verursacht wurde. Links in normaler Weite die A. carotis interna und A. cerebri media

3. Kompression der Venen

Im Gegensatz zu den eben genannten seltenen Fällen einer arteriellen Zirkulationsstörung führt fast jeder umschriebene raumfordernde Prozeß zunächst zu einer *Kompression der benachbarten Venen.* Die Auswirkungen auf das übrige Hirn sind unterschied-

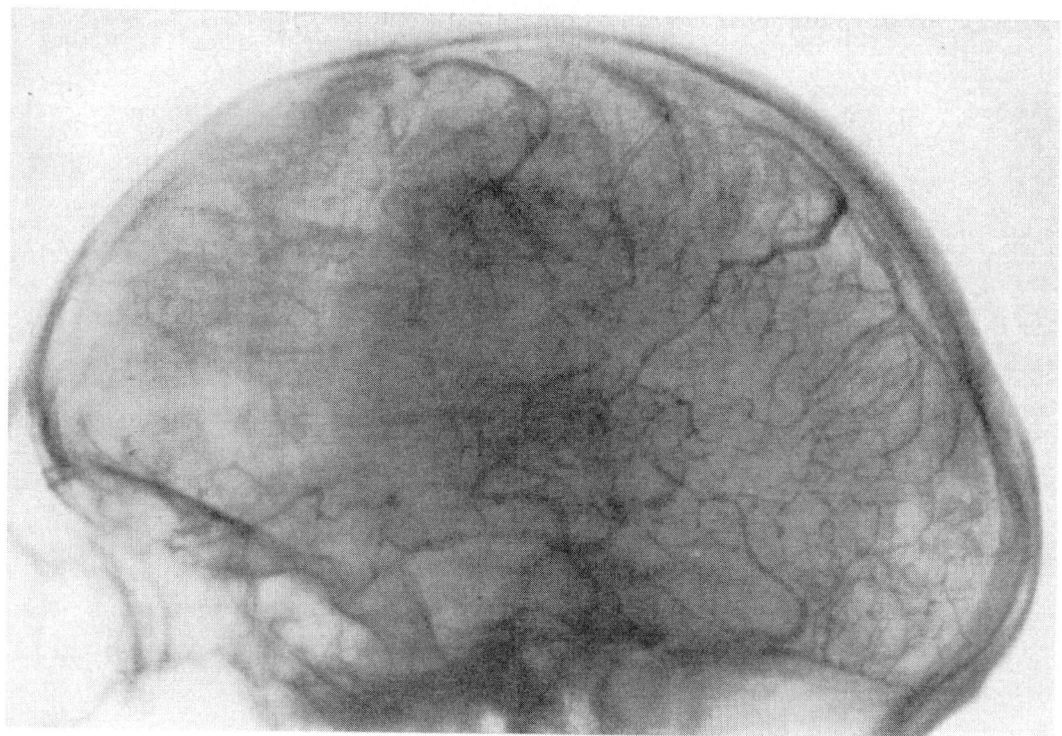

Abb. 117. Fehlende Darstellung der frontalen Venen bei einem Stirnhirntumor

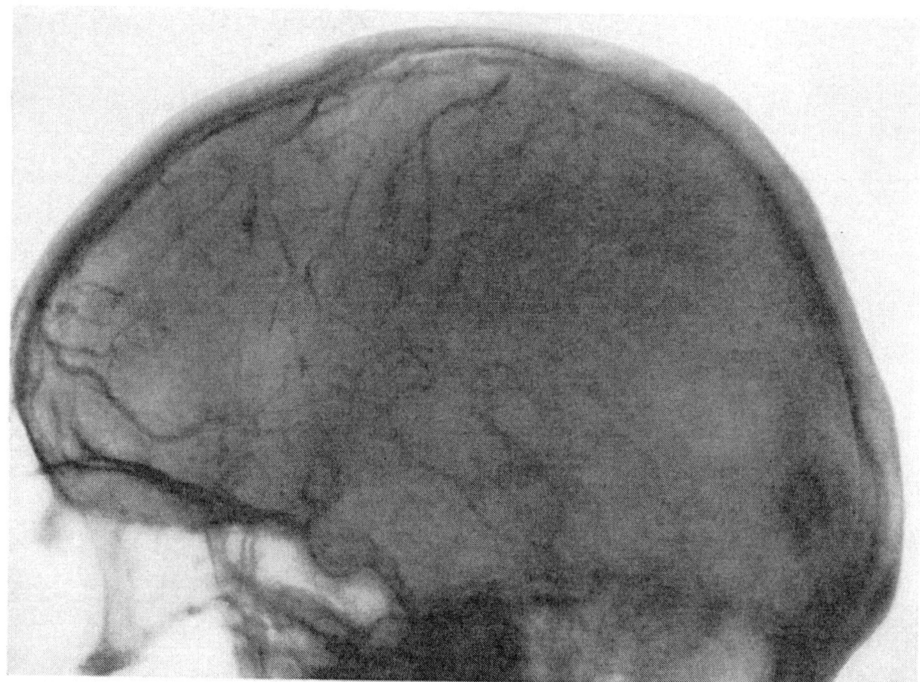

Abb. 118. Ausfall des occipitalen Venenphlebogramms bei einer Geschwulst des Hinterhauptslappens

lich, je nach dem ob die Kompression akut erfolgt oder im Verlauf eines langsam zunehmenden Hirndruckes einsetzt. Im ersten Falle entwickelt sich aus der örtlichen Rückstauung sehr schnell eine allgemeine Störung der ganzen Hirndurchblutung mit Erhöhung des Gefäßwiderstandes, weiterer Minderdurchblutung und Ödemausbreitung sowie deren Folgen. Setzt die Venenkompression langsamer ein, so vermag sich die übrige Hirndurchblutung zunächst noch anzupassen und nach Herabsetzung des Hirndruckes stellen sich sehr rasch die normalen Verhältnisse wieder ein (s. Abb. 119). Die örtliche Venenkom-

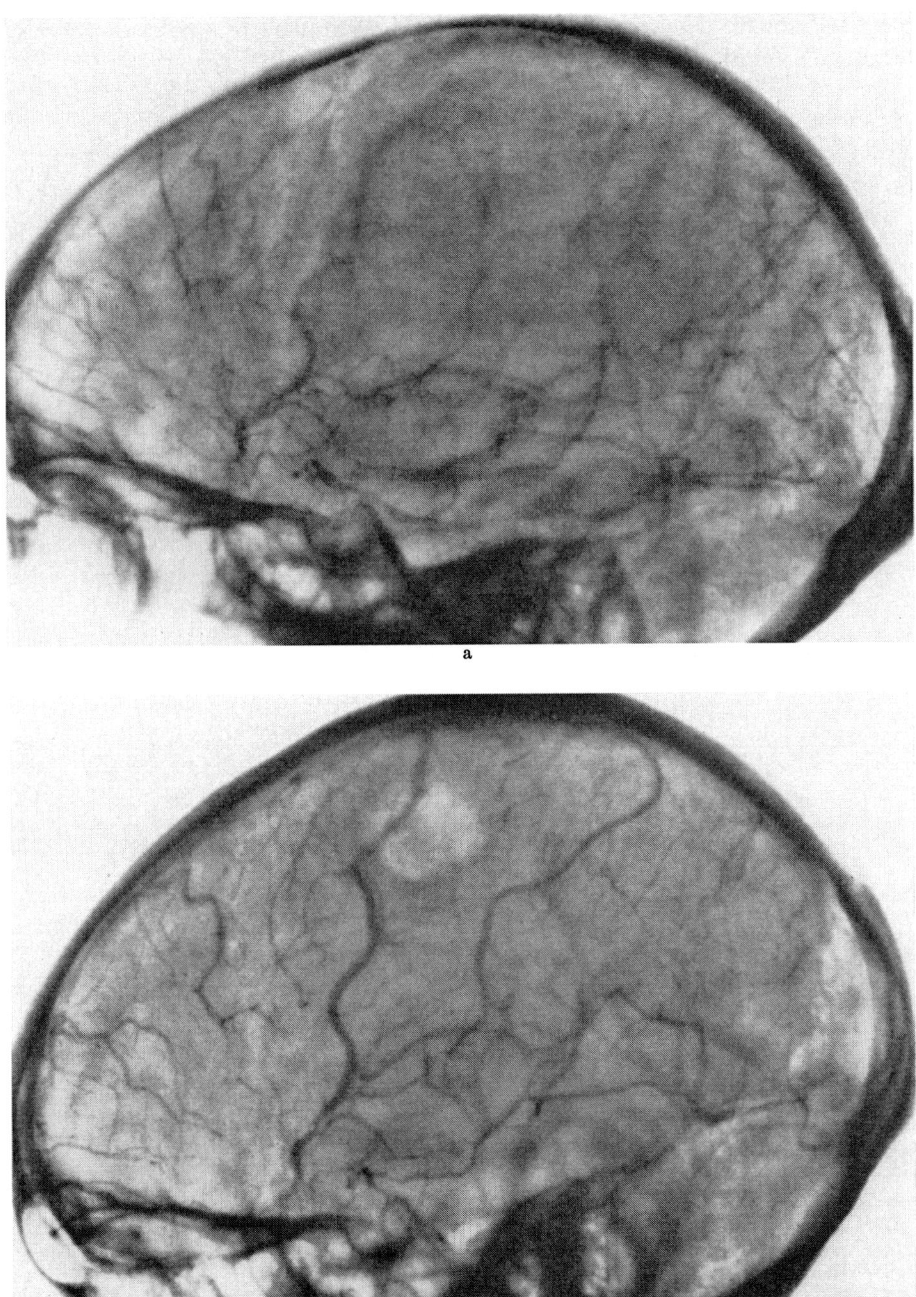

a

b

Abb. 119a u. b. Umschriebener Ausfall der corticalen Venen des Parietalgebietes bei Tumorblutung (a). Nach Druckentlastung durch Entleerung des Hämatoms werden die komprimierten Venen im Angiogramm wieder sichtbar (b)

pression ist ein wichtiges zusätzliches lokaldiagnostisches Zeichen. Für occipitale und parietale Prozesse, bei denen infolge der anatomischen Gegebenheiten (Endäste der großen Arterien) die Ortsbestimmung anhand des Arteriogramms oft Schwierigkeiten bereitet, kann der umschriebene Ausfall corticaler Venen sogar der einzige lokal-diagnostische Hinweis sein. Auf die Bedeutung einer derartigen venösen Abflußbehinderung für die Entstehung bioelektrischer Veränderungen haben STEINMANN u. TÖNNIS (1953) hingewiesen.

In jüngster Zeit hat mit weitgehender Verbreitung der Serienangiographie auch das Interesse an den *inneren Venen* zugenommen. RICHTER konnte 1953 auf die Möglichkeit einer angiographischen Diagnose der sonst schwer lokalisierbaren Tumoren des oralen Hirnstammes, besonders des Thalamus, hinweisen. Der Winkel, den die V. thalamo-striata mit der V. cerebralis interna bildet, ist dabei von Bedeutung. Eingehende radio-anatomische Untersuchungen stammen von JOHANSON (1953, 1954) und haben die Grundlagen für eine Reihe der nachfolgend genannten Beobachtungen gegeben. Dort, wo sich die Vena septi-pellucidi und Vena thalamo-striata gemeinsam zur V. cerebri interna vereinen, liegt die hintere Begrenzung des Foramen Monroi. Seine Lage kann durch gerichteten Hirndruck eine Veränderung erfahren, die sich mit verschiedenen Meßmethoden objektivieren läßt (UMBACH, 1952; MASPES u. DONEGANI, 1953; WOLF, NEWMAN u. SCHLE-SINGER, 1955; LAINE, DELANDTSHEER, GALIBERT u. DELANDTSHEER, 1955, 1956).

4. Kompression des Sinus cavernosus und Sinus sigmoideus

Da die meisten *Hirnsinus* infolge ihrer Fixation am Knochen keiner Verlagerung unterworfen sind, können hier angiographische Veränderungen nicht erwartet werden. Die von MONIZ (1937) erwähnte Verlagerung des Sinus sagittalis inferior und rectus sowie der V. Galeni haben nur geringe Bedeutung, da ihre Verschiebung unbedeutend und meist nicht von den physiologischen Schwankungen zu unterscheiden ist.

Im Falle eines gesteigerten Schädelinnendruckes kommt jedoch dem *Sinus cavernosus* und *Sinus sigmoideus* eine besondere Bedeutung zu. Alle übrigen Hirnsinus sind durch ihre besondere anatomische Struktur (dreieckiger Querschnitt infolge Einbettung in eine Duraduplikatur mit Spitze gegen Falx oder Tentorium) gegen eine Kompression von seiten des Hirns geschützt. Nur Sinus cavernosus und Sinus sigmoideus machen davon eine Ausnahme, die — wie TÖNNIS schon 1939 nachwies — im Falle einer Drucksteigerung von entscheidender Bedeutung sein kann. Beim Sinus sigmoideus fehlt die geschützte Lage in einer Duraduplikatur; sein mandelförmiger Querschnitt wird daher besonders bei Tumoren der hinteren Schädelgrube zusammengedrückt. Dadurch kann eine erhebliche Zirkulationsbehinderung zustande kommen. Ein kompensatorischer Abflußweg zeigt sich bei einer operativen Freilegung der hinteren Schädelgrube in einer starken venösen Blutung aus den Weich-

| | Sinus sphenoparietalis | | Sinus sigmoideus | |
	stark	normal	fehlend	normal
Kleinhirntumoren mit Verschluß am Ausgang des 4. Ventrikels (9 Fälle)	•••••• •	•••	••••• •••	•
Brückenwinkel-tumoren (8 Fälle)	•••	•••••	•••	•••••
Normal (20 Fälle)	••	•••••• ••••• ••••• •••	••	•••••• ••••• ••••• •••

Abb. 120. Häufigkeit der Darstellung des Sinus sphenoparietalis und Sinus sogmoideus im Angiogramm bei 17 Kleinhirn- bzw. Kleinhirnbrückenwinkeltumoren und 20 Normalfällen

teilen und Emissarien im Knochen, die mit Herabsetzung des Schädelinnendruckes (Ventrikelpunktion) sofort nachläßt. Ein weiterer Abfluß ist sonst nur noch über die häufig erweiterten Venen der Fissura Sylvii zum Sinus cavernosus und von hier über Orbita oder Nasenrachenraum zur V. jugularis möglich. Dieser Abflußweg hat auch Bedeutung für die Entstehung einer sekundären Sellaerweiterung („Drucksella"), wie früher von uns dargelegt wurde (vgl. TÖNNIS, SCHIEFER u. RAUSCH, 1954).

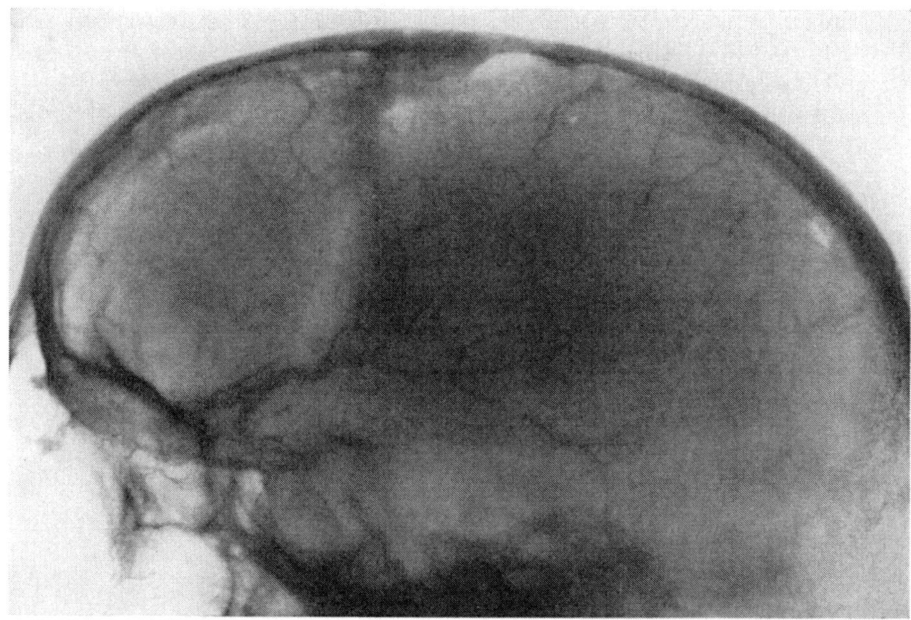

Abb. 121. Verstärkter venöser Abfluß über den Sinus sphenoparietalis bei einem chronisch entzündlichen Prozeß in der hinteren Schädelgrube mit Verschlußhydrocephalus

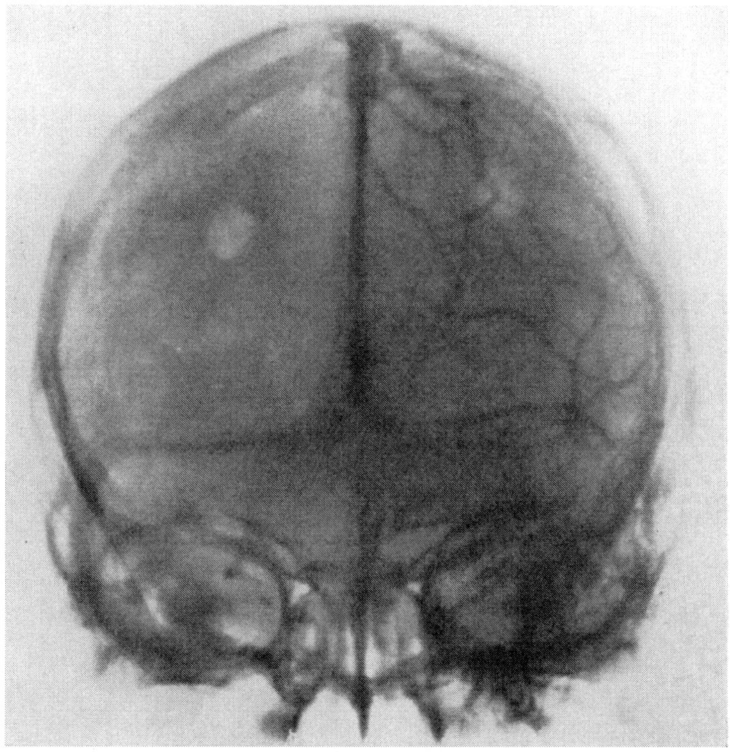

Abb. 122. Fehlende Darstellung des Sinus sigmoideus der linken Seite infolge Kompression bei einem Meningiom der hinteren Schädelgrube links

Diese Verhältnisse lassen sich im Carotisangiogramm nur selten nachprüfen, da bei Kleinhirn- und Brückenwinkeltumoren diese Untersuchungsmethode keine Anwendung findet. Es konnten aber 9 Kleinhirntumoren und Verschlüsse am Ausgang des 4. Ventrikels und 8 Brückenwinkeltumoren (Meningiome und Neurinome) daraufhin untersucht werden:

Unter 9 Kleinhirntumoren fand sich bei serienangiographischer Kontrolle nur einmal eine Kontrastmitteldarstellung des Sinus sigmoideus, dagegen war in 6 Fällen der Sinus sphenoparietalis außerordentlich stark mit Kontrastmittelblut dargestellt (vgl. Abb. 121 und 122). In sonstigen Fällen kommt der Sinus sigmoideus nur in rund 10% nicht sicher

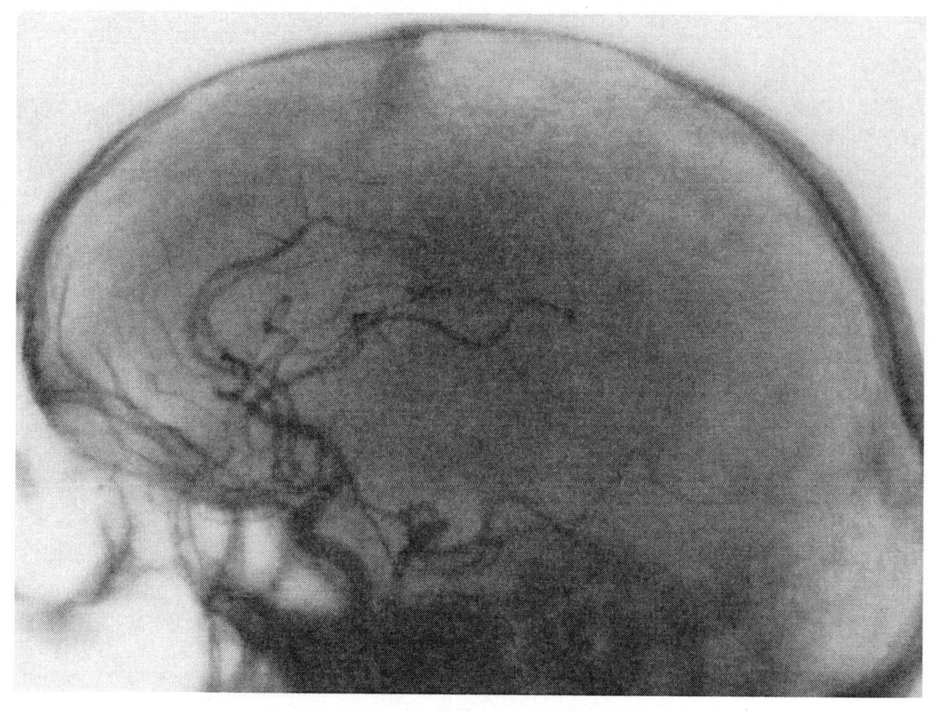

a

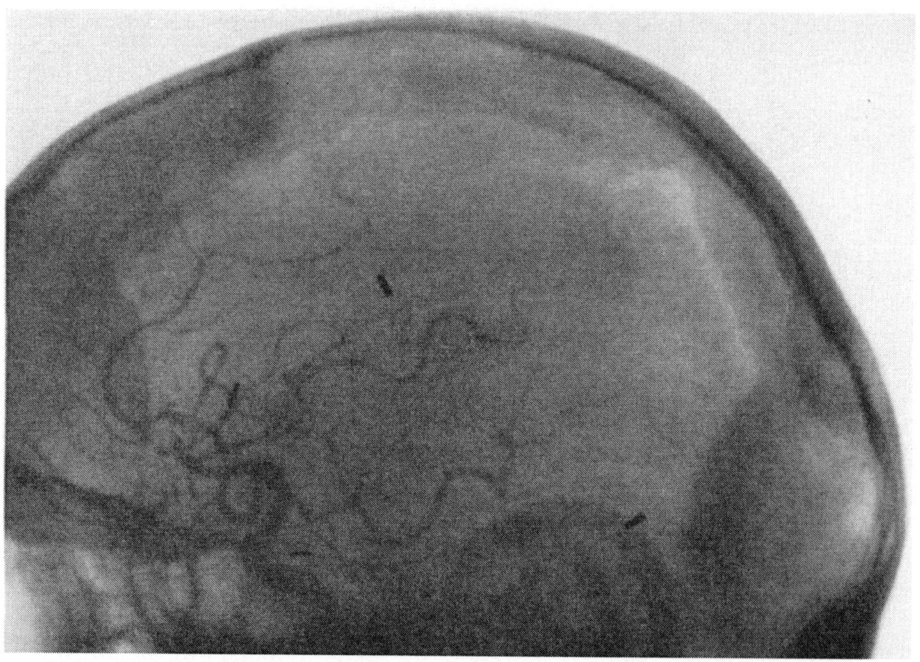

b

Abb. 123a u. b. Einklemmung von Teilen des Schläfenlappens im Tentoriumschlitz.
a Im Angiogramm ist die Herabdrängung des cisternalen Abschnittes der A. cerebri posterior zu erkennen.
b Nach der Operation Rückbildung der Verlagerungserscheinungen

zur Darstellung. Bei den 8 Brückenwinkelprozessen fehlte jeweils 3 mal der Sinus sigmoideus, während sich eine vermehrte Darstellung der Abflüsse über den Keilbeinflügel zeigte. In einem dieser Fälle (Meningiom des linken Kleinhirnbrückenwinkels) war bei doppelseitiger Angiographie auf der Tumorseite keine Darstellung des Sinus sigmoideus, dagegen ein vermehrter Abfluß zum Keilbeinflügel zu sehen. Die Angiographie der Gegenseite zeigte, daß hier die Verhältnisse genau umgekehrt lagen (Darstellung des Sinus sigmoideus, nur schwache Abflüsse über den Sinus sphenoparietalis).

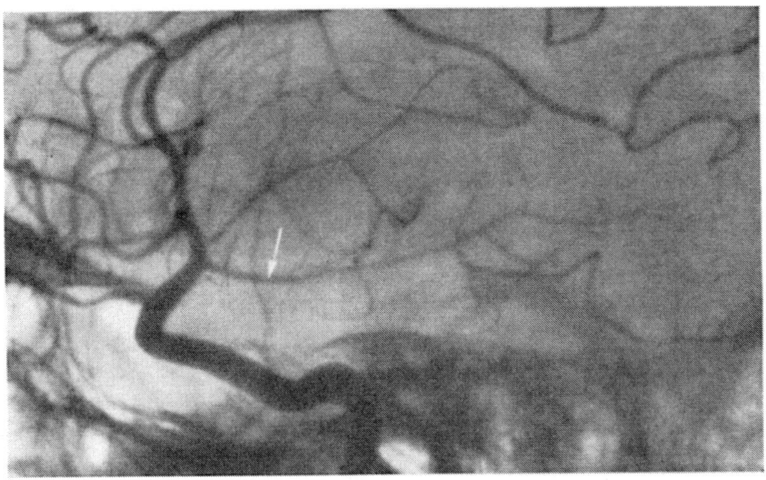

a

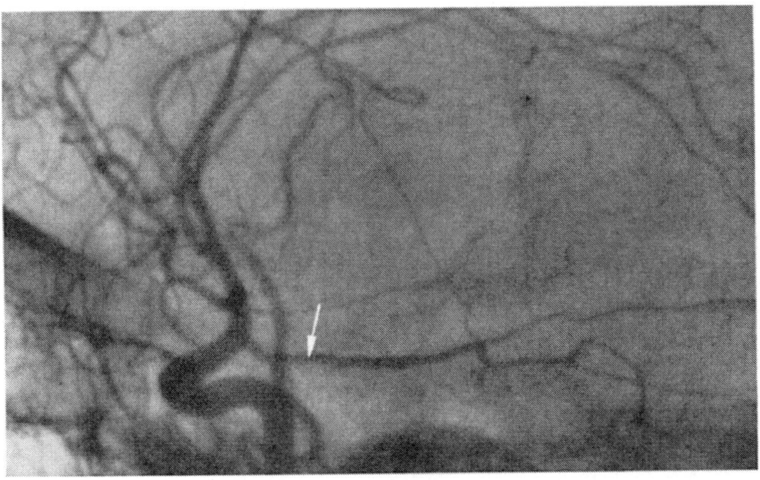

b

Abb. 124 a u. b. Ausschnitte aus Angiogrammen zweier Schläfenlappentumoren, bei denen nach dem klinischen und Operationsbefund massive Einklemmungserscheinungen im Tentorium bestanden. In diesen Fällen wird weniger eine Abwärtsverlagerung als eine „Ausziehung" und ein gespannter Verlauf der A. cerebri post. sichtbar. In Abb. 124a erscheint das Gefäß deutlich verengt

5. Der angiographische Nachweis von Hirnhernien in die Zisternen[1]

Für die Prognose eines raumfordernden Prozesses ist das Vorliegen von sog. *Einklemmungserscheinungen*, d. h. die Verquellung der Zisternen (temporaler Druckkonus, Tonsillendruckkonus), von großer Bedeutung (vgl. anatomische Untersuchungen von KERNOHAN u. WOLTMAN, 1929; VINCENT, DAVID u. THIÉBAUT, 1936; HASENJÄGER u. SPATZ, 1937; JEFFERSON, 1938; TÖNNIS, RIESSNER u. ZÜLCH, 1939, 1940; ANTONI, 1949,

---

[1] Der oft noch im Schrifttum gebrauchte Ausdruck „Prolaps" ist nicht zutreffend, da es sich hier um ein Vordrängen von Hirnteilen in einen bereits vorgebildeten Raum handelt.

u. a.). Am Lebenden ist der Nachweis einer derartigen inneren Hirnhernie im Bereich des Tentoriumschlitzes oder des Hinterhauptloches entweder durch die Pneumoencephalographie oder die Hirngefäßdarstellung möglich (s. FISCHER, 1940, 1951; ECKER, 1948;

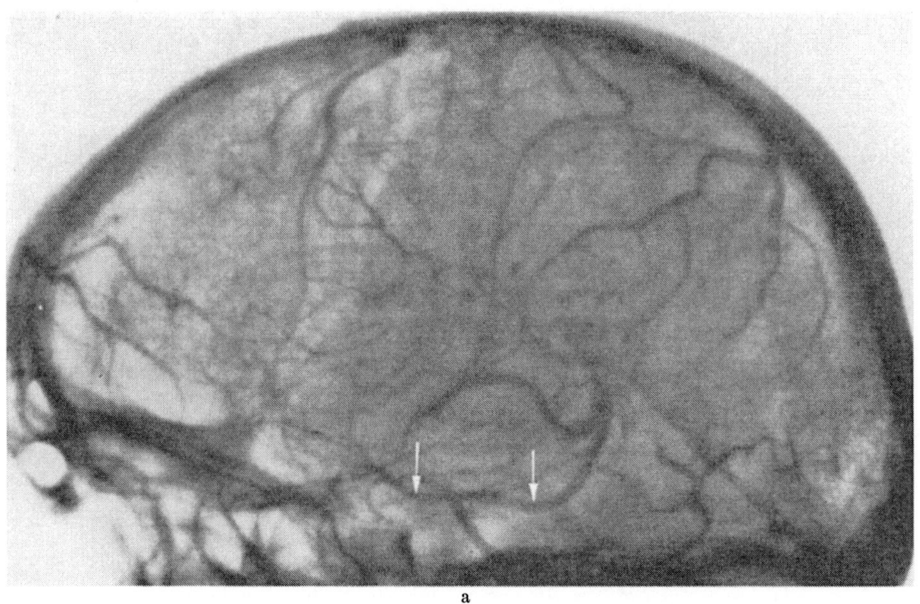

a

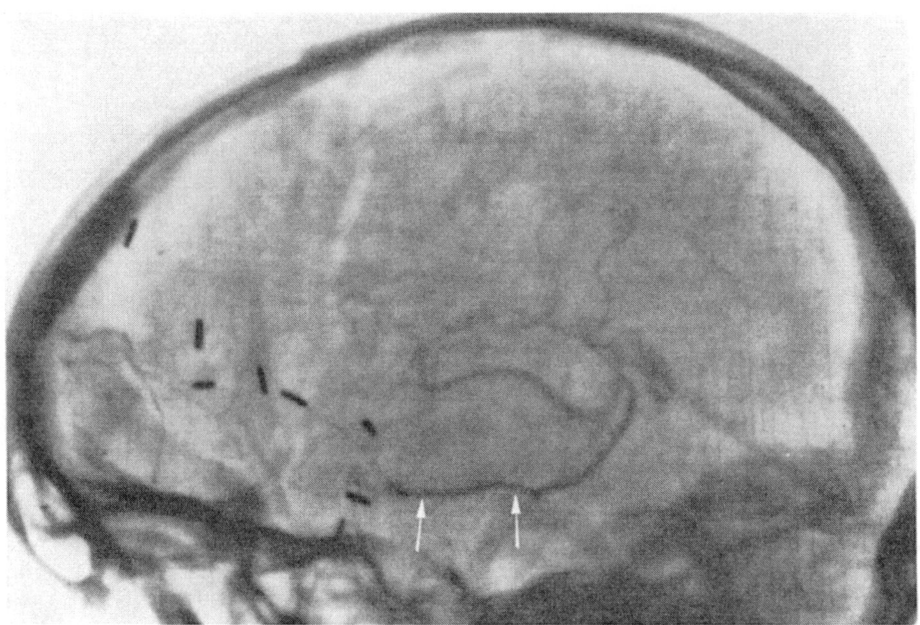

b

Abb. 125a u. b. Herabdrängung und Medianverlagerung der V. basalis bei Verquellung der basalen Cisternen (a). Rückbildung der Verlagerungserscheinungen nach der Operation (b)

ZÜLCH, 1950; PIA, 1953; DECKER, 1953, 1955; NIEMEYER, 1955; AZAMBUJA, LINDGREN u. SJÖGREN, 1956; JEFFERSON u. SHELDON, 1956). Die Serienangiographie kann zwar, besonders wenn sie gleichzeitig in 2 Ebenen ausgeführt wird, eher zur Klärung beitragen; die Veränderungen lassen sich aber auch im einfachen Arteriogramm bzw. Phlebogramm nachweisen. Daher sollen in diesem Zusammenhang nur die wichtigsten arteriographischen Symptome kurz erwähnt werden.

Einklemmung im Tentoriumschlitz. Es kann zwischen einer Hernie im vorderen und einer solchen im hinteren Teil der Cisterna ambiens unterschieden werden. Sie zeigt sich im seitlichen Angiogramm durch Herabdrängung des zisternalen Abschnittes der *A. cerebri posterior* bzw. der *A. communicans posterior* (vgl. Zülch, 1950). In ihrem weiteren Verlauf kann die hintere Gehirnarterie abgeflacht erscheinen. Pia (1953) hat darauf hingewiesen, daß die nach den anatomischen Befunden zu erwartende Medianverlagerung des Gefäßes deutlich im Sagittalbild zu erkennen ist. Die genannten Veränderungen sind sowohl beim Vordringen des vorderen als auch hinteren Uncusteiles in die Zisternen sichtbar.

Besonders für eine Hernie im vorderen Teil der Zisterne kann der Verlauf der *A. chorioidalis anterior* Hinweise geben. Das im Sagittalbild allerdings oft schwer zu erkennende Gefäß wird dabei weniger nach median verlagert, als in einem weiten, mediankonvexen Bogen gespannt.

Eine Hernie der basalen Zisternen ist oft recht deutlich an der *Vena basalis* zu erkennen (s. Abb. 125). Die Ansicht von Moniz, wonach dieses Gefäß bei Schläfenlappentumoren ebenso wie die V. Galeni nach oben gedrängt werden soll, läßt sich nicht bestätigen. Bei Einklemmungserscheinungen, besonders im vorderen Teil der Zisterne, wird die nahezu S-förmige Schwingung der Vene durch eine Abwärtsdrängung ihres mittleren Teiles aufgehoben. Die gleichzeitige Verlagerung nach basal und medial ist im Sagittalbild des Phlebogramms meist eindeutiger zu erkennen als diejenige der A. cerebri posterior.

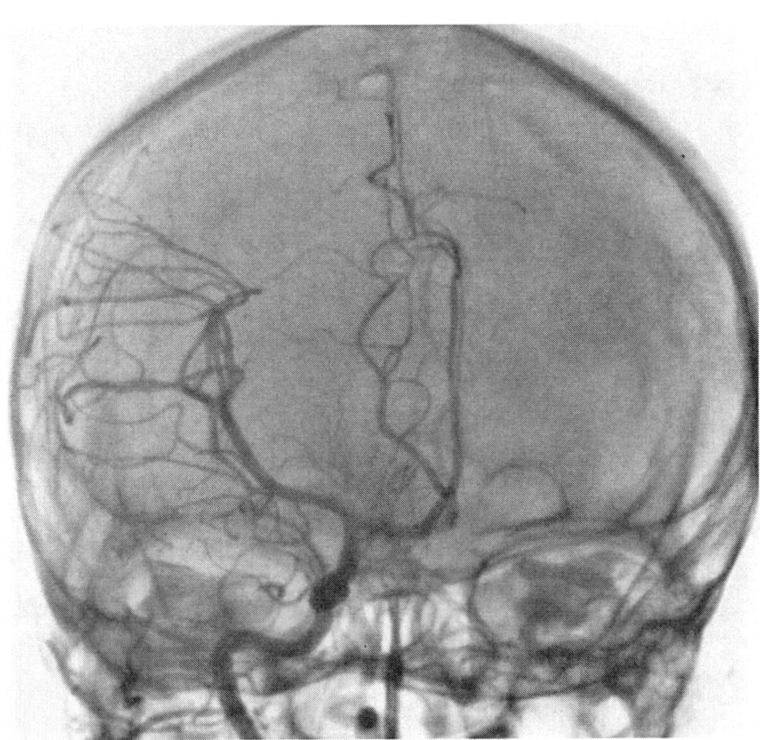

Abb. 126. Angiographischer Nachweis einer Massenverschiebung im Interhemisphärenspalt bei einem rechtsseitigen Schläfenlappentumor. Man erkennt die Dissoziation der Anterioräste (s. Text)

Einklemmung im Hinterhauptsloch. Nach der Darstellung von Hauge (1954) begrenzt die A. cerebelli inf. post. mit einer caudalen und einer kranialen Schlinge die untere und obere Begrenzung der Kleinhirntonsille. Ein Tonsillentiefstand bei Einklemmung im Hinterhauptsloch könnte daher auch im Vertebralisangiogramm erfaßt werden. Decker (1955) hat einen derartigen Verlauf sowie den postoperativen Rückgang der Gefäßverlagerung beschrieben. Im allgemeinen ist aber der diagnostische Gewinn einer Vertebralisangiographie für die Erkennung von Einklemmungserscheinungen im Hinterhauptsloch nur gering. Die A. cerebelli inf. post. verläuft in oft zahlreichen Windungen und kann schon unter normalen Bedingungen nach unten durch das Foramen magnum treten. Derartige Beobachtungen lassen sich auch häufiger bei der operativen Freilegung der hinteren Schädelgrube machen. Auch ein abnorm tiefer Ursprung des Gefäßes aus der A. vertebralis ist beschrieben (s. Schmeidel, 1933; Landolt, 1949).

Die *Verquellung der Cisterna interhemisphaerica* ist im Sagittalbild des Angiogramms zu erkennen (s. Abb. 126). Die Falx widersetzt sich in ihren mittleren und hinteren

Abschnitten jeder Verlagerung durch einen raumfordernden Prozeß. Mit dem Balken und dem Gyrus cinguli wird daher bei starken Massenverschiebungen auch der erste Teil der A. cerebri anterior (A_2 und A_3) unter der Falx her zur Gegenseite verlagert, während die peripheren Abschnitte dieses Gefäßes am unteren Falxrand in der Mittellinie zurückgehalten werden (sog. „Fernzeichen"). Dadurch entsteht ein scharfer Knick, dessen Ausmaß einen gewissen Rückschluß auf die Massenverschiebung im Interhemisphärenspalt zuläßt. Von der Verlagerung ausgenommen sind im allgemeinen die der Falx anliegenden Aa. frontopolaris und callosomarginalis. Dadurch kommt es zu einer Dissoziation der Anterioräste: Während die A. corporis callosi weit zur gesunden Seite hin verschoben ist, bleiben eine oder beide der genannten Nebenäste an der Mittellinie zurück. Die vordere Gehirnarterie verläuft bei frontal lokalisierten raumfordernden Prozessen dagegen einschließlich ihrer Nebenäste meist bogenförmig zur Gegenseite. FISCHER (1938) hat anhand dieser verschiedenen Verlagerungen zwischen „Fern"- und „Nah"-Zeichen unterschieden.

Für die Erkennung sog. Einklemmungserscheinungen mag die Angiographie in Einzelfällen einen gewissen Wert haben. Die Schwierigkeiten einer derartigen Diagnose liegen aber einmal darin, daß sehr häufig das entscheidende Gefäß gar nicht zur Darstellung kommt oder, wie etwa die A. chorioidalis anterior, sehr schwierig zu erkennen ist. Zum anderen kann die Entscheidung, ob es sich um eine sicher pathologische Verlaufsabweichung oder nur um eine Variante handelt, außerordentlich schwerfallen. Man wird derartige angiographische Beobachtungen daher nur im Rahmen der übrigen klinischen Befunde bewerten können.

XII. Die Beziehungen zwischen Tumor- und Hirnkreislauf
(Artdiagnose der Hirngeschwülste)

A. Hämodynamische Eigentümlichkeiten der verschiedenen Hirntumorarten im Serienangiogramm

Über die Möglichkeit einer Tumorlokalisation hinaus läßt schon das einfache cerebrale *Arteriogramm* artdiagnostische Rückschlüsse zu, die auf der unterschiedlichen Gefäßstruktur der einzelnen Tumorarten beruhen. Das Sichtbarwerden morphologisch unterschiedlicher Tumorgefäße hat schon recht frühzeitig und mehr als jede andere Untersuchungsmethode zu einer präoperativen Artdiagnose beitragen können (vgl. MONIZ, 1927, 1940; TÖNNIS, 1934; LÖHR, 1935; LORENZ, 1940; RIECHERT, 1941, 1949; MILLETTI, 1950; KRAYENBÜHL u. RICHTER, 1952; WICKBOM, 1953, u. a.).

Der unterschiedliche Gefäßaufbau der einzelnen Hirntumorarten bleibt nicht ohne Einfluß auf den Ablauf des Kontrastmitteldurchflusses: *Arteriovenöse Kurzschlüsse* zwischen den einzelnen Gefäßen des Tumors werden — wie schon beim Angiom erwähnt — zu einer *Beschleunigung*, ein capillarer Gefäßaufbau im Tumor mit einer *Verlängerung der Gefäßstrecke* zu einer *Verlangsamung* der Tumorzirkulation führen. Das Serienangiogramm registriert diese Unterschiede und läßt indirekt wieder einen Rückschluß auf die Gefäßmorphologie und damit die Art des Tumors zu. Dabei kann man aber nicht unbedingt von einem spezifischen Verhalten der einzelnen Tumorarten sprechen, denn auch das Ausmaß derartiger Veränderungen und das Verhalten des übrigen Hirnkreislaufes haben einen Einfluß auf den Ablauf des Serienangiogramms.

Von den verschiedenen kreislaufpathologischen Besonderheiten der einzelnen Hirntumorarten hat in differentialdiagnostischer Hinsicht eine Feststellung besondere Bedeutung: *das Verhalten des Tumorkreislaufes zu dem Kreislauf des übrigen Hirns.* Aus den gegenseitigen Beziehungen, d. h. der zeitlich unterschiedlichen Durchblutung des Tumors und der des Gesamthirns, lassen sich wichtige Hinweise für die Artdiagnose intrakranieller Prozesse gewinnen. Die Zirkulationsgeschwindigkeit innerhalb der Tumorgefäße kann erhöht sein, worauf die dann schon im arteriellen Bild erscheinenden venösen Abflüsse hinweisen (s. Glioblastom), der Tumor kann die Form seiner „Anfärbung" im Verlaufe des Kontrastmitteldurchflusses wechseln (s. Meningiom), zunächst kann das Zentrum der Geschwulst oder seine Peripherie (bei malignen Tumoren) zur Darstellung kommen (LIMA). Sowohl der Beginn, das Maximum als auch die Beendigung einer „Tumoranfärbung" können zu den verschiedenen Phasen der Kontrastmittelzirkulation durch das übrige Hirn in Beziehung gesetzt werden (TÖNNIS, SCHIEFER, UDVARHELYI u. RAUSCH, 1954—1956).

Es hat sich im deutschen Schrifttum eingebürgert, von einer „Tumoranfärbung" zu sprechen, wenn es zu einem Sichtbarwerden der Tumoreigengefäße im Angiogramm kommt. Die Bezeichnung ist vom röntgenologischen Standpunkt aus sicher nicht glücklich gewählt. GREITZ (1956) wies darauf hin, daß damit noch nicht zwischen arteriellen und venösen Tumorgefäßen unterschieden werde. Unter dem schon von MONIZ (1940) erwähnten „capillary blush" des Meningioms werde beispielsweise nur die Darstellung der capillaren und venösen Tumorgefäße, nicht aber das Sichtbarwerden der arteriellen Tumorgefäße verstanden. GREITZ weist aber selbst auf die Schwierigkeiten hin, die sich einer Differenzierung in arterielle und venöse Tumorgefäße entgegenstellen. Besonders beim Glioblastom lassen sich die atypischen Gefäße häufig in keine der beiden Gruppen einordnen.

Auf die kreislaufpathologischen Besonderheiten des arterio-venösen Angioms (s. Kapitel IX) sei hier nochmals kurz eingegangen, da sich an ihnen besonders gut das unterschiedliche Verhalten von Tumorzirkulation und Hirnzirkulation demonstrieren läßt. Infolge der großen arterio-venösen Kurzschlüsse ist der periphere Gefäßwiderstand herabgesetzt. Die Zirkulation in der Mißbildung wird dadurch stark beschleunigt. Die Kreislaufzeit des Gesamthirns bleibt aber gewöhnlich normal. Kommt es infolge einer intracerebralen Blutung zu einer Drucksteigerung, so nähern sich die Zirkulationsverhältnisse bei dieser Mißbildung denjenigen des Glioblastoms. Die Kreislaufzeit des Hirns verlängert sich, während aus den schon genannten Gründen die Zirkulation des Angioms davon fast unberührt bleibt (vgl. Tab. 9). Ist das Angiom relativ klein, die Blutung mit begleitender Hirnschwellung und Massenverschiebung aber erheblich, so können differentialdiagnostische Schwierigkeiten entstehen. Die Zirkulationsverlangsamung erreicht beim Angiom aber nicht das Ausmaß derjenigen des Glioblastoms.

Bei der folgenden Besprechung der einzelnen Hirntumorarten sollen jeweils kurz die wesentlichen hämodynamischen Besonderheiten herausgestellt und die Ergebnisse der heutigen Serienangiographie mit denjenigen der einfachen Arteriographie verglichen werden. In der Literatur sind manche Einzelbeobachtungen auch funktioneller Phänomene dargelegt (MONIZ, 1940; HEMMINGSON, 1941; LIMA, 1950; LORENZ, 1951; WICKBOM, 1952; KRAYENBÜHL, 1952; u. a.), die aber nie an einem großen Krankengut auf ihren differentialdiagnostischen Wert hin überprüft wurden. Über serienangiographische Untersuchungen der einzelnen Tumorarten haben wir seit 1954 am Krankengut der Universitäts-Nervenklinik und der Neurochirurgischen Universitätsklinik Köln (vgl. TÖNNIS, SCHIEFER, UDVARHELYI, RAUSCH) mehrfach berichtet. Die späteren Untersuchungen mit der schnellen Serienangiographie (ODELCA) haben die damaligen Beobachtungen voll bestätigt und weiter ergänzt.

1. Glioblastoma multiforme

Die angiographische Struktur dieser Geschwulstart wurde schon 1934 bzw. 1936 in großen Zügen geschildert und besonders auf 3 Merkmale hingewiesen: die Darstellung kleiner arterieller Seen (MONIZ) und arteriovenöser Fisteln (TÖNNIS), die ausschließliche Versorgung der Geschwulst aus dem Gefäßgebiet der A. carotis interna und die Anordnung der pathologischen Tumorgefäße von der Peripherie her. LIMA hat in seiner Monographie (1950) die gleichen Beobachtungen niedergelegt und an einem großen Material weitere charakteristische Merkmale geschildert (Kaliberschwankungen der Venen und Capillaren, Pinselstricharterien, Mischung von arteriellem und venösem Bild in der ersten Phase des Phlebogramms). Vorteile einer serienangiographischen Untersuchung bestehen nach Ansicht von LIMA nicht. HEMMINGSON (1939) nannte außer den von MONIZ gefundenen Merkmalen die Anwesenheit von miliaren Aneurysmen, entsprechend der histologischen Beschreibung von BAILEY. Die netzförmige Anfärbung von gewissen Typen der Glioblastome und die fehlende Gefäßanfärbung im Zentrum der Geschwulst führte er auf zentrale Nekrosen zurück. LIMA unterscheidet auf Grund der zentralen bzw. peripheren Tumorzirkulation zwischen den benignen Typen (Astrocytom, Meningiom, und den malignen Typen (Glioblastom, Sarkom). Die periphere Zirkulation wird auch von LINDGREN (1954), WICKBOM (1947, 1948, 1953), KRAYENBÜHL (1952) u. a. erwähnt. Eingehende Schilderungen des typischen

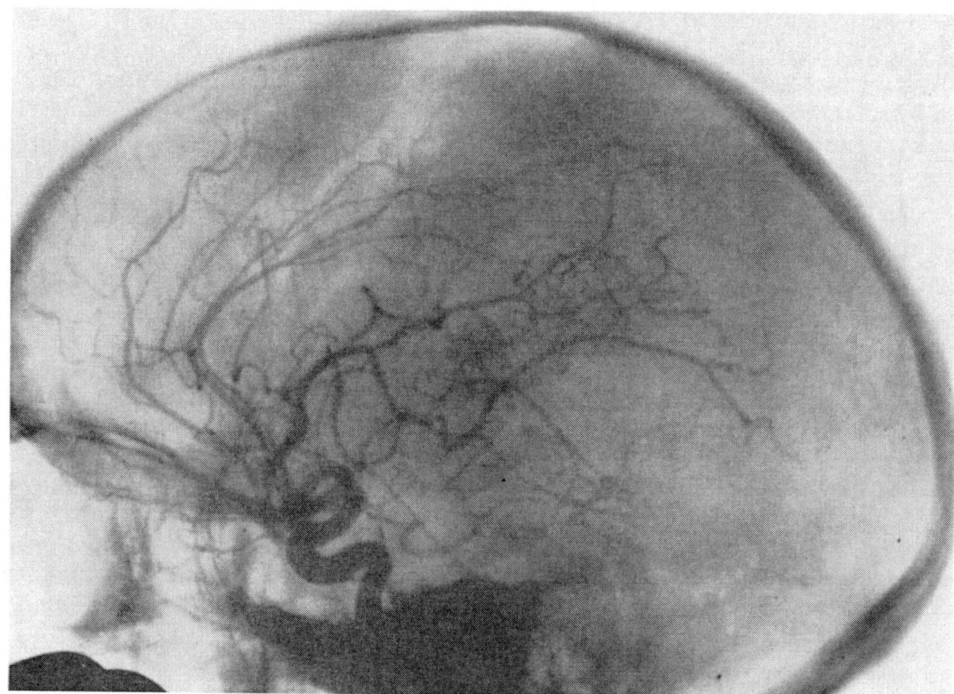

Abb. 127a—d. Glioblastoma multiforme rechts temporo-occipital bei einer 53jährigen Frau. Man erkennt die Hypertrophie der zum Tumorgebiet verlaufenden mittleren Gehirnarterie. Anordnung der pathologischen Tumorgefäße und a. v. Fisteln in der Tumorperipherie (a, b). Noch während der arteriellen Phase sind mehrere aus dem Tumorbereich abführende Venen dargestellt (b). Zu Beginn der allgemeinen venösen Phase (d) ist die Tumorzirkulation fast beendet

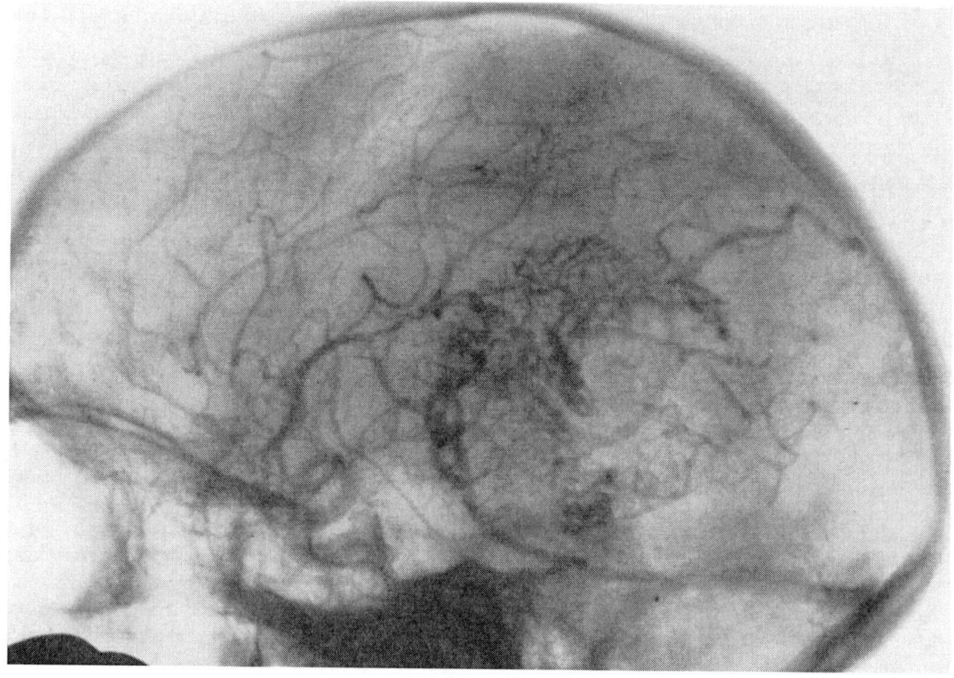

Abb. 127b

Bildes der Glioblastome im Arteriogramm finden sich weiter in den Monographien von ENGESET (1944), TOR-KILDSEN (1949), WICKBOM (1948), MILLETTI (1950) und den Arbeiten von BROBEIL (1950), BUSCH-CHRISTENSEN, (1947), CORRADY u. LÉVY (1956), CULBRETH, WALKER u. CURRY (1950), GREEN u. ARANA (1948), GREITZ (1956),

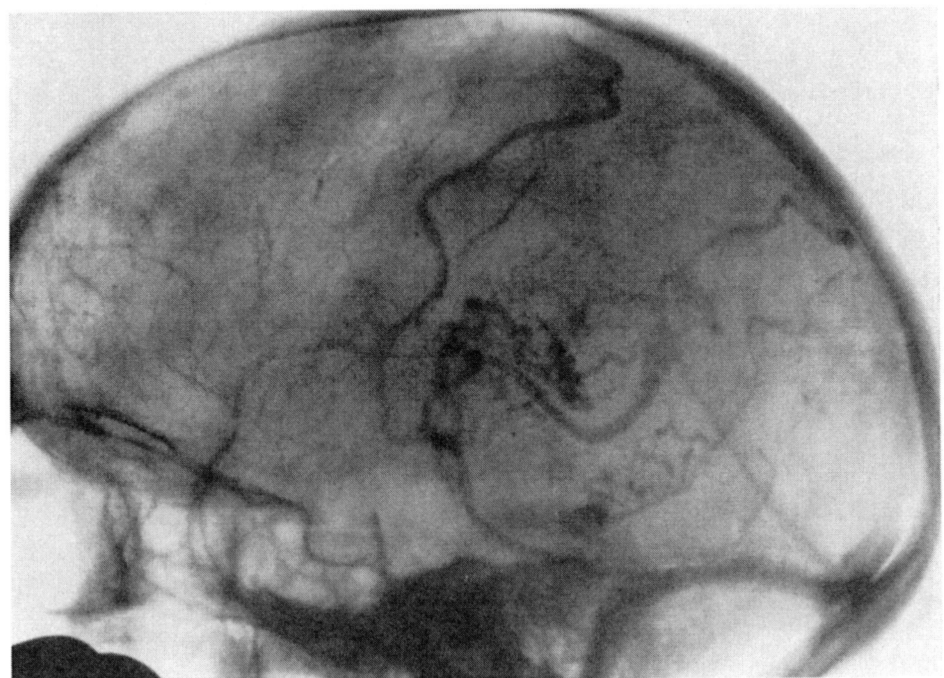

Abb. 127 c

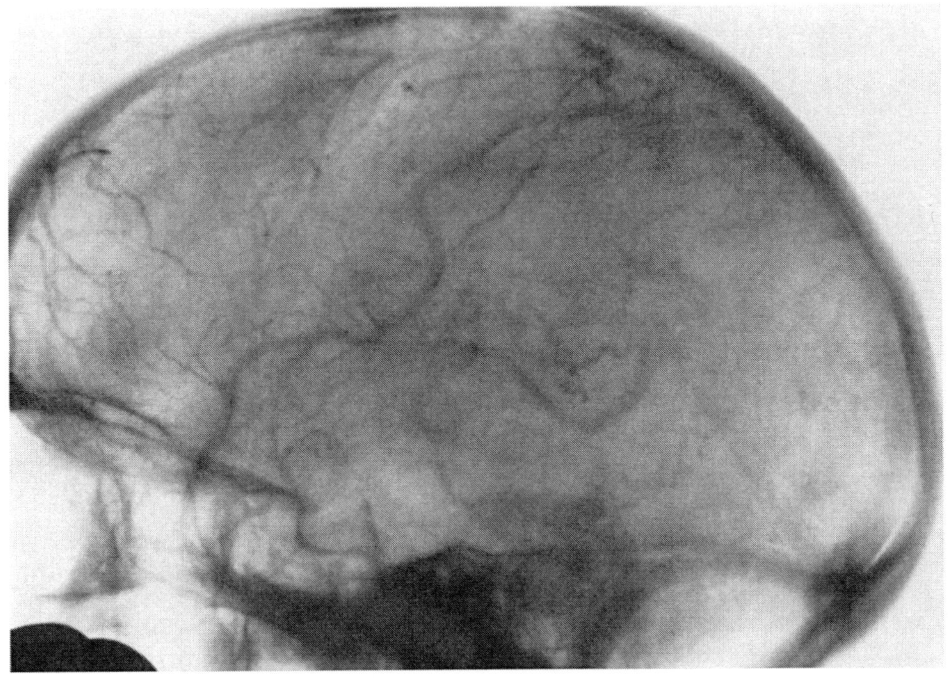

Abb. 127 d

GROTE (1954, 1955), GROTE u. SCHIEFER (1959), HÄUSSLER (1939), HODES, PERRYMAN u. CHAMERLAIN (1947), KRAYENBÜHL (1952), LINDGREN (1954), LIST u. HODGES (1947), LÖHR (1939), LORENZ (1940), MACKH (1939), MÜLLER (1958), OKONEK (1937), PHILIPPIDES (1953), RIECHERT (1949), SAI (1936), SANCHEZ-PEREZ (1941), SCHIEFER, TÖNNIS u. UDVARHELYI (1954), TÖNNIS (1939), TÖNNIS u. ASENJO (1938) u. a.

Die Angaben über die Häufigkeit charakteristischer Merkmale im Arteriogramm und die darauf beruhende „positive" Artdiagnose des Glioblastoms finden sich in Tab. 11. Sie schwanken zwischen rund 50—86%. Die recht erheblichen Unterschiede beruhen auf der subjektiven Beurteilung der als typisch bezeichneten

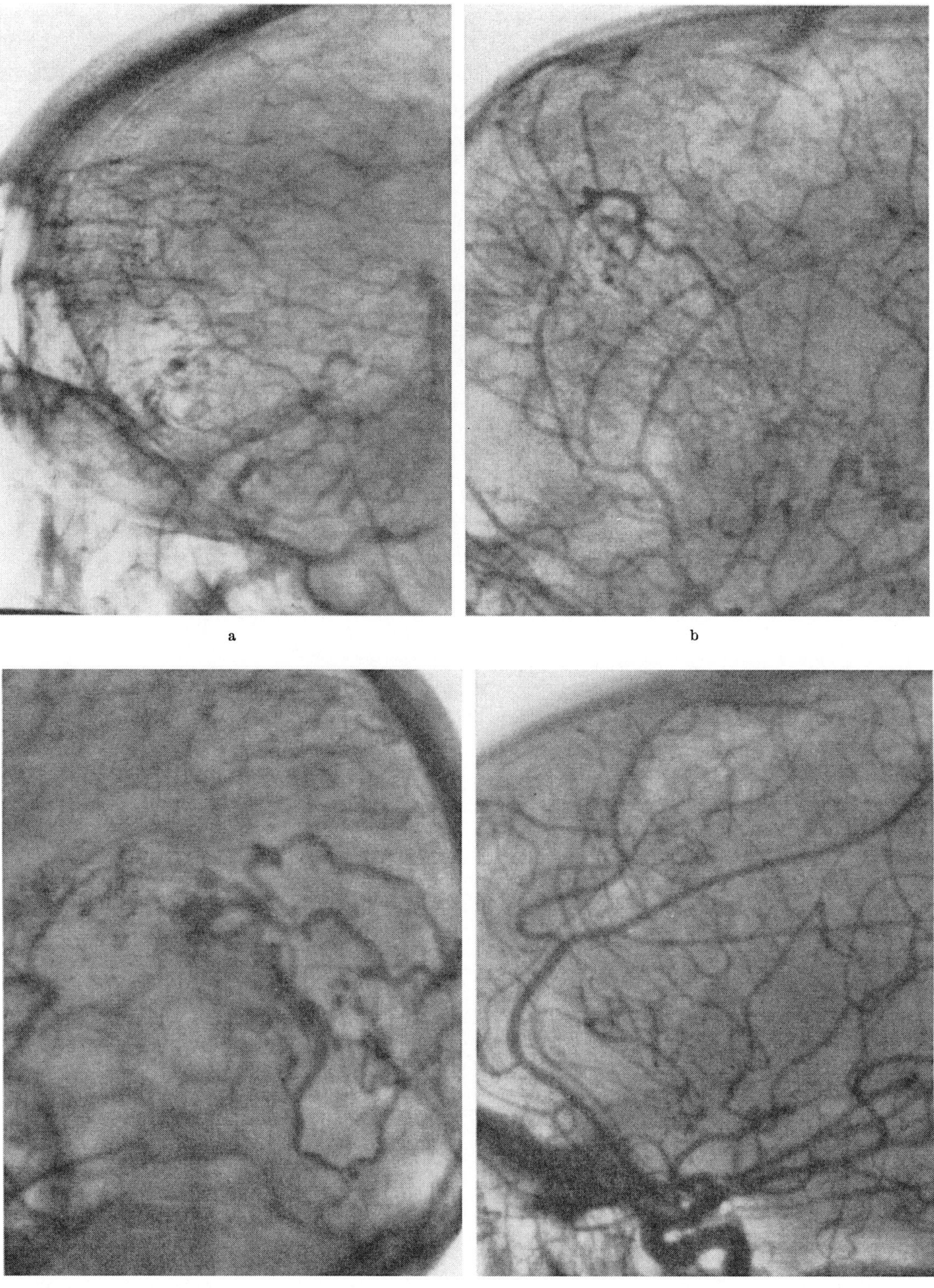

Abb. 128 a—d. Verschiedene Formen der pathologischen Gefäße beim Glioblastoma multiforme

Merkmale und auf Unterschieden in der Methodik (Vergleich von arteriographischen Zufallsbildern, unterschiedliche Kontrastmittel u. a.).

Auf Grund der erwähnten „positiven" Befunde, d. h. der Art der „Anfärbung" des Tumors, haben verschiedene Autoren versucht, das Glioblastom nach arteriographischen Gesichtspunkten in Untergruppen einzuteilen. Diese unter immer neuen Gesichtspunkten vorgenommenen Gruppierungen weisen bereits auf den Formenreichtum des Glioblastoms im arteriographischen Bild hin. LIMA (1950) hat nach arteriographischen Gesichtspunkten eine Einteilung in eine diffuse Form mit unscharfer Begrenzung (multiformer Typ) und eine seltenere umschriebene (Riesenzelltyp) versucht.

Tabelle 11. *Arteriographische Artdiagnose des multiformen Glioblastoms* (Nach Angaben in der Literatur)

Autor	Jahr	Anzahl arteriograph. untersuchter Glioblastome	Diagnose „Glioblastom" %	Diagnose „Maligner Tumor" %	Bemerkungen
HEMMINGSON	1939	36	64	86	—
LORENZ[1]	1940	45	53,3	—	—
ENGESET	1944	18	78	—	—
BUSCH	1947	74	etwa 30	—	etwa 64% bei angionekrotischem Typ
LIST und HODGES . .	1947	55	40	—	—
WICKBOM	1948	167	41	55	In 70% Tumorgefäße nachweisbar
GREEN und ARANA . .	1948	28	78,5	—	—
TORKILDSEN	1949	55	etwa 70	—	—
MILLETTI[1]	1950	72	52,7	—	—
PHILIPPIDES	1953	85	50—70	—	Arteriogr. m. Thorotrast
			20	—	Arteriogr. m. Perabrodil
			48	—	Serienangiogr. Unters.
WICKBOM	1953	243	etwa 48	—	Typ I, II, III

LORENZ (1940) teilte die Glioblastome in 3 Untergruppen ein: In der 1. Gruppe findet sich arteriographisch ein feinfleckiges Aussehen und eine verwaschene Unschärfe der Geschwulst. In der 2. Gruppe sind Gefäßneubildungen, wie feinste Spinnfäden und viele kleinste Gefäßpunkte (kleine Lakunen), anzutreffen. Die 3.

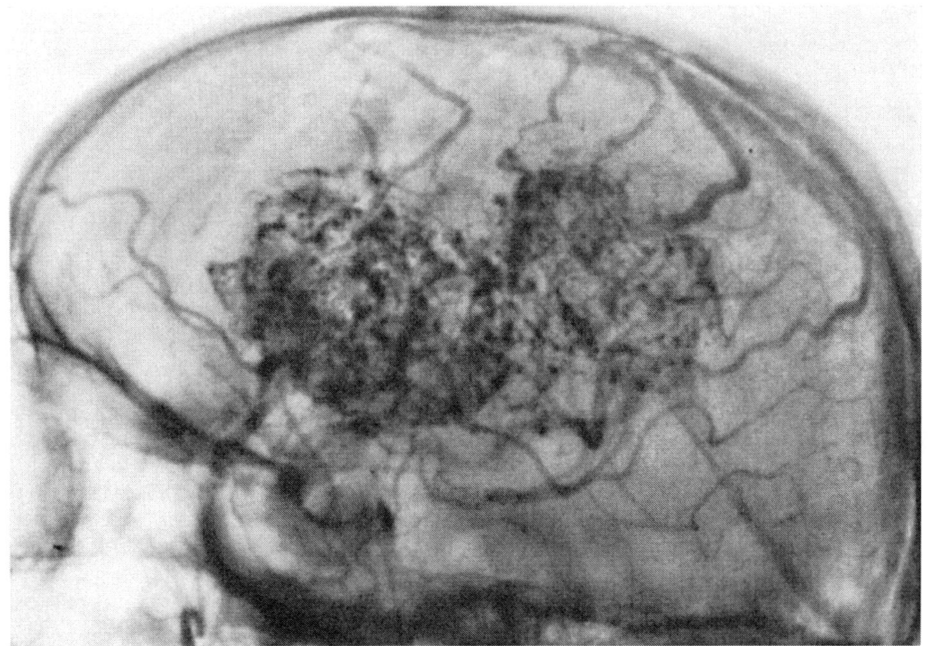

Abb. 129. Glioblastoma multiforme mit großen arterio-venösen Fisteln und vorzeitig gefüllten, aus dem Tumorgebiet abführenden Venen

Gruppe wird durch gröbere Gefäßunregelmäßigkeiten und arteriovenöse Fisteln charakterisiert. LORENZ (1940) ist ebenso wie ENGESET (1944) der Ansicht, daß es sich bei diesen verschiedenen arteriographischen Bildern wahrscheinlich um Glioblastome verschiedenen Reifegrades handelt.

---

[1] Krankengut der Neurochirurgischen Univ.-Klinik Berlin (Prof. TÖNNIS)

Durch Unterteilung der Lorenzschen 2. Gruppe und Zufügung einer besonderen Gruppe mit zentraler Nekrose und peripherer Gefäßversorgung teilte WICKBOM 1948 sein Material in 5 Untergruppen ein:

Gruppe I: Dünne Gefäße, nicht pathognomonisch, kommen auch bei anderen vascularisierten Tumoren vor.

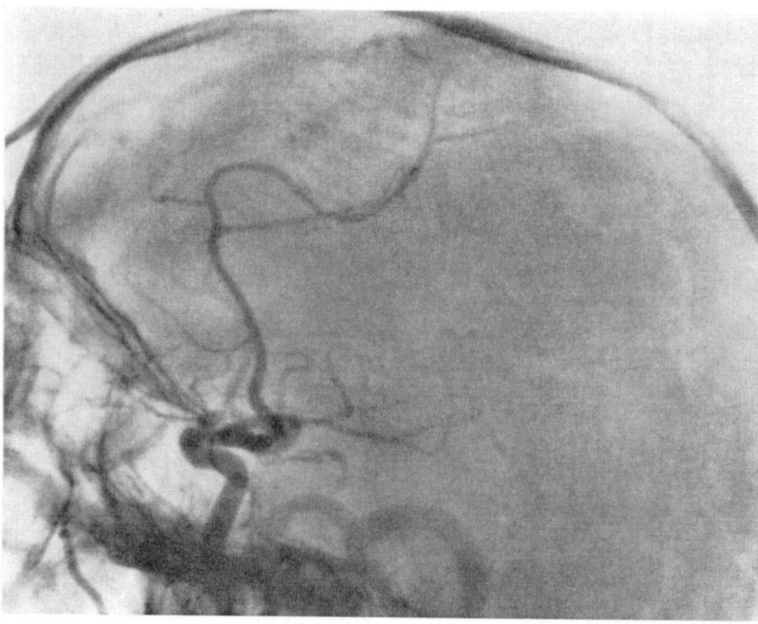

a

Gruppe II: Gefäßanordnung wie bei Gruppe I, dazu auch kleine Aneurysmen. Ähnliche Bilder finden sich auch bei anderen malignen Tumoren, z. B. bei Metastasen.

Gruppe III: Anhäufung von Tumorgefäßen, teilweise korkenzieherartig mit wechselndem Lumen und aneurysmatischen Erweiterungen. Keine arterio-venösen Fisteln. Dieses Gefäßbild ist fast pathognomonisch für das Glioblastom, kann aber gelegentlich auch bei Meningiomen beobachtet werden.

Gruppe IV: Außer den bei Gruppe III besprochenen Veränderungen finden sich hier arterio-venöse Fisteln und vorzeitig gefüllte abführende Venen. Dieses Bild ist pathognomonisch für das Glioblastom.

Gruppe V: Zentrales avasculäres Gebiet (Nekrose) und periphere gefäßreiche Zone. Dieses Bild wird gelegentlich auch bei anderen Gliomen und Metastasen beobachtet.

1953 nahm WICKBOM eine weitere Aufteilung seines Materials in insgesamt 6 Gruppen vor.

BUSCH u. CHRISTENSEN (1947) fanden bei ihrer Einteilung der Glioblastome in einen angionekrotischen, multicellulären und magnocellulären Typ besonders in der erstgenannten Gruppe arteriographisch sichtbare arteriovenöse Fisteln.

TORKILDSEN (1949) hielt eine Gruppierung der Glioblastome nach Art der Anfärbung nicht für erfolgreich. Er glaubte, daß die vorgenannten Einteilungen meist zu sehr von der subjektiven Auffassung des Betrachters abhängen und damit keinen praktischen Wert besitzen. HÄUSSLER (1939) wies darauf hin, daß der im Arteriogramm sichtbare Gefäß-

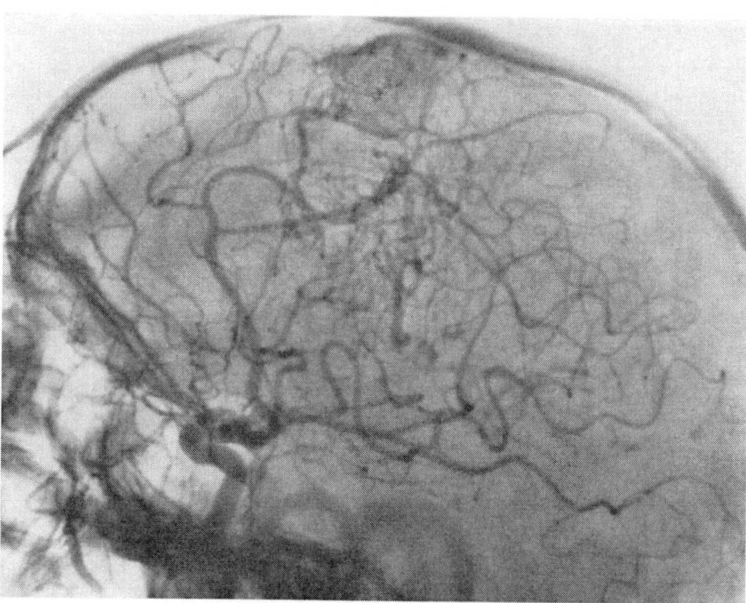

b

Abb. 130a u. b. Glioblastoma multiforme links präzentral. Vorzeitige Füllung und Hypertrophie der zum Tumorgebiet führenden vorderen Gehirnarterie

bereich keineswegs ein Maß für die Tumorgröße darstellt, da oft nur Teilgebiete eine Anfärbung zeigen.

Bei eigenen Untersuchungen (vgl. SCHIEFER, TÖNNIS, UDVARHELYI, 1954) haben wir uns mit einer etwas vereinfachten Einteilung begnügt, die einmal die *angiomatösen Fälle* mit großen arterio-venösen Fisteln, eine zweite Gruppe mit einer *diffusen Darstellung* des Tumors und eine dritte Gruppe *ohne* Darstellung von *Tumorgefäßen* umfaßt (s. a. S. 261). Diese Einteilung hat sich auch bei späteren Untersuchungen bewährt (s. MÜLLER, 1958).

Außer den Beschreibungen der verschiedenen Tumoranfärbungen bei Glioblastomen liegen auch vereinzelte Beobachtungen über die besonderen Zirkulationsbedingungen und ihre Darstellung im arteriographischen Bild vor. HEMMINGSON (1941) erwähnte, daß beim Bestehen von arterio-venösen Fisteln eine beschleunigte Zirkula-

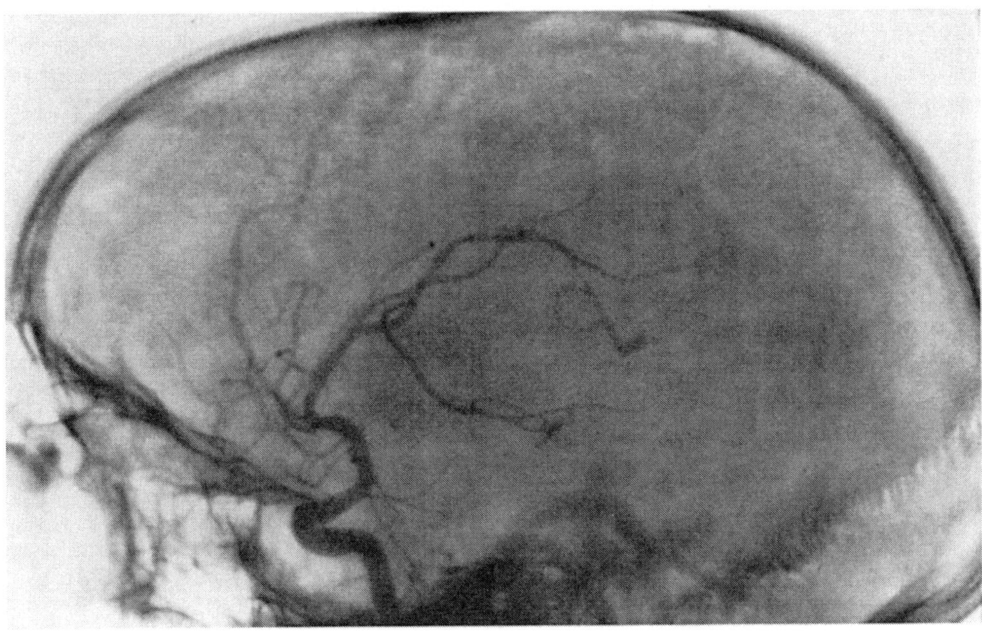

a

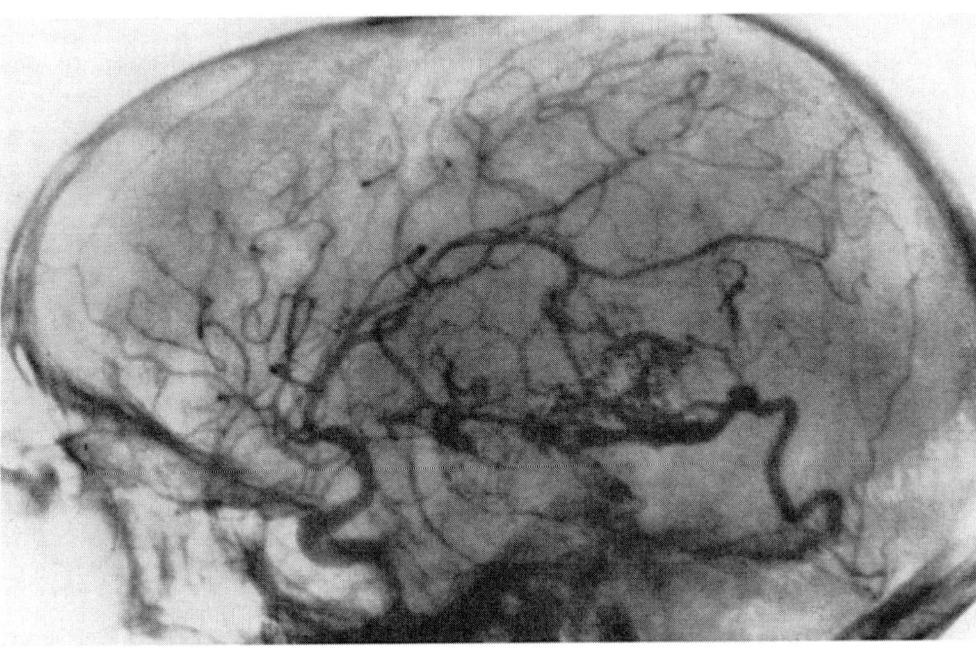

b

Abb. 131a u. b. Glioblastoma multiforme rechts temporal. Vorzeitige Füllung und Hypertrophie der zum Tumorgebiet ziehenden mittleren Gehirnarterie (a). Große arterio-venöse Kurzschlüsse im Tumor, vorzeitig gefüllte, zum Sinus sigmoideus abführende Vene (b)

tion des Tumors zu beobachten ist. In anderen Fällen glaubte er aber auch, eine Verlangsamung der Tumorzirkulation im Vergleich zur Zirkulation des Gesamthirns zu beobachten. LÖHR und RIECHERT hatten 1937 als Ursache einer Durchblutungsverzögerung in den dünnen Capillaren eine Stase infolge der Hirnschwellung angenommen. MACKH (1939) faßte die Schwankungen der Gefäßkaliber als Folge einer Abflußstauung durch die gerade beim Glioblastom außerordentlich starke Hirnschwellung auf. Demgegenüber stellten ENGESET, WICK-BOM u. a. eine oft vorzeitige Füllung der abführenden Venen, insbesondere der Vena magna Galeni, fest. LIMA (1950) bezeichnete eine Mischung von arteriellem und venösem Bild in der ersten Phase des Phlebogramms (2″) als typisch für das Glioblastom. Im zweiten Phlebogramm (4″) sind nach seinen Beobachtungen bereits alle Tumorgefäße entleert.

Entsprechend dieser beschleunigten Tumorzirkulation wurde von mehreren Autoren eine deutliche Hypertrophie der zuführenden Gefäße festgestellt, von anderen dagegen bestritten (HODES u. Mitarb., 1947; HEMMINGSON, 1941). TORKILDSEN (1949) konnte unter 36 positiven Fällen 23 mal eine Hypertrophie beobachten. SCHURR u. WICKBOM kamen 1952 zu der Feststellung, daß bei Vorliegen zahlreicher arterio-venöser Fisteln die Kreislaufzeit des Tumors verringert ist.

Die im arteriographischen Bild sichtbaren Durchblutungsänderungen des Glioblastoms gaben Anlaß zu ergänzenden Untersuchungen mit der Fremdgasanalyse nach KETY u. SCHMIDT. Die dabei gefundenen Hirndurchblutungswerte waren meist erniedrigt. KETY u. Mitarb. (1948) hatten in ihrer Serie 2, BERNSMEIER u. SIEMONS (1953) 3 Glioblastome mit sicher verminderter Hirndurchblutung. Wir selbst verfügen über 6 verifizierte Glioblastome mit Durchblutungswerten von 26,1—71,5 cm³/100 g/min, d. h. Fällen mit Verminderung bis zu 50% und einer Steigerung der Durchblutung um etwa 30%.

Bei unseren Fällen mit Durchblutungsminderung waren klinisch und bioptisch deutliche Zeichen gesteigerten Schädelinnendruckes nachweisbar. Nach den histologischen und angiographischen Besonderheiten der Glioblastome durfte jedoch angenommen werden, daß es bei dieser Tumorart ein Stadium geben müsse, in welchem die intrakranielle Drucksteigerung die Minderung des Gefäßwiderstandes durch die arterio-venösen Fisteln der Geschwulst noch nicht völlig verdeckt. In dieser Phase konnten wir dann auch bei einem Fall neben einer verkürzten Kreislaufzeit durch den Tumor eine sicher über der Norm liegende Gesamthirndurchblutung

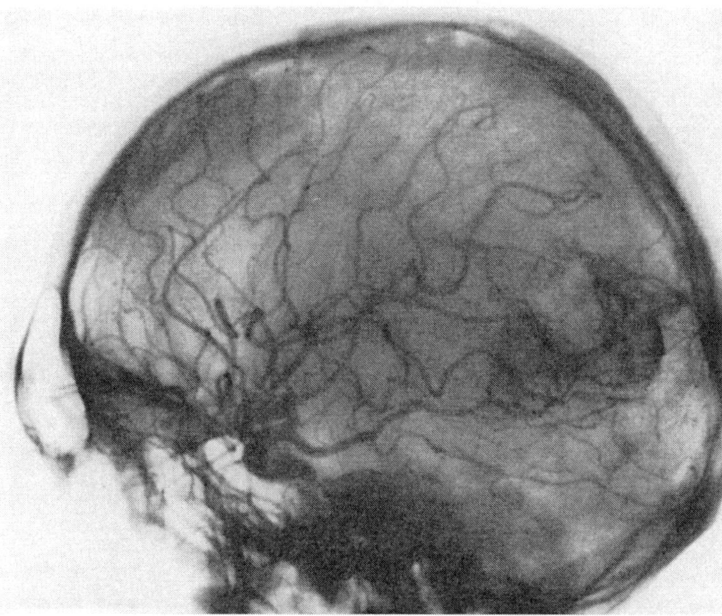

a

b

Abb. 132a u. b. Glioblastoma multiforme links occipital mit zentraler Nekrose. Man erkennt die vorzeitige Füllung und Hypertrophie der hinteren Gehirnarterie (a). Erst später kommt es zu einer Kontrastmittel-darstellung der übrigen Hirnarterien. Periphere Anordnung der Tumorgefäße um eine zentrale Nekrose (b)

von 71,5 cm³/100 g/min messen (s. Abb. 131). In einem zweiten Fall, der klinisch kaum Zeichen eines gesteigerten Schädelinnendruckes bot, ließ sich einmal durch die frühe Darstellung der zum Glioblastom ziehenden A. cerebri posterior der verminderte Gefäßwiderstand im Tumor nachweisen und zum anderen eine nichtverminderte

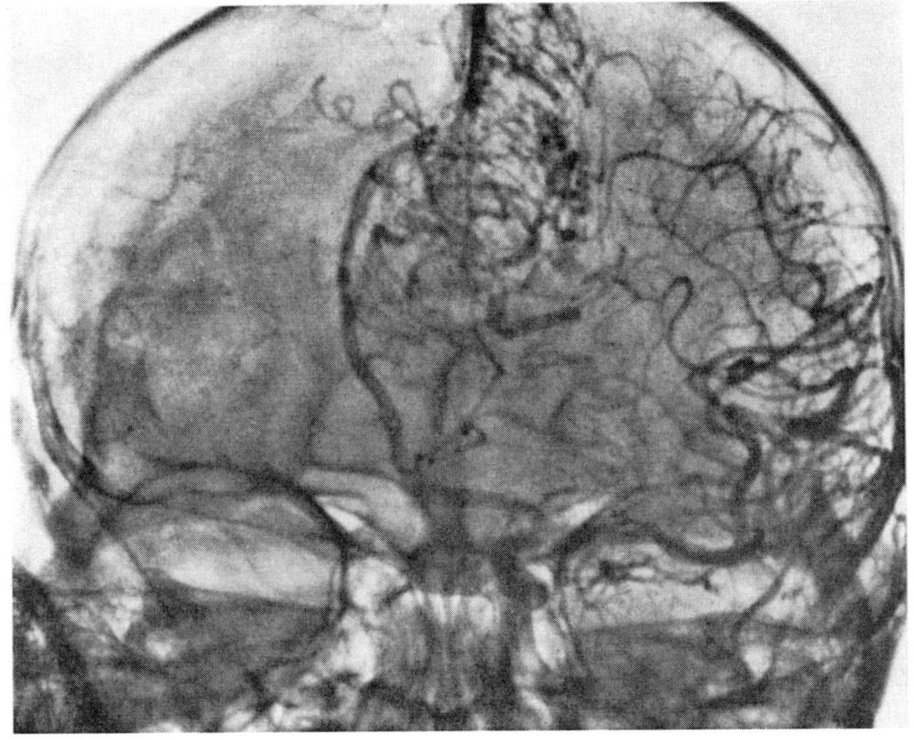

a

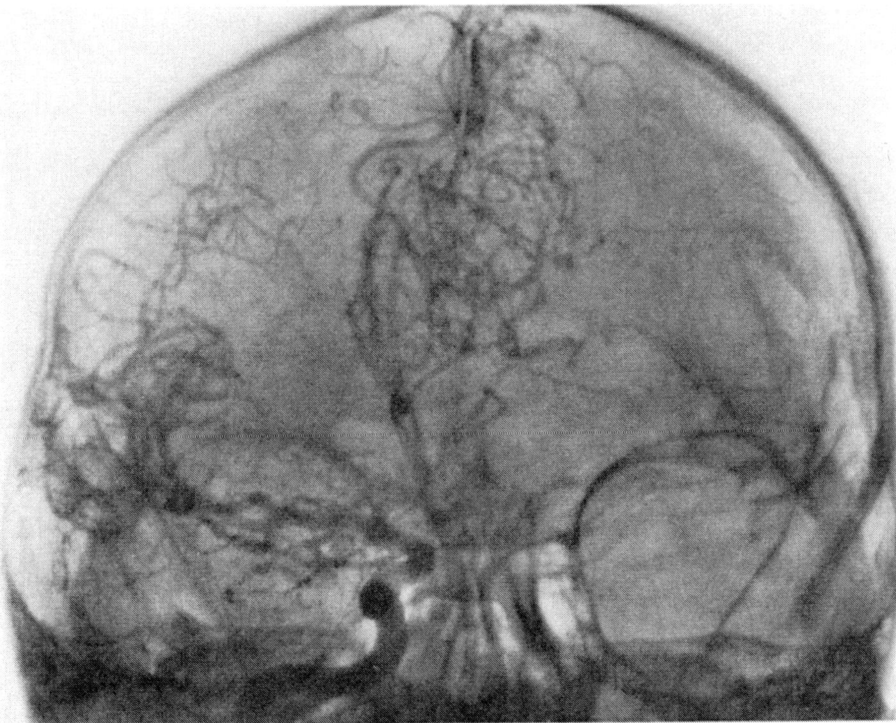

b

Abb. 133 a u. b. Glioblastoma multiforme mit ausgedehnten a. v. Fisteln im linken Scheitellappen und Balken. a Darstellung der Geschwulst von der A. carotis der Tumorseite aus. b Carotisfüllung der Gegenseite. Infolge des durch arterio-venöse Kurzschlüsse geminderten peripheren Gefäßwiderstandes innerhalb der Geschwulst kommt es auch hier über die A. comm. ant. zu einer Darstellung der Tumorgefäße

Gesamthirndurchblutung messen. Daraus läßt sich schließen, daß die Durchblutung des Hirns infolge der Schädelinnendrucksteigerung bereits gemindert, die im Tumor aber im Vergleich zum Normalwert vermehrt war, woraus eine scheinbar normale Bruttodurchblutung mit der Fremdgasanalyse resultierte.

Serienangiographische Untersuchungen

Außer einer Aufzeichnung der oben erwähnten morphologischen Veränderungen vermag die Serienangiographie weitere Besonderheiten dieser Tumorart aufzudecken. Bei Herabsetzung des Gefäßwiderstandes durch große und ausgedehnte arterio-venöse Fisteln kann es auch beim Glioblastom ähnlich — wenn auch nicht so ausgeprägt — wie beim

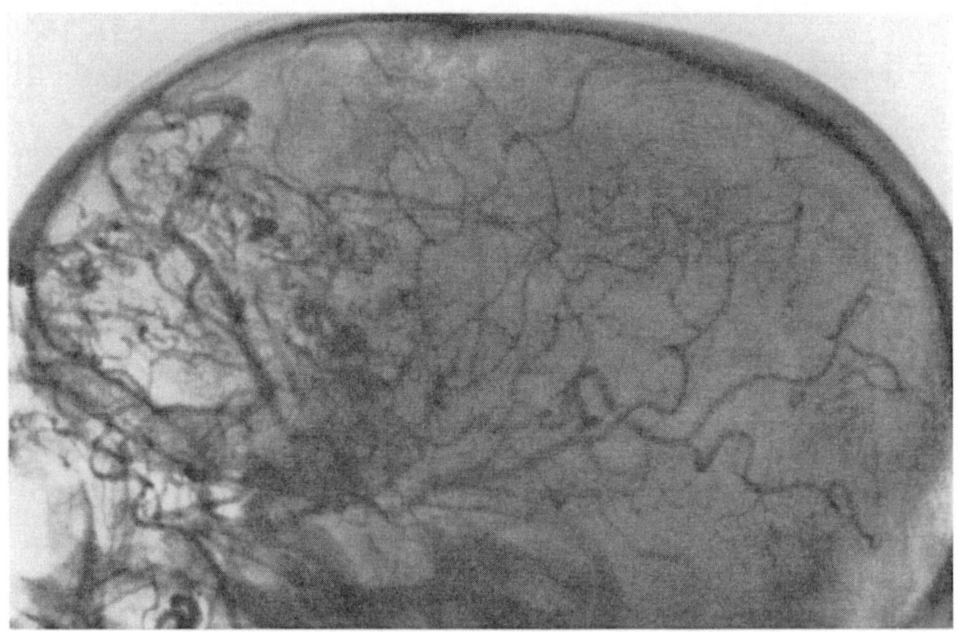

Abb. 134. Frontales Glioblastom mit großen arterio-venösen Kurzschlüssen (Typ I). Schon während der arteriellen Phase der Hirnzirkulation kommt eine pathologisch erweiterte aus dem Tumorgebiet abführende Vene zur Darstellung

arterio-venösen Angiom zu einer *vorzeitigen Füllung der zuführenden Gefäße* kommen (s. Abb. 130, 131 u. 132). Bei einer Gefäßfüllung von der gegenseitigen A. carotis aus ist aus dem gleichen Grunde ein Übertreten des Kontrastmittels zur tumortragenden Hemisphäre möglich. In der Hälfte der Glioblastomfälle konnten wir eine *Hypertrophie der zuführenden Arterie* feststellen (s. u. a. Abb. 131). Entsprechend der beschleunigten Zirkulation im Tumorgebiet kommt es häufig in der arteriellen, zumindest aber zu Beginn der capillaren Phase zu einer *vorzeitigen Darstellung der abführenden Venen*. Diese Beobachtung ist nicht so sehr bei den Fällen mit großen a. v. Kurzschlüssen, wie bei den Glioblastomen mit einer diffusen Anfärbung von großer differentialdiagnostischer Bedeutung. Während diese Tumoren in 70% eine derartige abführende Vene schon in der arteriellen Phase erkennen lassen, vermißt man dieses Zeichen bei Astrocytomen und Oligodendrogliomen.

Von K. Müller (1958) wurde anhand des Beobachtungsgutes von Stender (19 Glioblastomfälle mit Tumoreigenvascularisation) angegeben, daß bei Berücksichtigung der Reihenfolge der Venendarstellung (s. auch Curtis, 1949; Schurr u. Wickbom, 1952; Gvozdanovic, 1952) Aussagen über eine vorzeitige Venenfüllung nur ausnahmsweise möglich seien (vgl. dagegen Baumgartner u. Woringer, 1957). Nach seiner Ansicht muß es in vielen Fällen offen bleiben, „ob nach sicherer Beendigung der arteriellen Phase, auch ohne das Vorliegen eines Tumors, zu diesem Zeitpunkt in dem nämlichen Bereich sich Venen gefüllt hätten" (vgl. dagegen Abb. 134 u. 136). Auch dann, wenn es sich wirklich um eine „vorzeitige" Venenfüllung handele, bleibe der artdiagnostische Wert dieses Zeichens abzuwarten, da wahrscheinlich alle Tumoren — selbst diejenigen verschiedenen histologischen Typs — ein ähnliches Verhalten aufweisen könnten, sofern eine eigene Vascularisation vorliege.

Es wurde schon eingangs darauf hingewiesen, daß es eine spezifische „Tumoranfärbung“ für eine einzelne Geschwulstart nicht gibt. Das funktionell unterschiedliche Verhalten im Serienbild, also auch eine „vorzeitige Venenfüllung“, beruht auf dem Vorliegen arterio-

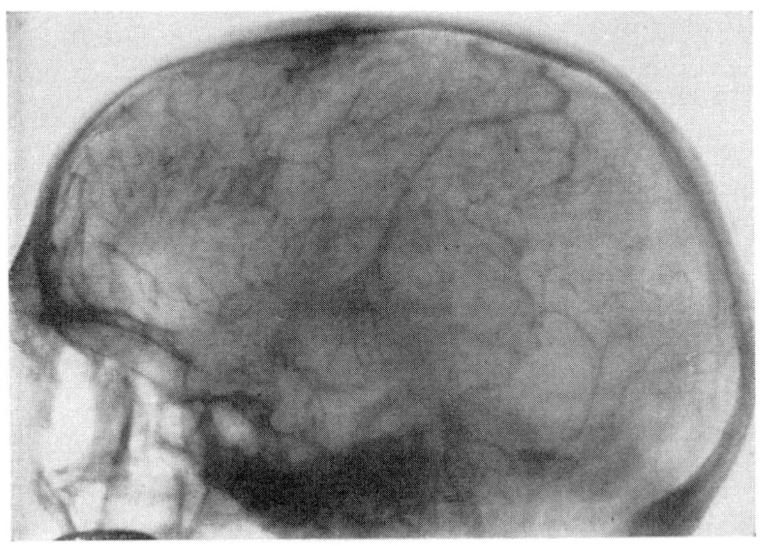

Abb. 135. Ausgedehntes Glioblastom (Typ II) im rechten Schläfenlappen. Feinfleckige bis diffuse „Anfärbung“ der Geschwulst. Während der capillaren Phase der Hirnzirkulation stellen sich die aus dem Tumorbezirk abführenden Venen dar

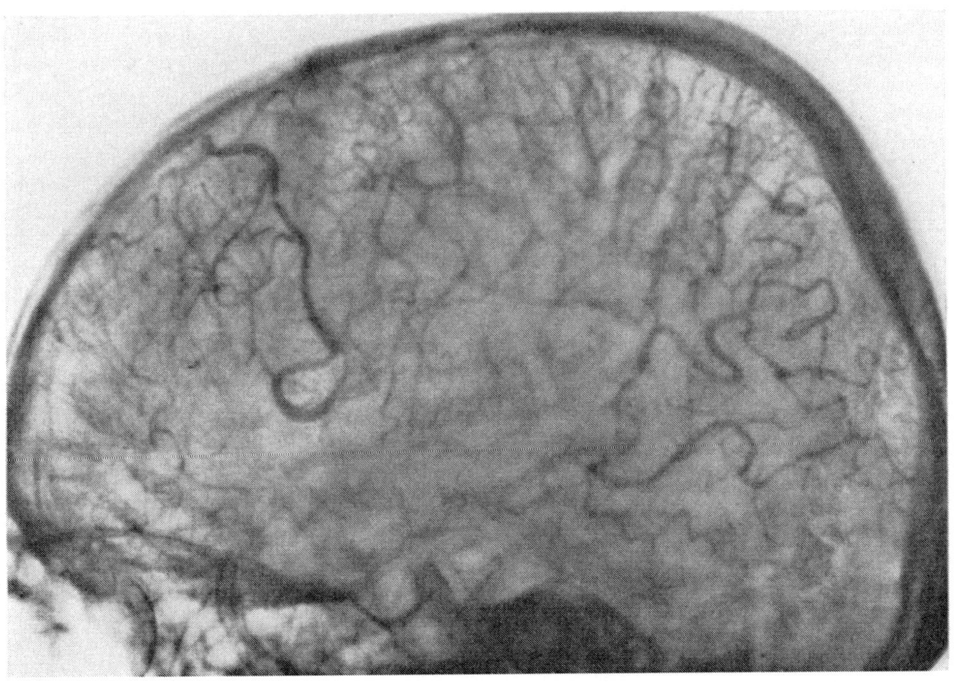

Abb. 136. Glioblastoma multiforme links fronto-temporal. Im Angiogramm ist keine Tumoreigenvascularisation zu erkennen. Die bereits gegen Ende der arteriellen Phase sichtbare, stark erweiterte Vene spricht mit großer Wahrscheinlichkeit für eine maligne Geschwulst

venöser Kurzschlüsse. Erfahrungsgemäß kommen derartige „Fisteln“ aber nur bei malignen Tumoren zur Beobachtung (s. auch Abschnitt XII, c).

Tönnis hat schon 1936 auf den „Angiomcharakter" des Glioblastoms hingewiesen, wobei er sich auf die Operationsbeobachtung von arteriellem Blut in den Venen der Tumorumgebung stützen konnte (s. Abb. 137). Die gleiche Beobachtung konnten wir dann auch bei malignen Astrocytomen und Oligodendrogliomen, Sarkomen und Metastasen machen. Abgesehen von dem bereits erwähnten Angiom, das aber andere kreislaufphysiologische Eigentümlichkeiten bietet, sehen wir arterio-venöse Fisteln und damit eine vorzeitige Venenfüllung infolge Herabsetzung des peripheren Gefäßwiderstandes nur noch bei den genannten Tumorarten.

Im Kapitel XI wurde die *Zirkulationsverlangsamung des Gesamthirns* beim Glioblastom als ein weiteres wichtiges Kennzeichen dieser Tumorart beschrieben. Selbstverständlich

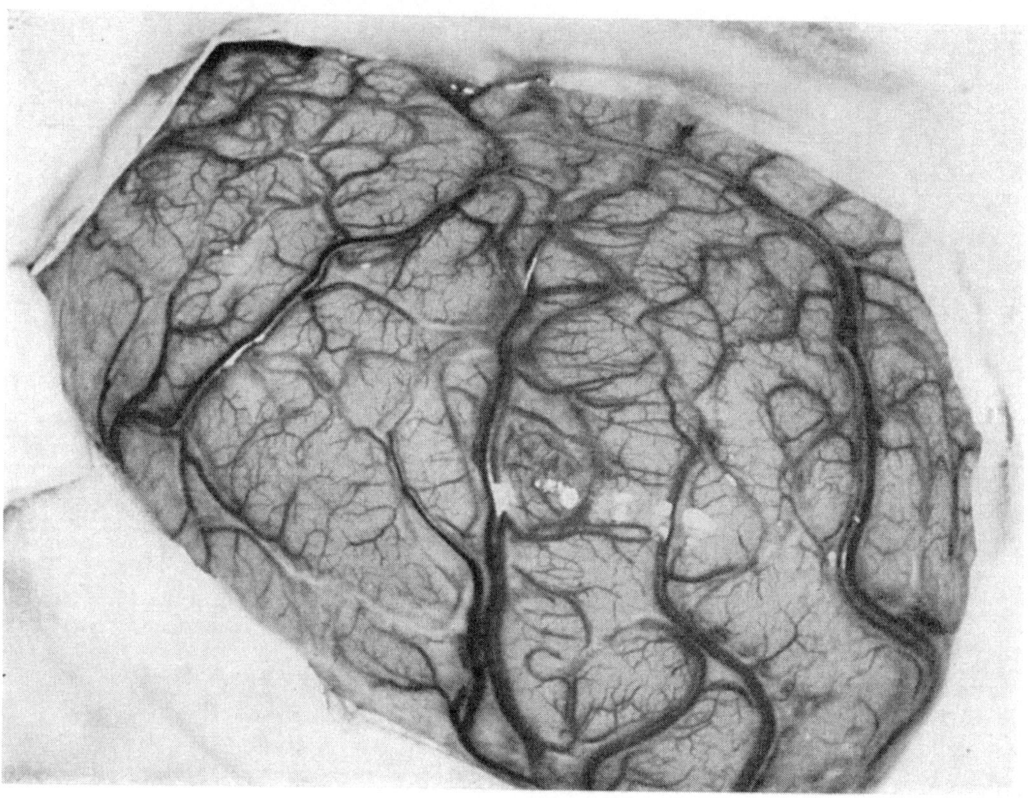

Abb. 137. Operationsbefund beim Glioblastoma multiforme. Die aus dem Tumorgebiet abführenden Venen enthalten infolge der art. ven. Kurzschlüsse hellrotes, arterielles Blut. Die übrigen Venen der Hirnoberfläche zeigen die übliche Färbung

ist diese Drucksteigerung bzw. die dadurch verursachte Zirkulationsverlangsamung kein spezifisches Zeichen des Glioblastoms, wird aber nach unseren Erfahrungen bei dieser Tumorart am häufigsten angetroffen (s. Abb. 170, S. 256). Im Zusammenhang mit den übrigen angiographischen Zeichen dieser Geschwulst hat sie daher größte artdiagnostische Bedeutung.

Setzt man zu den einzelnen Phasen der Hirnzirkulation die „Tumoranfärbung" beim Glioblastom in Beziehung, so zeigt sich ein *Maximum der Tumordarstellung gegen Ende der arteriellen und zu Beginn der capillaren Phase* (s. Abb. 170). Die Tumorzirkulation wird also ähnlich wie beim arterio-venösen Angiom bereits in der arteriellen Phase sichtbar, endet aber meist schon im Verlauf der verlängerten capillaren Phase, spätestens zu Beginn der venösen Phase.

Erstreckt sich die serienangiographische Kontrolle des Kontrastmitteldurchflusses nicht über einen ausreichend langen Zeitabschnitt (bis zu 12—15 sec!), so kann der Eindruck entstehen, daß auch beim Glioblastom eine „Tumoranfärbung" über die Zeit der Gesamthirnzirkulation hinaus besteht (vgl. Riechert, 1949; Lindgren, 1954; Kautzky

u. ZÜLCH, 1955). Ein solcher Fehlschluß ist dadurch zu erklären, daß sich während der verlängerten capillaren Phase oft lediglich die pathologischen Gefäße des Tumors darstellen (s. Abb. 127). Wie sich mit der schnellen Serienangiographie aber eindeutig zeigen

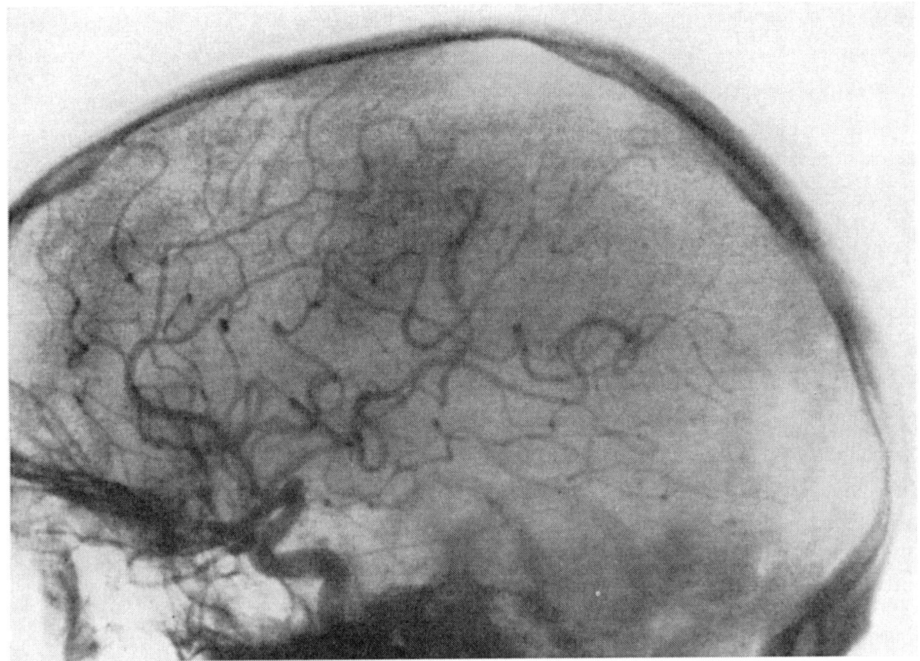

Abb. 138a—d. Oligodendrogliom im Bereich des rechten Parietallappens. In der arteriellen Phase keine Tumoreigenvascularisation. Fast homogene, jedoch nicht scharf begrenzte „Tumoranfärbung" in der venösen Phase

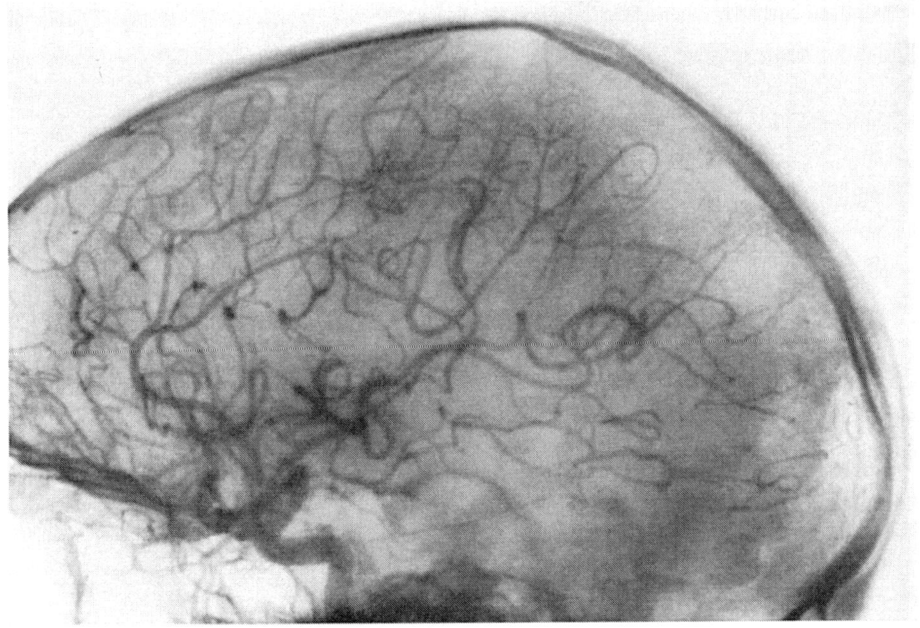

Abb. 138b

läßt, folgt dann erst nach Beendigung der Tumorzirkulation die meist erheblich verlängerte venöse Phase der Gesamtzirkulation (vgl. auch RAUSCH u. SCHIEFER, 1956; GROTE u. SCHIEFER, 1959).

Tönnis u. Schiefer, Zirkulationsstörungen   14*

2. Astrocytome und Oligodendrogliome

Astrocytome. MONIZ war ebenso wie SAI (1936) der Ansicht, daß auch diese Tumorart einen charakteristischen Gefäßaufbau habe und im Arteriogramm ein spezifisches Bild zeige. Er glaubte, daß die Astrocytome im Gegensatz zum Glioblastom eine zentrale Anordnung pathologischer Gefäße zeigen, die im angiographischen Bild

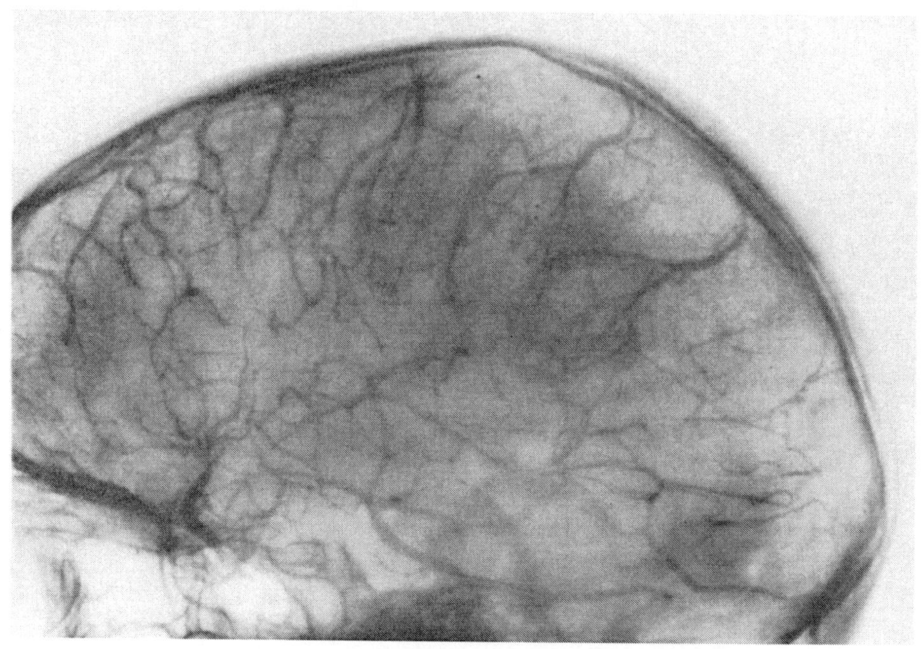

Abb. 138 c

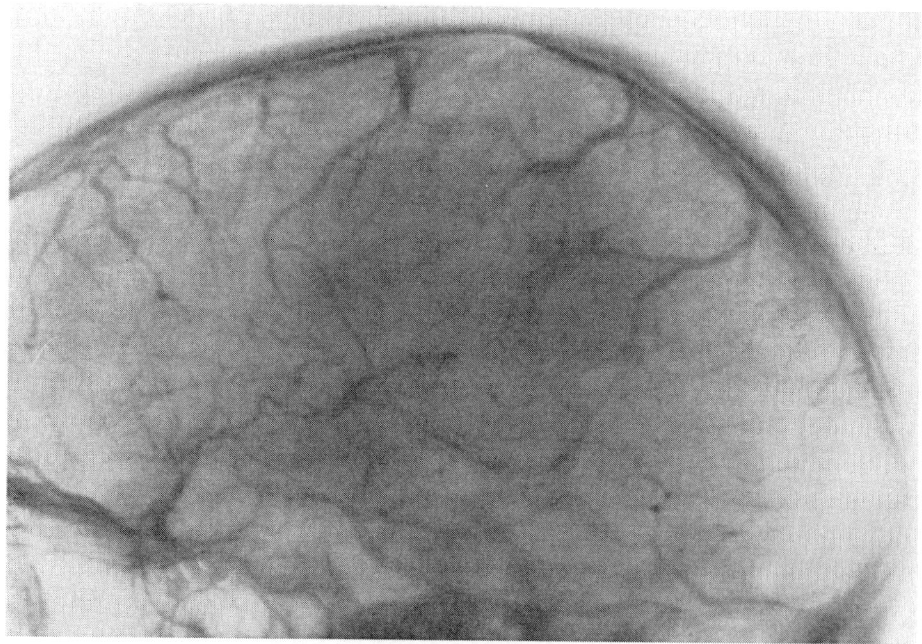

Abb. 138 d

zur Darstellung kommt. Wenn auch nach seinen Untersuchungen die Mehrzahl der Tumorgefäße einen netzförmigen Aufbau von feinkalibrigen Arterien aufwies, so wurden in vielen Fällen auch typische lacunäre Erweiterungen und sog. Blutseen sichtbar. Diese Beobachtungen haben andere Autoren (ENGESET, 1944; HEMMINGSON, 1939; KRAYENBÜHL, 1952; MILLETTI, 1950; TORKILDSEN, 1949) widerlegt, da es sich bei den von

Moniz angeführten Fällen offensichtlich um maligne entartete Astrocytome bzw. Glioblastome gehandelt hat. Die Beobachtung von Moniz über die zentrale Anordnung der Tumorgefäße bei Astrocytomen wurde später durch die Untersuchungen von Elsberg und Hare (1932) gestützt, welche in histologischen Serienschnitten tatsächlich eine Häufung der Tumorgefäße im Zentrum der Geschwulst nachwiesen.

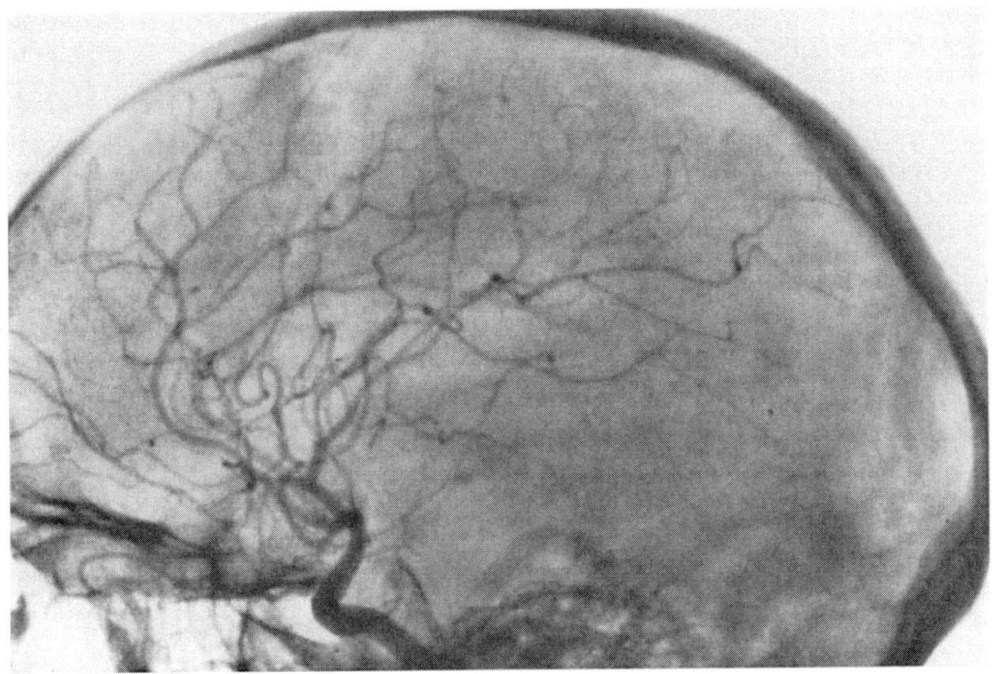

Abb. 139 a — d. Oligodendrogliom links temporal. Wenig charakteristische „Tumoranfärbung" in der spät-arteriellen und venösen Phase

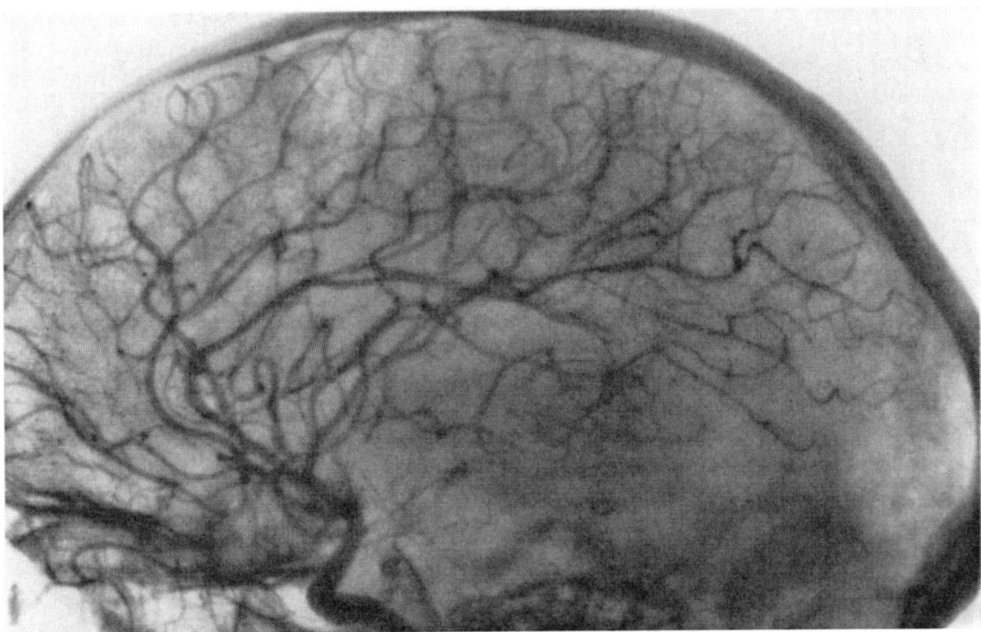

Abb. 139 b

Lima (1950) betonte ebenfalls die zentrale Anordnung dieser Tumorgefäße im Arteriogramm; er macht auf die Diskrepanz zwischen der relativ kleinen Anfärbung und der außerordentlich starken Verlagerung der normalen Hirngefäße bei dieser Tumorart aufmerksam. In späteren Arbeiten nahm er eine Einteilung in fibrilläre, protoplasmatische Astrocytome und eine Übergangs- bzw. eine diffus-infiltrierende Form vor. Die zentrale Anfärbung fand sich seiner Meinung nach besonders bei der kleincystischen fibrillären Form. Das protoplasmatische Astrocytom erinnerte im Gefäßbild sehr stark an das Glioblastom, wies aber keine a. v.-

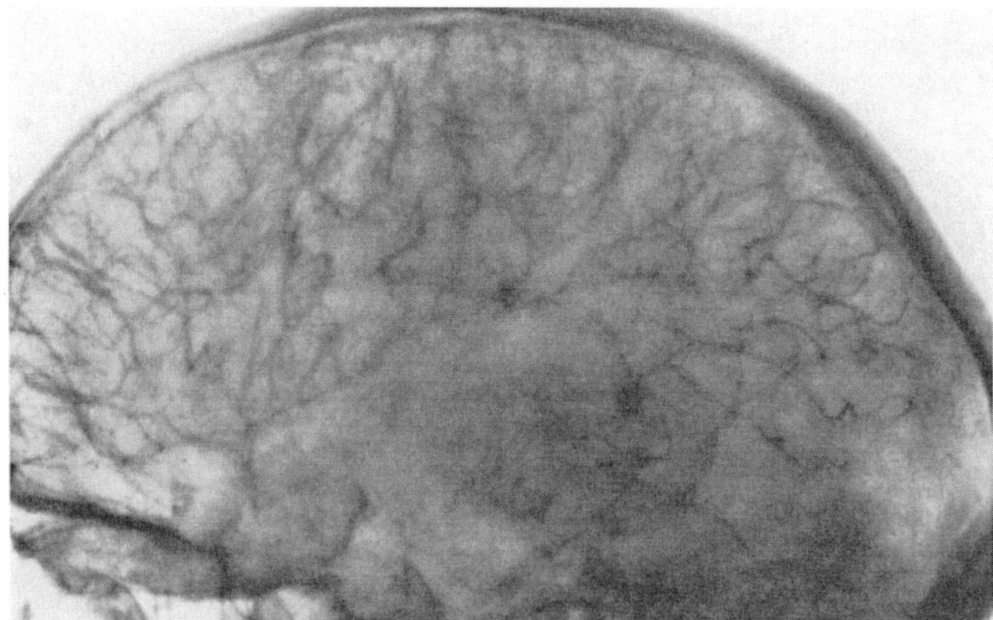

Abb. 139c

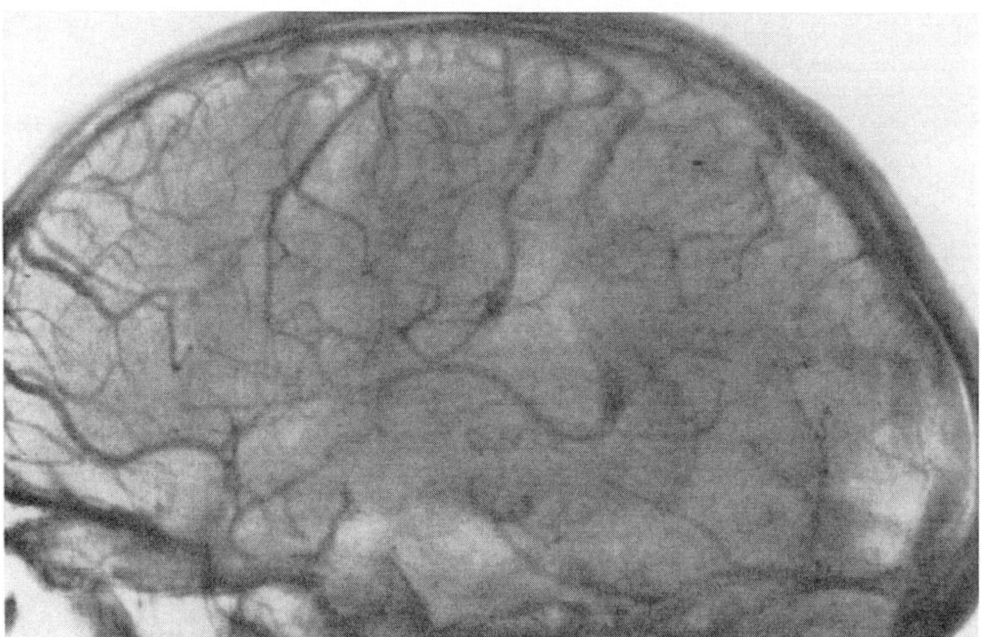

Abb. 139d

Fisteln auf. In seiner Monographie (1950) faßte er die charakteristischen Merkmale des Astrocytoms folgendermaßen zusammen: ausschließliche Versorgung des Tumors aus dem Gebiet der A. carotis interna, neoplastischer Zirkulationsbezirk von kleiner Ausdehnung, besonders betonte Gefäßverlagerung der normalen Hirnarterien, kleine arterielle Seen, in denen das Kontrastmittel länger sichtbar bleibt. Die Tumorarterien waren nach seinen Beobachtungen häufig stark geschlängelt, die Versorgung der Geschwulst erfolgte meist nur durch eine kleine Zahl zuführender Arterien.

Weitere Untersucher haben ein spezifisches Gefäßbild des Astrocytoms nicht bestätigen können. ENGESET (1944), GREEN u. ARANA (1948) u. a. stellten fest, daß eine Darstellung pathologischer Gefäße nicht zum Astrocytom gehört, sondern daß ihr Auftreten schon einen Hinweis auf die Malignität des Prozesses gibt. Die bei dieser Tumorart häufig zu beobachtende Cystenbildung führe zu charakteristischen Gefäßbildern, wobei ein großer Radius der verlagerten normalen Hirngefäße auffällig sei. Die Astrocytome zeichnen sich oft durch eine gewisse Gefäßarmut im Gegensatz zum normalen Hirn oder sogar durch völlige Gefäßleere im Tumorbereich aus (TORKILDSEN, 1949).

Auch die Mehrzahl der übrigen Autoren (insbesondere HEMMINGSON, 1939; FISCHER, 1939; CULBRETH, WALKER u. CURRY, 1950; LIST u. HODGES, 1947; MILLETTI, 1950; WICKBOM, 1953; BROBEIL, 1953) war der Ansicht, daß eine spezifische Anfärbung für das Astrocytom ungewöhnlich ist. Wie schon erwähnt, muß sie den Verdacht auf eine Entartung oder das Frühstadium eines Glioblastoms aufkommen lassen.

ENGESET (1944) beobachtete unter 10 Fällen 2mal, WICKBOM (1953) sogar unter 45 verifizierten Astrocytomen nur 2mal definitive Tumorgefäße. 7mal waren verdächtige Gefäßschatten festzustellen. TORKILDSEN (1949) hatte unter 56 Fällen 19mal eine diskrete Vascularisation beobachten können. MILLETTI (1950) hat anhand des Krankengutes unserer Berliner Klinik unter 32 Astrocytomen 29 „gefäßnegative" gefunden, welche nur eine raumfordernde verdrängende Wirkung zeigten. Die Differentialdiagnose ist dadurch erschwert, daß häufig Übergänge zu malignen Tumoren bestehen. Allein auf Grund des arteriographischen Bildes ist nach Ansicht von GREEN u. ARANA (1948) die Artdiagnose dieser Tumoren nicht möglich, da eine Abgrenzung gegenüber den Hirnabscessen, dem Oligodendrogliom, solitären Metastasen und dem Frühstadium des Glioblastoms kaum erfolgen kann.

Oligodendrogliome. Eine spezifische Vascularisation läßt auch das Oligodendrogliom nur in Ausnahmefällen erkennen. MONIZ (1940), HEMMINGSON (1939), FISCHER (1939), HÄUSSLER (1939), ENGESET (1944), RIECHERT (1949) erwähnten einzelne Fälle, die eine geringe Anfärbung aufwiesen. LIMA (1950) konnte anhand seines Materials die Fälle dieser Tumorart nach angiographischen Gesichtspunkten in 2 Gruppen einteilen. Der erste, diffuse Typ deckte sich mit der infiltrierenden Form des Astrocytoms und wies keine besonderen Merkmale auf. Daneben unterschied LIMA einen gut abgegrenzten Typ, dessen spezifische Vascularisation in der 1. Phase des Phlebogramms sichtbar war und sofort die ganze Größe des Tumors zeigte. Diese Anfärbung war diffus. Die Geschwulst war von einem gut ausgebildeten venösen Netz umgeben.

Die Häufigkeit solcher Tumordarstellungen ist sehr gering. So konnten ENGESET unter 3 Fällen, HEMMINGSON unter 6 Fällen keine Vascularisation, MONIZ und RIECHERT in 2 Fällen einmal eine leichte Anfärbung beobachten. MILLETTI sah unter 16 Fällen 10 mit erkennbarer Gefäßneubildung, wobei es sich aber wohl zum größten Teil um maligne Tumoren handelte. Eine für das Oligodendrogliom charakteristische Anfärbung beschrieb er nicht. WICKBOM beobachtete unter 19 Oligodendrogliomen 3mal atypische Gefäße, ähnlich denen des Astrocytoms, die fast mit den Gefäßen seines Typs I der Glioblastome zu verwechseln sind.

Serienangiographische Untersuchungen

Bei Astrocytomen und Oligodendrogliomen ist auch im Serienangiogramm nur in etwa einem Drittel der Fälle eine Tumordarstellung zu beobachten. Hierbei kann man bei *Astrocytomen* in einzelnen Fällen zunächst eine zentrale Anfärbung und in den späteren Phasen eine etwas diffuse schleierförmige Darstellung des gesamten Tumorgebietes feststellen. Die Tumorgefäße werden beim *Oligodendrogliom* dagegen sofort in ihrer ganzen Ausdehnung sichtbar. Hier kann es zu einer homogenen, meist nicht ganz scharf begrenzten Anfärbung kommen, aus der die oft in der Mehrzahl vorhandenen Venen radiär abführen (s. Abb. 138). Im Gegensatz zum Glioblastom erscheint bei den sog. benignen Gliomen die *Tumoranfärbung* frühestens *in der capillaren Phase* der Hirnzirkulation (vgl. Abb. 170). Das Maximum der Darstellung findet sich meist erst *während des Phlebogramms.* Eine vorzeitige Darstellung zu- oder abführender Gefäße ist nicht zu beobachten (vgl. dagegen Typ II des Glioblastoms). Die Kreislaufzeit des Gesamthirns ist zwar in vielen Fällen verlängert, jedoch nicht in dem Ausmaße wie beim Glioblastom. Eine Tumoranfärbung bei Astrocytomen und Oligodendrogliomen weist in den meisten Fällen auf eine *maligne Entartung* oder zumindest auf eine erhebliche Zell-Polymorphie hin (s. S. 263f).

3. Meningiome

Das angiographische Bild des Meningioms wurde schon 1929 von der Portugiesischen Schule (MONIZ, PINTO, LIMA) beschrieben. Als charakteristische Merkmale im Gefäßbild sind folgende Eigenschaften erwähnt: Beteiligung von A. carotis interna und externa in unterschiedlicher Stärke, eine starke Verdrängung der normalen Hirngefäße (z. B. Vertikalstellung des Anfangsteils der A. cerebri media), eine Anfärbung der besonders gefäßreichen Geschwulst in der capillaren Phase des Angiogramms. Später hat sich LIMA (1936, 1938, 1950) mit der speziellen Gefäßstruktur des Meningioms befaßt. In seinem bekannten Schema (vgl. Abb. 141) stellte er fest, daß die Meningiome aus 4 verschiedenen Quellen ihre Blutversorgung erhalten können: von der A. carotis interna (A. cerebri anterior, A. cerebri media) und der A. carotis externa (A. meningea media, A. temp.

superf.). LIMA beschrieb den typischen Verlauf der Gefäße im Tumor selbst, wobei die zuführenden Arterien ohne sich in der Peripherie aufzuteilen im Zentrum des Tumors ein Gefäßnetz bilden, aus dem wiederum die abführenden Gefäße zur Peripherie ziehen und an der Oberfläche des Tumors große Venenstämme bilden, die

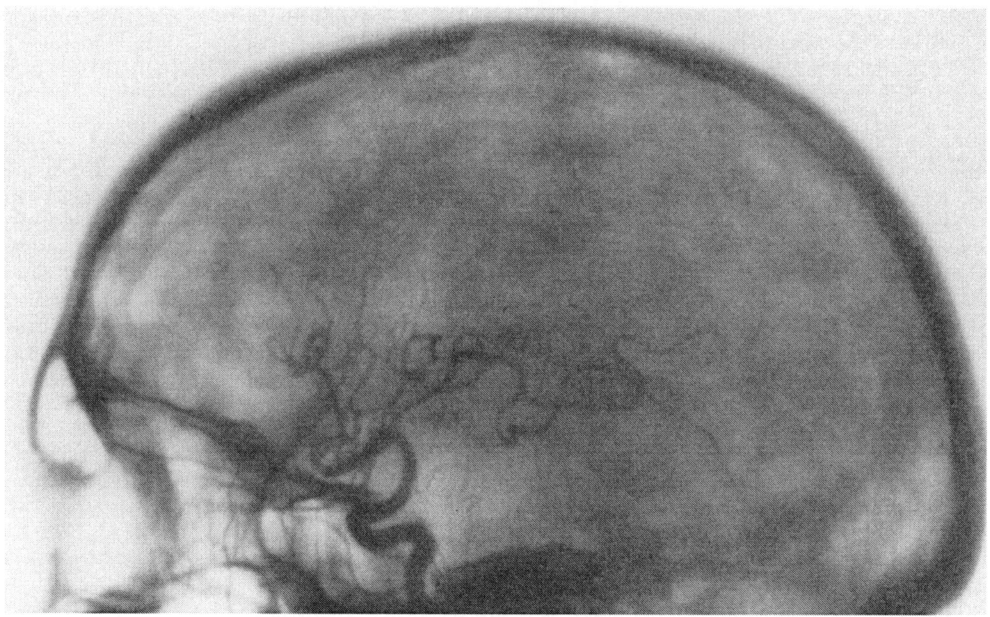

Abb. 140 a — d. Maligne entartetes Oligodendrogliom im rechten Schläfen-Hinterhauptslappen. „Tumoranfärbung" besonders in der spät-arteriellen und capillaren Phase der Hirnzirkulation

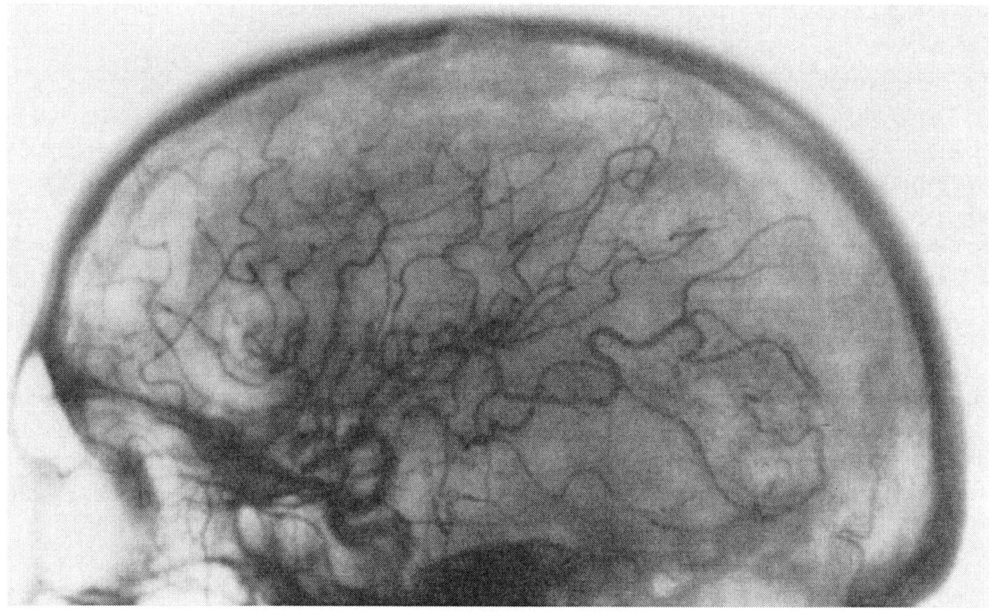

Abb. 140 b

dann in den Sinus münden. Er zählte zu den charakteristischen angiographischen Merkmalen des Meningioms außer einer starken Verlagerung der normalen Gefäße eine netzförmige Zone im Zentrum, die sich schon in der arteriellen Phase, und eine homogene periphere Zone, die sich besonders in der venösen Phase darstellt. Für die lang anhaltende homogene Anfärbung wurde eine durch Kompression der abführenden Gefäße bedingte „Stase" innerhalb des Tumors verantwortlich gemacht.

Diese Beobachtungen konnten in der Folgezeit verschiedene Autoren auf Grund einzelner Beobachtungen weiter bestätigen (LÖHR u. JAKOBI, 1933; HEMMINGSON, 1939; MACKH, 1939). Neben den schon erwähnten charakteristischen Merkmalen hob LORENZ (1940) besonders die Bedeutung der feinen, den Tumor „krallen-

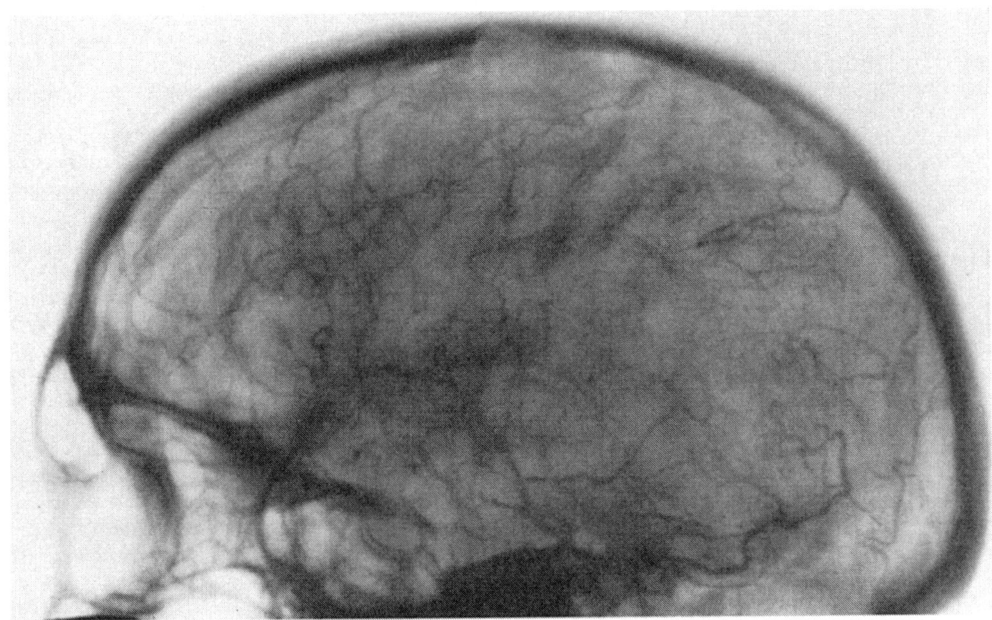

Abb. 140c

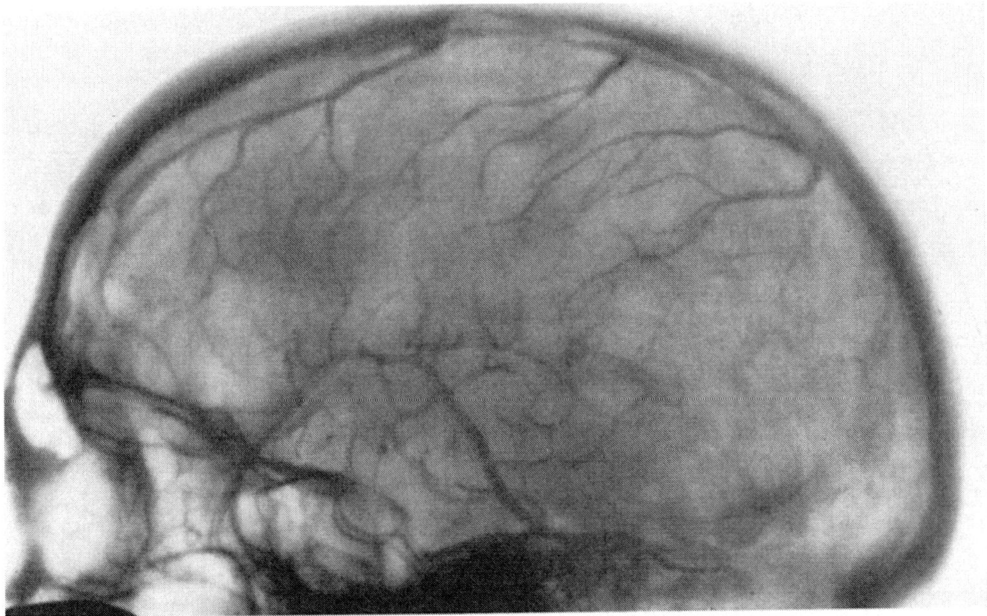

Abb. 140d

förmig" umgebenden Randgefäße hervor. Von diesen nicht besonders hypertrophierten zuführenden Gefäßen gehen büschelförmig Äste in den Tumor hinein. Durch die Randgefäße wird häufig der Tumor gut gegenüber seiner Umgebung abgegrenzt; schon dadurch läßt er sich vom Glioblastom unterscheiden. LORENZ betonte ebenso wie DYES (1941) und RIECHERT (1943) die Notwendigkeit einer gesonderten Füllung von A. carotis externa und interna.

ENGESET (1944) zählte in seiner Monographie als wichtigste Merkmale des Meningioms auf: die Anfärbung des Tumors im Phlebogramm, die gut bemerkbaren erweiterten Arterien, die Beteiligung der A. carotis externa und die Anwesenheit von neugeformten Gefäßen, die geschlängelt, aber nicht so mannigfaltig wie beim Glioblastom waren. LIST u. HODGES (1947) beschrieben die typischen Verlagerungszeichen beim Meningiom (Convexitätsmeningiom im ap-Bild, Olfactoriusmeningiom im Seitenbild) sowie das Bild der homogenen Anfärbung und hoben besonders kurze und breite abführende Venen als charakteristisch hervor. Diese Befunde wurden in der Folgezeit von GREEN u. ARANA (1948), RANEY u. SANCHEZ-PEREZ (1949), BONNAL u. SANTAMARIA (1952), KRAYENBÜHL (1952), BROBEIL (1953) u. a. bestätigt.

Eine Einteilung der Meningiome nach dem Angiogramm in verschiedene charakteristische Gruppen hat 1948 WICKBOM vorgenommen:

Typ I. Beinahe homogene Kontrastmittelansammlung in der capillaren Phase, in der arteriellen Phase finden sich reichlich kleine, ziemlich regelmäßig geformte Gefäße.

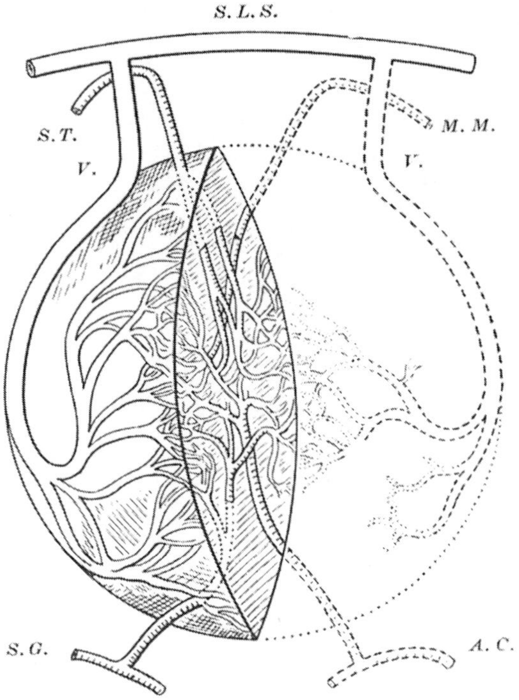

Typ II. Zahlreiche, dünne, ziemlich regelmäßige Gefäße, die in einem Muster angeordnet sind (radiär, reticulär oder Knäuelform).

Typ III. Im Tumorbereich dünne Gefäße, in der Peripherie angrenzende Arterien, die oft deutlich dicker sind, als es den normalen Gefäßen der betreffenden Hirnregion entspricht.

In einer Monographie über die Differentialdiagnose der Hirngeschwülste schlug MILLETTI (1950) eine Unterteilung der Meningiome in fünf Gruppen vor. Die Einteilung entspricht im großen und ganzen derjenigen von WICKBOM im Jahre 1948, wobei er aber dessen zweite Gruppe nochmals unterteilt. Eine weitere Gruppe läßt nur eine Verlagerung der normalen Gefäße, aber keine pathologische Vascularisation erkennen. MILLETTI betonte besonders, daß eine Darstellung venöser Gefäße während der arteriellen Phase (a. v.-Fisteln) beim Meningiom nicht sichtbar sei.

Die Häufigkeit der für das Meningiom pathognomonischen Gefäßbilder wird von den verschiedenen Autoren recht unterschiedlich angegeben. HEMMINGSON fand 1939 unter zehn arteriographisch untersuchten Meningiomen zwei mit einem typischen Gefäßbild. Von 10 Fällen, über die ENGESET (1944) berichtete, ließen sich nur 2 nicht artdiagnostisch anhand des Gefäßbildes einordnen. LIST u. HODGES (1947) analysierten die charakteristischen Eigenschaften der Meningiome auf Grund von 20 Gefäßbildern, ohne näher auf die Häufigkeit pathognomonischer Bilder einzugehen. GREEN u. ARANA (1948) konnten unter sieben Meningiomen fünfmal eine präoperative Artdiagnose stellen. WICKBOM fand 1948 unter 39 Fällen achtmal seinen Typ I und achtmal Typ II und III. Damit waren rund 41% als pathognomonisch zu bezeichnen. 1953 konnten unter einem Material von 84 arteriographisch untersuchten Meningiomen in rund 50% artspezifische Veränderungen festgestellt werden.

Abb. 141. Schema des Gefäßaufbaues eines Meningioms nach LIMA. Die arteriellen Zuflüsse aus A. temp. superf. (*S.T.*), A. meningea (*M.M*), A. cerebri anterior (*A.C.*) und der Sylvischen Gefäßgruppe (*S. G.*) bilden im Zentrum der Geschwulst ein Netz feiner Capillaren. Von hier wird das Blut über Venen der Peripherie in die großen Stämme (*V.*) zum Sinus (*S.L.S.*) abgeleitet

MILLETTI hat 1950 am Material der Neurochirurgischen Klinik Berlin (Prof. TÖNNIS) in etwa $^2/_3$ der Fälle teilweise charakteristische Veränderungen beschrieben.

Serienangiographische Untersuchungen

Verdrängung der normalen Gefäße. Die für jede Lokalisation typische Verlagerung der normalen Hirngefäße findet sich natürlich auch im Serienangiogramm des Meningioms. Darüber hinaus kann infolge des besonderen biologischen Verhaltens dieser Tumorart (langsames, rein expansives Wachstum, Wachstumsrichtung von extracerebral her) in vielen Fällen schon aus der Art der Verlagerung der normalen Hirngefäße ein gewisser Rückschluß auf die Tumorart gezogen werden. In diesem Sinne zeigen die bekannten charakteristischen Bilder die parasagittalen Meningiome, das Keilbeinflügelmeningiom und das Meningiom der Siebbeinplatte. Die extracerebrale Ausgangsstelle dieser Tumoren und der gegen das Hirn zugerichtete Wachstumsdruck bedingen charakteristische Gefäßveränderungen (s. Abb. 142).

Randgefäße. Neben der charakteristischen Verlagerung der normalen Gefäße, die oft den Tumor in seiner ganzen Ausdehnung umfassen, kann man gelegentlich auch ganz feine, neugebildete bogenförmig verlaufende sog. „Randgefäße" unterscheiden. Sie zeichnen sich durch einen in das normale Gefäßbild nicht einpassenden Verlauf aus, wobei sie oft die normalen Gefäße quer überschneiden. Das Kaliber ist wesentlich dünner als das der übrigen im gleichen Gebiet verlaufenden Hirngefäße (s. Abb. 143).

Für das Verständnis der angiographischen Serienbilder sei nochmals kurz auf die Untersuchung LIMAs über die spezifische Vascularisation des Meningioms zurückgegriffen. Danach verlaufen die zuführenden Gefäße durch die Peripherie des Tumors,

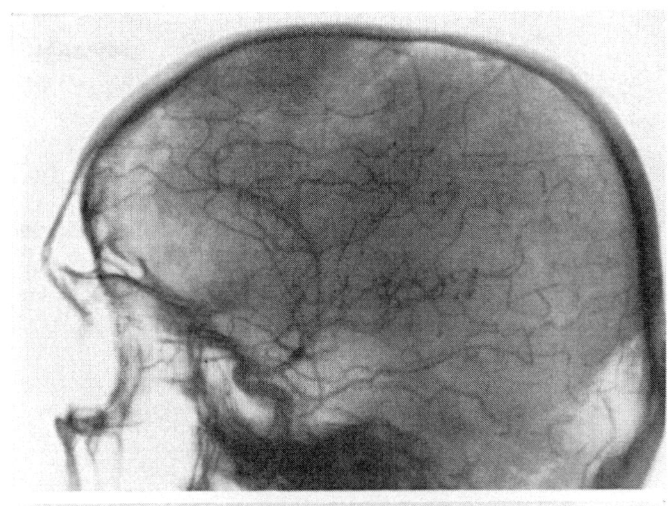

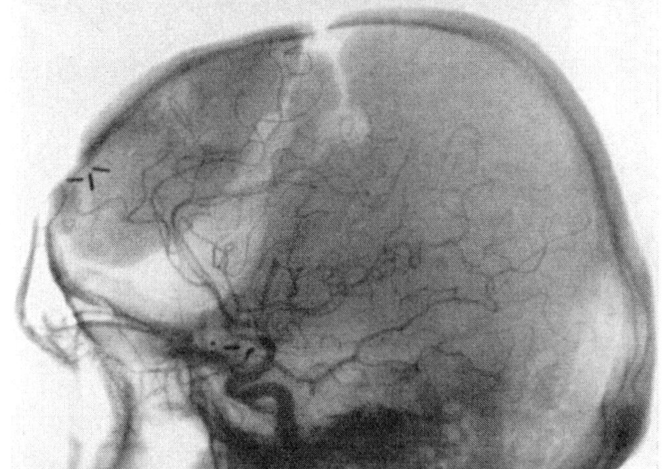

Abb. 142a u. b. Meningiom der Siebbeinplatte. a Obwohl eine spez. „Tumoranfärbung" nicht vorliegt, ermöglicht die charakteristische Verlagerung der A. cerebri anterior die Artdiagnose. b Kontrollangiogramm nach Exstirpation der Geschwulst

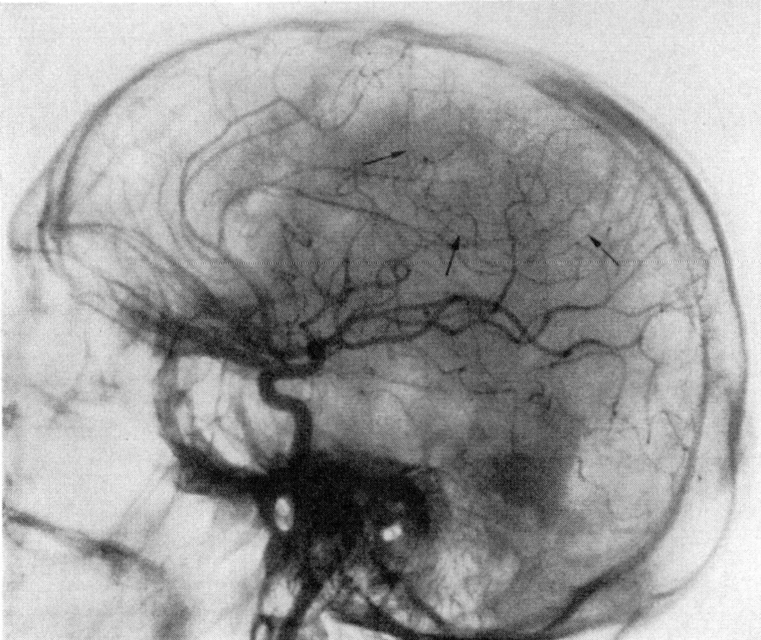

Abb. 143. Parasagittales Meningiom des mittleren Sinusdrittels. Typische Randgefäße (↑)

um sich im Innern des Tumors zu einem arteriellen Netzwerk zu verzweigen (s. Abb. 141). Über kleine Capillaren und Venen fließt das Blut dann zur Peripherie der Geschwulst, wo es sich in einzelnen großen Venenstämmen sammelt und zum Sinus abgeleitet wird. Daneben

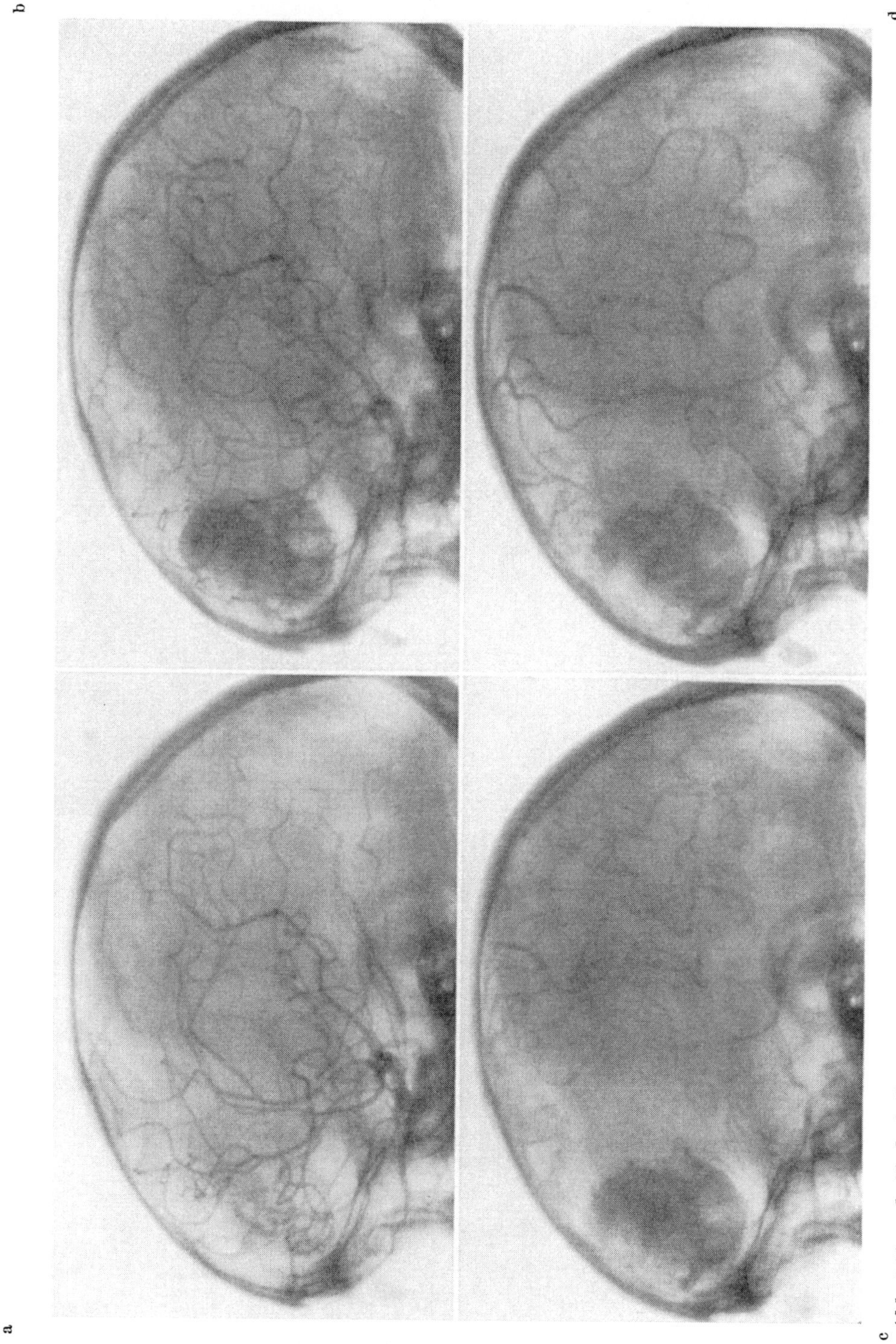

Abb. 144a—d. Endotheliomartiges Meningiom rechts frontal. Auf dem ersten Bild des Serienangiogramms (a) ist eine netzförmige zentrale „Anfärbung" zu erkennen. In der späten arteriellen Phase (b) wird der Tumor in seiner ganzen Ausdehnung sichtbar. Die venösen Phasen (c und d) zeigen eine Zunahme der homogenen Kontrastmitteldarstellung. Die venösen Abflüsse sind zu erkennen

gibt es auch noch Meningiomtypen, bei denen von den geschilderten Randgefäßen aus Arterien gekräuselt oder büschelförmig in den Tumor eindringen und sich dort verästeln.

Wie schon im vorhergehenden angedeutet wurde, stellen die im einfachen Arteriogramm sichtbaren, oft sehr unterschiedlichen Gefäßbilder des Meningioms nur Ausschnitte aus dem zeitlichen Ablauf der Kontrastmittelfüllung dar. Erst das Serienangiogramm erlaubt uns, diesen Ablauf genauer zu betrachten. Im frühen Arteriogramm finden wir oft noch keinerlei „Anfärbung", sondern lediglich eine Verlagerung der großen Gefäße (s. Abb. 144, 148); daneben werden die geschilderten Randgefäße sichtbar.

Die eigentliche „Tumoranfärbung" bringt dann ein maschiges Netz von zahlreichen kleineren, dünnen Gefäßen (Capillaren), die entweder in Form eines Knäuels oder auch, besonders bei Externabeteiligung, in Form eines radiären Sterns angeordnet sind. Charak-

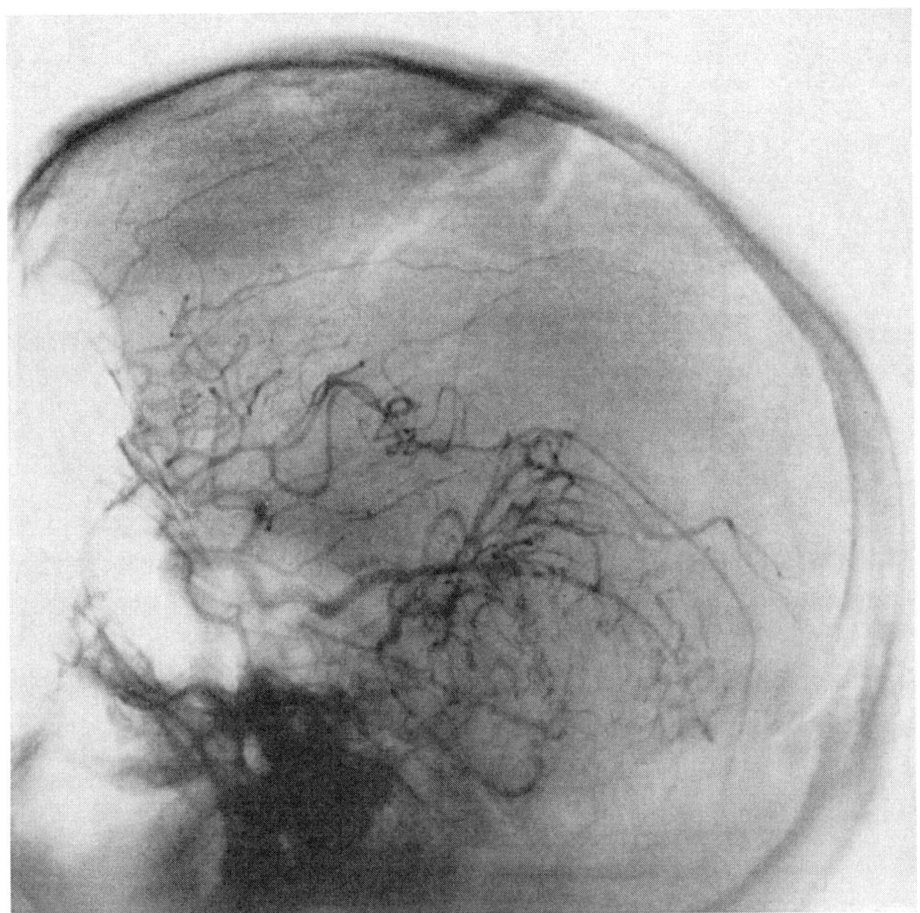

Abb. 145. Arteriogramm eines Patienten mit Tentoriummeningiom. Vor 4 Jahren wurde auswärts auf Grund des hier abgebildeten einzelnen Gefäßbildes die Diagnose „maligner Tumor" gestellt. Erst mit Hilfe der Serienangiographie war 4 Jahre später eine sichere präoperative Artdiagnose möglich (s. Abb. 146)

teristisch ist, daß die Gefäße selbst ziemlich regelmäßig und fast immer von der gleichen Stärke sind. Das erwähnte maschige Netz der Gefäße ist in seiner Ausdehnung immer kleiner als der gesamte Tumor.

Meist ist die Form der „Anfärbung" entsprechend der rein expansiven Wachstumsrichtung des Tumors rund. In verschiedenen Fällen konnten wir aber auch eine nur halbkugelige Form der netzförmigen oder homogenen Anfärbung beobachten.

Das Meningiom läßt nun — was den Zeitpunkt und die Dauer der „Tumoranfärbung" im Serienbild anbelangt — ein von den bisher geschilderten Beobachtungen völlig abweichendes Verhalten erkennen. Es handelt sich um eine Geschwulst mit weitgehend capillarem Gefäßcharakter. *Infolge der großen Zahl der Gefäße ist zwar hier auch der periphere Gefäßwiderstand erniedrigt, die Gefäßstrecke ist aber insgesamt verlängert.* Infolgedessen beginnt die *Darstellung des Tumors schon früh in der arteriellen Phase, hält aber im Gegensatz zu allen anderen Tumoren sehr lange an,* häufig sogar länger als die übrige Hirnzirkulation.

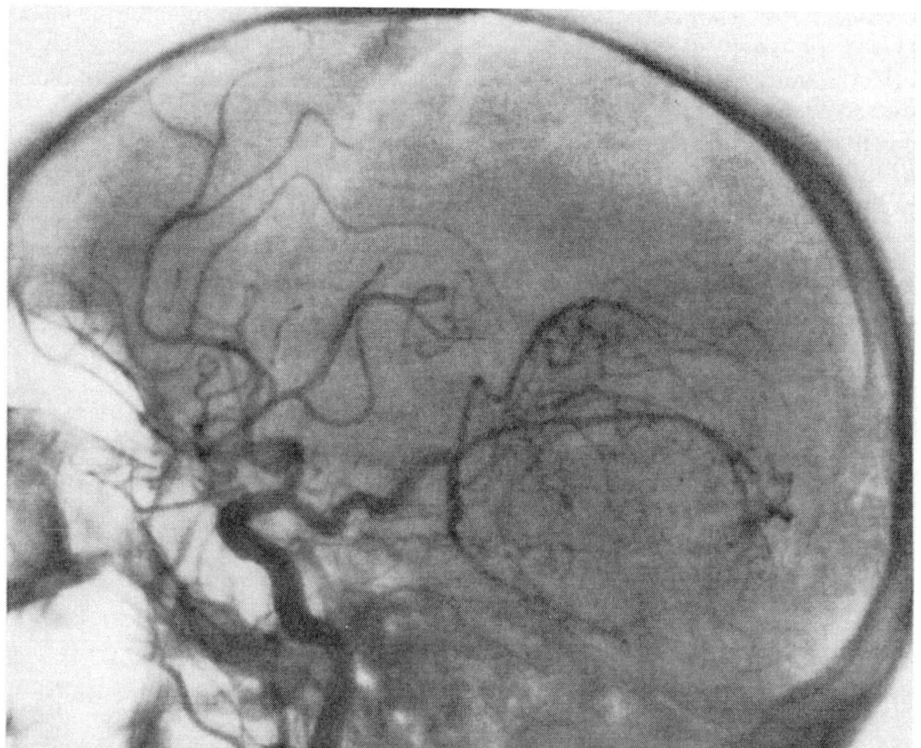

Abb. 146a—d. Serienangiogramm eines 52jährigen Mannes mit einem vom Tentoriumrand ausgehenden Meningiom. Vgl. auch Abb. 145.
a Die frühargerielle Phase läßt noch keine Artdiagnose zu. Aufgrund dieses Einzelbildes kann ein maligner Prozeß nicht ausgeschlossen werden

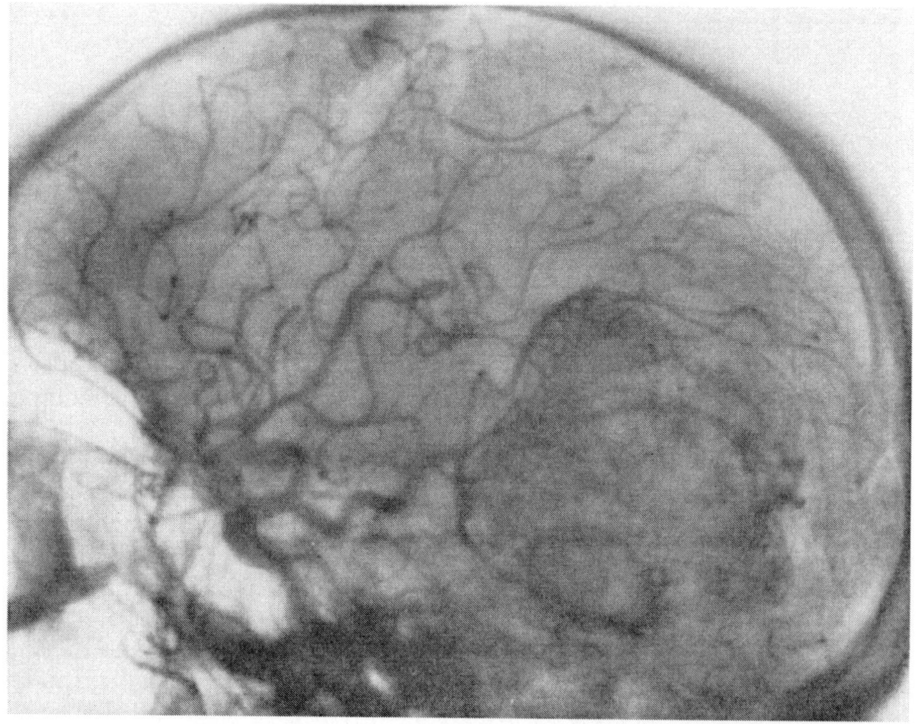

Abb. 146 b In der spätarteriellen Phase findet sich eine feinfleckige Kontrastmitteldarstellung des Tumors

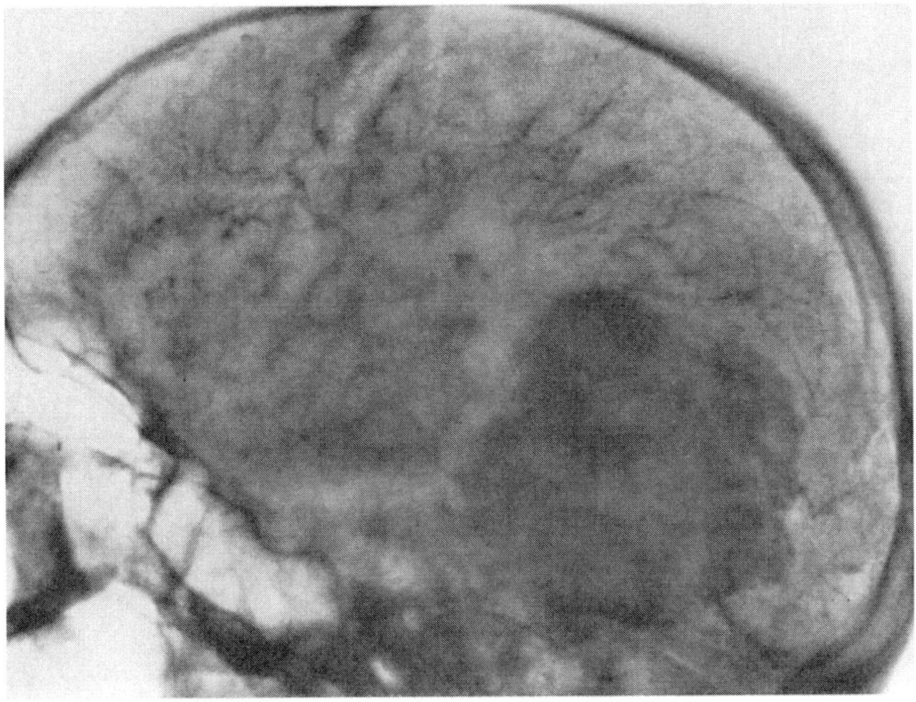

Abb. 146 c. In der capillaren Phase Beginn der homogenen „Tumoranfärbung"

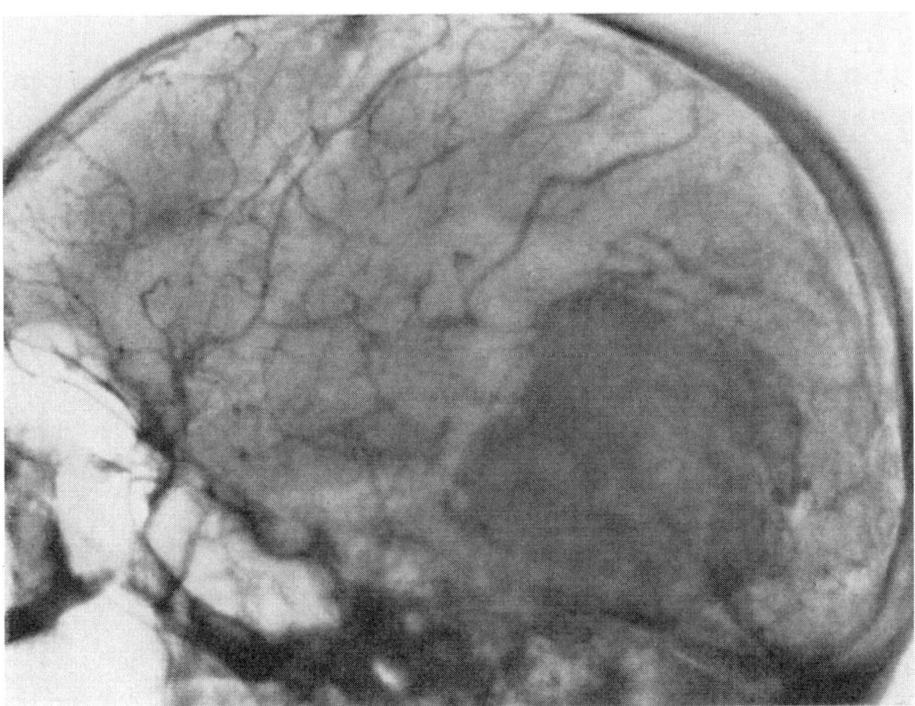

Abb. 146 d. Anhaltende homogene Kontrastmitteldarstellung des Tumors auch in der venösen Phase. Erst auf Grund der Bilder c und d ist eine sichere Artdiagnose möglich

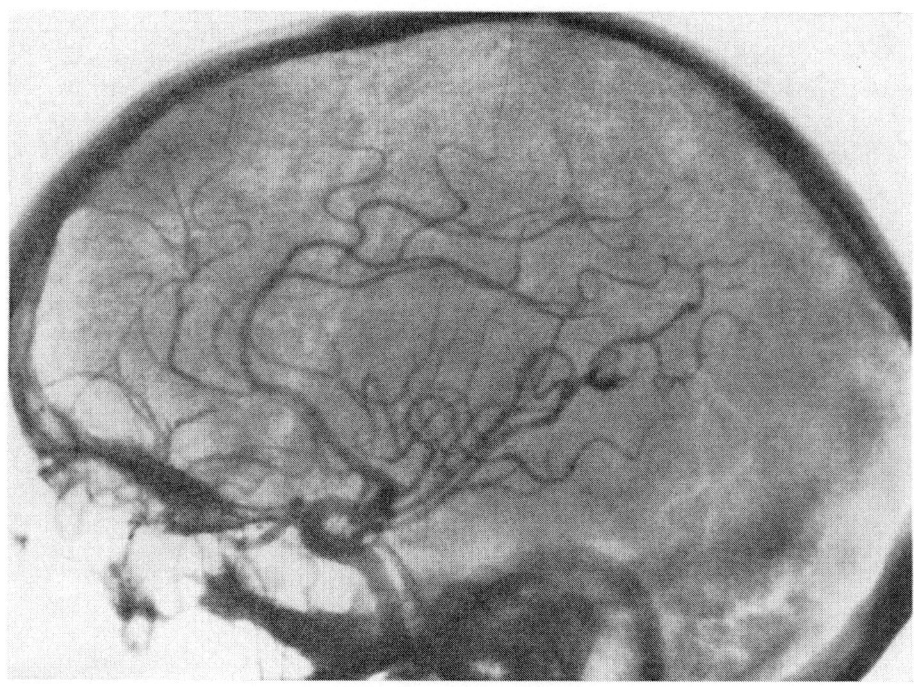

Abb. 147a—d. Endotheliomartiges Meningiom links fronto-basal. a Aufgrund des frühen Arteriogramms ist eine Artdiagnose nicht möglich

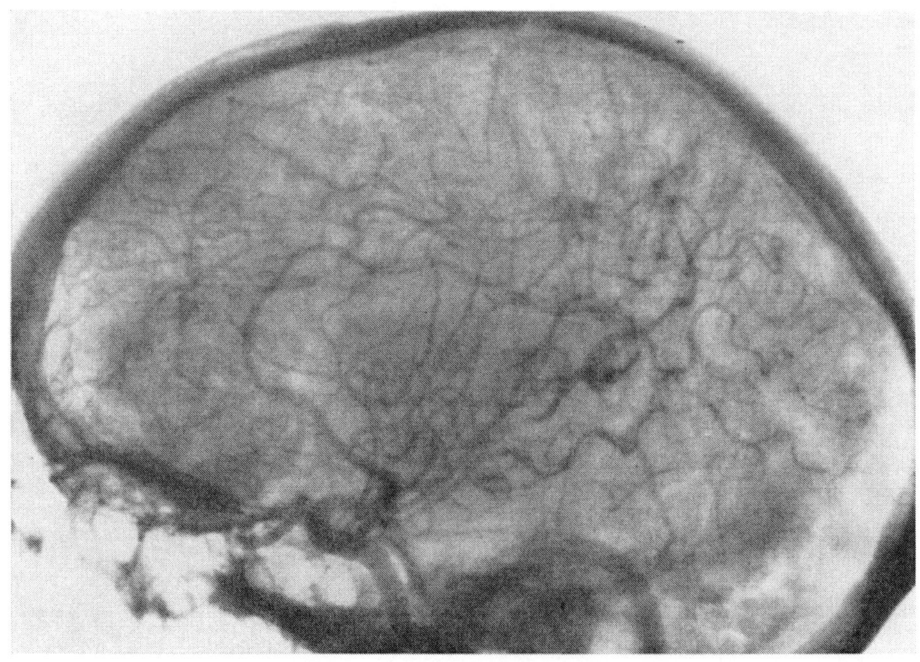

Abb. 147 b Beginnende „Tumoranfärbung" in der spät-arteriellen Phase

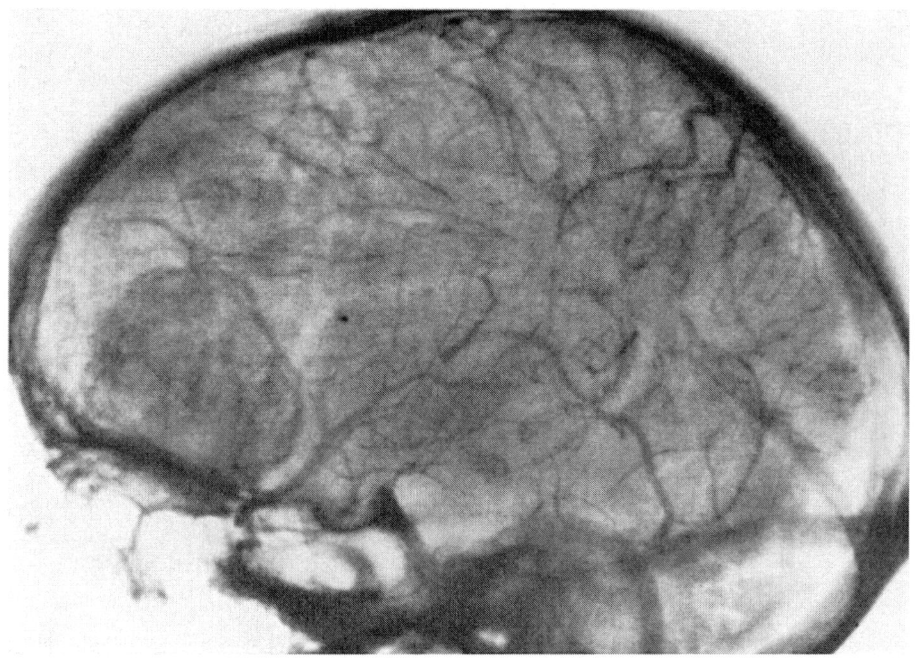

Abb. 147c. Homogene Darstellung der Geschwulste in der frühvenösen Phase

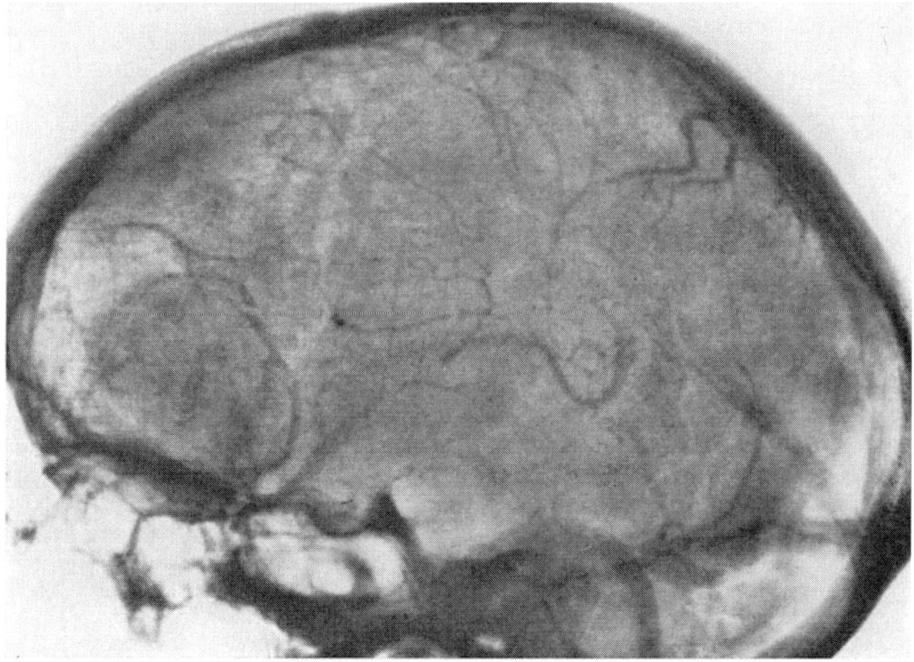

Abb. 147d. Die homogene Tumordarstellung hält über die venöse Phase der Hirnzirkulation hinaus an. Die in der Tumorperipherie verlaufenden abführenden Venen sind deutlich sichtbar

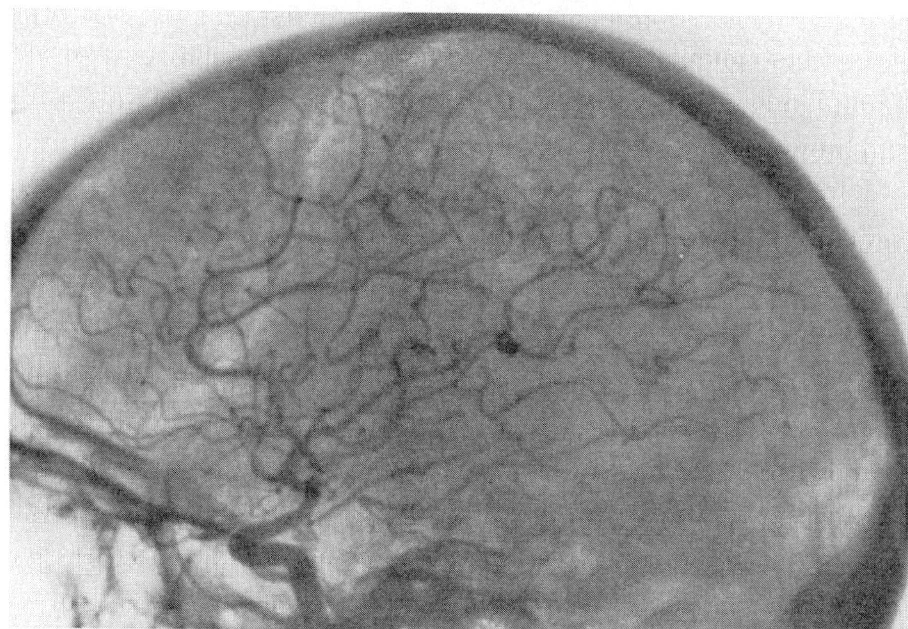

Abb. 148 a—d. Serienangiogramm eines suprasellären Meningioms. a Fr+harterielle Phase: die Verlagerung des supraclinoidalen Carotisabschnittes sowie der Verlauf der vorderen Gehirnarterie weisen auf einen fronto-basalen raumfordernden Prozeß hin

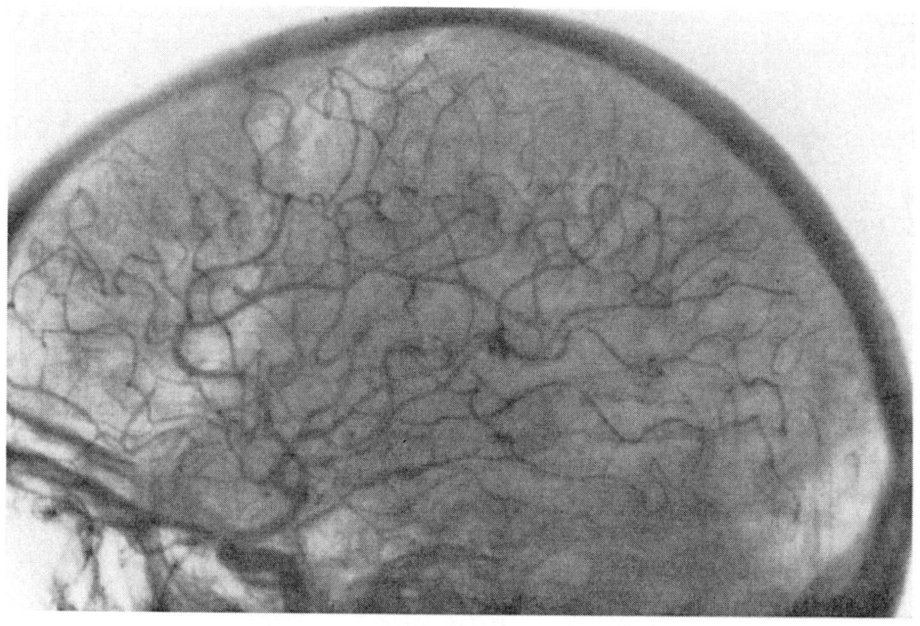

Abb. 148 b. Auch in der spätarteriellen Phase ist noch keine Artdiagnose des Tumors möglich

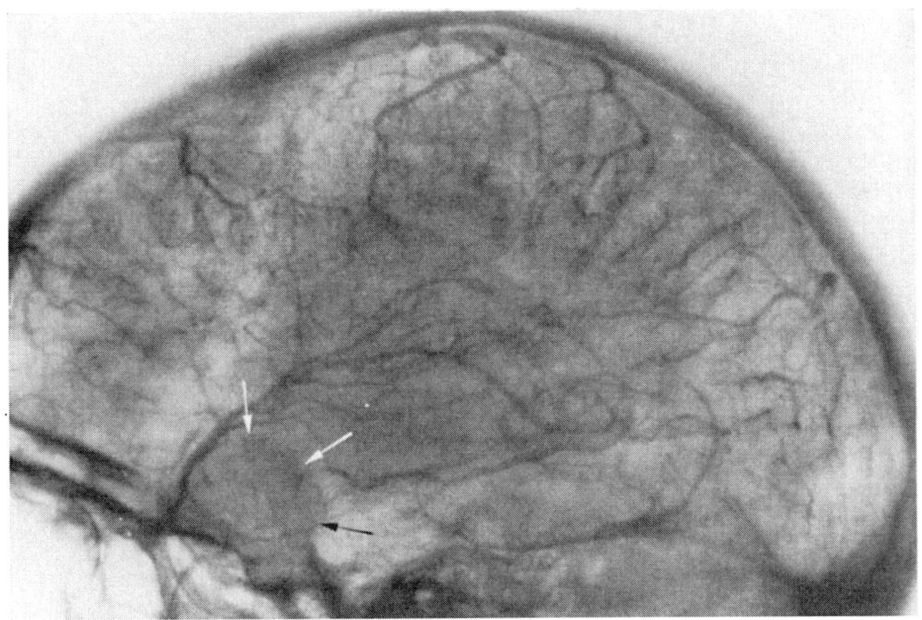

Abb. 148 c. In der frühvenösen Phase wird eine homogene „Tumoranfärbung" sichtbar

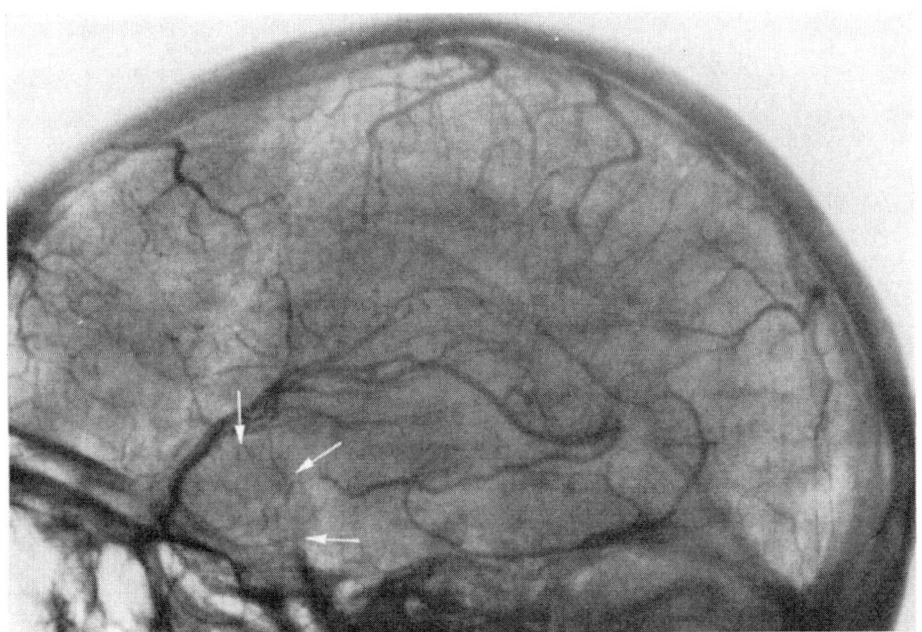

Abb. 148 d. Auch im späten Phlebogramm anhaltende homogene Darstellung des Meningioms

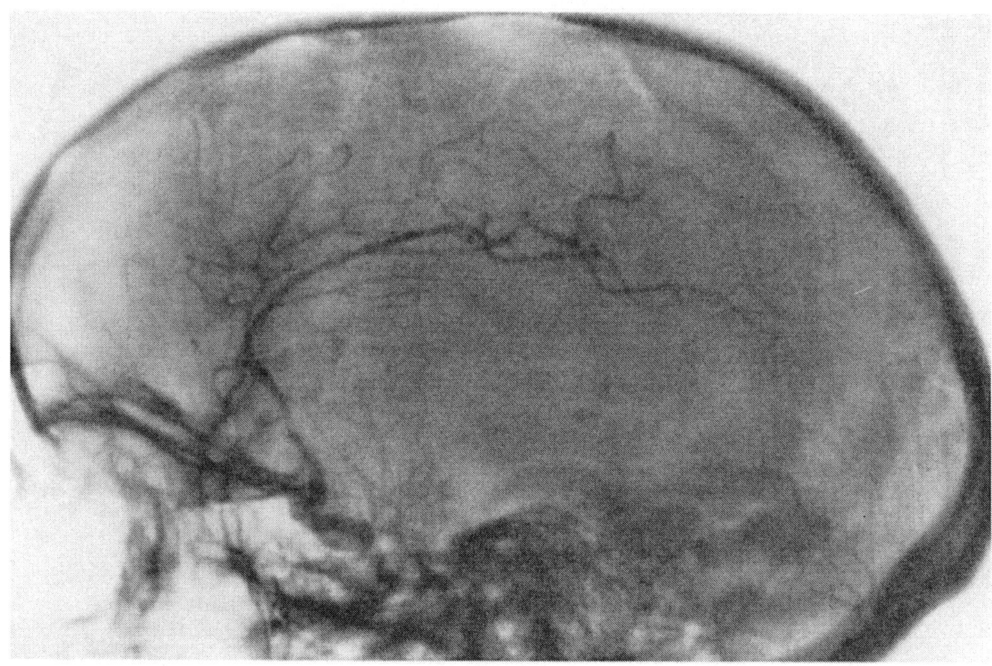

Abb. 149a—d. Serienangiogramm eines Meningioms am Boden der mittleren Schädelgrube rechts. a Früharterielle Phase: die stark nach oben verlagerte mittlere Gehirnarterie läßt eine durch den Tumor hervorgerufene Einengung erkennen

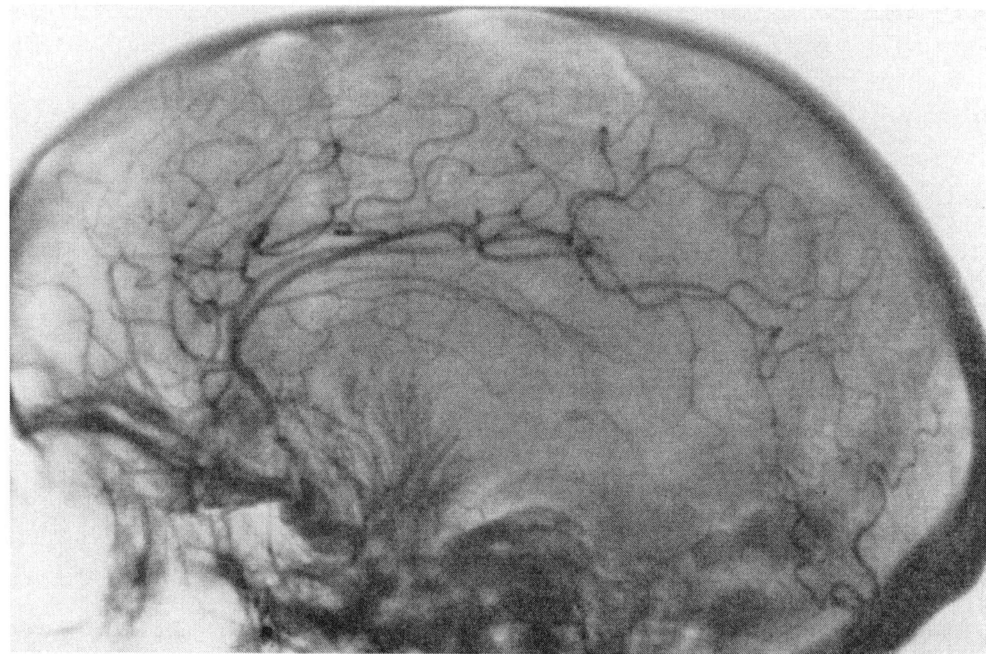

Abb. 149b. Arterielle Phase: die schon in Bild a sichtbare, eigenartige, streifige Tumorvascularisation ist deutlicher geworden. Einzelne Tumorrandgefäße sind zu erkennen

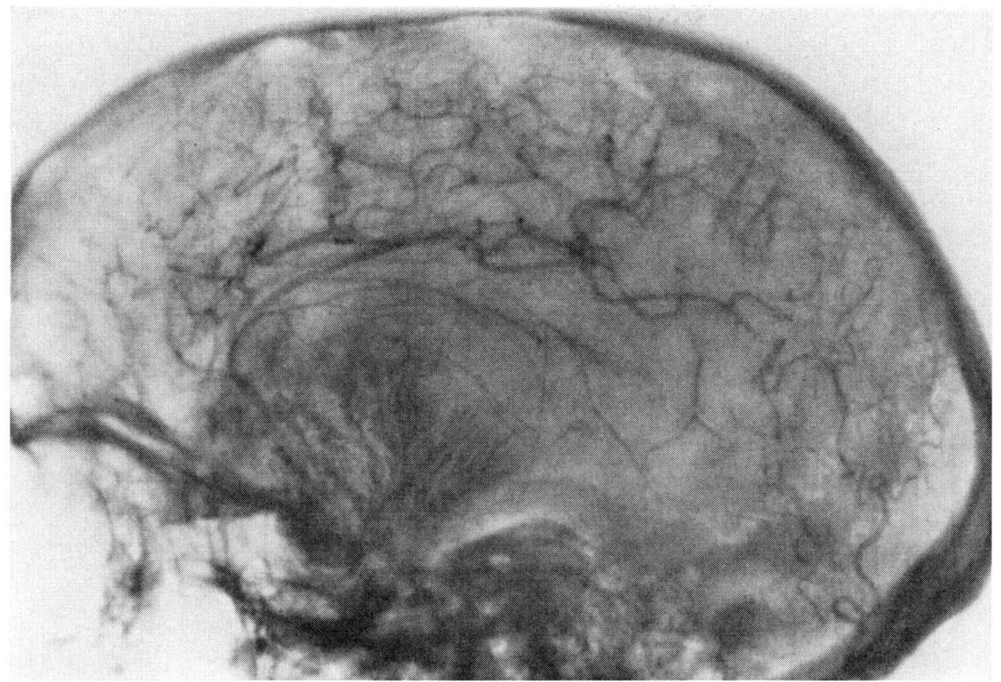

Abb. 149c. Spätarterielles Bild: der Kontrastmittelschatten im Tumorbereich wird zunehmend dichter

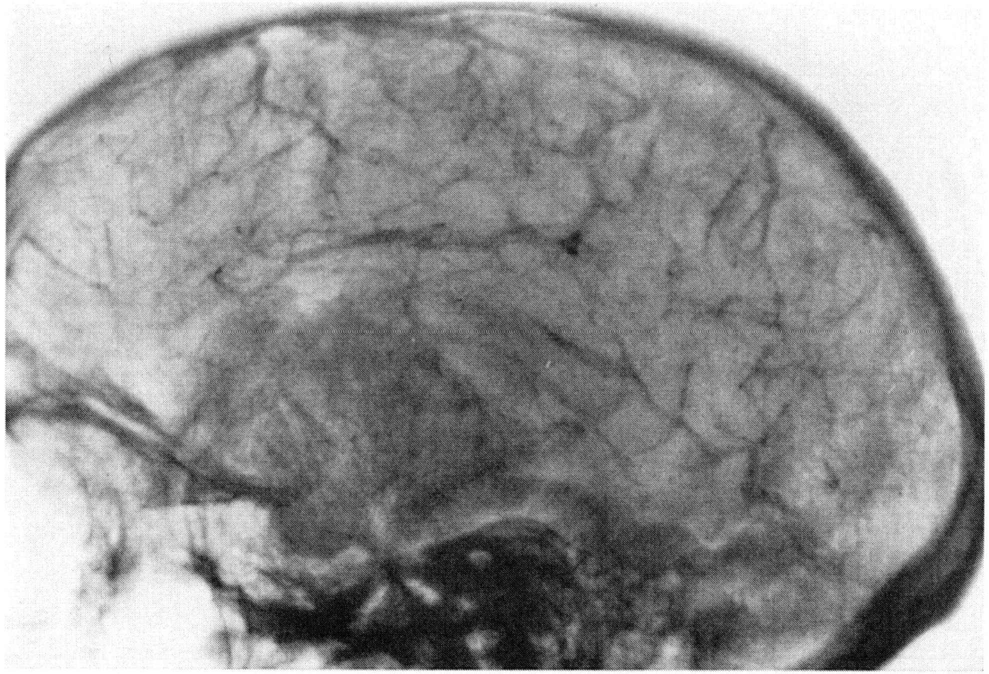

Abb. 149d. Im Phlebogramm ist auch in diesem Falle homogene „Tumoranfärbung" zu erkennen

Meist erscheint als erstes ein *capillares Netz* im Angiogramm, das von Phase zu Phase
an *Homogenität* zunimmt (s. Abb. 144—151).

Auch die A. carotis externa beteiligt sich häufig an der Gefäßversorgung der Geschwulst.
Dieses Gefäß ist dann schon frühzeitig dargestellt. In einzelnen Fällen werden das Zentrum
der Geschwulst ausschließlich von der A. carotis externa, die peripheren Anteile des

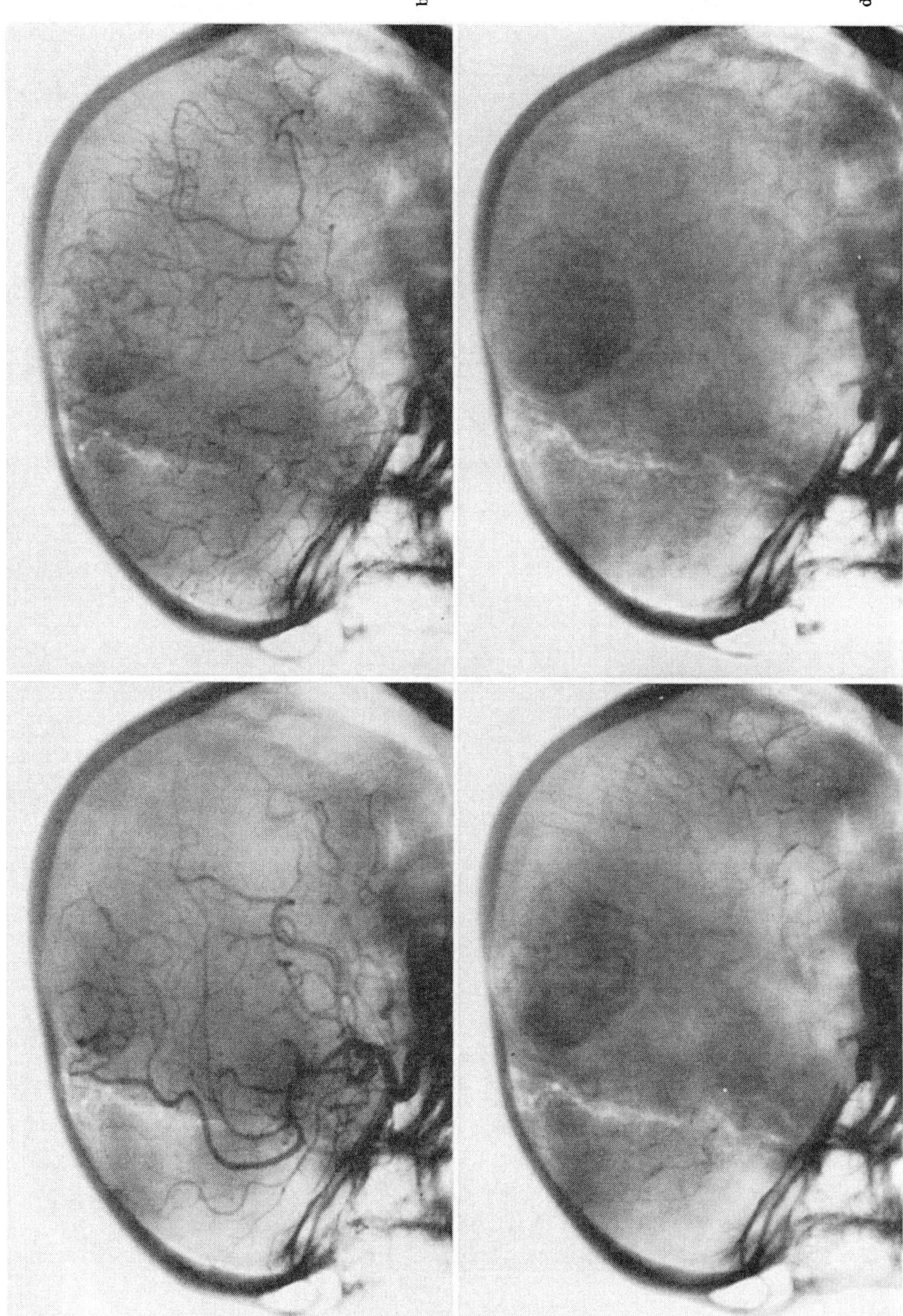

Abb. 150a—d. Parasagittales Meningiom des mittleren Sinusdrittels (angiomartiger Typ). Die frühe arterielle Phase a ermöglicht noch keine Artdiagnose. Zunehmende Homogenisierung der Anfärbung erst in den späteren Phasen

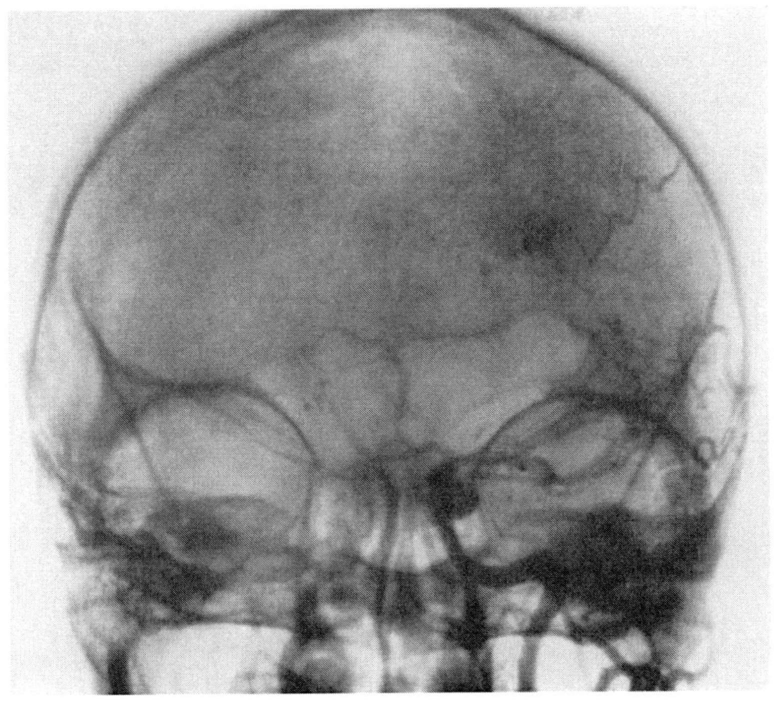

a

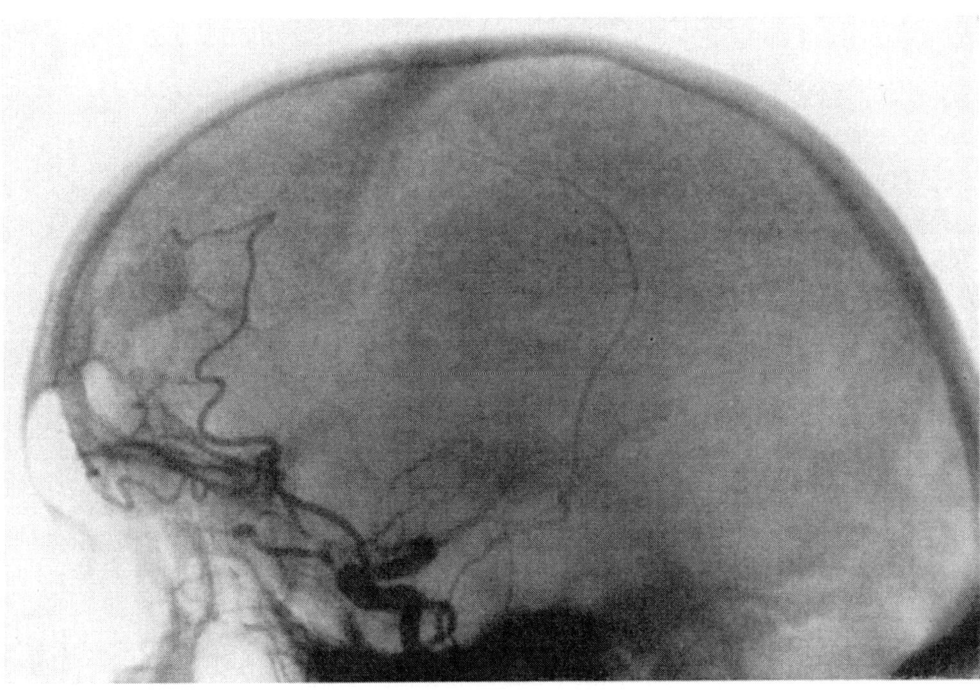

b

Abb. 151 a—h. Meningiom links frontal. Gefäßversorgung aus dem Gebiet der A. carotis interna und A. carotis externa. a u. b Darstellung des verlagerten Carotissyphons mit A. ophthalmica und vorzeitig gefüllter, zum Tumornabel ziehender Externaäste

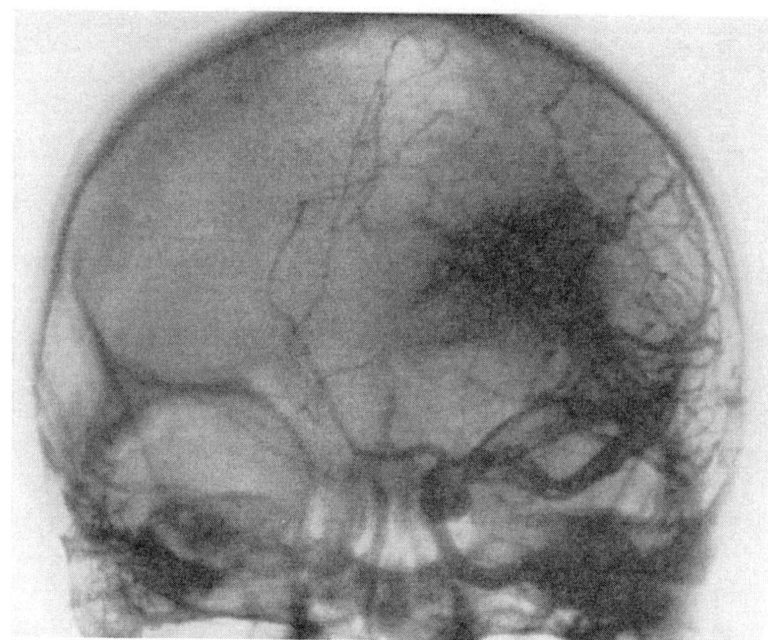

c

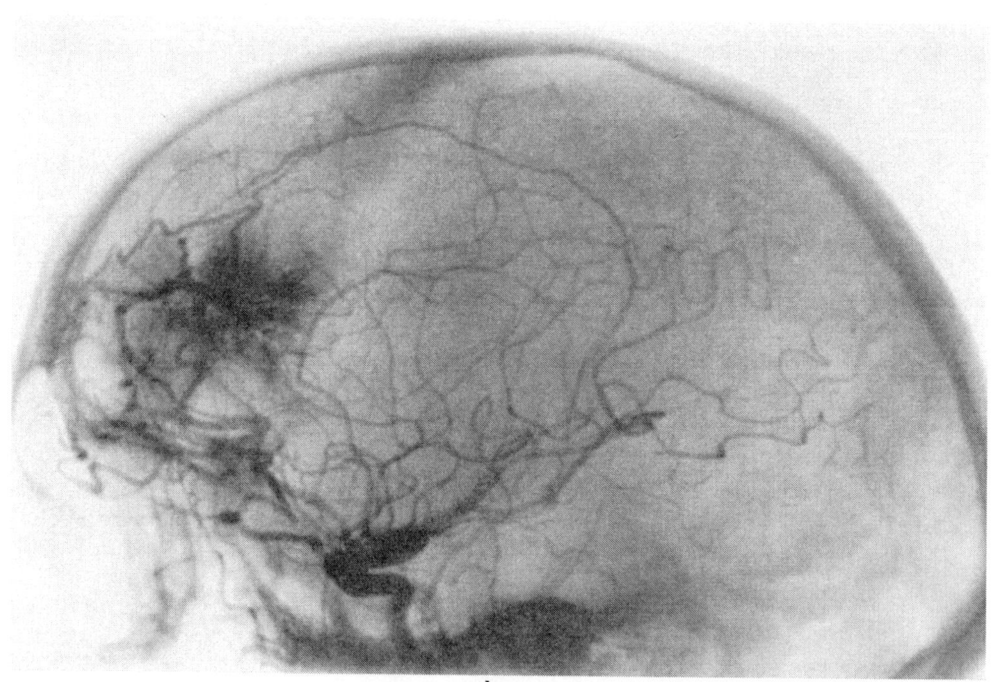

d

Abb. 151 c u. d. Das auch schon auf dem ersten Bildpaar zu erkennende zarte Gefäßnetz im Zentrum der Geschwulst wird deutlicher sichtbar

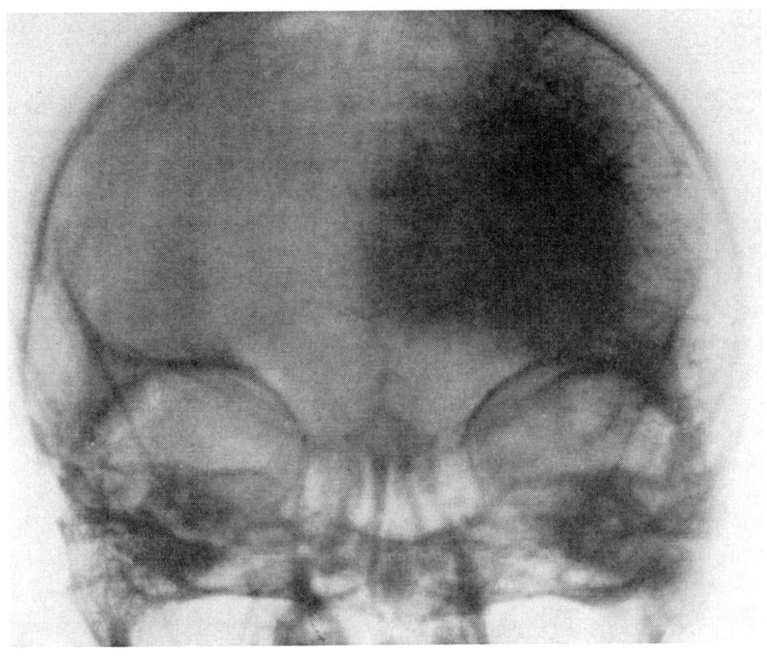

c

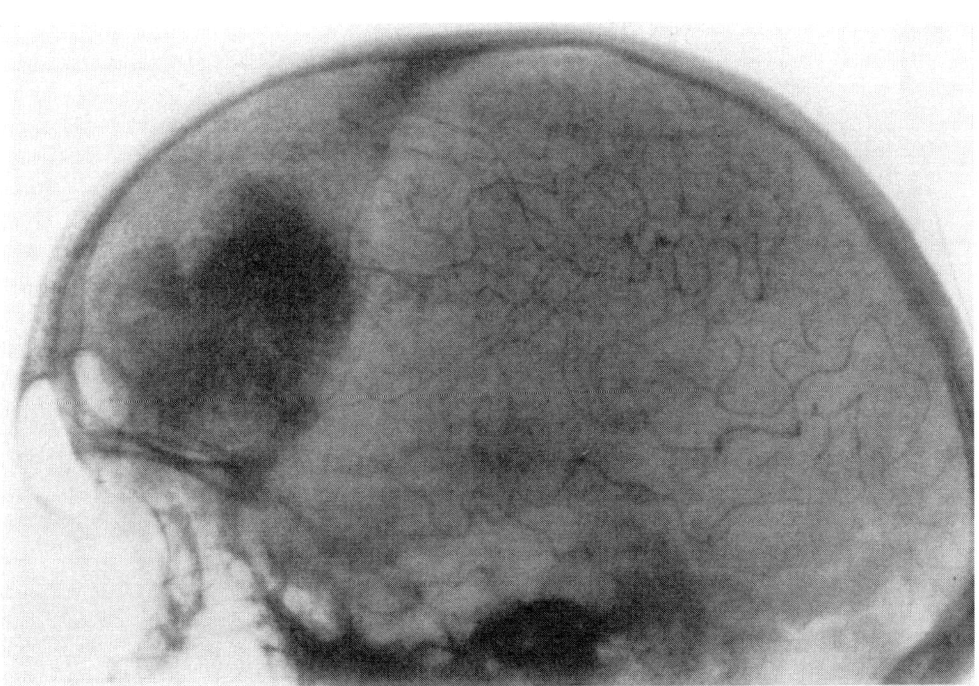

f

Abb. 151 e u. f. In der spät-arteriellen Phase Beginn der homogenen „Tumoranfärbung"

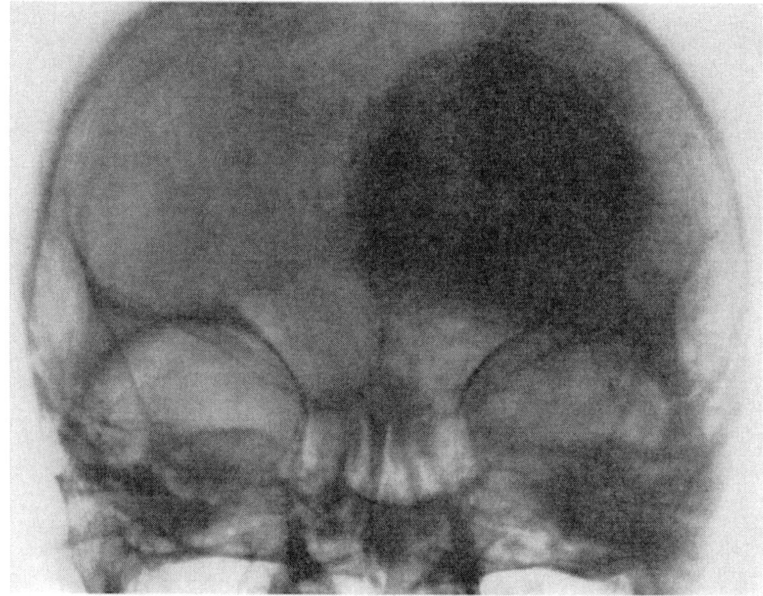

g

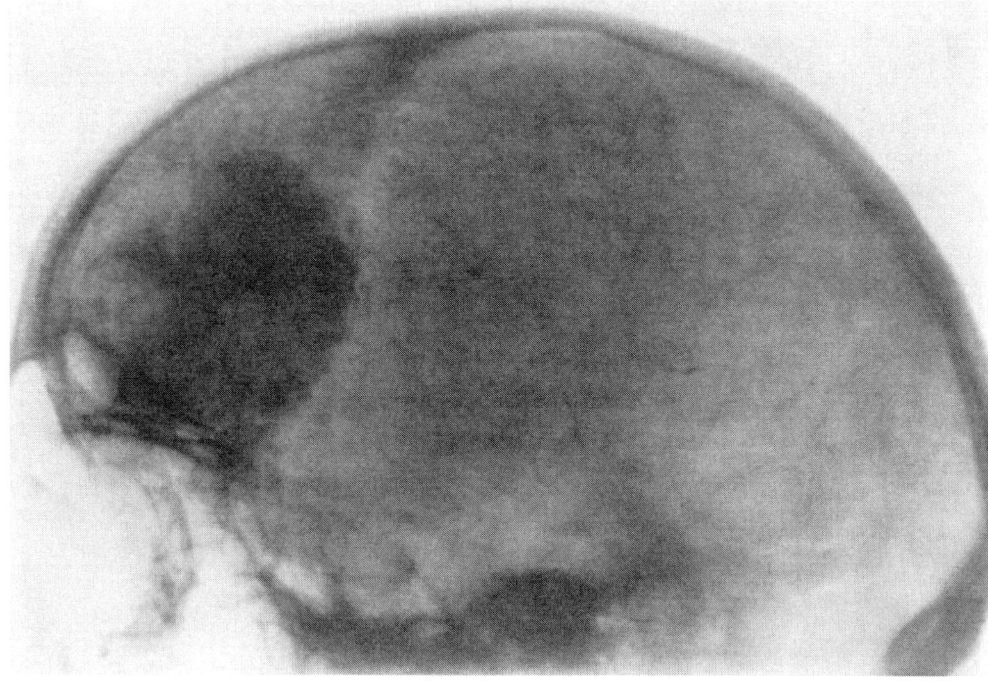

h

Abb. 151 g u. h. Zunehmend homogener Kontrastmittelschatten in den späteren Phasen der Hirnzirkulation

Tumors dagegen vom Internakreislauf versorgt. Die früher anhand einfacher Arteriogramme geschilderten, recht unterschiedlichen Formen der Meningiome stellen, wie schon erwähnt, nur Ausschnitte aus dem zeitlichen Ablauf des Kontrastmitteldurchflusses (vgl. Abb. 144—151) dar und können daher nicht Anlaß zu einer Unterteilung in verschiedene Gruppen geben. Auch sog. angioblastische Meningiome, deren Differentialdiagnose gegenüber Glioblastom, Sarkom und Metastase im einfachen Arteriogramm oft schwierig ist, sind im Serienangiogramm meist leicht zu erkennen. Eine für das Meningiom pathognomonische Anfärbung ließ sich am vorliegenden Krankengut im Serienangiogramm in 38%,

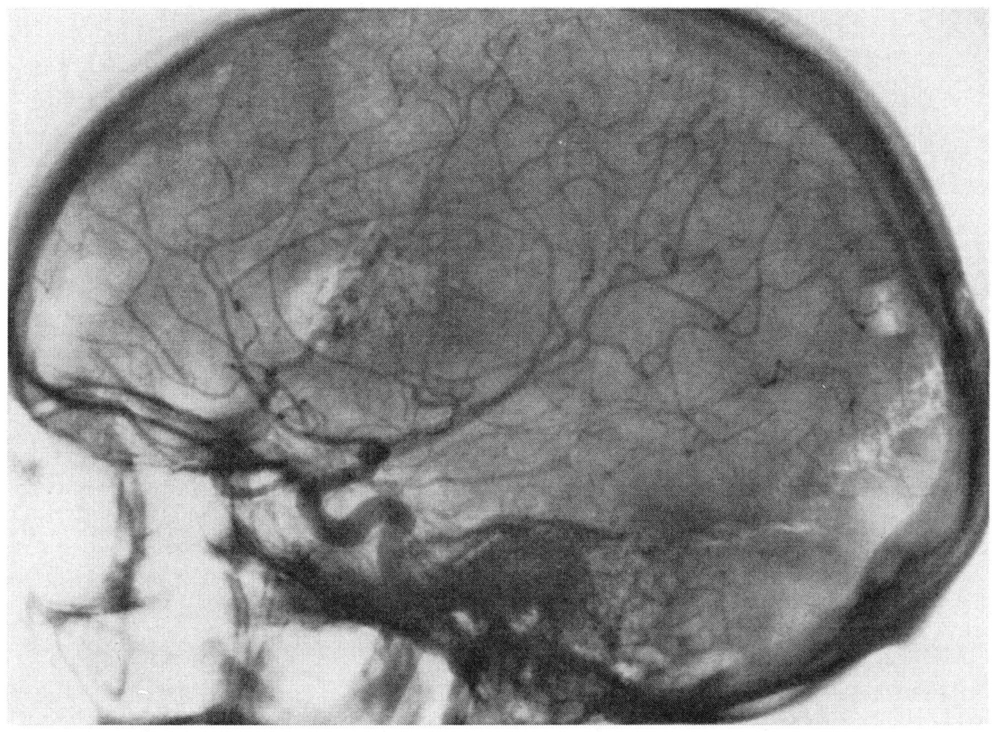

Abb. 152. Fronto-laterales Meningiom. Die hypertrophen Externaäste ziehen in den Bereich der Knochenveränderung (Tumornabel)

im einfachen Arteriogramm dagegen nur in 11% nachweisen. Die Zirkulationszeit des Hirns ist beim Meningiom im Vergleich zum Normalfall ebenfalls verlängert, jedoch nicht so stark wie etwa beim Glioblastom (s. Abb. 111 u. 170).

4. Hirnsarkome

Nur wenige angiographische Beobachtungen bei Sarkomen wurden bisher mitgeteilt. Lorenz befaßte sich 1940 mit der Differentialdiagnose zwischen Meningiom, Glioblastom und Sarkom. Danach soll das Sarkom gemischt die Merkmale der beiden anderen Tumorgruppen zeigen, nämlich große, lacunäre, bizarr geformte Gefäße und eine Beteiligung der A. carotis externa am Tumorkreislauf. Wahrscheinlich handelt es sich bei den von Lorenz beschriebenen Fällen um die Unterform der „Fibrosarkome der Dura" (vgl. auch Kautzky u. Zülch, 1955). Häussler (1939) hat Arteriogramme veröffentlicht, bei denen von großen Ästen zahlreiche feine Gefäße zum Tumor abgehen. Milletti (1950) beschreibt das Vorkommen arterio-venöser Fisteln. Die Vascularisation ist aber keineswegs charakteristisch. Auf den von Krayenbühl u. Richter (1952) veröffentlichten Gefäßbildern fehlt eine Tumoranfärbung, Seitz u. Kalm (1958) sahen sowohl gefäßarme Bezirke als auch Anfärbungen.

Serienangiographische Untersuchungen

In unserem Krankengut wurden 12 Sarkome des Großhirns serienangiographisch untersucht, 4 zeigten eine „Anfärbung".

Monstrocelluläre Sarkome. 4 derartige Tumoren wurden serienangiographisch untersucht. Einer, in den Stammganglien gelegen, entzog sich vollkommen der serienangiographischen Diagnostik. Auf den entsprechenden histologischen Präparaten waren auffälligerweise die Gefäßlumina durch eine homogene Masse ausgefüllt. Unter den restlichen 3 zeigte sich nur 1 mal eine sichere Tumoranfärbung, die in der späten arteriellen Phase ihr Maximum erreichte und in der venösen Phase zwar noch vorhanden war, jedoch schon deutlich nachließ. Es fanden sich Merkmale des Glioblastoms und des Meningioms. Im Gegensatz zu der letztgenannten Tumorart fehlte aber eine zentrale, netzförmige Anfärbung, die Vascularisation war vielmehr von Anfang an peripher angeordnet. Noch im späten Phlebogramm ließ die Anfärbung rasch an Intensität nach.

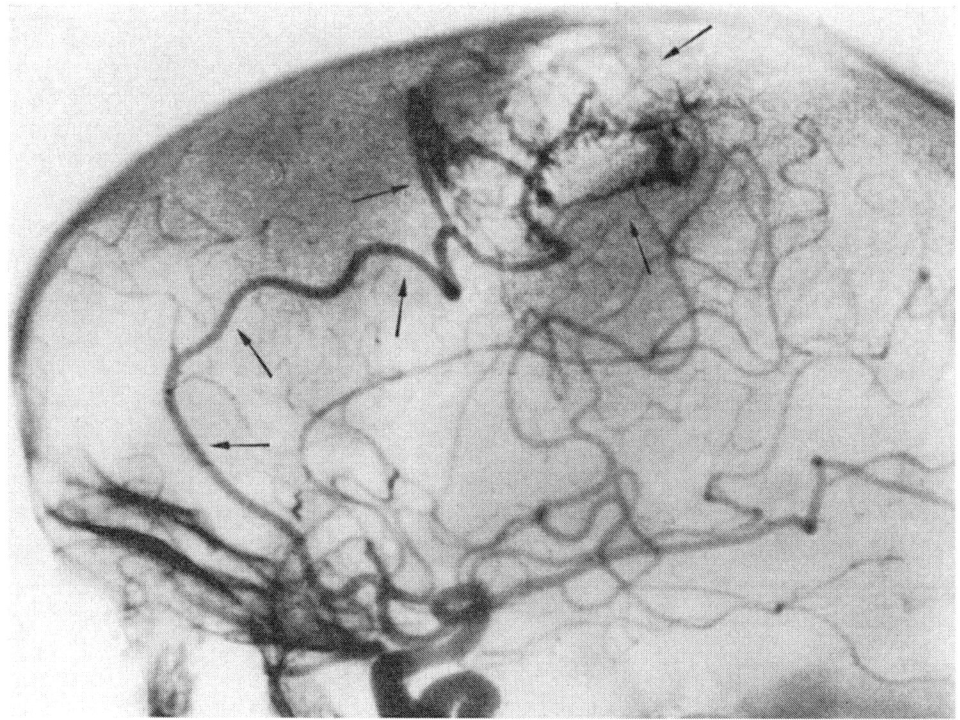

Abb. 153. Fibrosarkom der Dura

Melanomatosen (Melanosarkome). Ein temporo-occipital gelegenes Melanosarkom bei einem 41 jährigen Mann hatte zu typischen Gefäßverlagerungen geführt. Eine Kontrastdarstellung tumoreigener Gefäße war hingegen nicht zu erkennen. Auch zirkulatorische Besonderheiten bezüglich des Kontrastmitteldurchflusses ließen sich nicht nachweisen. Histologisch handelte es sich um einen zelldichten Tumor mit nur geringer Vascularisation.

Sonstige Sarkome des Großhirns. Die restlichen nicht näher klassifizierten Sarkome erlaubten alle eine Lokalisation im Serienangiogramm. 3 von ihnen zeigten eine „Tumoranfärbung". Zwar fand sich bei ihnen auf den histologischen Schnitten auch jeweils ein großer Gefäßreichtum, doch ließen sich ähnliche Bilder auch bei den nicht angefärbten Sarkomen dieser Gruppe nachweisen. Ein gewisser Unterschied der Gefäßstruktur lag allerdings vor, da sich bei den angiographisch dargestellten Tumoren gehäuft größere Gefäße und nebeneinanderliegende Arterien und Venen (arterio-venöse Verbindungen ?) nachweisen ließen.

Der 1. Fall, ein parieto-occipitaler Tumor, zeigte vom spätarteriellen bis zum venösen Bild eine eigenartige, scharf begrenzte, sehr gefäßdichte, nahezu homogene Tumoranfärbung von etwa Pflaumengröße. Es handelte sich um einen zell- und gefäßreichen Tumor.

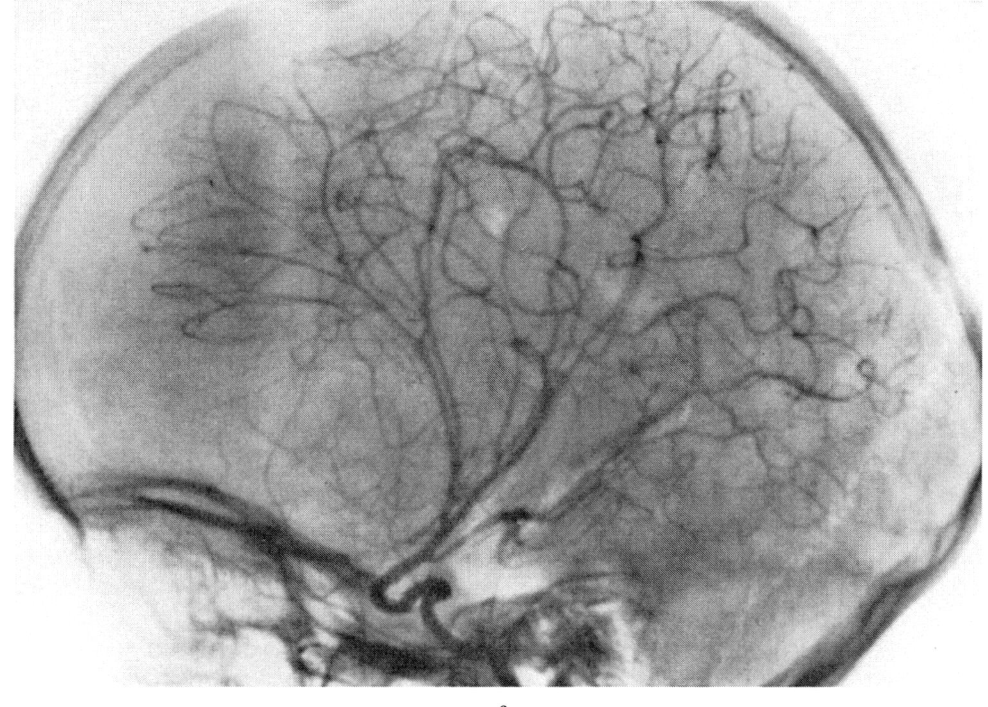

a

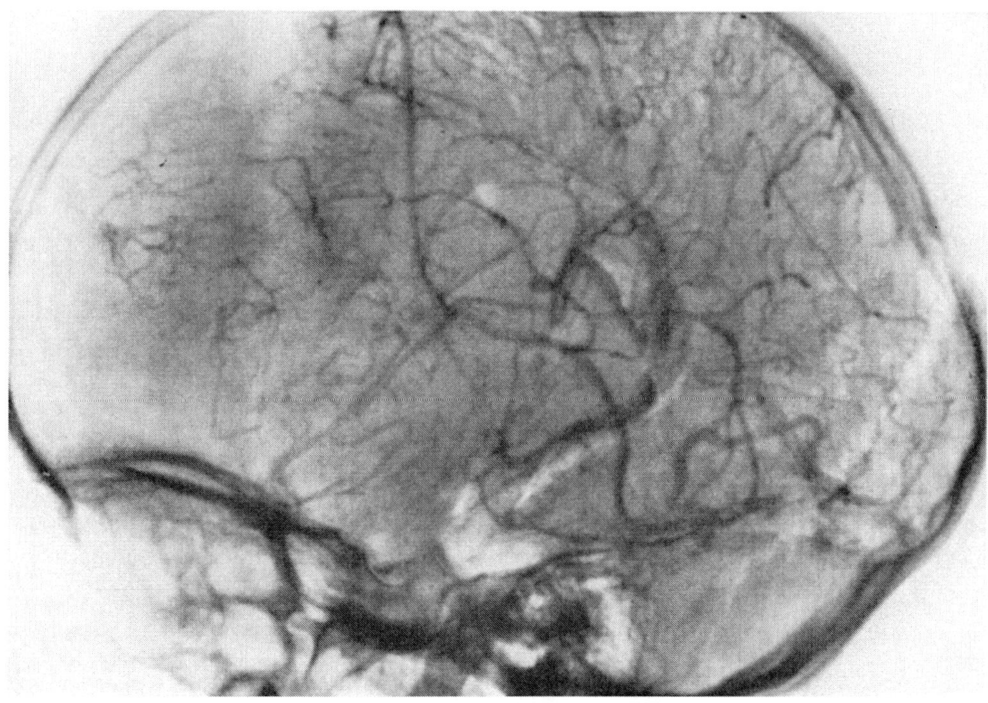

b

Abb. 154a u. b. Doppelseitiges frontobasales Sarkom mit Einwachsen in die weichen Häute bei einem 2jährigen Kind. a Im Arteriogramm erkennt man die typische Verlagerung der vorderen Gehirnarterie sowie die Abdrängung der Gefäße von der Schädelkalotte auch frontodorsal. b Im Phlebogramm kommen pathologische Tumorgefäße zur Darstellung

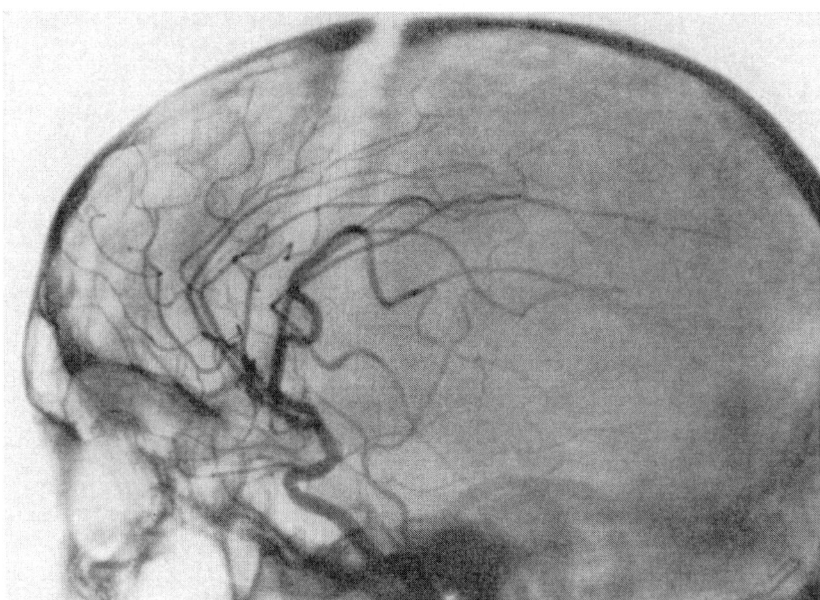

Abb. 155a—d. Angiogramm eines Sarkoms im rechten Schläfenlappen. Hochgradige Anhebung der A. cerebri media. a In der früh-arteriellen Phase ist noch keine Tumordarstellung sichtbar

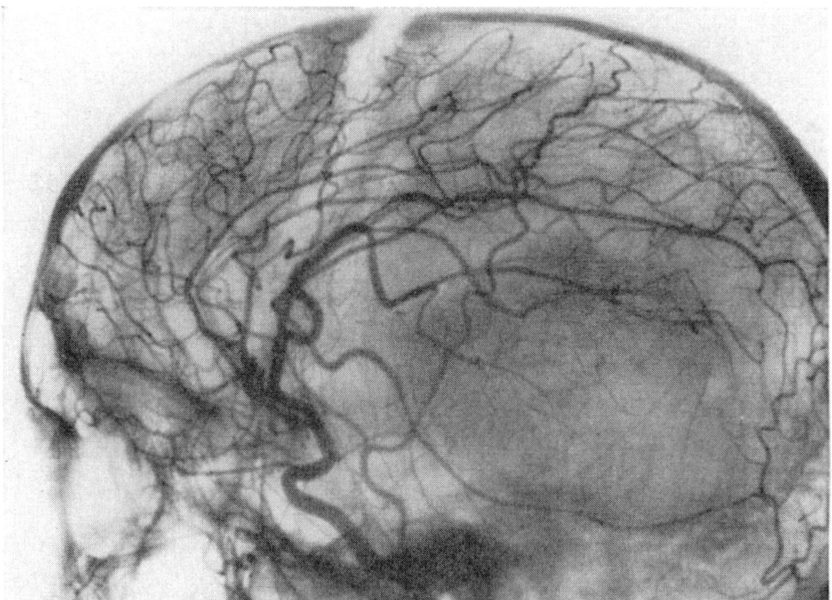

Abb. 155b. Spät-arterielles Bild. Die Geschwulst wird in ihrer ganzen Ausdehnung sichtbar. Sie ist relativ scharf begrenzt durch ein in der Peripherie des Tumors angeordnetes feines Gefäßnetz. Das Zentrum der Geschwulst wirkt eher gefäßarm, im Gegensatz zur zentralen Anfärbung beim Meningiom

Der nächste Fall, ein temporaler Prozeß bei einem 16jährigen zeigte eine große Tumoranfärbung, die im spätarteriellen Bild begann und bereits in der capillaren Phase ihr Maximum erreicht hatte, denn hier schon begann der venöse Abfluß aus dem Tumorgebiet (s. Abb. 155). Die Zirkulation schien im Vergleich zur ebenfalls angiographierten Gegenseite deutlich verlangsamt. Bei dem 3. angefärbten Neoplasma mit Tumoreigenvascularisation im Angiogramm handelte es sich um eine Geschwulst mit einer großen Cyste, der temporooccipital ein gefäßarmer Bezirk entsprach. Die dargestellten Tumoreigengefäße hatten die Form kleiner geschlängelter Arterien und sog. „Mikroaneurysmen". Die Tumoranfärbung wurde im frühen Phlebogramm fast homogen, um im späten Venenbild nicht mehr sicher nachweisbar zu sein. Wie schon erwähnt, handelte es sich nach dem histologischen Bild um einen sehr gefäßreichen Tumor.

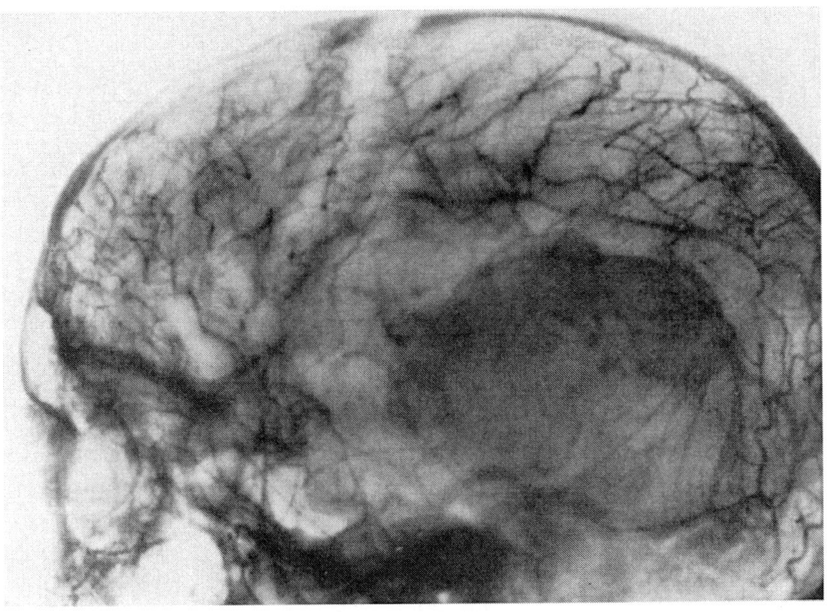

Abb. 155c. Capillare Phase der Hirnzirkulation. Maximum der Tumordarstellung. Die „Anfärbung" ist jetzt nahezu homogen und scharf begrenzt

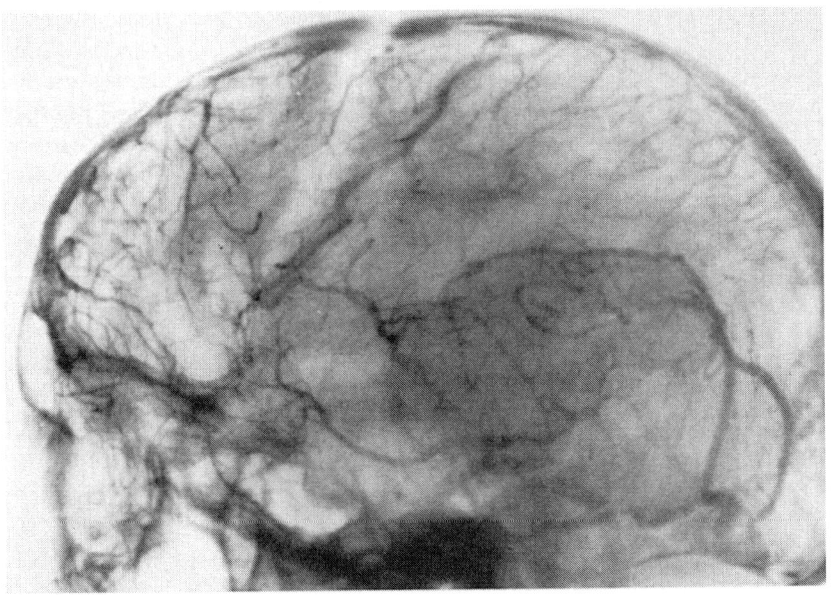

Abb. 155d. Früh-venöse Phase. Die aus dem Tumorgebiet abführenden Venen sind besonders deutlich dargestellt. Die „Anfärbung" läßt an Intensität nach

5. Seltenere Hirngeschwülste

Bei einem Teil der Großhirngeschwülste kann schon auf Grund des feingeweblichen Aufbaues eine spezifische Vascularisation im Angiogramm nicht erwartet werden. Außer den Granulomen (Tuberkel, Gummen) gehören hierzu große Tumorcysten und Epidermoide. Neben lokaldiagnostischen Hinweisen läßt das Angiogramm dieser Fälle eine besondere Gefäßarmut erkennen. Eine völlige Gefäßleere des Tumorbezirkes ist jedoch selten, da sich meist Gefäße der Umgebung in diesen Bereich projizieren.

Die typischen *Spongioblastome* ohne große Wachstumsgeschwindigkeit zeigen im Angiogramm keine „Tumoranfärbung". Dieses entspricht den Beobachtungen von KRAYENBÜHL u. RICHTER (1952). Möglicherweise läßt sich aber von dieser Gruppe ein anderer gefäßreicher Typ abgrenzen. So waren 3 der angefärbten, unklassifizierten Tumoren zunächst als Spongioblastome mit rascher Wachstumstendenz aufgefaßt worden. Auch SAHS u. ALEXANDER (1939) haben bereits 2 ähnlich unterschiedliche Typen von polaren Spongioblastomen beschrieben. Bei der von ihnen erwähnten zellreicheren Form fand sich auch ein größerer Gefäßreichtum und eine Tendenz zu Gefäßneubildungen.

Unter den neuroepithelialen Tumoren läßt sich eine Gefäßdarstellung im Angiogramm am häufigsten beim *Ependymom* nachweisen. Dies konnte nach den morphologischen Gefäßverhältnissen — ZÜLCH (1951, 1956) beschreibt einen reichverzweigten Gefäßbaum und systematisch angeordnete Capillaren — auch am ehesten erwartet werden.

Eine pathologische Vascularisation beim Ependymom wurde bereits von MONIZ (1940) beschrieben (vgl. Abb. 197 seines Buches). Als pathognomonisch für diese Tumorart ist sie aber nicht zu bezeichnen. Auch die anfangs getüpfelt-netzartige, später mehr homogene Struktur der „Anfärbung" bei 3 unserer Ependymomfälle stellt kein

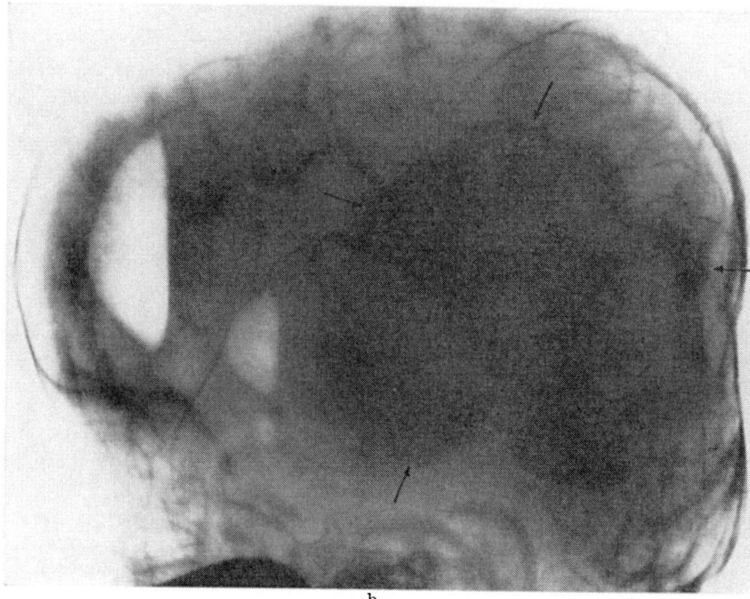

Abb. 156a u. b. Plexuspapillom. Angiogramm eines $4^1/_2$ Monate alten Kindes. a Hochgradige Anhebung der A. cerebri media. Korkzieherartig gewundene Äste aus der A. cerebri media und A. cerebri anterior umgreifen eine riesige Geschwulst. b In den späten Phasen kommt es zu einer nahezu homogenen Anfärbung des Tumors. Histologisch: Plexuspapillom (nicht sehr gefäßreiche Neubildung mit zahlreichen dünnwandigen Venen)

sehr charakteristisches und für die Artdiagnose entscheidendes Merkmal dar. Die Tumordarstellung als solche war in allen Fällen nur sehr diskret und am ehesten mit derjenigen bei Oligodendrogliomen zu vergleichen. Arteriovenöse Fisteln, sog. Mikroaneurysmen,

vorzeitige venöse Abflüsse
oder sonstige Malignitätszeichen fehlten in allen
Fällen (vgl. auch HEMMING-
SON, 1941; ENGESET, 1944).

Mitteilungen über an-
giographische Befunde bei
Plexuspapillomen fehlen
nahezu völlig. ZÜLCH (1938)
berichtete über einen Fall
mit multiplen Papillomen,
bei dem sich im Arterio-
gramm ein faustgroßer
intraventriculärer Tumor
darstellte. Bei dem in
Abb. 156 wiedergegebenen
Fall sieht man in der arteriellen Phase der Hirnzirkulation einige korkenzieherartig gewundene Gefäße
in der Tumorumgebung, in
der capillaren und venösen
Phase eine teilweise homogene Anfärbung, die noch
am ehesten derjenigen des
Meningioms ähnelt. In die
sonst beschriebenen For-
men der Tumorvascularisa-
tion läßt sich das Bild
jedoch nicht einordnen.
Nimmt man die Wachs-
tumsbereitschaft des Tu-
morgewebes als Maßstab,
so wäre natürlich beim
jugendlichen Tumor mit
seiner großen Prolifera-
tionsneigung eher eine Anfärbung zu erwarten als

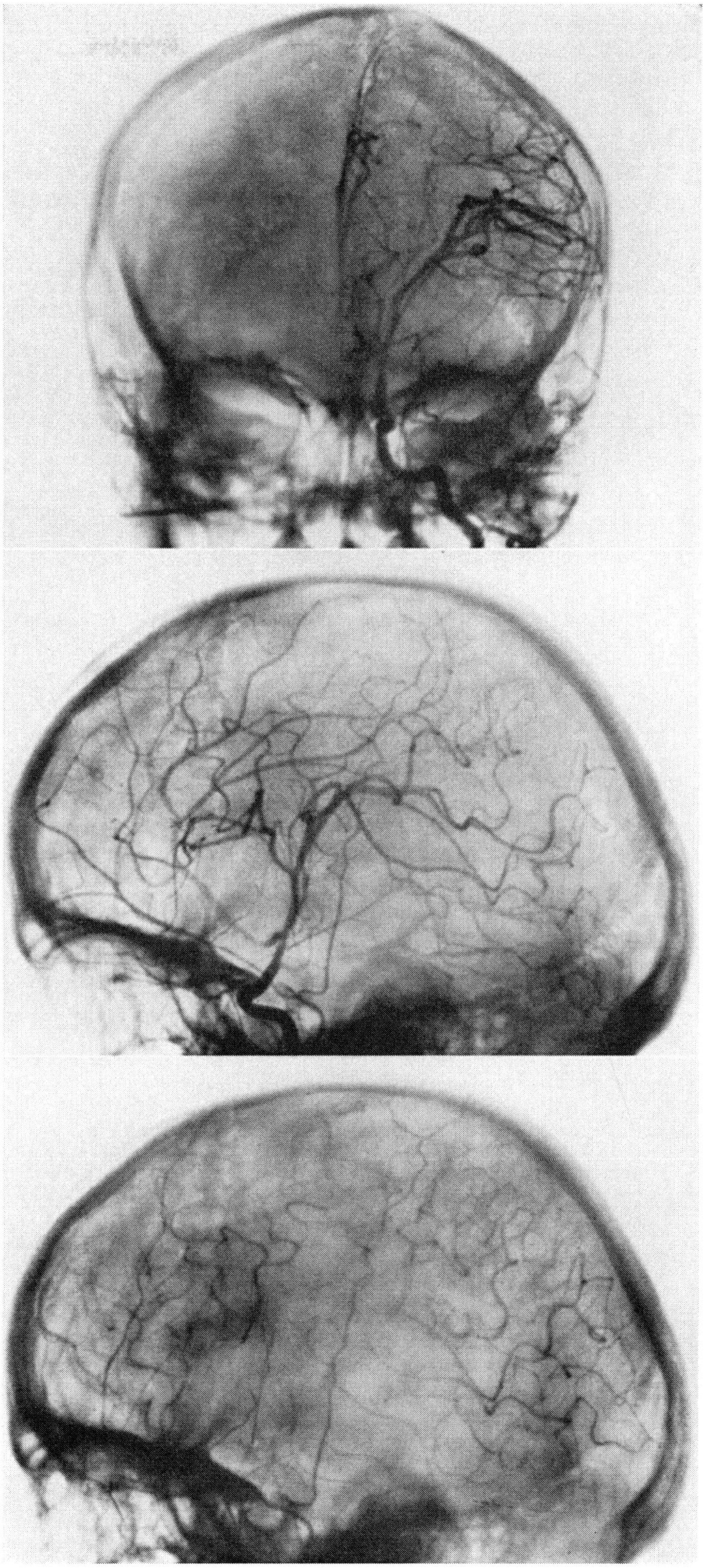

Abb. 157 a—c. Epidermoid in der
linken Fissura Sylvii. a und b)
Im Angiogramm erscheint der
Carotissyphon aufgebogen. Die
A. cerebri media ist in ihrem
vorderen Anteil steil nach oben
verlagert. Im Gegensatz zu diesem hochgradig pathologischen
Verlauf steht die nur geringfügige
Parallelverlagerung der A. cerebri
anterior im Vorderbild. c) In der
Übergangsphase fällt eine deutliche Zirkulationsverlangsamung
in den aus dem Tumorgebiet abführenden Gefäßen auf. In allen
Phasen des Kontrastmitteldurchflusses ist das Tumorgebiet
außerordentlich gefäßarm

a

b

c

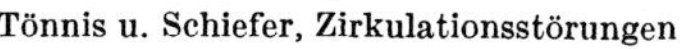

beim langsam fortschreitenden, oft verkalkenden Papillom des Erwachsenen. Doch lassen sich solche Rückschlüsse am Einzelfall nicht ziehen. Die seltenen *Gangliocytome* haben zu wenig Gefäße und sind viel zu unterschiedlich gebaut, als daß mit größerer Wahrscheinlichkeit eine Tumoranfärbung im Angiogramm zu erwarten wäre.

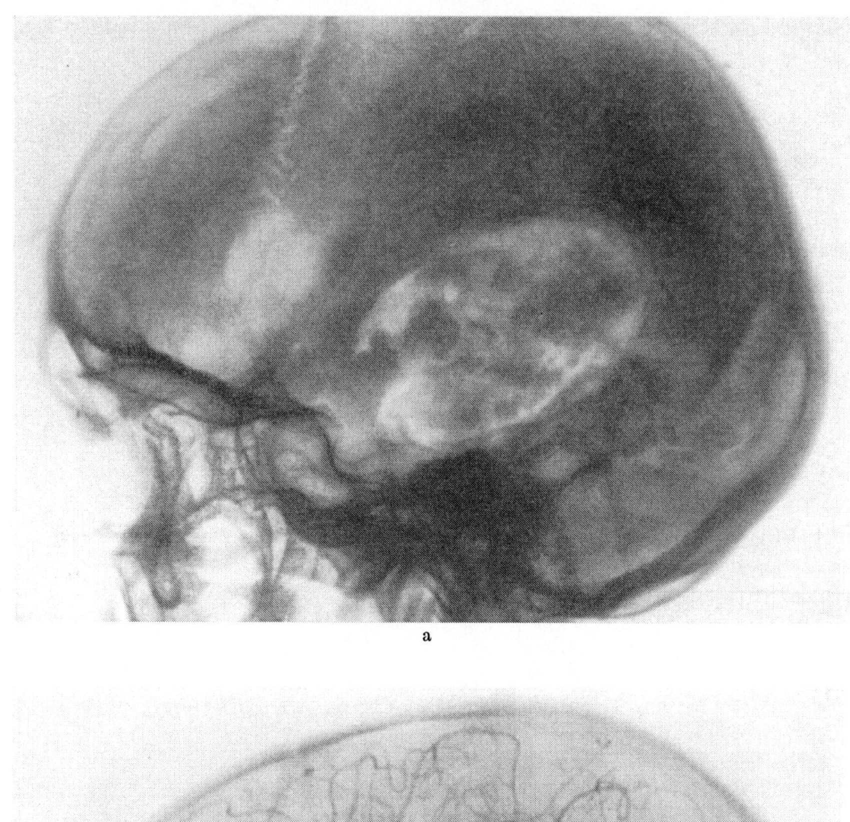

a

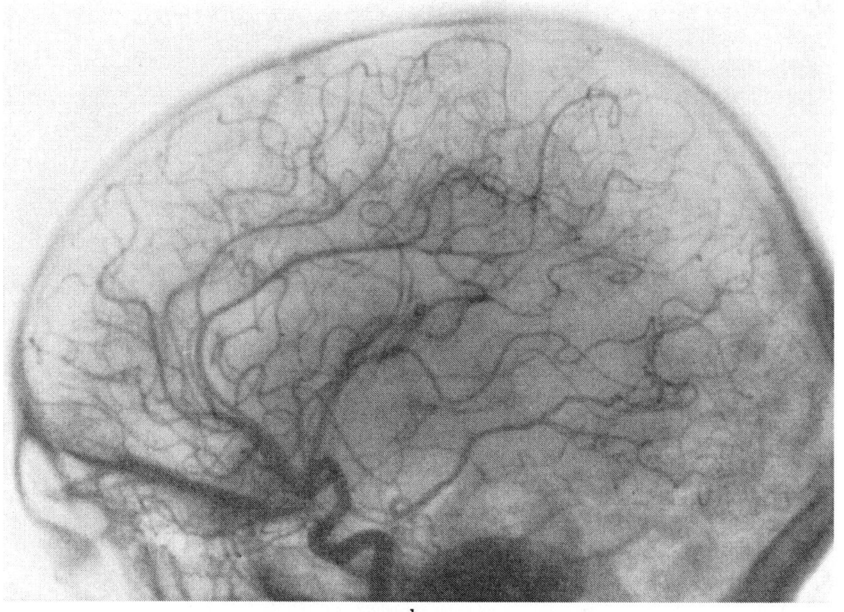

b

Abb. 158a u. b. Epidermoid im linken Seitenventrikel. a Auf dem charakteristischen Luftbild erkennt man die relativ große Ausdehnung der Geschwulst. b Im Vergleich dazu sind die Gefäßverlagerungen im Arteriogramm wenig ausgeprägt. Mäßige Anhebung der A. cerebri media, die A. cerebri posterior erscheint in ihrem Anfangsteil nach abwärts und medial verlagert

Bei den meisten mesodermalen Geschwülsten mit ihrer ausgesprochenen Gefäßarmut, also den *Chondromen*, *Lipomen* und *Chordomen* ist eine „Anfärbung" nicht zu erwarten (vgl. auch POPPEN u. KING, 1952). *Epidermoide* und *Dermoide* stellen sich verständlicherweise im Angiogramm nicht dar (siehe u. a. RUGGIERO, DILENGE u. DAVID, 1957). Der von SCHULZE (1954) berichtete Fall einer „Anfärbung" wäre eigentlich nur zu verstehen, wenn es sich bei der Geschwulst um ein maligne entartetes Epidermoid mit Übergang zum

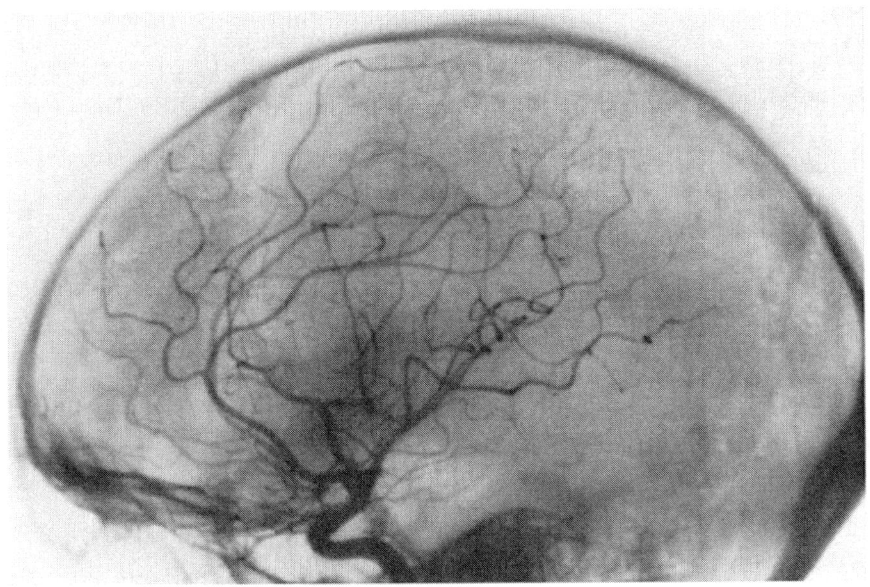

Abb. 159a—d. Serienangiogramm eines unklassifizierten, teilweise cystischen fronto-lateralen Tumors. a In der früharteriellen Phase erkennt man eine leichte diffuse „Anfärbung" des oberhalb der Fissura Sylvii liegenden Tumors. Zum Tumorgebiet verläuft ein hypertrophierter Ast der A. cerebri media

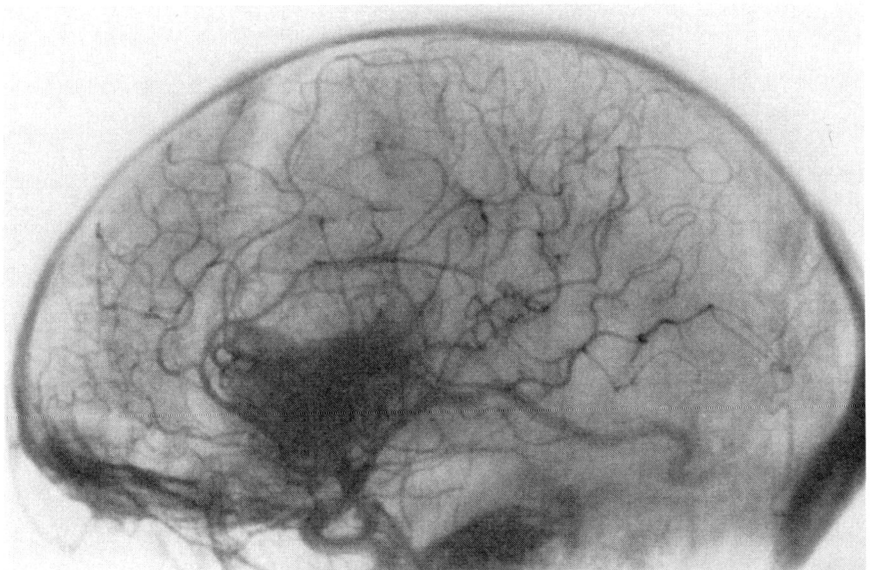

Abb. 159b. Im spätarteriellen Bild hat die „Tumoranfärbung" an Intensität zugenommen. Sie ist feintüpfelig, nahezu homogen. Schon in dieser Phase der Hirnzirkulation erkennt man die vorzeitig gefüllte, aus dem Tumorgebiet abführende Vena Labbé

Carcinom gehandelt hätte. Einige wenige Fälle dieser Art sind bekannt geworden; hier sei besonders derjenige von HUG (1942) erwähnt. Der Gefäßaufbau des *Cavernoms* läßt an sich eine Darstellung im Hirngefäßbild erwarten. Abgesehen von einem kürzlich durch KRAYENBÜHL u. YAŞARGIL (1957) mitgeteilten Fall ist aber trotz der zahlreichen Gefäße dieser Tumoren der angiographische Nachweis nicht zu erbringen (vgl. auch ASENJO,

Uiberall u. Fierro, 1957). Inwieweit hier die Druckverhältnisse innerhalb des Tumors und ihre Beziehungen zum allgemeinen Schädelinnendruck eine Rolle spielen und gerade bei ektatischen, schlaffwandigen Gefäßen wirksam werden, läßt sich auf Grund der bisher seltenen Beobachtungen dieser Geschwülste nicht sicher beurteilen.

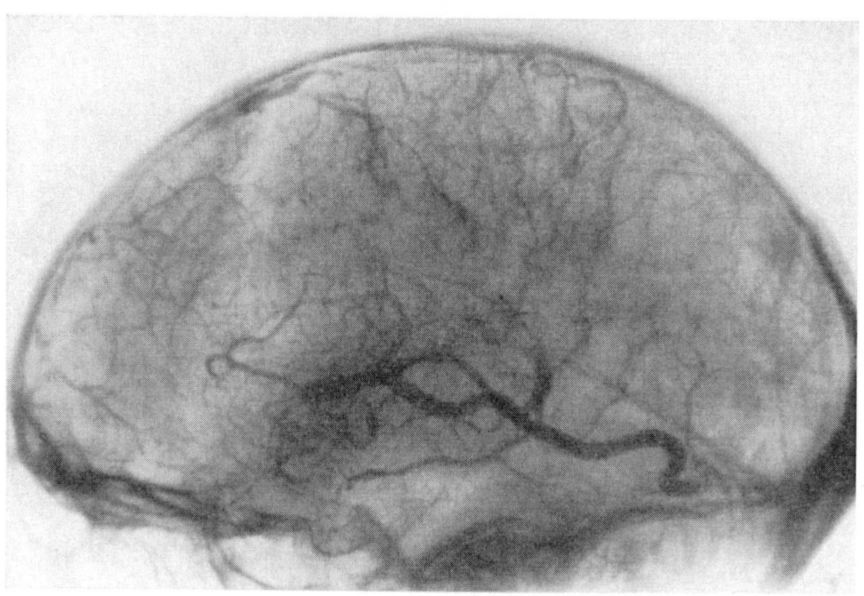

Abb. 159c. Bereits im frühen Phlebogramm ist die „Tumoranfärbung" nicht mehr nachweisbar. Die abführenden Tumorvenen sind aber noch deutlich mit Kontrastmittel gefüllt

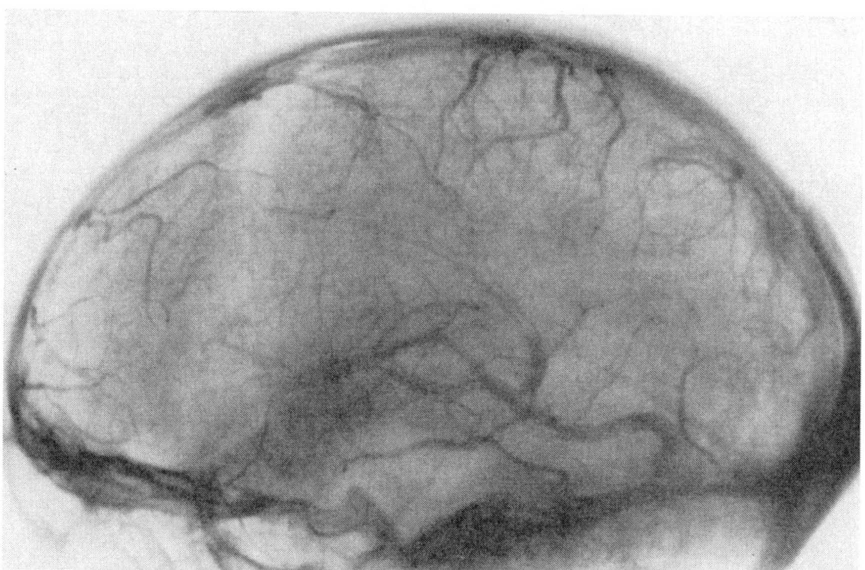

Abb. 159d. Auf dem späten Phlebogramm ist ebenfalls keine „Tumoranfärbung" sichtbar. Histologisch handelt es sich um einen unklassifizierten spongioblastomähnlichen Tumor mit zahlreichen sinusoiden Gefäßen und jugendlichen Capillaren

Die Gruppe der *unklassifizierten Tumoren* ist verständlicherweise auch im angiographischen Bild sehr uneinheitlich (vgl. Abb. 159 u. 160). Zum Teil finden sich auch deutliche Malignitätszeichen (unregelmäßige Gefäße mit starken Kaliberschwankungen, Blutseen, vorzeitig dargestellte venöse Abflüsse mit Hinweis auf das Vorliegen von Gefäßfisteln).

Der einzige serienangiographisch untersuchte Fall mit einem *Tuberculom* ließ im Angiogramm keine spezifischen Tumorgefäße erkennen (s. auch DESCUNS u. Mitarb. 1954). Nach den Angaben in der Literatur kommt es aber beim Tuberculom gelegentlich auch zur Darstellung pathologischer Gefäße (vgl. RIECHERT, 1949; ROCCA u. ROEDENBECK, 1948; u. a.).

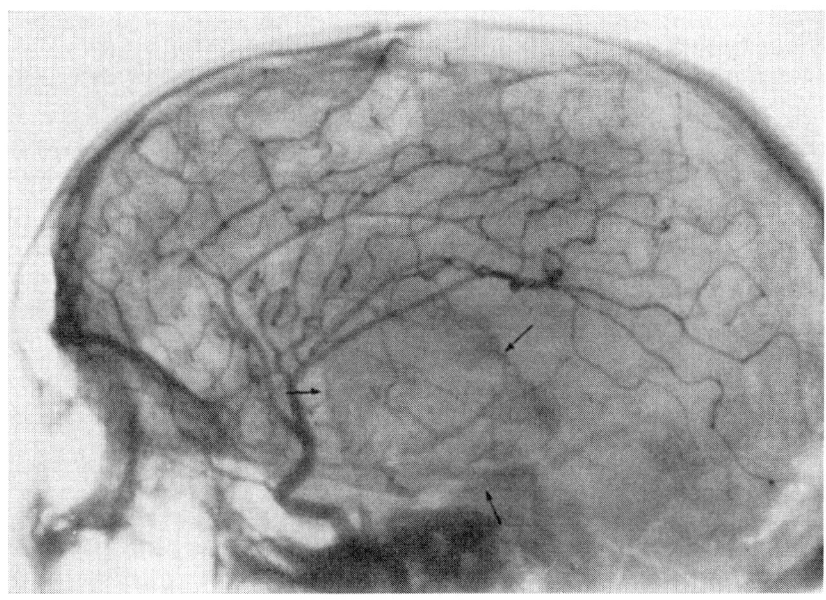

a

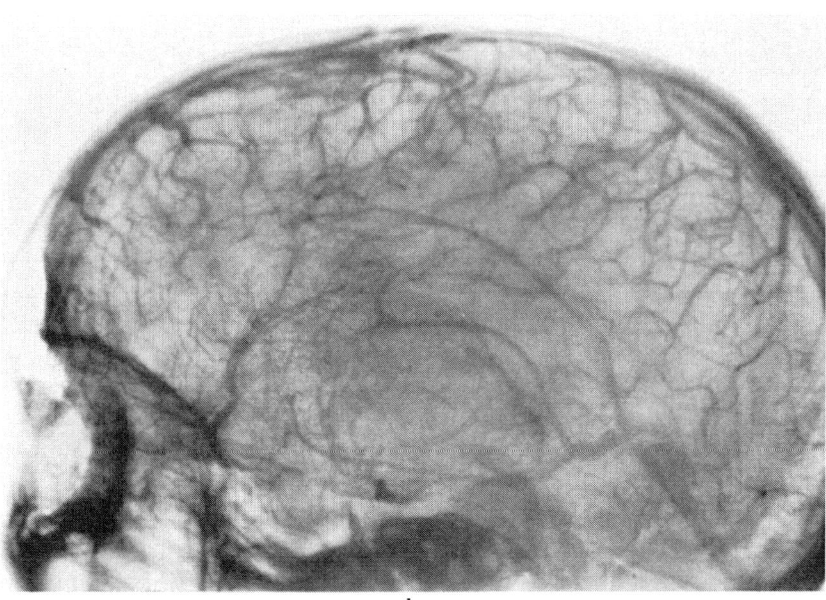

b

Abb. 160a u. b. Angiogramm eines linksseitigen Schläfenlappentumors. a Die A. cerebri media ist in ihrem vorderen und mittleren Anteil angehoben. Temporal kommt eine apfelgroße „Tumoranfärbung" zur Darstellung, die insgesamt feintüpfelig-homogen erscheint. Vermehrte Kontrastmitteldarstellung in den Randgebieten des Tumors. Schon im Arteriogramm wird eine zum Sinus rectus abführende Vene sichtbar. b Im frühen Phlebogramm läßt die Darstellung der Tumoreigengefäße nach. Histologisch: Unklassifizierbarer, spongioblastomähnlicher Tumor

Von KAUTZKY u. VIERDT (1953) wurde das Gefäßbild der im Großhirnbereich außerordentlich seltenen *Angioblastome* beschrieben, das von gefäßreichen Meningiomen kaum zu unterscheiden ist. Eigene Beobachtungen dieser Art liegen nicht vor. Insgesamt ist festzustellen, daß bei den genannten Tumorarten des Großhirns nur relativ selten eine Tumorvascularisation im Angiogramm zur Darstellung kommt und daß daher auch serienangiographische Untersuchungen nur wenig zu einer präoperativen Artdiagnose beitragen können.

6. Hirnmetastasen

HAAS u. KOVACS konnten 1938 erstmalig einen mandarinengroßen Schatten im Arteriogramm nachweisen, der ihrer Ansicht nach durch die spezifische Vascularisation eines metastatischen Prozesses hervorgerufen war. HEMMINGSON (1941), OSWALD (1944) sowie MANNIRONI (1956) erwähnen eine ringförmige diffuse Anfärbung in der venösen Phase. Auf die Ähnlichkeit der Gefäßbilder von Metastasen mit denjenigen des Glioblastoms wurde von ENGESET (1944), LIST u. HODGES (1947), WICKBOM (1948) sowie MILLETTI (1950) hingewiesen. WICKBOM stellte fest, daß eine Sarkommetastase mehr dem Glioblastom, eine Carcinommetastase mehr der homogenen Anfärbung des Meningioms ähnelt (vgl. auch ETHELBERG u. VAERNAT, 1953; LINDGREN, 1954). Wir haben 1955 gemeinsam mit RAUSCH u. UDVARHELYI keine derartigen Beziehungen zwischen der Art der Anfärbung und der des Primärtumors feststellen können und verschieden angefärbte Metastasen bei dem gleichen Patienten beobachtet. Auch GLONING (1955) sowie DECKER u. HEINY (1956) kamen für die Hypernephrommetastasen zu ähnlichen Ergebnissen. LORENZ (1951) hat die Differentialdiagnose zum Meningiom und Glioblastom bearbeitet. Als charakteristische Merkmale der Hirnmetastase ergaben sich dabei der parietale bzw. occipitale Sitz, die rundliche, gut abgegrenzte Form und eine eigenartig verwaschen-fleckige Kontrastmittelanfärbung. LORENZ beobachtete eine Zirkulationsverlangsamung im Tumorbezirk.

Angaben über die *Häufigkeit* einer „Anfärbung" der Metastasen im Gefäßbild sind unterschiedlich: HEMMINGSON berichtete 1939 über 6 Metastasen, von denen 2 eine ringförmige Anfärbung im Phlebogramm aufwiesen. WICKBOM (1953) fand unter 38 Fällen mit cerebralen Metastasen 19 pathologische Tumorvascularisationen (6mal meningiomähnlich, 13mal glioblastomähnlich). DECKER u. HEINY (1955) sahen in 6 von 14 Fällen mit Hypernephrommetastasen recht unterschiedliche Formen einer Tumoreigenvascularisation. LEITHOLF u. KUHLENDAHL (1957) stellten unter 26 Arteriogrammen in 10 Fällen eine vorwiegend kreisrunde Tumoranfärbung in den späten Phasen des Angiogramms fest. Bei 19 Hirnmetastasen aus dem Krankengut von STENDER hat K. MÜLLER 1958 in der Hälfte eine pathologische Vascularisation beobachtet, die in 4 von 8 Fällen mit Hypernephrommetastasen ein homogenes (d. h. meningiomähnliches) Aussehen hatte.

Serienangiographische Untersuchungen

Für den im Serienangiogramm zu beobachtenden Kontrastmitteldurchfluß ist die Art der Anfärbung von Bedeutung: Dabei muß zwischen einer *homogenen Anfärbung* (ähnlich der des Meningioms), einer Darstellung *grober, unregelmäßig angeordneter Gefäße*, evtl. mit arterio-venösen Fisteln (ähnlich wie beim Glioblastom), und einer weiteren Form mit einem Netz kleiner unregelmäßiger Gefäße unterschieden werden. Beziehungen dieser unterschiedlichen Anfärbung zur Art des Primärtumors ergeben sich — wie schon erwähnt — nicht.

Die Tatsache, daß bei früheren arteriographischen Untersuchungen nur selten die Eigenzirkulation dieser Prozesse beobachtet wurde, weist schon darauf hin, daß die Darstellung der Metastasen oft erst in den späten Phasen erfolgt (vgl. LORENZ, 1951; LEITHOLF u. KUHLENDAHL, 1957; K. MÜLLER, 1958). Dabei stellen sich die *homogen angefärbten Metastasen erst in der capillaren und venösen Phase der Hirnzirkulation dar, während die glioblastomähnlich angefärbten Metastasen schon in der arteriellen Phase sichtbar werden* (s. auch BONNAL u. SANTAMARIA, 1952). Es können daher auch im Serienangiogramm erhebliche differentialdiagnostische Schwierigkeiten auftreten, so daß neben der Anfärbung und ihrem zeitlichen Auftreten auch *Größe und Begrenzung der Neubildung* berücksichtigt werden müssen. Die Metastasen zeichnen sich im allgemeinen durch ihre scharfe Abgrenzung gegen die Umgebung aus. Das trifft auch für die glioblastomähnliche Form der Anfärbung zu (eine runde Form der Anfärbung spricht für eine Metastase, eine Keilform eher für ein Glioblastom). Die homogen angefärbten Metastasen unterscheiden sich vom Meningiom wiederum durch ein Fehlen der zentralen Anfärbung. Hier kann oft gleich zu Beginn eine zwar homogene, aber peripher um das Tumorzentrum angeordnete Vascularisation beobachtet werden. Die serienangiographisch bestimmte Kreislaufzeit des Hirns schwankt bei diesen Prozessen im Einzelfalle erheblich. Inwieweit hier eine altersbedingte Hirnatrophie, d. h. eine langsamere Auswirkung der Drucksteigerung, eine Rolle

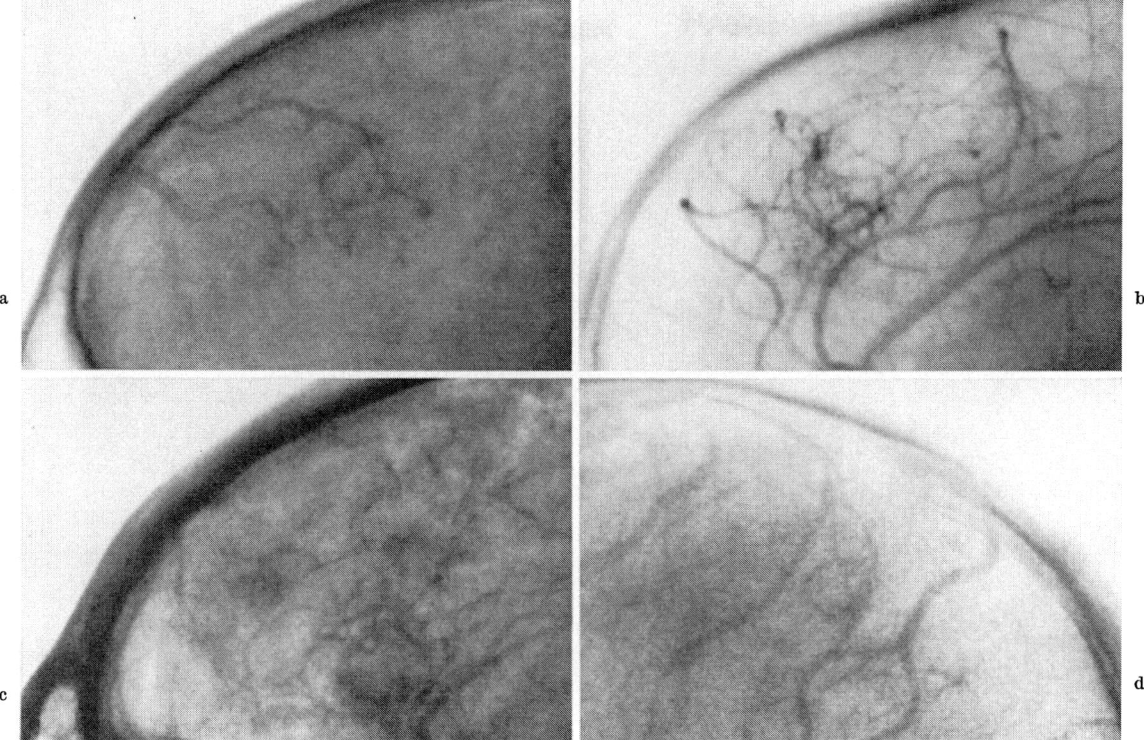

Abb. 161 a—d. Verschiedene Formen intrakranieller Metastasen. a Multiple Metastasen eines Bronchialcarcinoms. Netz feiner Gefäße mit abführenden Venen. b Frontale Metastase eines Bronchialcarcinoms. Unregelmäßige Gefäße, arteriovenöse Fisteln (glioblastomähnlich). c Multiple Sarkommetastasen. Kirschgroße homogene „Anfärbung" mit zuführendem Gefäß. d Ringförmige Hypernephrommetastase parieto-occipital

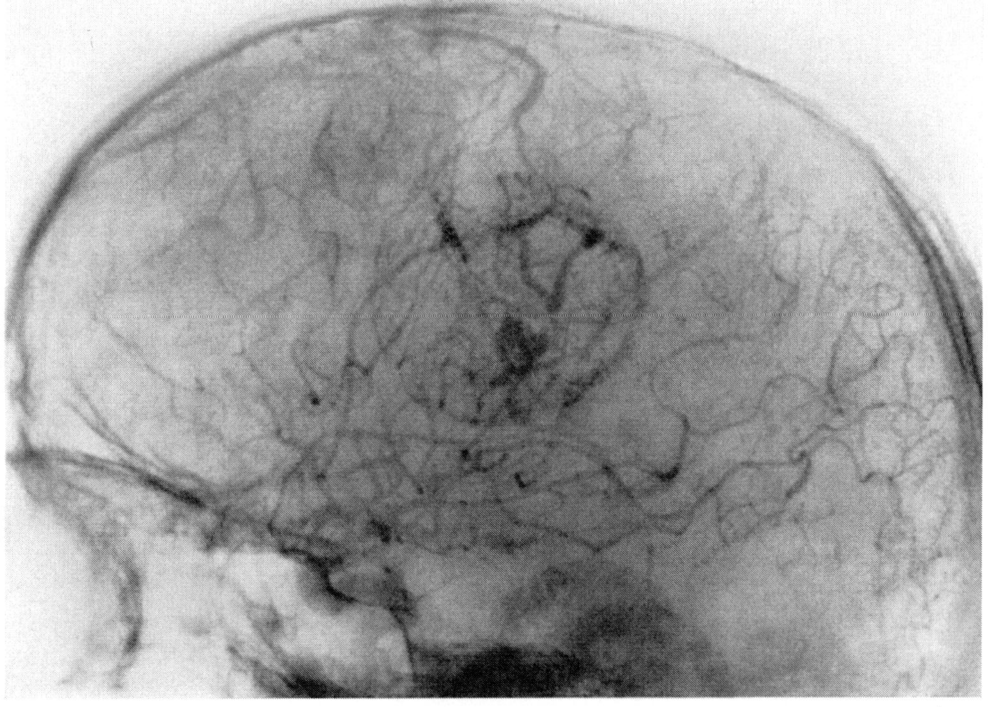

Abb. 162. Angiogramm eines 51 jährigen Mannes mit multiplen intracerebralen Metastasen eines Bronchialcarcinoms (autoptisch nachgewiesen). Man erkennt eine apfelgroße glioblastomähnliche, aber scharf begrenzte Metastase am Ende der Fissura Sylvii. Eine weitere, pflaumengroße, nahezu homogene Tumordarstellung präzentral

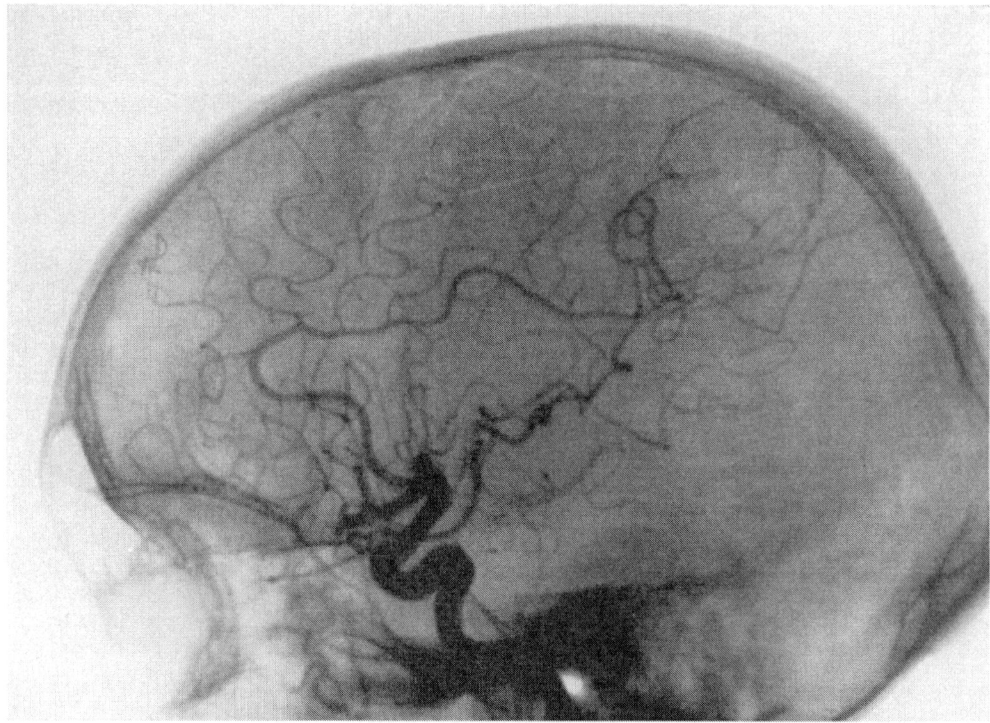

Abb. 163a—d. Meningiomähnliche Vascularisation einer Hirnmetastase im Parietallappen.
a Schon in der früh-arteriellen Phase vorzeitig gefüllte Gefäße, die den Geschwulstbereich umfassen

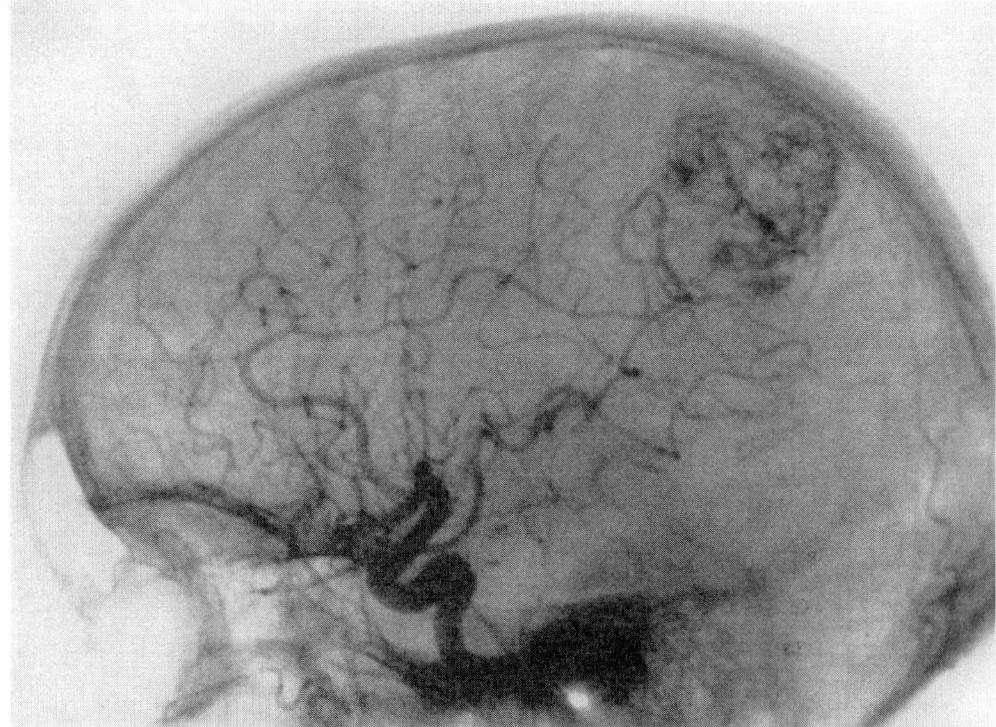

Abb. 163b. Peripher angeordnete, knäuelförmige Tumorgefäße in der spät-arteriellen Phase

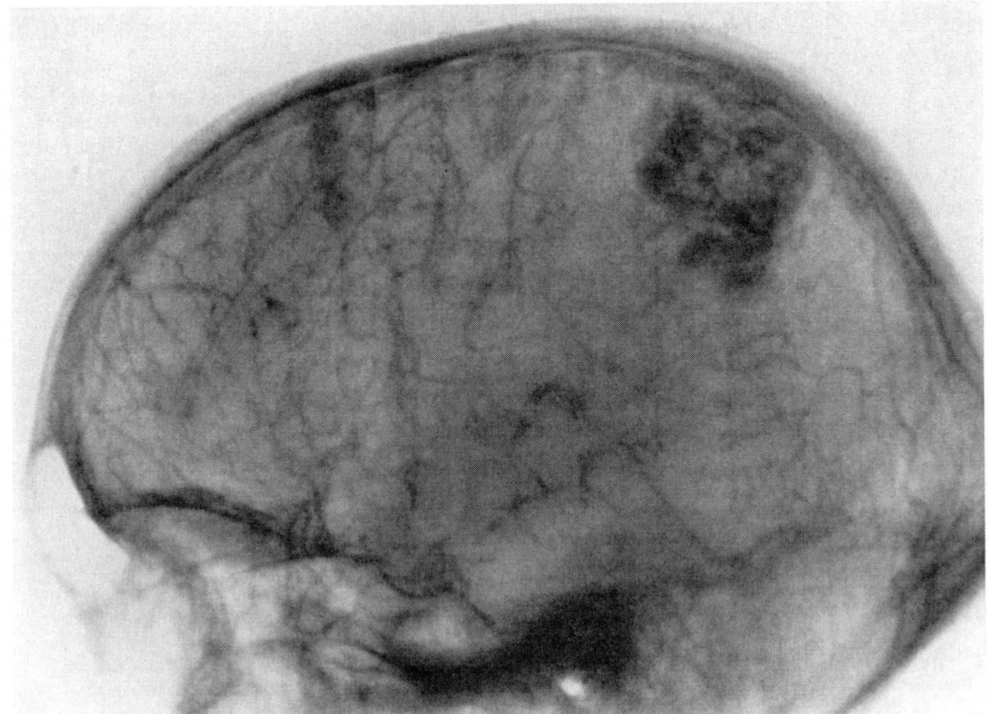

Abb. 163c. Zunehmende homogene „Anfärbung" in der capillaren Phase

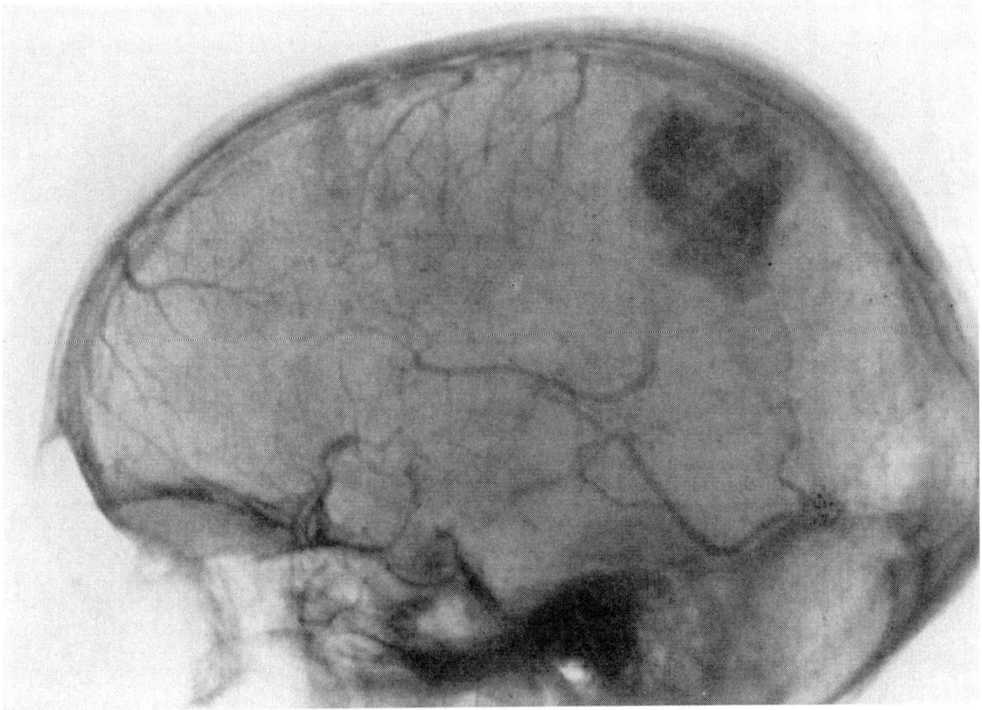

Abb. 163d. Auch im Phlebogramm homogene Anfärbung der Metastase, wobei aber immer noch die periphere Anordnung der Tumoreigengefäße zu erkennen ist

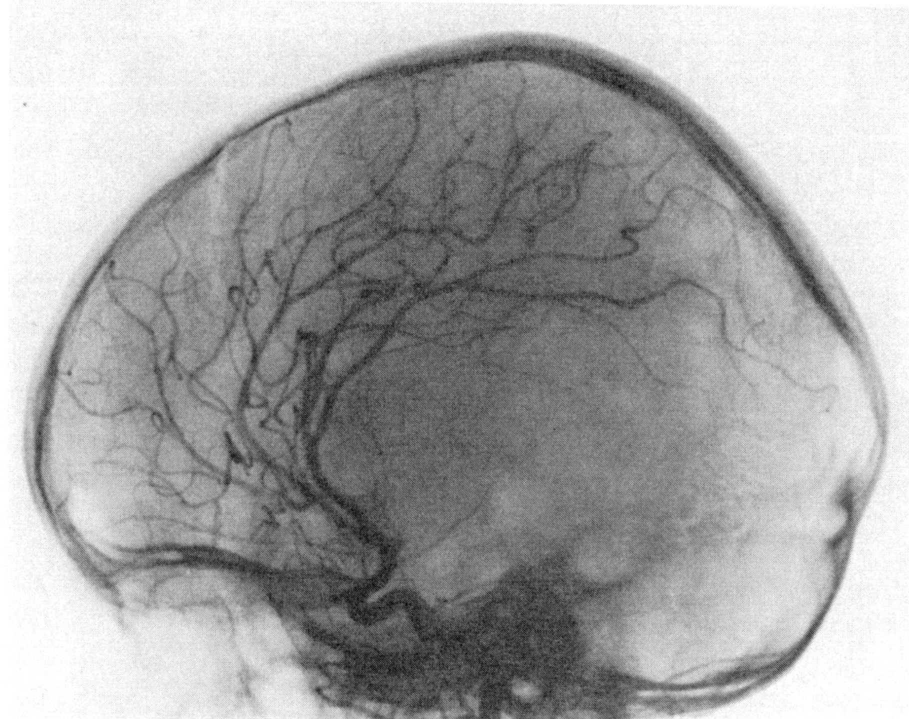

Abb. 164. Otogener Hirnabsceß im Schläfenlappen. Auffällige Gefäßarmut im Bereich des raumfordernden Prozesses

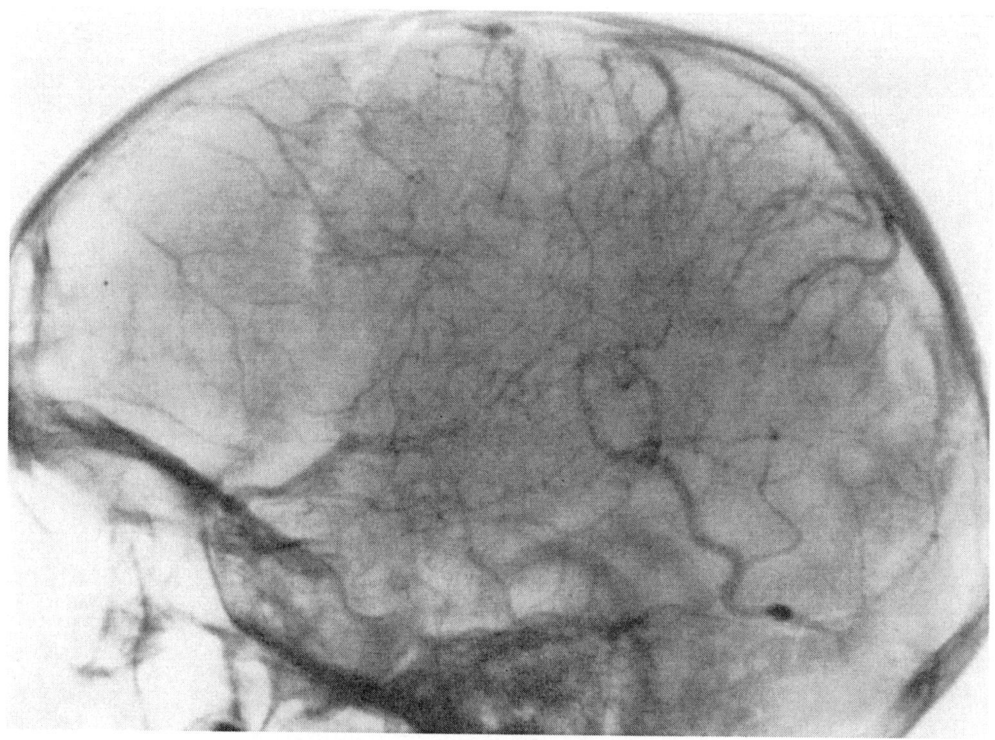

Abb. 165. Traumatischer Hirnabsceß im Stirnhirn.
Man erkennt die Impression der Stirnhöhlenhinterwand sowie den Ausfall der frontalen Venen im Phlebogramm

spielt, ist schwer zu entscheiden. Da sich nur in etwa 40% eine pathologische Vascularisation beobachten läßt, sind bei Hirnmetastasen zusätzliche Röntgenuntersuchungen besonders der Brustorgane und Nieren notwendig.

7. Hirnabscesse

Hirnabscesse sind schon frühzeitig durch angiographische Untersuchungen lokalisiert worden (s. MONIZ, 1940; GREEN u. ARANA, 1948; FABRITIUS, FRØVIG u. KRISTIANSEN, 1949; RIECHERT, 1949; SCHURR, 1951). TÖNNIS (1937) machte darauf aufmerksam, daß sich entsprechend der Ausdehnung des Prozesses im Angiogramm ein gefäßleerer Raum befindet und daß auch die Umgebung infolge der Hirnschwellung relativ gefäß-

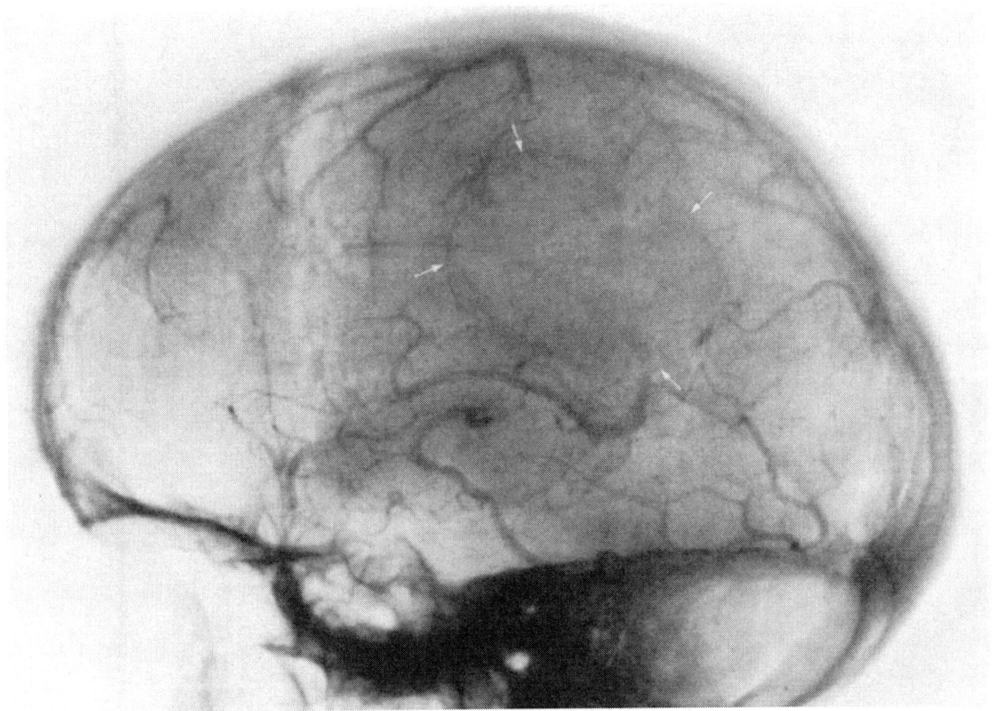

Abb. 166. Phlebogramm eines links parietalen Hirnabscesses.
Man erkennt die Kontrastmitteldarstellung in der stark vascularisierten Absceßrandzone (↑)

arm ist (s. Abb. 164). Während RIECHERT (1943, 1944, 1949) eine arterielle Zirkulationsverlangsamung in der Nähe des Abscesses nachweisen konnte, hat HEEP (1949) eine direkte Darstellung des Abscesses bzw. seiner unmittelbaren Umgebung im frühen Phlebogramm beschrieben. Als Ursache der Anfärbung wurden Zirkulationsstörungen mit capillarer Hyperämie und venöser Stauung angenommen. Über ähnliche Beobachtungen haben später auch POUYANNE, ARNE u. LEMAN (1951), sowie DAVID u. TALAIRACH (1954) berichtet. KRAYENBÜHL u. RICHTER (1952) sahen bei frischen Abscessen gelegentlich eine vermehrte feine Vascularisation der Absceßumgebung und ebenso wie VORIS (1952) eine Anfärbung nur bei älteren Abscessen. Eine leichte Randanfärbung in der capillaren Phase, die im Phlebogramm wieder verschwindet, sahen KLAUSBERGER u. GOSPAVIĆ (1957) allerdings auch bei Encephalomalazien, Metastasen und auch Glioblastomen.

Serienangiographische Untersuchungen

Unter 35 von uns serienangiographisch untersuchten traumatischen, fortgeleiteten und metastatischen Abscessen ließ sich auch im Serienbild 3mal eine nahezu homogene Darstellung des Abscesses bzw. seiner Umgebung nachweisen (vgl. Abb. 166). Die Anfärbung war in der capillaren und frühvenösen Phase am deutlichsten sichtbar. In 2 weiteren Angiogrammen kam es nicht zu einer homogenen Darstellung des ganzen Absceßbezirkes, vielmehr ließ sich hier eine ringförmige Gefäßverdichtung in der vermutlichen Kapselzone des Abscesses nachweisen (vgl. auch BONNAL u. LEGRÉ, 1958). Diese besondere Vascularisation der Absceßumgebung begann schon in der arteriellen Phase des Kontrast-

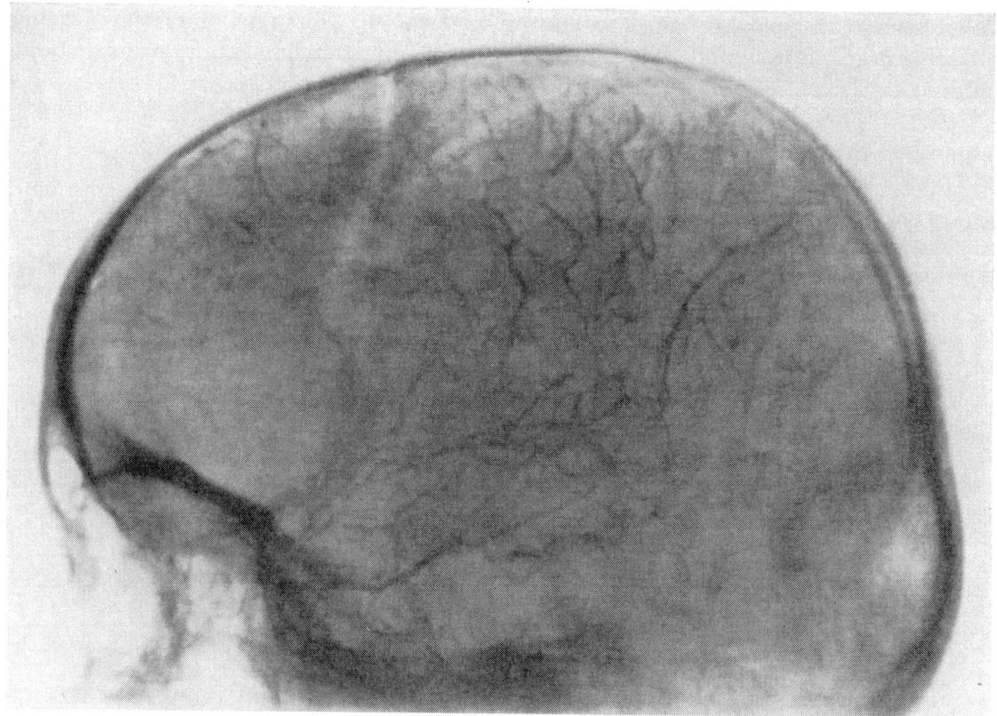

a

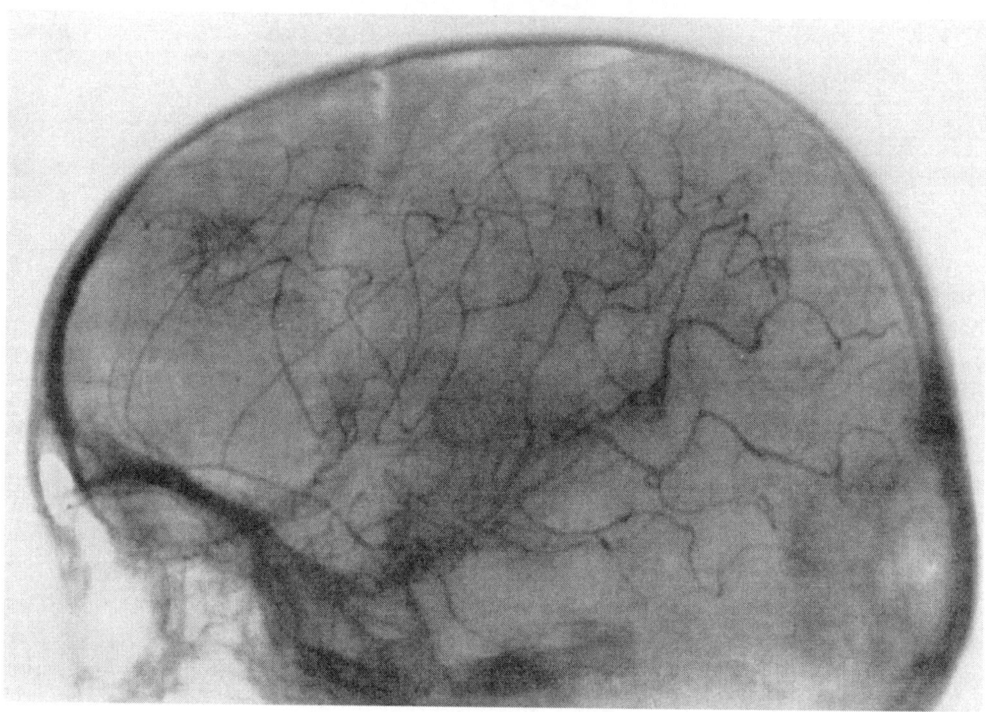

b

Abb. 167a u. b. Frontaler Hirnabsceß.
Ringförmige „Anfärbung" der Absceßkapsel, besonders in der früh-venösen Phase (b)

mitteldurchflusses, verstärkte sich aber noch in der frühvenösen Phase. Derartige Angiogramme haben am ehesten Ähnlichkeit mit den Gefäßbildern cystischer Tumoren oder mit der peripher angeordneten Vascularisation des Glioblastoms (s. Abb. 167).

Die Zirkulation des Gesamthirns ist in fast allen Fällen mit Hirnabscessen verlängert. Lediglich Kinder machen davon eine Ausnahme. Im Verlaufe einer kombinierten Behandlung durch Punktion und Antibiotica normalisiert sich mit dem Rückgang der Verlagerungserscheinungen auch die Zirkulationszeit. Die Serienangiographie hat sich in diesen Fällen für die Beurteilung des Behandlungserfolges bewährt.

B. Differentialdiagnose der Tumorarten durch das Serienangiogramm

Die Verschiedenartigkeit tumoreigener Gefäße ermöglicht in vielen Fällen bereits eine Artdiagnose der Hirngeschwülste im einfachen arteriographischen Zufallsbild. Diese morphologischen Unterschiede allein sind aber zumeist noch nicht in der Lage, alle differentialdiagnostischen Schwierigkeiten zu beheben.

So können sich bei der arteriographischen Darstellung des *Meningioms* Schwierigkeiten in der Abgrenzung gegenüber Glioblastomen, Metastasen, Sarkomen, gelegentlich auch Astrocytomen und Oligodendrogliomen ergeben. Ähnlich wie beim Glioblastom hat in seltenen Fällen MONIZ (1940) einzelne sog. „Blutseen" beobachten können. Das Auftreten von a.v. Fisteln ist eine besondere Seltenheit beim Meningiom. Beschrieben haben solche Veränderungen ENGESET (1944), HODES (1947) u.a. WICKBOM (1953), DYES (1941), LIST u. HODGES (1947) bringen in ihren Arbeiten eine Abbildung des Typs II des Glioblastoms,

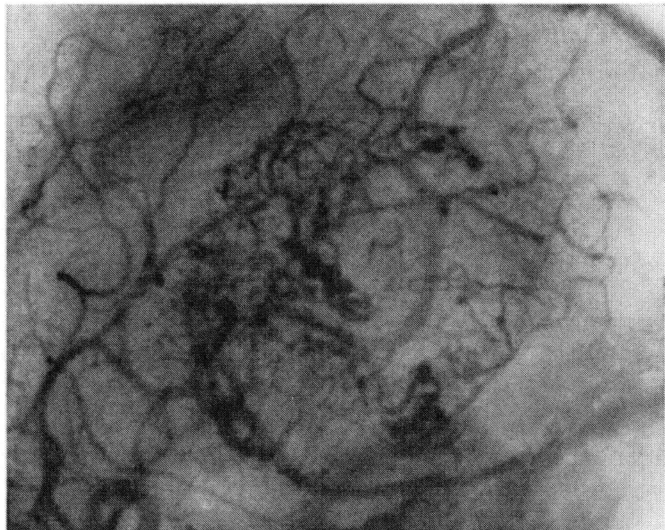

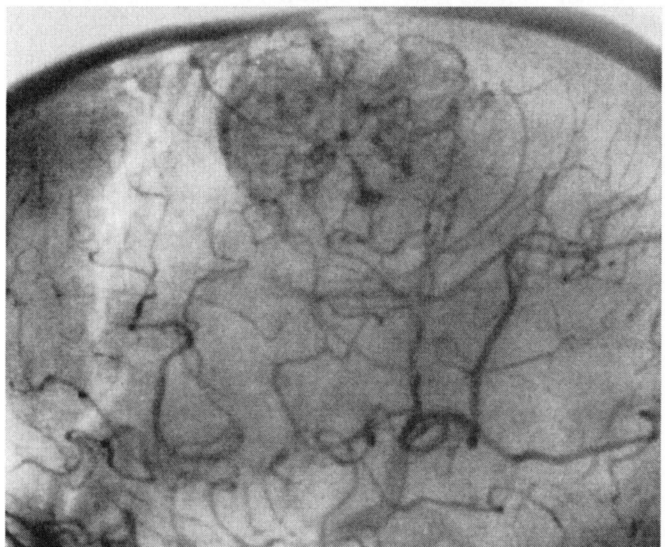

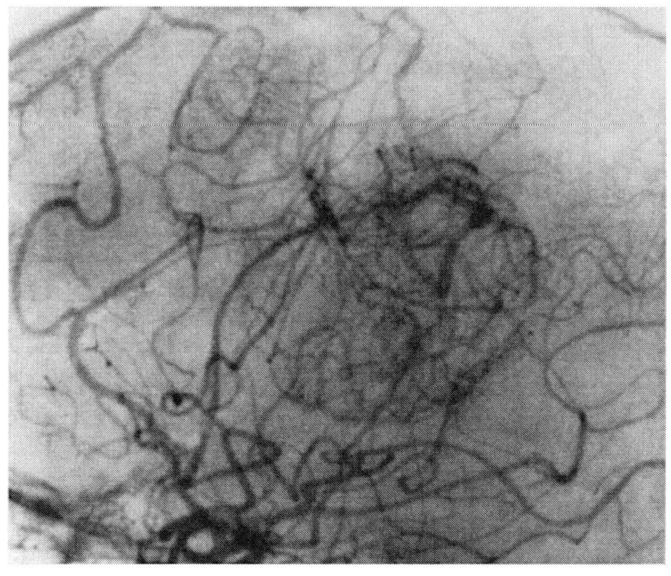

Abb. 168 a—c. Differentialdiagnostische Schwierigkeiten im Arteriogramm.
Oben: Glioblastom; Mitte: Meningiom;
Unten: Metastase

der mit dem Meningiom verwechselt werden kann. GREEN u. ARANA (1948) beschrieben einen Fall, bei dem auf Grund des unregelmäßigen Gefäßbildes ein Meningiom als Glioblastom angesehen wurde. Leichter ist eine Verwechslung bei den Fällen von Metastasen, die eine vom Meningiom kaum unterscheidbare homogene „Anfärbung" erkennen lassen. TORKILDSEN (1949) betonte, daß die Begrenzung einer Metastase unschärfer als beim Meningiom, jedoch deutlicher als beim Glioblastom sei. Die feinen Gefäße innerhalb der „Tumoranfärbung" sind nach seiner Ansicht bei Metastasen irregulärer als beim Meningiom. WICKBOM fand 1953 unter 38 Metastasen sechsmal eine homogene Kontrastmittelanfärbung. Er betont, daß sowohl beim Glioblastom, bei Metastasen als auch beim Meningiom vereinzelt eine vorzeitige Venenfüllung zu finden ist. Von anderen Autoren wurde dieses mit Recht für das Meningiom abgelehnt. Beim Meningiom penetrieren die Gefäße in den Schatten des Tumors (LIMA) oder bilden einen peritumoralen Kreis (LORENZ). Nach ENGESET ist zur Klärung der Differentialdiagnose zwischen Metastasen und Meningiomen die isolierte Füllung der A. carotis externa erforderlich. LORENZ befaßte sich 1940 u. a. mit der Differentialdiagnose zum *Sarkom*. Er kommt zur Feststellung, daß dieses gemischt Merkmale des Glioblastoms und Meningioms zeige, indem große lacunäre, bizarr geformte Gefäße zusammen mit einer Beteiligung der Carotis externa am Tumorkreislauf vorkommen. BROBEIL (1953) beobachtete, daß auch Astrocytome zur Verwechslung mit Meningiomen Anlaß geben können, besonders dann, wenn die pathologische Vascularisation des Tumorbereiches von einem größeren Gefäß, ähnlich wie beim Meningiom, umschlungen wird. LIMA betonte, daß die Meningiome in einzelnen Bildern einen gutartigen zentral angefärbten Tumor erkennen lassen und damit eine Ähnlichkeit zu der zentralen Vascularisation des Astrocytoms aufweisen. WICKBOM fand ebenfalls einmal unter 45 Astrocytomen in der capillaren Phase eine fast homogene Zunahme der Anfärbung mit kleinen zirkulär umgebenden Gefäßen. Wie LIMA betonte, haben die abführenden Venen beim Oligodendrogliom gewisse Ähnlichkeit mit denen des Meningioms. Im Astrocytom sind dagegen die Venen enger, reicher an Zahl und fließen direkt vom Tumor zum Sinus. MACKH (1939) hebt hervor, daß Meningiome zu beobachten sind, die wegen ihrer fehlenden Gefäßneubildung im Arteriogramm von anderen gutartigen Tumoren nicht abzugrenzen sind. Hierbei wird besonders auf die oft außerordentlich gefäßarmen basalen Meningiome, die Zuflüsse aus dem Gebiet der A. carotis externa vermissen lassen, hingewiesen.

Die auf Seite 199 f. erwähnten arteriographischen Zeichen sind nur teilweise für das *Glioblastom* pathognomonisch, da sie auch bei anderen Tumorarten und Mißbildungen vorkommen können. Obwohl z. B. HEMMINGSON (1939) die arteriovenösen Fisteln als spezifisch für das Glioblastom bezeichnet, kommen sie nach Angabe anderer Autoren (ENGESET, 1944; HODES, 1947; WICKBOM, 1953) auch bei Oligodendrogliomen, beim Meningoblastom und beim Meningiom vor (s. dagegen S. 220). MILLETTI (1950) faßte die arteriovenösen Fisteln eher als ein Symptom der Bösartigkeit auf und betrachtet sie nicht als pathognomonisch für das Glioblastom. Differentialdiagnostische Schwierigkeiten können auch im Hinblick auf das arteriovenöse Angiom auftreten. Dort sind die arteriovenösen Fisteln aber wesentlich ausgedehnter, die Hypertrophie des zuführenden Gefäßes ist stärker, es fehlt der expansive Charakter des Tumors. Pathologische Gefäßneubildungen (Mikroaneurysmen) können auch in verschiedenen gefäßreichen Tumoren vorkommen. Die Unregelmäßigkeit der Gefäße und die kleinen Aneurysmen müssen aber als Zeichen einer Malignität aufgefaßt werden (WICKBOM, 1953).

Allein auf Grund des arteriographischen Bildes ist nach Ansicht von GREEN u. ARANA (1948) die Artdiagnose der *benignen Gliome* nicht durchzuführen, da eine Abgrenzung gegenüber den Hirnabscessen, solitären Metastasen und dem Frühstadium des Glioblastoms kaum möglich ist. Diejenigen Astrocytome und Oligodendrogliome, die gelegentlich durch eigene Tumorzirkulation eine „Anfärbung" im Arteriogramm zeigen, lassen sich relativ einfach vom Meningiom unterscheiden: die „Anfärbung" ist zarter, weniger scharf begrenzt, hält nicht so lange an und tritt meist auch erst später auf als beim Meningiom.

Übergangsstadien von einer grobfleckigen zu einer völlig homogenen Schattenbildung sind nicht zu beobachten.

Bei *Hirnmetastasen* können differentialdiagnostische Schwierigkeiten in der Abgrenzung gegenüber dem Glioblastom und dem Meningiom auftreten. Neben der Multiplizität sollte

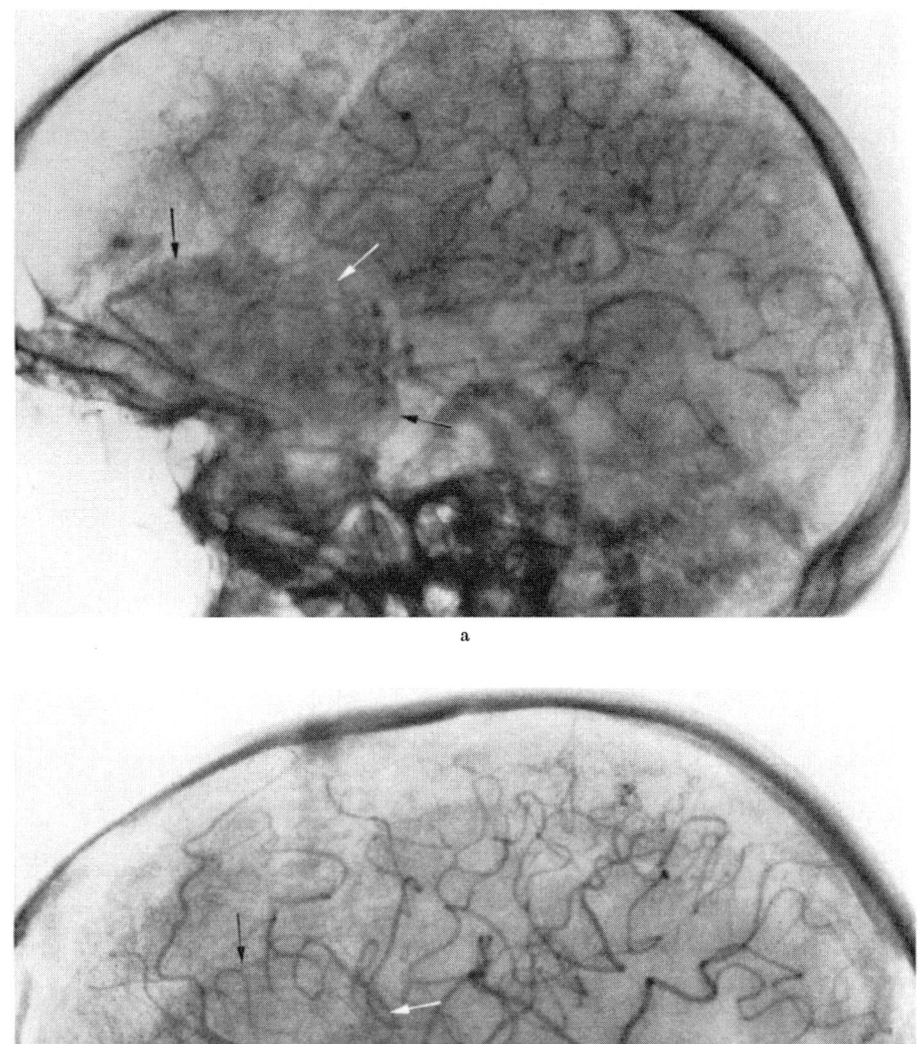

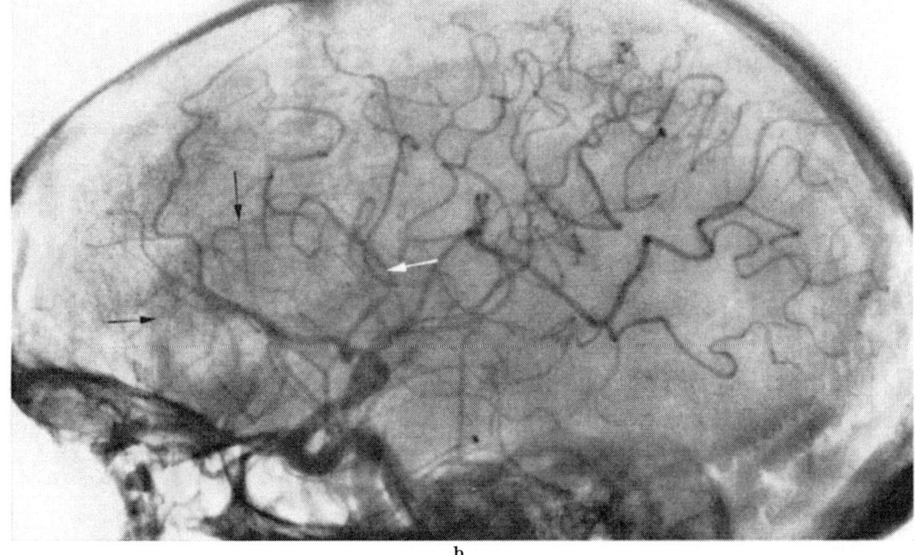

Abb. 169a u. b. Differentialdiagnostische Schwierigkeiten im Arteriogramm. Homogene „Tumoranfärbung". Oben: Meningiom im Bereich des kleinen Keilbeinflügels. Unten: Oligodendrogliom in der Fissura Sylvii

auch Größe und Begrenzung der Neubildung zur Klärung herangezogen werden. Die Metastasen zeichnen sich im allgemeinen durch ihre scharfe Abgrenzung gegen die Umgebung aus. Das trifft auch für die glioblastomähnliche Formder „Anfärbung" zu.

Nur in wenigen Fällen ist die sonst beim Glioblastom bekannte, periphere Vascularisation besonders ausgeprägt. Bei den Formen mit einer homogenen „Anfärbung" erreicht die Größe der Neubildung meist nicht die des Meningioms. Im allgemeinen haben die Metastasen Kirsch- bis Walnußgröße, es gibt hiervon aber auch Ausnahmen. Sie liegen fast immer an einem Endast der großen Hirngefäße (embolische Entstehung?). Selbst dann, wenn sie eine gewisse Homogenität aufweisen, sind sie in ihrer Begrenzung doch etwas unschärfer als die Meningiome. Die Metastasen erhalten im Gegensatz zu vielen Meningiomen keine gesonderte Blutzufuhr über das Gebiet der A. carotis externa, so daß durch eine isolierte Füllung in besonderen Fällen Klarheit zu schaffen wäre. Die Serienangiographie vermag differentialdiagnostische Schwierigkeiten leichter zu beseitigen. Bei den

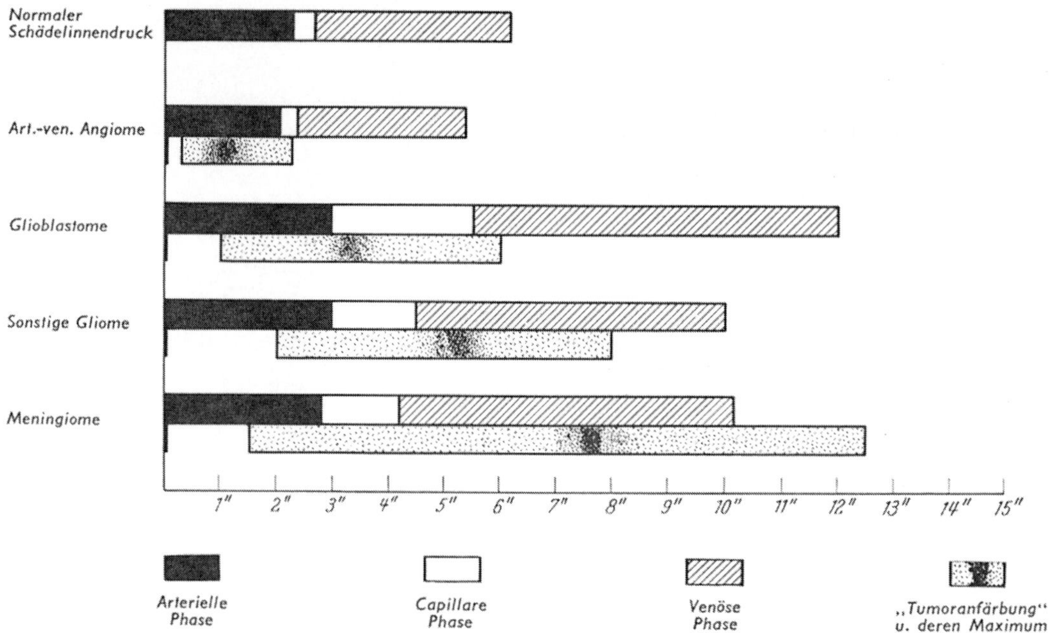

Abb. 170. Schema über die Beziehungen zwischen Tumorzirkulation und Gesamthirnzirkulation. (Mittelwerte anhand von Untersuchungen mit der Odelca-Kamera bei 7 arterio-venösen Angiomen, 6 Glioblastomen, 3 Oligodendrogliomen und 18 Meningiomen)

Metastasen, welche keine homogene, sondern eine fleckförmige Anfärbung erkennen lassen, kann das Bild evtl. mit einem frühzeitig ausgelösten Einzelbild eines Meningioms verwechselt werden. Die serienangiographische Untersuchung erlaubt aber einen Einblick in den Ablauf der Kontrastmittelfüllung des Meningioms, welcher bei der Metastase anders verläuft. Darüber hinaus lassen die meisten Metastasen im Gegensatz zum Meningiom eine stärkere Schädelinnendrucksteigerung erkennen. Als deren Folge findet sich im Angiogramm eine Verlängerung der Zirkulationszeit für das Gesamthirn, welche in dem Ausmaß bei Meningiomen nur in sehr seltenen Fällen zu beobachten ist.

In manchen Fällen läßt auch eine *Ortsspezifität der Hirntumoren* im Angiogramm eine Artdiagnose zu. Der von ZÜLCH (1951, 1955) herausgestellte Vorzugssitz der Hirngeschwülste erklärt nach Ansicht von KAUTZKY u. ZÜLCH (1955) in vielen Fällen auch das einheitliche klinisch-röntgenologische Bild dieser Typen. Soweit dieses den Sitz (z. B. Olfactoriusmeningiom, Keilbeinmeningiom, parasagittales Meningiom, fronto- und parietodorsale Gliome, Großhirnependymom bei Kindern in der „Dreiländerecke") betrifft, ist diese Ortsspezifität unbestreitbar. Wir möchten aber bezweifeln, daß sich beispielsweise eine scharf umrissene Gruppe des „gefäßreichen parietalen Glioblastoms" (s. KAUTZKY, 1948) herausstellen läßt. Gerade bei der Lokalisation im Scheitelhirn überschneiden sich nämlich die zahlreichen kleinen Endäste der vorderen und mittleren Gehirnarterie im seitlichen Gefäßbild und können hier bei Zusammentreffen mit der Eigenvascularisation des Tumors einen besonderen Gefäßreichtum vortäuschen. Gegebenenfalls wäre in solchen Fällen auch eine Kontrastmittelfüllung der in diesem Gebiet besonders stark ausgeprägten meningealen Anastomosen zwischen vorderer und mittlerer Gehirnarterie zu diskutieren. Beim Glioblastom findet sich nach den bisherigen Beobachtungen allerdings die schon von MONIZ (1940) beschriebene besenreiserartige, parallel-streifige Anfärbung ausschließlich im Stirn- und Hinterhauptslappen (vgl. auch GROTE u. SCHIEFER, 1959; FINKEMEYER, 1959).

Neben den oben erwähnten morphologischen Veränderungen der einzelnen Hirntumorarten im Gefäßbild können nun auch deren kreislaufpathologische Eigentümlichkeiten für eine Differentialdiagnose herangezogen werden. Diese *hämodynamischen Besonderheiten der Großhirngeschwülste* sind im vorangegangenen näher beschrieben. Das Schema in Abb. 170 gibt nochmals die dieser Differentialdiagnose zugrunde liegenden Beziehungen zwischen Tumorzirkulation und Gesamthirnzirkulation wieder. Unsere früheren Beobachtungen (vgl. TÖNNIS u. SCHIEFER, 1954, 1955) konnten auf Grund dieser erneuten Untersuchungen mit der schnellen Serienangiographie (ODELCA-KAMERA) voll bestätigt werden.

In der arteriellen Phase können sich die Gefäßbilder des Angioms, Glioblastoms und auch mancher Meningiome sehr ähnlich sehen. Bei den beiden ersten Arten ist die Tumorzirkulation aber schon mit der capillaren Phase des übrigen Hirns beendet, während diejenige des Meningioms länger anhält. Die Zirkulationszeit des Hirns ist beim Glioblastom im Gegensatz zum Angiom erheblich verlängert. Die Anfärbung des Meningioms wird in der venösen Phase zunehmend homogener und kann länger anhalten als die Darstellung der übrigen Hirngefäße. Auch Astrocytome und Oligodendrogliome weisen in manchen Fällen eine homogene Anfärbung auf, die aber in der frühvenösen Phase bereits an Intensität verliert, während sich zu diesem Zeitpunkt die Anfärbung des Meningioms im allgemeinen noch verstärkt (s. Abb. 169). Bei Metastasen muß zur Beurteilung auch Größe und Sitz der Neubildung herangezogen werden. Hirnabscesse lassen nur gelegentlich eine homogene Anfärbung der Kapselumgebung im frühen Phlebogramm erkennen, in den meisten Fällen zeichnen sie sich ebenso wie Tumorcysten durch eine besondere Gefäßarmut aus.

Tabelle 12 zeigt die Möglichkeiten, die sich anhand serienangiographischer Untersuchungen bei Beachtung funktioneller Besonderheiten für die Differentialdiagnose der Großhirngeschwülste ergeben. Die in der Tabelle niedergelegten Ergebnisse stützen sich auf insgesamt 1189 zu diesem Zweck 1955 gesichtete Gefäßdarstellungen. 1007 einfache Arteriogramme wurden dabei 182 Serienangiogrammen gegenübergestellt. Dieser Vergleich unserer früheren Ergebnisse mit der einfachen Arteriographie läßt deutlich den großen Fortschritt einer meßbaren Serienangiographie erkennen.

Tabelle 12. Artdiagnose der Großhirngeschwülste durch Angiographie (Vergleich zwischen einfacher Arteriographie u. Serienangiographie)

	Einfache Arteriographie		Serien-angiograph. Artdiagnose möglich %
	uncharakteristische Tumoranfärbung %	Artdiagnose möglich %	
Glioblastome	11	46,5	76
Astrocytome	18	—	29,5
Oligodendrogliome . . .	10	—	34,5
Meningiome	31	11	38
Metastasen	12	—	40

C. Beziehungen zwischen histologischer Gefäßarchitektur und Angiogramm

Bei der Histologie und Klassifikation der Hirntumoren hat sich das Interesse zunächst weitgehend auf die Cytologie des Tumors gerichtet, während Anordnung und Form der Tumorgefäße weniger Berücksichtigung fanden. Erst neuere Untersuchungsmethoden, insbesondere die Färbung der roten Blutkörperchen in den Gefäßen an dicken Schnitten (s. BERTHA, 1939, 1940; HARDMAN, 1940; WILKE, 1943; u. a.) und die Darstellung der Gefäße an Aufhellungspräparaten nach SPALTEHOLZ, ergaben einen besseren Einblick in das Gefäßsystem der Geschwülste.

In diesem Zusammenhang ist zu klären, ob zwischen der Gefäßarchitektur im histologischen Schnitt und dem angiographischen Bild eine Übereinstimmung besteht und inwieweit die serienangiographisch erfaßten Zirkulationsbesonderheiten ihre Ursache in diesen morphologischen Veränderungen haben.

1. Die Gefäßstruktur des Glioblastoms

Mit den Gefäßveränderungen dieser Tumorart im histologischen Bild befaßte sich schon 1912 TOOTH. Er beschrieb „glomerulusartige Vermehrungen" von Gefäßen am Rande nekrotischer Bezirke und erwähnte endotheliale Proliferationen, die bis zu völligem Gefäßverschluß fortschreiten können, sowie eine stärkere Anhäufung von Capillaren.

BAILEY u. CUSHING (1926) wiesen bei der Klassifikation der Gliome auf endotheliale Proliferationen und hyaline Degenerationen an den Gefäßwänden hin, die zum Gefäßverschluß und damit zur Nekrose im Glioblastom führen können.

CARMICHAEL (1928) betonte als erster den starken Gefäßreichtum des Glioblastoms. Besonders in den Randgebieten fand er Anhäufungen von capillaren Gefäßen, die durch ihre dünnen, mit einschichtigem Endothel ausgekleideten Wände auffielen. Mehr zum Zentrum der Geschwulst hin nahm der Gefäßreichtum ab, dagegen fanden sich hier Gefäße mit weitem Lumen und fibrösen Veränderungen an der Wand.

DEERY (1932) befaßte sich mit der Verteilung und Wucherung der vasculären Elemente beim Glioblastom auf Grund von 10 Autopsiefällen, die er in Ganzschnitten bearbeitet hatte. Die Veränderungen an den Gefäßen gliederte er in endotheliale, adventitielle Wucherungen, einen Mischtyp zwischen diesen beiden und schließlich eine Mediafibrose auf. Der Tumor selbst ließ sich bezüglich der Gefäßverteilung in 4 Zonen einteilen:

a) zentrale Zone mit meist nekrotischem Gewebe,
b) eine Zone der Reparation und Organisation,
c) die aktive Wachstumszone mit Hypervascularisation und Hyperplasie der Gefäße,
d) eine entweder normale oder gliös veränderte Randzone.

ELSBERG u. HARE (1932) wiesen nach, daß sich beim Glioblastom die größte Anzahl von Gefäßen in der Peripherie des Tumors, im Gegensatz dazu beim Astrocytom und Medulloblastom die größte Häufung im zentralen Gebiet des Tumors finden.

SCHERER (1933) beschäftigte sich mit der besonderen Reaktion des Stromas im Glioblastom. Er wies auf starke Gefäßknäuelbildungen hin, die auf der Grenze reaktiver und blastomatöser Wucherungen stehen. Er faßte diese Veränderungen als gliovasculäre Einheiten auf, da sie Gliomzellen im periadventitiellen Bindegewebe führen. Eine zweite mesodermale Reaktion des Stromas sah er in der dichten Durchsetzung des Tumors mit Capillaren.

ELVIDGE, PENFIELD und CONE (1937) bearbeiteten 56 Glioblastomfälle und hoben besonders die Bedeutung der endothelialen Proliferation hinsichtlich Nekrose und Gefäßverschluß hervor. Sie erwähnten die Möglichkeit einer Rekanalisation. Bei nach außen gerichtetem Wachstum der endothelialen Zellen können glomerulusartige Gefäßschlingen oder Endothelmassen, die in ihren Zwischenräumen Blut führen, entstehen.

HARDMAN (1940) bestätigte die von TÖNNIS bereits 1936 beobachteten arteriovenösen Fisteln und versuchte als erster Beziehungen zwischen Histologie und Gefäßarchitektur im Arteriogramm zu finden. Er stützte sich auf ein Material von 15 Glioblastomen und glaubte, daß die Veränderungen an den Gefäßen mit den cytologischen Merkmalen des Glioblastoms korrelieren und damit einen Rückschluß auf die Malignität zulassen. Nach der Auffassung von HARDMAN ist die Entstehung der erweiterten und vermehrten Gefäße in der Randzone des Tumors mit dem pathologischen Stoffwechsel des Tumors (Abtransport toxischer Substanzen) zu erklären. Diese sinusoiden Gefäße halten nach seiner Ansicht bei der Arteriographie das Kontrastmittel zurück und werden somit sichtbar. Auf Grund der beobachteten Parallelität zwischen histologischem und angiographischem Befund glaubt HARDMAN, daß sich in etwa der Hälfte seiner Fälle ein positiver arteriographischer Befund ergeben hätte.

ZÜLCH (1939) versuchte für die arteriographischen Befunde beim Glioblastom auch die entsprechenden anatomischen Substrate nachzuweisen. Er teilte die Gefäßveränderungen beim Glioblastom in folgende Gruppen ein:

1. die den von TÖNNIS (1936) im Arteriogramm nachgewiesenen arteriovenösen Fisteln entsprechenden weiträumigen lacunären Gefäßsysteme, welche in einer kapselartigen Randzone die Geschwulst umgeben,
2. die in der Wachstumszone liegenden, unruhig angeordneten, pathologisch gebauten Capillarnetze,
3. die am Rande von Nekrosen liegenden Gefäßwälle mit Schlingen- und Glomerulusbildung,
4. die durch endovasale Wucherungen entstehenden Capillarsysteme.

ZÜLCH erwähnte, daß die genannten Proliferationen und Gefäßveränderungen auch in anderen gutartigen Tumoren (z. B. Spongioblastomen, Ependymomen) vorkommen können. Sie sind entgegen der Ansicht von

PENFIELD nicht als pathognomonisch für das Glioblastom im histologischen Bild anzusehen. Er wies weiter darauf hin, daß man die genuinen Stromagefäße von den reaktiv entstandenen Formen unterscheiden muß.

SAHS u. ALEXANDER (1939) haben die Gefäße der Gliome mit Benzidin untersucht und hinsichtlich ihrer Angioarchitektur zwei Typen unterschieden, wobei sie besonders betonen, daß Größe, Dichte der Verteilung und Unregelmäßigkeit der Weite der Gefäßräume sich entsprechend dem Grad der Differenzierung vermindern. BERTHA (1939, 1940) führte Untersuchungen der Gefäßanordnung in Glioblastomen mit der Benzidinmethode (LEPEHNE-PICKWORTH) aus und hob besonders die Bedeutung von Gefäßneubildungen hervor, von denen er die adventitielle Capillarisation, die teleangiektatischen Capillaren und Scherersche Gefäßknäuel beobachtete. Im Gegensatz zu einer ruhigen Gefäßentwicklung im Bereich reparativer Vorgänge sah er capillare Wachstumserscheinungen, die von adventitiellen und periadventitiellen Gefäßanteilen ausgehen (angioplastische Neubildungen). WILKE (1943) widmete eine größere Arbeit der Angioarchitektonik der gliomatösen Hirngeschwülste. Auf Grund von Benzidin-Färbungen beschrieb dieser Autor drei Typen von Glioblastomen. Der erste Typ zeigt die Merkmale einer einfachen reticulären Gefäßverarmung, bei dem zweiten kommt es unter der Einwirkung des Geschwulstwachstums nach einer kurzen angioplastischen Phase zu teleangiektatischen cavernösen

Umwandlungen der präexistenten Gefäßstrukturen mit Neigung zu ausgedehnten Hämorrhagien. Die dritte Gruppe zeigt eine mit dem Geschwulstwachstum koordinierte Gefäßwucherung innerhalb der Kontinuität der präexistenten Gefäßstrukturen (Angiogliome, Angiogliosarkome). WILKE wies auf den praktischen Wert dieser Untersuchungen hin, indem sie die Möglichkeit bieten, aus ihnen Rückschlüsse auf das angiographische Bild zu ziehen und dadurch eine Abschätzung der Malignität der Geschwulst im Angiogramm zu erlauben.

BUSCH u. CHRISTENSEN (1947) teilten die Glioblastome in drei Gruppen ein: die magnocellolären, multicellolären und angionekrotischen Typen, wobei die letzteren histologisch durch Nekrosen, Hämorrhagien, starke Vascularisation mit Intima- und Adventia Proliferationen gekennzeichnet und angiographisch am ehesten darstellbar waren.

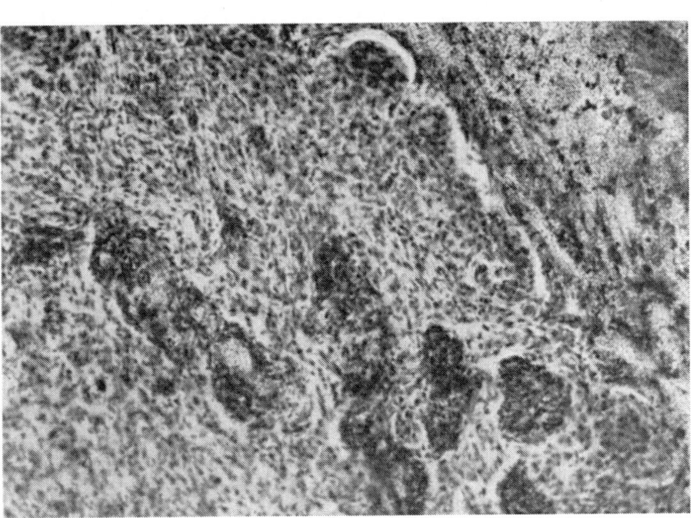

Abb. 171. Sog. Glomerulusbildungen, bei denen das Gefäßlumen durch Wucherung des Endothels verschlossen ist. Am unteren Rand der Abbildung größerer nekrotischer Bezirk. Kresylviolett, Panphot, 80fache Vergrößerung

DAVIS, MARTIN, GOLDSTERN und ASHKENAZY (1949) stellten dem groben histologischen Bild entsprechend zwei große Gruppen der Glioblastome auf, die sie als angiothrombotisch und angioproliferativ bezeichneten. Die Überlebenszeit war bei der zweiten Gruppe verlängert.

TORKILDSEN (1949) hat an 55 Glioblastomen das Angiogramm mit dem histologischen Bild verglichen. Er konnte keine eindeutigen Beziehungen zwischen den verschiedenen cytologischen Merkmalen des Glioblastoms und den im Gefäßbild sichtbaren Veränderungen beobachten. Das arteriographische Bild läßt seiner Meinung nach keine Rückschlüsse auf die Malignität des Prozesses zu. Die erwähnten Beobachtungen zeigen wohl eindeutig, daß zwischen den cytologischen Merkmalen der Geschwulst und dem angiographischen Bild keine Übereinstimmung besteht. Anders verhält es sich dagegen mit der Gefäßstruktur.

Am vorliegenden Krankengut haben wir 1955 gemeinsam mit WALTER u. UDVARHELYI 68 Glioblastomfälle angiographisch und histologisch untersucht und diese Befunde miteinander verglichen. Histologisch ließen sich dabei folgende Gefäßtypen (ZÜLCH, 1951) unterscheiden:

1. ausgedehnte Systeme feiner Gefäße (capillarähnlich) (s. Abb. 173a),
2. Gefäßschlingen mit Knäuelbildung,
3. große ektatische, lacunäre Gefäße von venösem oder arteriellem Bau (s. Abb. 172a),
4. Sinusoide dünnwandige Gefäßerweiterungen,
5. cavernomartige Gefäßbildungen,
6. sogenannte Glomerulusbildungen (s. Abb. 171),
7. durch extra-adventitielle oder endotheliale Wucherungen entstandene Gefäßtrauben,

17*

8. Gefäße, die durch mehr oder weniger organisierte Thromben oder Intimawucherungen verschlossen sind.

In einer *ersten* Gruppe wurden die Gefäße vom Typ 3 u. 4 (ektatische, lacunäre Gefäße und sinusoide Gefäßerweiterungen) zusammengefaßt (38 Fälle) (s. Abb. 172). In einer

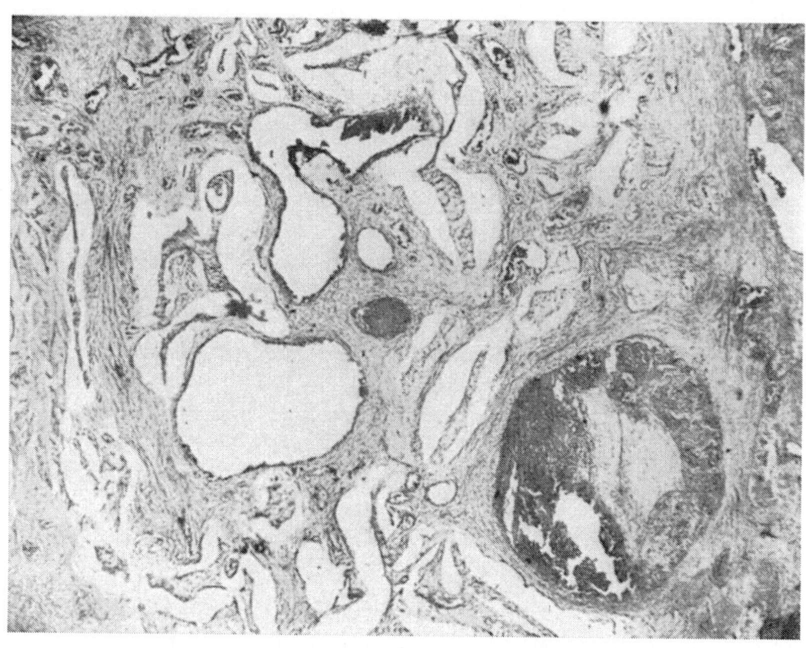

a

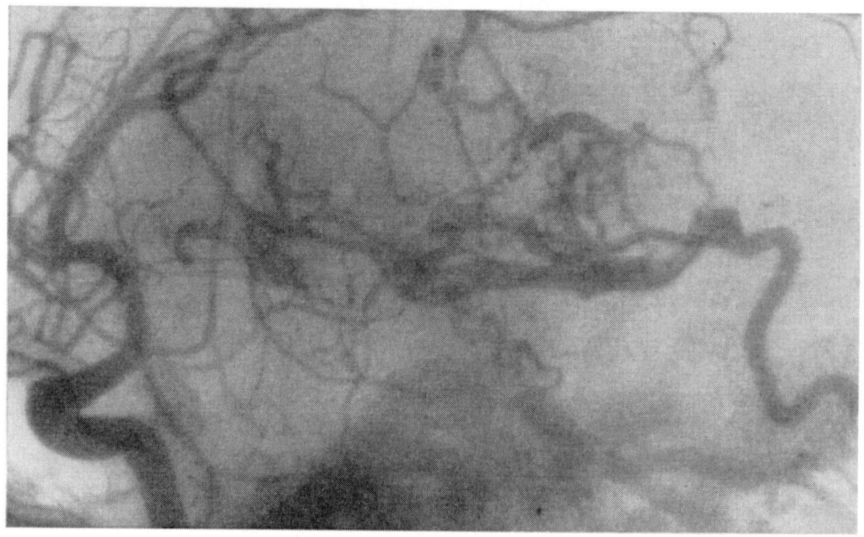

b

Abb. 172a u. b. a Anhäufung lacunärer Gefäße. Inmitten eines Konvolutes großer sinusoider Gefäße liegt eine große Arterie (arterio-venöse Fistel?). Tibor-Pap, Panphot, 25fache Vergrößerung. b Ausschnitt aus dem dazugehörigen Arteriogramm (Glioblastoma multiforme im rechten Schläfenlappen). Man erkennt die zuführenden Arterien, große arterio-venöse Fisteln und eine frühzeitig gefüllte, abführende Vene

zweiten Gruppe ließen sich Typ 1, 2, 5 und 7 zusammenfassen, wobei aber cavernomartige Bildungen relativ selten vorhanden waren (15 Fälle) (s. Abb. 173). In einer *dritten* Gruppe wurden Tumoren mit Gefäßveränderungen vom Typ 6 und 8 (glomerulusartige Bildungen, oft mit Gefäßverschlüssen und thrombosierten Gefäßen) eingeordnet (15 Fälle).

Die angiographierten Bilder lassen sich folgendermaßen gruppieren:

I. Grob veränderte Gefäßstruktur mit unregelmäßigem Kaliber, sog. Mikroaneurysmen, spiral- und korkenzieherartig verlaufende Gefäße, meist arterio-venöse Fisteln mit vorzeitig gefüllten Venen und beschleunigter Tumorzirkulation,

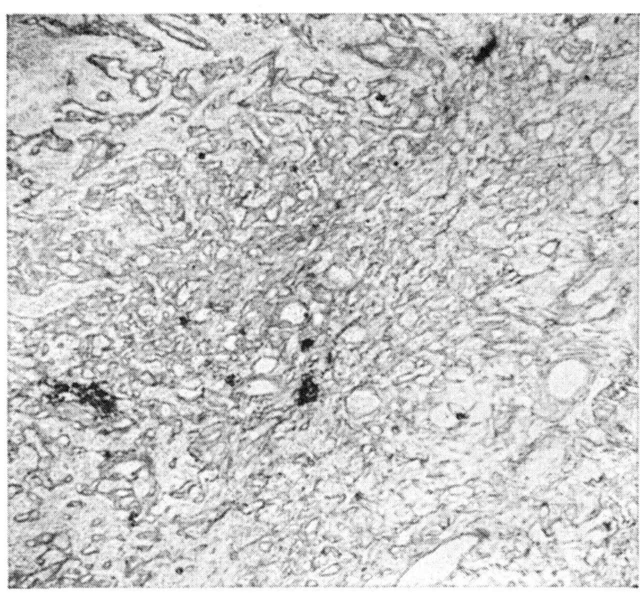

a

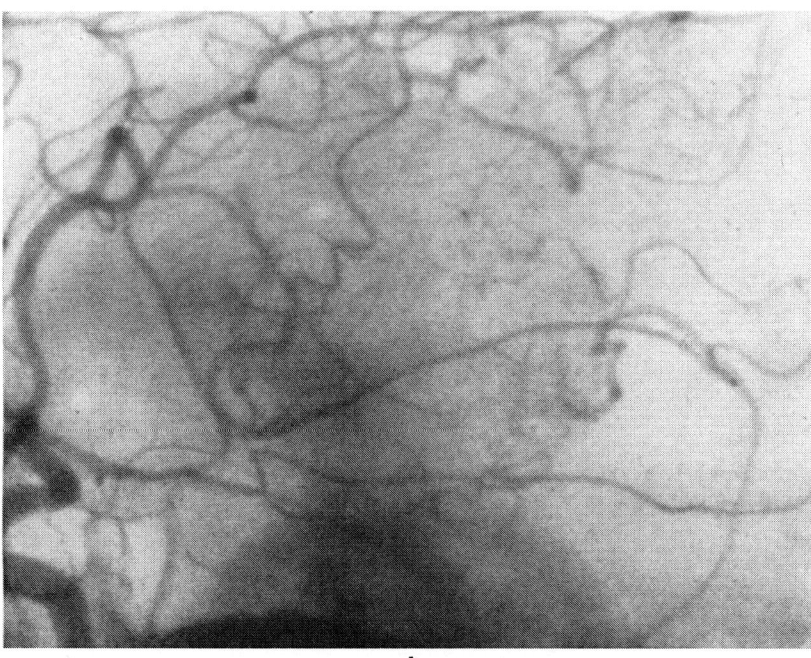

b

Abb. 173a u. b. a Ausgedehntes System kleiner Gefäße, capillarähnlich, Tibor-Pap, Panphot, 25 fache Vergrößerung. b Ausschnitt aus dem dazugehörigen Arteriogramm: Feinfleckige „Anfärbung" eines Glioblastoms im rechten Schläfenlappen

II. netzförmige oder diffuse Anfärbung des Tumorgebietes, feinfleckige Kontrastmitteldarstellung,

III. keine Darstellung von tumoreigenen pathologischen Gefäßen.

Vergleicht man die histologische mit der angiographischen Einteilung, so ergibt sich eine weitgehende Übereinstimmung (s. Tab. 13). 9mal fand sich allerdings kein typisches Gefäßbild, das dem histologischen Befund entsprach. Hier wird man möglicherweise

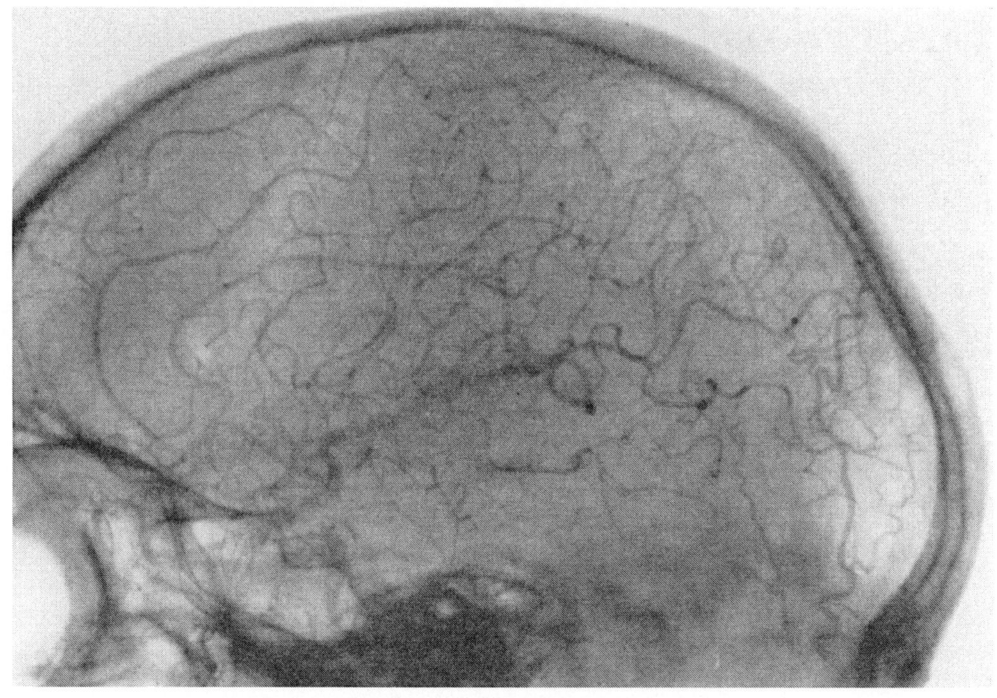

a

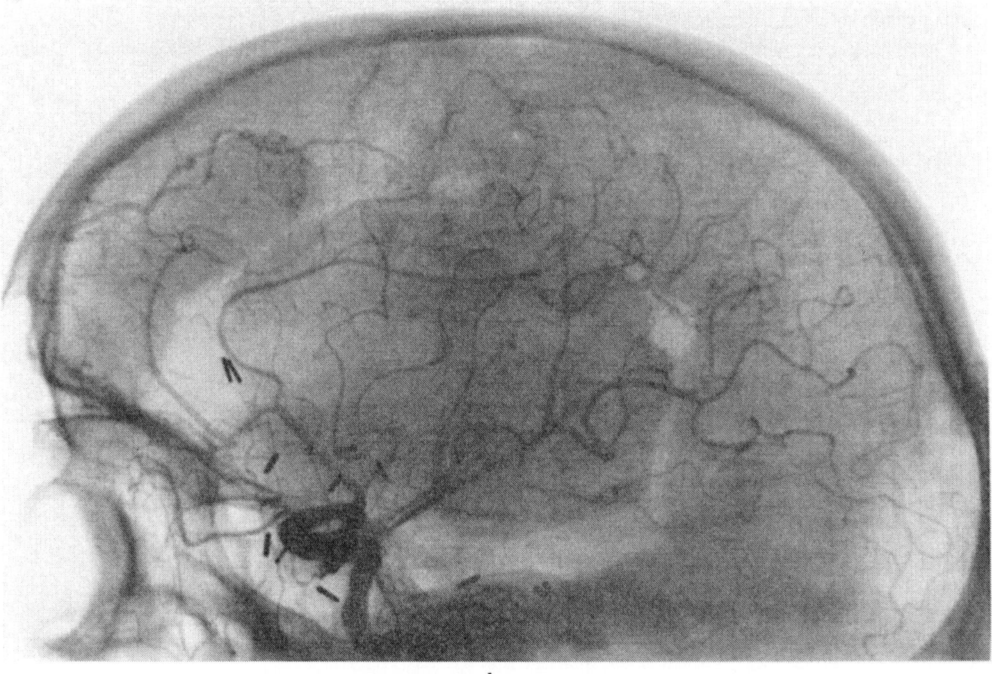

b

Abb. 174a u. b. Oligodendrogliom links fronto-temporal. a Angiogramm *vor* der Operation. Keine Tumoreigen-vascularisation. Der histologische Befund des Operationspräparates ergab ein polymorphes Oligodendrogliom. b Angiogramm 1 Jahr *nach* der Operation wegen Verdacht auf Tumorrezidiv: Frontal und präzentral erkennt man nun Tumorgefäße mit arterio-venösen Kurzschlüssen hämodynamische Besonderheiten infolge der Druckverhältnisse in der Tumorumgebung (vgl. auch Cavernom, S. 244) als Ursache einer fehlenden Kontrastmitteldarstellung annehmen müssen. In allen anderen Fällen gibt aber der morphologische Befund eine Erklärung für die Eigentümlichkeiten dieser Geschwulst im Angiogramm. Eine fehlende „Tumoranfärbung" wird nahezu immer durch proliferativ veränderte und thrombosierte Gefäße erklärt.

Tabelle 13. *Übereinstimmung von Form der angiographischen Darstellung und der Gefäßarchitektur der Tumoren*

Angiographische Einteilung	Histologische Einteilung		
	Gruppe 1 (vorwiegend Typ 3 u. 4)	Gruppe 2 (vorwiegend Typ 1, 2, 5 u. 7)	Gruppe 3 (vorwiegend Typ 6 u. 8)
Gruppe I (vorwiegend arterio-venöse Fisteln)	30	—	—
Gruppe II (vorwiegend diffuse Anfärbung)	—	14	—
Gruppe III (keine Tumoranfärbung)	8	1	15

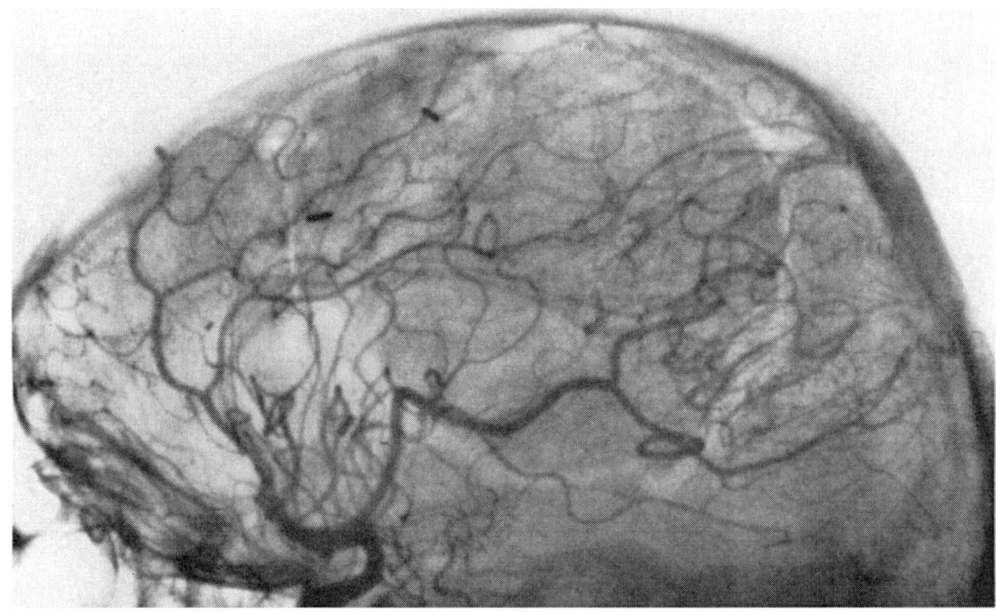

Abb. 175. Rezidiv eines parietalen Oligodendroglioms. Im Occipitalbereich erkennt man nun streifig angeordnet pathologische Tumorgefäße des Rezidivs

2. Die Gefäßstruktur des Astrocytoms

Im allgemeinen finden sich im *fibrillären Astrocytom* des Großhirns spärliche, ruhig gebaute capillare Gefäße, die von den normalen Hirncapillaren kaum zu unterscheiden sind. Diesem Gefäßaufbau entspricht im Angiogramm die fehlende Tumoranfärbung. Unter den angiographisch durch eine eigene Tumorzirkulation sichtbaren Astrocytomen war nie die fibrilläre Form vertreten.

Bei den zellreichen *protoplasmatischen Astrocytomen* ist das Gefäßstroma meist verstärkt und unruhig gebaut. Im Angiogramm derartiger Fälle finden sich entsprechend arterio-venöse Fisteln und sog. Mikroaneurysmen. Hier bestehen sicher schon Übergänge zum *malignen Astrocytom*. Bei 3 Fällen mit dieser histologischen Diagnose (Polymorphie der Zellen, zahlreiche Mitosen, starke Gefäßbeteiligung, teilweise mit Wandwucherungen) war im Angiogramm eine feine streifenförmige Anfärbung sichtbar. ZÜLCH (1951) fand in etwa 10% der großflächig untersuchten Präparate derartige Übergangsformen zum Glioblastom (vgl. auch STRAUSS u. GLOBUS, 1918; WALTER MÜLLER, 1933; CPYKIN, 1955).

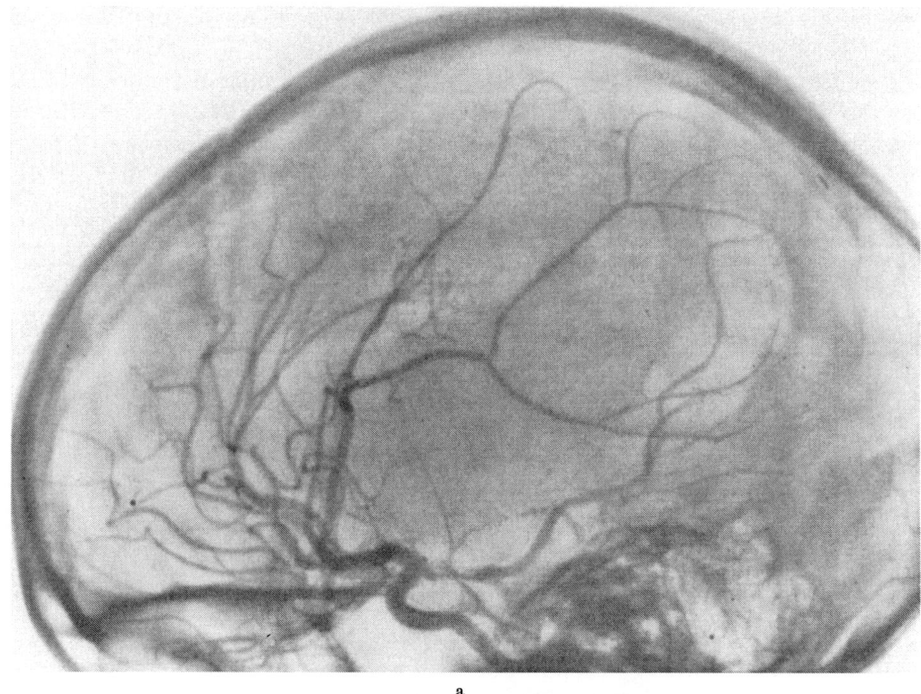

a

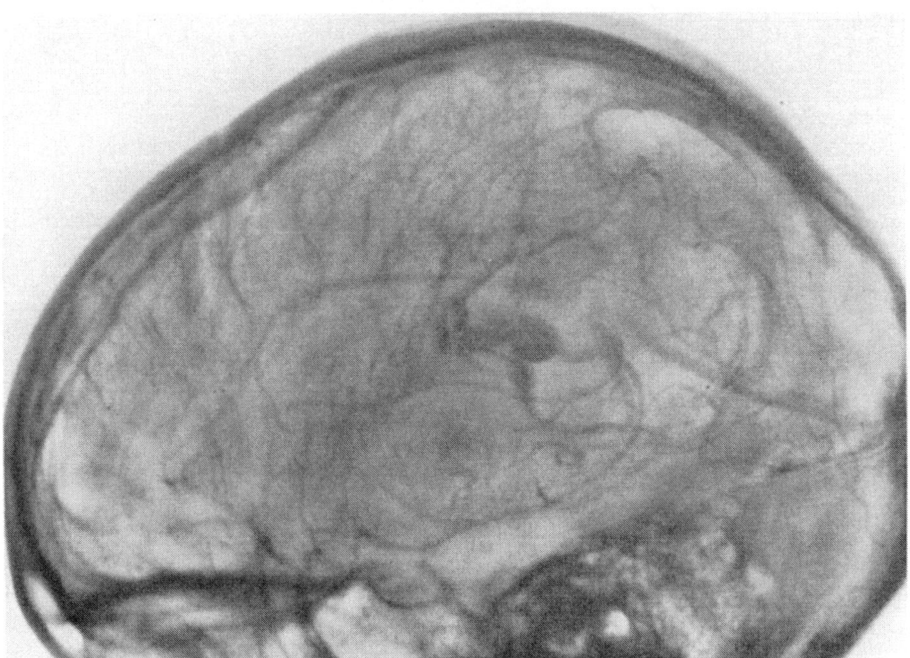

b

Abb. 176a u. b. Angiogramm eines maligne entarteten Oligodendroglioms. Weitere Angaben im Text

Auch etwa $^1/_5$ aller Astrocytome lassen eine entsprechende Vascularisation im Angiogramm erkennen. Die biologische Wertigkeit entspricht aber nicht immer diesen angiographischen Veränderungen.

Ebenso wie bei den Oligodendrogliomen haben wir bei postoperativen Rezidiven dieser Tumorart eine pathologische Vascularisation beobachten können, während bei der ersten Untersuchung noch keine Anzeichen einer Malignität bzw. eine besondere Tumorvascularisation nachzuweisen waren (s. Abb. 174) (vgl. auch Beobachtungen von KRENKEL, 1958).

3. Die Gefäßstruktur des Oligodendroglioms

Bei dieser Tumorart ist die Gefäßarchitektur uncharakteristisch und wechselnd. BAILEY u. BUCY (1929) beschrieben capillarreiche und capillararme Partien. Daneben finden sich aber auch größere Gefäße mit Wandproliferationen, die zur hyalinen Verquellung und zum völligen Verschluß des Gefäßlumens führen können. Ebenso wie beim Astrocytom wird daher im allgemeinen angiographisch keine Tumorvascularisation sichtbar. *In fast der Hälfte aller Oligodendrogliome mit einer „Tumoranfärbung" konnte dagegen histologisch die Diagnose „malignes Oligodendrogliom" gestellt werden* (auffälliger Reichtum an Mitosen, polymorphe Zellen, reichliche Beteiligung der Gefäße meist in Form dichter Capillarnetze und -schlingen). Es ergeben sich auch gewisse Beziehungen zum cytologischen Bild: Bei 15 sog. „polymorphen" Oligodendrogliomen (ZÜLCH, 1955) ließ sich 9mal, unter 11 isomorphen jedoch nur 3mal eine Tumoranfärbung im Angiogramm beobachten.

Schon von TOOTH (1912) wurde angegeben, daß operative und andere Maßnahmen bei gutartigen Geschwülsten eine latente Malignität erwecken können. GLOBUS (1931), MÜLLER (1933), SCHEINKER (1939), SCHERER (1940), ARENDT (1957), W. MÜLLER (1958) u. a. berichteten ebenfalls über eine gewebliche Entdifferenzierung gutartiger Gliome, HEYMANN (1933) u. a. über den möglichen Einfluß der Röntgenstrahlen auf eine maligne Entartung. KRAUS (1958) hat sich von der letztgenannten Möglichkeit nicht überzeugen können.

Für die Möglichkeit einer derartigen latenten Malignität sprechen auch einzelne angiographische Beobachtungen, über die wir schon früher berichten konnten (SCHIEFER u. UDVARHELYI, 1955). So zeigt Abb. 176 das Angiogramm eines 16jährigen Mädchens, das seit 9 Jahren über cerebrale Anfälle klagte. Die Veränderungen am Knochen wiesen ebenfalls auf einen schon länger bestehenden gutartigen Prozeß hin. Das Gefäßbild dagegen zeigt alle Veränderungen eines malignen Prozesses. Diesen Widerspruch klärte das histologische Bild: Es handelte sich um ein Oligodendrogliom, das jetzt Zeichen einer malignen Entartung aufwies. Unter Berücksichtigung der Vorgeschichte, des angiographischen und histologischen Befundes hat es sich demnach um ein primär gutartiges Oligodendrogliom gehandelt, das dann später maligne entartete.

Auch der in Abb. 169 unten dargestellte Tumor erwies sich histologisch als rasch wachsendes malignes Oligodendrogliom (starke Zellpolymorphie, atypische Mitosen, zahlreiche sinusoid erweiterte Gefäße, Cystenbildungen und Nekrosen). Als weiteres Beispiel sei das Angiogramm eines 51jährigen Mannes mit einem Oligodendrogliom im Schläfenlappen erwähnt. Eine pathologische Vascularisation ließ sich angiographisch im Tumorbereich zunächst nicht finden. $1^1/_2$ Jahre nach der Exstirpation des Tumors wurde der Patient mit Druckerscheinungen wieder aufgenommen. Nun zeigte sich im Gefäßbild das Rezidiv mit einer pinselstrichartigen Anfärbung und einzelnen Blutseen sowie Mikroaneurysmen, die vorher nicht zu beobachten waren.

Noch auffälliger als beim Astrocytom erkennt man Rezidive dieser Tumorart an der pathologischen Vascularisation. Von 10 serienangiographisch untersuchten Fällen dieser Art, bei denen präoperativ keine Tumorgefäße nachweisbar waren, zeigten einige Jahre später 8 Rezidive eine pathologische Vascularisation (s. Abb. 175) (s. auch KRENKEL, 1958).

4. Die Gefäßstruktur des Meningioms

Es wurde untersucht, ob ähnlich wie beim Glioblastom auch beim Meningiom zwischen dem histologischen Bild und der Besonderheit der angiographischen Darstellung Beziehungen bestehen. Zu diesem Zweck haben wir die histologischen Präparate von 88 Meningiomfällen einer nochmaligen Durchsicht unterzogen. Die histologische Einteilung erfolgte in Anlehnung an allgemein-pathologische Gesichtspunkte in folgende 4 Gruppen (ZÜLCH):

50 endotheliomartige Meningiome

31 fibromartige Meningiome

4 angiomartige Meningiome

3 Meningiome mit sarkomatöser Entartung.

Von den endotheliomartigen haben 22 = 44%, von den fibromartigen nur 9 = 29% und von den angiomartigen alle im Angiogramm eine charakteristische Anfärbung erkennen lassen. Von den maligne entarteten zeigten 2 eine Anfärbung, welche an das Bild eines Glioblastoms denken ließ.

Ein sicherer Zusammenhang zwischen der Anfärbung im Gefäßbild und den obengenannten histologischen Gruppen läßt sich also mit Ausnahme der angiomartigen Typen nicht feststellen. Es muß noch erwähnt werden, daß unabhängig von dem Zellbild und damit dem Typ dieser Tumoren ein recht unterschiedlicher Gefäßreichtum besteht. So können z. B. von den 22 im Angiogramm dargestellten endotheliomartigen Meningiomen 11 als ausgesprochen gefäßreich bezeichnet werden, während in der gleichen histologischen Gruppe von 29 nicht angefärbten 4 starke regressive Veränderungen und 9 eine auffallende Gefäßarmut zeigen.

Bei den im histologischen Bild zu beobachtenden Gefäßen des Meningioms handelt es sich praktisch ausnahmslos um Capillaren in netziger Anordnung, die bei angiomartigen Typen am stärksten ausgebildet sind.

Auffälliger sind die Beziehungen zwischen Darstellbarkeit des Tumors im Angiogramm (,,Anfärbung") und dem bei der Operation festgestellten Gefäßreichtum. Aus der Tatsache, daß bei der Operation über $^2/_3$ der im Serienangiogramm angefärbten Tumoren sich als ausgesprochen gefäßreich und über $^4/_5$ der nicht dargestellten Tumoren als relativ gefäßarm erwiesen, lassen sich ggf. Rückschlüsse für die Planung eines operativen Eingriffes ziehen.

5. Zur Gefäßstruktur der selteneren Hirntumorarten des Großhirns

Unsere serienangiographischen und histologischen Untersuchungen bei den selteneren Großhirngeschwülsten stützen sich auf 52 in Tab. 14 näher aufgeführte Fälle (vgl. auch SCHIEFER u. SCHMALBACH, 1958).

Spongioblastome. In keinem der 8 untersuchten Fälle konnte eine Darstellung von Tumoreigengefäßen im Angiogramm nachgewiesen werden. Diese Beobachtung ist insofern bemerkenswert, als sie in einem offensichtlichen Gegensatz zu den auf Grund der histologischen Untersuchungen zu erwartenden Befunde steht. Bei allen 8 Spongioblastomen nämlich ließen sich auf verschiedenen histologischen Schnitten auffallend zahlreiche Gefäße nachweisen. Während trotz des teilweise auffälligen Gefäßreichtums im histologischen Bild beim typischen Spongioblastom des Großhirns eine Darstellung von Tumorgefäßen im Angiogramm nicht zustande kommt, können ,,spongioblastomähnliche" Tumoren (s. unter unklassifizierte Tumoren) auffällige Gefäßbilder zeigen (s. auch Abb. 178).

Ependymome. Unter 6 Ependymomen ließ sich 3mal eine Tumoranfärbung im Angiogramm feststellen: 1mal nur im Phlebogramm, bei den übrigen in der spätarteriellen Phase beginnend und im Venenbild wieder verschwindend. Besonders in ihren frühen Stadien hatte diese Gefäßdarstellung eine netzartige Struktur, was bei den netzartig verzweigten Gefäßen im histologischen Bild am ehesten zu erwarten war. Die feingeweblichen Präparate ließen lacunäre Gefäße nicht erkennen; es fanden sich dagegen relativ zahlreiche Capillaren, aber nur wenige größere Gefäße.

Plexuspapillome. Bei den beiden untersuchten Tumoren war das mikroskopische Bild durchaus verschieden. Bei dem einen, einem 5 Monate alten Kind mit einem riesigen Tumor von Mannsfaustgröße, handelte es sich histologisch um eine Geschwulst, die weitgehend aus embryonalem Plexus bestand, einer nicht sehr gefäßreichen Neubildung mit dünnwandigen Venen. Nach diesem Bild war eine massive Anfärbung in der arteriellen Phase kaum zu erwarten und in der Tat kam es auch nur zu einer mehr diffusen, mannsfaustgroßen Anfärbung in der capillaren und venösen Phase (s. Abb. 156). Beim 2. Patienten wies das histologische Präparat einige strotzend gefüllte Venen auf, war aber sonst nicht sehr gefäßreich. Diese venöse Stauung könnte eine Folge

Tabelle 14

Histologische Diagnose	Zahl	Tumoreigengefäße	
		dargestellt	nicht dargestellt
Spongioblastom	8	—	8
Ependymom	6	3	3
Plexuspapillom	2	1	1
Gangliocytom	1	—	1
Monstrocelluläres Sarkom . .	4	1	3
Melanomatose	1	—	1
Sonstige Sarkome	7	3	4
Chondrom	2	—	2
Lipom	2	—	2
Epidermoid	8	—	8
Dermoid	1	—	1
Cavernom	1	—	1
Unklassifizierte Tumoren . . .	8	4	4
Tuberculom	1	—	1
	52	12	40

der bei der Geschwulstexstirpation erforderlichen Gefäßverschlüsse sein. Der im Ventrikelhinterhorn und Trigonumbereich gelegene Tumor verursachte nur eine sehr fragliche Anfärbung zwischen der Arteria choroidalis anterior und der A. cerebri posterior.

Gangliocytom. Ein Tumor dieser Art fand sich im Bereich des Thalamus. Abgesehen von einer extremen Zirkulationsverlangsamung bei Untersuchung mit der Odelca-Kamera konnten angiographische Hinweise auf eine Geschwulst weder durch Gefäßverlagerung noch durch Auftreten einer Tumoranfärbung gefunden werden. Die histologischen Präparate zeigten dagegen das Bild eines sehr gefäßreichen Gangliocytoms.

Sarkome. In dieser Untersuchungsreihe wurden 12 Sarkome des Großhirns serienangiographisch untersucht, 4 zeigten eine Anfärbung. Entsprechend der histologischen Unterscheidung sollen hier die Geschwülste getrennt besprochen werden.

Monstrocelluläre Sarkome: 4 derartige Tumoren wurden serienangiographisch untersucht. Einer — in den Stammganglien gelegen — entzog sich vollkommen der serienangiographischen Diagnostik. Auf den entsprechenden histologischen Präparaten waren auffälligerweise die Gefäßlumina durch eine homogene Masse ausgefüllt. Unter den restlichen 3 zeigte sich nur 1 mal eine sichere Tumoranfärbung, die in der späten arteriellen Phase ihr Maximum erreichte und in der venösen Phase zwar noch vorhanden war, jedoch schon deutlich nachließ. Ein besonderer Gefäßreichtum konnte anhand der vorhandenen histologischen Präparate bei keinem monstrocellulären Sarkom nachgewiesen werden.

Melanomatose (Melanosarkome): Eine Kontrastdarstellung tumoreigener Gefäße war nicht zu erkennen. Auch zirkulatorische Besonderheiten bezüglich des Kontrastmitteldurchflusses ließen sich nicht nachweisen. Histologisch handelte es sich um einen zelldichten Tumor mit nur geringer Vascularisation.

Sonstige Sarkome des Großhirns: Von den restlichen nicht näher klassifizierten Sarkomen zeigten 3 eine Tumoranfärbung. Zwar fand sich bei ihnen auf den histologischen Schnitten auch jeweils ein großer Gefäßreichtum, doch ließen sich ähnliche Bilder auch bei den nicht angefärbten Sarkomen dieser Gruppe finden. Ein gewisser Unterschied der Gefäßstruktur lag allerdings vor, da sich bei den angiographisch dargestellten Tumoren gehäuft größte Gefäße und nebeneinanderliegende Arterien und Venen (arteriovenöse Verbindungen ?) nachweisen ließen.

Cavernom. Bei dem einzigen serienangiographisch untersuchtem Cavernom unseres Krankengutes waren im histologischen Bild erweiterte Gefäße zu erkennen, die jedoch z. T. thrombosiert und verkalkt waren. Trotz dieser Gefäßstruktur fehlte bei dem Tumor jegliche Darstellung von Eigengefäßen im Serienangiogramm.

Unklassifizierte Tumoren. In diese Gruppe ließen sich 8 Tumoren einordnen, von denen 3 zunächst als Spongioblastome bezeichnet worden waren, die aber offensichtlich einen bösartigen Charakter hatten und daher als unklassifizierte Gliome aufzufassen sind. Bei 4 dieser Neoplasmen kam es zur Darstellung von Tumorgefäßen im Angiogramm. Interessant ist von diesen besonders der Fall eines 13 jährigen Knaben, der 2 Jahre vor dem angiographischen Nachweis eines Tumors wegen seiner klinischen Symptomatologie schon 1 mal angiographiert worden war. Zu diesem Zeitpunkt wurde aber keine sichere Gefäßverlagerung oder Tumoranfärbung nachgewiesen. Aus äußeren Gründen konnte erst 2 Jahre später die Angiographie wiederholt werden. Dabei kam ein temporaler Tumor zur Darstellung mit entsprechender Verlagerung des Gefäßbaumes. In der späten arteriellen Phase war jetzt eine nahezu homogene feinfleckige Tumoranfärbung nachweisbar. Diese blieb bis zur venösen Phase erhalten. In dieser war die Geschwulst von abführenden Venen umgeben (s. Abb. 160). Ein zentrales Gefäßnetz, ähnlich wie beim Meningiom, fehlte. Im histologischen Bild waren bei diesem Neoplasma angiomatöse Gefäße mit Schlingen, kleinen Lacunen, aber auch Gefäßproliferationen gefunden worden.

Der 2. besonders deutlich angefärbte Tumor wirkte bei der Operation angiomatös, gefäßreich und zeigte auch in der histologischen Feinstruktur zahlreiche sinusoide Gefäße und jugendliche Capillaren. In der früharteriellen Phase des Serienangiogramms fand sich ein hypertrophierter Media-Ast, der zu dem oberhalb der Fissura Sylvii gelegenen Tumor führte. Bereits in dieser Phase kam es zu einer fast homogenen Anfärbung des gesamten Tumorgebietes. In der spätarteriellen Phase war eine vorzeitige Füllung der aus dem Tumorbezirk abführenden V. Labbé festzustellen (s. Abb. 159). Die Tumoranfärbung nahm hier noch an Intensität zu. Der also nur in der arteriellen Phase nachweisbare Tumor war im Phlebogramm bereits völlig verschwunden. Der obere Teil der Anfärbung zeigte eine Einbuchtung, die einer bei der Operation gefundenen Cyste entsprach. Zuletzt sei in dieser Gruppe eine Geschwulst genannt, die bei der Operation wie ein Ependymom wirkte, im Seitenventrikel lag und histologisch eine ganz eigenartige, gefäßreiche und raschwachsende Tumorstruktur zeigte. Das Serienangiogramm des 7 jährigen Patienten war in der arteriellen Phase durch das Auftreten feiner netzförmiger Tumoreigengefäße gekennzeichnet, die im Phlebogramm eine homogene, rasch verschwindende Anfärbung verursachten.

Bei den *Chondromen, Lipomen, Epidermoiden* und *Dermoiden* war nach dem histologischen Bild keine Darstellung von Tumoreigengefäßen im Angiogramm zu erwarten. Alle genannten Geschwülste zeigten auch im Serienbild nur Verlagerungssymptome der normalen Gehirngefäße.

D. Beurteilung der biologischen Wertigkeit auf Grund des Angiogramms

Für die Klinik kann wegen des unterschiedlichen therapeutischen Vorgehens die Frage, ob es sich um einen benignen oder malignen Hirntumor handelt, von größerer Bedeutung als eine genauere Artdiagnose sein. Bei fehlender pathologischer Vascularisation ist diese

Frage auf Grund des Gefäßbildes nicht zu klären. Ein *gutartiger Prozeß* wird im allgemeinen dann angenommen, wenn die Geschwulst von großen Gefäßen gegen ihre Umgebung abgeschlossen und scharf begrenzt wird. In gleichem Sinne soll (mit Ausnahme mancher Sarkome) eine Mitversorgung des Tumors durch die A. carotis externa zu bewerten sein. Als Merkmale eines *malignen Prozesses* werden das Auftreten von Blutseen,

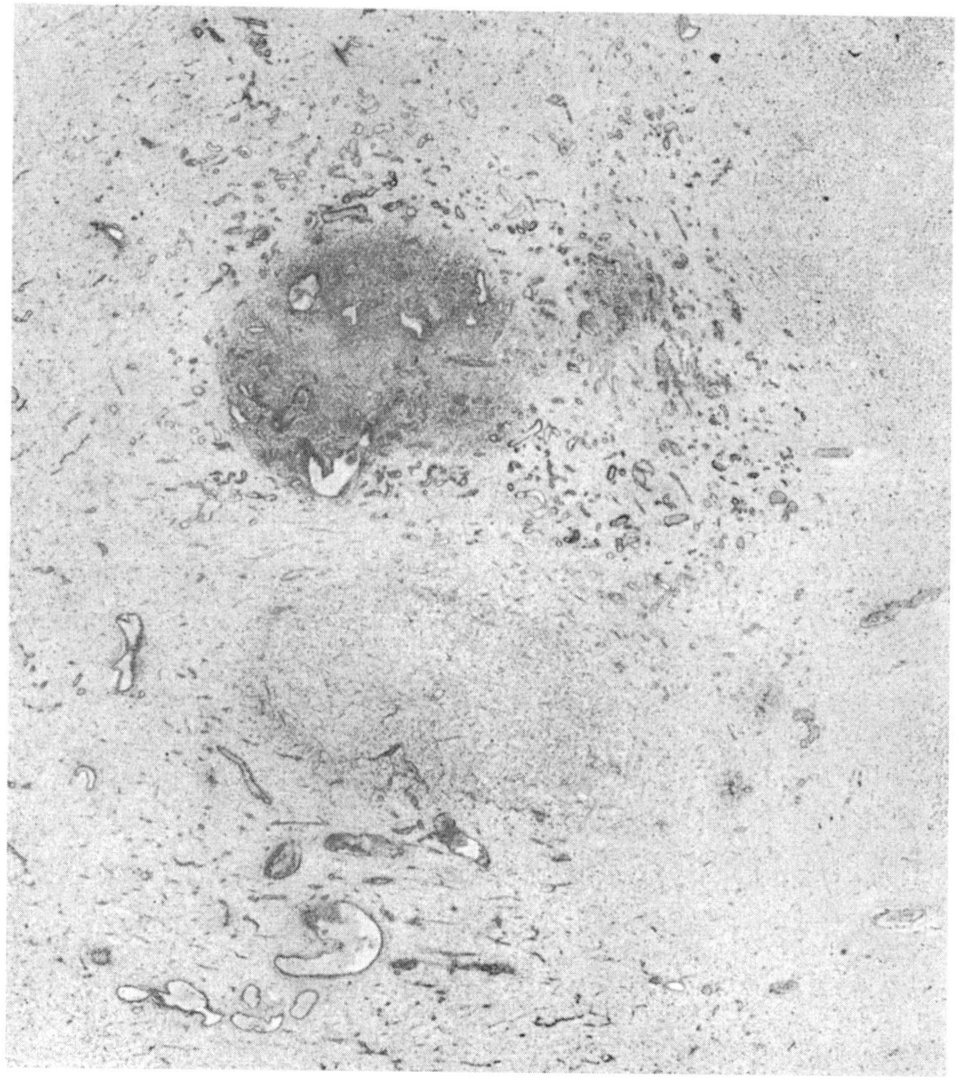

Abb. 177. Ausbildung weitgestellter sinusoider Gefäße in der Umgebung einer erbsgroßen Metastase (Fall 461, Kresyl-Violett, 15,5mal vergrößert) (aus ZÜLCH, Handbuch der Neurochirurgie, Bd. III, 1956)

granulären Schatten, abnorm geschichteten, korkzieherartig gewundenen und pinselstrichartig parallel verlaufenden Gefäßen sowie arterio-venöse Fistelbildungen angesehen (s. auch DIMANT, MOXON u. LEWTAS, 1956). Entsprechend findet sich im Serienangiogramm maligner Tumoren eine erhebliche Dissoziation zwischen Tumor- und Hirndurchblutung mit beschleunigter Tumorzirkulation und meist auffällig verlangsamter Hirnzirkulation. Ausnahmen sind aber möglich, wie z. B. die homogene Anfärbung mancher Metastasen zeigt.

Die angiographisch nachweisbaren Gefäßveränderungen bei malignen Tumoren können jedoch nicht als eine Eigentümlichkeit der betreffenden Geschwulstart aufgefaßt werden.

Es handelt sich vielmehr um eine *unspezifische Reaktion der Blutgefäße in der Tumor-umgebung, die wahrscheinlich mit dem Stoffwechsel dieser Geschwülste in Zusammenhang steht* und keineswegs auf das Hirn beschränkt ist.

So hat schon 1911 GOLDMANN am Impfcarcinom capilläre Schlingenbildungen, Blut-gefäßneubildungen sowie pathologische Gefäßsprossungen nachweisen können. Noch über-zeugender ist die Ähnlichkeit derartiger Gefäßreaktionen im Angiogramm der Knochen-sarkome an den Extremitäten. DOS SANTOS (1950), COLUMELLA u. MUCHI (1951), VOGLER u. DEU (1955), TIWISINA (1957) u. a. haben zahlreiche Angiogramme dieser Art demonstriert. Ob allerdings die Ansicht von COLUMELLA u. MUCHI (1951) zutrifft, wonach das Angio-gramm die Biopsie ersetzen kann, erscheint auch nach den neueren Untersuchungen von

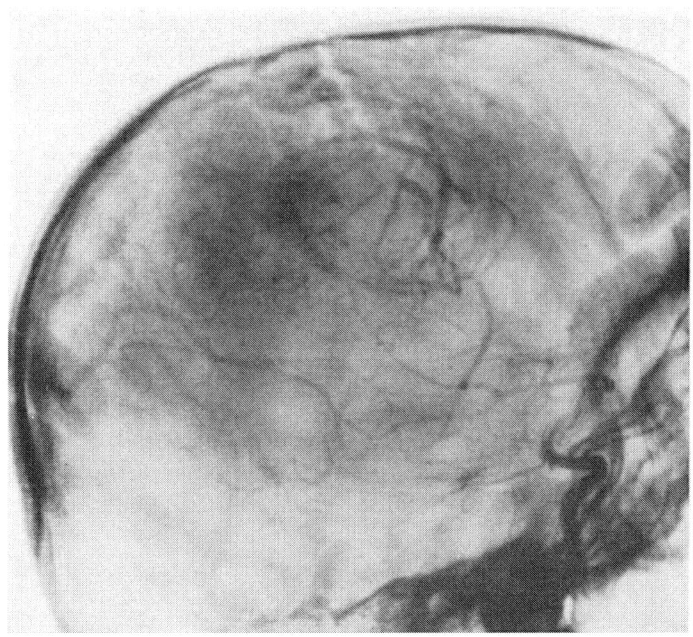

Abb. 178. Gefäßreiches Spongioblastom. Nähere Angaben im Text

TIWISINA (1957) über gutartige und bösartige Extremitätentumoren fraglich. Immerhin finden sich im Gefäßbild fast die gleichen Veränderungen wie bei malignen Hirntumoren und bei Serienaufnahmen ebenfalls eine frühe Venendarstellung als Ausdruck der beschleu-nigten Tumorzirkulation.

Am Hirn hat ZÜLCH schon früher die Ausbildung weitgestellter sinusoider Gefäße um eine bei der Autopsie zufällig entdeckte Metastase beschrieben (s. Abb. 177). Diese stellen die Frühform der später arteriographisch nachweisbaren, pathologisch veränderten Gefäße dar. Er nahm an, daß sich diese Gefäße unter dem „carcinogenen" Reiz aus verschiedenen Anteilen des Stromas bilden und auch Stroma bleiben und nicht echtes Geschwulst-parenchym werden (also kein „Sarkom im Gliom"!). Diese Gefäße scheinen in der Umgebung eines Gewebes zu entstehen, dessen Stoffwechsel „maligne" ist.

Auch bei experimentell erzeugten Hirngeschwülsten können in der Tumorrandzone und dem angrenzenden Hirngewebe häufig erweiterte Gefäße und auch Wandprolifera-tionen nachgewiesen werden. Über derartige Beobachtungen nach Methylcholantren-implantationen bei Mäusen und Ratten hat kürzlich B. SCHIEFER (1958) berichtet. Vermehrte und besonders kaliberstarke Gefäße ließen sich aber nur bei neuroepithelialen Gewächsen (gliom- bzw. glioblastomähnlichen Geschwülsten), jedoch nicht bei meso-dermalen Tumoren nachweisen.

Derartige „Malignitätszeichen" im Arteriogramm lassen als einziges Merkmal in Ausnahmefällen aber ebenso wenig einen sicheren Rückschluß auf die biologische Wertigkeit einer Geschwulst zu wie etwa gewisse histologische Veränderungen. So finden sich im histologischen Bild mancher Spongioblastome die schon erwähnten eigenartigen, oft angiomähnlichen Gefäßknäuel, deren Genese nicht näher bekannt ist (vgl. SCHROEDER, 1947; SCHIEFER u. UDVARHELYI, 1955; ZÜLCH, 1939, 1956).

Abb. 178 zeigt ein Arteriogramm aus dem Jahre 1938. Ein damals zehnjähriges Mädchen hatte schon seit Jahren über migräneartige Kopfschmerzen geklagt. Drei Monate vor der Aufnahme erkrankte es unter zunehmenden Druckerscheinungen und Parese der rechten Körperseite. Die großen Gefäßschlingen und die Blutseen hatten damals an ein arteriovenöses Angiom oder ein angioblastisches Gliom denken lassen. Bei der Operation wurde ein handtellergroßer, außerordentlich blutreicher Tumor total entfernt. Rasche Besserung der paretischen Erscheinungen, einmalige Röntgennachbestrahlung. Trotz des offensichtlich auf einen malignen Tumor hinweisenden Gefäßbildes erhielten wir 15 Jahre nach dem Eingriff wieder einen Bericht der Patientin, welche verheiratet ist, ihrem Beruf nachgeht und keine Anzeichen für ein Tumorrezidiv bietet.

Die erneute histologische Untersuchung des damaligen Materials ergibt einen Tumor mittleren Zellreichtums mit vereinzelten Mitosen. Isomorphe, meist spindelige, in langen Zügen angeordnete Zellen. Dabei große Bänder von gewucherten Gefäßen an Nekrosen entlang. Das histologische Bild läßt am ehesten an ein Spongioblastom denken. Es finden sich somit weder nach dem histologischen Befund noch nach dem biologischen Verhalten Anzeichen für eine Malignität, die nach dem Arteriogramm zu vermuten war. Bei einem solchen Fall zeigen sich die jedenfalls bisher noch bestehenden Grenzen sowohl der angiographischen wie histologischen Klassifikation, da aus dem Gefäßbild kein Rückschluß auf die biologische Wertigkeit zu ziehen ist.

XIII. Leistungsfähigkeit und Grenzen der Methode

Seit den ersten serienangiographischen Untersuchungen der Hirngefäße durch MONIZ und LIMA mit dem Radiokarussell von CALDAS sind heute mehr als 20 Jahre vergangen. In dieser Zeit haben sich trotz mancher Unterbrechungen die technischen Voraussetzungen für dieses Verfahren erheblich verbessert. *Unter der Serienangiographie in ihrer heutigen Form verstehen wir die Kontrastmitteldarstellung der verschiedenen Phasen der Hirnzirkulation bei fortlaufender und genauer zeitlicher Registrierung.*

Auch in diagnostischer Hinsicht hat man in dieser Zeit viele neue Erkenntnisse gewonnen. Wenn wir früher darauf hinwiesen (s. TÖNNIS, 1948), daß die Zukunft der cerebralen Gefäßdarstellung zweifellos in Form einer Funktionsprüfung des Hirnkreislaufes zu suchen sei, so läßt sich heute feststellen, daß neben der Aufzeichnung morphologischer Veränderungen im Bereich der Hirngefäße mit dieser Methode tatsächlich eine *klinische Funktionsprüfung des Hirnkreislaufes* möglich ist. *Die Serienangiographie hat neben den direktmessenden Methoden im Tierversuch und der quantitativen Bestimmung der Hirndurchblutung durch Fremdgasanalyse und radioaktive Isotopen ihre bestimmten Aufgaben bei der Erforschung des normalen wie pathologisch veränderten Hirnkreislaufes.* Sie ist zumindest z. Z. die einzige Methode, die beim Menschen eine *qualitative Bestimmung der Blutverteilung in der Zeiteinheit* zuläßt.

Voraussetzung für die Auswertung des Gefäßbildes ist eine genaue Kenntnis der *anatomischen* Gegebenheiten und aller möglichen Varianten des cerebralen Gefäßsystems. Dabei müssen besonders die altersbedingten und auf dem Boden von Entwicklungsstörungen entstandenen Abweichungen berücksichtigt werden. Viele pathologische Vorgänge und Störungen der Zirkulation sind nur zu verstehen, wenn man sich die *kreislaufphysiologischen* und regulativen Besonderheiten des Hirngefäßsystems vor Augen hält.

Serienangiographische Untersuchungen hängen — wie im Vorangegangenen beschrieben wurde — von einer Reihe *technischer Voraussetzungen* ab. Die eigenen Angiogramme sind zum großen Teil mit einem Kassettenwechselgerät (Angiograph nach TÖNNIS-BERGERHOFF) angefertigt worden. In besonderen Fällen wurden die Aufnahmen durch schnelle Bildserien der indirekten Röntgenkinematographie (Odelca-Kamera) ergänzt.

Für die Bildgüte und die schädigungsfreie Anwendung am Patienten ist die Auswahl eines geeigneten *Röntgenkontrastmittels* von großer Bedeutung. Neben den Presso- und

Chemoreceptoren des Sinus caroticus und den osmotischen Eigenschaften des Kontrastmittels spielen auch rein hämodynamische Momente eine Rolle. Die allgemeinen Kreislaufwirkungen einer Kontrastmittelinjektion lassen sich durch gleichzeitige direkte Blutdruckmessungen in der A. carotis überprüfen. Bei elektrencephalographischen Untersuchungen vor und nach Angiographie zeigt sich, daß bei ungestörter Hirnzirkulation keine Schädigung durch die neueren trijodierten Kontrastmittel zu erwarten ist, während bei verlangsamter Hirnzirkulation und bei Anwendung anderer Kontrastmittel häufiger eine Verstärkung bereits vorhandener bioelektrischer Veränderungen beobachtet werden kann. Hirnschädigungen mit dem Auftreten neurologischer Ausfallserscheinungen nach Kontrastmittelinjektion werden in ihrer Häufigkeit jedoch bei weitem überschätzt. Sie könnten die meist dringliche Indikationsstellung zur Durchführung der Angiographie auch nicht beeinflussen, da die Methode für die klinische Diagnostik z. Z. unersetzbar ist.

Um vergleichbare Werte bei der *Bestimmung der Zirkulationsgeschwindigkeit* in den Hirngefäßen zu erhalten, müssen die Menge des Kontrastmittels, die Dauer der Injektion (in Abhängigkeit von Injektionsdruck und Durchmesser der Injektionskanüle) sowie der Zeitpunkt der Auslösung der Röntgenaufnahmen einheitlich festgelegt sein. Die erheblich differierenden Angaben in der Literatur über die normale Kreislaufzeit des Gehirns sind auf die unterschiedlichen Untersuchungsbedingungen zurückzuführen. Dazu kommen die Auswirkungen des übrigen Körperkreislaufes (Pulsfrequenz, Blutdruck, Schlagvolumen) mit ihrer Abhängigkeit von der Ausgangslage und dem psychischen Verhalten des Untersuchten.

Im *Füllungsablauf* der einzelnen Hirngefäße lassen sich eine arterielle, eine capillare und eine venöse Phase von unterschiedlicher Zeitdauer feststellen. Die sog. Capillare- oder Übergangsphase tritt nicht gleichzeitig in allen Hirngefäßabschnitten auf, wodurch ihre zeitliche Begrenzung auf Schwierigkeiten stoßen kann. Mit der schnellen Serienangiographie (ODELCA) konnte von uns die *Dauer der normalen Hirnzirkulationszeit* im Mittel auf 6,3 sec (4,0—8,0) festgelegt werden. Die Dauer der arteriellen Phase lag im Mittel bei 2,3 sec, die der capillaren bei 0,5 und diejenige der venösen Phase bei 3,5 sec. Die Kreislaufzeit der Hirngefäße ist beim Jugendlichen kürzer als beim Erwachsenen.

Die Abhängigkeit der Hirndurchblutung von der *Höhe des Blutdruckes*, von *Liquordruck* und *Kohlensäurespannung* läßt sich auch serienangiographisch nachweisen: Mit Absinken des Blutdruckes verlangsamt sich die Hirnzirkulation ebenso wie bei venöser Abflußbehinderung und Erhöhung des Liquordruckes. Bei Kohlensäurebeatmung kommt es dagegen zu einer deutlichen Beschleunigung der Hirnzirkulation gegenüber der Normalatmung, ohne daß diese Zirkulationsbeschleunigung mit einem Anstieg des Blutdruckes verbunden wäre.

Um die Ursache einer pathologisch *gesteigerten* bzw. *herabgesetzten Hirndurchblutung* sicher zu klären, müssen alle Phasen des Kontrastmitteldurchflusses erfaßt werden. Eine echte Durchblutungssteigerung im eigentlichen Hirnkreislauf liegt beim *arterio-venösen Angiom* nicht vor. Während die Fremdgasanalyse nach KETY u. SCHMIDT eine vermehrte Durchblutung im Carotis-Jugularis-Kreislauf nachweist, zeigt die Serienangiographie, daß nur in den pathologisch veränderten Teilen des Gehirns, nämlich den arterio-venösen Kurzschlüssen der Mißbildung, eine beschleunigte Zirkulation und damit ein erhöhter Durchfluß besteht. Serienangiographisch läßt sich auch eine Minderdurchblutung in der Angiomumgebung erfassen, die erst nach Totalexstirpation der Gefäßmißbildung zurückgeht. Ähnliche Durchblutungsstörungen finden sich auch bei arterio-venösen Fisteln im Sinus cavernosus.

Die *diffusen Hirngefäßerkrankungen*, Thrombangiitis obliterans und Hirnarteriosklerose, lassen sich mit hinreichender Sicherheit nur im Serienbild diagnostizieren. Bei der Hirnarteriosklerose konnte mit Schnellserien eine Zirkulationsverlangsamung nachgewiesen werden, die — im Gegensatz zur Verlangsamung beim gesteigerten Schädelinnendruck — besonders die arterielle Phase der Hirnzirkulation betrifft. Sowohl bei der Thrombangiitis obliterans als auch bei der Hirnarteriosklerose ergab sich nach den vorliegenden Untersuchungen eine deutliche Korrelation zwischen angiographischem und klinischem Befund. Nur durch das Serienbild läßt sich eine *Minderdurchblutung einzelner Gefäßbezirke* objektivieren. Bei der Thrombangiitis, bei frühkindlichen oder kontusionellen Hirnschädigungen sowie bei sackförmigen Aneurysmen kann darin die Ursache klinischer Ausfallserscheinungen gesehen werden. Sowohl bei Verschlüssen der großen zuführenden Gefäße als auch ihrer Aufzweigungen hängt das klinische Bild weitgehend von der Möglichkeit und dem Ausmaß eines *Kollateralkreislaufes* ab. Vorgebildete Verbindungen zwischen dem Externa- und Interna- bzw. Vertebraliskreislauf können sich zu bedeutungsvollen Anastomosen ausweiten und die Blutversorgung auch größerer Hirngefäßbezirke übernehmen. Ihr Nachweis ist jedoch in der Regel nur mit Serienaufnahmen möglich. Bei Verschlüssen der Halsschlagader läßt sich oft ein Kollateralkreislauf über die A. ophthalmica zum supraclinoidalen Teil der A. carotis interna beobachten. Extrakranielle Anastomosen bestehen auch zwischen der Halsschlagader und A. vertebralis.

Mit Hilfe des Serienangiogramms hat sich erneut in eindrucksvoller Weise belegen lassen, daß die Cohnheimsche Auffassung von den Hirngefäßen als Endarterien nicht zutrifft. Während die Untersuchungen von PFEIFER den morphologischen Nachweis präcapillarer Verbindungen erbrachten, kann bei fortlaufender Registrierung des Kontrastmitteldurchflusses die Funktion sog. *„meningealer Anastomosen"* objektiviert werden. Diese Verbindungen zwischen den einzelnen großen Hirnarterien sind aber nur im Serienbild zu objektivieren. Auch hier ergeben sich deutliche Beziehungen zwischen Hirngefäßbild und klinischem Befund.

Die Auswirkungen eines *gesteigerten Schädelinnendruckes* in Form einer Verlangsamung der Hirnzirkulation haben bisher kaum Beachtung gefunden, obwohl nach unseren Untersuchungen gerade hieraus nicht nur Rückschlüsse auf das Vorliegen eines raumfordernden Prozesses überhaupt, sondern auch auf das Ausmaß einer Schädelinnendrucksteigerung möglich sind. Es kann mit der schnellen Serienangiographie nachgewiesen werden, daß sich mit Anstieg des intrakraniellen Druckes die Zirkulation verlangsamt. Diese Beobachtung entspricht den Untersuchungen mit der Fremdgasanalyse nach KETY u. SCHMIDT. Die Korrelation zwischen Schädelinnendruck und Kreislaufzeit ist aber wesentlich straffer, da sich im Angiogramm die Tumoreigenzirkulation nur unwesentlich auf die Gesamtzirkulation auswirkt, bei der Fremdgasanalyse dagegen entscheidend den Bruttomeßwert beeinflussen kann. Die Zirkulationsverlangsamung in den einzelnen Phasen des Kontrastmitteldurchflusses läßt darüber hinaus bereits gewisse artdiagnostische Rückschlüsse zu. Auch die Auswirkungen des gerichteten Druckes in Form einer Zirkulationsverlangsamung in der Tumorumgebung oder Beeinträchtigung der venösen Abflüsse können nur mit dieser Methode erfaßt werden.

Durch die Serienangiographie hat die *präoperative Diagnostik* der Tumorarten einen ungeahnten Aufschwung erfahren. Die Eigenvascularisation der Geschwülste kann oft nur in einzelnen Phasen der Hirnzirkulation sicher erfaßt werden und entzieht sich daher dem Nachweis im einfachen Arteriogramm. Seit Einführung der Serienangiographie wurde gelegentlich über funktionelle Phänomene beim Durchfluß des Kontrastmittels berichtet. Wir konnten darüber hinaus an einem größeren Krankengut systematisch die hämodynamischen Besonderheiten der einzelnen Tumorarten untersuchen und für die Differentialdiagnose heranziehen. Vergleicht man das zeitliche Auftreten der „Tumoranfärbung" im Angiogramm mit den einzelnen Phasen der Hirnzirkulation, so ergeben sich charakteristische Unterschiede zwischen den Geschwulstarten. Schon hieraus ist eine Artdiagnose möglich, selbst wenn die übrigen morphologischen Veränderungen der Geschwulst unberücksichtigt bleiben.

Das hämodynamische Verhalten der einzelnen Hirntumorarten beruht auf dem unterschiedlichen *Aufbau* des *Stromas*, wie sich durch vergleichende angiographische und histologische Untersuchungen feststellen ließ. Für die fehlende Darstellung mancher Geschwülste im Gefäßbild sind proliferative Gefäßveränderungen verantwortlich zu machen.

Wie schon eingangs erwähnt wurde, ist auch mit der heute zur Verfügung stehenden schnellen Bildfolge (bis zu 6/sec) eine Röntgenkinematographie der Hirngefäße im eigentlichen Sinne noch nicht möglich. Andererseits ist jedoch auch von einer Erhöhung der Bildzahl (etwa durch Elektronen-Bildwandler) lediglich eine genauere Beurteilung quantitativer Fragestellungen zu erwarten, während sich die aus der Gefäßmorphologie ergebenden Probleme, z. B. die sichere Unterscheidung zwischen gutartigen und bösartigen Prozessen nicht weiter lösen lassen.

Dazu kommt weiter, daß zwar mit der Serienangiographie die zu- und abführenden Kreislaufabschnitte relativ genau erfaßt werden können, daß aber die für die Hirnfunktion so bedeutungsvollen regulativen und nutritiven Teile des cerebralen Gefäßsystems schon rein technisch kaum zur Darstellung kommen können. Besonders in der Beurteilung diffuser cerebraler Gefäßprozesse darf die Methode nicht überschätzt werden.

Alle quantitativen Aussagen durch die Angiographie beschränken sich — der Art dieser Methode entsprechend — auf den Zeitpunkt der Untersuchung. Es sind also kurzdauernde Zirkulationsänderungen mit dieser Untersuchung nur in begrenztem Umfang zu erfassen. Immerhin läßt die Serienangiographie in ihrer heutigen Form bereits bindende Aussagen über den Zustand der Hirngefäße und ihre Funktion zu, so daß damit ein entscheidendes Entwicklungsstadium abgeschlossen erscheint.

Literatur

ABBIE, A. A.: The clinical significance of the anterior chorioidal artery. Brain **56**, 233—246 (1933).
— The blood supply of the lateral geniculate body with a note on the morphology of the chorioidal artery. J. Anat. (Lond.) **67**, 491—521 (1933).
— The morphology of the fore-brain arteries, with especial reference to the evolution of the basal ganglia. J. Anat. (Lond.) **68**, 433—470 (1934).
ABBOTT, K. H., J. R. GAY and R. J. GOODALL: Clinical complications of cerebral angiography. J. Neurosurg. **9**, 258—274 (1952).
ADACHI, B.: Das Arteriensystem der Japaner, Bd. I. Kyoto 1928.
ADAMKIEWICZ, A.: Über Gehirndruck und Gehirnkompression. Wien. klin. Wschr. **1884**, 201—252; zit. nach LENORMANT.
ALAJOUANINE, TH., et R. THUREL: La pathologie de la circulation cérébrale. Rev. neurol. **65**, 1276 (1936).
ALBERTINI, A. v.: Studie zur cerebralen Form der Thromboendangiitis obliterans von WINNIWARTER-BUERGER. 2. Teil. Pathologische Anatomie. Schweiz. Arch. Neurol. Psychiat. **57**, 393 (1946).
ALBRECHT, K.: Der Wert der mehrphasigen Arteriographie zur Darstellung cerebraler Angiome. Zbl. ges. Neurol. Physichat. **122**, 21—22 (1953).
— Ein Beitrag zur Herabsetzung der Gefahren bei der zerebralen Arteriografie durch Trapanal-Kurznarkose. (Gleichzeitig über einen Fall von tödlich verlaufender Thrombose der Karotis nach Arteriografie). Fortschr. Röntgenstr. **82**, 496—500 (1955).
— Das Risiko bei neurochirurgischen Untersuchungsmethoden. Eine Gegenüberstellung von Angiographie, Encephalographie und Ventrikulographie. Zbl. Chir. **81**, 2107—2113 (1956).
— u. W. DRESSLER: Die Darstellung der Hirngefäße mit viskösem Per-Abrodil M (35%). Fortschr. Röntgenstr. **74**, 689—697 (1951).
— — Über serienangiographische Besonderheiten beim subduralen Hämatom. Fortschr. Röntgenstr. **83**, 316—323 (1955).
ALEMÀ, G., e G. CASTORINA: Il quadro clinico e angiografico dell' occlusione dell' arteria silviana. Riv. Neurol. **23**, 625—660 (1953).
ALEXANDER, L., and T. J. PUTNAM: Pathological alterations of cerebral vascular patterns. Res. Publ. Ass. nerv. ment. Dis. **18**, 471—543 (1938).
ALLEN, E., N. W. BARKER and E. A. HINES: Peripheral diseases. Philadelphia-London: W. B. Sanders Comp. 1947.
ALMAN, R. W., A. N. BESSMANN, G. J. HAYES and J. F. FAZEKAS: Influence of cerebrospinal fluid upon cerebral blood flow determination. J. Lab. clin. Med. **39**, 752—756 (1952).
ALMEIDA, F. DE: Note sur les collatérales de l'artère communicante cérébrale antérieure. Arch. Anat. Antrop.: (Lisboa) **13**, 551 (1931).
ALPERS, B. J., N. S. SCHLEZINGER and I. M. TASSMAN: Bilateral internal carotid aneurysm involving cavernous sinus. Right carotid artery-cavernous sinus fistula and left saccular aneurysm. Arch. Ophthal. **46**, 403—407 (1951).

ALTMANN, F.: Über zwei seltene Anomalien der Arteria meningea media. Z. Anat. 97, 509 (1932).
— Anomalies of the internal carotid artery and its branches; their embryological and comparative anatomical significance. Report of a new case of persistent stapedial artery in man. Laryngoscope (St. Louis) 57, 313 (1947).
AMELI, O.: Eine praktische Methode zur vertebralen Angiographie. Brit. J. Surg. 39, 327—330 (1952).
AMELI, N. O., and D. W. ASHBY: Non-traumatic thrombosis of the carotid artery. Lancet 1949, 1078—1082.
ANDERSEN, P. E.: Arteriosklerose der zerebralen Arterien (Über die Korrelation zwischen den arteriographischen und postmortalen Befunden). Fortschr. Röntgenstr. 82, 491—495 (1955).
ANDRELL, P. O.: Thrombosis of the internal carotid artery. A clinical study of 9 cases diagnosed by arteriography. Acta med. scand. 114, 336—372 (1943).
ANTON, N.: Gehirnoedem. In Handbuch der pathologischen Anatomie des Nervensystems I, 396 (FLATAU, JACOBSON u. MINOR). Berlin 1904.
ANTONI, N.: Cerebral herniations, their influence upon radiographic pictures, ventriculography and arteriography. A few anatomical specimens. Acta psychiat. (Kbh.) 24, 289—296 (1949).
ARENDT, A.: Methoden zur Gefäßdarstellung im Gehirn, zugleich ein Beitrag zur Phasenkontrastmikroskopie. Zbl. Path. 94, 278—283 (1955).
— Zur Frage der geweblichen Entdifferenzierung beim Oligodendrogliom. Psychiat. Neurol. Basel 134, 246—261 (1957).
ARNOLD, F.: Der Kopfteil des vegetativen Nervensystems. Heidelberg u. Leipzig: K. Groos 1831.
ASENJO, A., E. UIBERALL y J. FIERRO: Afecciones vasculares quirúrgicas del encéfalo. Santiago de Chile: Edit. Zig-Zag 1957.
ASK-UPMARK, E.: The carotid sinus and the cerebral circulation. Acta psychiat. (Kbh.). Suppl. VI, (1935).
— Sinus caroticus und seine Beziehungen zu den Blutgefäßen des Gehirns. Klin. Wschr. 22, 789—792 (1937).
— The arterial blood supply of the brain. Nord. Med. 54, 1237—1246 (1955).
AVERBUCK, S. H., and W. FRIEDMAN: Blood circulation time in normal children. Amer. J. Dis. Child. 49, 361—366 (1935).
AZAMBUJA, N., E. LINDGREN and S. E. SJÖGREN: Tentorial herniations. Acta radiol. (Stockh.) 46, 215—241 (1956).

BAERWOLFF, G., u. M. SCHACHERL: Eine universelle Strahlenschutz- und Injektionsvorrichtung für Angiographien. Fortschr. Röntgenstr. 89, 100—104 (1958).
BAILEY, P., and P. C. BUCY: Oligodendrogliomas of the brain. J. Path. 32, 735—751 (1929).
— — Astroblastoma of the brain. Acta psychiatr. (Kbh.) 5, 439—461 (1930).
— and G. CUSHING: Tumors of the glioma group. Philadelphia: J. B. Lippincott Comp. 1926.
BAKAY, L.: The blood-brain barrier; with special regard to the use of radioactive isotopes. Springfield, Ill.: Charles C. Thomas Publ. 1956.
— and W. H. SWEET: Intra-arterial pressure in the neck and brain. Late changes after carotid closure, acute measurements after vertebral closure. J. Neurosurg. 10, 353—359 (1953).
BALÓ, J.: The dural venous sinuses. Anat. Rec. 106, 319—325 (1950).
BARRÉ, J. A., D. PHILIPPIDES et F. ISCH: Thrombose de la carotide interne. Etude clinique artério-et encéphalographique. Rev. Neur. 79, 442—444 (1947).
BASSET, R. C., J. S. ROGERS, G. R. CHERRY and C. GRUZHIT: The effect of contrast media on the blood-brainbarrier. J. Neurosurg. 10, 38—47 (1953).
BATUJEFF, N.: Eine seltene Arterienanomalie (Ursprung der A. basilaris aus der A. carotis int.). Anat. Anz. 4, 282—285 (1889).
BAUER, E. O.: Zur Vermeidung des Angiospasmus bei der Arteriographie durch Kontrastmittelinfusion. Ein Beitrag zur Vasomotorik der Hirngefäße. Nervenarzt 27, 340—345 (1956).
BAUER, K. H.: Thorotrast und Krebsgefahr. Chirurg 15, 204 (1934).
— Thorotrastschäden und Thorotrastsarkomgefahr. Chirurg 13, 387—389 (1949).
BAUMGARTNER, J., et E. WORINGER: Signification de l'opacification précoce d'une veine cérébrale d'après 528 sérioangiographies carotidiennes. Neuro-chirurgie 3, 180—189 (1957).
BECKER, H.: Die Bedeutung der arteriellen Grenzzonen für die Pathologie der Hirndurchblutung. Dtsch. Z. Nervenheilk. 164, 560—568 (1950).
BEEVOR, C. E.: The cerebral arterial supply. Brain 30, 403—425 (1907).
— On the distribution of the different arteries supplying the human brain. Phil. Trans. roy. Soc. London 200, 1—57 (1909).
BENAIM, J.: Fistula carotido-cavernosa espontánea. Rev. otol. etc. Cir. Neur. 24, 92—96 (1949).
BENEDEK, L.: Cerebrale Symptome bei Endarteriitis obliterans. Diagnostische Bedeutung der Kombination von Thorotrast, Angiographie und Encephalographie. Z. ges. Neurol Psychiat. 156, 646 (1936).
— u. TH. HÜTTL. Über den diagnostischen Wert der zerebralen Stereoangiographie, hauptsächlich bei intrakraniellen Tumoren. Basel: Karger 1938.
BENNINGHOFF, A.: Über Beziehungen zwischen elastischem Gerüst und glatter Muskulatur in der Arterienwand und ihre funktionelle Bedeutung. Z. Zellforsch. 6, 348—396 (1927).
— Blutgefäße und Herz in Handbuch der mikroskopischen Anatomie des Menschen von W. MÖLLENDORF. Bd. VI. 1. Teil. Berlin: Springer 1930.

BERBERICH, J., u. S. HIRSCH: Die röntgenologische Darstellung der Arterien und Venen am lebenden Menschen. Klin. Wschr. 2, 226—228 (1923).

BERCZELLER, A., u. H. KUGLER: Freilegung der A. vertebralis am Sulcus atlantis. Beitrag zur Arteriographie des Stromgebietes der A. vertebralis-basilaris. Arch. clin. Chir. 190, 810—815 (1937).

BERGERHOF, H. D., u. R. FROWEIN: Die Verträglichkeit der cerebralen Angiographie mit jodhaltigen Kontrastmitteln. Nervenarzt 26, 465—471 (1955).

BERGERHOFF, W.: Funktionelle Hirn-Angiographie in 2 Ebenen mit automatischer Apparatur. Röntgen-Bl. 6, 261—270 (1952).

BERGH, R., VAN DEN: Interprätation von Füllungsanomalien bei cerebraler Arteriographie. Fol. psychiat. Neerl. 57, 542—553 (1954).

— L'influence de quelques médicaments usuels sur la vasomotricité carotidienne. Etude artériographique expérimentale. Acta neurol. psychiat. belg. 56, 459—475 (1956).

— Les radio-isotopes dans l'étude des troubles circulatoires cérébraux. Neuro-chirurgie 2, 101—108 (1956).

— Étude artériographique expérimentale de la vasomotricité céphalique. Acta neurol. psychiat. belg. 58, 231—246 (1958).

BERGMANN, E. V.: Die Lehre von den Kopfverletzungen. Deutsche Chirurgie. Stuttgart: F. Enke 1880.

— Die chirurgische Behandlung von Hirnkrankheiten. Berlin: August Hirschwald 1899.

BERGOUIGNAN, M., H. POUYANNE, L. ARNE et P. LEMAN: Aspects cliniques et artériographiques des thromboses cérébrales. J. Méd. Bordeaux 129, 599—605 (1952).

BERGSTRAND, H. H. OLIVECRONA u. W. TÖNNIS: Gefäßmißbildungen und Gefäßgeschwülste des Gehirns. Leipzig: Georg Thieme 1936.

BERNSMEIER A.: Zur quantitativen Bestimmung der Hirndurchblutung am Menschen. Verh. dtsch. Ges. Kreislaufforsch. 19. Tagung Nauheim 1953. S. 88—93. Darmstadt: Dr. Dietrich Steinkopff 1953.

— Die chemische Blockierung des adrenergischen Systems am Menschen. Acta Neuroveg. (Wien), Suppl. 5 (1954).

— Regulationsstörungen des Hirnkreislaufs und ihre Behandlung. Therapiewoche 6, 363—369 (1956).

— Zur Diagnose und Therapie der Cerebralsklerose und ihrer Komplikationen. Therapiewoche 7, 253—259 (1957).

— u. K. SIEMONS: Zur Messung der Hirndurchblutung bei intrakraniellen Gefäßanomalien und deren Auswirkung auf den allgemeinen Kreislauf. Z. Kreisl.-Forsch. 41, 845—854 (1952).

— — Gesamtkreislauf und Hirndurchblutung bei intracraniellen Angiomen und Aneurysmen. Dtsch. Z. Nervenheilk. 169, 421—426 (1953).

— — Hirndruck und Hirndurchblutung. Klin. Wschr. 31, 166—169 (1953).

— — Die Messung der Hirndurchblutung mit der Stickoxydulmethode. Pflügers Arch. ges. Physiol. 258, 149 (1953).

BERRY, R. J. A., and J. H. ANDERSON: A case of nonunion of the vertebrales with consequent abnormal origin of the basilaris. Anat. Anz. 35, 54—65 (1910).

BERTHA, H.: Beitrag zur Morphologie der Gefäßverteilung bei Hirntumoren. Z. Neur. 167, 593—601 (1939).

— Morphologische Studien der Gefäße bei einem „sog. apoplektischen Gliom" (BORST). Z. Neur. 169, 617—636 (1940).

— Zur Gefäßmorphologie bei Hirntumoren. Acta neurochir. Suppl. III 181—189 (1955).

— Die Morphologie und Pathophysiologie des zerebralen Kreislaufsystems. Wien. klin. Wschr. 68, 222—230 (1956).

— F. HEPPNER, F. L. JENKNER, H. LECHNER u. R. RODLER: Untersuchungen zur Deutung des Schädelrheogramms. Zbl. Neurochir. 15, 257—267 (1955).

BINSWANGER, O., u. J. SCHAXEL: Arch. Psychiat. 59, 141 (1917); zit. nach HIERONYMI (1956).

BIRKMAYER, W., u. F. PERGER: Über die zentrale Beeinflussung des Gefäßtonus. Acta neuroveg. (Wien) 14, 296—302 (1956).

BISCHOF, W.: Zur Vasomotorik der Arteria vertebralis. Acta neuroveg. (Wien) 3, 443—458 (1951).

BISCHOFF, K.: Moderne Einrichtungen für die Röntgenkinematographie. Fortschr. Röntgenstr. 76, 389—392 (1952).

BLACKBURN, J. W.: Anomalies of the encephalic arteries among the insane. J. comp. Neurol Psychol. 17, 493—517 (1907).

BLÄTZNER, K.: Gewebsschädigung durch Thorotrast bei der Arteriographie. Med. Rdsch. 1, 187—196 (1947).

BLOOR, B. M., F. R. WRENN jr. and G. J. HAYES: An experimental method for the evaluation of contrast media used in cerebral angiography. J. Neurosurg. 8, 435—440 (1951).

— — G. MARGOLIS: An experimental evaluation of certain contrast media used for cerebral angiography. Electroencephalographic and histopathological correlations. J. Neurosurg. 8, 585—594 (1951).

— — — — Effect of intracarotid iodopyracet (diodrast) upon cerebral blood flow. Arch. Neurol. Psychiat. 71, 358—361 (1954).

BLUMGART, H. L., and O. C. YENS: Studies on velocity of blood flow in normal resting individuals, and critique of method used. J. clin. Invest. 4, 1—13 (1927).

BODECHTEL, G.: Cerebrale arterio-venöse Aneurysmen. Verh. dtsch. Ges. Kreisl-Forsch. 18, 305—309 (1952).

— Die Bestimmung der Hirndurchblutungsgröße und ihre klinische Bedeutung. Med. Klin. 48, 1241—1245 (1953).

BODECHTEL, G.: Zur Klinik der zerebralen Kreislaufstörungen (mit bes. Berücksichtigung ihrer kardialen Genese). Verh. dtsch. Ges. Kreisl.-Forsch. **19**, 109—130 (1953).
— Klinik und Therapie der cerebralen Durchblutungsstörung. Regensb. Jb. ärztl. Fortbild. **5**. 25—34 (1956).
— u. G. DÖRING: Cerebrale Zirkulationsstörungen bei Hirngeschwülsten. Z. ges. Neurol Psychiat. **161**, 166—176 (1938).
— u. F. W. WICHMANN: Cerebrale Kreislaufstörungen nach der Arteriographie. Z. Ges. Neurol. Psychiat. **151**, 673—682 (1934).
BÖHNE, C.: Über die arterielle Versorgung des Gehirns. 1. Über die arterielle Versorgung der subkortikalen Ganglien. Z. Anat. **81**, 151—156 (1926).
BOLDREY, E., L. MAASS and E. MILLER: The role of atlantoid compression in the etiology of internal carotid thrombosis. J. Neurosurg. **13**, 127—139 (1956).
BONNAL, J., et J. LEGRÉ: L'angiographie cérébrale. Paris: Masson et Cie 1958.
— et F. SANTAMARIA: L'angiographie carotidienne (notes à propos du diagnostic topographique et histologique des tumeurs cérébrales). J. Radiol. Electrol. **33**, 136—146 (1952).
BONNET, P., et P. Y. BRET: Tomographie de la carotide intracranienne. Arch. d'Ophtal. N. S. **14**, 775—786 (1954).
BONTE, G.: Présentation d'artériographies en série. J. Radiol. Electrol. **33**, 301—306 (1952).
— G. RIFF et E. SPY: Angiographie vertébrale par cathétérisme rétrograde. Rev. neurol. **96**, 430—434 (1957).
BORELLI, G., e C. MAGRINI: Dimostrazione angiografica di circoli di compenso nell' occlusione dell' arteria cerebrali media. Ann. Radiol. diagn. **28**, 265—270 (1955).
BOTTERELL, E. H., W. M. LOUGHEED, J. W. SCOTT and S. L. VANDEWATER: Hypothermia and interruption of carotid, or carotid and vertebral circulation, in the surgical management of intracranial aneurysms. J. Neurosurg. **13**, 1—42 (1956).
BOUWERS, A.: Recent progress in serial angiography. Acta radiol. (Stockh.) Suppl. **116**, 628 (1954).
— Neue Ergebnisse mit der Mittelformat-Kamera. Röntgen-Bl. **7**, 230 (1954).
BOVA, E. A.: Indikationen und Kontraindikationen zur Angiographie des Großhirns (russisch). Fragen der Neurochir. **19**, 3, 32 (1955); Ref. Zbl. Neurochir. **5**, 314 (1955).
BOYD, J. D.: Absence of the right common carotid artery. J. Anat. **68**, 551 (1933).
— Observations on the human carotid sinus and its nerve supply. Anat. Anz. **84**, 386—399 (1937).
BOYD, W.: Textbook of Pathology 3. Aufl. Philadelphia 1940.
BRACKETT, CH. E. jr.: The complications of carotid artery ligation in the neck. J. Neurosurg. **10**, 91—105 (1953).
BRAIN, W. R.: A clinical study of increased intracranial pressure in sixty cases of cerebral tumors. Brain **48**, 105 (1925).
BRANDT, P.: Über die Lage des Foramen Monroi im normalen und pathologischen seitlichen Phlebogramm und über die Verlagerung der tiefen inneren Venen bei pathologischen Prozessen des Großhirns. Zbl. Neurochir. **19**, 130—164 (1959).
— The position of the foramen monroi in the normal phlebogram in different age groups. Acta neurochir. (Im Druck).
BRAUN, R.: Komplikationen am Auge bei der cerebralen Angiographie. Ärzt. Wschr. **11**, 886—888 (1956).
BREA, G. B.: Sulla persistenza della anastomosi carotido basilare. Sistema nerv. **8**, 17—23 (1956).
BRÉGEAT, P., M. DAVID, H. FISCHGOLD et J. TALAIRACH: Opacification des vaisseaux orbitaires et de la choroïde par l'angiographie carotidienne (présentation de clichés). Rev. neurol. **87**, 549—551 (1952).
BREIT, A., u. J. PEIFFER: Mehrfache Angiographien während der Röntgenbestrahlung von Hirngeschwülsten. Acta radiol. (Stockh.) **46**, 469—473 (1956).
BRESLAUER, F.: Hirndruck und Schädeltrauma. Mitt. Grenzgeb. Med. Chir. **29**, 4—5 (1917).
— Die Pathogenese des Hirndrucks. Mitt. Grenzgeb. Med. Chir. **30**, 615 (1918).
BROADBRIDGE, A. T.: Hypaque in cerebral angiography. A clinical assessment of its merits in relation to sodium acetrizoate (diaginol) and diodone. Brit. J. Radiol. **24**, 577—584 (1956).
BROBEIL, A.: Ursache der sog. Doppelfüllung im Arteriogramm und ihre Bedeutung für die Hirndurchblutung. Nervenarzt **19**, 478—484 (1948).
— Hirndurchblutungsstörungen, ihre Klinik und arteriographische Diagnose. Stuttgart: Georg Thieme 1950.
— Praktische Bedeutung der cerebralen Arteriographie in der Neurologie und Psychiatrie. Nervenarzt **5**, 210—215 (1950).
— Die Tumordiagnostik im Arteriogramm. Fortschr. Neurol. **21**, 284—309 (1953).
— O. HÄRTER, E. HERRMANN u. K. KRAMER: Vergleichende Untersuchung über das Arteriogramm der Hirngefäße und der Gehirndurchblutung beim Menschen nach KETY und SCHMIDT. Klin. Wschr. **32**, 1030—1036 (1954).
— u. H. A. LOWES: Die Hemiparese als Gefäßsyndrom und ihre arteriographische Diagnose. Dtsch. Z. Nervenheilk. **159**, 448—460 (1948).
BROCK, J.: Biologische Daten für den Kinderarzt. 2. Aufl. Berlin: Springer 1954.
BROMAN, T., B. FORSSMAN and O. OLSSON: Further experimental investigations of injuries from contrast media in cerebral angiography. Acta radiol. (Stockh.) **34**, 135—143 (1950).
— and O. OLSSON: The tolerance of cerebral blood-vessels to a contrast medium of the diodrast group. Acta radiol. (Stockh.) **30**, 326—342 (1948).
— — Experimental study of contrast media for cerebral angiography with reference to possiblei njurious effects on the cerebral blood vessels. Acta radiol. (Stockh.) **31**, 321—334 (1949).

BROMAN, T., B. and O. OLSSON: Technique for the pharmaco-dynamic investigation of contrast media for cerebral angiography. Effect on the blood-brain barrier in animal experiments. Acta radiol. (Stockh.) **45**, 96—100 (1956).

— — Experimental comparison of diodonum with sodium acetrizoate with reference to possible injurious effects on the blood-brain barrier. Acta radiol. (Stockh.) **46**, 346—350 (1956).

BROOKS, B.: Treatment of traumatic arteriovenous fistula. Sth. med. **23**, 100—106 (1930).

BROWDER, J., and M. F. TURNEY: Intracerebral hemmorrhage of traumatic origin. New York State J. Med. **42**, 2230 (1942).

BROWN, A. S.: Circulatory disturbances during cerebral angiography. Anaesthesia **10**, 346—358 (1955).

BROWNE, K. M., and W. E. STERN: Experimental observations concerning cerebral angiography. Arch. Neurol. Psychiat. **71**, 477—487 (1954).

— — and A. E. WALKER: Cerebral arterial shunt. A.M.A. Arch. Neurol. Psychiat. **68**, 58—65 (1952).

BRUETSCH, W. L.: Arteriosclerotic occlusion of cerebral arteries: Mechanism and therapeutic considerations. Circulation **11**, 909—913 (1955).

BRUGGHEN, A., VER: Complications of iodopyracet (diodrast) arteriography. Arch. Neurol. Psychiat. Chicago **71**, 518 (1954).

BRUSA, A., y L. GHIRARDI: Sulla determinazione del torio nell' encefalo di soggetti-carotidografati con thorotrast. Sist. Nerv. **3**, 370 (1951).

BUCHTALA, V.: Die cerebrale Arteriographie. Diagnostik und Technik. Fortschr. Med. **73**, 557—558 (1955).

— u. J. GERLACH: Mandrinkanülen zur Arteriographie. Zbl. Neurochir. **14**, 118—120 (1954).

— u. H. P. JENSEN: Die Probleme der zerebralen Angiographie. Fortschr. Röntgenstr. **82**, 76—85 (1955).

BUEMANN, I. C., and T. CL. GERTZ: Risk of liver damage in cholanigography. Clinical and animal investigation. Acta. chir. scand. **105**, 104—112 (1953).

BÜRGER, M.: Altern und Krankheit. Leipzig: Georg Thieme 1954.

BULL, J. W. D.: Cerebral angiography. Post Grad. med. J. **26**, 157—165 (1950).

— and R. L. ROVIT: The radiographic localization of intracerebral gliomata. J. Faculty Radiologists (Lond.). **8**, 147—157 (1957).

BUNNER, R.: Angiographic studies of the cerebral vessels in arteriovenous aneurysms. Acta radiol. (Stockh.) **31**, 233—239 (1949).

BUSCH, E., and E. CHRISTENSEN: The tree types of glioblastoma. J. Neurosurg. **4**, 200—220 (1947).

BUSHE, K. A., A. GACA u. H. POPPE: Zerebrale Simultan-Serien-Angiographie im 70 × 70 mm Format (Erfahrungen mit der Odelca-Kamera). Fortschr. Röntgenstr. **84**, 633—643 (1956).

BUSSE, O.: Aneurysmen und Bildungsfehler der Art. communicans anterior. Virchows Arch. Anat. path. **229**, 178 (1921).

CAIRNEY, J.: Tortuosity of the cervical segment of the internal carotid artery. J. Anat. Physiol. **59**, 87 (1924)

CAIRNS, H.: Spätergebnisse der operativen Behandlung von Hirngeschwülsten. Nervenarzt **9**, 401—410 (1936)

CALABRO, A.: Emploi des produits de contraste triiodés dans l'artériographie cérébrale. Neuro-Chirurgie (Paris) **2**, 115—124 (1956).

CALAMANDREI, G.: Rilievi oftalmologici in corso di angiografia cerebrale. Riv. ital. Radiol. clin. **4**, 223—228 (1954).

CALDWELL, F. A.: Posttraumatic thrombosis of internal carotid artery. Report of 2 cases. Amer. J. Surg. **32**, 522 (1936).

CALDWELL, H. W., and F. C. HADDEN: Carotid thrombosis. Report of 8 cases due to trauma. Ann. intern. Med. **28**, 1132—1142 (1948).

CARMICHAEL, E. A.: Cerebral gliomata. J. Path. **31**, 493—510 (1928).

CARPENTER, M. B., C. R. NOBACK and M. L. MOSS: The anterior choroidal artery.: Its origin, course, distribution and variations. Arch. Neurol. Psychiat. **71**, 714—722 (1954).

CARREA, R.: Angiografia cerebral en el ninõ. Comunicatión preliminar. An. Inst. Med. exp. Buenos Aires **2**, 69—81 (1950).

CARTER, F. R., and G. M. SAYPOL: Transabdominal cholangiography. J. Amer. med. Ass. **148**, 253 (1952).

CASTORINA, G., e G. FRANCESCONI: I rapporti tra sintomatologia clinica e circolo collaterale di compenso nell' occlusione dell' arteria cerebrale media. Il. Lav. Neuropsichiat. **19**, 23—82 (1956).

— — Considerazioni clinico-angiografiche sul problema dell' emiplegia nelle trombosi delle arterie cerebrali. Riv. Neurol. **27**, 71—88 (1957).

— — Studio angiografico dei circoli collaterali di compenso nell'occlusione dei vasi cerebrali. Atti XIX Congresso Nazionale. Soc. Ital. Radiol. Med.

— B. GUIDETTI e A. RICCIO: Circolazione collaterale nelle occlusioni della carotide interna. Minerva med. **48**, 3240—3248 (1957).

— e E. MARCHINI: Le alterazioni angiografiche ed istopatologiche delle arterie cerebrali nell'arteriosclerosi cerebrale. Rec. Progr. Med. **17**, 701—714 (1954).

— — Sulla visualizzazione dell'arteria cerebrale posteriore nell'angiografia carotidea come segno di compenso circolatorio nelle affezioni vascolari cerebrali. Riv. Neurol **24**, 455—459 (1954).

CASTRO, F. DE: Sur la structure et l'innervation du sinus carotidien de l'homme et des mammifères. Trav. Lab. Rech. Biol. Univ. Madrid **25**, 331—378 (1928).

CAVATORTI, P.: Di una rara variazione delle arterie della base dell'encefalo nell'uomo. Monit. zool. ital. **18**, 294—297 (1907).
— Il tipo normale e le variazioni delle arterie della base dell'encefalo nell'uomo. Monit. zool. ital. **19**, N. 10, 248 (1908); Schwalbe's Jber. 1907.
CHAMBERLAIN, W. E., and H. M. STAUFFER: A new device for stereoscopic cerebral and cardiac angiography. Tr. a. Stud., Coll. Physicians, Philadelphia **19**, 148 (1952).
CHARCOT, J. M.: Lectures on the localization of cerebral and spinal diseases. London: New Sydenham Soc. 1883.
CHERUBINO, M., e M. LOPEZ: Ricerche sulla anatomia normale e patologica dell'arteria carotide interna. Arch. De Vecchi Anat. pat. **15**, 901 (1949).
CHIARI, H.: Über das Verhalten des Teilungswinkels der Carotis communis bei der Endarteritis chronica deformans. Verh. dtsch. path. Ges. **9**, 326 (1905).
CHOROBSKI, Y., and W. PENFIELD: Cerebral vasodilatator nerves and their pathway from the medulla oblongata. Arch. Neurol. Psychiat. **28**, 1257—1289 (1932).
CHRISTIN, M.: Embryon humain de 4 mm, 3 N.L. et de 4 mm 5 Gr.L. et de trente et un somites. C. R. Ass. Anat. **1934**, 548.
CHRISTOPHE, L., et D. HONORÉ: L'artériographie par injection et prise de clichées automatiques. J. Chir. **63**, 5—11 (1947).
— et S. THIRY: Thrombose de la carotide interne. Suppléance par l'artère ophtalmique. Neurochir. (Paris) **1**, 110—116 (1955).
CHUSID, J. G., F. ROBINSON and M. P. MARGULES-LAVERGNE: Transient hemiplegia associated with cerebral angiography (diaodrast). J. Neurosurg. **6**, 466—474 (1949).
CLARA, M.: Das Nervensystem des Menschen. Leipzig: Joh. Ambr. Barth 1942, 1954.
— Untersuchungen über den feineren Bau des Grundhäutchens bei den Blutkapillaren des Gehirns. Dtsch. Z. Nervenheilk. **171**, 62—75 (1953).
— Die arterio-venösen Anastomosen. 2. Aufl. Wien: Springer 1956.
CLARKE, E., and C. V. HARRISON: Bilateral carotid artery obstruction. Neurology (Minneapolis) **6**, 705—715 (1956).
CLARKE, S. L.: Innervation of the blood vessels of the central nervous system. Anat. Rec. **55**; zit. nach Amer. Ass. Anat. 491, 51 (1933).
— Innervation of the chorioid plexuses and the blood vessels within the central nervous system. J. comp. Neur. **60**, 217—235 (1934).
COBB, ST.: The cerebral circulation. The question of "endarteries" of the brain and the mechanism of infarction. Arch. Neurol. Psychiat. (Chicago) **25**, 273—280 (1931).
— Physiological observations on disturbances of the cerebral circulation. In Handbuch der speziellen pathologischen Anatomie und Histologie, Bd. 13 B. Berlin: Springer 1957.
— and J. P. HUBBARD: Cerebral hemorrhage from venous and capillary stasis. Amer. J. med. Sci. **178**, 693 (1929).
COHNHEIM, J.: Untersuchungen über die embolischen Prozesse. Berlin: August Hirschwald 1872.
COLLINS, W. F. jr., H. W. SLADE and W. G. LOCKHART: Brachial vertebral angiography in adults. J. Neurosurg. **14**, 466—468 (1957).
COLUMELLA, F.: L'angiografia del sistema vertebrobasilare. Chirurgica **7**, 1 (1952).
— L'angiografia dell'arteria vertebrale e il suo valore diagnostico. Chirurgica **7**, 185 (1952).
— e I. PAPO: Un interessante caso di arteriosclerosi cerebrale. Chirurgia (Milano). **10**, 302—306 (1955).
— — Unsere Erfahrungen mit der Vertebralisangiographie (Bericht über 220 Fälle). Zbl. Neurochir. **15**, 294—302 (1955).
— — Vertebral angiography in supratentorial expansive processes. Acta radiol. (Stockh.) **46**, 178—185 (1956).
CONGDON, D. E.: Transformation of the aortic-arch system during the development of the human embryo. Contrib. to Embryol. **14**, 47 (1922).
CONRAD, K.: Die Arteriographie im Dienste der Hirntumordiagnostik. (Zugleich ein Beitrag zur Diagnostik der Tumoren des Schläfenlappenpoles). Nervenarzt **6**, 290—296 (1933).
COOPER, A.: Some experiments and observations on tying the carotid and vertebral arteries and the pneumogastric, phrenic and sympathetic nerves. Guy's Hosp. Rep. (Lond.) **1**, 457—475 (1836).
COOPER, I. S.: Ligation of the anterior choroidal artery for involuntary movements: Parkinsonism. Psychiat. Quart. **27**, 317—319 (1953).
— Surgical alleviation of parkinsonism: Effects of occlusion of the anterior choroidal artery. J. Amer. Geriat. Soc. **2**, 691—718 (1954).
— Surgical occlusion of the anterior choroidal artery in parkinsonism. Surg. gynaec. Obstet. **99**, 207—219 (1954).
CORDIER, P., et J. COULOUMA: Contribution à l'étude du sinus carotidien et du nerf carotidien. C. R. Soc. Biol. (Paris) **109**, 675—677 (1932).
CORNING, H. K.: Lehrbuch der topographischen Anatomie. 24. Aufl. München: J. F. Bergmann 1949.
CORRADI, M., et A. LÉVY: L'angiographie des glioblastomes cérébraux. Confrontation anatomique et artériographique. J. Radiol. Electrol. **37**, 923—926 (1956).
COSSA, P.: Physiopathologie du système nerveux: du mécanisme au diagnostic. Paris: Masson et Cie. 1950.
COURTICE, F. C.: The effect of raised intracranial pressure on the cerebral blood flow. J. Neur. **3**, 293 (1940).
CRAWFORD, T.: The pathological effects of cerebral arteriography. J. Neur. N. S. **19**, 217—221 (1956).

CREPEA, S. B., J. C. ALLANSON and L. DE LAMBRE: Failure of antihistaminic drugs to inhibit diodrast reactions. N. Y. State J. Med. **49**, 2556—2558 (1949).

CRITCHLEY, M.: The anterior cerebral artery and its syndromes. Brain **53**, 120—165 (1930).

CULBRETH, G. G., A. E. WALKER and R. W. CURRY: Cerebral angiography in brain tumor suspects. J. Neurosurg. **7**, 127—139 (1950).

CURRY, R. W., and G. G. CULBRETH: The normal cerebral angiogram. Amer. J. Roentgenol. **65**, 345—373 (1951).

CURTIS, J. B.: Rapid serial angiography: Preliminary report. J. Neurol. (Lond.) **12**, 167—182 (1949).

— Cerebral angiography. Brit. J. Surg. **38**, 295—331 (1951).

CUSHING, H.: Concerning a definite regulatory mechanism of the vasomotor centre which controls blood pressure during cerebral compression. Johns Hopk. Hosp. Bull. **12**, 290 (1901).

— Some experimental and clinical observations concerning states of increased intracranial tension. Amer. J. Med. Sci. **124**, 375—400 (1902).

— Physiologische und anatomische Beobachtungen über den Einfluß von Hirnkompression auf den intrakraniellen Kreislauf und über einige hiermit verwandte Erscheinungen. Mitt. Grenzgeb. Med. Chir. **9**, 773—808 (1902).

— Strangulation of the nervi abducentes by lateral branches of the basilar artery in cases of brain tumor. With an explanation of some obscure palsies on the basis of arterial obstruction. Brain **33**, 204—235 (1910/11).

— and P. BAILEY: Tumors arising from the blood vessels of the brain. Baltimore: Charles C. Thomas 1928.

CYPKIN, L. B.: Zur Frage der malignen Umwandlung der Astrocytome. Vop. neurochir., Moskva **19**, 38 (1955); Ref. Zbl. Neurochir. **15**, 178—179 (1955).

DAMM, E., u. K. JUNKMANN: Studien über die Ausscheidung von Nierenkontrastmitteln. Klin. Wschr. **11**, 2032—2036 (1932).

DAMMERMANN, H. J., u. C. G. SCHMÜCKING: Ein Beitrag zur Thorotrastschädigung, Versuche zur Frage der Thoriumausscheidung. Chirurg. **24**, 372—373 (1953).

DANDY, W. E.: Venous abnormalities and angiomas of the brain. Arch. Surg. **17**, 715 (1928).

— Arteriovenous aneurysm of brain. Arch. Surg. **17**, 190—243 (1928).

— Carotid-cavernous aneurysms (pulsating exophthalmos). Zbl. Neurochir. **2**, 77—113 und 165—204 (1937).

— Intracranial aneurysm of internal carotid artery, cured by operation. Ann. Surg. **107**, 654 (1938).

— Aneurysm of the anterior cerebral artery. J. Amer. med. Ass. **119**, 1253 (1942).

— Intracranial arterial aneurysms. Ithaca, N. Y.: Comstock Publ. Co. 1944.

— and R. H. FOLLIS jr.: On the pathology of carotid-cavernous aneurysms (pulsating exophthalmos). Amer. J. Ophthal. **24**, 365—385 (1941).

DAVINI, V.: Emiparesi transitorie nella carotidografia da urograf. Sist. nerv. **4**, 426—428 (1952); ref. Excerpta med. **1953**, 3444.

— e E. TARTARINI: Sulle anomalie di decorso della carotide interna del collo. Sist. nerv. **5**, 348—366 (1953).

DAVIS, L., J. MARTIN, S. L. GOLDSTEIN and M. ASHKENAZY: A study of 211 patients with verified glioblastoma multiforme. J. Neurosurg. **6**, 33—44 (1949).

DAVIS, R. A., N. WETZEL and L. DAVIS: An analysis of the results of treatment of intracranial vascular lesions by carotid artery ligation. Amer. Surg. **143**, 641—650 (1956).

DECKER, F.: Über eine seltene Varietät der Arterien der Hirnbasis. S.-B. d. Phys.-Med. Ges. Würzburg **1886**, 38.

DECKER, K.: Technik und diagnostische Möglichkeiten der perkutanen Vertebralis-Angiographie. Acta neurochir. **2**, 74—80 (1951).

— Zur Klinik und Röntgendiagnostik basaler Aneurysmen. Dtsch. Z. Nervenheilk. **165**, 1—21 (1951).

— Percutane Vertebralis-Arteriographie. Nervenarzt **22**, 32—34 (1951).

— The displacement of the posterior cerebral artery in vertebral angiograms. Acta radiol. (Stockh.) **40**, 91—95 (1953).

— Neuroradiologie. Münch. med. Wschr. **96**, 1520—1521 (1954).

— Die diagnostische Leistung der Vertebralisangiographie. Acta neurochir. Suppl. III. 227—249 (1955).

— Die A. ophthalmica im Karotisangiogramm. Fortschr. Röntgenstr. **82**, 667—673 (1955).

— Entwicklung und Bedeutung der Vertebralisangiographie. Fortschr. Röntgenstr. **83**, 301—316 (1955).

— Der Spasmus der A. carotis interna. Acta radiol. (Stockh.) **46**, 351—356 (1956).

— Ergebnisse der Hirnangiographie. Regensb. Jb. ärzt. Fortbild. **5**, 17—24 (1956).

— Röntgendiagnostische Betrachtungen supratentorieller arteriovenöser Gefäßmißbildungen. Ier congrès international de neurochirurgie. Rapports et discussions. Bruxelles: Acta med. belg. 1957.

— Befunde am Halsteil der A. carotis interna im Angiogramm. Fortschr. Röntgenstr. **87**, 693—707 (1957).

— Der Schlaganfall als neuroradiologisches Problem. Dtsch. med. Wschr. **1958**, 204—210.

— Vortrag auf der Tagung der Deutschen Gesellschaft für Neurochirurgie. Köln, Januar 1959.

— u. W. FREISLEDERER: Arteriovenöse Angiome des Gehirns im Kindesalter. Arch. Kinderheilk. **155**, 34—43 (1957).

— u. J. HEINY: Röntgendiagnostik cerebraler Hypernephrommetastasen. Dtsch. Z. Nervenheilk. **174**, 107—122 (1956).

— u. E. HIPP: Der basale Gefäßkranz. Morphologie und Angiographie. Anat. Anz. **105**, 100—116 (1958).

DECKER, K., u. E. HOLZER: Gefäßverschlüsse im Carotis- und Vertebralisangiogramm. Fortschr. Röntgenstr. 80, 565—575 (1954).
— u. H. NAGEL: Gefäßverschlüsse im Carotis- und Vertebralisgebiet. Mschr. Psychiat. 126, 365—377 (1954).
DEERY, E. M.: Some features of glioblastoma multiforme. Bull. neurol. Inst. N. Y. 2, 157—193 (1932).
— A further study of glioblastoma multiforme. Bull. neurol. Inst. N. Y. 3, 84—112 (1933).
DEI POLI, G., u. J. ŽUCHA: Beiträge zur Kenntnis der Anomalien und der Erkrankung der Arteria carotis interna. Zbl. Neurochir. 5, 209—238 (1940).
DELMAS, A., et G. BERTRAND: Les veines frontales externes ou préfrontales. C. r. Ass. Anat. 67, 378—381 (1952).
— et B. PERTUISET: Les veines du cortex cérébral: distribution générale, variations, types veineux de distribution. C. r. Ass. Anat. 57, 185—193 (1949).
— — et G. BERTRAND: Les veines du lobe temporal. Rev.Oto-neuro-ophtal. 23, 224—230 (1951).
DELMAS, J., et G. LAUX: Disposition générale du sympathique vasculaire. C. r. Ass. Anat. 26, 162—163 (1931).
DEMBOWSKI, U., H. M. HASSE u. H. KÖBLE: Zwischenfälle bei Angiographien. Z. Kreisl.-Forsch. 44, 959—966 (1955).
DENNY-BROWN, D.: The treatment of recurrent cerebrovascular symptoms and the question of "vasospasm". Med. Clin. N. Amer. 35, 1457—1474 (1951).
— Recurrent cerebrovascular symptoms and the question of vasospasm. J. Nerv. ment. Dis. 115, 541—543 (1952).
DESCUNS, P., H. GARRÉ and C. PHÉLINE: Tuberculomas of the brain and cerebellum. J. Neurosurg. 11, 243—250 (1954).
DIETHELM, L., u. W. DONTENWILL: Carotisthrombose nach Encephalo-Arteriographie. Zbl. Neurochir. 13, 99—101 (1953).
DIETRICH, K. F.: Die Bedeutung der Kontrastdichte bei der direkten Cholangiographie. Fortschr. Röntgenstr. 86, 576—584 (1957).
DIMANT, ST., C. P. MOXON and N. A. LEWTAS: Cerebral angiography in a neurosurgical service. Brit. med. J. 1956, Nr. 4983, 10—16.
DOBNER, E.: Die Schädelrheographie als Methode zur Diagnose orthostatischer Kreislaufstörungen. Elektromedizin 3, 169—174 (1958).
DÖRFLER, J.: Ein Beitrag zur Frage der Lokalisation der Arteriosklerose der Gehirngefäße mit besonderer Berücksichtigung der Arteria carotis interna. Arch. Psychiat. 103, 180—190 (1935).
DÖRING, G.: Beitrag zur Frage der Hirndurchblutung in ihrer Bedeutung für das Gewebe. Dtsch. Z. Nervenheilk. 164, 1—15 (1950).
DONALD D. C. jr., K. F. KESMODEL jr., S. L. ROLLINS jr. and R. M. PADDISON: An improved technic for percutaneous cerebral angiography. Arch. Neurol. Psychiat. (Chicago) 65, 508—510 (1951).
DONZELOT, E., A. MEYER-HEINE, J. B. MILAVANOVICH et DREYFUS-BRISAC: L'étude de la circulation cérébrale par la diagraphie transcranienne. Arch. Mal. Coeur 44, 219—225 (1951).
DOS SANTOS, R.: L'artériographie en série. Bull. Soc. nat. Chir. (Paris) 59, 35—39 (1933).
— Sur l'artériographie. Bull. Soc. nat. Chir. 61, 585—590 (1935).
— Arteriography in bone tumours. J. Bone Surg. 32, 15—29 (1950).
DOTT, N. M.: Intracranial aneurysms: Cerebral arterio-radiography: Surgical treatment. Edingburgh med. J. 40, 219—234 (1933).
— Post-traumatic carotid-cavernous arteriovenous fistula. Trans. med.-chir. Soc. Edinburgh 1939, 103—109.
DOTTER: Zit. nach W. G. SCOTT. Radiology 56, 485 (1951).
DOTTER, CH. T., I. STEINBERG and H. L. TEMPLE: Automatic roentgen-ray roll film magazine for angiocardiography and cerebral arteriography. Amer. J. Roentgenol. 62, 355—358 (1949).
DOW, D. R.: The incidence of arteriosclerosis in the arteries of the body. Brit. med. J. 2, 162 (1925).
DRAKE, C. G.: Arteriography. A useful addition to the technique. J. Neurosurg. 8, 545—546 (1951).
DRESSLER, W., u. K. ALBRECHT: Klinische Betrachtungen zur Pathogenese des subduralen Hämatoms. Acta neurochir. 5, 46—67 (1957).
DRIESEN, W.: Gehirndurchblutung und vegetatives Nervensystem. Zbl. Neurochir. 9, 322—333 (1949).
DUBANSKY, B., u. E. KLAUS: Komplikationen und bemerkenswerte Besserungen nach Carotisangiographie. Acta univ. Palackinae Olomucensis 5, 153—168 (1955); ref. Zbl. ges. Neurol. Psychiat. 139, 275 (1957).
DUMONT, J.: Les sinus postérieurs de la dure-mère. Nancy 1894.
DUNN, J. jr., A. UIHLEIN and C. B. HOLMAN: The use of sodium diacetrizoate in cerebral angiography. J. Neurosurg. 13, 627—634 (1956).
DUNSMORE, R., W. B. SCOVILLE and B. B. WHITCOMB: Complications of angiography. J. Neurosurg. 8, 110—118 (1951).
DURET, H.: Recherches anatomiques sur la circulation de l'encéphale. Arch. de Physiol. 1, 316 (1874).
DUTTO: Zit. nach C. EWALD. Bruns Beitr. 171, 437 (1940).
DUUS, P., u. W. BEHRMANN: Die perkutane Arteriographie. Nervenarzt 13, 350 (1940).
DYES, O.: Gleichzeitige Röntgenaufnahmen mit gekreuzten Strahlenkegeln. Röntgenpraxis 10, 252 (1938).
— Angiographie. Fortschr. Röntgenstr. 63, 63 (1941).

EBBINGHAUS, K. D.: Die technische Durchführung der intravenösen Pyelographie. Zugleich ein Beitrag zur Frage der ärztlichen Haftpflicht. Ärztl. Wschr. 10, 97—102 (1955).

ECKER, A.: Spasm of the internal carotid artery. J. Neurosurg. **2**, 479—484 (1945).

— Upward transtentorial herniations of brain stem and cerebellum, due to tumor of posterior fossa. With special note on tumors of acoustic nerve. J. Neurosurg. **5**, 51—61 (1948).

— The normal cerebral angiogram. Springfield, Ill.: Charles C. Thomas 1951.

— and R. H. CHAMBERLAIN: An additional approach to the internal carotid artery for cerebral angiography. J. Neurosurg. **4**, 444—450 (1947).

— and P. A. RIEMENSCHNEIDER: Arteriographic demonstration of spasm of the intracranial arteries. J. Neurosurg. **8**, 600—667 (1951).

— — Arteriographic evidence of spasm in cerebral vascular disorders. Neurology **3**, 495—502 (1953).

EDWARDS, E. A.: Anatomic variations of the cranial venous sinuses. Arch. Neurol. Psychiat. (Chicago) **26**, 801—814 (1931).

— and F. BIGURIA: A comparison of skiodan and diodrast as vasographic media, with special reference to their effect on blood pressure. New Engl. J. Med. **211**, 589—593 (1934).

EECKEN, H. M. VANDER: Signification morphologique des anastomoses leptoméningées aux confins du territoire des artères cérébrales. Acta neurol. psychiat. belg. **34**, 525—533 (1954).

— and R. D. ADAMS: The anatomy and functional significance of the meningeal arterial anastomoses of the human brain. J. Neuropath. **12**, 132—157 (1953).

— M. FISHER and R. D. ADAMS: The arterial anastomoses of the human brain and their importance in the elimination of infarcts. J. nerv. ment. Dis. **115**, 545—547 (1952).

EICH, J., u. K. WIEMERS: Über die Permeabilität der Bluthirnschranke gegenüber Trypanblau, speziell im akuten Sauerstoffmangel. Dtsch. Z. Nervenheilk. **164**, 537—559 (1950).

EIMER, K., u. K. MEHLHOSE: Das klinische Bild des cerebralen Angioma racemosum arteriale. Münch. med. Wschr. **74**, 836—838 (1927).

EKSTRÖM, G., u. A. G. H. LINDGREN: Gehirnschädigungen nach cerebraler Arteriographie mit Thorotrast. Zbl. Neurochir. **3**, 227—248 (1938).

ELSBERG, C. A., and C. C. HARE: Blood supply of gliomas; its relation to tumor growth and its surgical significance. Bull. neurol. Inst. N. Y. **2**, 210—246 (1932).

ELSCHNIG, A.: Über den Einfluß des Verschlusses der Arteria ophthalmica und der Carotis auf das Sehorgan. Albrecht v. Graefes Arch. Ophthal. **39**, 151—177 (1893).

ELVIDGE, A., W. PENFIELD and W. CONE: Gliomas of the central nervous system. Tumours of the nervous system. Study of 210 verified cases. Arch. Res. nerv. ment. Dis. Proc. **16**, 107—181 (1937).

ELVIDGE, A. R.: The cerebral vessels studied by angiography. J. nerv. ment. Dis. **18**, 110—149 (1938).

— and A. WERNER: Hemiplegia and thrombosis of the internal carotid system. Arch. Neurol. Psychiat. (Chicago) **66**, 752—782 (1952).

ELZE, C.: Centrales Nervensystem. In Anatomie des Menschen von H. BRAUS. Berlin:Springer 1932.

EMANUEL, C.: Ein Fall von Angioma arteriale racemosum des Gehirns nebst Bemerkungen zur Frage von dem Bau und der Genese der Hirnsandbildungen. Dtsch. Z. Nervenheilk. **14**, 288 (1899).

ENGESET, A.: Cerebral angiography with perabrodil (Carotisangiography). Acta radiol. (Stockh.) Suppl. **56** (1944).

— About the angiographic visualization of the posterior cerebral artery, especially by intracarotid injection of contrast. Acta radiol. (Stockh.) **30**, 152—162 (1948).

— New protector in cerebral angiography. Acta radiol. (Stockh.) **29**, 503—508 (1948).

— and K. KVADSHEIM: Technical improvements in cerebral angiography. Acta radiol. (Stockh.) **29**, 83—86 (1948).

EPSTEIN, B. S.: Angiographic demonstration of an anatomic variation in the position of the transverse dural sinuses. Radiology **57**, 407—410 (1951).

— and J. A. EPSTEIN: Visualization of the basilar, cerebellar, and vertebral arteries during carotid cerebral angiography. Radiology **67**, 738—741 (1956).

ERIKSON, S.: Über Arteriographie bei Thrombose in der Carotis interna. Acta radiol. (Stockh.) **24**, 392 (1943).

ESPAGNO, J.: Le débit sanguin cérébral. Toulouse 1952.

ESSELIER, A. F.: Über indirekt-traumatische Hirngefäßläsionen. Z. Unfallmed. Berufs-Kr. (Zürich) **39**, H. 1 (1946).

ETHELBERG, S.: On changes in circulation through the anterior cerebral artery. A clinico-angiographical study. Acta psychiat. (Kbh.) Suppl. **75** (1951).

— and K. VAERNAT: The angiographic configuration of intracerebral metastatic tumors. Radiology **61**, 39—48 (1953).

EVANS, H. M.: Die Entwicklung des Blutgefäßsystems. Im Handb. der Entwicklungsgeschichte des Menschen, herausgegeben von F. KEIBEL u. F. P. MALL, Bd. II, 1911.

EWALD, C.: Sammelbericht über die Arteriographie. Bruns Beitr. **171**, 437—485 (1940/41).

FABRITIUS, H. F., A. G. FRØVIG and K. KRISTIANSEN: Percutaneous cerebral angiography and cerebral abscess. Arch. Neurol. Psychiatr. (Chicago) **61**, 352—368 (1949).

FALCONER, M. A., and R. D. HOARE: Carotico-cavernous fistula causing pulsating exophthalmos with cerebral blood flow maintained through external carotid artery. Proc. roy. Soc. Med. **45**, 225—228 (1952).

FALLS, H. F., R. C. BASSET and A. E. LAMBERTS: Ocular complications encountered in intracranial arteriography. Arch. Ophthal. (Chicago) **45**, 623—626 (1951).

FASIANI, G.: Cerebral angiography in acute brain injuries. Acta radiol. (Stockh.) **46**, 466—468 (1956).

FAUST, CL.: Traumatische Schädigungen der Carotiden und ihre Folgeerscheinungen. Allg. Z. Psychiat. **124**, 243—266 (1949).

FAWZETT, E., and J. V. BLACHFORD: The circle of Willis: An examination of 700 specimen. J. Anat. Physiol. **40**, 63 (1906).

FAY, T.: The cerebral vasculature. Preliminary report of study by means of roentgen ray. J. Amer. med. Ass. **84**, 1727—1730 (1925).

FAZEKAS, J. F., A. N. BESSMAN, N. J. COTSONAS jr and R. W. ALMAN: Cerebral hemodynamics in cerebra arteriosclerosis. J. Geront. **8**, 137—145 (1953).

FEIRING, E. H.: Spontaneous occlusion of the internal carotid artery. Neurology (Minneapolis) **4**, 405—4211 (1954).

— and B. J. SUSSMAN: Spontaneous occlusion of the middle cerebral artery. Neurology (Minneapolis) **6**, 529—546 (1956).

FELTEN, H.: Kontrastmittelreaktionen bei der Angiographie. Fortschr. Röntgenstr. **80**, 575—580 (1954).

FERNANDEZ, BARAHONA, ALVES e ABEL: A angiografia cerebral nos oligofrenicos. Arch. Med. Legal, Lisboa **8**, (1939).

FERNSTRÖM, U.: Intrakraniella arteriella Aneurysm. (Nord. Med. **41**, 799—804 (1949).

FERRIS jr., E. B.: Objective measurement of relative intracranial blood flow in man, with observations concerning hydrodynamics of craniovertebral system. Arch. Neurol. Psychiatr. (Chicago) **46**, 377—401 (1941).

FETTERMAN, G. H., and T. J. MORAN: Anomalies of circle of Willis in relation to cerebral softening. Arch. Path. (Chicago) **32**, 251—257 (1941).

FINEMAN, S.: A practical serialograph for intracranial angiography. Amer. J. Roentgenol. **61**, 324—334 (1949).

FINK, M., and J. M. STEIN: A clinical evaluation of carotid angiography. Confin. Neurol. (Basel) **12**, 181—195 (1952).

FINKELMAN, J.: Herniation of the brain not herefore described. Arch. Neurol. Psychiat. (Chicago) **40**, 803 bis 805 (1938).

FINKEMEYER, H.: Der Kollateralkreislauf zwischen A. carotis externa und interna im Arteriogramm. Zbl. Neurochir. **16**, 342—348 (1956).

— Die Erscheinungsformen der Glioblastome in den verschiedenen Hirnregionen. Vortrag auf d. 10. Jahrestagung der dtsch. Ges. f. Neurochir. Zürich 1958.

FINLEY, K. H., and S. COBB: Capillary bed of locus coeruleus. J. comp. Neur. **73**, 49—50 (1940).

FISCHER, E.[1]: Die Lageabweichungen der vorderen Hirnarterien im Gefäßbild. Zbl. Neurochir. **3**, 300—313 (1938).

— Zur Artdiagnostik raumbeengender intrakranieller Prozesse im Gefäßbild. Arch. klin. Chir. **196**, 35—36 (1939).

— Die arteriographische Diagnostik der Stirnhirn- und oralen Stammgangliengeschwülste. Zbl. Neurochir. **4**, 72—98 (1939).

— u. P. SUNDER-PLASSMANN: Zur Ursache der Wundspätblutung nach cerebraler Angiographie mittels Freilegung des Carotissinus. Zbl. Neurochir. **5**, 85—111 (1940).

FISCHER-BRÜGGE, E.: Erscheinungsformen und diagnostische Bedeutung der zisternen Verquellungen im Hirngefäßbild. Arch. klin. Chir. **200**, 213—226 (1940).

— Der persistierende Hirnprolaps nach Schußverletzungen. (Ein Beitrag zur Pathophysiologie der infizierten Hirnwunde.) Zbl. Neurochir. **9**, 18—45 (1949).

— Lokalisation von raumbeengenden Prozessen durch Angiographie. Verh. 1. Neurochir. Tagung Freiburg 1948; Dtsch. Z. Nervenheilk. **162**, 23—49 (1950).

— Anatomische Ursachen funktioneller Kreislaufstörungen des Gehirns und am N. oculomotorius. Bruns Beitr. **181**, 223—336 (1951).

— Das „Klivuskantensyndrom". Acta neurochir. (Wien) **2**, 36—68 (1952).

FISCHER, H.: Über die funktionelle Bedeutung des Spiralverlaufes der Muskulatur in der Arterienwand. Morph. Jb. **91**, 394—445 (1951).

— Beitrag zur funktionellen Anatomie der Arteria carotis interna. Zbl. ges. Neurol. Psychiat. **122**, 21 (1953).

— Verlauf und Form der Hirnarterien und ihre funktionelle Bedeutung. Verh. Anat. Ges. (Erg. H. **100**, Anat. Anz. 355—361 (1954).

FISCHGOLD, H.: Aspects évolutifs de l'angiographie carotidienne. Réunion annuelle de la Société de neurochirurgie de langue française, Algier. Paris: Masson et Cie. 1954.

— M. DAVID, J. TALAIRACH and P. BERGEAT: Direct opacifying injection into the venous system of the head. Radiology **40**, 128—139 (1952).

— et J. METZGER: Développement de l'angiographie carotidienne. J. d. Radiol. **36**, 401 (1955).

FISHER, A. G. T.: A case of complete absence of both internal carotid arteries. J. Anat. Physiol. **48**, 37 (1913/14).

FISHER, M.: Occlucion of the internal carotid artery. A. M. A. Arch. Neurol. Psychiat. **65**, 346—377 (1951).

FLEMMING, A. J., and W. H. CHASE: Effects of administration of thorium dioxide. Surg. Gynec., Obstet. **63**, 145—148 (1936).

FLEMMING, E. E.: Absence of the left internal carotid. J. Anat. Physiol. **29**, 23 (1895).

---

[1] Ab 1940 FISCHER-BRÜGGE, E.

FOERSTER, O., u. L. GUTTMANN: Cerebrale Komplikationen bei Thrombangiitis obliterans. Arch. Psychiat. **100**, 506 (1933).
— u. W. PENFIELD: Der Narbenzug am und im Gehirn bei traumatischer Epilepsie in seiner Bedeutung für das Zustandekommen der Anfälle und für die therapeutische Bekämpfung derselben. Z. Ges. Neurol. Psychiat. **125**, 476—572 (1930).
FOIX, CH.: Syndrome de la paroi externe du sinus caverneux. Bull. Soc. méd Hôp. Paris **34**, 1355 (1920).
— et MASSON: Le syndrome de l'artère cérébrale postérieure. Presse méd. **1**, 361—365 (1923).
— and P. HILLEMAND: Arteries of brain. C. R. Soc. Biol. (Pais) **92**, 31—33 (1925).
— — Les syndromes de l'artère cérébrale antérieure. L'encéphale **20**, 209—232 (1925).
— — Syndromes of thalamis region. Presse méd. **33**, 113—117 (1925).
— — et Mme. SCHIFF-WERTHHEIMER: Oblitération de l'artère choroidienne. Ramollissement de son territoire cérébrale hémiplégie, hémianesthésie, hémianopsie. Rev. d'Oto-Neuro-Ocul. **1925**.
FOLTZ, E. L., L. B. THOMAS and A. A. WARD: The effects of intracarotid diodrast. J. Neurosurg. **9**, 68—82 (1952).
FONIO, A.: Über Schädigungen des Thorotrastes als Kontrastmittel. Helv. med. Acta **14**, 3 (1947).
FORBES, H. S.: The cerebral circulation: I. Observation and measurement of pial vessels. Arch. Neurol. Psychiat. (Chicago) **19**, 751—761 (1928).
— and ST. S. COBB: Vasomotor control of cerebral vessels. Brain **61**, 221—233 (1938).
— and H. G. WOLFF: Cerebral circulation: III. Vasomotor control of cerebral vessels. Arch. Neurol. Psychiat. (Chicago) **19**, 1057—1086 (1928).
— — The cerebral circulation: V. Observations of the pial circulation during changes in intracranial pressure. Arch. Neurol. Psychiat. (Chicago) **20**, 1035 (1928).
FORBUS, W. D.: Über den Ursprung gewisser Aneurymen der basalen Hirnarterien. Zbl. path. **44**, 243 (1928/29).
— On origin of miliary aneurysm of superficial cerebral arteries. Bull. Johns Hopk. Hosp. **47**, 239—285 (1930).
FORD, F. R., and A. I. SCHAFFER: The etiology of infantile acquired hemiplegia. Arch. Neurol. Psychiat. (Chicago) **18**, 323 (1927).
FRAENKEL, P.: Gedeckte traumatische Zerreißung der gesunden A. basilaris. Dtsch. Z. gerichtl. Med. **10**, 193 (1927).
FRANK, O., u. W. ALWENS: Kreislaufstudien am Röntgenschirm. Münch. med. Wschr. **57**, 950 (1910).
FREI, A.: Ein neues Kontrastmittel zur intravenösen Urographie. (Vorläufiger Bericht.) Dtsch. med. Wschr. **79**, 1636—1637 (1954).
FREMONT-SMITH, F., and H. H. MERRITT: Influence of variations in fluid intake on intracranial pressure in „epileptics". Arch. Neurol. Psychiat. (Chicago) **29**, 454—466 (1933).
— — Relationship of arterial blood pressure to cerebrospinal fluid pressure in man. Arch. Neurol. Psychiat. (Chicago) **30**, 1309 (1933).
— — The relationship of cerebrospinal fluid pressure to systolic blood pressure. J. nerv. ment. Dis. **78**, 291 (1933).
FRENCH, L. A., and P. S. BLAKE: Complications following use of neo-iopax in cerebral angiography. Amer. J. Roentgenol. **64**, 816—818 (1950).
FRENCKNER, P.: Some experiments with venosinography. A contribution to the diagnosis of sinus thrombosis. Acta oto-laryng. **20**, 477—485 (1934).
— Sinography; method of radiography in diagnosis of sinus thrombosis. Acta oto-laryng. **25**, 441—452 (1937).
FRESHWATER, D.: Technic and value of percutaneous vertebral angiography. Surg. clin. N. Amer. **1952**, 801 bis 810.
FRIEDMAN, A. P., E. FEIRING, L. M. DAVIDOFF and H. H. MERRITT: Arteriographic study of effect of drugs on intracranial vessels in patients with chronic headache. Arch. Neurol. Psychiat (Chicago) **62**, 818—821 (1949).
FRIEDMANN, G.: Der Wert der Schädelrheographie. Ärztl. Wschr. **10**, 553—556 (1955).
— Beschreibung einer Komplikation bei der Extremitätenangiographie. Ärztl. Wschr. **11**, 473—474 (1956).
— E. SCHMIDT-WITTKAMP u. W. WALTER: Zur Diagnose des epiduralen Hämatoms im Carotisangiogramm. (Im Druck.)
— — — Das Carotisangiogramm bei subduralen Hämatomen unter besonderer Berücksichtigung der Altersbestimmung. (Im Druck.)
— u. W. WALTER: Praeoperatives und postoperatives Serienangiogramm bei arterio-venösen Angiomen. Gegenüberstellung der klinischen und angiographischen Befunde. (Im Druck.)
FRIEL, D. I.: Rapid cassette changers for cerebral angiography. M. S. R., Sup. Radiography. London Hosp. Rad. **171**, 49—54 (1949).
FRØVIG, A. G.: Bilateral obliteration of the common carotid artery; thromboangiitis obliterans ? Acta psychiat. (Kbh.) Suppl. **39**, 3—79 (1946).
— and K. KOPPANG: Cerebral complications following percutaneous carotid angiography with contrast media of the diodrast group. Acta psychiat. (Kbh.) **28**, 339—350 (1953).
FROWEIN, R.: Angiographische Befunde bei cerebralen Gefäßerkrankungen und ihre Beziehungen zu den klinischen Syndromen. Acta radiol. (Stockh.) **46**, 381—389 (1956).
— Ergebnisse der funktionellen Angiographie bei cerebralen Gefäßprozessen und ihre Beziehungen zu den hirnpathologischen Syndromen. Habilitationsschrift Frankfurt a. M. 1956.

FROWEIN, R. A.: Behandlung der Schockfolgen im akuten Stadium schwerer Schädel-Hirnverletzungen. Hefte z. Unfallheilk. **55**, 111—119 (1956).
— Behandlung der Streckstarre im akuten Stadium nach Kopfverletzungen. Zbl. Chir. **83** (16), 918—919 (1958).
— Atemstörungen und Lungenkomplikationen nach Hirnschädigungen (Hirntrauma, Hirnoperation). Zbl. Chir. **83**, 2109 (1958).
— u. H. BRILMAYER: Die Behandlung des Kreislaufs im akuten Stadium schwerer Hirnverletzungen. Beitr. Neurochir. **1**, 1—14 (1959).
— u. F. LOEW: Potenzierte Narkose — kontrollierte Hypothermie, kontrollierte Blutdrucksenkung. Beobachtungen am neurochirurgischem Krankengut. Zbl. Neurochir. **14**, 325—344 (1954).
FRUGONI, P.: Persistenza della anastomosi carotido basilare. Chirurgia **7**, 327 (1952).
FURTADO, D.: Maladie de KRABBE (angiome de la face, calcification occipitale, épilepsie et oligophrénie). Rev. neurol. **65**, 640 (1936).
— et M. RODRIQUES: Pathogénie de la maladie de STURGE-WEBER-KRABBE. Ann. médico-psychol. **4** (Nov. 1947).

GABRIELLI, S.: L'arteriografia nei traumi cranio-encefalici. Rass. ital. Chir. e Med. **6**, 1237—1283 (1957).
GÄNSHIRT, H.: Bau und Funktion menschlicher Nabelschnurarterien. Morph. Jb. **90**, 59—70 (1949).
— Über den zentralen Tod beim Hirntumor. Dtsch. Z. Nervenheilk. **166**, 247—267 (1951).
— Neue Untersuchungen zur Struktur und Funktion der Hirngefäße. Zbl. Ges. Neurol. Psychiat. **112**, 156—157 (1951).
— Hirndurchblutungsmessung beim Tumor cerebri. Verh. dtsch. Ges. Kreisl.-Forsch. **19**, 218—224 (1953).
— Die Bedeutung des Sauerstoffmangels für die Klinik der intrakraniellen Drucksteigerung. Habilitationsschrift Düsseldorf 1956.
— Die Sauerstoffversorgung des Gehirns und ihre Störung bei der Liquordrucksteigerung und beim Hirnödem. Monographien aus dem Gesamtgebiet der Neurologie und Psychiatrie: Berlin-Göttingen-Heidelberg: Springer-Verlag 1957.
— u. H. BRILMAYER: Über den Einfluß des Präparates Megaphen (Largactil) auf den Sauerstoffverbrauch von Hirnschnitten und Hirnhomogenaten. Arch. int. Pharmacodyn. **98**, 467 (1954); zit. nach GÄNSHIRT 1957.
— H. H. HIRSCH, W. KRENKEL, M. SCHNEIDER u. W. ZYLKA: Über den Einfluß der Temperatursenkung auf die Erholungsfähigkeit des Warmblütergehirns. Arch. exp. path. Naunyn-Schmiedebergs Pharmakol. **222**, 431—449 (1954).
— u. W. SCHIEFER: Zur Kreislaufpathologie des arteriovenösen Hirnangioms und des multiformen Glioblastoms. Dtsch. Z. Nervenheilk. **172**, 58—80 (1954).
— u. W. TÖNNIS: Durchblutung und Sauerstoffverbrauch des Hirns bei intrakraniellen Tumoren. Dtsch. Z. Nervenheilk. **174**, 305—330 (1956).
— u. W. ZYLKA: Überlebenszeit, Erholungslatenz und Elektrocorticogramm des Warmblütergehirns in ihrer Abhängigkeit vom Blutdruck. Pflügers Archiv. ges. Physiol. **256**, 181—194 (1952).
GAGEL, O.: Vegetatives System. In Handbuch der inneren Medizin, 4. Aufl. Neurologie I. Berlin-Göttingen, Heidelberg: Springer 1953.
GAIST, G., e F. DONTI: Diagnostica arteriografica degli ematomi intracranici. Arch. di Neurochir. **1**, 405—430 (1953).
— e A. MARTELLI: Su di una rara complicazione dell'arteriografia vertebrale: l'amaurosi transitoria. Arch. di Neurochir. **3**, 327—335 (1956).
GAJEWSKI, H.: Moderne Geräte für Angiographie. Röntgenbl. **7**, 164—173 (1954).
GALPERIN, M. D.: Angiographic signs of tumours and certain other diseases of the cerebrum simulating tumours. (Russisch.) Vopr. Nejrochir. **21**, H. 6, 3—9 (1957).
GASS, H. H., and S. D. JACOBSON: The use of urokon in cerebral angiography. Amer. J. Roentgenol. **69**, 367 (1953).
— — The use of urokon in cerebral angiography. Amer. J. Roentgenol. **69**, 428—432 (1953).
— S. WEINBERG, A. CRAIG, J. J. THOMPSON and F. DREISINGER: Cerebral angiography recorded cinefluorographically. J. Neurosurg. **7**, 139—145 (1950).
GASUL, B. M., J. J. MARINO and J. R. CHRISTIAN: Fluorescein circulation time in normal and pathologic conditions in infants and children, including various types of congenital malformations of heart. J. Pediat. **34**, 460—464 (1949).
GEGENBAUER, C.: Lehrbuch der Anatomie des Menschen. 7. Aufl. Leipzig: Wilh. Engelmann 1899.
GEIGEL, R.: Die Mechanik der Blutversorgung des Gehirns. Stuttgart: Ferdinand Enke 1890.
GELDEREN, CHR., VAN: Die Morphologie der Sinus durae matris. Z. Anat. **74**, 432 (1924).
GERLACH, J.: Zerebraler Grenzdruck und Hirnpuls. Klinische Untersuchungen und Ergebnisse. Acta neurochir. (Wien) **2**, 120—158 (1952).
— Zur Diagnose und Differentialdiagnose der chronischen Sinusthrombose. Zbl. Neurochir. **15**, 1—5 (1955).
— Erkennung, Behandlung und Prognose der intracraniellen Blutungen und Hämatome. III. Die subarachnoidalen Blutungen und die intracerebralen Hämatome. Med. Klin. **1957**, 2031—2032 u. 2035—2036.
— u. G. VIEHWEGER: Die Abhängigkeit des Angiogramms der Hirngefäße von der Strahlen-Projektion. Acta neurochir. Suppl. III, 211—217 (1955).

GESENIUS, H.: Über den Spasmus größerer Arterien. Berl. med. Z. 1, 302—305 (1950).

GESSINI, L., e P. FRUGONI: Considerazioni sulla persistenza della anastomosi carotido basilare. Riv. di Neurol. 24, 338—348 (1954).

GHERSI, J. A.: Angiografia cerebral. Alqunos aportes técnicos. Prensa méd argent. 37, 1933—1935 (1950).

— y A. M. COSTALES: La angiografia cerebral. Intentos para asegurar la punción carotidea percutánea. Técnica de las dos agujas. Semana méd. 1951, 3017, 870—871.

GHIRARDI, L., e E. TARTARINI: Considerazioni sul quadro angiografico cerebrale nell'ematoma sottodurale. Sist. nerv. 3, 235—242 (1951).

GIBBS, F. A.: A thermoelectric blood flow recorder in the form of a needle. Proc. Soc. exp. Biol. (N. Y.) 31, 141—146 (1933).

— H. MAXWELL, E. L. GIBBS and R. HURWITZ: Volume flow of blood through the human brain. Arch. Neurol. Psychiat. (Chicago) 57, 137—144 (1947).

GIDLUND, Ä.: Development of apparatus and methods for roentgen studies in haemodynamics. Acta radiol. (Stockh.) Suppl. 130 (1956).

GITNIKOVA, G.: Recherches sur la vitesse de la circulation sanguine chez les enfants. Pédiatrie 1, 1940 (Ref.).

GLOBUS, J. H.: Die Umwandlung gutartiger Gliome in bösartige Spongioblastome. Z. Neurol. 134, 325 (1931).

GLONING, K.: Tumorrezidive im Angiogramm. Acta neurochir. Suppl. III, 250—260 (1955).

— Die Differentialdiagnose der Hirnmetastase im Angiogramm. Wien. Z. Nervenheilk. 12, 79—86 (1955).

— u. K. HAYDEN: Angiographische Diagnose eines orbitalen Tumors. Wien. Z. Nervenheilk. 7, 58—61 (1953).

— u. E. M. KLAUSBERGER: Nachweisbare Druckdifferenz des Gehirnkreislaufes. Wien. Z. Nervenheilk. 7, 161—168 (1953).

— — Das Grenzgebiet der Karotis- und Vertebralisangiogramme. Wien. Z. Nervenheilk. 10, 406 (1955).

— — Angiographische Differentialdiagnose zum subduralen Hämatom. Wien. klin. Wschr. 68, 119—122 (1956).

— — Über das basale subdurale Hämatom. Acta neurochir. 5, 205—209 (1957).

— — Untersuchungen über die Hirngefäßfunktion im Bewegungsfilm. Wien. klin. Wschr. 1958, 145—149.

— — u. O. MAYRHOFER: Zur Technik der zerebralen Angiographie bei Kindern. Wien. med. Wschr. 107, 573—574 (1957).

— u. TH. WANKO: Über eine seltene Varietät des Circulus Willisii mit letaler Komplikation. Wien. Z. Nervenheilk. 7, 169—176 (1953).

GODINOV, V. M.: The arterial system of the brain. Amer. J. physic. anthropol. 13, 359—388 (1929).

GOERTTLER, K.: Die Konstruktion der Wand des menschlichen Samenleiters und ihre funktionelle Bedeutung (als Beispiel eines eigenartigen, unbekannten Förderungsmechanismus des Inhalts in einem glattmuskeligen Rohr). Morph. Jb. 74, 550 (1934).

— Die Bedeutung der funktionellen Struktur der Gefäßwand, I. Untersuchungen an der Nabelschnurarterie des Menschen. Morph. J. 91, 368—393 (1951).

— Die funktionelle Bedeutung des Baues der Gefäßwand. Dtsch. Z. Nervenheilk. 170, 433—445 (1953).

GOLDMANN: Studien zur Biologie der bösartigen Neubildungen. Bruns' Beitr. 72, 1—90 (1911).

GOLLMANN, G.: Die gezielte Angiographie und ihre diagnostischen Möglichkeiten (Kathetermethode). Radiol. aust. 9, 117—123 (1956).

GOLLWITZER-MEIER, K., u. P. ECKHARDT: Über die Bedeutung von Hirngefäßreflexen für die Hirndurchblutung. Naunyn-Schmiedebergs Arch. exp. Path. Pharmak. 175, 689—696 (1934).

GORDON, A. J., S. A. BRAHMS, S. MEGIBOW and M. L. SUSSMAN: On experimental study of cardiovascular effects of diodrast. Amer. J. Roentgenol. 64, 819—830 (1950).

GOTTLOB, R.: Angiographie und Klinik Wiener Beiträge zur Chirurgie, Band XII. Wien-Bonn: W. Maudrich 1956.

— G. ZINNER u. F. GOLDSCHMIDT: Über die Testmethoden zur Feststellung der lokalen schädlichen Wirkung von Röntgenkontrastmitteln bei der Angiographie. Langenbecks Arch. u. Dtsch. Z. Chir. 285, 591—600 (1957).

GOULD, P. L., W. T. PEYTON and L. A. FRENCH: Vertebral angiography by retrograde injection of the brachial artery. J. Neurosurg. 12, 369—374 (1955).

GOVONS, S. R., and F. C. GRANT: Arteriographic visualization of cerebrovascular lesions. Arch. Neurol. Psychiat. (Chicago) 55, 600—618 (1946).

GREEN, J. R., and R. ARANA: Cerebral angiography: clinical evaluation based on 107 cases. Amer. J. Roentgenol. 59, 617—650 (1948).

GREITZ, T.: Rapid serial angiography. Acta radiol. (Stockh.) 46, 285—298 (1956).

— A radiologic study of the brain circulation by rapid serial angiography of the carotid artery. Acta radiol. (Stockh.) Suppl. 140 (1956).

— and S. LÖFSTEDT: The relationship between the third ventricle and the basilar artery. Acta radiol. (Stockh.) 42, 85 (1954).

GRIFFITHS, A., and L. P. LASSMAN: Percutaneous vertebral angiography. (Preliminary note.) Visualisation of both vertebral arteries by unilateral injection. Brit. J. Radiol. 23, 172—174 (1950).

GRIGORJEWA, T.: Histologische Untersuchungen über die Innervation der Hirngefäße. Z. mikrosk. Anat. 28, 418—426 (1932).

GRINO, A., and E. BILLET: The diagnosis of orbital tumors by angiography. Amer. J. Ophthal. 32, 897—911 (1949).

GRIPONISSIOTIS, B.: Die brachiale Vertebralisangiographie. Acta Neurochirurgica (Wien) 7, 301—309 (1959).

GROENEVELD, A., u. G. SCHALTENBRAND: Ein Fall von Duraendotheliom über der Großhirnhemisphäre mit einer bemerkenswerten Komplikation: Läsion des gekreuzten Pes pedunculi durch Druck auf den Rand des Tentoriums. Dtsch. Z. Nervenheilk. 117, 32 (1927).

GROS, CL., et J. MINVIELLE: Les images de spasmes dans les anévrysmes intra-craniens. Rev. neurol. 89, 563—566 (1953).

— — et B. VLAHOVITCH: Anastomoses artérielles intracraniennes, étude artériographique et clinique. Neurochirurgie (Paris) 2, 281—302 (1956).

GROSS, S. W.: Cerebral arteriography in the dog and in man with rapidly excreted organic iodide. Proc. Soc. exp. Biol. (N. Y.) 42, 258 (1939).

— Cerebral arteriography; its place in neurologic diagnosis. Arch. Neurol. Psychiat. (Chicago) 46, 704—714 (1941).

— Cerebral arteriography with diodrast, fifty per cent. Radiology 37, 487—488 (1941).

— Cerebral arteriography. Surg. Clin. N. Amer. 4, 405—411 (1948).

GROTE, W.: Über den Collateralkreislauf bei Carotisverschlüssen. Ärztl. Wschr. 9, 611—617 (1954).

— Zur Frage der Anwendung des viskösen Per-Abrodil M 45% bei der Arteriographie der Hirngefäße. Röntgenbl. 3, 95—99 (1954).

— Über Artdiagnose und Lokalisation der Glioblastome im Serienbild. Zbl. Neurochir. 14, 159—168 (1954).

— Die Meningeome im Serienbild. Zbl. Neurochir. 15, 31—38 (1955).

— Fünfjährige Erfahrungen über angiographische Untersuchungen bei Hirntumoren. Acta neurochir. Suppl. III, 171—180 (1955).

— u. W. BETTAG: Beitrag zur Anwendung des Urografins bei der zerebralen Angiographie. Fortschr. Röntgenstr. 83, 579—583 (1955).

— F. PAMPUS u. J. WAPPENSCHMIDT: Beitrag zur Thorotrastschädigung nach Arteriographie. Langenbecks Arch. u. Dtsch. Z. Chir. 281, 109—119 (1955).

— u. W. SCHIEFER: Klinik und Behandlung der traumatischen arterio-venösen Aneurysmen. Beitr. Neurochir., Chir. Behandl. der frischen Schädelhirnverletzungen. H. 1, 79—89 (1959).

— — Zur angiographischen Diagnostik der Glioblastome. Acta neurochir. Suppl. Zürich 1959 (im Druck).

GRUBER, G. B., u. B. WERNER: Dtsch. med. Wschr. 45, 1134—1136 (1919).

GÜNTERT, W., u. E. A. ZIMMER: Grundlagen für die Messung der Strömungsgeschwindigkeit des Blutes mittels einer röntgenkinematographischen Meßmethode. Basel-New York: S. Karger 1957).

GÜNTHER, A.: Über intracerebrale Metastasen bösartiger Geschwülste unter besonderer Berücksichtigung ihrer Diagnostik und Therapie. Berl. med. 7, 579—584 (1956).

GUERRIER, Y.: Le sympathique cervical. Thèse, Montpellier 1944.

GUIDETTI, B.: La senografia nei meningiomi parasagittali. Sist. nerv. 6, 178—187 (1954).

GUILLAUME, J., et R. DJINJIAN: Angiographie cérébrale en série par radio-photographie (camera Odelca). Rev. neurol. 96, 81—86 (1957).

GUIOT, G., et Y. LE BESNERAIS: Oblitérations de l'artère cérébrale moyenne sans séquelles neurologiques. Remarques sur les facteurs influençant l'efficacité des anastomoses périphériques. Neurochirurgie (Paris) 1, 287—291 (1955).

GUMRICH, H., S. DORTENMANN u. E. KÜBLER: Zur Diagnostik örtlich bedingter Arterienveränderungen. Fortschr. Röntgenstr. 86, 162—172 (1957).

GUND, A.: Zur Bedeutung der fehlenden Darstellung der Arteria cerebri anterior im Arteriogramm. Acta neurochir. 5, 102—114 (1956).

GURDJIAN, E. S., and J. E., WEBSTER: Stroke resulting from internal carotid artery thrombosis in the neck. J. Amer. med. Ass. 151, 541—545 (1953).

— — Blood chemistry studies in bilateral ligation of anterior cerebral arteries. Arch. Neurol. Psychiat. (Chicago) 73, 309—315 (1955).

— — Digital carotid artery compression with occlusion of the anterior cerebral artery. Neurology 7, 635—640 (1957).

GVOZDANOVIĆ, V.: Some observations about the normal cerebral phlebogram and its variations. Zagreb 1952; Extrait de „Rad" de l'Académie Yougoslave 291, 33—63 (1952).

— Changes in the superficial veins in cases of intracranial expanding processes. Acta radiol. (Stockh.) 46, 195—202 (1956).

HAAR, H., u. TH. TIWISINA: Die angiographische Differentialdiagnose des parasagittalen und des Falx-Meningeoms. Fortschr. Röntgenstr. 77, 653—661 (1952).

HAAS, L., u. F. KOVÁCS: Zur diagnostischen Bedeutung der Geschwulstvaskularisation im Schädelarteriogramm. Fortschr. Röntgenstr. 57, 183—186 (1938).

HACKEL: Über den Bau und die Altersveränderungen der Gehirnarterien. Virchows Arch. path. Anat. 266, 630—639 (1928).

HADJIOLOFF, A., V. K. DOKOV et E. L. TSCHAKAROFF: Contribution à l'étude de l'innervation des capillaires du cerveau. Acta morph. (Budapest) 4, 525—529 (1954).

HAENISCH, G.: Operative Cholangiographie. Langenbeck's Arch. u. Z. klin. Chir. 281, 294 (1955).

HÄUSSLER, G.: Über stereoskopische Arteriogramme der Carotis Interna. Zbl. Neurochir. **3**, 313—316 (1938).
— Über das Arteriogramm bösartiger Großhirngeschwülste. Arch. klin. Chir. **196**, 38—41 (1939).
— Über die Darstellung der Hirngefäße mit Äthyltrijodstearat. Fortschr. Röntgenstr. **60**, 171 (1939).
— Die Kontrastmittel zur Hirngefäßdarstellung. Dtsch. Z. Nervenheilk. **162**, 49—52 (1950).
HÄUSSLER, H.: Ein experimenteller Nachweis schraubenförmiger Struktur der Arterienwand. Naunyn-Schmiedebergs Arch. exp. Path. Pharmak. 1933.
HAFKENSCHIEL, J. H., C. W. CRUMPTON and J. H. MEYER: The effects of intramuscular dihydroergocornin on the cerebral blood flow in normotensive patients. J. Pharmacol. exp. Ther. **98**, 144 (1950).
HAIN, R. F., P. V. WESTHAYSEN and R. L. SWANK: Hemorrhagic cerebral infarction by arterial occlusion. An experimental study. J. Neuropath. exp. Neurol. **11**, 34—43 (1952).
HALPERT, B., and F. D. COMAN: Complete situs inversus of vena cava superior. Amer. J. Path. **6**, 191—198 (1930).
HALSTED, W. S.: Congenital arteriovenous and lymphaticovenous fistulae; unique clinical and experimental observations. Trans. Amer. Surg. Ass. **37**, 262 (1919).
HAMACHER, J.: Entwicklung eines elektrischen Transmissionsmanometers höchster Qualität, seine Konstruktion, Theorie und Analyse. II. Congr. Intern. d'Angeiologie Fribourg (Schweiz) 1955.
HAMBY, W. B., and W. I. GARDNER: Arch. Surg. **27**, 676—685 (1933); zit. nach SUNDER-PLASSMANN u. TIWISINA 1952.
HARDMAN, J.: Angioarchitecture of gliomata. Brain **63**, 91—118 (1940).
HARRISON, C., and C. LUTTRELL: Persistent carotid basilar anastomosis. J. Neurosurg. **10**, 205—215 (1953).
HARTMANN, F.: Kreislaufverhältnisse und Durchblutung des künstlich durchströmten Gehirns bei erhöhter Spannung in der Schädelhöhle. Dtsch. Z. Chir. **247**, 242—273 (1936).
HARVEY, J., and T. RASMUSSEN: Occlusion of the middle cerebral artery: Experimental study. A. M. A. Arch. Neurol. a. Psychiat. **66**, 20—29 (1951).
HASENJÄGER, TH.: Ein Beitrag zu den Abnormitäten des Circulus arteriosus Willisii Zbl. Neurochir. **2**, 34—39 (1937).
HASSIN, G. B.: The nerve supply of the cerebral vessels. Arch. Neurol. Psychiat. (Chicago) **22**, 375 (1929).
HAUGE, T.: Vertebralis-angiografi. Kliniske iakttagelser over kontraststoffenes virkning. Nord. med. **47**, 682—683 (1952).
— Catheter vertebral angiography. Acta radiol. (Stockh.) Suppl. **109** (1954).
HAUPTMANN, A.: Der Hirndruck. In KRAUSE: Die allgemeine Chirurgie der Gehirnkrankheiten. Stuttgart: F. ENKE 1914.
HAUSWIRTH, W.: Über das Arteriogramm des Glioblastoma multiforme. Inauguraldissertation Hamburg 1940.
HAYAUX, P.: Artériographie cérébrale dans le diagnostic des traumatismes crâniens. Acta chir. belg. **56**, 779—792 (1957).
HAYEK, H. v.: Ein menschlicher Embryo mit 16 Urwirbeln, 25 Tage alt. Anat. Anz. **71**, 194 (1931).
HEATCHOTE, R. ST. A., and R. A. GARDNER: An experimental investigation of Uroselectan B. Brit. J. Radiol. **5**, 836 (1932).
— — Perabrodil (Pelviren D): An experimental investigation. Brit. J. Radiol. **6**, 304—312 (1933).
HECHT, G.: In HEUBNER-SCHÜLLER, Handbuch d. experim. Pharmakologie. Berlin: Springer 1938.
HEEP, W.: Die Darstellung von Hirnabscessen im Phlebogramm. Zbl. Neurochir. **9**, 2—6 (1949).
HEINE, C.: Über Angioma arteriale racemosum am Kopfe und dessen Behandlung. Prag. Vjschr. prakt. Heilk. 1869.
HEINRICH, A.: Das normale Encephalogramm in seiner Abhängigkeit vom Lebensalter. Z. Altersforsch. **1**, 345 (1939).
— Das normale cerebrale Arteriogramm in den verschiedenen Altersstufen. Z. Altersforsch. **2**, 240 (1940).
— Alternsvorgänge im Röntgenbild. Fortschr. Röntgenstr., Ergänzungsband 62. Leipzig: Thieme 1941.
— u. R. KESSEL: Kreislaufuntersuchungen bei der cerebralen Arteriographie mit Thorotrast. Zbl. Neurochir. **5**, 187—191 (1940).
HELD, H.: Über die Neuroglia marginalis der menschlichen Großhirnrinde. Mschr. Psychiat. **26**, 360—416 (1909).
HEMMER, R.: Schädeltrauma und zerebrale Arteriographie. Dtsch. med. Wschr. **82**, 180 (1957).
HEMMINGSON, H.: Arteriographic diagnosis of malignant glioma. Acta radiol. (Stockh.) **20**, 499—519 (1939).
— Cerebral angiography. Nord. med. **9**, 948—954 (1941).
HENSCHEN, F.: Über die Geschwülste des Kleinhirnbrückenwinkels. Jena: Gustav Fischer 1910.
HEPPNER, F.: Über Gefahren und Komplikationen der cerebralen Angiographie. Zbl. Neurochir. **11**, 89—104 (1951).
— Die Erkennung und Behandlung von neoplastischen Hirnmetastasen. Zbl. Neurochir. **12**, 129—145 (1952).
HERING, H. E.: Die Carotissinusreflexe auf Herz und Gefäße. Dresden: Steinkopf 1927.
— Der Blutdruckzüglertonus in seiner Bedeutung für den Parasympathikustonus und Sympathikustonus. Leipzig: Georg Thieme 1932.
HESS, W.: Operative Cholangiographie. Stuttgart: Thieme Verlag 1955.
HESS, W. R.: Das Zwischenhirn. Basel: Benno Schwabe & Co. 1949.
HEUBNER, O.: Zur Topographie der Ernährungsgebiete der einzelnen Hirnarterien. Zbl. med. Wiss. **10**, 817 (1872).
— Die luetische Erkrankung der Hirnarterien. Leipzig: F. C. W. Vogel 1874.

HEYCK, H.: Organische und funktionale Durchblutungsstörungen des Gehirns. Berl. Med. **9**, 262—266 (1958).
— Beitrag zur Haemodynamik der zerebralen arterio-venösen Aneurysmen und Fisteln des Sinus cavernosus: Ergebnisse der Messung des Hirndurchblutungsvolumens und der zerebralen arterio-venösen Sauerstoffdifferenz bei 15 Fällen. Dtsch. Z. Nervenheilk. **177**, 327—347 (1958).
HEYMAN, A., J. L. PATTERSON jr., T. W. DUKE and L. L. BATTEY: The cerebral circulation and metabolism in arteriosclerotic and hypertensive cerebrovascular disease. With observations on the effects of inhalation of different concentrations of oxygen. New Engl. J. Med. **249**, 223—229 (1953).
HEYMANN, E.: Über Einteilung der Großhirngliome nach operativen Erfahrungen. Zbl. Nervenheilk. **67**, 265 (1933).
HEYMANS, C.: Pressoreceptive mechanisms for the regulation of heart rate, vasomotor tone, blood pressure and blood supply. New Engl. J. med. **219**, 147—154 (1938).
— et J. J. BOUCKAERT: Sur la régulation, réflexe de la pression artérielle céphalique. C. R. Soc. Biol. (Paris) **99**, 1871—1874 (1928).
— — et P. REGNIERS: Le sinus carotidien et la zone homologue cardioaortique. Physiologie, pharmacologie, pathologie, clinique. Paris: Gaston Doin et Cie 1933.
HIERONYMI, G.: Über den alternsbedingten Formwandel elastischer und muskulärer Arterien. Sitzungsberichte der Heidelberger Akademie der Wissenschaften. Heidelberg: Springer 1956.
HILL, L.: Physiology and pathology of the cerebral circulation. London: J. & A. Churchill 1896.
HILLER, F.: Die Zirkulationsstörungen des Rückenmarks und Gehirns. In Handbuch der Neurologie von BUMKE und FOERSTER. Bd. 11. Berlin: Springer 1936.
HIMWICH, H. E., and J. F. FAZEKAS: Cerebral arteriovenous oxygen difference. Arch. Neurol. Psychiat. (Chicago) **51**, 73—77 (1944).
HIMWICH, W. A., E. HOMBURGER, R. MARESCA and H. E. HIMWICH: Brain metabolism in man, unanesthetized and in pentothal narcosis. Amer. J. Psychiat. **103**, 689 (1947).
HIRKÔ, G.: Zwei Fälle der Arterienvarietäten (Japanisch). Tokyo-Igakkwai-Zasski **23**, 280 (1919).
HIRSCHFELD, L.: Névrologie, ou description et iconographie du système nerveux et des organes des sens de l'homme, avec leur mode de préparation. Paris: J. B. Baillière 1853.
HIS, W.: Anatomie menschlicher Embryonen, Vol. III. Leipzig: F. C. W. Vogel 1880—1885.
HOCHSTETTER, F.: Über zwei Fälle einer seltenen Varietät der A. carotis interna. Arch. Anat. Physiol. **1885**, 396—400.
— Entwicklungsgeschichte des Gefäßsystems. Erg. Anat. 1891.
— Über einige Fälle einer bisher anscheinend noch nicht beobachteten Varietät der Arteria cerebralis posterior des Menschen. Wien. Z. Anat. **107**, 633 (1937).
HODES, PH. J., F. CAMPOY, H. E. RIGGS and P. BLY: Cerebral angiography. Amer. J. Roentgenol. **70**, 61—82 (1953).
— C. R. PERRYMAN and R. H. CHAMBERLAIN: Cerebral angiography. Amer. J. Roentgenol. **58**, 543—582 (1947).
HODGON, J. S.: Relation between increased intracranial pressure and increased intraspinal pressure. Res. nerv. ment. Dis. Proc. 8, 182 (1929).
HÖÖK, O., L. WERKÖ and G. ÖHRBERG: Intracranial arteriovenous aneurysmas. A study of their effect on the cardiovascular system. Arch. Neurol. Psychiat. (Chicago) **79**, 622—632 (1958).
HOFF, H., u. G. OSLER: Neurologie auf den Grundlagen der Physiologie. Wien-Bonn: Wilh. Maudrich 1957.
— u. F. SEITELBERGER: Die Hirngefäße, ihre Physiologie und Pathologie. Dtsch. med. Wschr. **77**, 33—36 (1952).
HOFFMANN, G. R., J. ACHSLOGH, J. BRIHAYE, A. DE REYMAEKER et S. THIRY: Étude artériographique de 62 cas d'angiomes supratentoriels. J. belge Radiol. **40**, 174—196 (1957).
— — — — — Le diagnostic angiographique des angiomes supratentoriels. Schweiz. Arch. Neurol. Psychiat. **80**, 368—386 (1957).
— P. CHABEAU et S. F. LEMAHIEU: L'angiographie carotidienne dans les tumeurs cérébrales. J. belge Radiol. **38**, 113—166 (1955).
HOLM, O. F.: Cinematography in cerebral angiography. Acta radiol. (Stockh.) **25**, 163—173 (1944).
HOLMGREN, B.: Radiographic changes produced by intracranial arteriovenous aneurysms. Acta psychiat. **46**, 145—155 (1947).
HOLUB, K.: Über intrakranielle Venenthrombose und Thrombophlebitis. Wien. klin. Wschr. **65**, 540—541 (1953).
— Die Indikation zur Arteriographie der Hirngefäße im Hinblick auf die Möglichkeit einer Gefährdung des Patienten. Zbl. Neurochir. **13**, 347—355 (1953).
— Über die Pathogenese von Kontrastmittelschäden bei der zerebralen Angiographie und ihre Vermeidung. Klin. Med. **10**, 45 (1955).
HOPPE, J. O., A. A. LARSEN and F. COULSTON: Observations of the toxicity of a new urographic contrast medium, sodium 3,5-Diacetamido 2,4,6-Triiodobenzoate (Hypaque Sodium) an related compounds. J. Pharmacol. exp. Ther. **116**, 394—403 (1956).
HORTON, B. T., L. H. ZIEGLER and A. W. ADSON: Intracranial arteriovenous fistula. Diagnosis by discovery of arterial blood in jugular veins. Arch. Neurol. Psychiat. (Chicago) **33**, 1232 (1935).
HORWITZ, N. H., and R. H. DUNSMORE: Some factors influencing the non-visualization of the internal carotid artery by angiography. J. Neurosurg. **13**, 155—164 (1956).

HOUDART, R., J. PECKER et R. CLAY: Comparaison sémiologique et évolutive des thromboses de la carotide interne et du tronc de la sylvienne gauche (d'après 25 cas). Neurochirurgie (Paris) 1, 283—286 (1955).

HOVELACQUE, A.: Anatomie des nerfs craniens et rachidiens et du système grand sympathique chez l'homme. Paris: G. Doin et Cie. 1927.

HOWARD, M. A.: Experiences with cholangiography during surgery. Amer. J. Surg. 88, 56—68 (1954).

HROMADA, J.: Anatomische Bemerkungen über die Arteria chorioidea ant. in Bezug auf die Coopersche Operation bei der Behandlung des Parkinsonismus. Zbl. Neurochir. 17, 209—217 (1957).

HUANG, Y. S., and CH. ARAKI: Angiographic confirmation of lateral ventricle meningiomas. J. Neurosurg. 4, 337—352 (1954).

HUEBER, W.: Münch. med. Wschr. 37, 792 (1942); zit. nach SCHUBERT.

HÜNEMOHR, R.: Spätschäden nach Arteriographie mit radioaktivem Kontrastmittel (Thorotrast). Medizinische 1957, 426—428.

HUG, O.: Krebsbildung in einem pialen Epidermoid. Virchows Arch. path. Anat. 308, 679—689 (1942).

HUHN, A.: Die Bedeutung der Serien-Angiographie für die Diagnose der Hirnvenen- und Sinusthrombose. Dtsch. Z. Nervenheilk. 177, 48—61 (1957).

— Die Hirnvenen und Sinusthrombosen. Fortschr. Neurol. 25, 440—472 (1957).

HULTQUIST, G. T.: Über Thrombose und Embolie der Arteria carotis. Jena: Gustav Fischer 1942.

HUNTER, C. R., and F. H. MAYFIELD: The oblique view in cerebral angiography. J. Neurosurg. 12, 79—80 (1955).

IDBOHRN, H.: A complication of percutaneous carotid angiography. Acta radiol. (Stockh.) 36, 155 (1951).

INGRAHAM, F. D., u. C. A. COBB JR.: Cerebral angiography: A technique using dilute diodrast. J. Neurosurg. 4, 422—435 (1947).

INGVAR, D. H.: EEG during cerebral angiography. Acta radiol. (Stockh.) 47, 181—184 (1957).

— and U. SÖDERBERG: A new method for measuring cerebral blood flow in relation to the electroencephalogram. EEG and clin. Neurophysiol. 8, 403—412 (1956).

— — Cerebral vasomotor tone and EEG during injections of umbradil. Acta radiol. (Stockh.) 47, 185—191 (1957).

ISENSCHMIDT, R.: Die klinischen Syndrome des cerebralen Rankenangioms. Münch. med. Wschr. 59, 243—247 (1912).

JACOBI, W., u. G. MAGNUS: Experimentelle Zirkulationsstörungen an Gehirngefäßen. Arch. klin. Chir. 136, 211 (1925).

JAEGER, R., and W. H. WHITELEY: Cerebral angiography by an intravascular intubation technique. Amer. J. Roentgenol. 73, 735—747 (1955).

JAMIESON, K. G.: Rupture of an intracranial aneurysm during cerebral angiography. J. Neurosurg. 11, 625 bis 628 (1954).

JANKER, R.: Die Leuchtschirmphotographie. Leipzig: Joh. Ambr. Barth 1937.

— Ein neues Rollfilm-Seriengerät für Röntgenaufnahmen im Format 30×30 cm. Röntgenbl. 4, 132 (1951).

— Die Röntgenuntersuchung in einer und zwei Ebenen mittels Serien-Rollfilm-Kassetten für schnelle Bildfolge. Röntgenbl. 5, 247—261 (1952).

— Röntgenologische Funktionsdiagnostik mittels Serienaufnahmen und Kinematographie. Wuppertal-Elberfeld: W. Girardet 1954.

JAYNE, H., P. SCHEINBERG, M. RICH and M. BELLE: The effect of intravenous papaverine on cerebral circulation. J. clin. Invest. 7, 111 (1952).

JEFFERSON, G.: Compression of the chiasm, optic nerves and optic tracts by intracranial aneurysms. Brain 60, 444—497 (1937).

— The tentorial pressure cone. Arch. Neurol. psychiat. (Chicago) 40, 857—876 (1938).

— Isolated oculomotor palsy caused by intracranial aneurysm. Proc. roy. Soc. Med. 40, 419—432 (1947).

— Les hémorragies sous-arachnoidiennes par angiomes et anévrysmes chez le jeune. Rev. neurol. 80, 413—432 (1948).

JEFFERSON, A., and P. SHELDON: Transtentorial herniation of the brain as revealed by the displacement of arteries. Acta radial. (Stockh.) 46, 480—498 (1956).

JENSEN, H. P.: Die cerebrale Seriographie mit dem Gerät nach BUCHTALA. Ärztl. Wschr. 9, 468—470 (1954).

JENSEN, P.: Arch physiol. 103, 271 (1904); zit. nach HILLER 1936.

JOHANSON, C.: The cerebral phlebogram by carotid angiography in cases of central brain tumours. Acta radiol. (Stockh.) 40, 155—172 (1953).

— The central veins and deep dural sinuses of the brain. Acta radiol. (Stockh.) Suppl. 107 (1954).

JOHNSON, H. C., and A. E. WALKER: The angiographic diagnosis of spontaneous thrombosis of the internal and common carotid arteries. J. Neurosury 8, 631—659 (1951).

JUNGMICHEL, G.: Todesfall nach Perabrodilinjektion. Münch. med. Wschr. 87, 393—398 (1940).

JUNKMANN, K., u. E. DAMM: Studien über die Ausscheidung von Nierenkontrastmittel. Z. ges. exp. Med. 88, 705—724 (1933).

KAESER, H., u. J. THOMAS: Komplikationen bei cerebraler Angiographie. Acta neurochir. 4, 27—49 (1954).

KAINDL, F., H. KRAUS u. J. PÄRTAN: Rheographische Durchblutungskontrolle des Schädels bei Eingriffen an der Arteria carotis. Zbl. Neurochir. 15, 6—11 (1955).

— u. J. PÄRTAN: Rheographische Kontrolle reaktiv bedingter Durchblutungsänderungen. Wien. klin Wschr. 1956, 463—468.

— K. POLZER u. F. SCHUHFRIED: Vergleichende Überprüfung der gebräuchlichen vektorkardiographischen Ableitungsmethoden im Tierversuch. Wien. Z. inn. Med. 34, 319—322 (1953).

KALK, H.: Laparoskopische Cholezysto- und Cholangiographie. Dtsch. med. Wschr. 77, 590—591 (1952).

KAPLAN, A. D., and A. E. WALKER: Complications of cerebral angiography. Neurology 4, 643—656 (1954).

KARCHER, H.: Über Thorotrastschäden. Langenbecks Arch. u. Dtsch. Z. Chir. 261, 459—481 (1949).

KAUTZKY, R.: Das gefäßreiche parietale Glioblastom. Dtsch. Z. Nervenheilk. 159, 57—74 (1948).

— Die arteriographische Diagnose intrakranieller Erkrankungen. Ergebn. inn. Med. Kinderheilk. N. F. 1, 99 (1949).

— Der Hirnabszeß. Ergebn. inn. Med. Kinderheilk. 2, 145—182 (1951).

— u. N. VIERDT: Ein Angioblastom des Großhirns. Zbl. Neurochir. 13, 158—163 (1953).

— u. K. J. ZÜLCH: Neurologisch-neurochirurgische Röntgendiagnostik und andere Methoden zur Erkennung intracranieller Erkrankungen. Berlin: Springer 1955.

KEELE, C. A.: Pathological changes in the carotid sinus and their relation to hypertension. Quart. J. med. 2, 213 (1933).

KEHRER, H. E.: Die Indikationen zu den röntgenologischen Kontrastmethoden des Gehirns. Med. Klin. 51, 1157—1159 (1956).

KELLER, C. J.: Die Regelung der Blutversorgung des Gehirns. Z. Neurol. Psychiat. 167, 281—300 (1939).

KELLIE, G.: Appearances observed in the dissection of two individuals; death from cold and congestion of the brain. Trans. Med. Chir. Soc. (Edinburgh) 1, 84 (1824).

KENNETH, H. A., J. R. GAY and R. J. GOODALL: Clinical complications of cerebral angiography. J. Neurosurg. 9, 258—274 (1952).

KERNOHAN, J. W., and H. W. WOLTMAN: Incisura of the crus due to contralateral brain tumour. Arch. Neurol. Psychiat. (Chicago) 21, 274—287 (1929).

KETY, S. S.: Quantitative measurement of cerebral blood flow in man. Methods in medical research. Year Book Publ. Chicago 1948, Vol. I.

— The physiology of the human cerebral circulation. Anaesthesiology 10, 610—614 (1949).

— Circulation and metabolism of the human brain in health and disease. Amer. Med. 8, 205—217 (1950).

— Die Gehirndurchblutung beim Menschen. Triangel, Sandoz-Z. med. Wiss. 3, 47—52 (1957).

— H. A. SHENKIN and C. F. SCHMIDT: Effect of increased intracranial pressure on cerebral circulatory functions in man. J. clin. Invest. 27, 493—499 (1948).

— and C. F. SCHMIDT: The determination of cerebral blood flow in man by the use of nitrous oxide in low concentrations. Amer. J. physiol. 143, 53—66 (1945).

— — The nitrous oxide method for the quantitive determination of cerebral blood flow in man: theory, procedure and normal values. J. clin. Invest. 27, 476—483 (1948).

KEUTH, U., u. M. PEUSQUENS: Die hämodynamischen Kreislaufgrößen im Säuglings- und Kindesalter (Normwerte und vergleichende Untersuchungen). Z. Kinderheilk. 78, 379—400 (1956).

KILLIAN, H.: Ein neues hämodynamisches Gesetz der arterio-venösen Aneurysmen und die Dilatationskrankheit der Arterien. Langenbecks Arch. klin. Chir. 270, 368—372 (1951).

KIMMERLE, A.: Mitteilungen über einen eigenartigen Befund am Atlas. Röntgenpraxis 2, 479 (1930).

KING, A. B.: Demonstration of the basilar artery and its branches with thorotrast. Bull. John Hopk. Hosp. 70, 81—89 (1942).

KIRCHHOF, J. K. J.: Zur Frage der Einbeziehung des cerebralen Arteriogramms in die allgemeine neurolog. Diagnostik. Arch. Psychiat. Nervenkr. 186, 238—253 (1951).

KIRSTEIN, L., G. JÖNSSON, J. KARNELL and J. PHILIPSON: EEG after angiocardiography. Acta radiol. (Stockh.) 47, 169—176 (1957).

KJELLBERG, S. R.: Die Mischungs- und Strömungsverhältnisse von wasserlöslichen Kontrastmitteln bei Gefäß- und Herzuntersuchungen. Acta radiol. (Stockh.) 24, 433—453 (1943).

KLAUSBERGER, E. M.: Perkutane Arteriographie der A. vertebralis. Wien. med. Wschr. 103, 239 (1953).

— Die Differenzierung intrakranieller Blutungen durch das Serienangiogramm. Wien. Z. Nervenheilk. 12, 413—422 (1956).

— Neue Wege der zerebralen Angiographie. Wien. med. Wschr. 107, 481—484 (1957).

— u. J. GOSPAVIĆ: Angiographischer Nachweis zerebraler Encephalomalacien. Wien. Z. Nervenheilk. 14, 236—248 (1957).

KLEH, J., and J. F. FAZEKAS: Cerebral hemodynamic studies on hypertensive atherosclerotic subjects during hexamethonium therapy. Med. Ann. Distr. Columbia 23, 480—482 (1954).

KLEISS, E.: Die verschiedenen Formen des circulus arteriosus cerebralis Willisi. (Eine statistische Untersuchung von 325 menschlichen Gehirnen.) Anat. Anz. 92, 216—230 (1941/42).

— Die Arteria cerebralis anterior. Anat. Anz. 95, 353—372 (1945).

KLEYN, A. DE, u. NIEUWENHUYSE: Schwindelanfälle und Nystagmus bei einer bestimmten Stellung des Kopfes. Acta oto-laryng. (Stockh.) 11 (1927).

KLEYN, A. DE, u. C. VERSTEEGH: Über verschiedene Formen von Ménière-Syndrom. Dtsch. Nervenheilk. **132**, 157 (1933).

KLIMESCH, E.: Über einen Fall von Angioma arteriale racemosum in der Balkengegend. Wien. klin. Wschr. **39**, 358—361 (1926).

KLINGLER, M.: Zur Diagnose der Carotisthrombose; irreführende arteriographische Bilder. Acta neurochir. **2**, 197—209 (1952).

— Ödem und Blutung im Angiogramm. Schweiz. Arch. Neurol. Psychiat. **80**, 353—357 (1957).

— Ein Hilfsmittel zur funktionellen Angiographie. Zbl. Neurochir. **18**, 357—360 (1958).

— W. SCHIEFER u. G. UDVARHELYI: Zur Diagnose des Glioblastoms im Schläfen- und Hinterhauptslappen. Zbl. Neuroschir. **14**, 358—361 (1954).

— E. STRICKER u. W. HUNZINGER: Kreislaufwirkungen angiographischer Kontrastmittel am Tier und am Mensch. Zbl. Neurochir. **16**, 57—64 (1956).

— u. W. VOELLMY: Über cerebrale Venen- und Sinusthrombosen. Schweiz. med. Wschr. **1953**, 97—103.

— P. WASER u. W. HUNZINGER: Persönl. Mitteilung 1955.

KLOSS, K.: Perstistierende Carotis-Basilaris-Anastomose als Ursache einer Subarachnoidalblutung. Zbl. Neurochir. **13**, 166—171 (1953).

KLUG, W.: Das subdurale Hämatom. Beitr. Neurochir. H 1, 62—69 (1959).

KNAUER, A.: Über die Behandlung der Paralyse und der Hirnsyphilis mit Salvarsaninjektionen in die Karotiden. Münch. med. Wschr. 1, 609—611 (1919).

KOCH, D., u. F. SCHNELLBÄCHER: Über den Einfluß einiger Theophyllinderivate auf die Gehirndurchblutung. Klin. Wschr. **33**, 668—674 (1955).

KOCH, E.: Die Strömungsgeschwindigkeit des Blutes. Arch. klin. med. **140**, 39—66 (1922).

— Die Selbststeuerung des Kreislaufs. Dresden 1933.

KOCHER, T.: Hirnerschütterung, Hirndruck. In Nothnagels Handbuch für spezielle Pathologie und Therapie. Wien: A. Halder 1901, Bd. IX.

KÖNIG, P.: Zur Kenntnis des Verhaltens der äußeren Gehirnvenen zu den Hirnhäuten. Z. Anat. **114**, 605—610 (1950).

KÖRTE, W.: Beitrag zur Lehre vom Angioma arteriale racemosum. Dtsch. Z. Chir. **13**, 24 (1880).

KOPPANG, K.: Percutaneous carotid angiography in children. Acta psychiatr. scand. (Kbh.) **74**, 134—139 (1951).

KRAULAND, W.: Thrombose der A. carotis cerebralis beiderseits nach indirekter Zerrung bei Schädelbruch. Forsch. u. Forscher der Tiroler Ärzteschule 1948/50 (II. Bd.), 547—551.

— Über Verletzungen der Schlagadern im Schädel durch stumpfe Gewalt und ihre Folgen. Beitr. gerichtl. Med. **18**, 24 (1949).

— Zur Entstehung traumatischer Aneurysmen der Schlagadern am Hirngrund. Schweiz. Z. Path. Bakt. **12**, 113—127 (1949).

— Verletzungen der A. carotis interna im Sinus cavernosus und Verletzungen der großen Hirnschlagadern mit Berücksichtigung der Aneurysmenbildung. In Handbuch der Speziellen Pathologischen Anatomie und Histologie. Herausgegeben von LUBARSCH, HENKE u. RÖSSLE. Band 13: Nervensystem, 3. Teil. Berlin-Göttingen-Heidelberg: Springer 1955.

KRAUS, H.: Der klinische Wert der Einteilung der Astrocytome und Glioblastome nach KERNOHAN. Acta neuroschir. Suppl. Zürich 1959.

KRAUSE, W.: Die Varietäten der Arterien und Venen. In Handbuch der Anatomie des Menschen von J. HENLE. Braunschweig 1876.

KRAYENBÜHL, H.: Hilfsmethoden der Diagnostik raumbeschränkender intracranieller Erkrankungen. Schweiz. med. Wschr. 5, 89 (1937).

— Das Hirnaneurysma. Schweiz. Arch. Neurol. Psychiat. **47**, 155 (1941).

— Zur Diagnostik und chirurgischen Therapie der zerebralen Erscheinungen bei der Endangiitis obliterans von WINIWARTER-BUERGER. Schweiz. med. Wschr. **75**, 1025—1029 (1945).

— Neuro-chirurgische Diagnostik und Therapie der Hemiplegie. Ein Beitrag zur Indikationsstellung der cerebralen Arteriographie. Dtsch. med. Wschr. **36**, 1117 (1950).

— Cerebral venous thrombosis. The diagnostic value of cerebral angiography. Schweiz. Arch. Neurol. Psychiat. **74**, 261—287 (1954).

— Die Bedeutung der Angiographie für die Diagnose der cerebralen Thrombophlebitis. Acta Neurochir., Suppl. III, 198—201 (1955).

— Cerebral venous thrombosis. The diagnostic value of cerebral angiography. Arch. Suisse Neurol. **74**, 261—287 (1955).

— L'aspect angiographique de la thrombose de l'artère cérébelleuse postérieure et inférieure dans le syndrome dit de Wallenberg. Neuro-chirurgie 1, 45—51 (1955).

— Discussion des rapports sur «Les angiomes supratentoriels». 1. Congrès int. Neurochir. Brüssel 1957. Acta med. belg. **1957**, 263—267.

— Zur operativen Behandlung des cerebralen arteriovenösen Aneurysmas. Schweiz. med. Wschr. **87**, 804 (1957).

— Diagnostic value of orbital angiography. Brit. J. Ophthal. **42**, 180—190 (1958).

— u. Hs. R. RICHTER: Die zerebrale Angiographie. Stuttgart: Georg Thieme 1952.

KAYENBÜHL, H., u. G. WEBER: Die Thrombose der Art. carotis int. und ihre Beziehungen zur Endangiitis oblit. Helv. med. Acta 11, 289—333 (1944).
— u. M. G. YAŞARGIL: Die vaskulären Erkrankungen im Gebiet der Arteria vertebralis und Arteria basilaris. Stuttgart: Georg Thieme 1957.
— — Der subtentorielle Kollateral-Kreislauf im angiographischen Bild. (Ein pathogenetischer Beitrag zur Klinik der vaskulären bulbopontinen Syndrome.) Dtsch. Z. Nervenheilk. 177, 103 (1957).
— — Das Hirnaneurysma. Documenta Geigy, Series chirurgica Nr. 4.
— — Der cerebrale kollaterale Blutkreislauf im angiographischen Bild. Acta neurochir. (Wien) 6, 30—80 (1958).
KRENKEL, W.: Zur Diagnostik der Rezidive der Großhirngliome. Zbl. Neurochir. 18, 26 (1958).
KRIEG, W.: Kollateralkreislaufentwicklung bei Durchblutungsstörungen des Gehirns im angiographischen Bild. Zbl. Chir. 11/12, 562—578 u. 681—699 (1939).
KRISTER, A. A., u. G. A. PEDAČENKO: Erfahrungen bei der Anwendung von Kardiotrast bei der Angiographie des Gehirns. (Russisch.) Vopr. Nejrochir 3, 12—17 (1956).
KRISTIANSEN, K., and J. CAMMERMEYER: An experimental investigation on the effect of arteriography with perabrodil on the brain. Acta radiol. (Stockh.) 23, 113 (1942).
KŘÍŽ, K.: Beitrag zur Problematik des beiderseitigen Karotisverschlusses. Zbl. Neurochir. 17, 92—99 (1957).
KRÜCKE, W.: Über Nachweis, Wirkung und Wanderung von Thorotrast im menschlichen Organismus. Natrwissenschaften 37, 284—286 (1950).
— Histopathologische Befunde an den Körperorganen nach Arteriographie des Gehirns mit Thorotrast. Zbl. Neurochir. 10, 189—199 (1950).
KRÜGER, D. W.: Vortrag auf der Tagung der Deutschen Gesellschaft für Neurochirurgie, Köln, Januar 1959.
KÜGELGEN, A. v.: Über den Wandbau der großen Venen. Morph. J. 91, 447—482 (1951).
— Durchströmungsversuche am anatomisch getreuen Modell des Jugularvenenabflusses aus dem Schädel. Zbl. ges. Neurol. Psychiat 122, 20—21 (1953).
KUHLENDAHL, H.: Darf das Thorotrast zur Angiographie heute noch angewandt werden? Chirurg 19, 396 bis 398 (1948).
— Bericht über das Ergebnis einer Umfrage betr. die Thorotrastanwendung. Dtsch. Z. Nervenheilk. 162, 96—97 (1950).
— Möglichkeiten der Leuchtschirmphotographie im Mittelformat für die cerebrale Serienangiographie. Langenbecks Arch. u. Dtsch. Z. Chir. 282, 469—472 (1955).
KUNDRATITZ, K., E. KLAUSBERGER u. E. ZWEYMÜLLER: Die Bedeutung der Angiographie bei cerebral gestörten Kindern. Mschr. Kinderheilk. 106, 113—117 (1957).
— — — Die Angiographie bei zerebral gestörten Kindern. Münch. med. Wschr. 100, 1137—1141 (1958).
KUNERT, W.: Pathologische Veränderungen an der Arteria vertebralis und ihre Bedeutung für die cerebrale Durchblutung. Dtsch. Arch. klin. Med. 204, 375—392 (1957).
KUNTZMANN, J., C. M. GROS et J. MEYER: A propos de deux cas de thorotrastome á manifestation clinique tardive. J. de Chir. 66, 201—212 (1950).
KURUSU u. HAMADA: Der histologische Nachweis der Gefäßnerven des Gehirns. Zbl. ges. Neurol. psychiat. 59, 921 (1929).
KUSS, B.: Zur Pathophysiologie cerebraler Gefäßmißbildungen an Hand serienangiographischer Beobachtungen. Arch. klin. Chir. 274, 378—386 (1953).

LA FIA, D. J., and R. JAEGER: Renografin as a new contrast medium for cerebral angiography. Report of animal experiments. Radiology 69, 398—401 (1957).
LAFON, R., P. BÉTOULIÈRES, J. P. TEMPLE et M. PELISSIER: Angiographie carotidienne et tomographie simultanée. Rev. neurol. 94, 263—267 (1956).
— CL. GROS, P. BÉTOULIÈRES, J. MINVIELLE et R. PALEIRAC: Mise en évidence angiographique d'anastomoses distales entre les artères cérébrales. J. Radiol. Electrol. 37, 960—965 (1956).
— — — — — et B. VLAHOVITCH: La circulation collatérale dans les thromboses carotidiennes. Étude artériographique. J. Radiol. Electrol. 37, 12—16 (1956).
LAGARDE, C., R. VIGOUROUX et P. PERROUTY: Agénésie terminale de la carotide interne anévrysme de la communicante antérieure. Documents radiologiques. J. Radiol. Electrol. 38, 939—941 (1957).
LAINE, E., Mme. DELANDTSHEER et DELANDTSHEER: Étude d'une série de huit angiomes intracrâniens. Rev. Neurol. 88, 93 (1953).
LAINE, DELANDTSHEER, GALIBERT, RIFF et DELANDTSHEER: Intérêt de l'angiographie cérébrale d'urgence dans la discussion des indications du traitement d'un traumatisme cranien récent. Neuro-chirurgie 1, 337—342 (1955).
— — et Mme. G. DELANDSHEER: Étude d'une série d'hémiplégies infantiles. Rev. neurol. 85, 489 (1951).
— J. M. DELANDTSHEER, P. GALIBERT et DELANDTSHEER-ARNOTT: Étude phlébographique des tumeurs hémisphériques. Neuro-chirurgie 1, 5—28 (1955).
— — — Phlebography in tumours of the hemispheres and central grey matter. Acta radiol. (Stockh.) 46, 203—214 (1956).
— Mme. DELANDTSHEER, DELANDTSHEER et GALIBERT: A propos d'une série de 3 observations de méningiomes du clivus. Neuro-chirurgie 1, 221—226 (1955).

LAINE, GRAUX, DELANDTSHEER, GALIBERT et Mme. DELANDTSHEER: Volumineux anévrysme artério-veineux de la fosse postérieure. Rev. Neurol. 94, 72—79 (1956).

LAMY, M., M. AUSSANNAIRE, M. L. JAMMET et M. GAYNO: L'Angiomatose faciale, rétinienne et encéphalique. Arch. franç. Pédiat. 6, 302 (1949).

LANDOLT, F.: Zur Topographie der Kleinhirnarterien. Abnorme Verlaufsformen der Arteria cerebellaris inf. post. Schweiz. Arch. Neurol. Psychiat. 64, 329—337 (1949).

LANGE-COSACK, H.: Gefäßmißbildungen des Gehirns und seiner Häute. In KIRSCHNER-NORDMANN, Die Chirurgie, Bd. III. 613—660. Wien: Urban & Schwarzenberg 1948.

— Zur Pathologie der arterio-venösen Rankenangiome. Verh. dtsch. ges. Kreisl.-Forsch. 18, 310—312 (1952).

— In Handbuch der Neurochirurgie. Herausgegeben von H. OLIVECRONA u. W. TÖNNIS, Band IV/1. Heidelberg: Springer 1959 (im Druck).

LANGS, A., E. WORINGER, J. P. BRAUN et J. BAUMGARTNER: La sériographie carotidienne rapide. Données diagnostiques nouvelles fournies par l'appréciation de la dynamique circulatoire d'après 200 cas. J. Radiol. Electrol. 37, 648—652 (1956).

LAPOINTE, H.: Présentation d'un appareil injecteur automatique pour artériographie. Laval méd. 19, 587 (1954).

LASSEN, N. A., and O. MUNCK: The cerebral blood flow in man determined by the use of radioactive krypton. Acta physiol. scand. 33, 30—49 (1955).

LAUX, G., et J. CABANAC: Note sur les nerfs du corpuscule rétro carotidien. Ann. Anat. path. méd.-chir. 8 398—399 (1931).

LAZORTHES, G.: Le système neurovasculaire. Étude anatomique, physiologique, pathologique et chirurgicale. Paris: Masson et Cie. 1949.

— J. GAUBERT et J. POULHES: La distribution centrale et corticale de l'artère cérébrale antérieure. Étude anatomique et incidences neurochirurgicales. Neuro-chirurgie 2, 237—253 (1956).

LE BEAU, J.: A propos du diagnostic artériographique des obstructions carotidiennes. Epreuve de la compression de la carotide interne opposée. Rev. neurol. 81, 1029—1030 (1949).

— J. GRUNER et P. MINUIT: Remarques sur une série de 400 traumatismes cranio-cérébraux graves. Neuro-chirurgie 1, 117—126 (1955).

LEDÉNYI, J.: Arterielle Anastomosen zwischen der Art. Carotis comm. und Art. Vertebralis bei der Katze. Anat. Anz. 72, 304—306 (1937).

LEFÈBVRE, J., J. LEPINTRE, C. FAURÉ et J. PEREZ: Résultats de l'angiographie cérébrale au cours des hémiplégies cérébrales infantiles. Acta radiol. (Stockh.) 46, 456—465 (1956).

LEHOCZKY, T., and M. HALASY: Brain tumour and cerebral arteriosclerosis. Acta med. (Budapest) 5, 215—230 (1954).

LEHRER, G. M.: Arteriographic demonstration of collateral circulation in cerebrovascular disease. Neurology (Minneapolis) 8, 27—32 (1958).

LEITHOLF, O., u. H. KUHLENDAHL: Metastatische Hirngeschwülste. Medizinische 52, 1929—1934 (1957).

LEMCKE, W.: Arteriographisch nachgewiesene Embolie der linken Arteria cerebri media bei Mitralstenose. Fortschr. Röntgenstr. 82, 275—276 (1955).

— Erfahrungen mit Urografin „Schering" in der zerebralen Angiographie. Fortschr. Röntgenstr. 82, 504—505 (1955).

— Noch ein Beitrag zur direkten radiologischen Vergrößerungstechnik bei der Karotisarteriographie. Fortschr. Röntgenstr. 82, 276—278 (1955).

LENNARTZ, H.: Zur Bedeutung der Hirnangiographie in der Diagnostik zerebraler Erkrankungen. Medizinische 1955, 1335—1338.

— Hirndurchblutungsmessungen nach dem Verfahren von KETY und SCHMIDT bei Kranken mit frischen und alten Schädel-Hirn-Traumen. Dtsch. Z. Nervenheilk. 177, 563—576 (1958).

— u. G. MAAS: Cerebrale Gefäßerkrankungen und Hirnangiographie. Med. Klin. 1956, 44—46 u. 62—63.

LENNOX, W. G., and E. L. GIBBS: The blood flow in the brain and the leg of man, and the changes induced by alteration of blood gases. J. clin. Invest. 11, 1155—1177 (1932).

LENZI, M.: Sulla semeiologia angiografica dell'arteria corioidea anteriore. Radiol. clin. (Basel) 24, 202—210 (1955).

LEONHARDT, H.: Untersuchungen über die Blut-Gehirnschranke. Ärztl. Forsch. 11, 352—355 (1957).

LERICHE, R.: Dilatations pathologiques des artères en dehors des anévrismes. Presse méd. 50, 17 (1942).

— Physiologie pathologique et traitement chirurgical des maladies artérielles de la vaso-motricité. Paris: Masson et Cie. 1945.

— Thromboses artérielles. Physiologie pathologique et traitement chirurgical. Paris: Masson et Cie. 1946.

LEVIS, R. C., and D. F. COBURN: The vertebral artery: its role in upper cervical and head pain. Missouri med. St. Louis 3, 1059 (1956).

LEVY, A.: L'aspect angiographique des métastases cérébrales. Presse méd. 65, 338—340 (1957).

LEWIN, W.: Rapid serial angiography. Acta radiol. (Stockh.) 34, 319 (1950).

LEY, A.: Aneurismas arteriovenosos congénitos intracraneales. Barcelona: Herederos de Serra y Russell 1957.

LHERMITTE, J.: Les idées nouvelles sur la genèse de l'hémiplégie transitoire et de rammollissement cérébral. Encéphale (Paris) 23, 27 (1928).

Lima, P. A.: A propos de la circulation des méningiomes. Rev. Neurol. **65**, 1412—1414 (1936).
— Contribuição para o estudo da circulaçaos dos tumores intracranianos. Lisboa 1938.
— Cerebral angiography. London: Oxford Press 1950.
— Les apports de l'angiographie cérébrale au traitement des adénomes de l'hypophyse. Neuro-chirurgie **4**, 20—44 (1958).
Lin, P. M.: A technique in percutaneous cerebral angiography. Amer. J. Roentgenol. **76**, 804—806 (1956).
— J. F. Mokrohisky, H. M. Stauffer and M. Scott: The importance of the deep cerebral veins in cerebral angiography. J. Neurosury **7**, 256—277 (1955).
— F. Murtagh, H. Wycis and M. Scott: Carotid angiography with Urokon, using the Chamberlain bi-plane stereoscopic angiographic unit. J. Neurosurg. **10**, 367—372 (1953).
— and M. Scott: Collateral circulation of the external carotid artery and the internal carotis artery through the ophthalmic artery. Radiology **65**, 755 (1955).
Lindblom, K.: A roentgenographic study of the vascular channels of the skull, with special reference to intracranial tumors and arterio-venous aneurysms. Acta radiol. (Stockh.) Suppl. **30**, 146 (1936).
Lindbom, A.: Arteriosklerosis and arterial thrombosis in the lower limb. Acta radiol. (Stockh.) Suppl. **80** (1950).
Linden, P. C., van der: Recherches expérimentales au sujet des substances de contraste utilisées pour l'artériographie. Arch. int. Pharmacodyn. **67**, 14—60 (1942).
Lindenberg, R.: Über die Anatomie der cerebralen Form der Thrombo-endangiitis obliterans (v. Winiwarter-Buerger). Z. Neur. **167**, 554—560 (1939).
— Die Gefäßversorgung und ihre Bedeutung für Art und Ort von kreislaufbedingten Gewebsschäden und Gefäßprozessen. In Handbuch der speziellen pathologischen Anatomie und Histologie, Bd. 13 B. Berlin: Springer 1957.
— u. H. Spatz: Über die Thrombangiitis der Hirngefäße. Virchows Arch. path. Anat. **305**, 531 (1939).
Lindgren, Å. G. H.: Die kapilläre Angioarchitektonik der isogenetischen Großhirnrinde des erwachsenen Menschen. Helsingfors: Mercators Tryckeri 1940.
— The vascular supply of tumours with special reference to the capillary angioarchitecture. Acta path. microbiol. scand. **22**, 493 (1945).
Lindgren, E.: The technique of the direct (percutaneous) cerebral angiography. Brit. J. Radiol. **20**, 326—331 (1947).
— Percutaneous angiography of the vertebral artery. Acta radiol. (Stockh.) **33**, 389—404 (1950).
— Some aspects on the technique of tumors in the posterior fossa. Acta radiol. (Stockh.) **34**, 331 (1950).
— Röntgenologie (einschließlich Kontrastmethoden). In Handbuch der Neurochirurgie von Olivecrona und Tönnis, Bd. II. Berlin: Springer 1954.
— Another method of vertebral angiography. Acta radiol. (Stockh.) **46**, 257—261 (1956).
List, C. F.: The differential diagnosis of expanding intracranial lesions by cerebral angiography. Trans. Amer. Neurol. Ass. 63—67 (1947).
— Cerebral angiography. Radiology **55**, 327—329 (1950).
— C. H. Burge and F. J. Hodges: Intracranial angiography. Radiology **45**, 1 (1945).
— and F. J. Hodges: Angiographic diagnosis of expanding intracranial lesions by vascular displacement. Radiology **47**, 319—333 (1946).
— — Differential diagnosis of intracranial neoplasmas by cerebral angiography. Radiology **48**, 493—508 (1947).
Litten, M.: Virchows Arch. path. Anat. **63**, 289 (1875); zit. nach Hiller (1936).
Livingston, K. E., A. Escobar and G. D. Nichols: Hemiplegia caused by cerebro-vascular thrombosis. An arteriographic study. J. Neurosurg. **12**, 336—344 (1955).
Ljubomudroff, A. P.: Über die Entwicklung der kollateralen Bahnen nach Unterbindung der Aa. carotides und Aa. vertebrales am Hals des Hundes. Z. Anat. **91**, 452—518 (1930).
Llavero, F.: Thrombangiitis obliterans des Gehirns. Basel: Benno Schwabe & Co. 1948.
Lobstein, A., D. Philippides et B. Montrieul: La mesure des pressions artérielles rétinienne et intracarotidienne au cours de la ligature de la carotide. Rev. Oto-neuro-ophtal. **25**, 216—226 (1953).
Löfgren, F. O.: Carotid angiography in the diagnosis of spontaneous intracerebral haemorrhage. Acta radiol. (Stockh.) **40**, 173—181 (1953).
— Vertebral angiography in the diagnosis of hydrocephalus and differentiation between stenosis of the aquaeduct and cerebellar tumor. Acta radial. (Stockh.) **46**, 186—194 (1956).
Löfstedt, S.: Intracranial aneuryms. Acta radiol. (Stockh.) **34**, 339 (1950).
Löhr, W.: Veränderungen am Arteriogramm der Gehirnarterien bei Hirngeschwülsten. Fortschr. Röntgenstr. **52**, 369—386 (1935).
— Erkrankungen der Hirngefäße in arteriographischer Darstellung. Arch. klin. Chir. **186**, 298—316 (1936).
— Hirngefäßverletzungen in arteriographischer Darstellung. Zbl. Chir. **63**, 2466—2482 (1936).
— Die Arteriographie der Hirngefäße. In Cobet und Gutzeit, Neue Deutsche Klinik. Berlin: Urban & Schwarzenberg 1937.
— Gefäßkrankheiten und traumatische Gefäßveränderungen in arteriographischer Darstellung. Z. ges. Neurol. Psychiat. **158**, 347 (1937).
— Kreislaufstörungen im Gehirn, bedingt durch Gefäßkrankheiten und raumbeengende Prozesse in arteriographischer Darstellung. Fortschr. Röntgenstr. **59**, 474 (1939).

Löhr, W.: Über Kreislaufstörungen im Gehirn, bedingt durch Gefäßkrankheiten und raumbeengende Prozesse in arteriographischer Darstellung. Verh. dtsch. Ges. inn. Med. 51, 236—238 (1939).
— u. W. Jakobi: Gefäßkrankheiten des Gehirns in arteriographischer Darstellung. Arch. klin. Chir. 177, 510—527 (1933).
— — Die Arteriographie und die kombinierte Encephalarteriographie. Fortschr. Röntgenstr. 48, 385—397 (1933).
— — Die kombinierte Encephal-Arteriographie. Leipzig: Georg Thieme 1933.
— u. Th. Riechert: Schläfenlappentumoren, ihre Klinik und arteriographische Diagnostik. Zbl. Neurochir. 2, 1—7 (1937).
Loennecken, S. J.: Prämedikation, Narkose und Intubation von Säuglingen und Kleinkindern unter 3 Jahren. Chirurg. 24, 557—559 (1953).
— Die Behandlung der Schlafmittelvergifteten mit Intubation und Sauerstoffbeatmung. Dtsch. med. J. 6, 309—310 (1955).
— Erfahrungen mit der frühen Tracheotomie in der Neurochirurgie, besonders bei Schädel-Hirnverletzungen. Neurochirurgen-Tagg. Zürich 1958.
— Behandlung des Respirationsapparates bei akuten Schädel-Hirnverletzungen. Zbl. Chir. 81, (40), 2125—26 (1956).
— Behandlung des Respirationsapparates im akuten Stadium der schweren Schädel-Hirnverletzungen. Beitr. Neurochir. 1, 15—23 (1959).
Loew, F.: Über eine Methode zur Erkennung von Art und medikamentöser Beeinflußbarkeit posttraumatischer Störungen. Habilitationsschrift Köln 1956.
Lofstrom, J. E., J. E. Webster and E. S. Gurdjian: Angiography in the evaluation of intracranial trauma. Radiology 65, 847—856 (1955).
Loman, J., and A. Myerson: Visualization of cerebral vessels by direct intracarotid injection of thorium-dioxide (Thorotrast). Amer. J. Roentgenol. 35, 188—193 (1936).
Lombardi, G.: Orbitography with water-soluble contrast media. Acta radiol. (Stockh.) 47, 417—425 (1957).
Longo, L.: Le anomalie del poligono di Willis nell'uomo studiate comparativamente in alcuni mammiferi et uccelli. Anat. Anz. 27, 170—200 (1905).
Loose, K. E.: Der Wert der fortschrittlichen Angiographie für die Chirurgie. Arch. klin. Chir. 276, 85—90 (1953).
— Was leistet die Cholangiographie bei der Steinerkrankung der Gallenwege? Chirurg. 24, 1—4 (1953).
— Abdominelle und retroabdominelle Arteriographie. Langenbecks Arch. u. Dtsch. Z. Chir. 282, 399—412 (1955).
Lopez, M.: Un caso di aneurisma spontaneo della carotide intracavernosa. Arch. De Vecchi Anat. pat. 10, 1003—1011 (1948).
Lorenz, R.: Differentialdiagnose der arteriographisch darstellbaren intrakraniellen Geschwülste: Glioblastom, Meningeom, Sarkom. Zbl. Neurochir. 5, 30—61 (1940).
— Artdiagnostische Hinweise im Encephalo- bzw. Ventrikulogramm frontaler Hirntumoren. Zbl. Neurochir. 6, 1—36 (1941).
— Eine neue Apparatur zur automatischen Durchführung der Angiographie. Zbl. Neurochir. 7, 235—238 (1942).
— Die automatisierte Angiographie. Röntgenbl. 2, 167—172 (1949).
— Die Bedeutung der Phlebographie für die Hirnchirurgie. Zbl. Chir. 74, 1086—1090 (1949).
— Die Bedeutung der Phlebographie für die Tumordiagnostik des Gehirns. Acta neurochir. 1, 392—433 (1951).
— Artdiagnose der Hirnmetastasen durch Angiographie. Zbl. Neurochir. 11, 171—182 (1951).
Lowman, R. M., and S. D. Doff: Arteriography for the demonstration of intracranial aneurysms. Amer. J. Roentgenol. 53, 341—347 (1945).
Lowrey, L. G.: Anomaly in the circle of Willis, due to absence of the right internal carotid artery. Anat. Rec. 10, 221 (1916).
Loyo, J. A.: Algunas consideraciones sombre 17 casos de fistula carotica cavernosa. Acta neurochir. (Wien) 4, 213—223 (1955).
Ludwigs, N.: Über eine Modifikation der Methode nach Gibbs zur lokalisierten Durchblutungsmessung des Hirngewebes und die Gültigkeit der damit erhobenen Befunde. Pflügers Arch. ges. Physiol. 259, 35—42 (1954).
— u. M. Schneider: Über den Einfluß des Halssympathicus auf die Gehirndurchblutung. Pflügers Arch. ges. Physiol. 259, 43—55 (1954).
— u. K. Wiemers: Zur Hämodynamik der Hirndurchblutung bei Liquordrucksteigerung. Verh. dtsch. Ges. Kreisl.-Forsch. 19, 96—99 (1953).
Luers, Th.: Weitere Mitteilung z. Klinik und Anatomie der zerebralen Form d. Thrombang. oblit. Arch. psychiat. 115, 319 (1943).
Luke, H. A.: A flexible translucent connection for arteriography. Brit. J. Radiol. 28, 53 (1955).
Luna, E.: Studi sulla morfologia delle arterie del l'encefalo. II. Morfologia e morfogenesi delle arterie profunde del bulbo e del ponte. Ric. Morf. 1, 37 (1920).
Lundervold, A.: Electro-encephalograms of patients with altered consciousness caused by vertebral angiography. Premier congrès international des sciences neurologiques Brüssel: Acta med. belg. 1957.
Lysholm, E.: Röntgenologische Diagnostik in der Chirurgie der Gehirnkrankheiten. In Neue deutsche Chirurgie. Stuttgart: Ferdinand Enke 1941.

MAAS, G., u. H. LENNARTZ: Komplikationen und EEG-Veränderungen bei der Hirnangiographie. Nervenarzt **26**, 145—150 (1955).

MACCHI, G., u. A. RABAIOTTI: Arteriographische Betrachtungen über die Thrombose der A. carotis interna am Hals, mit besonderer Berücksichtigung des homolateralen Kollateralkreislaufes zwischen A. carotis externa und intrakraniellen Gefäßen. Ann. Radiol. diagn. **28**, 96—110 (1955); ref. Zbl. ges. Neurol. Psychiat. **135**, 517 (1956).

MACKH, E.: Über die heutige Bedeutung der Arteriographie auf dem Gebiet der Neurochirurgie. Dtsch. Z. Chir. **252**, 145—176 (1939).

MacMAHON, H. E., A. S. MURPHY and M. J. BATES: Endothelialcell sarkoma of liver following Thorotrast-injections. Amer. J. Path. **23**, 585—681 (1947).

MAINZER, F.: Frühbehandlung des Schlaganfalls mit Aminophyllin (Euphyllin): Ergebnisse und Deutung. Münch. med. Wschr. **94**, 1724—1733 (1952).

— Die neuere Entwicklung der Euphyllinbehandlung des beginnenden Schlaganfalls. Dtsch. med. Wschr. **79**, 37—39 (1954).

MALL: Zit. nach H. REIN u. M. SCHNEIDER.

MALL, F. P.: On the development of the blood-vessels of the brain in the human embryo. Amer. J. Anat. **4**, 1—18 (1904).

MANDL, F.: Zur präoperativen Cholangiographie. Wien. klin. Wschr. **65**, 876—877 (1953).

MANGHI, E., M. SANGINARIO, R. ROSSELLI e F. BOERI: Variazioni anatomiche ed emodinamiche nella porzione anteriore del poligono di Willis. Studio angiografico in diverse condizioni cliniche. Riv. Neuropsichiat. **3**, 356—368 (1957).

MANNIRONI, G.: Possibilità di identificazione della natura di alcuni tipi di tumore cerebrale mediante l'esame angiografico. Contributo clinico-radiologico. Riv. Neurobiol. **2**, 621—642 (1956).

MANSUY, L., et J. LECUIRE: Les traumatismes cranio-cérébraux fermés récents. Paris: Masson et Cie. 1955.

MARGOLIS, G., G. T. TINDALL, R. I. PHILIPS, P. D. KENAN and K. S. GRIMSON: Evaluation of roentgen contrast agents used in cerebral arteriography. I. A simple screening method. J. Neurosurg. **15**, 30—36 (1958).

MARGUTH, F., u. W. SCHIEFER: Spontanheilung eines intracraniellen Aneurysmas angiographisch nachgewiesen. Acta neurochir. **5**, 38—45 (1956).

MARTIN, PH., et R. POTVLIEGE: Angiographie de la vertébrale par cathéterisme de l'artère radiale. Acta neurol. psychiat. belg. **57**, 562—569 (1957).

MARX, F.: An arteriographic demonstration of collaterals between internal and external carotid arteries. Acta radiol. (Stockh.) **31**, 155—160 (1949).

MARZO, V. DE: Studio anatomo-topografico per un metodo percutaneo dell'angiografia dell'arteria vertebrale. Sist. nerv. **8**, 228—234 (1956).

MASLOWSKI, H. A.: Zit. nach KRAYENBÜHL u. RICHTER: Die cerebrale Angiographie. Stuttgart: G. Thieme 1952.

MASON, T. H., G. M. SWAIN and H. R. OSHEROFF: Bilateral carotid-cavernous fistula. J. Neurosurg. **11**, 323—326 (1954).

MASPES, P. E., and G. DONEGANI: Flebografia cerebrale normale e patologica. Acta neurochir. **3**, 147—169 (1953).

— e V. A. FASANO: La trombosi della carotide interna al collo. Sist. nerv. **2**, 75—118 (1953).

— — et G. BROGGI: Aspect angiographique de la circulation collatérale dans les cas de thrombose de la carotide interne. Neuro-chirurgie (Paris) **1**, 273—278 (1955).

MATAS, R.: Testing the efficiency of the collateral circulation as a preliminary to the occlusion of the great surgical arteries. Ann. Surg. **53**, 1—43 (1911).

MATTHES, TH.: Thorotrastschäden und Krebsgefahr. Arch. Geschwulstforsch. **6**, 162—182 (1954).

MAY, F., u. M. SCHILLER: Urografin, ein neues Mittel zur Ausscheidungsurographie. Med. klin. **49**, 1403—1405 (1954).

McNAUGHTON, F.: The innervation of the intracranial blood vessels and dural sinuses. Res. Publ. Ass. nerv. ment. Dis. **18**, 178—200 (1937).

MEINERS, S.: Über die Erregbarkeitssteigerung der Arterien und das Auftreten von Angiospasmen nach lokaler Gewebsschädigung. Pflügers Arch. ges. Physiol. **254**, 557—576 (1952).

MELENEY, u. MILLER: Zit. nach MONIZ (1940).

MELIN, K. A.: Elektroencephalographische Untersuchungen am angiokardiographierten Patienten. Z. Kinderheilk. **71**, 301 (1952).

METTLER, F. A.: Neuroanatomy. St. Louis: C. V. Mosby Comp. 1948.

METZ, U.: Physikalisch-morphologische Untersuchungen über Festigkeit und Dehnbarkeit der basalen Hirngefäße. Virchows Arch. path. Anat. **317**, 385—413 (1949).

— Untersuchungen über das Verhalten von Blutdruck, Pulsfrequenz und Blutbild bei der Hirnarteriographie. Dtsch. med. Wschr. **78**, 1699—1702 (1953).

MEYER, A.: Herniation of the brain. Arch. Neurol. Psychiat. (Chicago) **4**, 387—400 (1920).

MEYER, H. H., u. R. GOTTLIEB: Lehrbuch der Pharmakologie. Wien: Urban & Schwarzenberg 1936.

MEYER, J. E.: Studien zur zerebralen Thrombang. oblit. Arch. Psychiat. Nervenkr. **180**, 646 (1948).

— Zur Ätiologie und Pathogenese des fetalen und frühkindlichen Cerebralschadens. Z. Kinderheilk. **67**, 123 bis 136 (1949).

MEYER, J. E.: Anatomisch-statistische Untersuchungen zur Ätiologie und Pathogenese an ca. 400 Fällen kindlicher Gehirnschäden. Zbl. ges. Neurol. Psychiat. **107**, 31 (1949).
— Über Gefäßveränderungen beim fetalen und frühkindlichen Cerebralschaden. Arch. Psychiat. u. Z. Neur. **186**, 437—455 (1951).
— Über die Lokalisation frühkindlicher Hirnschäden in arteriellen Grenzgebieten. Arch. Psychiat. Z. Neur. **190**, 328—341 (1953).
MEYER, J. S.: Studies of cerebral circulation in brain injury. IV. Ischemia and Hypoxemia of the brain stem and respiratory center. Electroenceph. clin. Neurophysiol. **9**, 83—100 (1957).
— u. D. DENNY-BROWN: Studies of cerebral circulation in brain injury. I. Validity of combined local cerebral electropolarography, thermometry and steady potentials as an indicator of local circulatory and functional changes. Electroenceph. clin. Neurophysiol. **7**, 511—528 (1955).
— — Studies of cerebral circulation in brain injury. II. Cerebral concussion. Electroenceph. clin. Neurophysiol. **7**, 529—544 (1955).
— — Studies of cerebral circulation in brain injury. III. Cerebral contusion, laceration and brain stem injury. Electroenceph. clin. Neurophysiol. **8**, 107—116 (1956).
— — The cerebral collateral circulation. 1. Factors influencing collateral blood flow. Neurology (Minn.) **7**, 447—458 (1957).
— H. C. FANG and D. DENNY-BROWN: Polarographic study of cerebral collateral circulation. Arch. Neurol. Psychiat. (Chicago) **72**, 296—312 (1954).
— and J. HUNTER: Polarographic study of cortical blood flow in man. J. Neurosurg. **14**, 382—399 (1957).
MEYER, W. W., u. H. BECK: Das röntgenanatomische und feingewebliche Bild der Arteriosklerose im intrakraniellen Abschnitt der Arteria carotis interna. Virchows Arch. path. Anat. **326**, 700—731 (1954/55).
MEYER-ARENDT, J.: Zur Physiologie und Klinik des Glomus caroticum. Dtsch. med. Wschr. **1947**, 577—579.
MEYLING, H. A.: The glomus caroticum and the sinus caroticus of the horse. Proc. kon. Akad. Wet. **39**, 707 bis 713 (1936).
MIFKA, P.: Über die Angiographie bei zerebralen Insulten. Fortschr. Röntgenstr. **78**, 647—655 (1953).
— Über die zerebrale Angiographie der Gefäßprozesse im höheren Lebensalter. Wien. Z. Nervenheilk. **9**, 118—133 (1954).
— u. H. REISNER: Ein Fall mit drei intrakraniellen Aneurysmen. Wien. med. Wschr. **1953**, 151—153.
— u. A. RUPPRECHT: Indikation und Kontraindikation der zerebralen Angiographie. Wien. Z. Nervenheilk. **13**, 1—15 (1956).
MILLETTI, M.: Die Differentialdiagnose der Gehirngeschwülste durch die Arteriographie. Acta neurochir. Suppl. I (1950).
— Does a clinical syndrome of primitive thrombosis of the internal carotid at the neck exist? Acta neurochir. 196—231 (1950).
— Angiographic demonstration of a isolated thrombosis of the post cerebral artery. Acta neurochir. **3**, 301 (1952).
— L'arteriografia della arteria vertebrale. Arch. di Neurochir. **1**, 301—330 (1953).
— Die Thrombose der Arteria carotis. Acta neurochir. Suppl. III, 202—210 (1955).
MITCHEL, G. A.: Cardiovascular innervation. Edinburgh u. London: Livingstone Ltd. 1956.
MITTERWALLNER, F. v.: Variations-statistische Untersuchungen an den basalen Hirngefäßen. Acta Anat. (Basel) **24**, 51—58 (1955).
MÖCKEL, G.: Int. Congress Radiology, Kopenhagen **1953**, 104; zit. nach ALBRECHT (1955).
MÖRL, F.: Studie über die Dilatation der zum Aneurysma arteriovenosum führenden Arterie. Brun's Beitr. **181**, 109—134 (1951).
— Zur Grundlagenforschung der Arteriendilatation beim arteriovenösen Aneurysma. Langenbecks Arch. **277**, 586—598 (1954).
MONCKTON, G.: An investigation into the causes of failure of certain supratentorial meningiomata to show tumour vessels on angiography. Brain **76**, 149 (1953).
MONEY, R. A., and G. K. VANDERFIELD: Angiography in the management of intra- and supra-sellar tumours. J. Neurosurg. **12**, 203—215 (1955).
MONIZ, E.: L'encéphalographie artérielle, son importance dans la localisation des tumeurs cérébrales. Rev. neurol. **11**, 73 (1927).
— Diagnostic des tumeurs cérébrales et épreuve de l'encéphalographie artérielle. Paris: Masson 1931.
— Sur la vitesse du sang dans l'organisme. Ann. méd. **32**, 193—220 (1932).
— Sur la capacité des capillaires cérébraux. C. R. Soc. Biol. (Paris) **110**, 1034 (1932).
— Angiomes cérébraux. Importance de l'angiographie cérébrale dans leur diagnostic. Bull. Acad. Méd. Paris **3**, 113 (1935).
— Déformations des sinus droit et longitudinal inférieur et des veines profondes du cerveau dans le diagnostic des néoplasies cérébrales. Zbl. Neurochir. **2**, 214—224 (1937).
— Circulation double d'un angiome cérébral. Zbl. Neurochir. **3**, 217 —226 (1938).
— Die cerebrale Arteriographie und Phlebographie. Ergänzungsband zum „Handbuch der Neurologie" II. Berlin: Springer 1940.
— Diagnóstico radiólogico das obstruções carotídeas. Bol. Soc. port. Radiol. méd. 1940.
— Diagnostic angiographique des méningiomes de l'arête sphenoidale. Schweiz. med. Wschr. **73**, 1169 (1943).

Moniz, E.: Angiomas arteriovenosos do cérebro. Arch. Neuro-psiquiat. (S. Paulo) 9, 303 (1951).
— et A. Alves: L'importance diagnostique de l'artériographie de la fosse postérieure. Rev. neurol. 60, 91—96 (1933).
— et M. Guerra: Sémiologie angiographique des anévrismes, varices et angiomes du cerveau. V. Congrès Neurol. int. Lisboa 1953, Vol. I, 79—141.
— et R. De Lacerda: Hémiplégie par thrombose de la carotide interne. Presse méd. 45, 977 (1937).
— et A. Lima: Pseudoangiomes calcifiés du cerveau. Angiome de la face et calcifications corticales du cerveau. Rev. neurol. 63 (1935).
— — et R. Lacerda: Thrombose da carótida interna. Imprensa med. (Lissabon) 2, 6 (1936).
— A. Pinto et A. Alvez: Artériographie du cervelet et des autres organes de la fosse postérieure. Bull. Acad. Méd. Paris 109, 758—760 (1933).
— — et A. Lima: Le diagnostic différential entre les méningiomes et les autres tumeurs cérébrales par l'épreuve de l'encéphalographie artérielle. Rev. neurol. 36, 1126 (1929).
Monroe, A.: Observations and functions of the nervous system. Edinburgh: Creech and Johnson 1783.
Monteiro, H., et A. Rodrigues: Sur les variations du nerf vertébral. C. R. Ass. Anat. 26, 406—419 (1931).
Moore, T. D., et R. F. Mayer: Hypaque: An improved medium for excretory urography. A preliminary report of 210 cases. Sth. Med. J. 48, 135—140 (1955).
Morel, F., et E. Wildi: Examen anatomique du polygone de Willis et de ses anomalies. Etude statistique. V. Int. Neurol. Kongreß, Lissabon 1953; ref. Zbl. Neurochir. 13, 174—175 (1953).
Morello, A., A. Bartecek, St. Stellar and J. S. Cooper: Angiographic evaluation of vasodilatation in cerebral vessels. Angiology 7, 16—20 (1956).
— and I. S. Cooper: Arteriographic anatomy of the anterior choroidal artery. Amer. J. Roentgenol. 73, 748—751 (1955).
Morris, A. A., and C. M. Peck: Roentgenographic study of the variations in the normal anterior cerebral artery. Amer. J. Roentgenol. 75, 818—826 (1955).
Mouchet, A.: Note sur les artères du cerveau (méthodes d'étude et technique personelle). Ann. Anat. path. (Paris) 10, 669—675 (1933).
Mounier-Kuhn, A., A. Bouchet et G. Costaz: Contribution à l'étude anatomique, radiologique et chirurgicale de l'artère choroïdienne antérieure. Neuro-chirurgie 1, 354—370 (1955).
Mount, L. A., and J. M. Taveras: The study of the collateral circulation of the brain following ligation of the internal carotid artery. 78. Jahresvers. Amer. Neurol. Ass.; ref. Zbl. Neurochir. 13, 184—185 (1953).
— — Cerebral angiographic studies following surgical treatment of intracranial aneurysms. Angiographic evaluation of results. Acta radiol. (Stockh.) 46, 333—341 (1956).
— — Arteriographic demonstration of the collateral circulation of the cerebral hemispheres. A. M. A. Arch. Neurol. Psychiat. 78, 235—253 (1957).
Mouren, P., J. Bonnal et L. Massad: Étude clinique et artériographique des thromboses sylviennes (A propos de 25 observations). Presse méd. 63, 1565—1568 (1955).
Müller, G.: Zur Pathologie der arteriovenösen Rankenangiome des Gehirns. Dtsch. Z. Nervenheilk. 172, 361—376 (1954).
Müller, K.: Die Bedeutung der Serienangiographie für die Artdiagnose der Großhirngeschwülste. Berl. Med. 9, 158—167 u. 187—191 (1958).
Müller, N.: Zwischenfälle bei der Arteriographie. Vortrag 10. Jahrestagung der Dtsch. Gesellschaft f. Neurochirurgie. Zürich 1958.
Müller, W.: Änderung des Gewebscharakters nicht radikal operierter Gliome. Z. Neur. 148, 469—477 (1933).
Müller, W. u. G. Scarlato: Quantitative histochemische Untersuchungen an den Zellkernen bösartiger Hirngeschwülste. Vortrag 10. Jahrestagung Dtsch. Ges. f. Neurochirurgie. Zürich 1958.
Murphy, J. P.: Cerebrovascular disease. Chicago: The Year Book Publ. 1954.
Murtagh, F., H. M. Stauffer and R. D. Harley: A case of persistent carotid-basilar anastomosis. Associated with aneurysm of the homolateral middle cerebral artery manifested by oculomotor palsy. J. Neurosurg. 12, 46—49 (1955).

Nahas, G. G., M. Castano, J. Ecoiffier et J. Rouanet: Influence de l'injection rapide de substances de contraste sur le système circulaire du chien anestésié. Presse med. 63, 1155—1157 (1955).
Namin, P.: Percutaneous vertebral angiography. J. Neurosurg. 11, 442—457 (1954).
Nayrac, Laine et Fontan: Images de spasme carotidien dans les ramollissements cérébraux. Rev. neurol. 80, 40—41 (1948).
Nélaton: Sur l'anévrisme artérioveineux. Lancet 2, 142 (1873); zit. nach Dandy u. Follis (1941).
Neubürger, K.: Beiträge zur Histologie, Pathogenese und Einteilung der arteriosklerotischen Gehirnerkrankungen. Jena: Gustav Fischer 1930.
Neuenschwander, H., u. H. R. Renfer: Beitrag zur cerebralen Angiographie. Schweiz. med. Wschr. 86, 826—828 (1956).
Neuhaus, W.: Die intraoperative Druckmessung und röntgenologische Darstellung des Gallenwegsystems und ihre Bedeutung für die Chirurgie der Gallenwege. Langenbecks Arch. klin. Chir. 275, 395—403 (1953).

NIEMEYER, P.: Artério-flebografia cerebral em um tempo. Brasil. méd. cir. 11, 435—440 (1949).
— Diagnostic angiographique des hernies cérébrales. Acta neurochir. 4, 241—260 (1955).
— u. F. POMPEU: Die Vertebralis-Angiographie bei den Geschwülsten der hinteren Schädelgrube. Arch. Psychiat. Nervenkr. 192, 220—233 (1954).
NIESSING, K.: Zur funktionellen Histologie der Hirnkapillaren. Verh. anat. Ges. [Erg. H. 97, Anat. Anz. 42—60 (1951)].
— Über den histologischen Aufbau der Bluthirnschranke. Dtsch. Z. Nervenheilk. 168, 485—498 (1952).
NOELL, W.: Über Durchblutung und Sauerstoffversorgung des Gehirns. V. Einfluß der Blutdrucksenkung. Pflügers Arch. ges. Physiol. 247, 528 (1944).
— Überlebens- und Wiederbelebungszeiten des Gehirns bei Anoxie. Arch. Psychiat. Nervenkr. 180, 687 (1948).
— u. M. SCHNEIDER: Über die Durchblutung und die Sauerstoffversorgung des Gehirns im akuten Sauerstoffmangel. I. Die Gehirndurchblutung. Pflügers Arch. ges. Physiol. 246, 181 (1942).
— — Über die Durchblutung und die Sauerstoffversorgung des Gehirns im akuten Sauerstoffmangel. IV. Die Rolle der Kohlensäure. Pflügers Arch. ges. Physiol. 247, 514—527 (1944).
— — Zur Hämodynamik der Gehirndurchblutung bei Liquordrucksteigerung. Arch. Psychiat. Nervenkr. 180, 713—730 (1948).
— — Quantitative Angaben über Durchblutung und Sauerstoffversorgung des Gehirns. Pflügers Arch. ges. Physiol. 250, 35—41 (1948).
NORDMANN, M.: Über die Entstehung der Hirnerweichung. Klin. Wschr. 12, 365 (1937); zit. nach RIECHERT (1953).
NORLÉN, G.: Arteriovenous aneurysms of the brain. Report of ten cases of total removal of the lesion. J. Neurosurg. 2, 476 (1949).
— Klinik und chirurgische Behandlung der sackförmigen Aneurysmen. Dtsch. Z. Nervenheilk. 170, 446—459 (1953).
— The cerebral circulation in supratentorial angiomas as studied by angiography before and after removal. 1er Congrès international de neurochirurgie. Rapports et discussions. Bruxelles: Acta med. belg. 1957.
NORMAN, O.: Angiographic differentiation between acute and chronic subdural and extradural haematomas. Acta radiol. (Stockh.) 46, 371—378 (1956).
NORTHCROFT, G. B., and A. D. MORGAN: A fatal case of traumatic thrombosis of the internal carotid artery. Brit. J. Surg. 32, 104 (1945).
NORTHFIELD, D. W. C., and D. S. RUSSELL: The fate of thorium dioxide (thorotrast) in cerebral arteriography. Lancet 1, 377—381 (1937).
NOVACK, P., H. A. SHENKIN, L. BORTIN, B. GOLUBOFF, B. SOFFE, A. M. BATSON, P. and D. GOLDEN: The effects of carbon dioxide inhalation upon the cerebral blood flow and cerebral oxygen consumption in vascular disease. J. clin. Invest. 32, 696—702 (1953).
NÜRNBERGER, S., u. G. SCHALTENBRAND: Messungen am Encephalogramm. Ein Beitrag zum Begriff des „normalen Encephalogramms". Dtsch. Z. Nervenheilk. 174, 1—14 (1955).
NURICK, A. W., D. H. PATEY and E. WHITESIDE: Percutaneous transhepatic cholangiography in diagnosis of obstructive jaundice. Brit. J. Surg. 41, 27—30 (1953).
NYLIN, G.: Zirkulationsstudien mit radioaktiven Isotopen. Münch. med. Wschr. 97, 4 (1955).
— and H. BLÖMER: Studies on distribution of cerebral blood flow with Thorium B-labeled erythrocytes. Circul. Res. 3, 79—85 (1955).
— — Zur Messung der Hirndurchblutung mit radioaktiven Isotopen (Thorium B). Acta neurochir. Suppl. III, 261—265 (1955).
— — H. JONES, S. HEDLUND and C. G. RYLANDER: Further studies on the cerebral blood flow estimated with Thorium-B-labelled erythrocytes. Brit. Heart J. 18, 385—392 (1956).

OCHS, L., W. SENSENBACH and L. MADISON: Primary thrombosis of the internal carotid artery. Report of seven cases with cerebral circulatory and metabolic studies. Amer. J. Med. 17, 374—382 (1954).
O'CONNELL, J. E. A.: Some observations on the cerebral veins. Brain 57, 484—503 (1934).
ODÉN, S.: Triurol in cerebral angiography. Acta radiol. (Stockh.) 43, 97—103 (1955).
OEKRÖS, S.: Abnormitäten des Circulus arteriosus Willisi in Beziehung zur arteriographischen Untersuchung des Gehirns. Magy. orv. Arch. 35 (1934).
OERTEL, P.: Über die Persistenz embryonaler Verbindungen zwischen der A. carotis interna und der A. vertebralis. Anat. Anz. 55, 281—295 (1922).
OGUCHI, CH.: Zwei Fälle von Regulationsstörung in der Retina nach der Injektion von Thorotrast in die A. carotis int. Chugai iji shimpo, Tokyo 28, 38 (1936).
OKONEK, G.: Zur Artdiagnose von Hirntumoren durch Arteriographie. Z. Neur. 158, 356—359 (1937).
— Operationen am Hirnschädel und Hirn. In STICH-BAUER: Fehler und Gefahren bei chirurg. Operationen. 3. Aufl. Bd. I. Jena: Gustav Fischer 1954.
OLIVECRONA, H.: Bedeutung des Röntgenbildes für die Anzeigestellung und Behandlung der Gehirntumoren. Fortschr. Röntgenstr. 52, 355—368 (1935).
— Bericht über arteriographische Darstellungen der A. vertebralis. Tagg. Brit. Neur. Surg. 1935; Zbl. Chir. 32, 1904 (1935).
— Die arteriovenösen Aneurysmen des Gehirns. Dtsch. med. Wschr. 75, 1169—1173 (1950).

OLIVECRONA, H. and J. LADENHEIM: Congenital arteriovenous aneurysms of the carotid and vertebral arterial system. Berlin-Göttingen-Heidelberg: Springer 1957.
— and J. RIIVES: Arteriovenous aneurysms of the brain. Their diagnosis and treatment. Arch. Neurol. Psychiat. (Chicago) 59, 567—602 (1948).
OLSSON, O.: Cerebral angiography: Tolerance for contrast media of diodrast type. J. Neurol. (Lond.) 12, 312 bis 316 (1949).
— Tolerance of cerebral blood vessels to contrast media of the diodrast group in animal experiments and in man. Acta radiol. (Stockh.) 34, 357—360 (1950).
— Vertebral angiography. Acta radiol. (Stockh.) 40, 103—107 (1953).
OPITZ, E., u. M. SCHNEIDER: Über die Sauerstoffversorgung des Gehirns und den Mechanismus von Mangelwirkungen. Ergebn. Physiol. 46, 124 (1950).
ORLEY, A.: Neuroradiology. Springfield, Ill.: Charles C. Thomas 1949.
OSWALD, W.: Über typische cerebrale Angiogramme bei Hypernephrommetastasen. Z. Neur. 177, 305 (1944).
OTTO, E.: Über die Kontrastdarstellung der Tumormetastasen im Gehirn. Dtsch. Z. Nervenheilk. 162, 89 (1950).
— Zur Klinik und angiographischen Diagnostik des Karotisverschlusses. Zbl. Neurochir. 15, 277—287 (1955).

PADGET, D. H.: The circle of Willis. Its embryology and anatomy. In DANDY, W. E.: Intracranial arterial aneurysms. New York: Comstock Publ. Co. 1945.
— The development of the cranial arteries in the human embryo. Contr. Embryol. Carnegie Inst. Wash. 32, 205—261 (1948).
PÄSSLER, H. W.: Die Angiographie zur Erkennung, Behandlung und Begutachtung peripherer Durchblutungsstörungen. Fortschr. Röntgenstr. Suppl. 67 (1952).
PAILLAS, J., et L. CHRISTOPHE: Les thromboses de la carotide interne et de ses branches. Paris: Masson et Cie. 1955.
PAILLAS, J. E., J. BONNAL et Mme. BÉRARD-BADIER: Etude anatomo-clinique de 2 cas de thromboses bilatérales des carotides internes. Rev. neurol. 89, 146 (1953).
PALEIRAC, R., CH. BOUDET, J. BASSÈDE et P. LEENHARDT: Images de phlébographie orbitaire dans quelques cas pathologiques. J. Radiol. Electrol. 34, 800—802 (1953).
PARHARD, M. B., and J. L. POPPEN: A new percutaneous needle for arteriography. J. Neurosurg. 7, 591—592 (1950).
PARKER, H. L.: Aneurysms of cerebral vessels. Clinical manifestations and pathology. Arch. Neurol. Psychiat. 16, 728 (1926).
PARKINSON, D., and A. E. CHILDE: Carotid angiography. A clinical evaluation of 200 consecutive cases. Canad. med. Ass. J. 72, 571—575 (1955).
PARNITZKE, K. H.: Symptomwert und Symptomverteilung bei der Sturge-Weberschen Krankheit. Zbl. Neurochir. 16, 92—109 (1956).
PARSONS, TH. C., E. J. GULLER, H. G. WOLFF and H. S. DUNBAR: Cerebral angiography in carotid cavernous communications. Neurology (Minneapolis) 4, 65—68 (1954).
PASTOR, E.: Über die perkutane Carotis-Angiographie. Fragen der Neurochir. (russisch); ref. Zbl. Neurochir. 15, 313 (1955).
PATERNO, R., J. JOSE, D. FERNANDEZ and A. BESA: Cerebral angiography: a preliminary report. J. Philippine Med. Manila 25, 375—384 (1949).
PEET, M. M., E. M. ISBERG and R. C. BASSETT: Hypertension complicated by spontaneous subarachnoid hemorrhage. A plan of management. Amer. J. Surg. 78, 912—917 (1949).
— and C. F. LIST: Angiography in intracranial lesions. Trans. Amer. neurol. Ass. 68, 113 (1942).
PENDERGRASS, E. P., G. W. CHAMBERLIN, E. W. GODFREY and E. D. BURDICK: A survey of deaths and unfavorable sequelae following the administration of contrast media. Amer. J. Roentgenol. 48, 741—762 (1942).
— P. J. HODES, R. L. TONDREAU, C. C. POWELL and E. D. BURDICK: Further consideration of deaths and unfavorable sequelae following administration of contrast media in urography in United States. Amer. J. Roentgenol. 74, 262—287 (1955).
PENFIELD, W.: Intracerebral vasomotor nerves. Arch. Neurol. Psychiat. (Chicago) 27, 30—44 (1932).
PENZHOLZ, H.: Hirnarteriographie mit Perabrodil. Zbl. Chir. 75, 970 (1950).
— Die Bedeutung der Carotisangiographie für die Erkennung und Behandlung intracranieller Blutungen nach Schädeltraumen. Hefte z. Unfallheilk. 60, 117—120 (1959).
PEREIRA CALDAS, J.: Artériographies en série avec l'appareil radio-carrousel. J. Radiol. Electrol. 18, 34 (1934).
PERESE, D. M., W. C. KITE, A. J. BEDELL and E. CAMPBELL: Complications following cerebral angiography. Arch. Neurol. Psychiat. (Chicago) 71, 105—113 (1954).
DE PERLA: Zit. nach MONIZ (1940).
PERTHES: Über die Ursache der Hirnstörungen nach Carotisunterbindung und über Arterienunterbindung ohne Schädigung der Intima. Arch. klin. Chir. 114, 403—415 (1920).
PERTUISET, B.: Indications thérapeutiques dans les hémorragies cérébrales spontanées. Hôpital (Paris) 41, 161—164 (1953).
PETER, S., and M. SERCL: Surgical treatment of intracranial aneurysms. Rozhl. Chir. 32, 126—135 (1953).
PETERS, G.: Spez. pathol. d. Krankheiten d. zentr. u. peripheren Nervensystems. Stuttgart: Georg Thieme 1951.

PETIT-DUTAILLIS, D., A. DELMAS et B. PERTUISET: Le réseau veineux du cortex cérébral. Sem. Hôp. Paris 13, 543—552 (1950).
— B. PERTUISET et J. ROUGERIE: L'angiographie carotidienne percutanée. Technique, indications, résultats (Étude portant sur 1034 injections). Presse méd. 60, 1091—1092 (1952).
— — — et P. NAMIN: Indications et résultats de l'angiographie vertébrale en neuro-chirurgie. Presse méd. 61, 1499—1503 (1953).
PETR, R., R. MALEC and I. KRYSPIN: Useful method of percutaneous vertebral angiography. Lek. listy 9, 8—10 (1954).
PETTE, H.: Kreislauf und Nervensystem. Ärztl. Forsch. 2, 422—431 (1948).
PFAU, L.: Komplikationen nach Unterbindung der Carotis externa, ihre Erklärung und ihre Vermeidung. Chirurg 21, 542—544 (1950).
PFEIFER, R. A.: Das menschliche Gehirn. Leipzig: W. Engelmann 1911.
— Die Angioarchitektonik der Großhirnrinde (Vorläufige Mitteilung). Mschr. psychiat. 65, 166—172 (1927).
— Die Angioarchitektonik der Großhirnrinde Berlin: Springer 1928.
PHILIPPIDES, D., B. MONTRIEUL et P. A. LOBSTEIN: Amaurose et thrombose de la carotide interne. Presse méd. 58, 1227 (1952).
— — and R. STEIMLE: The value of cerebral angiography using iodide substances in the diagnosis of glioblastoma. Acta neurochir. 3, 231—240 (1953).
— et R. STEIMLE: Anévrysme post-traumatique au siphon de la carotide interne. Rev. Oto-neuro-ophtal. 28, 38 (1956).
— — A. BRINI et B. MONTRIEUL: Sur certaines complications neuro-ophthalmoliques de l'artériographie cérébrale. Rev. Otol-neuro-ophtal. 26, 197—201 (1954).
PIA, H. W.: Die Verquellung der Cisterna basalis und ambiens im Hirngefäßbild. Acta neurochir. 3, 315—328 (1953).
— Die Pathogenese der Gefäßschäden der Occipitallappen bei gesteigertem Hirndruck. Proc. Second int. Congr. of Neuropathology, London 1955.
— Die Schädigung des Mittelhirns bei den raumfordernden Prozessen des Gehirns (Ein Beitrag zur Pathogenese, Klinik und Behandlung der Massenverschiebungen des Gehirns). Habilitationsschrift Gießen 1955.
— Die Diagnose und Therapie der angeborenen und erworbenen Erkrankungen der Hirngefäße. Dtsch. med. Wschr. 81, 1405—1408 (1956).
— Die Einwirkungen der Gehirndrucksteigerung auf den Hirnstamm, ihre Klinik und Behandlung. Münch. med. Wschr. 1956, 1609—1613 u. 1616—1617.
— Die Schädigung des Hirnstammes bei den raumfordernden Prozessen des Gehirns. Acta neurochir. Suppl. IV. (1957).
PICAZA, I. A.: Cerebral angiography in children. An anatomoclinical evaluation. J. Neurosurg. 9, 235—244 (1952).
PICHLER, E., W. LAZARINI u. FILIPPI: Über schraubenförmige Struktur von Arterien. Naunyn-Schmiedebergs Arch. exp. Path. Pharmak. 219, 420—439 (1953).
PIMENTA, M. A., y P. MANGABEIRA ALBERNAZ jr.: As variações da forma do sifao carotideo na arteriografia cerebral. Estudio sôbre 120 casos não tumorais. Arch. Neuro-psiquiatr. 12, 185—194 (1954).
PLATZER, W.: Der Carotissiphon und seine anatomische Grundlage. Fortschr. Röntgenstr. 84, 200—206 (1956).
— Die Arteria carotis interna im Bereiche des Keilbeines bei Primaten, Über den sog. „Carotis-Siphon". Morph. Jb. 97, 220—248 (1956).
PLESKOT, F.: Bedeutung und Technik der Vertebralisangiographie. Československ. Neur. 20, 365—372 (1957).
POBLETE, R., and A. ASENJO: Anastomosis carotidobasilar por persistencia de la arteria trigeminal primitiva. Neurocirugia (Chile) 11, 5, 1—5 (1955).
POLITZER, G.: Über einen menschlichen Embryo mit 18 Ursegmentpaaren. Z. Anat. 87, 678 (1928).
POLZER, K., u. F. SCHUHFRIED: Rheographische Kontrolle der Hirndurchblutung. Verh. dtsch. Ges. Kreisl.-Forsch. 19, 93—96 (1953).
POMPEU, F.: Angiographie des Gehirns und spontane subarachnoidale Blutung. Rev. brasil. Chir. 18, 1017—1027 (1949).
POPPEN, J.: Ligation of the internal carotid artery in the neck. Prevention of certain complications. J. Neurosurg. 7, 532—538 (1950).
POPPEN, J. L.: Ligation of the left anterior cerebral artery. Its hazards and means of avoidance of its complications. Arch. Neurol. Psychiat. (Chicago) 41, 495—503 (1939).
— Specific treatment of intracranial aneurysms. Experiences with 143 surgically treated patients. J. Neurosurg. 8, 75—103 (1951).
— and A. B. KING: Chordoma: Experience with thirteen cases. J. Neurosurg. 9, 139—163 (1952).
POPPI, U.: Mancanza unilaterale dell' art. carotide. Monit. Zool. ital. 39, 45—49 (1928).
POSER, CH. M., and J. M. TAVERAS: Clinical aspects of cerebral angiography in children. Pediatrics 16, 73—80 (1955).
— — Cerebral angiography in encephalo-trigeminal angiomatosis. Radiology 68, 327—336 (1957).
— F. C. WALSH and L. C. SCHEINBERG: Hydrancephaly. Neurology 5, 284—289 (1955).
POTTER, J. M.: Carotid-cavernous fistula. Five cases with "spontaneous" recovery. Brit. med. J. 2, 786—788 (1954).

Pouyanne, H., L. Arne et L. Leman: L'artériographie dans les abcès du cerveau. Rev. oto-neuro-ophtal. 23, 401—410 (1951).
— P. Leman, L. Arne et M. Got: Aspect angiographique de certains états réversibles du cerveau (collapsus, oedème temporal) au cours des traumatismes craniens. Neuro-chirurgie 2, 228—231 (1956).
Priesching, A.: Vertebralispunktion und Vertebraliskatheterismus unter anatomischen Gesichtspunkten. Wien. Z. Nervenheilk. 13, 65—83 (1956).
Primbs, A., u. Ed. Weber: Die Bedeutung des Verlaufs der A. vertebralis für die Pathogenese der cervicalen Syndrome. Dtsch. med. Wschr. 81, 1800 (1956).

Quain, R.: The anatomy of the arteries of human body and its applications to pathology and operative surgery, with a series of lithographic drawings. London: Taylor and Walton 1844.
Quarti, M.: Igroma sottodurale e suo aspetto angiografico. Chirurgia (Milano) 4, 15—20 (1949).

Rabaiotto, A., e M. Saginario: La visualisazzione dell'arteria cerebrale posteriore nell'angiografia carotidea. Ann. radiol. diagn. (Bologna) 30, 18—32 (1957).
Radke, H.: Zur Röntgendiagnostik peripherer Knochenmetastasen durch Arteriographie. Fortschr. Röntgenstr. 86, 604—608 (1957).
Radner, S.: Intracranial angiography via the vertebral artery. Preliminary report of a new technique. Acta radiol. (Stockh.) 28, (1947) 838—842.
— Technical equipment for vasal cathetherization. Acta radiol. (Stockh.) 31, 152—154 (1949).
— Vertebral angiography by catheterization. A new method employed in 221 cases. Acta radiol. (Stockh.) Suppl. 87 (1951).
Raney, A. A.: Cerebral embolism following minor wounds of the carotid artery. Arch. Neurol. Psychiat. (Chicago) 60, 425 (1948).
Raney, R., A. A. Raney and J. M. Sanchez-Perez: The role of complete cerebral angiography in neurosurgery. J. Neurosurg. 6, 222—237 (1949).
— and A. A. Raney: The contribution of cerebral angiography in diagnosis. California Med. 73, 342 (1950).
Rauber-Kopsch: Lehrbuch und Atlas der Anatomie des Menschen. 15. Auflage. Leipzig: Georg Thieme 1940.
Rausch, Fj., u. W. Schiefer: Indirekte Röntgen-Kinematographie der Hirngefäße (Angiographische Untersuchungen mit der Odelca-Spiegel-Kamera im Mittelformat). Fortschr. Röntgenstr. 84, 88—99 (1956).
— — u. G. Struck: Über den Wert der zerebralen Angiographie für die Diagnose arteriosklerotischer Gefäßprozesse. Fortschr. Neurol. 24, 512—520 (1956).
Ray, B. S., and H. S. Dunbar: Thrombosis of the dural venous sinuses as a cause of "pseudotumor cerebri". Ann. Surg. 134, 376—386 (1951).
— — and Ch. T. Dotter: Dural sinus venography as an aid to diagnosis in intracranial disease. J. Neurosurg. 8, 23—37 (1951).
Rehwald, E.: Haemangioma arteriale cerebri, Gefäßanomalie, Arteriogramm. Dtsch. Z. Nervenheilk. 139, 107—110 (1936).
Reichardt, M.: Über die Entstehung des Hirndrucks bei Hirngeschwülsten und anderen Hirnkrankheiten und über die bei diesen zu beobachtende besondere Form der Hirnschwellung. Dtsch. Z. Nervenheilk. 28, 306 (1905).
— Das Hirnoedem. In Handbuch der pathologischen Anatomie, XIII/1, S. 1229—1283. Berlin-Göttingen-Heidelberg: Springer 1957.
Rein, H.: Über Besonderheiten der Blutzirkulation in der Arteria carotis. Z. Biol. 89, 307—318 (1929).
— u. M. Schneider: Einführung in die Physiologie des Menschen. 11. Aufl. Berlin: Springer 1955.
Rencz, A.: Der Stereo-Arteriograph. Fortschr. Röntgenstr. 54, 404—410 (1936).
Richter, Hs. R.: Collaterals between the external carotid artery and the vertebral artery in cases of thrombosis of the internal carotid artery. Acta radiol. (Stockh.) 40, 108—112 (1953).
— Phlebography in brain stem tumours. Acta radiol. (Stockh.) 40, 182—187 (1953).
— Probleme der zerebralen Serienangiographie. Schweiz. Arch. Neurol. Psychiat. 78, 314—318 (1956).
Riechert, T.: Arteriographische Befunde bei ätiologisch unklaren Hemiplegien. Arch. Psychiat. Nervenkr. 107, 419 (1937).
— Die Arteriographie der Hirngefäße bei einseitigem Verschluß der Carotis interna. Nervenarzt 11, 290—297 (1938).
— Kreislaufstörungen im Gehirn im arteriographischen Bild. Z. ges. Neurol. Psychiat. 161, 426 (1938).
— Über Hirnaneurysmen. Zbl. Neurochir. 4, 111—118 (1939).
— Zur Phlebographie der Hirngefäße. Zbl. Chir. 66, 662—674 (1939).
— Angiographische Befunde bei Schädelverletzungen mit besonderer Berücksichtigung der Schädelschußverletzungen. Fortschr. Röntgenstr. 67, 116—127 (1943).
— Arteriographisch nachweisbare Störungen der Hirndurchblutung als chronischer Folgezustand nach Schädelverletzungen. Nervenarzt 18, 453—485 (1947).
— Die Arteriographie der Hirngefäße. 2. Aufl. Berlin u. München: Urban & Schwarzenberg 1949.
— Anzeigestellung der operativ diagnostischen Methoden der Neurochirurgie. Dtsch. Z. Nervenheilk. 162, 8—23 (1950).
— Über arteriographisch nachgewiesene Verschlüsse der Art. vertebralis. Arch. Psychiat. Nervenkr. 188, 126—130 (1952).

RIECHERT, T.: Technique neurochirurgicale et traitement chirurgical des thromboses vasculaires. 5. Congrès Neurologique international. I., 77—78. Lisboa 1953.
— Die Angiographie der normalen und gestörten Hirndurchblutung. Verh. dtsch. Ges. Kreisl.-Forsch. **19**, 131—141 (1953).
— u. K. D. HEINES: Über zwei Untersuchungsmethoden zur Beurteilung der Hirndurchblutung. Nervenarzt **21**, 9—16 (1950).
RIEMENSCHNEIDER, P. A., and A. ECKER: Venographic clues to localization of intracranial masses. Amer. J. Roentgenol. **72**, 740—753 (1954).
RIESNER, D., u. K. J. ZÜLCH: Über die Formveränderungen des Hirns (Massenverschiebungen, Zisternenverquellungen bei raumbeengenden Prozessen). Dtsch. Z. Chir. **253**, 1—61 (1939).
RIETHUS, O.: Über einen Fall von Schußverletzung des Herzens mit Einheilung des Projektils nebst experimentellen Untersuchungen über Fremdkörper im Herzen. Dtsch. Z. Chir. **67**, 414 (1902).
RIGGS, H. E.: Anomalies of circle of Willis. Trans. Philadelphia Neurol. Soc. Dez. 1937. Zit. nach HODES, CAMPOY, RIGGS u. BLY (1953).
RIISHEDE, J.: Cerebral apoplexy. An arteriographical and clinical study of 100 cases. Acta psychiat. (Kbh.) Suppl. **118** (1957).
— and S. ETHELBERG: Angrographic changes in sudden and severe hernation of brain stem through tentorial incisure. Arch. Neurol. Psychiat. (Chicago) **70**, 399—409 (1953).
RIMPAU, A.: Zur Morphologie der Carotispunktion. Virchows Arch. **330**, 156—171 (1957).
— u. H. SEILS: Pathologisch-anatomische Befunde an der Punktionsstelle bei der Hirnarteriographie und Betrachtungen zur Punktionstechnik. Fortschr. Röntgenstr. **87**, 191—199 (1957).
RISER, G., J. J. DUCOUDRAY et L. RIBAUT: Dolicho-carotide interne avec syndrome vertigineux. Rev. neurol. **85/2**, 145—147 (1951).
RISER, M., P. MÉRIEL et PLANQUES: Les spasmes vasculaires en neurologie: Etude clinique et expérimentale. L'Encéphale **26**, 501—528 (1931).
ROACH, J. F.: Cerebral angiography. Amer. J. med. Sci. **219**, 559—569 (1950).
ROCCA, E. D., y E. MONTEAGUDO: La arteria cerebral posterior y sus medidas. Rev. Méd. Hosp. Obrero **4**, 3, 48—54 (1955).
— y S. ROEDENBECK: Tuberculoma del cerebelo operado. Noveno Congreso Chileno di Cirugia, Santiago, Chile **1948**, 307—312.
RÖTTGEN, P.: Weitere Erfahrungen an arteriovenösen Aneurysmen. Z. ges. Neurol. Psychiat. **158**, 359 (1937).
— Weitere Erfahrungen an kongenitalen arterio-venösen Aneurysmen des Schädelinneren. Zbl. Neurochir. **2**, 18—33 (1937).
— Venöses Angiom der Dura. Zbl. Neurochir. **3**, 87—99 (1938).
— Über arterio-venöse Rankenangiome des Kleinhirns. Zbl. Neurochirurg. **8**, 161 (1943).
— Zur Behandlung der Carotis-Sinus-cavernosus-Aneurysmen. Langenbecks Arch. klin. Chir. **260**, 613—633 (1948).
— Carotis-cavernosus-Aneurysmen und retrobulbäres Angiom. Klin. Mbl. Augenheilk. **114**, 468—469 (1949).
— Über ein retrobulbäres Angioendotheliom mit pulsierendem Exophthalmus. Klin. Mbl. Augenheilk. **116**, 256—262 (1950).
— Die Röntgendiagnostik zerebraler Durchblutungsstörungen. Nauheimer Fortbildungs-Lehrgänge 18, 26—38 (1952).
— Serienangiographische Untersuchungen bei Angiomen und Aneurysmen des Hirns. Zbl. ges. Neurol. Psychiat. **122**, 21 (1953).
ROGERS, L.: The function of the circulus of Willis. Brain **70**, 171—178 (1947).
— Ligature of arteries, with particular reference to carotid occlusion and the circle of Willis. Brit. J. Surg. **35**, 43—50 (1947).
ROLLINS, M., F. J. BONTE, F. A. ROSE and D. R. KEATING: Clinical evaluation of new compound for intravenous urography. Amer. J. Roentgenol. **73**, 771—773 (1955).
ROOT, J. C., and W. C. STRITTMATTER: Hypaque, new urographic contrast medium. Amer. J. Roentgenol. **73**, 768—770 (1955).
ROSEGAY, H., and K. WELCH: Peripheral collateral circulation between cerebral arteries. A demonstration by angiography of meningeal arterial anastomoses. J. Neurosurg. **11**, 363—377 (1954).
ROSENBAUER, K. A.: Untersuchung eines menschlichen Embryos mit 24 Somiten, unter besonderer Berücksichtigung des Blutgefäßsystems. Z. Anat. **118**, 236—276 (1955).
ROSENBERG, L. S., and J. R. SIMPSON: A simple serialographic technic for cerebral angiography. Radiology **54**, 869—874 (1950).
ROSENMAN, L. D., F. L. PEARL and CH. CALVERT: New injection device for angiography. Surgery (St. Louis) **31**, 200—203 (1952).
ROUSSY, G., C. OBERLING et M. GUÉRIN: Action cancérigène du dioxyde de thorium chez le rat blanc. Bull. Acad. Méd. (Paris) **112**, 809—816 (1934).
ROWBOTHAM, G. F., R. K. HAY, K. RANKIU, A. R. KIRBY, B. E. TOMLINSON and M. E. BOUSFIELD: Technique and the dangers of cerebral angiography. J. Neurosurg. **10**, 602—607 (1953).
ROZANSKI, J.: Peduncular hallucinosis following vertebral angiography. Neurology **2**, 341—349 (1952).

Ruf, F., u. K. Philip: Zur Radioaktivität des Thorotrasts, ein Beitrag zur Frage eventueller Spätschädigungen bei seiner Verwendung als Kontrastmittel. Arch. klin. Chir. **263**, 573—587 (1950).

Ruggiero, G.: Factors influencing the filling of the anterior cerebral artery in arteriography. Acta radiol. (Stockh.) **37**, 87—95 (1952).

— and F. Castellano: Carotid-cavernous aneurysm. Acta radiol. (Stockh.) **37**, 121—140 (1952).

— et J. P. Constans: L'artériographie vertébrale. Rev. neurol. **5**, 467 (1954).

— D. Dilenge et M. David: Tableau radiologique des Kystes épidermoïdes intracraniens. Neuro-chirurgie **3**, 276—298 (1957).

Ruhland, L.: Tierexperimentelle Untersuchungen zur Frage der Geschwulstentstehung durch intravenöse Thorotrastinjektionen. Chirurg 17/18, 540—546 (1947).

Rushmer, R. F., R. Ellis and A. A. Nash: Stereocinefluorography. Radiology **64**, 191—196 (1955).

Sachs, E. jr: Arteriographic demonstration of collateral circulation through ophthalmic artery in internal carotid artery thrombosis. J. Neurosurg. **11**, 405—409 (1954).

Sahs, A. L., and L. Alexander: Vascular pattern of certain intracranial neoplasms. Arch. Neurol. Psychiat. (Chicago) **42**, 44 (1939).

Sai, G.: Angiografia cerebrale. Collana oto-neuro-oftal. (Roma) **1**, 128 (1936).

Samiy, E.: Thrombosis of the internal carotid artery caused by a cervical rib. J. Neurosurg. **12**, 181—182 (1955).

Samuel, K. C.: Atherosclerosis and occlusion of the internal carotid artery. J. Path. Bact. **71**, 391—401 (1936).

Sanchez-Perez, J. M.: Cerebral angiography. Surgery (St. Louis) **10**, 535—552 (1941).

— and R. A. Carter: The time factor in cerebral angiography and an automatic seriograph. Amer. J. Roentgenol. **62**, 509—518 (1949).

Sandström, C.: Contrast media for kidneys, heart and vessels, and their toxicity. Acta radiol. (Stockh.) **39**, 281—298 (1953).

Sapirstein, L. A., and E. Ogden: Theoretic limitations of nitrous oxide method for determination of regional blood flow. Circulat. Res. **4**, 245—249 (1956).

Sappey, Ph. C.: Traité d'anatomie descriptive. 2. Ed. Vol. III. Névrologie, Organes des sens. Paris: A Delahaye 1872.

Sassaroli, S.: Angiografia cerebrale artogonale contemporanea. Radiol. med. (Torino) **40**, 20—24 (1954).

— e M. T. Chimenz: Il trauma da angiografia cerebrale (osservazioni cliniche e sperimentali). Lav. nevropsichiat. (Rom) **16**, 59—82 (1955).

Sastrasin, K.: Carotid thrombosis. An evaluation and follow-up study of 65 cases. Acta neurochir. **5**, 11—36 (1956).

Sattler, C. H.: Pulsierender Exophthalmus. In Handbuch der gesamten Augenheilkunde, herausg. v. C. Hess. 2. Aufl., Bd. 9, 1. Teil. Berlin 1920.

Sauerbruch, F.: Grundsätzliches zur Hirnchirurgie. Arch. klin. Chir. **183**, 387—396 (1935).

Scarcella, G.: Studio arteriografico della cerebrale posteriore visualizzata attraverso la carotide interna. Arch. Neurochir. (Firenze); ref. Zbl. Neurochir. **12**, 307 (1952).

Schaerer, J. P.: Open indirect method of vertebral angiography. J. Neurosurg. **11**, 607—615 (1954).

— A case of carotid-basilar anastomosis with multiple associated cerebrovascular anomalies. J. Neurosurg. **12**, 62—65 (1955).

Schaltenbrand, G.: Indikation und Technik der Kontrastmethoden bei Hirnerkrankungen. Dtsch. Z. Nervenheilk. **136**, 191 (1935).

— Die Arbeiten von Moniz über die Arteriographie des Gehirns. Med. Klin. **31**, 20—21 (1935).

— u. P. Bailey: Die perivaskuläre Pagliamembran des Gehirns. J. Psychol. u. Neur. **35**, 199—278 (1928).

Scharrer, E.: Über cerebrale Endarterien. Z. Neur. **162**, 401—410 (1938).

Scheid, W.: Die Zirkulationsstörungen des Gehirns und seiner Häute. In Handbuch der inneren Medizin. 4. Aufl. Bd. V, 3. Berlin-Göttingen-Heidelberg: Springer 1953.

Scheid, W.: Zirkulationsstörungen des Gehirns und seiner Häute und senile Hirnerkrankungen. In Klinik der Gegenwart. Band IV. München-Berlin: Urban & Schwarzenberg 1956.

Scheinberg, P.: Cerebral blood flow in vascular disease of the brain. With observations on the effects of the stellate ganglion block. Amer. J. Med. **8**, 139—147 (1950).

— J. Blackburn, M. Rich and M. Saslaw: Effects of aging on cerebral circulation and metabolism. Arch. Neurol. Psychiat. (Chicago) **70**, 77—85 (1953).

— and E. A. Stead jr.: The cerebral blood flow in mal subjects as measure by the nitrous oxide technique. Normal values for blood flow, oxygen utilization, glucose utilization and peripheral resistance, with observations on the effect of tilting and anxiety. J. clin. Invest. **28**, 1163—1171 (1949).

— — Observations on regulation of the cerebral circulation. Amer. J. Medicine **7**, 252—253 (1949).

Scheinker, J.: Über die Umwandlung gutartiger Hirngliome (Astrocytome) in bösartige Glioblastome. Dtsch. Z. Nervenheilk. **145**, 54 (1938).

Scherer, H. J.: Die Bedeutung des Mesenchyms in Gliomen. Virchows Arch. path. Anat. **291**, 321—340 (1933).

— A critical review. The pathology of cerebral gliomas. J. Neurol. Psychiat. **3**, 147 (1940).

Schiefer, B.: Über die experimentelle Erzeugung von Gehirntumoren mit Methylcholantren. Untersuchungen an Mäusen und Ratten, unter besonderer Berücksichtigung der Bedeutung der Lokalisation des Karzinogens für die Art der entstehenden Geschwülste. Zbl. Neurochir. **18**, 360—375 (1958).

SCHIEFER, W.: Der diagnostische Wert einer funktionellen Serienangiographie bei intrakraniellen Prozessen. Acta radiol. (Stockh.) 46, 299—309 (1956).
— Klinische Beobachtungen beim chronischen subduralen Haematom. Hefte z. Unfallheilk. 55, 119—121 (1956).
— Die Bedeutung der Serienangiographie für die Erforschung des Hirnkreislaufes. Habilitationsschrift Köln 1957.
— Zur Behandlung der intrazerebralen posttraumatischen Haematome. Hefte z. Unfallheilk. 56, 187—190 (1957).
— Diagnose und Prognose der Großhirnsarkome (unter Ausschluß der diffusen Sarkomatose der Hirnhäute und der Prozesse des Hirnstammes). Zbl. Neurochir. 18, 25 (1958).
— Die operative Behandlung des Hirnabszesses. Zbl. Neurochir. 18, 332—348 (1958).
— Anfälle bei Kreislaufstörungen im Gehirn. Ärztl. Prax. 11, 235—236 u. 275—276 (1959).
— u. F. MARGUTH: Intraselläre Aneurysmen. Acta neurochir. 4, 344—354 (1956).
— FJ. RAUSCH u. G. UDVARHELYI: Zur Röntgendiagnostik intrazerebraler Metastasen. Fortschr. Röntgenstr. 82, 656—667 (1955).
— u. K. SCHMALBACH: Die Artdiagnose der seltenen Hirngeschwulstformen durch die Serienangiographie. Dtsch. Z. Nervenheilk. 177, 618—643 (1958).
— u. H. W. STEINMANN: Über Kreislaufwirkungen und bioelektrische Veränderungen bei Anwendung verschiedener Röntgenkontrastmittel zur cerebralen Angiographie. Zbl. Neurochir. 18, 173—188 (1958).
— u. G. STRUCK: Serienangiographische Untersuchungen bei diffusen cerebralen Gefäßerkrankungen (unter besonderer Berücksichtigung der Thrombangiitis obliterans). Dtsch. Z. Nervenheilk. 176, 595—616 (1957).
— u. W. TÖNNIS: Serienangiographische Untersuchungen als Ergänzung zur Hirndurchblutungsmessung nach KETY. Zbl. Neurochir. 14, 88—95 (1954).
— — u. G. UDVARHELYI: Das Glioblastoma multiforme im Serienangiogramm. Acta neurochir. 4, 76—105 (1954).
— — — Die Artdiagnose des Meningeoms im Gefäßbild (unter besonderer Berücksichtigung der Serienangiographie). Dtsch. Z. Nervenheilk. 172, 436—456 (1954).
— — — Die benignen Gliome im Serienbild (Astrocytome und Oligodendrogliome). Zbl. Neurochir. 15, 267—277 (1955).
— u. G. UDVARHELYI: Grenzfälle in der serienangiographischen Artdiagnostik. Acta neurochir. Suppl. III. 190—197 (1955).
— u. K. VETTER: Das zerebrale Angiogramm in den verschiedenen Altersstufen. Zbl. Neurochir. 17, 218—231 (1957).
— u. W. WALTER: Die Persistenz embryonaler Gefäße als Ursache von Blutungen des Hirns und seiner Häute. Acta neurochir. 7, 53—65 (1958).
SCHLESINGER, B.: Venous drainage of brain with special reference to galenic system. Brain 62, 274—291 (1939).
SCHMEIDEL, G.: Die Entwicklung der A. vertebralis beim Menschen. Gegenbaurs morph. Jb. 71, 315—435 (1933).
SCHMIDT, C. F.: Der Kreislauf des Gehirns. Pflügers Arch. ges. Physiol. 251, 571—584 (1949).
SCHMIDT, H. W.: The behaviour of the pial vessels during and after the intracarotid injection of roentgen contrast media. Acta radiol. (Stockh.) 44, 100—108 (1955).
— Über Arterienkreise in der Pia mater des Menschen. Dtsch. Z. Nervenheilk. 172, 526—530 (1955).
— Über Anordnung und Hämodynamik der arterioarteriellen Anastomosen in der Pia mater. Z. exp. Med. 125, 229—235 (1955).
— Über Embolien in den Arterienkreisen der Pia mater. Z. ges. exp. Med. 125, 401—408 (1955).
— Reaktion der Pia-Gefäße auf Röntgenkontrastmittel bei geschädigtem Gehirnkreislauf. Dtsch. Z. Nervenheilk. 174, 167—172 (1956).
SCHNEIDER, D.: Über die Regulierung der Durchblutung des Gehirns. Arch. klin. Chir. 180, 461—465 (1934).
— Beziehungen zwischen Gehirndurchblutung und Gehirndruck. Arch. klin. Chir. 183, 448—453 (1935).
— Die Vasomotorik der Gehirndurchblutung. Zbl. Neurochir. 3, 127—135 u. 248—255 (1938).
— u. M. SCHNEIDER: Untersuchungen über die Regulierung der Gehirndurchblutung. Naunyn-Schmiedebergs Arch. exp. Path. Pharmak. 175, 606—639 (1934).
SCHNEIDER, M.: Die Physiologie der Hirndurchblutung. Dtsch. Z. Nervenheilk. 162, 113—139 (1950).
— Physiologische Grundlagen der Sympathicuschirurgie. Arch. klin. Chir. 276, 23—38 (1953).
— Durchblutung und Sauerstoffversorgung des Gehirns. Verh. dtsch. Ges. Kreisl.-Forsch. 19, 3—25 (1953).
— Die Physiologie der Gehirndurchblutung. Regensb. Jb. ärztl. Fortbild. 5, 1—10 (1956).
— u. D. SCHNEIDER: Untersuchungen über die Regulierung der Gehirndurchblutung; Einwirkung verschiedener Pharmaca auf die Gehirndurchblutung. Naunyn-Schmiedebergs Arch. exp. Path. Parmak. 175, 640—664 (1934).
— — Untersuchungen über die Regulierung der Gehirndurchblutung; die Rolle des Carotissinus bei der Regulierung der Gehirndurchblutung. Naunyn-Schmiedebergs Arch. exp. Path. Pharmak. 176, 393—400 (1934).
— u. K. WIEMERS: Klin. Wschr. 29, 580 (1950); zit. nach SCHNEIDER (1953).
SCHNELLBÄCHER, F.: Zur Pharmakologie der Gehirndurchblutung. Dtsch. med. Wschr. 80, 1646—1651 (1955).
SCHOBER, W.: Cerebrale Durchblutungsstörungen im mittleren Lebensalter. Klin. med. (Wien) 7, 289—303 (1952).
SCHRADER, E. A.: Spastik und Dilatation der Arterien im Röntgenbild. Z. Kreisl.-Forsch. 40, 592—598 (1951).
SCHRADER, G.: Zur Pathologie des plötzlichen natürlichen Todes. Dtsch. Z. gerichtl. Med. 18, 223 (1932).

SCHRETZENMAYER, V.: Ein Beitrag zur Kasuistik der Buergerschen Erkrankung des Gehirns und den Schwierigkeiten ihrer Diagnose. Nervenarzt **13**, 124 (1940).

SCHROEDER, A. H.: Diagnóstico de quiste hidático cerebral. Arch. Int. Hid. **7**, 195—214 (1947).

SCHUBERT, R.: Allergie bei jodhaltigen Nierenkontrastmitteln. Z. Urol. **40**, 76—90 (1947).

SCHÜRMANN, K.: Darstellung der A. vertebralis und ihrer Äste im Angiogramm von der A. carotis externa aus. Zbl. Neurochir. **14**, 362—365 (1954).

SCHULZE, H. A. F., u. A. SAUERBREY: Zur Frage der Anastomosen zwischen der A. vertebralis und der A. occipitalis. Zbl. Neurochir. **16**, 76—80 (1956).

SCHULZE, H. E.: Zur Röntgendiagnostik der intrakraniellen Epidermoide (sog. Cholesteatome). Fortschr. Röntgenstr. **84**, 440—446 (1954).

— Serienangiographische Untersuchungen im Karotis-Angiogramm beim Hydrocephalus occlusus. Fortschr. Röntgenstr. **87**, 517—522 (1957).

— Die Entwicklung der cerebralen Angiographie. (Zur Einführung der intrakraniellen Gefäßdarstellung vor 30 Jahren durch EGAS MONIZ.) Psychiatr. Neurol. med. Psychol. **9**, 238—240 (1957).

SCHUMANN, D.: Ausgedehnte Gewebsschädigung durch paraarterielle Thorotrastwirkung. Chirurg. **199** (1943).

SCHUNK, H.: Zur Vermeidung von Nebenerscheinungen der cerebralen Angiographie. Nervenarzt **25**, 46—47 (1954).

SCHURR, PH.: Angiography of normal ophthalmic artery and choroidal plexus of eye. Brit. J. Ophthal. **35**, 473—478 (1951).

— Cerebral angiography in abscess of the temporal lobe. Brit. J. Surg. **39**, 156—165 (1951).

— and I. WICKBOM: Rapid serial angiography: Further experience. J. Neurol. **15**, 110—118 (1952).

SCHWAIGER, M.: Intrakavitäre Thorotrast-Schäden. Langenbecks Arch. u. Dtsch. Z. Chir. **265**, 356—398 (1950).

SCOTT, M.: Surgical treatment of spontaneous nontraumatic hematomas. J. Amer. med. Ass. **130**, 845—850 (1946).

— Dural venous sinography. Amer. J. Roentgenol. **65**, 619 (1951).

SCOTT, W. G., and W. B. SEAMAN: Developments in cerebral angiography with rapid serialized X-ray exposures on roll film $9^1/_2$ inches wide. Radiology **56**, 15 (1951).

— W. A. SIMRIL and W. B. SEAMAN: Intracerebral arteriovenous malformations. Their diagnosis and angiographic demonstration. Amer. J. Roentgenol. **71**, 762—775 (1954).

SEAMAN, W. B., W. R. PAGE and W. J. GERMAN: Arteriographic findings in brain arterial occlusion. Trans. Amer. Neurol. Ass. **74**, 55—60 (1949).

— and H. G. SCHWARTZ: Clinical experience with Urokon sodium 30 per cent (p_H 7) for cerebral angiography. J. Missouri med. Ass. **49**, 553—554 (1952).

— — Cerebral arteriography with sodium acetrizoate (Urokon sodium) 30%. Arch. Surg. Chicago **67**, 741—745 (1953).

SECKEL, H.: Die normale Blutumlaufsdauer und Kreislaufgröße in den ersten beiden Lebensjahren. Jb. Kinderheilk. **131**, 87—105 (1931).

— Blutumlaufsdauer und Kreislaufgröße bei 6 bis 15jährigen Kindern. Jb. Kinderheilk. **138**, 55—66 (1933).

SEDLAR, H.: Zur Morphologie der leptomeningealen arteriellen Anastomosen. Vortrag auf der Tagung der Dtsch. Ges. Neurochirurgie. Köln, Januar 1959.

SEDZIMIR, C. B.: Towards safer angiography. J. Neurosurg. **12**, 460—467 (1955).

SEGELOV, J. N.: Safe angiography. J. Neurosurg. **13**, 567—574 (1956).

SEITZ, D., u. H. KALM: Zur Diagnose der primären Hirnsarkome. Dtsch. Z. Nervenheilk. **177**, 597—617 (1958).

SELBIE, F. R.: Tumours in rats and mice following injection of thorotrast. Brit. J. exp. Path. **19**, 100—107 (1938).

SELDINGER, S. I.: Catheter replacement of the needle in percutaneous arteriography. A new technique. Acta radiol. (Stockh.) **39**, 368—376 (1953).

SELVERSTONE, B., R. H. P. YUAN and C. V. ROBINSON: Improved syringe for angiography. J. Neurosurg. **13**, 303—304 (1956).

SERFLING, H. J., u. K. H. PARNITZKE: Über die arteriovenöse Fistel im Sinus cavernosus (Exophthalmus-pulsans-Syndrom). Klin. Mbl. Augenheilk. **128**, 641—657 (1956).

SERGENT, P., J. ROUGERIE, B. PERTUISET et D. PETIT-DUTAILLIS: L'angiographie vertébrale percutanée cervicale antérieure d'après 130 cas. Technique et bases de l'interprétation des clichés. Presse méd. **60**, 1415—1418 (1952).

SHAFER, W. A.: Slow technique for cerebral angiography. W. Va. med. J. 1952, **48**, 226—228; ref. Excerpta. med. **1953**, 1146.

SHAPIRO, R.: Thrombosis of the internal carotid artery. Radiology **58**, 94—99 (1952).

SHELDEN, C. H., R. H. PUDENZ, and L. E. BRANNON: Intracranial aneurysms. Arch. Surg. (Chicago) **61**, 294—304 (1950).

SHENKIN, H. A.: Effects of various drugs upon cerebral circulation and metabolism of man. J. appl. Physiol. **3**, 465—471 (1951).

— The cerebral circulation in postoperative intracranial hypotension. J. Neurosurg. **10**, 48—51 (1953).

— M. H. HARMEL and S. S. KETY: Dynamic anatomy of the cerebral circulation. Arch. Neurol. Psychiat. (Chicago) **60**, 240—252 (1948).

— and P. NOVACK: Clinical implications of recent studies on cerebral circulation of man. Arch. Neurol. Psychiat. (Chicago) **71**, 148—159 (1954).

SHENKIN, H. A., E. B. SPITZ, F. C. GRANT and S. S. KETY: Physiologic studies of arteriovenous anomalies of the brain. J. Neurosurg. 5, 165—172 (1948).
— — — — The acute effects on the cerebral circulation of the reduction of increased intracranial pressure by means of intravenous glucose or ventricular drainage. J. Neurosurg. 5, 466—470 (1948).
— — — — Physiological studies on arteriovenous anomalies of the brain. Arch. Neurol. Psychiat. (Chicago) 62, 371—373 (1949).
SHENKIN, R. A., F. CABIESES, G. VAN DEN NOORDT, P. SAYERS and R. COPPERMANN: The hemodynamic effect of unilateral carotid ligation on the cerebral circulation of man. J. Neurosurg. 8, 38—45 (1951).
SHIMIDZU, K.: Beiträge zur Arteriographie des Gehirns — einfache percutane Methode. Arch. klin. Chir. 188, 293—316 (1937).
SICARD, J., et J. FORESTIER: Exploration radiologique par l'huile iodée. Presse méd. 1923.
SICCURO, A., et P. BAGGIORE: Le tronc anastomotique carotido-basilaire. V. Int. Neurol. Kongreß. Lissabon 1953.
SIDHVA, J. N.: Cerebral angiography in the diagnosis and treatment of cerebral vascular accidents. Neurology (Bombay) 5, 71—72 (1957).
SIEMONS, K.: Der zerebrale Kreislauf bei der Endangitis obliterans. Verh. dtsch. Ges. Kreisl.-Forsch. 19, 215—218 (1953).
SIROIS, J., H. LAPOINTE and P. E. CÔTÉ: Unusual local complication of percutaneous cerebral angiography. J. Neurosurg. 11, 112—116 (1954).
SJÖGREN, S. E.: Percutaneous vertebral angiography. A review of 250 cases. Acta radiol. (Stockh.) 40, 113—127 (1953).
— The anterior choroidal artery. Acta radiol. (Stockh.) 46, 143—157 (1956).
— and G. FREDZELL: Apparatus for serial angiography. Acta radiol. (Stockh.) 40, 361—368 (1953).
SJÖQVIST, O.: Arteriographische Darstellung der Gefäße der hinteren Schädelgrube. Chirurg 10, 377—380 (1938).
SJÖSTRAND, T.: On the principles for the distribution of the blood in peripheral vascular system. Skand. Arch. Physiol. (Berl. u. Lpz.) 71, (Suppl.), 1—150 (1935).
SLANY, A.: Anomalien des Circulus arteriosus Willisii in ihrer Beziehung zur Aneurysmenbildung an der Hirnbasis. Virchows Arch. path. Anat. 301, 62 (1938).
SMITH, A., C. M. CAUDILL, G. E. MOORE, W. T. PEYTON and L. A. FRENCH: Experimental evaluation of cerebral angiography. J. Neurosurg. 8, 556—563 (1951).
SMITH, B. C., and E. H. QUIMBY: The use of radioactive sodium as a tracer in the study of peripheral vascular disease. Radiology 45, 335—346 (1945).
SMITH, C.: Carotid angiography. A small-dose technic. Neurology (Minneapolis) 7, 163—168 (1957).
SOKOLJANSKIJ, G. G., u. A. E. MELEROVIC: Zur Differentialdiagnose zwischen cerebralen Kreislaufstörungen und Hirntumoren. Vopr. Nejrochir. 19, 3 (1955); ref. Zbl. Neurochir. 15, 5 (1955).
SOLBACH, A.: Die Zwischenfälle bei der cerebralen Arteriographie. Nervenarzt 24, 233—237 (1953).
SORDI, F.: Determinazione del tempo di circolazione nel bambino con il metodo della lobelina. Riforma med. 57, 1230—1236 (1941).
SORGO, W.: Weitere Mitteilungen über Klinik und Histologie des kongenitalen arteriovenösen Aneurysmas des Gehirns. Zbl. Neurochir. 3, 64—87 (1938).
— Experimentelle Untersuchungen über die Klinik der Verquellung der Cysterna ambiens. Dtsch. Z. Nervenheilk. 149, 271 (1939).
— Über den Arteria carotis interna-Verschluß bei jüngeren Personen. Z. Neur. 167, 581 (1939).
— Über den durch Gefäßprozesse bedingten Verschluß der Arteria carotis interna. Zbl. Neurochir. 4, 161—179 (1939).
— Die Erkennung und operative Indikationsstellung bei den intrakraniellen Blutungen. Wien. klin. Wschr. 6, 105 (1940).
— Kontrastmitteldiagnostik zerebraler Erkrankungen. Wien: Deuticke 1941.
SOUSA-PEREIRA, A. DE: Influence of the autonomic nervous system on the cerebral blood supply. Arch. Surg. 60, 456—464 (1950).
SPALTEHOLZ, W.: Gefäßbaum und Organentwicklung. Arch. Entw. Gesch. 52, 483 (1923).
SPANNER, R.: Zur Anatomie der arterio-venösen Anastomosen. Verh. Dtsch. Ges. Kreisl.-Forsch. 18, 258—277 (1952).
SPATZ, H.: Makroskopische Gehirnbefunde bei Geistes- und Nervenkrankheiten. Zbl. Neur. 42, 121 (1925).
— Über die Beteiligung des Gehirns bei der von Winiwarter-Buergerschen Krankheit. Dtsch. Z. Nervenheilk. 136, 86—132 (1935).
— Pathologische Anatomie der Kreislaufstörungen des Gehirns. Z. Neur. 167, 301—357 (1939).
— Anomalien und Erkrankungen der Carotis interna. Zbl. ges. Neurol. 103, 38 (1943).
— Menschwerdung und Gehirnentwicklung. Nachr. Gießener Hochschulges. 20 (1950).
— Aussprache zu K. SIEMONS: Der zerebrale Kreislauf bei der Endangitis obliterans. Verh. dtsch. Ges. Kreisl.-Forsch. 19, 224—225 (1953).
— Die Sonderstellung des Menschen und die Evolution des Menschenhirns. 1. Tagung dtsch. Ges. Psychiat. Neurol. Bad Nauheim 1955.
— u. TH. HASENJÄGER: Über örtliche Veränderungen der Konfiguration des Gehirns beim Hirndruck. Arch. Psychiat. Nervenkr. 107, 193—222 (1937).
— u. G. J. STROESCU: Zur Anatomie und Pathologie der äußeren Liquorräume des Gehirns. (Die Zisternenverquellungen beim Hirntumor). Nervenarzt 7, 481 (1934).

SPIELMEYER, W.: Histopathologie des Nervensystems. Bd. I. (Allg. Teil). Berlin: Springer 1922.

SQUIRE, F. H.: Cerebral angiography. Illinois med. J. 112, 210—214 (1957).

STAUFFER, H. M., F. MURTAGH, J. F. MOKROHISKY and R. E. PAUL jr.: Biplane stereoscopic cerebral angiography. Acta radiol. (Stockh.) 46, 262—272 (1956).

STEINHEIL: Über einen Fall von Varix aneurysmaticus im Bereich der Gehirngefäße. Inaug.-Diss. Würzburg 1895.

STEINMANN, H. W., u. W. TÖNNIS: Das EEG bei intrakraniellen raumbeengenden Prozessen. Zbl. Neurochir. 13, 129—146 (1953).

STENDER, A.: Zur Symptomatologie und Therapie der cerebralen Form der Endangitis obliterans. Z. Neur. 156, 761 (1936).

STENVERS, H. W., P. M. BANNENBERG and C. H. LENSHÖCK: Anastomosis carotido-basilaire persistante. Rev. Neurol. 6, 575 (1953).

STERN, W. E.: Studies of pressures in the carotid artery of patients undergoing cerebral angiography. J. Neurosurg. 10, 577—582 (1953).

STERZING, P.: Ein Fall von Angioma arteriale racemosum im Gehirn. Zbl. allg. Path. path. Anat. 19, 278 (1908).

STEWART, G. N.: Amer. J. Physiol. 58, 278 (1921); zit. nach WOLFF u. BLUMGART (1929).

STÖHR, P. jr.: Über die Innervation der Pia mater und des Plexus chorioideus des Menschen. Z. Anat. 63, 562—607 (1922).

— Mikroskopische Anatomie des vegetativen Nervensystems. In Möllendorff's Handbuch der mikroskopischen Anatomie des Menschen. Berlin: Springer 1928.

— Die mikroskopische Innervation der Blutgefäße. Ergebn. Anat. 32, 1—62 (1938).

STOPFORD, J. S. B.: The arteries of the pons and medulla oblongata. J. Anat. Physiol. 50, 131—164 (1916).

— Fonctional significance of arrangement of cerebral and cerebellar veins. J. Anat. 64, 257 (1930).

STRAUSS, I., and J. H. GLOBUS: Spongioblastoma with unusually rapid growth following decompression. Neurological Bull. (N. Y.) 1, 273—279 (1918).

STREETER, G. L.: The development of the venous sinuses of the dura mater in the human embryo. Amer. J. Anat. 18, 145—178 (1915).

— The developmental alterations in the vascular system of the brain of the human embryo. Contr. Embryol. Carnegie Inst. Wash. 8, 5—35 (1918).

— Development horizons in human embryos. Carnegie Inst. Wash. Publ. contribut. to Embryology 32, 133 (1948).

STREIFF, E. B., u. M. MONNIER: Der retinale Blutdruck. Wien: Springer 1946.

SUGAR, O.: Angiography in diagnosis of tumors of the posterior fossa. Arch. Neurol. Psychiat. (Chicago) 65, 405 (1951).

— Pathological anatomy and angiography of intracranial vascular anomalies. J. Neurosurg. 8, 3—22 (1951).

— and P. C. BUCY: Some complications of vertebral angiography. J. Neurosurg. 11, 607—615 (1954).

— L. B. HOLDEN and C. P. POWELL: Vertebral angiography. Amer. J. Roentgenol. 61, 166—182 (1949).

SULLENS, W. E., and G. A. SEXTON: Indications for use of operative cholangiography. Ann. Surg. 141, 499—503 (1955).

SUNDERLAND, S.: An anomalous anastomosis between the internal carotid and basilar arteries. Aust. N. Z. J. Surg. 11, 140—142 (1941).

— Neurovascular relations and anomalies at the base of the brain. J. Neurol., Neurosurg. Psychiat. 11, 243—254 (1948).

SUNDER-PLASSMANN, P.: Untersuchungen über den Bulbus carotidis bei Mensch und Tier im Hinblick auf die Sinusreflexe nach HERING. Z. Anat. 93, 567 (1930).

— Über neuro-vegetative Rezeptorenfelder im Kreislaufregulationsmechanismus und durch deren Ausschaltung experimentell erzeugte, morphologisch faßbare Veränderungen im sympathischen Nervensystem. Z. Neur. 147, 414 (1933).

— Die Raynaudsche Erkrankung und ihr Formenkreis. Dtsch. Z. Chir. 251, 125 (1938).

— Endangitis obliterans des Gehirns. Dtsch. Z. Chir. 254, 463—487 (1941).

— Durchblutungsschäden und ihre Behandlung. Neue dtsch. Chir. 65 (1943).

— Larvierte Durchblutungsschäden. Chirurg 17/18, 233 (1947).

— Die operative Behandlung des Endangitis obliterans des Gehirns. Zbl. Chir. 72, 374—379 (1947).

— Über die zerebrale Arteriographie und ihre Bedeutung für die Hirntumoren und Gefäßdiagnostik. Chirurg. 20, 249 (1949).

— Sympathicus-Chirurgie. Stuttgart: Georg Thieme 1953.

— Die angiographische Diagnostik der hinteren Schädelgrube. Langenbecks Arch. u. Dtsch. Z. Chir. 282, 458—459 (1955).

— u. TH. TIWISINA: Die Behandlung der Aneurysmen im Sinus cavernosus (Exophthalmus pulsans). Chirurg 23, 376—382 (1952).

— — Indikationen der konservativen und operativen Behandlung der spontanen Subarachnoidalblutung. Dtsch. med. Wschr. 1957, 2096—2099.

SUTHERLAND, D. L., W. C. KITE jr., F. J. ROACH and E. CAMPBELL: A note on the use of 25 per cent jodopyracet (diodrast) in cerebral angiography. J. Neurosurg. 12, 223—225 (1955).

SUTTON, D.: Anomalous carotid-basilar-anastomosis. Brit. J. Radiol. **23**, 617—619 (1950).
— Perkutane Arteriographie der A. vertebralis. Brit. J. Radiol. **287**, 589—597 (1951).
— Diagnosis of intracranial vascular lesions by percutaneous vertebral angiography. Arch. Middlesex Hosp. **2**, 228 (1952).
— R. D. HOARE: Percutaneous vertebral arteriography. Brit. J. Radiol. **24**, 582 (1951).
SWEET, W. H., and H. S. BENNETT: Changes in internal carotid pressure during carotid and jugular occlusion and their clinical significance. J. Neurosurg. **5**, 178—195 (1948).
— S. J. SARNOFF and L. BAKAY: A clinical method for recording internal carotid pressure. Surg. Gynec., Obstet. (Chicago) **90**, 327—334 (1950).
SYMONDS, CH.: Occlusion of the internal carotid arteries. In "Modern Trends in Neurology (second series)". London: Butterworth Co 1957.
SYMONDS, C. P.: Hydrocephalic and focal cerebral symptoms in relation to thrombophlebitis of the dural sinuses and cerebral veins. Brain **60**, 531—550 (1937).

TAESCHLER, M., A. CERLETTI u. E. ROTHLIN: Zur Frage der Hyderginwirkung auf die Gehirnzirkulation. Helv. physiol. Acta **10**, 120—137 (1952).
TAKAHASHI, K.: Die percutane Arteriographie der Arteria vertebralis und ihrer Versorgungsgebiete. Arch. Psychiatr. Nervenkr. **111**, 373—379 (1940).
TANDLER, J.: Entwicklungsgeschichte der Kopfarterien bei den Mamalia. Morph. J. **30**, 275 (1902).
TANNENBERG, J., u. B. FISCHER-WASELS: Die lokalen Kreislaufstörungen. In Handbuch der normalen u. pathol. Physiologie. Bd. 2. Blutzirkulation. Berlin: Springer 1927.
TAPTAS, J. N.: Les dilatations et allongements de l'artère carotide interne; états fonctionées et organiques. Rev. neurol. **80/5**, 338—354 (1948).
TARDINI, A.: Anomalie anatomiche, variazioni metriche e strutturali delle arterie del "circulus Willisi anterior" in rapporto alla patogenesi degli aneurismi. Riv. Anat. Path. **8**, 521—568 (1954).
TARLOV, I. M., and M. ROSENBERG: Cerebral angiography with iodopyracet injection U. S. P. (diodrast). Its dangers, particularly in hydrocephalic infants. Arch. Neurol. Psychiat. (Chicago) **67**, 496—509 (1952).
TARNOW, G.: Über vorübergehende funktionelle Durchflußverzögerungen im Karotis- und Vertebralisangiogramm. Fortschr. Röntgenstr. **89**, 671—681 (1958).
TARTARINI, E., e V. DAVINI: La trombosi delle carotidi comune e interna. Sist. nerv. **5**, 257—275 (1953).
— e L. GIUGNI: Studio arteriografico del sifone carotideo in condizioni normali e patologiche. Sist. nerv. **3**, 3—31 (1955).
TATLOW, W. F. T., and H. G. BAMMER: Syndrome of vertebral artery compression. Neurology **7**, 331—334 (1957).
TEDESCHI, A.: Contributo allo studio della circolazione cerebrale. Atti Accad. Med. chir. Perugia **2**, 209 (1890).
THIEBAUT, F., D. PHILIPPIDES, F. ROHMER et B. MONTRIEUL: Angiomes artérioveineux du cerveau. Rev. neurol. **85**, 105—119 (1951).
THIEME, W.: Einfacher, halbautomatischer Serienangiograph. Dtsch. Gesundh. Wes. **6**, 521 (1955).
THOMSON, J. L. G.: Thrombosis of major cerebral arteries. Brit. J. Radiol. **27**, 553—564 (1954).
THOMPSON, R., and C. M. RHODE: Effects of anterior cerebral circulation occlusion with varying levels of blood pressure in the macaque. J. nerv. Dis. **112**, 58—65 (1950).
TINDALL, G. T.: The effect of carotid arteriography, using 35 per cent diodrast, on the protein content of the spinal fluid. J. Neurosurg. **14**, 430—433 (1957).
— P. D. KENAN, R. L. PHILLIPS, G. MARGOLIS and K. S. GROMSON: Evaluation of roentgen contrast agents used in cerebral arteriography. II. Application of a new method. J. Neurosurg. **15**, 37—44 (1958).
TISSINGTON TATLOW, W. F., and H. G. BAMMER: Syndrome of vertebral artery compression. Neurology (Minneapolis) **7**, 331—340 (1957).
TIWISINA, TH.: Die percutane Arteriographie des Gehirns und der Extremitäten mit „Perabrodil". Bruns Beitr. **182**, 142—152 (1951).
— Die Vertebralis-Angiographie und ihre diagnostische Bedeutung. Fortschr. Röntgenstr. **77**, 662—671 (1952).
— Indikation, Fehler und Gefahren der Vertebralis-Angiographie. Langenbecks Arch. klin. Chir. **282**, 459—464 (1955).
— Die angiographische Diagnose der Geschwülste im Kleinhirnbrückenwinkel. Arch. Ohren- usw. Heilk. u. Z. Hals- usw. Heilk. (Kongreßbericht 1956) **169**, 280—285 (1956).
— Die cerebralen Durchblutungsschäden nach Schädeltraumen. Chirurg. **27**, 390—395 (1956).
— Angiographische Studien bei gutartigen Geschwülsten der Gliedmaßen, 1. Mitteilung. Fortschr. Röntgenstr. **87**, 199—205 (1957).
— Angiographische Studien bei bösartigen Geschwülsten der Gliedmaßen, 2. Mitteilung. Fortschr. Röntgenstr. **87**, 206—211 (1957).
— Funktionale und organische Durchblutungsschäden der Vertebralis-Basilarisstrombahn. Hippokrates **28**, 202—205 (1957).
TODE: Medizinisch-Chirurgische Bibliothek 10, 408, Kopenhagen 1787; zit. nach ALTMANN (1947).
TÖLLE, R.: Doppelseitige Thrombose der Art. carotis interna. Zbl. Chir. **69**, 219 (1942).
TÖNDURY, G.: Einseitiges Fehlen der A. carotis int. Morph. J. **74**, 625—638 (1934).
— Angewandte und topographische Anatomie. Zürich: Fretz u. Wachsmut 1949.

Tönnis, W.: Neuere Möglichkeiten der Artdiagnose bei Hirngeschwülsten. Allg. Z. Psychiat. 102, 138—140 (1934).
— Die Erkennung und Behandlung der intrakraniellen Gefäßgeschwülste und Gefäßmißbildungen. Arch. klin. Chir. 180, 424—427 (1934).
— Vorweisung zur Erkennung und Behandlung intrakranieller Geschwülste. 58. Tagung Dtsch. Ges. Chir. Berlin 1934. Ref. Arch. klin. Chir. 180, 35—37 (1934).
— Traumatisches Aneurysma der linken Art. carotis int. mit Embolie der linken Art. cerebri ant. und retinae. Ein Beitrag zur Anwendung der Arteriographie der Carotis int. nach Löhr. Zbl. Chir. 61, 844—848 (1934).
— Erfolgreiche Behandlung eines Aneurysmas der A. communicans anterior cerebri. Zbl. Neurochir. 1, 39 bis 42 (1936).
— Zur Behandlung intrakranieller Aneurysmen. Arch. klin. Chir. 189, 474—476 (1937).
— Eigenartige Befunde im Arteriogramm von Patienten mit Glioblastoma multiforme. Brit. Neur. Surg. (Lond.) 15—16, 1 (1937); ref. Zbl. Neurochir. 2, 266 (1937).
— Artdiagnose der Hirngeschwülste durch Arteriographie. Wandervers. Südwestdtsch. Neurol. u. Psychiater, Baden-Baden 1936. Zbl. Neur. 84, 712 (1937).
— Die Bedeutung der „Angiographie cérébrale" für die Indikationsstellung zur Operation von Hirngeschwülsten. Lisboa med. 14, 773—780 (1937).
— Die Entstehung der intrakraniellen Drucksteigerung bei Hirngeschwülsten. Arch. klin. Chir. 193, 667—672 (1938).
— Postoperative Liquorveränderungen. Zbl. Neurochir. 3, 27—48 (1938).
— Über Hirngeschwülste. Z. Neurol. 161, 114—148 (1938).
— Diskussion zu Mack und Häussler (a.v. Fisteln b. Gliobl.). Arch. klin. Chir. 196, 41 (1939).
— Anzeigestellung zur Arteriographie und Ventrikulographie bei raumbeengenden intrakraniellen Prozessen. Dtsch. med. Wschr. 65, 246—249 (1939).
— Zirkulationsstörungen bei krankhaftem Schädelinnendruck. Z. Ges. Neurol. Psychiat. 167, 462—465 (1939).
— Kreislaufstörungen bei Hirnoperationen. Arch. klin. Chir. 200, 174—184 (1940).
— Zur Unterbindung der Arteria carotis interna und zur Verhütung und Behandlung cerebraler Ausfallserscheinungen. Zbl. Chir. 72, 690—692 (1947).
— Die Bedeutung der angiographischen Diagnostik für die Behandlung der Hirngeschwülste. Klin. Mbl. Augenheilk. 113, 97—105 (1948).
— Die Chirurgie des Gehirns und seiner Häute. In „Die Chirurgie" von Kirschner-Nordmann, Bd. III. Wien: Urban & Schwarzenberg 1948.
— Die Röntgendarstellung der Liquorräume und Gefäße in ihrer Bedeutung für die operative Behandlung der Hirngeschwülste. Neue med. Welt 1, 509—513 (1950).
— Gefäßerkrankungen als neurochirurgisches Problem. Regensb. Jb. ärztl. Fortbild. 2, 1—13 (1951).
— Die Behandlung der intrakraniellen Aneurysmen. Dtsch. med. J. 3, 1—4 (1952).
— Diskussionsbem. z. Vortr. Brobeil. Tagung dtsch. Ges. Neur. u. Psychiat. München 1953.
— Die Bedeutung der Serienangiographie für die Artdiagnose der Großhirngeschwülste. Acta. neurochir. Suppl. III, 153—170 (1955).
— Artdiagnose der Großhirngeschwülste durch Serienangiographie. Langenbecks Arch. klin.Chir. 282, 378—387 (1955).
— Behandlungsergebnis bei Geschwülsten des Seitenventrikels. Arch. klin. Chir. 73, 446—447 (1956).
— Neurochirurgische Erfahrungen bei cerebralen Durchblutungsstörungen. Regensb. Jb. ärztl. Fortbild. 5, 35—41 (1956).
— Symptomatologie und Klinik der supratentoriellen arteriovenösen Angiome. 1er congrès international de neurochirurgie. Rapports et discussions. Acta med. belg., Bruxelles 1957.
— Die Behandlung der frischen Schädelverletzungen. Ärztl. Fortbild. 2, 1—3 (1957).
— Pathophysiologie und Klinik der intracraniellen Drucksteigerung. In: Handbuch der Neurochirurgie. Bd. I von H. Olivecrona u. W. Tönnis. Berlin, Göttingen, Heidelberg: Springer 1959.
— Inwieweit ist die Kontrastmitteldiagnostik bei frischen Kopfverletzungen notwendig bzw. berechtigt ? Hefte z. Unfallheilk. 60, 99—106 (1959).
— u. A. Asenjo: Die Diagnose des Glioblastoma multiforme mit Hilfe der Arteriographie. Ein neuer Versuch der Behandlung dieser Geschwülste. Rev. Med. Chile 66, 1093—1103 (1938).
— R. A. Frowein: Die Versorgung frischer Kopfverletzungen. Wien. med. Wschr. 106, 933—937 (1956).
— u. H. Lange-Cosack: Klinik, operative Behandlung und Prognose der arterio-venösen Angiome des Gehirns und seiner Häute. (Ein Bericht über 72 Fälle.) Dtsch. Z. Nervenheilk. 170, 460—485 (1953).
— u. H. W. Pia: Die Geschwülste der mittleren Schädelgrube im Arteriogramm. Zbl. Neurochir. 12, 145—165 (1952).
— R. Riessner u. K. J. Zülch: Über die Formveränderungen des Hirns (Massenverschiebungen, Zisternenverquellungen) bei raumbeengenden Prozessen. Zbl. Neurochir. 5, 1—4 (1940).
— u. W. Schiefer: Die Bedeutung der Serienangiographie für die Artdiagnose der Hirngeschwülste. Fortschr. Röntgenstr. 81, 616—628 (1954).
— — Zur Frage des Wachstums arterio-venöser Angiome. Zbl. Neurochir. 15, 145—150 (1955).
— — Die chirurgische Behandlung der Subarachnoidalblutung. Landarzt 32, 217—220 (1956).
— — Konservative oder operative Behandlung der Subarachnoidalblutung ? Medizinische 35, 1175—1178 (1956).

Tönnis, W., u. W. Schiefer: Die Komplikationen bei Angiographie der Hirngefäße. Fortschr. Neurol. Psychiat. **26**, 265—300 (1958).
— — u. Fj. Rausch: Sellaveränderungen bei gesteigertem Schädelinnendruck. Dtsch. Z. Nervenheilk. **171**, 351—369 (1954).
— — u. W. Walter: Zur Differentialdiagnose intrakranieller Blutungen. Dtsch. Z. Nervenheilk. **176**, 666—692 (1957).
— — — Signs and symptoms of supratentorial arteriovenous aneurysms. J. Neurosurg. **15**, 471—480 (1958).
— u. W. Walter: Warum Totalexstirpation der intracraniellen arteriovenösen Angiome? In Leistungen und Ergebnisse der neuzeitlichen Chirurgie, Emil K. Frey zum 70. Geburtstag. Stuttgart: G. Thieme 1958.
Toomey, J. A., and H. B. Hutt: Thrombosis of the dural sinuses. Amer. J. Dis. Child. **77**, 285—302 (1949).
Tooth, H. H.: Some observations on the growth and survival-period of intracranial tumours, based on the records of 500 cases, with special reference to the pathology of the gliomata. Brain **35**, 61—108 (1912).
Torkildsen, A.: Carotid angiography, with special reference to the diagnosis of cerebral gliomas. Acta psychiatr. (Kbh.) Suppl. 55 (1949).
— and K. Koppang: Percutaneous carotid angiography in children. J. brasil. Neurol. **2**, 65—88 (1950).
— — Notes on the collateral cerebral circulation as demonstrated by carotid angiography. J. Neurosurg. **8**, 269—278 (1951).
Traum, E.: Beiträge zur Innervation der Dura mater cerebri. Z. Anat. **77**, 488—492 (1925).
Triepel, H.: Über das elastische Gewebe in der Wand der Gehirnarterien. Dtsch. med. Wschr. 1897, 31.
— Die Struktur der Gehirnvenen und die Blutzirkulation in der Schädelhöhle. Anat. H. **11**, 287—337 (1899).
— Einführung in die physikalische Anatomie. Teil I. u. II. Wiesbaden: J. F. Bergmann 1902.
— Einführung in die physikalische Anatomie, Teil III. Wiesbaden: J. F. Bergmann 1908.
Turner, B.: Some aspects of the pathology of thrombosis of the internal carotid artery. Proc. roy. Soc. Med. **47**, 604—606 (1954).
Tuthill, C. R.: The elastic layer in the cerebral vessels. Arch. Neurol. Psychiat. (Chicago) **26**, 268 (1931).

Udvarhelyi, G. B., W. Walter u. W. Schiefer: Die Gefäßstruktur des Glioblastoma multiforme in angiographischer und histologischer Darstellung. Acta neurochir. **4**, 109—127 (1955).
Uihlein, A.: Cerebral angiography. Proc. Staff Meet. Mayo Clin., Rochester **26**, 133—139 (1951).
Umbach, W.: Zur Vertebralis-Angiographie-Gefäßdarstellung eines Kleinhirn-Brückenwinkeltumors. Arch. psychiat. u. Z. Neur. **186**, 406—412 (1951).
— Untersuchungen zur Phlebographie der Hirngefäße. Fortschr. Röntgenstr. **77**, 179—187 (1952).

Vaernet, K.: Collateral ophthalmic artery circulation in thrombotic carotid occlusion. Neurology **4**, 605—611 (1954).
Vannini, A., e S. Pettinati: L'opacificazione radiologica del circolo venoso orbitario e del seno cavernoso. Rass. ital. Ottalm. **22**, 500—516 (1953).
Veit, O.: Untersuchung eines in situ fixierten menschlichen Eies der vierten Woche. Z. Anat. **63**, 343 (1922).
— Einiges über Bau und Genese des Menschenschädels. Dtsch. med. Rdsch. **3**, H. 14 (1949).
Venzlaff, U., u. E. Trostdorf: Die Hirnschäden nach metatraumatischer Halsschlagaderunterbindung. Bruns Beitr. **194**, 328—349 (1957).
Verbiest, H.: Radiological findings in a case with absence of the left internal carotid artery and compression of several cranial nerve roots in the posterior fossa by the basilar artery. Rev. med. contemporânea **72**, 601—609 (1954).
— and J. Feddema: Cerebral cine-angiography with the image intensifier. Acta radiol. (Stockh.) **46**, 310—314 (1956).
— — and J. Hardenberg: Cineradiography of the human cerebral angiogram with the aid of a Philips X-Ray image intensifying tube. Congres. Latinoamer. Neurocir. VI. Montevideo 1955, S. 1224—1227.
— — and H. Oosterkamp: Roentgen cinematography of the human cerebral angiogram with the aid of the Philips Roentgen image intensifier. Vth International Congress Neurology Lissabon **3**, 149 (1953).
Verbiest, M. H.: L'anévrisme artérioveineux intradural. Rev. neurol. **85**, 189—199 (1951).
Verjaal, A., and N. J. H. Neyens: Thrombosis of the middle cerebral artery. Acta radiol. (Stockh.) **46**, 379—380 (1956).
Verney, E. B.: Absorption and excretion of water. The antidiuretic hormone. Lancet 1946, 251, 739—744, 781—783.
Vialett, P., P. Descuns, H. Garré, L. Chevrot, L. Sendra et P. Aubry: L'angiographie cérébrale simultanée totale. Neurochir. (Paris) **1**, 163—167 (1955).
— L. Sendra, L. Chevrot, P. Combe, P. Descuns et P. Aubry: Nouvelle méthode d'angiographie cérébrale simultanée totale par injection intraveineuse rapide. Acta radiol. (Stockh.) **46**, 273—278 (1956).
Vicq d'Azyr, M.: Traité d'anatomie et de physiologie. Paris 1787.
Vieten, H.: Angiographische Funktionsdiagnostik im Bereich des Thorax. Langenbecks Archiv u. Dtsch. Z. Chir. **282**, 388—399 (1955).
— Leuchtschirmphotographie im Mittelformat bei der cerebralen Angiographie. Röntgenbl. **8**, 167—183 (1955).
Vilaret, M., et R. Cachera: Les embolies cérébrales. Paris: Masson et Cie. 1939.

VINCENT, C., M. DAVID et F. THIÉBAUT: Le cône de pression temporal dans les tumeurs des hémisphères cérébraux. Rev. neurol. 65, 536—545 (1936).
— F. THIÉBAUT et F. RAPPOPORT: A propos de l'ablation des gliomes du cerveau par l'électro-coagulation. Oedème cérébral. — Cône de pression temporal. Rev. neurol. 2, 116 (1930).
VIRCHOW, R.: Die krankhaften Geschwülste. Berlin: Hirschwald 1863/1865.
VÖLPEL, W.: Der arterielle Spasmus im arteriographischen Bild. Fortschr. Röntgenstr. 86, 79—86 (1957).
VOGLER, E.: Leistungen und Grenzen der Kontrastmitteldiagnostik bei Erkrankungen des Schädelbinnenraumes. Radiol. aust. 9, 103—115 (1956).
— u. W. DEU: Der Wert der Angiographie in der Tumordiagnostik der Extremitäten. Fortschr. Röntgenstr. 83, 158—169 (1955).
VOGT, L. G.: Arteriographische Veränderungen bei Schädel-Hirnverletzungen. Vortrag dtsch. Ges. Neurochir. Neurol. Berlin 1956; ref. Zbl. Neurol. 140, 17 (1957).
VORIS, H. C.: Complications of ligation of the internal carotid artery. J. Neurosurg. 8, 119—131 (1951).
— The use of serial angiography in the diagnosis of space occupying intracranial lesions. Amer. J. Roentgenol. 67, 360—374 (1952).
VRIESE, B. DE: Sur la signification morphologique des artères cérébrales. Arch. Biol. 21, 357 (1905).
— Zur Entwicklungsgeschichte der Arteriae cerebrales anteriores. Verh. anat. Ges. 21. Vers. Würzburg 1907, S. 125.

WACHSMUTH, W.: Untersuchungen über die gewebsschädigende Wirkung von Thorotrast. Chirurg 19, 390 (1948).
WALKENHORST, A.: Die echten und vermeintlichen cerebralen Gefäßverschlüsse im Angiogramm. Zbl. Neurochir. 19, 35—43 (1959).
WALSH, F. B., and A. B. KING: Ocular signs of intracranial saccular aneurysms. Experimental work on collateral circulation through ophthalmic artery. Arch. Ophthal. (Chicago) 27, 1—33 (1942).
— and G. W. SMITH: The ocular complications of carotid angiography. The ocular signs of thrombosis of the internal carotid artery. J. Neurosurg. 9, 517—537 (1952).
WALTER, W., u. P. BRANDT: Die Angiographie bei den frühkindlichen Hirnschäden. Acta neurochir. 6, 310 bis 322 (1958).
— u. W. MÜLLER: Histologische Veränderungen an röntgenbestrahlten Gliomen. Zbl. Neurochir. 19, 79—90 (1959).
WALTHER, K.: Beitrag zur Frage der Thorotrastschädigungen. Z. inn. Med. 5, 571—574 (1950).
WANKE, R., u. E. BUES: Indikation zur Kontrastmittelanwendung bei frischen Kopfverletzungen. Hefte z. Unfallheilk. 60, 106—117 (1959).
WATSON, J. S., S. WEINBERG and G. H. RAMSEY: A 70 mm cinefluorographic camera and its relation to detail. Radiology 59, 858—865 (1952).
WEATHERALL, M.: The pharmacological actions of some contrast media and a comparson of their merits. Brit. J. Radiol. 15, 129—137 (1942).
WEBER, G.: Zur Diagnose und Behandlung der arterio-venösen Aneurysmen im Bereich der Großhirnhemisphäre. Schweiz. med. Wschr. 78, 629—634 (1948).
— Der Hirnabszeß. Stuttgart: Georg Thieme 1957.
WEBSTER, J. E., R. DAWSON and E. S. GURDJIAN: The diagnostic of traumatic intracranial hemorrhage by angiography. J. Neurosurg. 8, 368—376 (1951).
— S. DOLGOFF and E. S. GURDJIAN: Spontaneous thrombosis of the carotid arteries in the neck. Arch. Neurol. psychiatr. (Chicago) 63, 942—953 (1950).
— E. S. GURDJIAN, D. W. LINDNER and W. G. HARDY: Neurosurgical aspects of occlusive cerebral vascular disease. Radiology 70, 825—830 (1958).
— — and F. A. MARTIN: Carotid artery occlusion. Neurology 6, 491—502 (1956).
— — — Considerations concerning increasing cerebral blood flow cerebral insufficiency. J. Neurosurg. 14, 152—159 (1957).
WECHSLER, I. S., S. W. GROSS and I. COHEN: Arteriography and carotid artery ligation in intracranial aneurysms and vascular malformations. J. Neur. Neurosurg. Psychiat. 14, 25—34 (1951).
WEICKMANN, F.: Angiographische Hirntumordiagnostik, Indikationen, Grenzen und Gefahren unter besonderer Berücksichtigung der Serienangiographie. Psychiatrie, Neurol., med. Psychol. 6, 253—258 (1954).
— Serienangiographische Hirntumor-Diagnostik. Kongreßber. 1. Tag. med.-wiss. Ges. Röntgenol. DDR v. 24.—26. III. 1955 in Leipzig, S. 107—109 (1957).
WEIGELIN, E.: Der normale Blutdruck in den Netzhautarterien. Ber. dtsch. ophthalm. Ges. 54, 50—55 (1948).
— u. H. K. MÜLLER: Über die praktische Bedeutung der Blutdruckmessung an der Zentralarterie der Netzhaut. Docum. ophthal. ('s-Grav.) 5/6, 357—402 (1951).
WEINBERGER, L. M., M. H. GIBBON and J. H. GIBBON: Temporary arrest of the circulation to the central nervous system. Arch. Neurol. Psychiat. (Chicago) 43, 961—986 (1940).
WEINER, I. H., N. M. AZZATO and R. A. MENDELSOHN: Cerebral angiography: A new technique. Catheterization of the common carotid artery via the superficial temporal artery. J. Neurosurg. 15, 618—626 (1958).
WEIS, J.: Erfahrungen und Beobachtungen bei 400 Arteriographien. Fortschr. Röntgenstr. 75, 145—159 (1951).

WEISER, M.: Strahlentod durch Thorotrast. Röntgenbl. **10**, 270—276 (1957).

WEISS, S., and J. P. BAKER: The carotid sinus reflex in health and disease. Its rôle in the causation of fainting and convulsions. Medicine (Baltimore) **12**, 297—354 (1933).

WELCH, K., J. STEPHENS, W. HUBER and CH. INGERSOLL: The collateral circulation following middle cerebral branch occlusion. J. Neurosurg **12**, 361—368 (1955).

WENTZLIK, G.: Beitrag zur Technik der Extremitätenarteriographie mit Serienangiogrammen. Röntgenbl. **4**, 298—303 (1951).

WEPF, R., u. J. RAAFLAUB: Zur Frage der pharmakologischen Beeinflussung der Gehirngefäße des Menschen. Helv. med. Acta **17**, 159—166 (1950).

WERNER, A., et H. RICHTER: Technique de l'angiographie cérébrale percutanée. Schweiz. med. Wschr. **80**, 256—258 (1950).

WERTHEIMER, P., G. ALLÈGRE, J. AVET, J. DESCOTES et A. LÉVY: La valeur séméiologique de l'angiographie cérébrale dans le diagnostic des hématomes intra-craniens. J. Radiol. Electrol. **38**, 340—344 (1957).

— A. LEVY, CL. LAPRAS et G. TUSINI: Les aspects angiographiques des épanchements intracraniens traumatiques. Lyon chir. **54**, 481—493 (1958).

— L. MANSUY, J. LECUIRE et J. DESCOTES: Valeur séméiologique de l'angiographie cérébrale dans les traumatismes cranio-cérébraux fermés récents. Lyon chir. **51**, 143 (1956).

WEST, C. M.: A human embryo of twenty-five somites. J. Anat. **71**, 169 (1937).

WEZLER, K.: Das Strömungsgesetz des Blutkreislaufs und einige seiner praktischen Konsequenzen. Acta neuroveget. (Wien) **14**, 106—109 (1956).

— u. W. SINN: Das Strömungsgesetz des Blutkreislaufes. Berlin: Springer 1953.

WHITELEATHER, J. E., and R. L. DE SAUSSURE: Experience with a new contrast medium (hypaque) for cerebral angiography. Radiology **67**, 537—543 (1956).

WICKBOM, I.: Angiography of the carotid artery. Acta radiol. (Stockh.) Suppl. 72 (1948).

— Angiography in post traumatic intracranial hemorrhage. Acta radiol. (Stockh.) **32**, 249—258 (1949).

— Angiographic examination of intracranial arterio-venous aneurysms. Acta radiol. (Stockh.) **34**, 385—398 (1950).

— Angiographic determination of tumour pathology. Acta radiol. (Stockh.) **40**, 529—546 (1953).

— Angiography and pneumography in the diagnosis of slightly space-occupying supratentorial tumours. Acta radiol. (Stockh.) **46**, 158—170 (1956).

— Cerebrale Angiographie. Nord. Med. **57**, 845—849 (1957).

WILKE, G.: Zur Angioarchitektonik der gliösen Hirntumoren. Arch. Psychiat. Nervenkr. **116**, 658—720 (1943).

WILKINSON, M., J. B. STANTON, D. P. JONES and J. M. K. SPALDING: Percutaneous carotid angiography a teame technique with a report of the results in seventy cases. J. Neur. **12**, 183—186 (1949).

WILLIAMS, D., and W. LENNOX: The cerebral blood-flow in arterial hypertension, arteriosclerosis and high intracranial pressure. Quart. J. Med. **8**, 185—194 (1939).

WILLIAMS, D. J.: The innervation of the cerebral circulation in man: an histological study. M. D. Thesis, Univ. Manchester 1935.

— The origin of the posterior cerebral artery. Brain **59**, 175—180 (1936).

WILLIS, TH.: Cerebri anatomia nervorumque descriptio et usus. London: J. Flesher 1664.

WINDLE, B. C. A.: On the arteries forming the circle of Willis. J. Anat. physiol. **22** (1887).

WINTERSTEIN, J.: Zur Kenntnis der Hypophysenarterien. Anat. Anz. **87**, 275—292 (1939).

WINZER, K., H. LANGECKER u. K. JUNKMANN: Zur Frage der Verträglichkeit von Nieren- und Gallekontrastmitteln. Ärztl. Wschr. **9**, 950—952 (1954).

WISE, R. E., and R. M. GEIST JR.: Arteriography in cerebral arteriovenous aneurysm. Cleveland Clin. Quart. **17**, 22—25 (1950).

WISLOCKI, G. B., and A. R. ELVIDGE: Cerebral vessels studied by angiography. Res. Publ. nerv. ment. Dis. **18**, 110—149 (1938).

WITZBERGER, C. M., and H. G. COHEN: Circulation time in infants and young children determined by fluorescein method. J. pediatr. **22**, 726—730 (1943).

WOLF, B. S., C. M. NEWMAN and B. SCHLESINGER: The diagnostic value of the deep cerebral veins in cerebral angiography. Radiology **64**, 161—177 (1955).

WOLFF, H.: Über Komplikationen und deren Vermeidung bei der perkutanen Angiographie der Hirngefäße. Zbl. Neurochir. **16**, 149—153 (1956).

— u. L. BRINKMANN: Das „normale" Encephalogramm. Dtsch. Z. Nervenheilk. **151**, 1 (1940).

— u. G. SCHALTENBRAND: Die perkutane Arteriographie der Gehirngefäße. Zbl. Neurochir. **4**, 233—241 (1939).

— u. B. SCHMIDT: Das Arteriogramm des pulsierenden Exophthalmus. Zbl. Neuroch. **4**, 241—250 u. 310—319 (1939).

WOLFF, H. G.: Cerebral blood vessels—anatomical principles. Proc. Res. nerv. ment. Dis. **18**, 29—68 (1938).

— and H. L. BLUMGARD: The cerebral circulation. VI. The effect of normal and increased intracranial cerebrospinal fluid pressure on the velocity of intracranial blood flow. Arch. Neurol. Psychiat. (Chicago) **21**, 795—804 (1929).

WOLKOFF, K.: Über Artherosklerose der Gehirnarterien. Beitr. path. Anat. **91**, 515 (1933).

WOOD, E. H.: Some factors which affect the value of carotid angiography in the diagnosis of brain tumor. Amer. J. Roentgenol. **71**, 952—957 (1954).

WOODHALL, B.: Variations of the cranial venous sinuses in the region of the torcular Herophilii. Arch. Surg. 33, 297—314 (1936).
WORINGER, E., et A. GERNEZ: L'artériogramme cérébral. Essai de définition des frontières de l'artériogramme carotidien normal et de ses variations. Analyse de 100 cas. Presse méd. 73, 881—882 (1948).
— A. LANGS, J. P. BRAUN et J. BAUMGARTNER: Étude sério-angiographique de la dynamique circulatoire de cerveau. Acta radial. (Stockh.) 46, 357—363 (1956).
WÜNSCHER, W.: Die Anatomie des alten Gehirns. Z. Alternsforsch. 11, 60—75 (1957).

YAŞARGIL, G.: Vertebralisangiographie. Schweiz, Arch. Neur. Psychiat. 76, 398—399 (1955).
— M. G.: Die Röntgendiagnostik des Exophthalmus unilateralis. Basel: S. Karger AG, 1957.
YATES, A. G., and C. G. PAINE: A case of arteriovenous aneurysm within the brain. Brain 53, 38—46 (1930).

ZACLICS, J., and O. RICCIARDI-CRUZ: Bilateral occlusion of internal carotid artery. Angiographic study of a case. Arch. Neuro-Psiquiatr. 14, 321—325 (1956).
ZEHNDER, M.: Zur Technik der Arteriographie. Zbl. Neurochir. 2, 281—283 (1937).
— Die Vasokymographie als Versuch zur Darstellung des Gehirndurchflusses. Schweiz. med. Wschr. 76, 29—30 (1946).
— Fehlende Arteria cerebri anterior im Schädel-Arteriogramm. Schweiz. med. Wschr. 1947, 1356—1359.
ZEMAN, W.: Die autonome Regulation der Hirndurchblutung. Fortschr. Neurol. 22, 28—38 (1954).
ZIEDSES DES PLANTES, B. G.: Cerebral stereoangiography. Acta radiol. (Stockh.) 34, 411—417 (1950).
ZIMMERMANN, A.: Háziállatok Anatomiája II. Kiadás 1923; zit. nach SCHULZE u. SAUERBREY (1956).
ZISCHINSKY, H.: Über Vorkommen und Klinik von Thrombosen, insbesondere von Sinusthrombosen, von Blutungen des Gehirns und seiner Häute und Embolien am akutinfektionskranken Kind. Jb. Kinderheilk. 124, 35 (1929).
ZOLLINGER, H. U.: Ein Spindelzellsarkom der Niere, 16 Jahre nach Thorotrastpyelographie. Schweiz. med. Wschr. 79, 1266—1268 (1949).
ZOLTÁN, L.: Mit Joduron und Triopac 300 ausgeführte zerebrale Angiographien. Fortschr. Röntgenstr. 87, 715—716 (1957).
ZSEBÖK, Z., R. GERGELY u. M. GERGELY: Experimentelle Untersuchungen bei der Angiokardiographie. Fortschr. Röntgenstr. 81, 9 (1954).
ZÜLCH, K. J.: Über einen Fall multipler Papillome mit eigenartiger Symptomatik. Sitzungsbericht. Zbl. Neurochir. 3, 51—52 (1938).
— Die Gefäßversorgung der Gliome. Z. Neur. 167, 585—592 (1939).
— Das Oligodendrogliom. Z. Neur. 172, 407—482 (1941).
— Röntgendiagnostik beim cerebralen Anfall. Verh. dtsch. Ges. inn. Med., 56. Kongreß, 24—48 (1950).
— Die Hirngeschwülste in biologischer und morphologischer Darstellung. Leipzig: Joh. Ambrosius Barth, 1. Aufl. 1951.
— Über die primären Hirnsarkome (mit besonderer Berücksichtigung der monstrocellulären Formen). Arch. int. di Studi Neurol. 2, 1—35 (1953).
— Mangeldurchblutung an der Grenzzone zweier Gefäßgebiete als Ursache bisher ungeklärter Rückenmarksschädigungen. Dtsch. Z. Nervenheilk. 172, 81—101 (1954).
— Neurologische Befunde bei Patienten mit Hemisphärektomie wegen frühkindlicher Hirnschäden. Zbl. Neurochir. 14, 48—63 (1954).
— Gedanken zur Entstehung und Behandlung der „Schlaganfälle". Wien. med. Wschr. 105, 1035—1041 (1955).
— Biologie und Pathologie der Hirngeschwülste. In Handbuch der Neurochirurgie von OLIVECRONA und TÖNNIS, Bd. III. Berlin: Springer 1956.
— Gibt es Spasmen der Gehirngefäße. Medizinische 1959, 622—626.
— u. H. J. HERBERG: Das klinische Bild der akuten Blutspuren der Arteria carotis. Dtsch. Z. Nervenheilk. 160, 38—79 (1949).
— u. H. SEDLAR: Im Druck.
ZWAN, A. VAN DER: Angiographic diagnosis of vertebral artery thrombosis. J. Neur. N. S. 17, 189—190 (1954).

Sachverzeichnis